旅行与热带医学手册（第 4 版）

The Travel And Tropical Medicine Manual (Fourth Edition)

中国国际旅行卫生保健协会

推荐用书

旅行与热带医学手册

The Travel And Tropical Medicine Manual

(第 4 版)

主编 Elaine C. Jong

Christopher Sanford

主译 张敏

译者 (按姓氏拼音为序)

卞志伟 卜宏磊 杜 辉 冯 皓 冯心文
何洪涛 侯彤岩 胡慧宁 黄 晶 黄 鹂
黄立萍 李 磊 李 微 梁蓉蓉 林曦敏
刘 君 刘春芳 刘智勇 陆 晔 吕昆仑
吕志平 罗 岚 马 赛 孟 菁 孟成艳
潘佳鸿 钱 宇 秦 佳 孙峻峰 陶 锶
王 冰 王国玲 王宇鹏 徐翮飞 严 刚
杨清双 叶 魏 尹 健 于庆华 张 宏
张 琳 张 明 张建明 周 娴 周 心
周 璇

北京大学医学出版社

Peking University Medical Press

LVXING YU REDAI YIXUE SHOUCE

图书在版编目（CIP）数据

旅行与热带医学手册：第4版/（美）曾意灵等编著；张敏等译．—北京：北京大学医学出版社，2011.9
ISBN 978-7-5659-0212-3

Ⅰ.①旅…　Ⅱ.①曾…②张…　Ⅲ.①旅游卫生—手册②热带医学—手册　Ⅳ.①R128－62②R188.1－62

中国版本图书馆CIP数据核字（2011）第122286号

北京市版权局著作权合同登记号：图字01-2011-3488

The Travel and Tropical Medicine Manual，4/E
Elaine C. Jong，Christopher Sanford
ISBN-13：978-1-4160-2613-6
ISBN-10：1-4160-2613-4

Elsevier（Singapore）Pte Ltd.
3 Killiney Road，#08-01 Winsland House I，Singapore 239519
Tel：（65）6349-0200，Fax：（65）6733-1817
First Published 2011
2011年初版

旅行与热带医学手册（第4版）

主　　译： 张敏
出版发行： 北京大学医学出版社（电话：010-82802230）
地　　址：（100191）北京市海淀区学院路38号　北京大学医学部院内
网　　址： http://www.pumpress.com.cn
E - mail： booksale@bjmu.edu.cn
印　　刷： 北京画中画印刷有限公司
经　　销： 新华书店
责任编辑： 张其鹏　**责任校对：** 金彤文　**责任印制：** 张京生
开　　本： 880mm×1230mm　1/32　**印张：** 29.5　**插页：** 14　**字数：** 882千字
版　　次： 2011年9月第1版　2011年9月第1次印刷
书　　号： ISBN 978-7-5659-0212-3
定　　价： 128.00元

翻译委员会

原著者名单

Susan Anderson, MD
Urgent Care/Travel Medicine
Palo Alto Clinic
Palo Alto, CA
USA

Vernon E. Ansdell MD, FRCP, DTM&H
Associate Clinical Professor
Department of Public Health Sciences and Epidemiology
University of Hawaii
Director, Tropical and Travel Medicine
Kaiser Permanente Hawaii
Honolulu, HI
USA

Elizabeth A. Ashley MB BS,
Shoklo Malaria Research Unit,
Mae Sot, TAK
Thailand.

Dr Howard D. Backer, MD, MPH
Chief, Immunization Branch,
California Department of Public Health
Richmond, CA
USA

Jared Baeten, MD, PhD
Assistant Professor
Department of Medicine
University of Washington
Seattle, WA
USA

Amy J. Behrman, MD
Associate Professor of Emergency Medicine
Director, Occupational Medicine
Department of Emergency Medicine
University of Pennsylvania Health System
Philadelphia, PA
USA

Stephen A. Bezruchka, MD, MPH, AM
Senior Lecturer
Department of Health Services
School of Public Health and Community Medicine
University of Washington
Seattle, WA
USA

Rachel A. Bishop, MBChB, DTMH
Clinical Instructor
Department of Family Practice,
University of Washington;
Family Practice Physician,
Group Health Cooperative
Seattle, WA
USA

Andrea K. Boggild, MSc, MD, DTMH
Resident Physician, Medical Microbiology
Department of Laboratory Medicine and Pathobiology
University of Toronto
Department of Microbiology,
Mount Sinai Hospital
Toronto, Ontario
CANADA

Elizabeth L. Brown, MD, PhD
Resident
Emergency Medicine
University of California
San Francisco, CA
USA

Thomas N. Bettes MD, MPH
Corporate Medical Director
American Airlines Occupational Health Services
Dallas-Fort Worth Airport,
Dallas, TX
USA

Martin S. Cetron, MD
Director, Division of Global Migration and Quarantine
National Center for Preparedness, Detection and Control of Infectious Diseases
Centers for Disease Control and Prevention
Atlanta, Georgia
USA

Carey Farquhar, MD, MPH
Assistant Professor
Department of Medicine and Department of Epidemiology
Division of Allergy and Infectious Diseases
University of Washington
Seattle, WA
USA

Stephanie Gelman, MD
Clinical Assistant Professor of Medicine
Division of Infectious Disease
University of Utah
School of Medicine
Salt Lake City, UT
USA

Brian D. Gushulak, MD
Secretary/Treasurer
Migration Health Consultants Inc.
Singapore

DeVon Hale, MD
Clinical Professor of Medicine
University of Utah School of Medicine
Division of Infectious Disease
Salt Lake City, Utah
USA

Connie Celum, MD, MPH
Professor, Departments of Global Health and Medicine
Adjunct Professor, Department of Epidemiology
University of Washington
Seattle, WA
USA

Thomas R. Hawn MD, PhD
Professor of Medicine,
Department of Medicine, Division of Allergy and Infectious Diseases,
University of Washington
Seattle, WA
USA

Elaine C. Jong, MD
Emeritus Clinical Professor
Department of Medicine
Division of Allergy and Infectious Diseases, and
Division of Emergency Medicine
Past Director
UW Travel and
Tropical Medicine Service, and
UW Travel Clinic at
Hall Health Center
University of Washington
Seattle, WA
USA

M. Patricia Joyce, MD, FACP
Medical Officer
Centers for Disease Control and Prevention (CDC)
Atlanta, GA
USA

Kevin C. Kain MD, FRCPC
Professor of Medicine
Department of Medicine
University of Toronto
Canada Research
Chair in Molecular Parasitology
Director, Centre for Travel and Tropical Medicine
Toronto General Hospital
Toronto
Canada

N. Jean Haulman, MD
Clinical Assistant Professor
Department of Pediatrics,
Co-Director
UW Travel Clinic at Hall Health Center,
Travel Medicine,
University of Washington,
Seattle, WA
USA

James A. Litch, MD, DTMH
Clinical Assistant Professor of Epidemiology
School of Medicine and School of Public Health
University of Washington;
Maternal, Newborn and Child Health Specialist/Team Leader
Program for Applied Technology in Health (PATH)
Seattle, WA
USA

W. Conrad Liles, MD, PhD, FACP, FIDSA, FRCPC
Professor and Vice-Chair
Department of Medicine,
Director, Division of Infectious Diseases
Canada Research Chair in Inflammation and ID
McLaughlin-Rotman Centre for Global Health
McLaughlin-Rotman Centre for Molecular Medicine
University of Toronto
Toronto, Ontario
Canada

Fiona Lovegrove, PhD
McLaughlin-Rotman Centre for Global Health
University of Toronto
Toronto, Ontario
Canada

Sidney N. Klaus, MD
Professor of Medicine (Dermatology)
Department of Medicine
Dartmouth Medical School
Norwich, VT
USA

Jeanne M. Marrazzo, MD, MPH
Associate Professor
Department of Medicine,
Division of Allergy and Infectious Diseases
University of Washington
Seattle, WA
USA

Jonathan D. Mayer, PhD
Professor of Epidemiology and Geography, and Adjunct
Professor of Medicine (Infectious Diseases),
Family Medicine, and Health Services
University of Washington
Infectious Disease and Tropical Medicine Clinic
University of Washington Medical Center
Seattle, WA
USA

Susan L. F. McLellan, MD, MPH
Associate Professor
Department of Medicine
Division of Infectious Diseases
Director, Tulane University Travel Clinic
Tulane University
New Orleans, LA
USA

Sheila M. Mackell
Pediatrics & Travel Medicine
Mountain View Pediatrics
Flagstaff, AZ
USA

Douglas W. MacPherson, MD, MSc (CTM), FRCPC
President
Migration Health Consultants Inc.
Cheltenham,Ontario,
Canada

Anne C. Moore, MD, PhD
Medical Epidemiologist
Division of Parasitic Diseases
National Center for Zoonotic, Vectorborne and Enteric Diseases
Centers for Disease Control and Prevention (CDC)
Atlanta, GA
USA

Charles M. Nolan, MD
Clinical Professor of Medicine
Department of Medicine
School of Medicine and
Department of Epidemiology,
School of Public Health and Community Medicine,
University of Washington
Seattle, WA
USA

Thomas B. Nutman, MD
Head, Helminth Immunology Section
Head, Clinical Parasitology Unit
Laboratory of Parasitic Diseases
National Institutes of Health
Bethesda, MD
USA

Jon E. Rosenblatt, MD
Professor of Medicine and Microbiology
Mayo Clinic College of Medicine
Division of Clinical Microbiology
Mayo Clinic
Rochester, MN
USA

Russell McMullen, MD
Associate Professor
Department of Medicine
Division of Emergency Medicine
Director
University of Washington Travel and Tropical Medicine Service
University of Washington
Seattle, WA
USA

Rose McQueen MLT, ART (Parasitology)
Senior Technologist, Parasitology
Department of Laboratory Medicine
Regional Parasitology Laboratory,
Hamilton Regional Laboratory Medicine Program
Hamilton, Ontario,
Canada

Prof. Eli Schwartz MD, DTMH
Medical Director
The Center for Geographic Medicine and Tropical Diseases
The Chaim Sheba Medical Center,
Tel Hashomer
The Center for Geographic Medicine and Tropical Diseases
Sheba Medical Center,
Tel Hashomer,
Israel

Suzanne M. Shepherd, MS, MD, DTM&H
Associate Professor of Emergency Medicine
Director, Education & Research,
PENN Travel Medicine
Department of Emergency Medicine
University of Pennsylvania Health System
Hospital of the University of Pennsylvania
Philadelphia, PA
USA

Christopher Sanford, MD, MPH, DTM&H
Clinical Assistant Professor,
Department of Family Medicine
Co-Director,
UW Travel Clinic at Hall Health Center
University of Washington
Seattle, WA
USA

Alan M. Spira MD, DTM&H, FAAEM, FRSTM, DABMA
Medical Director
The Travel Medicine Centre
Beverly Hills, CA
USA

Mari C. Sullivan, MSN, ARNP-C
Medical Officer
American Embassy, Kuala Lumpur
US Department of State, Foreign Service
Malaysia

Abinash Virk, MD
Assistant Professor of Medicine
Division of Infectious Diseases
Mayo Clinic
Rochester, MN
USA

Wesley C. Van Voorhis MD, PhD
Professor
Department of Medicine
Division of Allergy and Infectious Diseases
Adjunct Professor of Microbiology and Pathobiology
University of Washington,
Seattle, WA
USA

William H. Shoff, MD
Associate Professor of Emergency Medicine
Director, PENN Travel Medicine
Department of Emergency Medicine
University of Pennsylvania Health System
Hospital of the University of Pennsylvania
Philadelphia, PA
USA

David Spach, MD
Professor
Department of Medicine
Division of Allergy and Infectious Diseases
University of Washington
Seattle, WA
USA

Richard D. Weller, MD, DTM&H
Chief Physician,
International Health Services
The Boeing Company,
Seattle, WA
USA

Nicholas J. White, OBE, MD, FRS
Professor of Tropical Medicine,
Mahidol-Oxford Tropical Medicine Research Unit
Faculty of Tropical Medicine,
Mahidol University,
Bangkok
Thailand.

Martin S. Wolfe, MD, FACP
Traveler's Medical Service of Washington, DC
Washington
USA

序

20 世纪 70 年代以来，随着全球范围内跨国旅行的增多，国际旅行医学进入了快速发展时期。进入 21 世纪，现代化的交通工具更加快捷和经济，同时伴随着我国经济的快速增长和人民生活水平的不断提高，越来越多的国人到国外进行商务活动或境外旅游。国际旅行过程中因所处环境的改变，容易受到当地流行的传染病、不洁饮食、意外伤害等因素的侵袭，不但可对旅行者本人造成损害，而且在回国后还有可能把境外的传染病带入国内，从而对健康人群构成公共卫生风险。国际旅行医学就是研究旅行者的健康风险因素，通过提供干预措施来保护旅行者健康、防止传染病跨境传播的重要手段；它把口岸卫生检疫工作从“入境时”被动执法模式，提前到“出境前”主动干预和服务，未雨绸缪，把传染病风险控制在“未病”时期，真正体现预防医学的要求。从这个意义上说，国际旅行卫生保健是卫生检疫工作在新形势下的延伸和扩展，是未来国际间传染病控制的一个重要发展方向。

美国华盛顿大学的曾意灵（Elaine C. Jong）教授是国际知名旅行医学专家，其主编的《旅行与热带医学手册》是国际旅行医学的权威著作，在国际旅行医学业内人士和旅行者中有着广泛影响。中国国际旅行卫生保健协会组织全国检验检疫系统的专业人员，精心组织，历时一年翻译了本书的最新版本，这是国内首次引进此类专著。本书内容深入浅出，有较高的学术水准和前瞻性，有助于有关决策部门、检验检疫科技工作者了解把握相关学科发展动态和趋势，切实提高检验检疫口岸核心能力的建设。其前沿的视角和翔实的内容，无疑将成为口岸卫生检疫执法人员、国际旅行医学保健人员和医院临床医师、旅游业人士的重要参考书；也有助于推动我国旅行医学专业的发展，起到为旅游产业持续、健康发展保驾护航的作用。

国家质检总局副局长

2011 年 7 月 1 日

译者前言

中国国际旅行卫生保健协会组织全国检验检疫系统的专业人员，在北京大学医学出版社的大力协助下，历时一年翻译了本书的最新版本，这是国内首次引进此类专著。本书的编译工作得到了曾意灵（Elaine C. Jong）教授的大力支持和国际旅行者医疗救助协会（IAMAT）主席阿桑塔·马可隆戈（Assunta Marcolongo）女士的热心协助，她们都是IAMAT的奠基人，在国际旅行医学领域和公共卫生流行病学领域具有很高的威信和影响力，同时也是亚太旅行卫生学会和中国国际旅行卫生学会的国际顾问，对于中国国际旅行医学的创立和发展给予了极大的支持，在此对她们的辛勤工作表示敬意和感谢。

本书的编译过程中，中国国际旅行卫生保健协会的同志和来自全国检验检疫系统的编译人员付出了大量的辛勤劳动，在此一并表示感谢。由于是首次翻译国外的旅行医学专著，可能存在的不当和错误之处，敬请广大读者谅解和指正。

国务院参事、政协委员、中国出入境检验检疫协会会长

2011年7月1日

中译本前言

仅将《旅行与热带医学手册》第 4 版的中文译本，献给总部在加拿大格尔夫市的国际旅行者医疗救助协会主席——阿桑塔·玛科隆戈女士。

过去的 20 年间，玛科隆戈女士与中国同事们一起制定并发展了相关的教育和交流计划，使中国医生和其他卫生保健工作者增长了旅行医学知识，增强了相关意识。出于对中国历史和文化的浓厚兴趣，从 1995 年起她对中国进行了广泛考察，同时主持了国际旅行医学的培训课程，并审察了希望加入国际旅行者医疗救助协会全球网络的中国旅行门诊，以确保他们拥有英语交流能力的医生能为旅行者提供高质量的服务。玛科隆戈女士一直是一位品质提升的激励者，她已经成为与她共事的中国医生们珍视的朋友。正是玛科隆戈女士独到的眼光和无私的鼓励，促成了《旅行与热带医学手册》中文版的翻译和出版。

作为《旅行与热带医学手册》第 4 版的资深主编，我与已故的文森佐·玛科隆戈博士于 20 世纪 80 年代相遇，对国际旅行者健康状况的热忱和关注让我们产生了共鸣。1987 年《旅行与热带医学手册》第 1 版一出版，玛科隆戈博士就阅读了此书，并就书的内容向我提供了极具价值的意见。玛科隆戈博士是国际旅行者医疗救助协会的创始人，该非营利性组织创立于 1960 年，一直竭诚向国际旅行者提供最新的卫生信息，同时致力于将能说英语并且愿意为旅行者提供最好服务的医生们组织成一个遍布全球的网络，并为医疗服务人员设立旅行医学的培训项目。应玛科隆戈博士的邀请，我加入了国际旅行者医疗救助协会医学顾问委员会。

1988 年玛科隆戈博士去世后，阿桑塔·玛科隆戈女士继任国际旅行者医疗救助协会主席，我也有幸成为该协会医学顾问委员会主席。从那时开始，我们以多种方式合作来实现国际旅行者医疗救助协会的教育目标。玛科隆戈博士认为，作为向国际旅行者提供服务的医生，具有临床实践经验并熟悉旅行者原住国的医药情况是极为重要的。由于西方旅行者热衷于前往一些旅行目的国，这就意味着，我们对那些国家的当地医生提供的部分医学培训必须在英语环境下进行。玛科隆戈女士和我于 1995 年开始与中国同行们一道推进中国的旅行医学教育，国际旅行者医疗救助协会从 2002 年起，在我工作的美国西雅图华盛顿州立大学医学院，试点为中国医生开设了短期的旅行门诊培训课程。让国际旅行者医疗救助协会倍感骄傲的是，仅仅过了 10 年，就有越来越多中国的旅行医学医生们参加了国际旅行医学会的知识认证考试并获得证书，这向世界表明他们的知识水平已达优秀水平。

Elaine C. Jong，MD
于华盛顿州西雅图市
2011 年 8 月

著者前言

我们希望《旅行与热带医学手册》第4版的读者为见到扩充了的编写队伍、更新的资讯以及漂亮的彩页格式而感到高兴。来自前几版读者的建议一直影响并激励着我们不断地努力为初级保健业者编写出这本简洁并实用的临床用书。

许多新进入旅行和热带医学领域的临床医生告诉我们对手册的通读有助于他们对学科的全面了解，或者是考试复习。更多的人则将本书作为特定临床情境的参照。鉴于一本手册的范围内无法穷尽所有的优秀的文章和来自网络的资源，但我们还是希望这一版本的读者也能享受到同样的阅读乐趣，并且喜爱它的便携和实用。

感谢在过去二十年来 Abraham Braude 博士，Seymour Klebanoff 博士，Mickey Eisenberg 博士和 Martin S. Wolfe 博士给予我们的启发和指导。此外，这一版还受益于华盛顿大学 John Martines 宝贵的协调工作，以及我们在 Elsevier 的编辑同仁们创造性的努力，他们中有 Thu Nguyen，Nani Clansey，Gemma Lawson 和 Jane Dingwall。我们也要感谢我们各自的爱人 Britt 和 Sallie 给我们不变的鼓励和耐心。

Elaine C. Jong，MD
于华盛顿州西雅图市
Christopher Sanford，MD，MPH，DTM&H
2008年4月

目 录

第 1 部分 旅行前指导

第 2 部分 对特殊旅行者的指导

第 3 部分　发热

第 4 部分　腹泻

第 5 部分　皮肤损害

第 6 部分　性传播疾病

第 7 部分 蠕虫感染

第 1 部分　旅行前指导

第 1 章　旅行医学和个体旅行药盒

Elaine C. Jong

20 世纪 80 年代，随着商用航空运输的快速发展，以及大众对机票负担能力的不断提高，国际旅行者的数量有了明显的增加。为了满足国际旅行者的健康需求，“旅行医学”这门新兴的医学专业应运而生。国际旅行的数量一直呈持续上升的趋势，1990 年世界旅游组织（World Tourism Organization，WTO）曾报告，每年经国际旅行到达口岸的旅行者人数约为 45 700 万，到 2005 年，这一数字已达到 78 300万，其中所涉及的国家近一半位于欧洲之外。当旅行者从北半球温带地区一些卫生条件相对较好的工业化国家，向具有热带气候环境且经济正处于发展中的国家进行跨地域旅行活动时，他们暴露于外埠疾病的潜在危险，以及旅途中原有慢性疾病恶化的潜在可能，即成为这一人群特有的健康问题。

旅行医学是一门跨学科的应用科学：既要注意到旅行目的地特有的疾病和环境条件，也要考虑到旅行者的人身安全和个性化旅程中的健康问题——它涉及的知识领域包含了流行病学、预防医学、急诊医学、传染病学、热带医学、胃肠道病学、皮肤病学和其他一些学科。

国际旅行者追求、探索世界的目的既可以是娱乐、教育、商务，也可以与宗教和人道主义援助有关，医生和其他医疗保健服务者必须了解，怎样就广泛的健康、卫生问题向旅行者提供咨询。虽有报道称，旅行者因各类感染性疾病致死的比例仅为1%～3.6%，但是，旅行者个体感染急慢性疾病的危险性，常见疾病和外埠病原体在全球范围内传播的潜在可能性，使得感染性疾病的传播、治疗、预防和控制仍是国际旅行者要考虑的重要问题（见第3～8章）。一系列与环境因素相关的旅行卫生问题，如：时区变化、空气污染、极端气温、高海拔和海底环境中气压对人体的影响会在第2章、第9～11章中谈到。

人身安全是关乎旅行者健康的另一大问题。有研究表明，美国旅行者因机动车事故（25%）和其他伤害事故（包括溺水、从高处堕落等）致死的案例（15%），比死于感染性疾病和其他疾病（10%）的案例要多，而旅行中心脏病发作和其他心血管原因致死个案，占60岁以上男性旅行者死亡率的50%。不过，目前尚无措施可以防止旅行中的心脏病发作，其死亡率如此高也不一定和旅行直接相关。我们将对有特殊医疗需求的旅行者的建议放在本书第12～15章中进行介绍。

旅行医学入门

在旅行医学的执业过程中，旅行者、旅程、健康干预三方面构成了“旅行医学三要素”（图1.1）。旅行者的健康状况通常是咨询的起始点：由于免疫系统的变化与年龄相关，年龄太小或者太大都会增加罹患某些感染性疾病的危险。已有某些医疗状况的旅行者，需要专业人员协助制定更多的保护措施以维持其在旅程中的身体健康，由于在旅行目的地无法找到适当的医疗保健服务，他们甚至有可能不得不改变行程。

旅行危险因素的评估往往和旅行目的地相关。前往热带乡村旅行，目的地存在无疫苗可预防疾病的流行或暴发流行，极端环境下的旅行和偏远地区的旅行等，都比在标准化旅游路线上进行旅行更具挑战性。位于美国佐治亚州亚特兰大市的疾病控制和预防中心（Centers for Disease Control and Prevention，CDC）和瑞士日内瓦的世界卫生组织（World Health Organization，WHO）均会在各自的网站上对国外疾病的暴发、流行情况和旅行地的卫生、健康状况等信息进行发布和更新。除 CDC 和 WHO 外，一些区域性的卫生机构、公立和私立的卫生信息服务机构，也会定期向国际旅行者发布卫生信息和健康指引。不过，他们所发布的指引是大众化的基本信息。旅行医学执业的上佳境界是根据上述“旅行医学三要素”对每一位旅行者的旅程进行旅行医学评估，然后在此基础上提供个性化的医学推介。国际旅行者应该在出发前 4～6 周寻求医学建议，这样做的优点是：有适当的时间区间按计划完成预防接种；有充裕的时间寻求医学建议和获取处方药；有足够的时间探寻所必需的特殊的旅行信息。

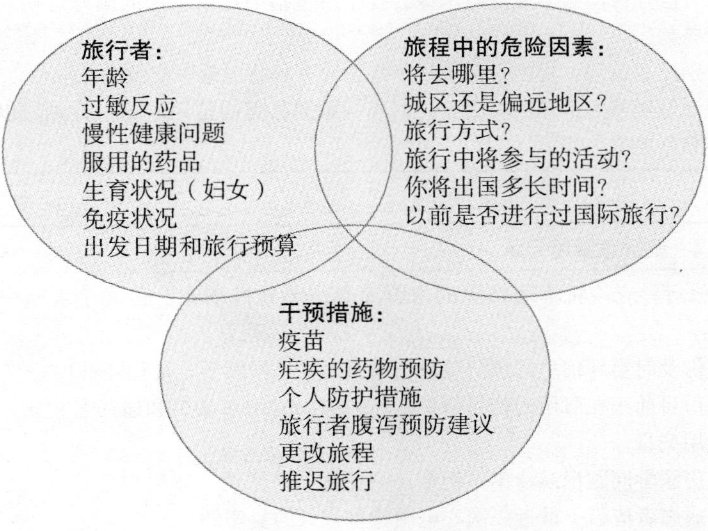

图 1.1　旅行医学三要素

如果旅行者的旅程涵盖好几个处于不同发展阶段的国家，或者旅行者打算进行长达数月甚至数年的长期旅行，向他们提供的旅行医学服务会更加复杂。为了完成一系列的疫苗接种，完成签证所需的健康文字资料和恰当地安排旅行的各项事务，这类旅行者可能需要在预计出发前 3 个月或提前更长时间接受旅行医学服务。表 1.1 摘录了旅行前医学准备的各项内容。

表 1.1　旅行者旅行前医学相关建议目录
1. 在确定旅程后，向个体执业医师、当地的公共卫生机构或旅行门诊咨询：预防接种和疟疾的药物预防的相关建议，最好在出发前 4～6 周进行咨询。 2. 准备好“旅行者健康记录（表 1.2）”和“旅行药盒”（表 1.4）。 3. 带上一张可以打国际长途或卫星传送电话的电话卡。确保健康记录中你记载的朋友或亲戚会在你遭遇紧急情况时接听打来的国际电话。 4. 确保获得你的私人医师的电话号码，号码应包含办公电话、非工作时段联系电话，如果医师有传真机还要留好传真号码。把医师的名片和你的旅行者健康记录订在一起更易保存这些信息。 5. 查看医疗保险条款或健康承保套餐中所包括的可以承保的国外患病和意外险条款。 6. 特别注意询问，常规承保条款中是否含有紧急遣返医疗救助。 7. 设计好额外的医疗保险涵盖计划或一系列必需的信用卡支付计划，以备医疗紧急情况之需。

表 1.2　旅行者健康记录
国际旅行者应该将本表格中的内容简单扼要地浓缩在一份文字表格中随身携带： 1. 一份及时更新信息的预防接种记录（最好是国际预防接种证书）。 2. 一份目前正在服用的药品清单，药名应同时用商品名和通用名记录，并附服用剂量。 3. 一份医学问题记录清单，例如：高血压、糖尿病、哮喘和心脏病（心血管疾病患者应带上最近一次心电图检查记录的复印件）。 4. 一份已知过敏药物的名单。 5. ABO 血型和 Rh 因子类型记录。 6. 常看的医师的姓名和电话号码（如果医师有传真号码也应写下，最好将医师的名片和旅行者过去的病史记录订在一起）。 7. 住在美国的近亲或朋友的姓名和电话号码，旅行者在国外染上重病时他们可能提供协助。

应该建议所有旅行者将表 1.2 中要体现的内容，简单扼要地浓缩在一份文字表格中随身携带。另外，旅行者还应在自己的随身行李中带上适量的药品，药量应足够满足整个旅程中的用量，并额外多带一副眼镜和配镜处方的复印件。

针对特殊旅行者和特有的旅行方式实施相关的旅行危险因素健康教育，是健康干预工作的内容之一，至少应向旅行者进行预防接种推荐、疟疾药物预防推荐、预防旅行者腹泻措施推荐、预防虫媒传染病措施推荐。改变旅行者的行为，提高他们对旅行医学推荐做法的依从性和疫苗接种及口服疟疾预防药同样重要，而收集并记录旅行者获得旅行前医学建议后，其行为是否按预期发生了变化，是旅行医学工作者面临的最大的挑战之一。

旅行预防接种

由于北美和西欧的卫生条件普遍较好，强制性儿童预防免疫计划的实施标准较高，这两个地区的旅行者前往热带和发展中国家旅行时，将暴露于原住国不常见的传染病中，成年旅行者出国旅行后感染麻疹和水痘就是实例。致瘫型脊髓灰质炎在西半球之外的发展中国家流行，究其原因，一方面是一些国家的生活条件正好符合此病的粪口途径传播条件，另一方面是某些国家的常规免疫还没有达到涵盖所有易感人群的水平。因此，医师执业时应当询问所有旅行者儿时的常规免疫情况，包括破伤风、白喉、麻疹、腮腺炎、风疹和脊髓灰质炎等的预防接种情况，应适当地根据情况向旅行者提供基础免疫或加强免疫。美国目前的幼儿和学龄前儿童的免疫计划中还包含了嗜血流感杆菌 B、甲型肝炎、乙型肝炎、细菌性脑膜炎、百日咳、肺炎球菌性肺炎和水痘的预防接种。如果大龄青少年和成年旅行者的目的地有上述疾病的危险，就应该按照他们的年龄对他们进行适当的免疫更新或免疫加强，或是根据免疫标准对他们进行基础免疫（详见第 5 章）。儿童的旅行相关免疫问题将在本书第 12 章中进行阐述。

为旅行者实施的所有预防接种都应当记录于由 WHO 认可的黄皮书，即《国际预防接种证书》的影印本中。黄皮书作为终身的预防接种记录，应当和护照一样保存在安全的地方。黄热病疫苗必须在官方指定的预防接种中心进行接种，黄皮书中有一页专门用于记载黄热病免疫有效期，之外的其他页面可用于记录非黄热病疫苗接种。

若想按地区了解霍乱和黄热病的最新流行情况报告，CDC（www. cdc. gov/travel）或 WHO（www. who. org）的网站是最佳选择。根据 WHO 的条例，天花和霍乱已经不再是国际旅行时要求接种的疫苗了。在美国，由于黄热病疫苗的供应相对有限，实际操作中，疫苗还原后必须在一个小时内完成接种，因此只有各州卫生部门认可的正规预防接种中心才有黄热病疫苗供应。

鉴于在“要求接种”和“推荐接种”两个概念上存在的混乱状况，CDC 出版的《国际旅行健康信息》（又名《美国 CDC 旅行信息》）中，按照国家名对入境的接种要求进行了逐一罗列。你可以通过公共卫生基金会（www. publichealthfoundation. org）订购该书的印刷版，也可以直接进入 CDC 网站阅读其电子版本。如果有人致电某旅行诊所询问到肯尼亚或委内瑞拉有什么接种要求，诊所工作人员就可以根据这本书的指引告诉旅行者：这两个国家没有要求从北美出发的入境者接种黄热病疫苗。然而，参比黄热病流行图后就会发现：肯尼亚和委内瑞拉都位于黄热病流行区。因此，即使这两个国家没有接种黄热病疫苗的入境要求，仍可根据旅行者在那里的旅行活动计划，推荐黄热病疫苗接种。

根据旅行者的旅行目的地、旅行中在农村的暴露情况、饮食习惯、旅行目的和健康状况，还可以向其推荐其他疫苗，这组疫苗包括：甲型肝炎疫苗、伤寒疫苗、霍乱疫苗、细菌性脑膜炎疫苗、狂犬病疫苗、日本脑炎疫苗和流感疫苗。某些旅行者，如卫生保健工作人员、传教士、和平团体（Peace Corps）志愿者、学生以及任何有可能与热带或发展中国家的当地居民产生家庭式接触或性接触的人，应考虑进行乙型肝炎预防接种。前往中华人民共和国、印度、泰国和其他亚洲国家居住或工作的旅行者需考虑进行乙型脑炎预防接种。有关旅行相关的预防接种问题将在本书第 5 章中详述。

疟疾的药物预防

除了旅行预防接种，国际旅行者前往区域内是否有疟疾流行也是值得考虑的主要问题。疟疾是热带和亚热带地区广泛流行的疾病，在某些原本认定没有疟疾的区域也出现了它的身影。从 CDC 的统计数字里可以看出，20 世纪 80 年代，大多数罹患疟疾的美国旅行者在非洲获得感染；还有少数是在亚洲、南美洲、中美洲和墨西哥感染上疟疾，而这些地区过去一直是高危地区。不过，只要用磷酸氯喹就可以有效预防这些地区所有类型的疟疾。到了 20 世纪 90 年代，由于出现了新的耐药原虫株，对于旅行者而言，这些地区的疟疾流行仍然是一个严重的医学问题。

药物预防即通过口服药物来预防临床疟疾的发生，这种方法已被推荐给前往疟疾疫区的绝大多数旅行者。因为感染恶性疟后病情可迅速加重甚至死亡，所以，在非洲、南美、亚洲和南太平洋的某些地区，罹患耐氯喹的恶性疟（chloroquine - resistant Plasmodium falciparum malaria，CRPF）却得不到适当的诊断和治疗是非常危险的。CDC 发行的刊物《Morbidity and Mortality Weekly Report》公布了旅行目的地罹患耐氯喹的恶性疟的危险度等相关信息，若要了解某一特定旅行目的地的最新相关信息，则应在 CDC 的网站（www. cdc. gov）上进行查询。用于预防耐氯喹的恶性疟的常规药物包括：甲氟喹（Larium®）、多西环素（Doryx®，Vibramycin®）和阿托伐醌或氯胍合剂（Malarone®）等，在本书的第 6 章和第 19 章中会对这些药和其他抗疟药进行描述。

疟疾是一种原虫型寄生虫病，雌性按蚊通过夜间对人的叮咬将疟原虫传播给人，因此，染病的危险度与被蚊虫持续叮咬的次数呈正相关。而目前的药物预防方法尚无法提供百分百的保护，所以，前往疟疾疫区的所有旅行者都应该遵从表 1.3 和表 1.4 中提出的各项注意事项。而且，通过避免蚊虫叮咬来防疟还有助于旅行者在热带和亚热带地区预防其他蚊虫和昆虫传播的多种传染病，而这些传染病，如登革热、出血热、数型病毒性脑炎、利什曼病、昏睡病和丝虫病等（表

1.5），既没有预防药也没有疫苗可供预防。在 Freedman 等人合著并提交到全球疾病监测哨点（GeoSentinel）某工作站的一份关于17 353名回国旅行者所患的旅行相关疾病的分析报告中提到：虫媒疾病病例分别超过了呼吸道传染病和饮食饮水传播的传染病病例，几乎占了所有被报告病例的 40%。

表 1.3　避免蚊虫叮咬的推荐措施

1. 驻留在纱门纱窗完好的室内，特别是黄昏至拂晓时段。
2. 如果房间没有安装纱门纱窗，须在蚊帐内就寝。
3. 在户外活动时所穿着的衣物应尽量覆盖上下肢。
4. 户外活动时在暴露的皮区涂擦驱虫剂并用扑灭司林处理外衣。皮肤表面可以涂擦含 N，N-二乙-3-甲苯酰胺（避蚊胺）（原名为 N，N-二乙-m-甲苯酰胺）的驱虫剂，这种化学品也可以有效预防苍蝇、穿皮潜蚤、跳蚤和蜱虫叮咬。衣物和蚊帐可以用含扑灭司林的产品喷雾处理，扑灭司林本身没有挥发驱虫的功能，它是昆虫的接触性灭杀剂。

表 1.4　昆虫驱避剂和杀虫剂

可用于皮肤的几种含避蚊胺的昆虫驱避剂：

Ultra 30™昆虫驱避乳剂：脂基避蚊胺含量 30%，驱蚊保护可达 12h。避蚊胺还可有效驱避蜱、蚋、蠓、白蛉、小咬、斑虻、厩螫蝇、墨蚊、穿皮潜蚤、秋恙螨和跳蚤。（Sawyer Products，Safety Harbor，FL；distributed by Recreational Equipment Inc，REL）

Off! Deep Woods™：避蚊胺含量 23.7%，防蚊以及其他昆虫有效时间可达 6h。(SC Johnson，Racine，WI)

Off! Skintastic™：避蚊胺含量 6.65%，防蚊以及其他昆虫有效时间达 3h。(SC Johnson，Racine，WI)

Sawyer 高效广谱昆虫驱避喷剂™：含避蚊胺和一种特殊驱蝇剂 R-326，需按包装说明使用。(Sawyer Products，Safety Harbor，FL)

续表 1.4　昆虫驱避剂和杀虫剂

图 1.2 展示了用含有扑灭司林的杀虫剂处理外衣和蚊帐的方法。

扑灭司林防蜱衣物处理液：产品为不含喷雾泵的喷罐，内含扑灭司林。用之处理过的衣物可防蜱、穿皮潜蚤、蚊虫和其他虫子（Sawyer Products，Safety Harbor，FL）。衣物经一次处理可防虫 4 周或可经历 6 次洗涤。

PermaKill 溶剂：8 盎司的瓶装产品中扑灭司林浓度为 13.3%。可稀释后（16 盎司水中加 1/3 盎司扑灭司林原装液）盛装在手动泵喷壶内处理外衣；或取 2 盎司的原瓶装液加入 1.5 茶杯水后浸泡需处理的外衣、蚊帐和窗帘。(Sawyer Products，Safety Harbor，FL)。经此产品浸泡后的织物和蚊帐，防蚊功效持续时间长达 1 年，可经受 30 次洗涤。

旅行者腹泻

在前往热带国家的旅行者中，30%～60%的人受旅行者腹泻病的影响。此病的特点是突然起病，每日排 4～5 次水样便，有时伴肠痉挛、不适、恶心、呕吐。一次典型的患病过程持续 3～6 天。

大多引起胃肠道疾病的病原体都是经粪口途径传播的，因此，谨慎地选择食物和饮用水可以防止生病。方法包括：根据水源情况选择各种适当的方法来纯化使用水，煮沸用水可能是海拔 20 000 英尺（1 英尺＝0.3048 米）以下杀死病原体最可靠的方法；水质净化药片携带方便易于购买，在水温 20℃（68 ℉）的条件下使用和煮沸水达到相同的效果，只是在投入水中后需于 30min 内每 5min 摇振 1 次。若想了解常用的水质净化化学产品，请查看表 1.6。现在，便携式水净化过滤器越来越受旅行者青睐，这一水处理装置采用了含碘树脂技术，产品已被证实可有效滤除多种病原体。本书将在第 8 章讨论使用水净化处理的相关问题。

由于媒体的广泛传播，许多旅行者提出希望了解旅行中用抗生素预防腹泻的相关事宜。1985 年由美国国立卫生研究院（National Istitutes of Health）召集的“预防旅行者腹泻共同发展小组”（Traveler's

Diarrhea Consensus Development Panel）曾反对用药物预防旅行者腹泻，他们列举的主要反对意见是药物引起的不良反应和潜在的过敏反应。不过，小组成员也承认：每日服用预防剂量的次水杨酸铋（PeptoBismol®）甚至每日服用一定剂量的抗生素可能可以减少短期旅行人群（短于3周）的腹泻发生率。腹泻这一主题将在本书第7章中详细讨论。

旅行期间的医疗急症

一般旅行社担心向顾客谈及到国外旅行的急症医疗服务会阻吓潜在的顾客，所以不可能和旅行者商谈这一项内容。但是，所有旅行者，特别是：有长期旅行计划（旅程达3个星期或更长）、年龄很小、年龄很大、有特殊医疗状况（心脏病、肺病、胃肠道疾病、血液病、妊娠、HIV感染、器官移植后等）的旅行者，都需要一个应急计划以备万一出现急症时使用。即便是身体健康的年轻人也有可能遭遇腿骨骨折、车祸或被疯狗咬伤等意外。

出国旅行者如果出国后只在城市里旅行并入住高级旅馆，可能比较容易找到受过西式生物医学训练且会说英语的医师；不过，如今旅游者常去的地方往往是远离西式医院和会说英语的医师的地区。在有些旅行目的地，即便你想尽办法也找不到治疗某些感染或特殊医疗状况的药物，因此，要去这些地方的旅行者应通过咨询准备好旅行药盒并制定至关重要的紧急医疗遣返计划。

表1.5 重要的节肢动物传染性疾病

节肢虫媒	叮咬特点	所致疾病
按蚊	夜晚在室内外活动 主要分布在农村地区	疟疾 淋巴丝虫病 （班氏吴策线虫、马来丝虫病、帝汶丝虫病） 裂谷热 奥绒绒热

续表 1.5　重要的节肢动物传染性疾病

节肢虫媒	叮咬特点	所致疾病
伊蚊	白天（拂晓、黄昏）活动 多分布在城区室外	登革热 黄热病 奇昆古尼亚热 淋巴丝虫病 裂谷热 罗斯河热 委内瑞拉马脑炎
库蚊	通常在夜晚活动 多分布在农村和城区的室外	日本脑炎 淋巴丝虫病 委内瑞拉马脑炎 圣路易斯脑炎 西尼罗河热 默里脑炎 罗斯河热 裂谷热 奇昆古尼亚热
曼蚊	通常在夜间活动 通常分布在农村和城区室外	委内瑞拉马脑炎 奇昆古尼亚热 淋巴丝虫病
跳蚤	夜或昼在室内或室外活动 分布在城区和农村	鼠疫 流行性斑疹伤寒（鼠或蚤类传）
体虱	夜或昼在室内或室外活动 分布在城区和农村	战壕热 虱传回归热 流行性斑疹伤寒（虱传）
蜱	日间或晚间活动 分布在农村室外	地中海斑疹热 非洲蜱传斑疹伤寒 落基山斑疹热 昆士兰蜱传斑疹伤寒 刚果—克里米亚出血热

续表 1.5 重要的节肢动物传染性疾病

节肢虫媒	叮咬特点	所致疾病
蜱	日间或晚间活动 分布在农村室外	鄂木斯克出血热 莱姆病 埃里希体病 兔热病 巴贝虫病 蜱传回归热 蜱性麻痹
螨虫	日间或晚间活动 分布在城区或农村室内或室外	恙虫病（螨传） 立克次体病
库蠓蠓（蠓）	日间或晚间活动 通常分布在农村室外	曼森线虫病
斑虻和马蝇	白天活动 分布在农村室外	罗阿丝虫病 兔热病
黑蝇（蚋）	白天活动 分布在农村室外	盘尾丝虫病（河盲症）
白蛉（白蛉属，罗蛉属）	晚间活动 通常分布在城区和农村室外	皮肤利什曼病 内脏利什曼病（黑热病） 巴尔通体病（奥罗亚热） 白蛉热
采采蝇（舌蝇属）	白天活动 分布在农村室外	非洲锥虫病 （非洲昏睡病）
锥猎蝽亚科/猎蝽	晚间活动 分布在农村和城区室内	南美锥虫病 （美洲锥虫病）

资料来源：Vernon Ansdell，personal communication，2007

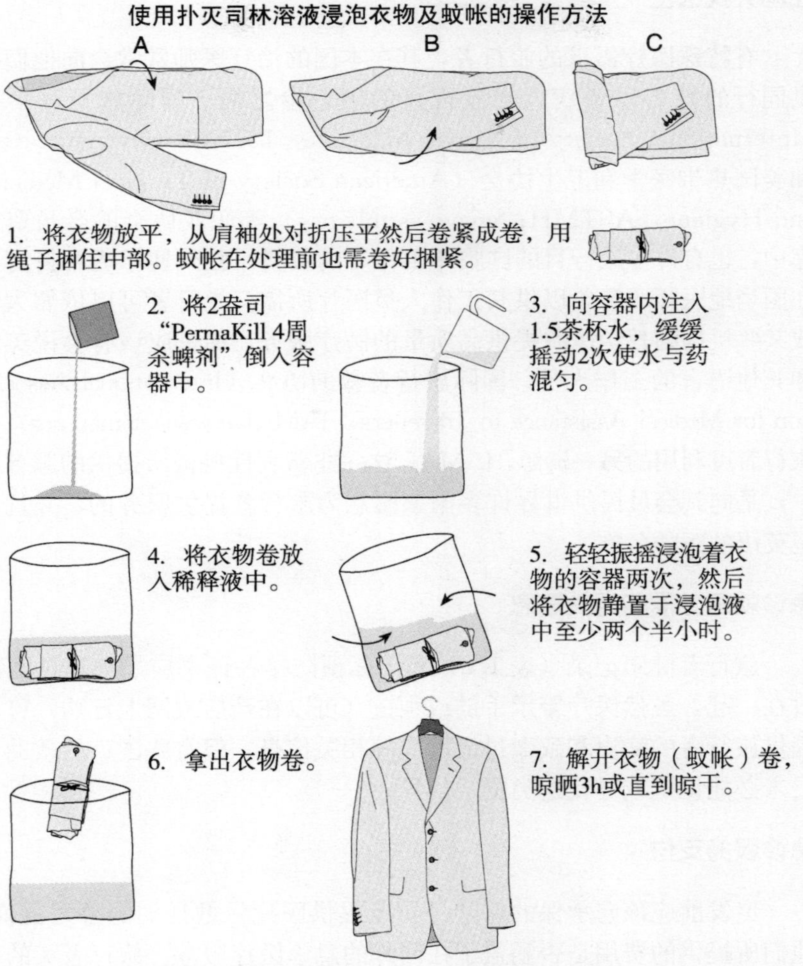

图 1.2 （另见彩图 1.2）怎样用扑灭司林对衣物进行处理

(Courtesy of Rose SR 1993 International travel health guide. Travel Medicine. Northampton，MA.）

在国外找医生

有特殊医疗需求的旅行者，其在本国的治疗医师常常会向他们提供同行的姓名以备病人在旅行目的国急诊之需。国际旅行医学会（International Society of Travel Medicine，ISTM；www. istm. org）和美国热带医学和卫生协会（American Society of Tropical Medicine and Hygiene，ASTMH；www. astmh. org）等职业协会的会员资料库中，也有许多旅行目的国临床工作者的资料。驻外使馆通常持有所在国当地医师的名单以供其工作人员医疗所需。旅行者可以依靠大学或某些机构的教学医院提供高质量的医疗服务，那里应该有会说英语和其他语言的工作人员。国际旅行者救助协会（International Association for Medical Assistance to Travellers，IAMAT；www. iamat. org）是旅行者可利用的另一资源，IAMAT 这一非营利性机构所提供的服务之一，是向其会员提供世界许多国家愿意为旅行者提供服务的，并且会说英语的医师名单。

急诊就医必需的相关信息

旅行者健康记录（表 1. 2）和国际预防接种证书应始终与护照存放在一起，虽然医疗警示手链或项链（可以在药店或网上订购）可以提供旅行者的病史和致命过敏反应等相关信息，但有些国家的救助人员未必能识别或寻找这类提示信息。

急诊服务支付

出发前应该向承保的保险公司或提供医疗保健计划的公司征询：他们所提供的费用是否涵盖了在国外的急诊医疗服务。旅行者买的保险有可能不包括国外医疗费用，但在从美国前往阿拉斯加的途中如遇急诊需要在加拿大治疗的费用例外，往往会包含在承保条款中。许多公司特别推出了为旅行者准备的医疗保险，我们将这些公司的名单附在本书后面的附录中。

按照惯例，在国外接受了急诊服务是需要为之付费的，旅行者应该保存好收费发票以便回国后到保险公司报销，保险公司通常不会为实验性的治疗和美国本土不存在的治疗项目支付。

运输途中的紧急医疗护理

在本书的撰写过程中，绝大多数商业航空公司都在飞行器上准备了包含基本急救药物和设备的急救包，虽然有些飞行器上有体外自动除颤仪，但飞行器上没有进一步抢救患心肺疾病的急诊病人的药物和设备。即便某些航班携带了供医疗急诊使用的小型可移动氧气罐，一般情况下，只有机舱内发生了减压事故时才有氧气供应。慢性肺部疾病的患者如果需要供氧必须提前预订安排飞行中供氧的便携式氧罐。若在飞行中发生严重的医疗急症，绝大多数商用飞行器会降落在途中最近的商用机场。本书第 4 章会就航空运输中相关的卫生问题进行详述，而第 15 章将探讨旅行与慢性病等相关问题。

海事法规定，客运邮轮在国际航线上航行时需配备 1 名内科医生，不同航线上医生的资质和生命支持设备及药物的配备情况可能各不相同，旅行者应该进行具体的询问。

紧急遣返回国

即便是健康的旅行者也有可能在旅行中罹患重病或遭遇意外伤害。所以，无论旅行者的身体状况如何，都应公开与之讨论急诊医疗的紧急计划和购买特殊旅行保险的需求。

某些商业航班仅允许重病患者在有执照的医师的陪护下乘机返回美国，这种情况下需要将医师的报酬和来回机票考虑进计划中。如果紧急遣返必须由有特殊装备的飞行器（直升机、固定翼机）来实施，他们往往带有自己的医务人员，包括医师和护士；依照地点、天气条件和医疗需求，实施这类遣返计划的费用往往需以万计。

保险公司有紧急遣返险种，但购买者需要仔细阅读各项承保条款，因为有些承保计划仅将旅行者遣送到就近的医疗中心而非送回本国的医疗机构。对于病势沉重的病人而言，最好能获得与平时相同标准的医疗服务，被送到英语或其他西方语言作为第二语言的外国医疗中心，若其医学处理原则不同，自然就不如被送回国内治疗。本书末尾的附录中提供了可以安排急诊国际转送的机构的名称和地址。

急诊输血

如果已知旅行者的血型，应该把它记录在旅行者健康记录中和（或）国际预防接种证书中。有紧急输血需要时，若不知道旅行者的血型，可以进行快速血型检测后与献血者的血型进行配比。但是，在某些地方某些血型的血液并非轻易就能获得，例如，中国居民中的优势血型是 A^+。

有出血性疾病或出血倾向的旅行者（如：正接受抗凝治疗，或有消化性溃疡出血史），也许应该到居住地的血库去获取前往国血液供应的相关情况，并带好这些资料出发。

野外旅行和探险旅行

旅行者要去的地方越偏远，出现医疗问题时需要自行处理或由同伴护理的可能性越大。本书虽然涉及了探险旅行中受关注的许多医学问题，但是，在野外治疗重度创伤和野外求生技能等领域不在本书的范畴之内。在野外或极端环境下求生可能需要准备一些特殊设备。

在计划探险旅行和（或）挑战性旅程时，旅行者应当精确了解旅程中将会遭遇的体力上的困难和环境中存在的危险；探险团队应认真评估团队领导者的资质和人格，咨询旅程中的进食计划并确认紧急遣返的可能性。另外，从事探险的旅行者应进修医疗救助方面的技术，并在出发前将自己的身体状况调整到理想状态。其他进一步的相关信息请按照本书后面提供的资源清单进行征询，也可到野外医学会（见附录）进行咨询。

旅行药盒

表 1.7 中向短期国际旅行者推荐了旅行药盒的准备内容，旅行者

可以根据各自的旅行目的地、活动计划和健康状况增加常用处方药物、高原反应相关药物、抗真菌制剂、体外寄生虫杀虫剂和其他抗寄生虫药物。肺病患者可能需要安排便携式供氧设备甚至制氧机，腹膜透析患者也许可以准备透析液和透析配件，但需要预定好旅行目的地的透析服务（详见第 15 章）。

处方药物

因为托运行李有可能在中转中遗失，所以，旅行者不应将所有处方药物放在托运的行李包中；至少应该在自己的手提行李中放置所需药品的数天剂量，最好在随身手提包内备够整个旅程服用的药物。

其他值得考虑的旅行健康相关问题纲要

除了旅行预防接种、疟疾的药物预防、预防旅行者腹泻和预防虫媒传播的疾病，旅行者还应咨询有关国际旅行中与运输形式、海拔变化、时区变化、阳光暴露、服用新的药物、气候和湿度变化相关的常见医疗问题（详见第 2 章、第 8～11 章）。

女性旅行者的生育计划，在旅行时她有无可能怀孕是非常重要的信息。旅行中的生理要求和地域因素可能会影响妊娠。另外，妊娠可能是某些要求接种的或推荐接种的疫苗的接种禁忌证，也可能是服用某些疟疾预防药和治疗常见旅行相关不适药物的禁忌证。

感染了人类免疫缺陷病毒（human immunodeficiency virus，HIV）的旅行者应认真做好旅行前接种、潜在的药物间影响、地域性感染性疾病危害和旅行中利用旅行目的地医疗资源等方面的咨询（见第 14 章）。如果旅行者已身患某种疾病，其旅程安排和医学建议就变得越发重要了（见第 15 章）。

如果预计要在国外驻留较长时间（≥6 个月），即便是健康人也应进行包括结核菌感染状况评估（皮试或胸部 X 线筛查）、常规实验室筛查和血型检测等项目的常规体检。长期外出的旅行者还应进行彻底的牙科检查。有时，旅行者的雇佣公司或机构及健康保险承保公司，会对旅行者旅行前的医疗评估形式和内容进行设定。申请外国学生签证、国外居留或国外工作许可签证都有可能被要求进行旅行前医疗评估。外国政府一般不要求临时到访的旅行者进行旅行前梅毒血清学检测、HIV 血清学检测、大便寄生虫虫卵检测和胸部 X 线检查（见第 16 章与第 17 章）。

应与国际旅行者，特别是在外逗留时间较长的旅行者，讨论性接触和亲密接触可传播的疾病。除了北半球温带地区常见的性接触传染病（淋病、梅毒、衣原体感染、乙型肝炎、单纯疱疹感染和 HIV 感染）以外，到许多热带和发展中国家旅行还存在感染性病性淋巴肉芽肿、软下疳和腹股沟肉芽肿的危险。

HIV 感染率肯定比艾滋病报道病例数要高出好几倍，所有国家都有 HIV 感染者，在非洲和亚洲，异性性交是 HIV 传播的主要途径。最近的报道提示，旅游者、商务旅行者和外派工作者，与发展中国家当地居民进行性接触的频率高得令人吃惊。无论国际旅行者的性取向如何，均应提醒他们与陌生人产生性接触的危险性，与色情业的工作人员进行性接触的危险性尤为高，因为他们往往是 HIV 感染和其他性病的高发人群（见第 37～40 章）。

最后，当旅行者带着身体变化结束旅行回国时，医学工作者需要具有鉴别严重热带病的症状和体征的知识和能力。举例来说，把恶性疟疾误诊为“流感”可能造成极恶劣的后果；类圆线虫的隐性感染可能会危及一位接受了器官移植须服用免疫抑制剂的病人的健康；一位大量排出肠道寄生虫的病人，往往没有生命危险却因为其非常焦虑和害怕而可能来急诊室就诊。对异域疾病的分布情况和疾病传播的相关危险因素的了解将有助于医务工作者鉴别诊断回国旅行者所患的疾病（详见第 19～45 章）。由于跨国移民、难民和被领养者是国际旅行者的一部分（见第 18 章），因此，对他们进行健康评估的方法与用于其他旅行者的方法相似。

表 1.6　水的净化方法[a]

处理方法	商标名	1L 水中加入化学制剂的量
碘化合物片[b]	可饮用碘液，Coughlins	加入 20℃水中 2 片，30min 内每 5min 振荡摇匀 1 次。
2%～4%氯溶液	（家常用洗衣漂白剂）	20℃的水中加入 2～4 滴然后混匀，须放置 30min 后才可饮用。
碘液[b]	（2%碘酊）	20℃水中加入 5～10 滴，混匀后须放置 30min 后才可饮用。
加热		将水加热至 65℃以上至少 3min（在海拔 2 万英尺以上或海拔 6000 米以上，水的煮沸温度为 70℃）

[a]此处所介绍的方法多数情况下可有效杀灭贾第虫卵，在实验室状况下测试时，加热是最佳方法（其他详细信息见第 8 章）。

[b]怀孕期间使用含碘化合物时须注意。

表 1.7　个人旅行药盒[b]

以下列举了一些旅行药盒的推荐物品项目，并非所有物品都是必需的，也不一定适用于每一位旅行者；应该根据旅行形式和旅行目的地来选择所需物品。

需用处方购买的药品[a]

广谱抗生素：遇皮肤感染、上呼吸道感染和（或）尿道感染时，旅行者可能需使用抗生素。抗生素还可用于治疗旅行者腹泻。

皮肤感染：

2%莫匹罗星局部外用软膏：15g　1 支装或 1g 锡箔袋装。可用于皮肤感染，每日 3 次；或 875mg 阿莫西林/125mg 克拉维酸钾片。每 12h 口服 1 片，共 7 天（本药对耐甲氧西林金黄色葡萄球菌感染无效，若怀疑耐甲氧西林金黄色葡萄球菌感染应立即就医治疗）；或

甲氧苄啶/磺胺甲噁唑片（160mg/800mg）（TMP/SX DS tablet）：每 12h 口服 1 片，共 7 天（根据经验可用于耐甲氧西林金黄色葡萄球菌感染的治疗，若怀疑耐甲氧西林金黄色葡萄球菌感染应立即就医治疗）。

续表 1.7　个人旅行药盒[b]

上呼吸道感染（鼻窦炎，支气管炎）：

阿奇霉素片，250mg。首剂 2 片，此后按每 24h 1 片的剂量连服 4 天。

875mg 阿莫西林片/125mg 克拉维酸钾片。每 12h 1 片，共 7 天。

尿道感染（无并发症）：

甲氧苄啶/磺胺甲噁唑片：每 12h 1 片，共 3 天；或

环丙沙星片，250mg：每 12h 1 片，共 3 天。

多用途抗生素：可以根据经验在皮肤感染、上呼吸道感染和尿道感染时使用（注意：环丙沙星和左氧氟沙星也常用于治疗旅行者腹泻）：

875mg 阿莫西林片加 125mg 克拉维酸钾片（力百汀 875mg）。每 12h 1 片，共 3～7 天；或

环丙沙星片 500mg。每 12h 1 片，共 3～7 天；或

左氧氟沙星片 500mg。每 24h 1 片，共 3～7 天。

过敏反应：（蜜蜂、胡蜂、黄蜂或大黄蜂叮咬；食物等）。

肾上腺素笔，急诊注射用肾上腺素：

根据包装说明用于治疗蜜蜂叮咬过敏或其他物品过敏引起的呼吸困难或哮喘，以及嘴唇、眼、咽喉肿胀或荨麻疹等严重过敏反应，肾上腺素可以短时缓解过敏反应，一旦过敏者可吞咽即应按下述用法予以口服苯海拉明。

苯海拉明（可他敏）片，25 mg（非处方药）：

立即口服 2 片，过敏反应之后 2 天内每 6h 口服 1～2 片，轻至中度皮肤过敏和皮肤瘙痒可单纯服用苯海拉明，也可在使用肾上腺素笔之后再服用苯海拉明。

美卓乐单剂量包装（甲泼尼龙）：

用于严重的持续性过敏反应或过敏性皮疹。根据药盒上的指引逐渐减量。重症过敏反应除苯海拉明外可能还需服用此药。

沙丁胺醇吸入剂（多剂量吸入剂）：

用于哮喘发作或过敏引起的持续性呼吸喘鸣．每次 2 喷，2 喷间需间隔 2min，每次喷用时需尽可能深吸入肺；每天 4 次。

续表 1.7　个人旅行药盒[b]

镇咳剂：一小瓶止咳糖浆或几片含可待因的药片（泰诺林 3 号片可以镇咳也可止头痛或其他疼痛）。

腹泻治疗药：减少肠蠕动药如洛哌丁胺（易蒙停）（非处方药）加一种抗生素（例如：甲氧苄啶/磺胺甲噁唑、环丙沙星、左氧氟沙星、阿奇霉素）可凭处方购买后自用（见第 7 章）。

治疗高原病药物：前往高海拔地区时可凭处方购买乙酰唑胺（丹木斯 Diamox）用于预防高原反应（见第 10 章）。

时差综合征相关药物：有时短效催眠药可解决时差相关的睡眠问题（见第 9

疟疾预防药：由于许多国家疟疾的流行情况一直处于变化中，疟疾预防药也随之而变化。需仔细回顾目的地的疟疾状况的最新信息，就此开具适当的处方药物（见第 6 章）。

治疗晕动病的药物：有晕动病病史的旅行者可请医生开具相关处方药物（见第 9 章）。

恶心呕吐治疗药：25mg 丙氯拉嗪直肠栓剂，此药可用于无法口服药物又没有注射药物时。

止痛药：适当带些必需的止痛药治疗头痛、牙痛或肌肉骨骼伤痛。

泰诺林 3 号片（对乙酰氨基酚加 30mg 可待因）：每 4～6h 1～2 片，严重头痛或疼痛必要时服。或

氢吗啡醇，2mg 片剂：口服每 4h 1～2 片缓解严重疼痛（可用于可待因过敏或对可待因不耐受的人）。

非处方药

阿司匹林、对乙酰氨基酚（泰诺林）、布洛芬（雅维*Advil*，*Nuprin*）或萘普生(*Aleve*)：用于缓解一般的轻度疼痛或轻微头痛。

抗生素软膏：（新孢霉素或杆菌肽）用于局部小伤口和轻微擦伤。

抗真菌药粉或乳膏：用于脚癣和（或）其他真菌性皮肤问题。

阴道用抗真菌软膏或药片：用于妇女因气候变化或抗生素治疗相关的真菌性阴道炎（见第 13 章）。

续表 1.7　个人旅行药盒[b]

抗组胺药（苯海拉明、氯苯那敏、氯雷他定等）：用于缓解过敏引起的鼻部和皮肤症状。

解充血药片（伪麻黄碱等）：用于感冒、过敏或水上运动所致的鼻塞。

旅行者腹泻：可口服碱式水杨酸铋(*Pepto Bismol*）或洛哌丁胺片(*Imodium*)治疗旅行者腹泻（见第 7 章）。

1%氢化可的松乳膏：局部用于缓解昆虫叮咬或日光性皮炎所致瘙痒。

缓泻药：可缓解因饮食和生活习惯改变而致的旅行者便秘，有这类病史的患者可能还需要服用纤维素补充剂和（或）大便软化剂。

口服补液盐：两种产品分别是 *WHO - ORS*（Jianas Brothers，Kansas City，MO）或 *CeraLyte*（Cera Products，Columbia，MD)：每包含平衡电解盐和糖，融入纯净水中饮用可补充严重腹泻引起的脱水（见第 7 章）。

润喉片：可缓解因空气污染或感冒引起的咽喉不适。

一般卫生用品和急救用品

消毒液：用于局部小伤口和擦伤的清洁。（葡萄糖酸氯己定和异丙醇制剂）

绷带（胶布)：含无菌垫的胶布（*BandAids*），2 英尺长含 4×4 英寸无菌纱布垫的敷料卷。

弹性绷带：用于轻微扭伤（*Ace wrap*）。

眼镜：如果佩戴了眼镜，应该多带一副备用眼镜。

防水包：用于装药及其附属用品，或用其将药物和物品进行分类放入有拉链的塑料袋内。

橡胶避孕套：用于预防性传播疾病。

无需冲洗的手部消毒剂或湿的消毒毛巾。

含避蚊胺的昆虫驱避剂：用于局部暴露的皮肤（见表 1.3 和表 1.4）。

含扑灭司林的喷雾杀虫剂：用于外衣、蚊帐和窗帘等（见表 1.3 和表 1.4）。

斜纹布胶布或透明胶带：预防足部水泡。

安全别针：不锈型婴儿尿布别针可用于一切紧急修复，别上窗帘缝，吊挂洗好的衣物等。

续表 1.7　个人旅行药盒[b]
辅助清洁用品（用于女性经期）：棉棒、卫生巾（此产品在热带和发展中国家可能买不到）（见第 13 章“女性旅行药盒中其他有用的物品”）。
剪刀：如多用途小刀中不含剪刀则另带一把剪刀供一般用途。
皮胶：替代缝针，修复轻微的皮肤撕裂伤。
瑞士军刀（其他类似产品）：含所有使用目的明确的小机件，小镊子和剪刀特别有用。
太阳眼镜：镜片含防紫外线功能。
防晒霜：任何品牌含日晒防护因子，可有效隔防 A、B 两型紫外线的产品。
含粘接条的带子：用于急救处理伤口时使用。
胶带：通常用于修补、捆扎夹板等。
蜱虫镊：户外活动均需此物品，可用于安全彻底地将蜱从皮肤上移除（见图 1.3）。
厕纸：在公共设施中急需时常找不到（可到运动物品商店购买一整卷）。
口用温度计：是旅程中评估是否生病的重要工具。
导尿器：一种装置可协助妇女站立位排尿（见第 13 章）。
毒液抽吸泵：急救时将有毒昆虫和毒蛇叮咬后的毒液吸出（图 1.4）。
水处理消毒化学物品（见表 1.5）。
便携式水处理消毒设施（见第 8 章）。
[a]所有提供的剂量是无急症的健康成年人可以使用的剂量。
[b]商标名仅供名称鉴别，不用于商品认可。

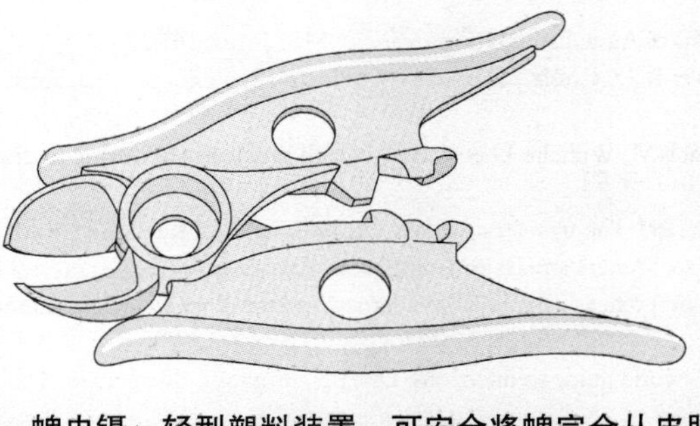

图 1.3　蜱虫镊：轻型塑料装置，可安全将蜱完全从皮肤移除
（附录中收录了供货商名单）

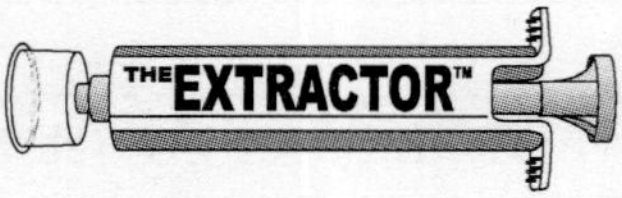

图 1.4 提取泵：急救时将有毒昆虫和毒蛇叮咬后的毒液吸出
（附录中收录了供货商名单）

（张敏 译 孟菁 校）

扩展阅读

Auerbach P S (ed.) 2007 Management of wilderness and environmental emergencies, 5th edn. Mosby, Baltimore

Centers for Disease Control 2007 Health information for international travel. HHS publication No. (CDC) 2007–2008 Government Printing Office, Washington, DC

Freedman D O, Weld L H, Kozarsky P et al 2006 Spectrum of disease and relation to place of exposure among ill returned travelers. N Engl J Med 354:119–130

Hargarten S W Baker T D, Guptill K 1991 Overseas fatalities of United States citizen travelers: an analysis of deaths related to international travel. Ann Emerg Med 20:622–6.

Hargarten S W, Baker S P 1985 Fatalities in the Peace Corps: A retrospective study: 1962–1983. JAMA 254:1326–1329

Holmes K K 1991 The changing epidemiology of HIV transmission. Hosp Pract 26:153–178

International Association for Medical Assistance to Travellers (IAMAT) (revised periodically) Directory of English-Speaking Physicians. IAMAT, Guelph, Ontario

Jong E C 2002 The guide to healthy travel, 2nd edn. IAMAT, Guelph, Ontario

Jong E C, McMullen R 1992 General advice for the international traveler. Infect Dis Clin North Am 6:275–289

National Institutes of Health Consensus Development Conference1985 Travelers' diarrhea. JAMA 253:2700–2704

Prociv P 1995 Deaths of Australian travelers overseas. Med J Aust 163:27–30

Paixao M L T, Dewar R D, Cossar J H et al 1991 What do Scots die of when abroad? Scott Med J 36:114–116

Steffen R, Rickenbach M, Wilhelm U et al 1987 Health problems after travel to developing countries. J Infect Dis 156:84–91

Tainter S, Jong E C 1991 The traveler's medical kit. In: Jong E C, Keystone J S, McMullen R (eds) The travel medicine advisor. American Health Consultants, Atlanta, p 5.1–5.9

Weiss E A 1992 A comprehensive guide to wilderness and travel medicine. Adventure Medical Kits, Berkeley

Wilson M E 1991 A world guide to infections: Diseases, diagnosis, distribution. Oxford University Press, New York

第 2 章　都市医学：发展中国家城市旅行对旅行者健康的威胁因素

Christopher Sanford

感染性疾病如疫苗可预防疾病、疟疾和旅行者腹泻一直是旅行医学历史发展进程中备受强调的几个方面。死亡的国际旅行者中约 1% 的死因和感染性疾病相关；非感染性疾病如心肌梗死和脑血管意外等，占死亡原因的一半但主要发生在老年旅行者中；导致旅行者死亡的其他原因还包括发达国家不常见的几种情况：车祸、溺水、高处坠落和凶杀致死。

每年有超过 5000 万来自发达国家的旅行者到发展中国家访问，许多旅行者和旅行社往往将国际旅行与乡村和人烟稀少等环境联系在一起，可是，越来越多的旅行者包括学生和国际商务旅行者把旅行中的大部分时间花在了国外的城市里。其实，最终目的地是农村和偏远地区的旅行者也必须在旅程的部分时段在城市落脚：前往东非自然保护区的旅客通常需先飞抵内罗毕，一个有 250 万人口的城市；前往泰国南部海滩的旅客要到曼谷，一个有 600 万人口的城市中转；到秘鲁马丘比丘远足的旅客，也要先飞到利马这个有 800 万人口的城市。这就是说，旅行者首先要在发展中国家的城市中得以生存，才能到达他们向往的最终目的地。

在整个 20 世纪中，世界人口从 1990 年的 17 亿到 2000 年的 60 亿，几乎增长了 4 倍；预计到 2050 年，世界人口还将增加 3 亿，而且，城市中心区域的扩大的速度，远远大于农村地区的增长速度。按照联合国的估算，从 1995 年的 24 亿到 2000 至 2025 年间的 50 亿，世界城市人口将增加 2 倍，其中发展中国家的城市人口增长率几乎达到了令人难以置信的程度。以尼日利亚的拉格斯为例，从 1931 年到 1995 年，65 年中居民人口从 12.6 万增长到了超过 1000 万人。

当今，发展中国家的人口增长占人口总增长的97%，尽管艾滋病和营养不良广泛肆虐，人口增长最快的地区估计仍在非洲中部地区，到2050年，其人口将增至现有基数的193%。

几乎所有的人口增长均发生在发展中国家，城市化进程加快，城市的生产力增加，城区扩张等几乎已成为一种趋势。几乎所有拉丁美洲国家，1/4～1/3的人口居住在同一个城市。如果将聚居地人口超过1000万的城市称为大城市，1950年，世界上只有纽约一个大城市，到1995年，全世界已有14个大城市，到2015年可能将有21个大城市，其中16个位于发展中国家。针对超大型城市的增长状况，城市规划专家Peter Hall和Ulrich Pfeiffer曾经写道："人类以前没有在这条路上走过，既没有先例也没有路标。"

大城市居民的一系列卫生健康问题随着城市的快速增长而显现。分别被巴西人称为favelas，印度人称为bastis，利马人称为jovenes的大型贫民窟和棚户区围绕在城市周围，形成了所谓的大城市外圈。那里几乎没有水电供应、排污等基础设施，作为邻里，它是快速传播诸如结核和肠道寄生虫等感染性疾病的理想场所。快速的灾难性的城市扩张之后，贫困、犯罪和污染等问题也随之出现。

尽管许多发展中国家的大都市充斥着棚户区和贫困，城市居民的收入仍高于农村居民的收入。以曼谷为例，城市的人均收入是泰国其他地区人均收入的2.5倍。城市就业机会的优势是许多人搬进城市聚居区的主要诱因。尼日利亚的一项调查显示，94%居住在城市中心高密度区的受访者回答：他们是为了找到更好的工作，赚更多的钱而从农村搬进城市。布拉格全球城市发展研究所主席Marc Weiss指出："无论是对国家还是对家庭而言，城市都是繁荣的基石"。但是，这种繁荣是极其不均等的。菲律宾全国的营养不良率为3%，而首都马尼拉的人口营养不良率达全国营养不良率的3倍。更有甚者，随着中产阶级搬入郊区，城市中心区只剩下最有钱的和最贫穷的人。

停留在城市里的旅行者被侵害的危险度和城市规模有一定的关联，而目前针对城市化水平和旅行者所面临的危险这两者的复杂关系的研究、描述和阐述才刚开了个头。某些感染性疾病的发生情况，旅行者在高危病区与这些疾病相关的行为模式，通过旅行前干预降低旅行者罹患这些疾病的危险性等方面的研究，西方医学已经取得了令人瞩目的进展，而建立非感染性健康问题的干预模式，减少城市旅行者遭受常见的旅行相关危险的危害等研究领域还是未被涉足的处女地。

城市旅行者面临的威胁是多种多样的，本章中将涉及感染性疾病、创伤、空气污染、高温相关疾病、犯罪、使用兴奋剂、精神疾病等几个方面的内容，还会谈到向前往发展中国家城市的旅行者提供出发前旅行医学建议等问题。

感染性疾病

国际旅行者中罹患感染性疾病的例子并不少见，大约75％的旅行者在国外期间得过病，多数为自限性的腹泻或上呼吸道感染。几乎每一种旅行者有可能感染的传染病在城市里都可以遇到。我们确实很轻易就能列出日本脑炎、巴尔通体病、美洲锥虫病等不易在城市感染的传染病；但这些病无论旅行者前往哪个地方都不易被感染。虽然黄热病现在已不在城市地区流行了，但其虫媒埃及伊蚊仍存在于美洲城区，所以此病暴发流行的可能性仍然备受关注。

绝大多数传染性疾病，包括国际旅行者常被感染的疾病如：甲型肝炎、结核、旅行者腹泻等，都活跃在城市地区；非洲和亚洲的城市疟疾也传播广泛；细菌性脑膜炎等疾病是与居住环境拥挤密切相关的；动物源性皮肤利什曼病也播散进入了许多城市，其中包括数座哥伦比亚城市和委内瑞拉城市近郊。2002 年的头 4 个月，巴西国家卫生当局报道了里约热内卢市 9.5 万例登革热病例，其中 571 例登革出血热中有 31 例死亡。报道的登革热病例中也有旅游者的身影，本书以后会对此病的一些细节进行讨论。

创伤

机动车事故是非年长旅行者在发展中国家致死的主要原因，与发达国家 15～44 岁年龄组的人相比，该年龄组旅行者死于事故的几率是发达国家的 2～3 倍。男性更易遭遇致死性或非致死性事故。对 309 位死于国外的加拿大人的研究表明：77 位（24.9％）死于事故，事故中以机动车事故为最多。1998—2000 年牙买加北部海岸城市共报道有 801 位到访者死亡，事故是主要死因，仅 22.3％的死者死于疾病，其中胃肠道疾病（6.3％）、心血管疾病（4.4％）和其他疾病（5.9％）较为多见。而且，旅游者似乎比当地人更易遭遇机动车事故。在百慕大的一项研究中，旅游者的车祸致伤率是当地人口的 5.7 倍。希腊科孚岛的一项研究也提示：在当地居民和外来人群中，仅 15％的当地人所涉事故是机动车车祸，而外来旅游者所涉事故中 40％是机动车车祸。

不同国家中，因行驶靠边不同而致创伤的数量还不得而知，若进行研究，其结果很可能有显著意义。希腊的一项关于非致死性车祸原因的调查结果说明：来自靠左行驶国家的旅行者较那些靠右行驶国家的旅行者更有可能在车祸中受伤。新西兰对非致死性车祸的调查提示，不适应靠左行驶是导致车祸的显著因素。

以每米距离发生车祸的危险性来推算，机动车旅行在发展中国家的危险性显著升高。如果说在美国每 1 亿驾驶千米的车祸致死率是 1.1 的话，斯里兰卡和土耳其分别是 23 和 44。1998 年，每 100 万辆车中，瑞典有 123 人因车祸而死亡，英国有 125 人，而阿尔巴尼亚则为 2184 人。某些国家的致死率可能更高，只是许多发展中国家没有进行车祸相关死亡率的统计。加纳的一项研究揭示：只有不到 10％的步行者致伤报道被收集和记录。估计每年有 100 万人死于车祸，2500 万人因车祸永久致残；更糟的是，统计数字显示这两个数据的增长迅速。

2005—2025 年，估计全球因车祸死亡的人数将会增加约 66％。在这 20 年间，车祸致死率预计在发展中国家将下降，但在中国将上升 92％，印度将上升 147％。截至 2020 年，道路交通致伤数量将趋于增加，并成为全球第三大疾病负担之一。

发展中国家和发达国家的道路交通事故死亡情况不尽相同。在美国超过60%的车祸相关死亡者是驾车司机，在机动车普及率只达最低水平的国家，只有不到10%的车祸死亡者是司机。绝大多数发展中国家的交通事故发生在市区，乘客、人行道步行者和骑脚踏车者占事故死亡人数的90%；城市人行道上发生的交通致死案件占交通肇事致死总数的55%～70%；低收入国家4岁以下和5～14岁年龄段儿童遭遇车祸致死的数量是高收入国家的6倍。

住在交通事故高发国家的居民往往知道交通的危险性，在尼日利亚的拉各斯，公共汽车被戏称为“飞翔的棺材”（danfos）或“活动停尸间”（molue）。当地人称，很多人都知道公共汽车是死亡陷阱，但因无法负担昂贵的出租车费，所以别无选择，只能乘公共汽车。发展中国家近来的交通事故致伤和致死率又有所提高。从2000年到2001年，越南的机动车数量、交通事故致伤和致死人数分别增加了14%、16%和31%。McInnes等人最近的回顾性调查显示，国际旅行者在城区和农村的交通相关危险性已经没有区别了。

以血中酒精浓度达80mg/dl水平为影响驾驶员驾驶能力的界限，在加纳首都阿克拉有一项驾驶员饮酒情况的调查，随机抽查的722名驾驶员中，21%的人血中酒精浓度高于这一界限。而这一界限水平远远高于发达国家制定的影响驾驶员驾驶能力的界定水平，丹麦的界定水平为0.4mg/dl，法国为3.4mg/dl。令人吃惊的另一研究结果是：加纳3.7%的公共汽车司机和8%的卡车司机血中酒精浓度超过80mg/dl。

除外前面所提及的糟糕的情况，绝大多数低收入国家根本不存在正规的医疗急救系统。在加纳，有70%的受伤者是靠出租车或公共汽车送到医院的，另22%的伤者是由私家车送往医院的，5%的伤者是由警察送院的，仅3%的伤者由救护车送达医院，而且所有救护车送院的病人是由救护车从一家医院转送到另一家医院的，也就是说，没有伤病员是从出事地点直接被救护车送往医院。现场医疗急救服务的缺乏，加上医疗护理设施的局限，使得事故致伤后的死亡率较发达国家要高出许多。Mock和同事的一项研究显示：对伤情程度评分为中度的伤员，即伤员所受创伤可能危及生命但可以实施治疗而言，这一人群中的死亡率，在美国西雅图一级创伤救助中心仅为6%，而在加纳为36%，两者之间相差6倍。

应建议旅行者在任何可能的情况下都使用座椅安全带，避免在夜间驾驶机动车，避免租用机动自行车或摩托车。如果计划租用自行车、机动自行车或摩托车，旅行者应该佩戴头盔。另外，在国外骑摩托车时也像在国内一样穿上保护性服装才是聪明的举措。行事的首要规则是：若在旅行者居住国就是不明智的举动（例如：酒后不戴头盔骑摩托车），在发展中国家就更危险了。

旅行者并不是为了来听关于座椅安全带和节酒这些问题来寻求旅行前咨询的。不过，旅行医学咨询提供者可以把这类问题安排在咨询的首要位置。当旅行者提出他们最想讨论的问题是某种传染病（通常是不常见的传染病）时，咨询工作者可以这样回应：你的问题问得很好，我们会谈到这个问题的，首先让我们讨论一下使用座椅安全带、佩戴头盔和指派一位合格司机有哪些好处。另外，应优先与每位国际旅行者讨论出发前预先买好医疗保险和紧急遣返保险等相关问题。旅行中若遇医疗急诊，其遣返的花费约为5～10万美元，这条信息有可能激发旅行者在旅行前购买医疗保险和紧急遣返保险的意愿。

尽管许多发达国家的居民对律师诸多抱怨，但事实上，正是因为律师和常常发生的诉讼才使得发达国家的生存环境变得更为安全。的确，这种四处可见警告标志和标示的环境，限制无处不在；而许多旅行者前往发展中国家的确切原因是那里的社会限制要少一些。但是，缺少管理和控制的社会环境，如悬崖边没有警示牌，乘客可以畅通无阻到公共汽车顶上乘车，使得伤亡发生率比发达国家要高出许多。旅行者作为步行者把横穿繁忙的马路这一举动作为一项简单的活动可能使行动当天变成灾难性的一天。应要求旅行者特别注意旅行当地的交通习惯和形式，步行者在当地的马路上可能没有优先通行的权利。

空气污染

全世界首次控制空气污染的尝试发生在1306年，英格兰国王爱德华一世试图通过禁止烧煤来控制伦敦上空笼罩的难闻的煤烟；这项禁令没有予以强制执行，于是伦敦成为最早的明显受空气污染影响的城市之一。

其实，没有必要记住国外哪座城市有明显的空气污染，保守地说，发展中国家的所有大城市都有明显的空气污染。1992年墨西哥城被WHO评为空气污染最严重的城市。通过近几年的立法治理，墨西哥城的空气质量得到了明显的改善。目前，中国的城市特征是10个城市中就有9个空气污染严重。

空气污染并非是发展中国家的专利，不过，和发展中国家的大城市相比，发达国家市区中心的空气似乎要清洁些。例如：斯德哥尔摩、墨西哥城和中国兰州空气中的总悬浮颗粒分别是$9\mu g/m^3$、$279\mu g/m^3$和$732\mu g/m^3$；矿物燃料如油或气等燃烧后释放入空气中的二氧化硫，其在加利福尼亚的洛杉矶和中国贵阳的水平分别为$9\mu g/m^3$和$424\mu g/m^3$；在印度尼西亚的雅加达，由于绝大多数汽车使用含铅汽油，其2000年间空气中的铅含量是$1.3\mu g/m^3$，而WHO推荐的空气含铅的最高浓度为$0.5 \sim 1.0\mu g/m^3$；在泰国曼谷，由于摩托车可以在阻塞的街道上穿行自如，1993—2000年，曼谷这一大都市的注册摩托车数量从110万增长到200万，估计未来还将以15%的速度增长。90%的这类摩托车有两个推动引擎，它们是制造空气中颗粒悬浮物和残留碳氢化合物的元凶。在过去的20年间，亚洲城市区域内的机动车数量呈指数增长，德里和马尼拉市内的机动车辆，每7年就翻1倍。

美国环境保护局将六种主要的空气污染物作为“标准污染物”：一氧化碳、二氧化氮、地表臭氧（请勿将此臭氧与位于1万～5万米高空的有保护性的臭氧混为一谈）、颗粒状物质（在空气中悬浮的直径小于$10\mu m$的颗粒）、二氧化硫和铅。有些医学作者曾尝试进行某些大城市因每日吸烟所造成的空气污染的情况比较，但这种类比是不精确的，空气污染物和致癌物不尽相同。

一氧化碳是汽油、石油和木柴等燃料燃烧后的产物，有心肺疾病的人在碳氧血红蛋白（carboxyhemoglobin，COHB）达到3%～4%时会发生呼吸困难和心绞痛。在运输隧道里运动90min内碳氧血红蛋白浓度可达5%。有人发现，一氧化碳浓度升高可以增加老年病人充血性心力衰竭的住院率。

无论是通过每日对污染物变化情况的短期研究，还是通过几年来对城市居民群体的随访研究，结果都表明空气污染特别是地表臭氧和颗粒物质可以影响呼吸系统和心肺系统疾病患者的住院率和死亡率。有人甚至发现，即便空气污染暴露的次数很少也能产生这种影响，因此，大家现在关注是否存在一个域值，在此值之下的暴露就不会影响健康。

空气污染不用多严重就可以影响儿童哮喘的发作。法国的一项研究表明，轻至中度哮喘儿童，在空气中光氧化物和颗粒物的水平升高即使还在正常的国际空气质量标准范围内，肺功能测定值就可短期递减。

被污染的特别是被颗粒物质污染的空气，可以使血清中纤维蛋白素原和血小板的浓度增加，使肺内红细胞的量增加。颗粒物质还可以增加心律失常的危险，但其浓度的改变对心血管事件发生的重要意义还不清楚。

多项研究均表明空气污染可致死亡率升高。中国香港通过严格控制，减少电厂和道路机动车使用的燃油中硫的含量，显著减少了所有原因包括呼吸系统疾病和心血管疾病所致的死亡。长期暴露于含细颗粒的污染空气中可以增加心肺疾病包括肺癌的发病率。1997年印尼对“烟雾事故”的一项调查发现：543受访者中超过90%有呼吸道症状，有哮喘病史的老年人症状增加明显，佩戴口罩可以减轻呼吸道症状。

阳光照耀在挥发性的有机化合物或氮氧化合物上可致臭氧的产生。对南加州12个社区里参加户外活动的儿童的一项研究发现，在各种污染水平下，污染物中臭氧和哮喘发作的关联度最大。动物实验表明：臭氧可以触发炎症，使动物对细菌性感染更易感。个体间对臭氧的反应存在巨大的差异，少部分人在中等量的臭氧水平下出现强烈的异常反应。另一项研究表明，空气中臭氧的峰值水平每升高 $50/10^9$，哮喘和慢性阻塞性肺疾病（chronic obstructive pulmonary disease，COPD）的住院率就升高 6%～10%。

智利圣地亚哥的儿童下呼吸道疾病病例的增加，与空气中颗粒和臭氧物质的水平成正比。对 3～15 岁这一年龄组的儿童而言，若空气中颗粒物质和臭氧分别有 $50\mu g/m^3$ 和 $50/10^9$ 的改变，则其出现下呼吸道症状就相应增加 3%～9%和 5%。

印度的一项研究发现，市区儿童发生运动性支气管痉挛的比例比农村儿童要高。美国南加州目前的一项研究发现，空气污染和哮喘之间确有关联。与使用了抗炎吸入剂的儿童相比，未使用抗炎吸入剂（含色甘酸钠、奈多罗米钠或皮质激素）的哮喘儿童，其病情要重于前者。美国科罗拉多州丹佛市的一项研究发现，儿童癌症和白血病的发生率与距高密度机动车街道的距离有明显关系。在高密度机动车繁忙区域，即每天道路上的机动车数量约为 2 万辆，其与所有癌症的优势比为 5.90，与白血病的优势比为 8.28。阿姆斯特丹的研究发现，居住在主干道边的人群的死亡相关性风险比非主干道居住人群的要高得多。

目前的流行病学研究结果表明，空气污染对人预期寿命的影响在人群中呈不均匀分布，它受教育水平、抗氧化维生素的摄入情况等其他因素的影响。有趣的是，服用抗氧化维生素补充剂可以显著减轻年轻人、健康人和非吸烟成人由臭氧造成的肺功能下降。

1985 年德国奥格斯堡的空气污染情况恶化，同期其居民的心率、血浆黏稠度和 C 反应蛋白水平均有所提高，而这些因素均可以增加心血管的患病危险。

无论短期还是长期的研究均发现空气污染已经对居民的健康造成了影响，所以，没有理由认为它对旅行者没有影响。不过，这种风险的本质和程度还有待确定。

那么，提供旅行前医学建议的医务人员在这方面应该起到什么样的作用呢？应建议患有 COPD 的病人，在旅行时带上被称为“救援鸡尾酒”（rescue cocktail）的 3 种药物，以备病情恶化时使用。这 3 种药物分别是：额外的支气管扩张剂、口服类固醇、适当的抗生素。有哮喘病的病人，特别是有空气污染致病情加重史的哮喘病人，应该携带额外的吸入剂和口服类固醇。让哮喘儿童到空气污染严重的区域前和在那里停留时使用抗炎药物孟鲁司特（顺尔宁）等可能有一定帮助，建议考虑用药。老年旅行者在旅行前进行平板试验和肺功能检查，可能有助于筛查出心血管和肺部疾病，以便在旅行前对相关病情进行控制。

在重度污染城市长期停留的旅行者，受空气污染的影响程度与当地居民一样，这一设想是极其合理的。空气污染对短期旅行者的影响尚未得到研究，所以无法进行对照，许多旅行者反应有眼部症状和呼吸道症状。应建议有心肺疾病的旅行者尽量将停留在空气污染严重的城市的时间缩到最短，要避免在这些城市里进行剧烈的运动，并应将“出现呼吸困难或胸痛就医的阈值”调低。

高温相关疾病

和山区一样，城市也有其特有的天气条件。沥青和水泥吸收了光，然后再将它变成红外线辐射，提高了空气的温度，这一过程被称为“城市热岛效应”。许多城市的气温比其周围农村约高 1～6℃，这种城市—农村温差在夜晚更加明显。植物，特别是树木从叶子中散发了大量的水分，这些水分在蒸发的过程中吸收了大量的热量。也就说，城市里高温是沥青、水泥表面和缺少植物的综合产物。

每年美国有约 400 人因天气过热而死亡。多项研究的结果显示，老年人特别是女性和有精神疾患的病人患重度高温相关疾病，包括热衰竭、中暑和死亡的危险要高一些。老年人极其易感的原因是体温调节功能失调、慢性脱水、药物和疾病对机体体温调节系统的影响等。另外，个体遗传基因也可能是导致重度高温相关疾病和恶性体温升高高度易感的原因之一。酚噻嗪类药物、抗胆碱能药、利尿药、β 受体阻滞药等许多药物和酒精都可以影响机体的体温调节，他们通过不同的机制影响体温的调节（例如：抗胆碱药通过限制出汗，酒精引起利尿），但结果都是增加了罹患中暑的危险。

个体在适中环境下休息时体温的变化最小，整个白天的变化大约为±0.3℃，但在比较极端的气温下运动后体温可变化±2℃。出汗促进了热量的散失，每蒸发1L汗水可以降温670W。在潮湿环境下，汗虽排出体外但不能蒸发，无法引起体温下降，只能造成脱水。

230多年前，苏格兰医师James Lind曾著述对炎热气候的习惯性适应可以减少高温对健康的危害，这一理论在现代研究中已经得到了证实。在炎热的环境下，机体的中心体温和心率升高的速度减慢，出汗的能力增加。没有产生热适应的人汗水中盐的浓度为3g/L，而已产生热适应的人汗水中的盐浓度降至1g/L。在气候炎热地区居民中这一身体变化在遇高温的头3～4天就很快发生了，在第9～10天时这一适应性的变化就几乎完成了。在凉爽的环境中剧烈运动时，身体也会做出部分适应性的变化。待在空调房里使机体不能做出适应性改变，有可能增加在户外旅行时罹患高温相关疾病的危险。

西班牙一项调查1986—1997年马德里遭受热浪袭击的研究发现：气温达36.5℃后，每升高1℃，死亡率就升高28%；75岁以上女性受影响最大。在西班牙西尔维亚（该地因其炎热的夏季而闻名）的另一项有关高温对死亡率的影响的研究发现：气温达41℃以上时，每升高1℃，75岁以上人群中所有原因的死亡率均较平均水平增加51%，其中心血管疾病组较肺部疾病组所受的影响更为显著，此外，和马德里的研究结果相吻合，该研究也发现女性较男性更易死于炎热。

伦敦的一项高温相关死亡的研究发现，由暑热引起的死亡率升高在气温相对较低的时候就已开始，当气温达21.5℃后，每升高1℃，死亡率就上升3.4%。有一病例研究报道了中国台湾某急诊室收治的6例典型的中暑病人：这几例病人中最常见的合并疾病是高血压（4/6）和精神疾病（3/6）；6位病人都为中产阶级；均没有脱离社会独居；大多不喜冷气和不喜欢待在有空调的房间里。

在美国加州一项长途骑自行车活动中，2650位参加活动者接受了调查，同对照组相比，因中暑就医治疗的117人中，绝大多数是慢性疾病患者。

由于城市化的加剧，导致局部地区气温升高；游客年龄的增加，导致中暑的易感性增加；这些将有可能造成城市旅行者罹患炎热相关疾病的人数增加。所以，应该警示旅行者城市比周边农村的气温要高。另外，旅行者还应该知道：在潮湿的地区，出汗并不能降低体温，汗在那种环境下不能蒸发，因此不能使躯体凉下来而只能造成体液丢失。适当地补充水分和限制在中午时分直接暴露在高温环境下是很好的保护措施。旅行者需要了解，口渴不是进行补水的可靠指标，旅行者的饮用水量应足以维持正常的排尿频率，使小便的颜色接近无色。对于老年旅行者或慢性肺、心疾病患者而言，聪明的选择是：除非是要到机场进行交通中转，在旅程中尽量不在城市（特别是炎热的城市）停留。

犯罪和安全

在旅行前的咨询中，人身安全是常被忽略的话题。不怕一万就怕万一，对去任何国家的旅行者而言，旅行医学执业者应该涵盖这一非常重要项目。在澳洲塔斯马尼亚大学，一项对海外轮换学习的医学生进行的健康问题调查揭示：受袭击和骚扰成为越来越值得关注的问题，学生们需要在出发前咨询怎样避免陷入险境。由澳洲旅行者进行的一项与旅行索赔相关的研究还声称，盗窃和袭击相关的索赔占所有索赔案例的12％，使得刑事索赔继一般医疗和物品遗失之后成为第三大常见索赔原因。

引起城市刑事案件的原因繁多，人口过多和贫穷是关键因素。中国有1亿剩余的农民工和3000万剩余的城市工人，北京、上海、广东省的刑事案件中分别有30％、70％和80％的犯罪人是外来工人。

街头犯罪活动在全球各大城市都很常见。从发达国家来的旅行者通常被看做比较富有的人。旅行者应该避免穿戴昂贵的珠宝和手表，身上只带够每天花销的钱款；旅行包（美国称腰包）被认为是高危物品，这种装置可以说是强盗们的“一站式购物中心”。旅行者不应接受陌生人提供的食物和饮料，因为先下药再抢劫这种战术是常用的伎俩；如果遭遇抢劫，旅行者不应抵抗，但应向地方当局报告劫案。

城市旅行者尚需注意“芥末骗局”这种伎俩，这种骗局是通过挤出某种物质到旅行者衣服上，然后一位当地人假装帮助清洁污渍，趁旅行者忙于清洁时，下手偷走旅行者的随身物品。作为预防措施，旅行者应把值钱的东西装在连在腰带上的包内，或放在可以跨在脖子上的小包内。当遭遇衣物被意外溅上污物时，旅行者应该离开事故发生现场，并拒绝他人提供清洁衣物的援助。宾馆的保险箱通常是有安全保障的，应鼓励旅行者将所有重要文件和随身物品放在保险箱里保存。旅行者还应注意，虽然宾馆有为客户防贼的责任和义务，但特别贵重的物品还是应留在家里。

在发展中国家的市区，划包偷窃也是常见的犯罪方式。盗贼通常把旅行者的钱包或背包的底部划一道细口，然后从这个开口偷走可以拿到的物品。里约热内卢等城市是旅行者背包被划开偷盗频率最高的城市，用金属网线对背包进行包装虽然不好看但通常是预防小偷划包的有效方法。

牙买加国内的谋杀案发生率是美国本土的5倍，这一数字要比西欧的发生率高得多。90年代俄国的杀人案件有了明显的增加，现在其凶杀案发生率是西欧的20倍，这一数字位于世界各国之首。而且，俄国城市的凶杀案增长速度要比农村的快，发生的频率也要高一些。1999年，圣保罗共发生9000起凶杀案，相比之下，纽约城只有700起，按人均估计，在圣保罗因凶杀死亡的几率是纽约的12倍。一项由Hargarten等人进行的研究发现，美国赴国外的旅行者中，因凶杀死亡的人数占所有在国外死亡人数的9%。加拿大的一项研究结果与美国的研究结果相似，其在国外因凶杀死亡的旅行者，占在国外死亡的旅行者总数的8%。

美国国务院（US State Department）的相关部门在外交部领事事务局（Bureau of Consular Affairs）网站上定期维护了针对世界各国的领事信息表、旅行警告和信息公示。应鼓励旅行者在出发前、旅行中（如果有可能的话）定期查看此网站的信息。应该提醒旅行者：战争、内部纷争和自然灾害不是可以旁观的事件，应该避免到发生严重骚乱的国家去旅行。发展中国家的街头示威在演变成暴力事件前不会有任何提示，应该提醒旅行者不要拍摄抗议场面也不应参与抗议活动。

在发展中国家穿着迷彩服等有军事色彩的衣服不是聪明之举。许多发展中国家的历史上都有军队干预国家政治的不愉快经历，旅行者的这类穿着打扮可能会使当地人联想到武装势力，这是不受欢迎的。旅游者应该避免在正发生内乱的国家里，对有保安标志的建筑物或其他主题（比如：警察营房、军事演习）进行拍照。要遵循的规矩是：只要有穿制服的军人或警察在场，在拍照前要征得他们的同意；只有在他们回答“可以”以后，旅游者拍照才可以免受惩罚；如果得到的回答是“不行”，旅行者需收起相机。拍摄敏感的题材有可能使自己身陷数小时的问询，以回答问题和解释拍照的原因，即便没遇到这种麻烦，最起码也会被扣相机和（或）被毁相机和胶片或数码记忆卡。

国际旅行者被绑架案最近有所上升，非政府国际组织的雇员是高危受害者。旅行者最好使用有牌照的而不是非正式的出租车。1998—1999 年，至少有 6 名旅行者在曼谷机场乘坐无照出租车遭到抢劫和谋杀。宾馆有法律义务使自己的顾客免予成为刑事案的受害者。为降低被抢劫和绑架的危险，应请宾馆为你电话预约出租车，而不是在大街上随意叫一辆车。旅游者虽不是恐怖袭击的常规目标，但值得注意的例外事件是 1997 年 11 月的卢克索旅游车爆炸案，当时有 58 名旅行者遭到杀害。

旅行者应将自己的到达和行程计划通知家人及当地的大使馆，如有可能还应带上移动电话。应向旅行者强调的是，罪案和意外不是随机偶然发生的，关注它才能降低危险。由于参加旅行社包团旅游的旅行者不多，对自定旅行路线进行旅游的旅行者，值得引起注意的事宜就多一些。罪犯通常通过实施某种伎俩来达到犯罪目的，比如“芥末骗局”或划包盗窃，这些罪案多发生在市中心而非农村。到底旅行者在城市成为罪案受害者几率比农村高多少目前还不得而知。

精神疾病

把出国旅行视为低压力的活动是种不切实际的认识。旅游者确实可以躺在吊床中身心放松，但旅行者被打乱的生理节奏、外埠食物、置身原有的社会关系网之外、对周围环境不熟悉等状况，都使旅行者的精神压力比在国内时要大得多。没有人认为大城市会向陌生者伸出欢迎之手，直率地说，城市毫不例外地充满了敌意、噪声和拥堵，这些都足以击垮新到的或长期留驻那里的旅行者。绝大多数旅行者目睹或亲身经历了某些异乎寻常的事件：过去平静友善的旅游同伴一下子变得沮丧和怒气冲冲，天气太热、时间延误和双方理解不到位，这些情形都可以使旅游者情绪不快。

以色列一间诊所对 15 名因精神问题回国后在诊所就医的旅行者进行的调查发现，11 人曾出现焦虑情绪（伴或不伴抑郁），3 人曾出现精神症状，1 人曾出现抑郁症状；所有这些病人旅行前均无精神疾病病史。法国的报道与之有一定差别：绝大多数因精神心理问题回国的旅行者在离开法国旅行前都有精神疾病病史。

以色列耶路撒冷一家精神诊所，对 152 名国际旅行者进行的研究发现，精神心理疾病和跨越超过 7 个时区间有关联。其他研究者也曾提出时差综合征有诱发精神病甚至是精神分裂症的可能性。

1997 年 Langen 和同事报道了 16 例赴夏威夷度蜜月的日本旅行者的精神病病例。日本蜜月旅游人群的精神病发病率，比其他旅游人群中精神疾病的发生率要高，日本蜜月旅游人群的精神病发生率，比非日本籍蜜月旅游人群的发病率也要高。作者推测包办婚姻在此起到了一定的作用。

对国际商务旅行人群的研究，比对国际旅游人群的研究要少得多，但国际商务旅行者和他们的配偶，因心理原因接受治疗的比率还是比较高的。

一家提供医疗救助和医疗遣返的公司做了一项研究，一年中有 1618 名旅行者被遣返，其中急性精神疾病、外伤和心血管疾病是实施飞行遣返的三大原因。对国际 SOS 组织施救的 380 名国际旅行者的一项研究发现：1985 年至 1990 年间，阿姆斯特丹旅行精神问题的诊断清单中，偏执性精神障碍最为常见，约占所有被诊断的精神疾病的 21.2%。作者在报告中总结说，患精神分裂症的旅行者很难成功抵达旅程目的地。

1979—1993 年，一位以色列精神科医师研究了 470 名到耶路撒冷旅游时被转诊到 Kfar Shaul 精神病院的旅游者，精神科医师们后来称这类耶路撒冷旅游者的精神疾患为“耶路撒冷综合征”。许多这些旅游者没有精神病病史，当身处圣城之际，却表现出“精神陶醉症状”，临床主要表现为：身披宾馆的白色床单为长袍，自认为是某位圣经中的人物进行宗教净化仪式。Kfar Shaul 医院的精神科医师青睐用“此时此地”法对这类病人进行治疗，4～5 天的治疗后，病人通常能回到现实生活中来，会对自己的穿着打扮感到羞怯，或半夜到旧城城墙脚下大声唱诵宗教圣歌。

意大利的精神科医师曾遇到相似病例，他们诊之为“佛罗伦萨综合征”。这种综合征是指旅游者到佛罗伦萨后出现了怪异行为，似乎这些行为与宗教无关，是置身艺术品和美丽城市之中的一种精神反应。这种反应性精神综合征还有人称为 Stendhal 综合征，因为法国小说家 Stendhal 在首次访问佛罗伦萨后就出现了这种精神反应。Word Spy（译者注：Word Spy 为由 Paul McFedries 编辑的关于当代文化中新出现词汇的词典，有成书出版，也可访问 www.wordspy.com 在线查询）对 Stendhal 综合征的定义为：观看某些艺术性的或历史性的作品后，出现了眩晕、恐慌、偏执或癫狂等临床表现；或在太短的时间内试图观看太多艺术性的，或历史性的作品所引起了眩晕、恐慌、偏执或癫狂等表现。

并非所有旅行前健康保健工作者都能意识到，有些抗疟药物特别是甲氟喹有神经精神系统的副作用。不应向有焦虑、抑郁或其他精神病史的旅行者推荐甲氟喹，还应提醒没有精神疾病史的旅行者：服用甲氟喹（伯氨喹或氯喹）后如出现梦魇或焦虑，有可能的话应该通过电子邮件或致电提供旅行咨询的医师，或在当地找咨询医师讨论更换另一种预防疟疾的药物。

还有些与旅行者精神健康问题的流行情况相关的不知名的研究结果，本书就不予引用了。目前还没有比较旅行者在城市和农村精神疾病发病情况的对比研究。明智的做法是，不要在国际旅行前和旅行途中更改正在服用的精神类药物，包括抗抑郁药物。就好像父母们会为旅行儿童带上一条孩子最喜欢的毯子或可拥抱的玩具一样，成年旅行者也应考虑带上某件小的物品，以便遭遇不可预测的压力时，对自己起到安抚作用。音乐播放器、小说和日记的分量不重却都能平复旅行者纷乱的思绪。

使用非法药物

旅行者中使用非法精神类药物的例子并不少见。Potasman 等人 2000 年在 2500 名到热带地区长期旅行的年轻人中的调查发现，22.2%的人使用过兴奋剂。Beny 等人 2001 年在以色列的一间诊所，对回国的旅行者进行旅行相关精神问题的调查时发现，15 名旅行者中 8 人在国外曾使用了非法药物。

酒精和旅游者从阳台坠落受伤以及潜水意外之间的关系已早有记载，只是目前还没有使用非法药物对旅行意外的产生有着何种影响的研究报告。从纽约市对日裔侨民进行精神干预的研究中我们发现，需要急诊精神护理的病人中以滥用物质所致的精神异常为主。

1977 年 Westermeyer 和 Berger 比较了美国明尼苏达州明尼阿波利斯的美国和欧洲籍的全球旅行者和老挝的美国和欧洲籍“瘾君子”这两组人，全球旅行者中的“瘾君子”主要由 20 多岁（占 80%）、男性（80%）、未婚（70%）者组成，绝大多数人在旅行中开始使用非法麻醉剂；相对而言在老挝的“瘾君子”比在明尼苏达州的“瘾君子”年龄稍大，受过较好的教育，更可能单身。颇具意义的是，后者成为“瘾君子”的速度更快。作者推测，孤单和社会文化孤立，可能加速了旅行者从利用麻醉剂放松到成为“瘾君子”的进程。

旅行者应被告知：为起到威慑作用，许多发展中国家对拥有非法药物的处罚非常严厉。每年 2500 名在境外被拘留的美国公民中，有 1/3 所犯罪行与毒品相关。某些国家包括：巴哈马群岛、多米尼加共和国、牙买加、墨西哥和菲律宾等，制订了更加严厉的毒品相关法律，拥有毒品哪怕是很少量的自用大麻或可卡因都会被判入狱；许多欧洲国家，包括：奥地利、法国、希腊、爱尔兰、卢森堡和英国等国可能判运输毒品者终身监禁；马来西亚、巴基斯坦和土耳其等好几个国家，对毒品走私者可以判处死刑。

总结

城市里有好人也有坏人，旅行者可能被那里的人所吸引，也可能喜欢城市本身特有的魅力。多数情况下，要到世界上某个偏远地区或到某些景观壮丽的地区之前，需要到人口密集的城市进行交通中转。编写本章的目的，并非轻视威胁旅行者健康的感染性疾病，这些疾病，特别是疟疾、旅行者腹泻和疫苗可预防的疾病，可以导致严重的医疗状况，所以需要向每位旅行者对这些疾病进行具体阐述。如果说，旅行前咨询的目的是使旅行者减少旅行相关伤害，以此为理由，提供旅行前咨询服务的医务工作者，就必须尝试对其他重要的旅行相关危险因素如：轻度的犯罪、机动车相关伤害、社会因素、环境因素等在发展中国家城市中常会遇到的问题进行阐述。值得强调的是，我们无法左右旅行者遭受伤害的发生率和死亡率，但是，我们可以影响旅行者关注人身安全和所处环境状况的态度。在提供旅行前咨询时，如果建议恰当，就有可能使旅行者对城市留下良好的印象，回国后带着愉悦的记忆，并由此可能产生到发展中国家进一步旅行的愿望。

（张敏　梁蓉蓉　译　孟菁　校）

扩展阅读

Baker T D, Hargarten S W, Guptill K S 1992 The uncounted dead: American civilians dying overseas. Publ Health Rep 107:155–159

Bar-el Y, Durst R, Katz G et al 2000 Jerusalem syndrome. Br J Psychiatry 176:86–90

Behrens R H 1990 Protecting the health of the international traveler. Trans R Soc Trop Med Hyg 84:611–612, 629

Beny A, Paz A, Potasman I 2001 Psychiatric problems in returning travelers: features and associations. J Travel Med 8:243–246

Berger L J, Westermeyer J 1977 'World traveler' addicts in Asia II: Comparison with 'stay at home' addicts. Am J Drug Alcohol Abuse 4:495–503

British Broadcasting Corporation (BBC). On the buses in Lagos, 2001. Online. Available: http://news.bbc.co.uk/hi/english/world/africa/newsid_1186000/1186572.stm 15 Aug 2003

Carey M J, Aitken M E 1996 Motorbike injuries in Bermuda: a risk for tourists. Ann Emerg Med 28: 424–429

Cheryakov V V, Shkolnikov V M, Pridemore W A 2002 The changing nature of murder in Russia. Soc Sci Med 55:1713–1724

Dahl R 2004 Vehicular manslaughter: the global epidemic of traffic deaths. Environ Health Perspect Aug; 112:A628–631

Delfino R J, Zeiger R S, Seltzer J M et al 2002 Associations of asthma symptoms with peak particulate air pollution and effect modification by anti-inflammatory medication use. Environ Health Perspect 110:A607–A617

Dematte J E, O'Mara K, Bueschler J et al 1998 Near-fatal heat stroke during the 1995 heat wave in Chicago. Ann Intern Med; 129:173–181

Department of Foreign Affairs and Trade, Canberra,Australia1999 Safe travel: Don Muang airport. Consular News 3:5

Department of Foreign Affairs and Trade, Canberra, Australia 1999 Stories: Malawi, Africa –drugged and robbed. Consular News 1:3–4

Diaz J, Jordan A, Garcia R et al 2002 Heat waves in Madrid 1986–97: effects on the health of the elderly. Int Arch Occup Environ Health; 75:163–170

Dimberg L A, Striker J, Nordanlycke-Yoo C et al 2002 Mental health insurance claims among spouses of frequent business travelers. Occup Environ Med 59:175–181

Drug intelligence brief 2002 The changing face of European drug policy. Drug Enforcement Agency. Online. Available: www.dea.gov 29 February 2004

Fein J 2000 Jerusalem syndrome. The Savvy Traveler. Online. Available: http://www.savvytraveler.org/show/features/2000/20000603/jerusalem.shtml 21 Aug 2003

Forjuoh S N, Mock C N, Freidman D I et al 1999 Transport of the injured to hospitals in Ghana: the need to strengthen the practice of trauma care. Pre-hosp Immediate Care 3:66–70

Friedmann J 2002 The prospect of cities. Minneapolis: University of Minnesota Press, :2

Fuller S J, Naraqi S, Gilessi G 2002 Paranoid psychosis related to mefloquine antimalarial prophylaxis. PNG Med J 45(3–4):219–221

Gary L 2001 Travelers' safety: crime takes no vacation in the busy Caribbean. Seattle Times, 3 June
Goldsmid J M, Bettiol S S, Sharples N 2003 A preliminary study on health issues of medical students undertaking electives. J Travel Med 10:160–163
Grundy D, Penny P, Graham L 1991 Diving into the unknown. BMJ 302:670–671
Hall P, Pfeiffer U 2000 Urban future 21: a global agenda for twenty-first century cities. E&FN Spon, London, p 5
Hargarten S W, Baker T D, Guptill K 1991 Overseas fatalities of United States citizen travelers: an analysis of deaths related to international travel. Ann Emerg Med 20:622–626
Hargarten S W, Bouc G T 1993 Emergency air medical transport of US citizen tourists: 1988–90. Air Med J 12:398–402
Hedley A J, Wong C-M, Thach T Q et al 2002 Cardiorespiratory and all-cause mortality after restrictions on sulphur content of fuel in Hong Kong: an intervention study. Lancet 360:1646–1652
Hill D R 2000 Health problems in a large cohort of Americans traveling to endemic countries. J Travel Med 7:259–266
How C, Chern C H, Wang L M et al 2000 Heat stroke in a subtropical country. Am J Emerg Med 18:474–477
Just J, Segala C, Sahraoui F et al 2002 Short-term health effects of particulate and photochemical air pollution in asthmatic children. Eur Respir J 20:899–906
Kaiser R, Rubin C H, Henderson A K et al 2001 Heat-related death and mental illness during the 1999 Cincinnati heat wave. Am J Forensic Med Pathol 22:303–307
Katsuta Y, Nishimatsu Y, Saito T et al 2003 Psychiatric intervention for Japanese nationals in New York. J Nippon Med Sch 70:141–150
Katz G, Durst R, Zislin Y et al 2001 Psychiatric aspects of jet lag: review and hypothesis. Med Hypotheses 56:20–23
Katz G, Knobler H Y, Laibel Z et al 2002 Time zone change and major psychiatric morbidity: the results of a 6-year study in Jerusalem. Comp Psychiatry 43:37–40
Kopits E, Cropper M 2005 Traffic fatalities and economic growth. Accid Anal Prev 37:169–178
Krueger-Kalinski M A, Schriger D L, Friedman L et al 2001 Identification of risk factors for exertional heat-related illnesses in long distance cyclists: experience from the California AIDS ride. Wilderness Environ Med 12:81–85
Kunii O, Kanagawa S, Yajima I et al 2002 The 1997 haze disaster in Indonesia; its air quality and health effects. Arch Environ Health 57:16–22
Langen D, Streltzer J, Kai M 1997 'Honeymoon psychosis' in Japanese tourists to Hawaii. Cult Divers Ment Health 3:171–174
Leggat P A, Klein M 2001 Personal safety advice for travelers abroad. J Travel Med 8:46–51
Leggat P A, Leggat F W 2002 Travel insurance claims made by travelers from Australia. J Travel Med 9:59–65
Lind J. An essay on diseases incidental to Europeans in hot climates. London: T Becket, p 1768
MacPherson D W, Guerillot D L, Streinter K et al 2000 Death and dying abroad: the Canadian experience. J Travel Med 7:227–233
McInnes R J, Williamson L M, Morrison A 2002 Unintentional injury during foreign travel: a review. J Travel Med 9:297–307
Meier C R, Wilcock K, Jick S S 2004 The risk of severe depression, psychosis, or panic attacks with prophylactic antimalarials. Drug Safety 27:203–213

Mock C N, Adzotor K E, Conklin E et al 1993 Trauma outcomes in the rural developing world: comparison with an urban level I trauma center. J Trauma 4:518–523

Mock C N, Asiamah G, Amegashie J 2001 A random, roadside breathalyzer survey of alcohol impaired driving in Ghana. J Crash Prevent Injury Control 2:193–202

Mock C N, Jurkovich G J, nii-Amon-Kotei D 1998 Trauma mortality patterns in three nations at different economic levels: implications for global trauma system development. J Trauma 44:804–814

Nantulya V M, Reich M R 2002 The neglected epidemic: road traffic injuries in developing countries. BMJ 324:1139–1141

Ostro B D, Eskeland G S, Sanchez J M et al 1999 Air pollution and health effects: a study of medical visits among children in Santiago, Chile. Environ Health Perspect 107:69–73

Page S J, Meyer D 1996 Tourist accidents. Ann Tourism Res 23:666–690

Petridou E, Askitopoulou H, Vourvahakis D et al 1997 Epidemiology of road traffic accidents during pleasure traveling: the evidence from the Island of Crete. Accid Anal Prev 29:687–693

Petridou E, Dessypris N, Skalkidou A et al 1999 Are traffic injuries disproportionally more common among tourists in Greece? Struggling with incomplete data. Accid Anal Prev 31:611–615

Peytremann I, Baduraux M, O'Donovan S et al 2001 Medical evacuations and fatalities of United Nations High Commissioner for Refugees field employees. J Travel Med 8:117–121

Potasman I, Beny A, Seligmann H 2000 Neuropsychiatric problems in 2,500 long-term young travelers to the tropics. J Travel Med 7:225–226

Rogers H L, Reilly S M 2000 Health problems associated with international business travel: a critical review of the literature. AAOHN J 48:376–384

Ross H L 1993 Prevalence of alcohol-impaired driving: an international comparison. Accid Anal Prev 25:777–779

Salifu M, Mock C N 1998 Pedestrian injuries in Kumasi: results of an epidemiological survey. Ghana Engineer 18:23–27

Sanford C 2004 Urban medicine: threats to health of travelers to developing world cities. J Travel Med 11:313–327

Steffen R 1991 Travel Medicine – prevention based on epidemiological data. Trans R Soc Trop Med Hyg 85:156–162

Sudhir P, Prasad C E 2003 Prevalence of exercise-induced bronchospasm in schoolchildren: an urban-rural comparison. J Trop Pediatr 49:104–108

Taylor W R, White N J 2004 Antimalarial drug toxicity: a review. Drug Safety 27:25–61

Thomas R E 2000 Preparing patients to travel abroad safely. Part 4: Reducing risk of accidents, diarrhea, and sexually transmitted diseases. Can Fam Physician 46:1634–1638

Thompson D T, Ashley D V, Dockery-Brown C A et al 2003 Incidence of health crises in tourists visiting Jamaica, West Indies, 1998–2000. J Travel Med 10:79–86

United States Department of State. Online. Available: http://travel.state.gov

Westermeyer J, Berger L J 1977 'World traveler' addicts in Asia I: demographic and clinical description. Am J Drug Alcohol Abuse 4:479–493

Word Spy, The. Online. Available: http://www.wordspy.com/words/Stendhalsyndrome.asp 13 Aug 2003

World Health Organization 2002 Urbanization: an increasing risk factor for leishmaniasis. Wkly Epidemiol Rec 77:365–370

Zwingle E 2002 Global cities. National Geographic 202:70–99

第3章　新出现的疾病和国际旅行者

Elaine C. Jong, Jonathan D. Mayer

术语“新出现的感染性疾病”（emerging infectious diseases，EIDs）是广义的定义，这类疾病可能由新的病原体所致，也可能由于人类行为或自然栖息地的改变，已知的病原体在新的地域人群中引发此类疾病。还可能指微生物做出了适应性的变化，使已得到控制的疾病在人群中复燃。所以，以前已鉴定确认的致病微生物，出现新的抗生素耐药和新的致病性质，也包含在“新出现的感染性疾病”之内。简而言之，新出现的感染性疾病是指那些在当地、局部地区或全球范围内发病率逐渐增加，或在某个地域或国际性大区域内从流行中心区向新的地域扩展的感染性疾病。对新出现的感染性疾病的监测、研究和控制是一项复杂的跨学科工程，为了保护人类的身体健康，需要在大范围的国际区域内，通过不同学科的科学家、临床学家和不同背景的政治领袖的共同努力来实现。

2001年Taylor等人在爱丁堡大学热带兽医医学中心所作的综合文献回顾中指出，已确定有1415种感染性生物体可对人类致病。清单中包含了217种病毒和朊病毒，538种细菌和立克次体，307种真菌，66种原虫和287种蠕虫。所致疾病中绝大多数（61%）是由动物传染给人的人畜共患感染性疾病。在175种被认为是新出现的感染性疾病的病原体中，135种（75%）是人畜共患感染性疾病的病原体。此项研究还发现，原虫和病毒性病原体更有可能引发新出现的感染性疾病，而蠕虫所致新出现感染性疾病较少。有趣的是，这次研究并没有发现传播途径和新出现的感染性疾病间有何关系。感染性疾病中心（Centre for Infectious Diseases）的Woolhouse和Gowtage-Sequeria，在同一所大学（爱丁堡大学）所做的新的文献调查结果在2005年得以公布，这项新的研究确定了1407种人类病原体，其中

58%为人畜共患疾病的病原体。所有人类病原体中的177类被视为新出现的或重新出现的病原体。可致人畜共患疾病的新出现的或重新出现的病原体很可能具有多个宿主。作者指出：尽管人畜共患病原体在新出现的感染性疾病和新出现感染性疾病再燃中扮演着重要的角色，但是，除了H5N1流感致病株外，仅有很小部分的这类病原体被证实可能导致人群的传染病大流行。

2007年Chomel等人指出，新病原体的产生与两个因素相关，其一是人口增加致使：人类入侵野生动物栖息地，人类与家畜和野生动物接触增加，农业耕作和全球食品市场发生了变化；其二是人类行为的影响：野生动物交易和其易位生长引发新出现的人畜共患病，活体动物市场和丛林肉类市场的交易活动，消费外国食品，发展生态旅游和饲养从国外引进的宠物。

由于国内和国际旅行频率增加、速度加快，旅行者成了新出现的感染性疾病播散的重要因素。与旅游、商务、救灾、工作和学习相关的国际旅行，使得人类增加了与以前封闭的、偏远地区的人群和生态系统直接或间接地接触。具有挑战性的是，旅行者在旅行完回家时体内可能已存在处于潜伏期的国外传染病。在疾病的急性期，不典型的流感样临床症状和体征，加上当地实验室检测的结果没有为当地医务工作者提供正确的诊断依据，在旅行期间感染的感染性疾病因此可能会在获得确诊之前传染给社区里的其他人。除了国际旅行者外，从国外特别是从热带发展中国家进口的动物、鸟类、食物和昆虫，也有可能作为病原体的传播媒介进入新的地域，从而对进口国的公共健康造成威胁。为了控制疾病在某地区和全球范围内的暴发流行，有必要通过建立地区性的、国家级的和国际性的监测和报告系统，对新出现的感染性疾病进行检测和跟踪。

关于国际旅行者

了解了世界范围内外国的、新出现的和再燃的感染性疾病的情况后，医务工作者可以在向旅行者提供旅行前服务时提出建议、采取干预措施以预防旅行者罹患严重的疾病。然而调查的结果显示，绝大多数国际旅行者并没有在旅行前寻求旅行医学建议，他们可能因此无法了解到旅行目的地特殊的危险因素和针对这些因素的适当的预防措施。向国际旅行者实施健康教育、推荐预防干预措施（疫苗、化学预防药、个人防护设备等），旨在使其改变行为方式逐步采取良好的预防行为。由于说服旅行者接收推荐，承诺实施疾病预防措施等方面的工作进展缓慢，致使监查旅行回国的旅行者引发的输入性传染病的重担，落在了接到病例报告的医生和公共卫生官员的肩上。

全球的许多旅行者曾经前往发展中国家和热带地区旅行，或来自有病原体的发展中国家，而在工业化国家的城市地区通常不存在这些病原体。在21世纪的今天，对所有因某种急性病症前来寻求诊断和治疗的病人，都应该在常规病史询问时查问："你曾经到哪里旅行过?"

对不明原因的急性疾病进行鉴别诊断时，应该把病人过去旅行的旅程和暴露地域等情况考虑在内。采集信息时应该尽可能详尽到旅行前往国家的城市或者地区，如有可能，甚至应该针对病人所接触的地理环境的具体情况，向病人或其他有相关知识的人进行征询。病人在旅行中是否曾在淡水湖或河流中游泳，是否曾赤足在沙滩或泥泞的小路上行走过，是否曾多次被昆虫叮咬，是否曾进食生的或外国食品，是否曾饮用未经处理的地面水或自来水，或在卫生条件较差的国家饮用过含冰的饮料，是否曾因工作或社交活动，与其他旅行者或外国居民密切接触过等各项内容和暴露情况均应进行认真的询问。

因为许多新出现的和再燃的感染性疾病在本书的其他章节中会进行详细的讨论，所以本章的目的是对它们的认识、理解和治疗提供一个总体的框架。

新出现的和再燃的人畜共患疾病

有多种因素使得存在于野生动物群中的微生物变成了新出现感染性疾病的病原体，这些因素包括：到无人居住地区去旅行；土地利用和人口模式的改变破坏了生态系统的稳定；隔离区的动物种群与人类的接触增加；农业生产模式的改变使病原体在野生动物和家畜间传播；狩猎、屠宰和食用非人类灵长类动物（丛林鲜肉）的饮食陋习。

过去十年里，大量的流行病学研究均提示人畜共患病的患病报道呈上升的趋势。Bengis 等人在 2004 年的报道中描述了病原体从野生动物传染给人的两种模式：第一种传播模式即致病因子直接从动物传到人，然后由人到人直接进行传播，使得疾病在人群中持续一段时间或永久传播。这种传播模式引发的事件并不多见，实例是艾滋病、A 型流感、埃博拉病和 SARS（severe acute respiratory syndrome）。第二种传播模式是动物病原体直接从动物反复传给人，或经病媒从动物传染到人。以这种模式传播的传染病通常不发生人—人间传播，其疾病实例是狂犬病和其他狂犬病毒所致的疾病、尼帕病毒感染性疾病、西尼罗病、汉塔病、莱姆病、鼠疫、钩端螺旋体病、兔热病、钩端螺体病、埃里希体病等。

微生物对预防和治疗药剂经遗传适应后产生耐药。耐药产生的因果关系是复杂的，不过，人类在治病过程中过度使用广谱抗生素、喂养家禽和牲畜时加用抗微生物制剂并且用药不规则，使得人类食物链中出现了严重的，影响人类健康的多重耐药菌。耐药沙门菌和空肠弯曲菌就是重要的例证。

病媒传播的疾病

有许多新出现的感染性疾病是病媒传播的疾病。如果某地域环境中已有蚊虫、蜱和跳蚤等致病虫媒存在，当已感染某种疾病的动物或人类宿主进入该区域后，他们即可造成此病的快速传播。通过库蚊由鸟类传给人和马的西尼罗病毒在北美洲的传播就是上述理论的例证。西尼罗病毒最初于 1999 年在纽约州皇后区的病例中被检出（据推测是由被感染的旅行者或迁徙的鸟无意中传染给当地人的），在之后的 5 年内此病在美国国内沿太平洋海岸向整个内陆快速播撒，它的传播影响了人类的活动，兽医的执业操作，甚至血库的工作指导方针（见图 3.1）。

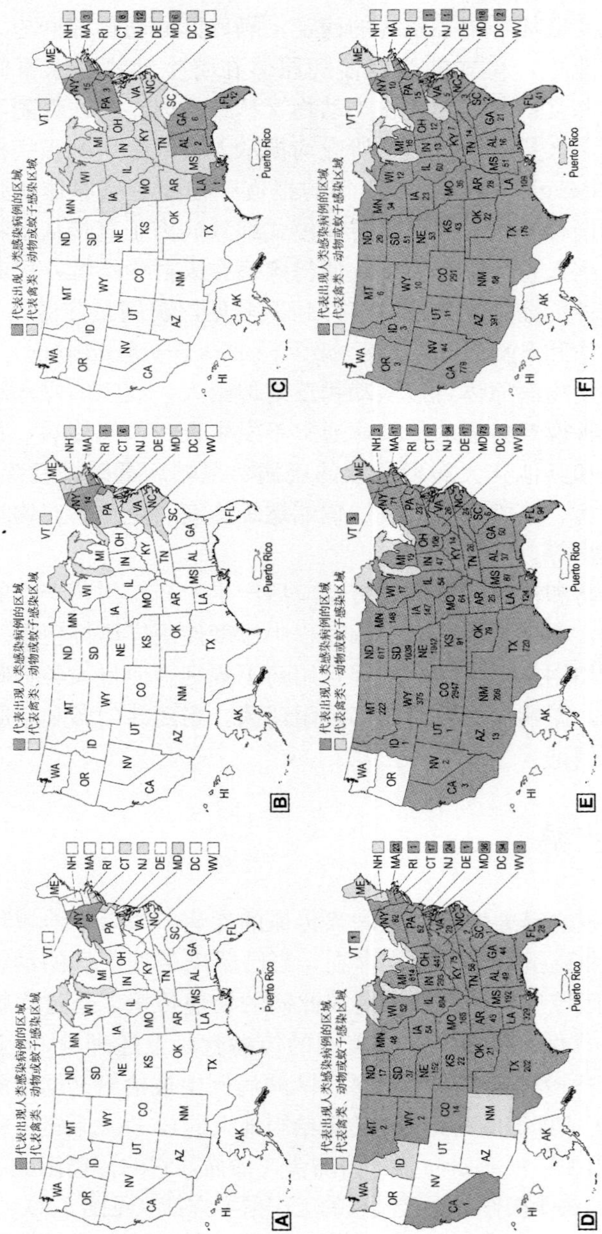

图3.1　（另见彩图3.1）1999—2005年西尼罗病毒在美国的播散情况

A、B、C、D、E、F分别为1999年、2000年、2001年、2002年、2003年、2004年情况图。

（资料来源：CDC病媒疾病分部，网址：http://www/cdc/gov/ncidod/dvbid/westnile/mapsactivity/surv&control.htm#maps.）

写作访问网址时间：2008年3月24日

奇昆古尼亚病毒（chikungunya virus，CHIKV）感染性疾病的暴发流行，始于2005年印度洋群岛马约特岛、毛里求斯、塞舌尔、特别是留尼汪岛，此岛在6个月内770 000位居民中有35%罹患奇昆古尼亚热。奇昆古尼亚病毒是通过伊蚊和库蚊，包括白天活动的埃及伊蚊和白线斑蚊的叮咬传播给人的。马达加斯加、印度、斯里兰卡也报道过这种病毒的传播，而且，奇昆古尼亚病毒在那里的播散速度很快。从流行区回国的旅行者中曾有病例报道，作为急症，其发病特点为：起病突然，病人有发热、寒战、头痛、恶心、呕吐、关节痛，伴或不伴水肿、腰背痛和皮疹。症状类似登革热（见第20章）。部分病人在急性期之后关节痛和关节损害还会持续数月之久。

最近，在夏威夷群岛和中华人民共和国的宁波发生的登革热暴发流行，都源自境外病毒输入。被感染的旅行者分别从萨摩亚和泰国将病毒带入这两个地区，而夏威夷和宁波当地又都有埃及伊蚊存在，由此促成了登革热在当地人群中从人到人的传播。

疟疾之所以被看成是新出现的感染性疾病，是因为有证据表明，此病的流行区域正向南和向北移动，扩展至温带地区；也许是因为全球环境的变化，导致许多地区疟疾的发病率和流行率都有所增加。而且，由于寄生虫对抗疟药产生耐药，灭蚊药的效果下降，以及疟疾高流行区内，用于治疗和预防疟疾所必需的社会和经济基础设施的改变等综合因素的影响，一些在20世纪60年代疟疾几近消灭的地区，在之后的几十年间又出现了疟疾的流行。

美国和欧洲已数次报道了“机场疟疾”病例，病人均居住在作为枢纽的国际机场的几公里范围之内。尽管他们都未居住在疟疾流行区，实验研究却发现，带虫的按蚊可以活着潜伏在商用飞机的轮槽内。由此推断这类疟疾的传播模式是：飞机着陆后，带虫蚊子飞行数公里，使得居住在机场附近的病人感染疟疾。我们清楚地知道，美国国内已有许多可以传播疟疾的按蚊，近在30年代，田纳西河谷就发生过疟疾流行，而在19世纪的夏季，疟疾甚至在北部的纽约和俄勒冈都有过流行。本书的第6章和第19章会讨论疟疾的预防和治疗。

之所以将疟疾作为新出现的感染性疾病，关键点在于：间日疟和恶性疟原虫，二者对近代用于预防和治疗的抗疟药物产生耐药的速度都很迅速，这种趋势将延续到将来。耐氯喹的恶性疟疾（CRPF）在泰国和南美的亚马逊河流域出现以后，在非洲次撒哈拉地区（sub-Saharan）蔓延开来，现在这一地区约 90%的病例均为此类疟疾，这一因素极大地影响了疟疾的发病和死亡率。由于预防耐氯喹的恶性疟疾（CRPF）的疫苗还在研发中，所以，服用抗疟药阿托伐醌/氯胍、甲氟喹和多西环素，结合个人对昆虫叮咬的防护，将仍旧是旅行者预防疟疾的主要方法。

在过去的 10 年里，北美地区莱姆疏螺旋体病（莱姆病螺旋体）的病例增多，其原因包括：人口增加，动物宿主（白足鼠、白尾鹿、硬蜱）数量增加，人和动物传统居住地的互相侵蚀等。这些因素造成了城乡结合部人居环境内蜱传性疾病播撒几率增大，也使得草地—森林交接区，成为此病传播的危险场所（详见第 23 章）。

呼吸系统疾病

直接或间接通过雾化颗粒传播的病原体，有在全球迅速传播的极大潜力。禽流感病毒 H5N1、极度耐药的结核菌（extremely drug-resistant tuberculosis，XDR TB）（见第 24 章）以及 SARS（severe acute respiratory syndrome）冠状病毒均属此列。要预防这类疾病，我们需要保护性的疫苗，个人防护装置，快速筛查检测方法，以及有效的预防和治疗药物。为了对符合传染源诊断标准的个体，实施强制性筛查、隔离和检疫，以防止疾病的传播和暴发，我们还需要对公众进行持续的公共卫生指导和构建良好的法律框架。

一直以来有误解认为：飞机机舱为空气传播性病原体提供了独一无二的传播环境。可是，长时间飞行过程中，人为因素远比严格意义上的环境因素，对感染性疾病传播的影响要大（见第 4 章）。任何时候，也无论何处，课室、办公室、剧院、购物商场、会议厅、火车站、机场都一样，在密闭空间里，大量个体拥挤在一起时，呼吸道疾病的病原体会由病人传给其附近的易感者。病原体通过被污染的手指直接接触口、鼻、眼等黏膜表面使其感染，这种传播模式和吸入载有呼吸道致病病毒的传播模式，具有同等的影响意义。

食物和水传播的疾病

动物喂养方式和食物生产链的改变，被认为是食物传播的人畜共患病出现的主要原因。这类疾病中最重要的病原体包括：沙门菌属、弯曲菌属、肠出血性大肠杆菌、弓形虫和隐孢子虫等。

当供水系统被野生动物或家畜的粪便污染后，粪便中的新病原体可导致水传播性疾病的暴发流行。如果被污染的供水系统用于农业灌溉，人畜共患病的病原体就可以通过人进食被污染的蔬菜和水果得以传播。

要预防食物和水传播的疾病，需要注意个人卫生，并进一步完善和实施食物安全措施。个体旅行者可以通过选用安全的食物和饮料等措施，来减少患病危险。利用饮水消毒技术（见第 8 章）和选用刚煮好的食物，也可以减少患病几率（见第 7 章、第 27 章和第 28 章）。就国家层面而言，可以通过实施完善的食品生产和饮水供应管理措施，并授权责任机构负责这一系列措施的监管，以确保它们得到实施，从而提高国内的食品和供水安全度。世界粮农组织（Food and Agriculture Organization，FAO）和世界卫生组织（WHO）已经建立了新的微生物风险评估框架体系，以努力指导其成员国在食物生产链中减少相关病原体的污染。从现在起，国际社会需要共同努力去实施相关的措施，在全球食品市场减少食品中对人体有害的因素，从而战胜疾病。

关于新出现感染性疾病的信息资源

目前众多的新出现的感染性疾病（EIDs）中，一部分对国际旅行者有潜在危险，美国 CDC 出版的《新出现的感染性疾病》（Emerging Infectious Diseases）杂志中对这些疾病的进行了讨论（这本颇具价值的杂志可到 http：//www. cdc. gov/ncidod/EID/index. htm 网址进行浏览，也可以购买纸质版)。由美国科学家联合会(Federation of American Scientists)制定的新出现感染性疾病的监测计划(世界疫情情报网),对数百种新出现的传染病进行了监测。世界疫情情报网是一简捷的电子公告栏系统,你可在上面查获疾病暴发情况的最新信息。(世界疫情情报档案的查询地址 http://www .healthnet. rg/programs/promed. html,公告栏内容通过电邮的形式传送,你可以在网址上登记你的电邮地址免费订阅公告)。

我们所处的是一个动态的世界,在某个区域发生的事可以很快影响到遥远的另一区域。一种在某处地方性流行的疾病可以通过全球旅行者的活动很快变成另一地区的流行病,其对旅行医学的影响之大是显而易见的。所以,那些提供旅行前咨询和旅行后疾病治疗的工作人员,必须要了解旅行者将访问或将离开返回区域的潜在危害因素和疾病的暴发流行情况。

(张建明　张敏　译　孟菁　校)

扩展阅读

Bengis R G, Leighton F A, Fischer J R et al 2004 The role of wildlife in emerging and re-emerging zoonoses. Rev Sci Tech 23: 497–511

Chomel B B, Belotto A, Meslin F X 2007 Wildlife, exotic pets, and emerging zoonoses. Emerg Infect Dis 13:6–11

Greenwood B, De Cock K (eds) 1998 New and resurgent infections: prediction, detection, and management of tomorrow's epidemics. John Wiley, Chichester

Fauci A S 2006 Emerging and re-emerging infectious diseases: influenza as a prototype of the host-pathogen balancing act. Cell 124:665–670

Leclerc H, Schwartzbrod L, Dei-Cas E 2002 Microbial agents associated with waterborne diseases. Crit Rev Microbiol 28:371–409

Roizman B (ed.) 1995 Infectious diseases in an age of change: The impact of ecology and behavior on disease transmission. National Academy Press, Washington

Scheld W M, Craig W A, Hughes J M (eds) 1998 Emerging infections. ASM Press, Washington

Scheld W M, Craig W A, Hughes J M (eds) 1998 Emerging infections 2. ASM Press, Washington

Schlundt J, Toyofuku H, Jansen J et al 2004 Emerging food-borne zoonoses. Rev Sci Tech 23: 513–533

Simon F, Parola P, Grandadam M et al 2007 Chikungunya infection: an emerging rheumatism among travelers returned from India Ocean islands. Report of 47 cases. Medicine 86:123–137

Tapper M L 2006 Emerging viral diseases and infectious disease risks. Haemophilia 12 Suppl 1:3–7: discussion 26–28

Taubitz W, Cramer J P, Kapaun A et al 2007 Chikungunya fever in travelers: clinical presentation and course. Clin Infect Dis 45:e1–e4

Taylor L H, Latham S M, Woolhouse M E 2001 Risk factors for human disease emergence. Philos Trans R Soc Long B Biol Sci 356:983–989

Walker D H, Barbour A G, Oliver J H et al 1996 Emerging bacterial and vector-borne diseases. Ecological and epidemiologic factors. JAMA 275:463–469

Wilson M E, Levins R, Spielman A (eds) 1994 Disease in evolution: Global changes and emergence of infectious diseases. New York Academy of Sciences, New York

Woolhouse M E, Gowtage-Sequeria S. 2005. Host range and emerging and reemerging pathogens. Emerg Infect Dis 11:1842–1847

Xu G, Dong H, Shi N et al 2007. An outbreak of dengue virus serotype 1 infection in Cixi, Ningbo, People's Republic of China, 2004, associated with a traveler from Thailand and high density of Aedes albopictus. Am J Trop Med Hyg 76:1182–1188

第 4 章　航空相关的旅行医学问题

Thomas N. Bettes

当今航空医学界所面临的问题也是全球医学界所关注的问题。全球医学界既关注我们的生物圈中健康相关问题发生的变化，也对环绕着现代航空旅行者的客舱空气品质和特点有兴趣。有一种错觉认为，机舱空气质量差促使了疾病的传播。有人推测，当今世界人们可以在几个小时内就旅行到另一个大陆，所以现代航空运输有可能导致危害性瘟疫传播，但流行病学数据明确地驳斥了这种观念。不过，只有通过认真遵守暴露前后的操作规程，我们才能有效地防止飞机客舱成为感染性疾病频繁传播的媒介。无独有偶，通过入院前实施新的护理标准，航空医学界使用自动体外除颤器（AEDs）和使用增强型空中紧急医疗包（EMKs），挽救了无数心脏猝死和空中罹患急症的生命。尽管拥有各种新技术，预防飞行中急症的最佳方法还是实施标准化的登机准则，在其发生前即防患于未然。本章的目的是帮助普通临床医师了解一些生僻的问题，同时也希望能对经验丰富的旅行医师有所帮助。

机舱空气质量

关于机舱空气质量，广大旅行者和航空界普遍存在着若干误解。有人认为，疲劳、头痛、平衡失调以及上呼吸道症状，是由再循环的空气造成的。媒体和公众于是采用了由“晕楼综合征”演生的“晕机综合征”这一抽象的术语。还有一些相当出名的，与机舱内的空气质量差有关“传说”，后面我们将详细讨论这些据说影响客舱空气质量的决定性因素（见表 4.1）。

表 4.1　影响客舱空气质量的传说
飞机通风系统引起污染物蓄积
飞机通风系统引起病原体传播
客舱内氧气量减少会引起不适症状
客舱内二氧化碳量增加会引起不适症状

为了便于医生和门外汉理解，我们把空气质量的相关问题分成气压、通风、污染、湿度、温度 5 种变量进行分析，这 5 种变量中的每一种都影响着客舱的整体或部分空气环境（见表 4.2）。

表 4.2　影响客舱空气质量的变量
气压
通风
污染
湿度
温度

气压

正常情况下机舱内保持在海拔 8000 英尺（1 英尺＝0.3048 米）的气压。这一海拔高度不是任随任选的，通过美国航天局早期对飞行员进行的研究得知，普通人可以耐受这一海拔高度，不会出现高原反应症状。在这一海拔高度，个体的平均血氧浓度保持在氧解离曲线上部的平坦位段（见图 4.1）。

大多数健康人对这一海拔高度耐受良好。然而，高原病相关文献显示，部分人仍会感到不适。在正常的飞行高度，人体内血氧浓度虽然维持在身处海平面时的浓度（21％），但是在海平面，人体内的血氧气分压是 13.7kPa（103mmHg），到了 8000 英尺的高度，氧气分压降为 9.2kPa（69mmHg）。当氧分气压在这个水平时，健康人体内约 90％的血红蛋白处于氧饱和状态。

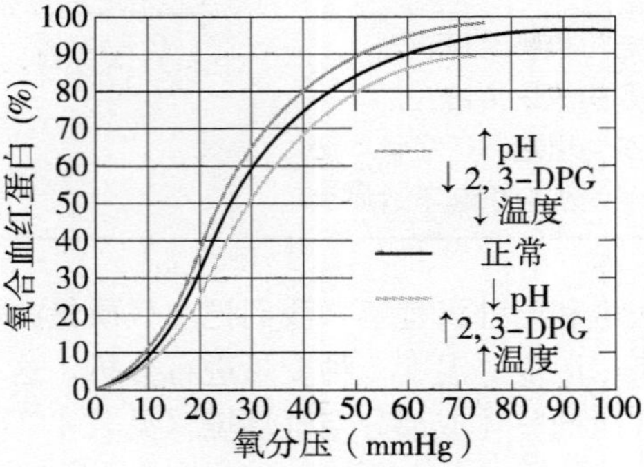

图 4.1　（另见彩图 4.1）氧解离曲线

（选自：Brittenham G M 2004 Red blood cell function and disorders of iron metabolism. In：Dale DC. Federman DD（eds）Scientific American medicine. WebMD. New York. Section 5. Ch. 2.）

尽管如此，对于体内有严重病变的个体，如：慢性阻塞性肺病、新近患心肌梗死或不稳定型心绞痛的病人，氧解离曲线的轻微变动，就有可能引致明显的呼吸困难。重要的是，临床医生允许其病患在没有供氧的情况下进行长途旅行前，应考虑到这一点。在讨论乘客接纳和航空可及法案（Air Carrier Access Act）［第 14 篇第 382 条（14 CFR Part 382)］时将进一步讨论这个问题。值得注意的是，新一代客机如波音 787“Dreamliner”商务型客机，由于使用了复合材料，机身能够承受更高的增压，将可以在 6000 英尺气压下飞行。其他增加乘客舒适度的措施包括，提高湿度水平以及使用新的环境控制系统，例如 HEPA 过滤器和气体空气净化，甚至可以使用能够减少飞行中遇到的震荡影响的感应器。

通风

通风导致飞机客舱空气质量差的误解是完全没有根据的。从各种机型来看，飞机中大约有一半的客舱空气是再循环的，另一半是由发动机提供的由空调器制冷的新鲜空气；作为参比，一幢办公楼内的空气再循环量为65%～95%。旧型号的飞机，如波音727和麦道DC-9则完全不用再循环空气。20世纪70年代石油危机后，为了降低燃料消耗，人们才改进了较新型飞机，从而减少了发动机提供的新鲜空气量。值得注意的是，进入客舱内的新鲜空气几乎是无菌的。

无论新型客机做出了多少改进，客舱空气的整体交换是相当频繁的，就拿国内和国际航线的波音767来说，客舱空气每2～3min就会完全交换一次。也就是说，每小时客舱空气约交换20～30次，相比之下，普通家庭住宅每小时却只有约5次空气轮换。

显然，非常大量的空气会在很短的时间内进入和退出客舱，如果没有非常精确的设计，乘客将遭遇严重的穿堂风。工程改进已通过使用层流来减少这个“风洞效应”。空气通过客舱上方贯穿整个客舱长度的管道进入，通气口开口于每排客座侧方，从而减少了前后方向的气流流动。这也有效地限制了乘客产生的污染物的扩散（图4.2）。

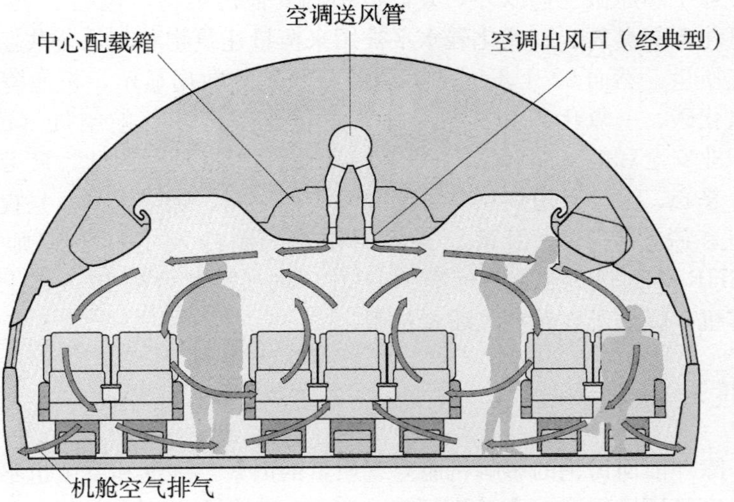

图4.2 （另见彩图4.2）客舱内空气流动图

污染

层流减少了乘客产生的污染物的扩散，而高效空气过滤器（高效空气微粒过滤器，HEPA，High Efficiency Particulate Air Filter）是所有现代飞机屏蔽微粒的措施。这是大多数医院的重症监护病房、手术室和工业洁净室使用的标准过滤器。过滤器的工作效度是根据其是否能够滤除＞0.3μm 颗粒来评分的，相比之下，细菌和真菌的大小约＞1μm，而病毒可能介于 0.003～0.05μm 之间。所以，和病毒过滤相关的数据很少，但结块的病毒粒子便于被 HEPA 滤除。

从不同地点（包括市政公共汽车、商场、人行道、城市中心街道和机场候机室），采集空气中微生物样本进行的研究发现，机舱内的微生物气溶胶明显较其他公共场所少。这些数据有力地驳斥了飞机是大型微生物混合体的说法。虽然大量旅客的近距离接触，确实存在疾病传播的风险，但这个风险并不会比其他任何公共交通方式更大。

除了病原微生物以外，人们也担心其他污染物，包括二氧化碳、一氧化碳和臭氧。二氧化碳水平被用来衡量建筑物和其他公共场所的空气质量。然而 92 个不同的美国航班收集的数据显示，机舱空气中二氧化碳、一氧化碳和臭氧水平，远低于美国联邦航空局（FAA）和职业安全和健康部（OSHA）设定的最高标准值。因此，疲劳、头痛、恶心、上呼吸道症状有可能源于飞行时间、噪声水平、昼夜节律紊乱、脱水等其他因素。美国的供热、制冷及空调工程师协会（ASHRAE）最近制定的标准 161P 中，向所有载力在 20 人以上的商业客机，提供了客舱空气质量指引。

湿度和温度

除外前面讨论的影响机舱空气质量的因素，湿度和温度也不可不谈。客舱环境很像一个沙漠环境（12%～21%的湿度），大多数飞机相对湿度在 5%～35%之间。低湿度是由于客舱与外界频繁的空气交换造成的。飞行中机舱外空气温度低于 0 ℉，若其直接流进机舱，将几乎无法测出其湿度和热度。即使从发动机溢入的空气，在供入机舱前必须被循环加热到人体适宜状态，若长时间暴露在这种空气环境下，仍会因无意识的水分丢失而导致脱水，并使呼吸道状况恶化。令人感兴趣的是，湿度降低实际上可以抑制细菌和真菌的生长。

呼吸道疾病的传播问题

公众关注多重耐药结核的传播和流感病毒感染大流行越多，旅行人群对这些疾病的担忧也自然增加。由于误认为机舱内循环空气的质量差，致使有人相信，当某乘客患有结核或其他疾病时，整个机舱的乘客都将不可避免地被传染。虽然有文献表明，若客舱内有罹患活动性肺结核的乘客，在传染范围内的其他乘客感染疾病的危险确实最大，但其危险程度并不见得比办公室或公共场所染病的危险更大。当然，防止客舱成为全球感染性疾病传播媒介的最佳策略，仍然是拒绝所有患感染性疾病的乘客登机。

大多数航空公司通过拒绝感染性疾病患者登机，减少了乘客的疾病暴露危险，但感染性疾病暴露确实还时有发生。某些阻止感染性疾病传播的操作原则和暴露后通知程序，是根据记载的感染性疾病传播的历史案例而制定的。在考虑是否要通知和传染源同机旅行的乘客时，航空承运人必须认识到，文献记载中并未指所有的乘客都有相同的感染风险。

重要的是要记录下患病乘客的传染力水平。以结核分枝杆菌为例，要考虑的因素包括疾病的解剖部位、抗酸杆菌痰涂片是否阳性、疾病的传播历史以及传染源的治疗史。此外，与传染源的接触距离和接触时间都要被考虑在内。文献清楚地记载了与传染源的距离是感染性疾病传播的最重要因素之一。因此，如在经济舱后部发现患者，我们不必要通知头等舱的乘客。同样，那些接触时间少于 8h 的乘客很可能也不需要被通知。

不过，此规则也有例外。一次，因引擎故障导致某航班在地面延误起飞 3h，当时共有 54 位乘客已登机，飞机上的通风系统显然无法运行，致使登机的乘客中72%的人感染了流感。乘客感染率与在飞机上停留的时间成线性正相关。这个例子说明，不同的登机标准、飞机滑行和起飞方式，无论哪一环有所改变，对于确定传染源的传染性都有可能有意义，都需要进行报告。

美国疾病控制和预防中心（CDC）1995年3月出版的旅行建议中考虑了所有上述这些因素，其总的立场是，机舱内感染性疾病的传播风险较低。航空公司应该考虑病源乘客的传染性和以前的治疗。感染的风险也取决于飞行时间以及与发病乘客的距离。此外，地面延误或无法运行的通风系统也是应考虑的因素。如果所有条件都得到满足，就应通知乘客。

2003年SARS在全球的蔓延提示：公共卫生当局必须制定可靠的方法快速定位病源，并通知可能已在飞行途中暴露于感染性疾病的乘客。因为关注乘客的隐私，传统上航空公司只在公共卫生当局预警后才通知乘客。然而，在美国疾病控制和预防中心（CDC）领导下，美国公共卫生机构充当了更加积极的角色。目前，如果确认飞行中可能存在感染性疾病暴露，他们可以通过签署行政指令，要求向当局公开某航班旅客的电子资料。此外还要求，目的地是美国的飞机，在飞机抵达前若机上有乘客或机组人员死亡或生病，机长应立即向就近的CDC检疫站报告情况。需申报的疾病包括高热或持续发热，尤其是发热伴发皮疹或黄疸、中等重度腹泻的疾病。

为应对可能出现的禽流感大流行，CDC与国际航空运输协会（IATA）密切合作，为可能接触来自禽流感疫区乘客的航班工作人员、航空公司的清洗和维修人员等有潜在暴露危险的工作人员，制定了防病指引。指引强调了基本的卫生措施，如用肥皂和水洗手，或使用含酒精的凝胶；隔离发病的乘客并提供外科口罩或纸巾以覆盖其口鼻；在处理血液或体液时使用一次性手套；及时向公共卫生当局报告等。即使公共场所有患病症状的个体出入，所以工作人员可以使用外科口罩，但是，若非直接处理病患，不推荐使用专业的个人防护装备（PPE），如呼吸罩或隔离衣等。在指引中未推荐在登机前进行发热筛查找出发热乘客等在SARS期间一些国际机场采用的特殊筛查技术。

登机禁止、乘客获准登机

当旅行医生遇到需要输氧进行长途飞行的病人时，以下事项需重点考虑，美国联邦航空管理局（FAA）认为，氧气以及任何其他氧化剂都是有害货物，可能严重危害飞机和乘客的安全。曾发生过因氧气筒在货仓存放不当导致飞机坠毁机上人员全部遇难的事故。由于运送氧气的固有危险，对其运输也就存在严格的规定。

对于需要输氧的乘客，其医生必须熟悉每个运营商有关供氧的政策。在需要氧气的乘客登机前，大多数运营商需要一段时间来准备。而且，医生有必要出具书面声明，证明该乘客在输氧的情况下能够承受 8000 英尺高度的飞行。该声明还必须包括用氧的流量，是连续还是间歇性用氧，送氧装置是面罩还是鼻插管。此外，医生必须考虑到地面供氧需求，通常航空公司不提供这种服务，必须事先安排。

最近，FAA 开始允许需要输氧的乘客在飞行中使用便携式制氧机（POCs）。只有几种型号的 POCs 获得了美国联邦航空管理局（FAA）的认可，而且，目前并非所有的航班都允许使用 POCs。此外，使用 POCs 时必须满足一些特定的要求，其中包括充足的电池供应，预先通知航空公司，在起飞和着陆时妥善储存设备，并拥有医生关于乘客氧气需求的详细书面证明。

虽然航空公司可能制定某些规定以保证广大旅行者的安全，但毫无例外的是，这些规定都不能以任何方式限制残疾人登机。在确保所有乘客安全的前提下，要保证残疾人［按照美国残疾人法案（ADA）的定义］不受任何方式的歧视，1986 年通过了航空器可及法案。此法案又名“联邦航空局终极法案”（FFA final rule），法案要求交通部为航空公司制定了指引，此指引文件于 1990 年 3 月被联邦法规第 14 篇、第 382 章（14 CFR Part 382）收纳。该法规只适用于美国航空公司，要求承运人不得因为残疾这一单一理由拒载乘客，也不能限制飞机上残疾人的数量。而且，承运人不得因为旅客的外貌或行为令人感到不安而拒绝乘客登机。有人将此法案理解为：必须接纳任何

“有病”乘客。

不过，“联邦航空局终极法案”也非完全没有例外。如果客运公司确认乘载某旅客将危及公众健康或安全，或明显违反了美国联邦航空局的规定，就可以拒绝该客人。客运公司拒绝残疾人登机的合理理由可能包括：该客人一旦入座，将影响客舱内实施安全撤离措施，而客舱内又没有其他座位可供其使用。另外，客运公司还有可能拒绝有感染性疾病的客人；或者，需要呼吸设备的客人，其设备与飞机设施不兼容也有可能遭拒。

接受所有对旅行公众无危害的残疾或生病乘客，这一任务责任重大，有必要任命诉求解决官员（Complaint Resolution Official ，CRO)。航空器可及条例（Air Carrier Access Rules）中对这一职位提出了明确的要求，用于解决残疾个体运载中的投诉和纠纷。这类官员或部门通常保持中立，工作中有可能需一位内部顾问或医生参与讨论。医生可能会要求提供有关的临床资料来做出接受或拒绝登机旅客的决定。如果会危害一般乘客或机组乘务员的安全，CRO 也可能被要求决定是接受此乘客还是劝乘客改乘另一航班。显然，要解决残疾人或病人的旅行需求，尽早与航空公司及其特别援助协调员（ special assistance coordinator）进行沟通是最佳办法。医生若必须向乘客提供建议或医学证明，进一步的信息和指引可向航空航天医学协会（Aerospace Medical Association）索取。

飞行中的医疗急救

随着人口老龄化和航空旅行的增加，飞行中医疗急诊的案例将有可能增加。20 世纪 80 年代末之前，由于报道不一致或由非医务人员报告病例，飞行中医疗急诊的出现频率和类型的实际数据很少。在 JAMA 发表的一项研究结果中引用的飞行中死亡人数，要高于出版年份意外事故的死亡人数，其中超过 63%的死因是突发性心脏骤停。

显然，针对飞行中的急诊，对其护理标准和设备可用度进行更新的需求是存在的。2004 年，美国联邦航空管理局（Federal Aviation

Administration）实施了 FAR 121.803 条例，要求所有美国商业航空公司必须携带自动体外除颤器和增强型紧急医疗包。这一规定适用于重量超过 7500 磅（1 磅=0.4536 千克），至少有一名乘务员的飞机。除了旧标准要求具备的急救物品以外，增强型医疗包所要求具备的物品清单已列入表 4.3 中。许多航班在机上医疗包中还备有额外急救物品。

登机的乘客中常有医务人员，在有医疗急诊时他们可以帮助同机的乘客。但是，由于对法律后果的担忧，医生或其他医务人员对施以援手心存犹豫。1998 年航空医疗救助法（Aviation Medical Assistance Act）纳入了"好心撒马利亚人"（Good Sasmaritan）条款，这一条款界定了航空公司和非雇员乘客的责任，他们只需为援助存在明显的、严重疏忽或存在故意的、不当行为受责罚。

表 4.3　增强型紧急医疗包所含装备
血压计
听诊器
3 种尺寸的经口气管插管
注射器
注射针头
50%葡萄糖注射液
肾上腺素
苯海拉明
硝酸甘油片剂
基本指令
非灭菌手套
口服抗组胺药[a]
阿司匹林[a]
阿托品[a]
支气管扩张吸入剂[a]
盐酸利多卡因[a]
静脉注射包[a]
人工呼吸机[a]
心肺复苏面罩[a]
[a]根据 FAR121.803 条例的要求

自动体外除颤器

自动体外除颤器（AEDs）在公共场所的使用日益普遍。根据美国心脏协会（American Heart Association）公布的数据，美国每天发生大约 1000 例猝死。这类病例的生还机会<1/10。在培训基础和高级救援人员时的口头禅："先电击、快电击"是极为重要的。猝死时最常伴发心室颤动，它也是猝死现场最具治疗性的心律失常，因此 AEDs 的重要性就无法低估了。

联邦航空管理局实施的 FAR 121.803 条例，规定所有由美国航空公司营运的主要商业客运飞机都要装备 AEDs。所有机组人员，包括驾驶员，均需接受相关培训，包括了解 AEDs 的位置、功能和用途。乘务员需接受初次和定期心肺复苏培训并学习 AEDs 的使用。通过长期实施这项意义深远的法规，成千上万已知或未知患病的乘客，将获得更加安全的空中旅行。

（王冰　译　孙峻峰　校）

扩展阅读

CDC 1995 Exposure of passengers and flight crew to *Mycobacterium tuberculosis* on commercial aircraft, 1992–1995. MMWR 44:137–140

Cummins R O, Schubach JA 1989 Frequency and types of medical emergencies among commercial air travelers. JAMA 264:1295

Driver C R, Valway S E, Morgan W M et al 1994 Transmission of *M. tuberculosis* associated with air travel. JAMA 272:1031–1035

Kenyon T A, Valway S E, Ihle W W et al 1996 Transmission of multidrug-resistant *Mycobacterium tuberculosis* during a long airplane flight. N Engl J Med 334:933–938

Klontz K C, Hynes N A, Gunn R A et al 1989 An outbreak of influenza A. Taiwan/1/86 (H1N1) infections at a naval base and its association with airplane travel. Am J Epidemiol 129:341–348

McFarland J W, Hickman C, Osterholm M R et al 1993 Exposure to *Mycobacterium tuberculosis* associated with air travel. Lancet 342:112–113

Medical Guidelines for Airline Travel 1997 Aerospace Medical Association, Alexandria, Virginia

Miller M A, Valway S E, Onorato I M 1996 Tuberculosis risk after exposure on airplanes. Tubercle and Lung Dis 77:414–419

Moore M, Fleming K S, Sands L 1996 A passenger with pulmonary/laryngeal tuberculosis: no evidence of transmission on two short flights. Aviation Space and Environ Med 67:1097–1100

Moser M R, Bender T R, Margolis H S et al 1979 An outbreak of influenza aboard a commercial airliner. Am J Epidemiol 110:1–6

Rayman R 1998 Commentary on inflight medical kits. Aviat Space Environ Med 69:1007–1010

Wick R L Jr, Irvine L A 1995 The microbiological composition of and airliner cabin air. Aviat Space Environ Med 66:220–224

World Health Organization1998 Tuberculosis and air travel: Guidelines for prevention and control. WHO, Geneva

第5章　旅行者的预防接种

Elaine C. Jong

旅行者预防接种方案的推荐应建立在对每位旅行者个体、旅行路线和目的地当前卫生状况的风险评估上。大部分旅行者希望获得疫苗针对性疾病的免疫保护，但他们是否接受推荐的疫苗接种主要还看接种的针数、程序和途径（口服或注射方式）以及花费。许多第一次出行的国际旅行者，对某一行程推荐接种的疫苗种类之多表示惊讶；另一方面，有经验的多次出行的旅行者很乐意接受新上市的新型疫苗，这些疫苗相对旧型疫苗具有更好的免疫原性、反应原性和免疫持久性。

对于计划去探险、考察、长期出国，或因工作需要多次出国，但准备期又非常短的旅行者，应鼓励他们在预计的出发日期前，提早（至少6个月）接受国际旅行预防接种咨询，这样就有时间来安排适当的疫苗接种计划，也便于获得供应短缺或难于买到的疫苗。对接到通知后很快就要出发的旅行者，可通过加快程序来完成预防接种，还可在同一天在不同部位同时接种多种疫苗，不过，这种做法受限于受种者预先对多种疫苗同时接种和相关的轻微不良反应的接受度。多达6种活疫苗可在同一天接种，而对免疫的有效性没有干扰。表5.1列出了可能引起疫苗间相互作用或影响疫苗保护作用的一些情况。一般情况下，减毒的病毒或细菌活疫苗对孕妇和有免疫能力异常的人来说都是禁忌（见第13～15章）。本章将探讨成年旅行者的预防接种，儿童旅行者的预防接种将在第12章探讨。

表 5.1　疫苗间的相互作用

疫苗	相互作用因素	注意事项
免疫球蛋白（IG）	麻疹、腮腺炎、风疹三联疫苗（MMR），水痘疫苗，脊髓灰质炎疫苗，甲型肝炎疫苗	根据 IG 的品种、适应证和用量，在接种这些疫苗后，应至少间隔 2 周才可注射 IG；注射 IG 后 3～11 月，才可接种左侧列出疫苗。
口服霍乱 CVD103-HgR 疫苗	使用氯喹或甲氟喹作为防疟药	接种口服霍乱疫苗与服用首剂氯喹或甲氟喹之间，至少应间隔 10 日
口服伤寒疫苗	使用抗生素	不应在接种口服伤寒疫苗的同时使用抗生素
口服伤寒疫苗	用氯胍预防疟疾	服用最后 1 剂口服伤寒疫苗与服用氯胍之间应至少间隔 10 日（Malarone 含有氯胍和阿托伐醌）
皮内注射的狂犬病疫苗（HDCV）	用氯喹防预疟疾	全程完成皮内注射的狂犬病疫苗接种至少 3 周后，才能开始使用氯喹预防疟疾；如不能间隔至少 3 周，应使用肌肉注射的狂犬病疫苗。
活病毒疫苗（MMR、水痘疫苗、脊髓灰质炎和黄热病疫苗）	其他活病毒疫苗	活病毒疫苗应在同一天同时接种，否则应间隔至少 1 个月。
活病毒疫苗（MMR、水痘疫苗、脊髓灰质炎和黄热病疫苗）	结核菌素皮试（PPD）	应在接种活病毒疫苗的同一天，或在 3 周后进行皮试，因为活病毒疫苗会削弱 PPD 皮试的反应。

改编自《1993 Immunizations for international travelers》（作者 Jong E C，旅行医学顾问，美国亚特兰大健康顾问）。

常规预防接种

预防接种可分为 3 类（称为 3R），分别为常规（Routine）预防接种、强制性（Required）预防接种、推荐性（Recommended）预防接种。尽管大部分旅行者都会在出发前看医生接受旅行相关预防接种，然而，对常规疫苗的完成情况进行记录，或确认哪些疫苗已到期需加强接种是非常重要的。一般来说，常规疫苗通常指用于国家公共卫生政策涵盖的儿童免疫规划的疫苗。然而，许多发展中国家仍在致力于完成覆盖 90%儿童的儿童免疫规划目标，该目标也是世界卫生组织（WHO）扩大免疫规划（EPI）确定的公共卫生目标。因而，旅行者在国际旅行期间可能面临在发达国家一般情况下不再传播的疫苗可预防性传染病的威胁，如麻疹、脊髓灰质炎、水痘。

美国预防接种工作咨询委员会［ACIP（译者注：ACIP 应为 Advisory Committee on Immunization Practices，而非原文中所示：American Committee on Immunization Practices）］是美国提供预防接种官方指导意见的联邦机构。当前儿童预防接种推荐的疫苗包括：无细胞白百破（DTaP）疫苗、B 型流感嗜血杆菌（Hib）疫苗、甲型肝炎疫苗、乙型肝炎疫苗、流感、麻疹腮腺炎—风疹—联疫苗（MMR）、肺炎球菌结合疫苗、脊髓灰质炎疫苗、轮状病毒疫苗和水痘疫苗。ACIP 推荐给 11～12岁青少年常规接种的疫苗包括：无细胞白百破疫苗、流行性脑脊髓膜炎结合疫苗、人类乳头状瘤病毒疫苗，以及麻疹—腮腺炎—风疹三联疫苗（MMR）的第 2 剂（如果以前没接种）。

旅行者前来寻求旅行相关预防接种，为常规预防接种的疫苗补种工作提供了一个顺理成章的机会。成人常规预防接种的基础免疫程序和加强免疫的时间间隔见表 5.2。成年旅行者可能到期加强接种白喉和破伤风疫苗、脊髓灰质炎疫苗（如在西半球以外地区旅行）和（或）麻疹疫苗（如婴儿期后未接种第 2 剂）。由于水痘在热带国家多见于青年人而非儿童，因此，没有水痘感染明确病史的，或没有两剂水痘疫苗接种史的人，在旅行前可接种第一剂基础免疫获得免疫力，或者应该接种第 2 剂水痘疫苗来完成免疫。

表 5.2　成人常规预防接种程序

疫苗	基础免疫	加强免疫间隔时间
灭活流感疫苗	1 针[a]，肌肉注射或皮下注射	每年 1 次，接种最新的疫苗
减毒流感活疫苗（LAIV）	鼻吸入接种 1 次	每年 1 次，接种最新的疫苗
麻疹、腮腺炎、风疹疫苗（MMR）[b]，用于＞15 月龄的儿童和成人	1 针，皮下注射[a]	在 12～18 岁时加强接种麻疹疫苗；对 1957 年后和 1980 年前出生的人员，如在儿童时期没有接种第 2 针麻疹疫苗，在国际旅行前应在成人时期加强接种麻疹疫苗 1 针。
23 价肺炎疫苗（Pneumovax）	1 针，皮下注射[a]	如在＜65 岁时接种首剂，应在 5 年后加强接种 1 针。
增强型脊髓灰质炎灭活疫苗（E-IPV，可安全用于所有年龄段人群）	皮下注射或肌肉注射，第 1 针和第 2 针间隔 4～8 周，第 2 针接种后的 6～12 个月接种第 3 针[a]。	如果已接种最后 1 针 5 年以上，前往危险地区前应加强接种 1 针。
吸附型白喉破伤风类毒素疫苗（Td，用于 7 岁以上儿童和成人）	皮下注射或肌肉注射 3 针，第 1 针和第 2 针间隔 4～8 周，第 2 针接种后的 6～12 个月接种第 3 针[a]。	每 10 年常规加强接种。
减量破伤风、白喉、无细胞百日咳疫苗（Tdap）（Adacel）	在白喉、破伤风、无细胞百日咳疫苗（Dtap）儿童预防接种基础上，于 11～12 岁加强接种 1 针	在儿童预防接种基础上，加强接种 1 针；可代替 Td 疫苗 1 次用于成人 Td 疫苗的加强接种。

续表 5.2 成人常规预防接种程序

疫苗	基础免疫	加强免疫间隔时间
水痘疫苗[b]（Varivax，用于 13 岁以上儿童和成人）	皮下注射 2 针，间隔 4～8 周[a]	不需加强；如在儿童时期仅接种 1 针，需接种第 2 针。

摘自《1993 Immunizations for international travelers》（作者 E C Jong，旅行医学顾问，美国亚特兰大健康顾问）。

注：

[a]具体用法详见疫苗说明书。

[b]以下情况可能是接种禁忌证：妊娠、白血病、淋巴瘤、恶病质，以及由于使用皮质激素、烷基化物、抗代谢药物、化疗和感染 HIV 而导致的免疫抑制状态。

甲型病毒性肝炎和乙型病毒性肝炎常规免疫

尽管现在甲型肝炎疫苗和乙型肝炎疫苗都已纳入美国的儿童常规免疫程序，但对于在实施当前儿童免疫程序前出生的旅行者仍需推荐接种。

甲型肝炎是旅行中最常见的疫苗可预防性疾病，对于以前未接种甲型肝炎疫苗的 1 岁以上人群都应考虑接种。因美国西部 11 个州出现了高感染性甲型肝炎病毒感染病例，1999 年 ACIP 推荐那里 2 岁以上的所有居民，都接种甲型肝炎疫苗。2006 年，ACIP 发布了新的接种建议，推荐所有 1 岁以上儿童接种甲型肝炎疫苗。因此，甲型肝炎疫苗现在不仅是儿童的常规接种疫苗，对于大龄儿童和成年人来说也可考虑作为旅行相关疫苗。

乙型肝炎疫苗于 1990 年才被纳入推荐的儿童免疫计划中，要求 1990 年前出生的成年人补种全程 3 剂的乙型肝炎疫苗作为基础免疫，可以防护旅行中不慎发生的暴露。

流感疫苗和肺炎球菌疫苗

对于 65 岁以上人员，推荐每年接种流感疫苗；同时也推荐给患流感并发症风险大的特殊人群接种流感疫苗，这些特殊人群包括 6～59 月龄的儿童，婴幼儿的母亲和保婴员，和患有慢性呼吸道疾病（肺气肿、哮喘）、缺血性心脏病、肾衰竭、先天性和获得性免疫缺陷的人员，以及进行过器官移植和接受免疫抑制治疗的人群。

流感病毒的表面抗原在每个流行季节会发生轻度的变异，这个过程学术上称为“抗原漂移”，因而在每年的流感流行季节，流感疫苗的构成组分会根据世界卫生组织的指引而进行调整，以抵御下一个流感季节预期流行的流感病毒株。每年新组分的流感疫苗一般在初秋上市，市场上的流感疫苗有两种，即灭活疫苗（FluZone，FluVirin）和减毒疫苗（LAIV，FluMist）。灭活流感疫苗为肌肉注射或皮下注射；减毒流感疫苗通过鼻内接种，获准用于 5～49 岁人群。

除推荐给老年人和慢性疾病患者接种外，流感疫苗同时推荐给医务工作者和国际旅行者接种，这是因为国际旅行者长时间的空中旅行，疲惫和环境密闭拥挤容易感染呼吸道疾病。近年来，美国疾病预防控制中心（CDC）在夏季参加阿拉斯加游艇巡游的旅行者中，发现了一种特别的病毒性流感感染危险因素，这种危险因素考虑与易感旅行者暴露于患流感的其他旅客和旅游从业人员有关，因为南北半球的季节气候模式刚好相反，所以与暴露于来自南半球的人特别有关。事实上，鉴于国际旅行者流感的高发病率，应考虑给所有的旅行者推荐接种流感疫苗。

如果在夏季流感疫苗没有供应，旅行者的药箱中应配备可有效对抗流感病毒的抗病毒药物，如：奥司他韦（oseltamivir，Tamiflu®，用于预防或早期治疗）或扎那米韦（zanamivir，Relenza®，用于早期治疗）这些药品，在咨询时应与具有潜在感染风险的旅行者就此进行讨论（详见第 1 章）。

23 价多糖肺炎球菌疫苗只需注射 1 次，常规推荐给 65 岁以上人群使用。同时也可推荐给感染病毒性流感后产生并发症的同类高危人群（见上述）接种。如果在 65 岁以前接种过肺炎球菌疫苗，应在接种第 1 针后 5 年时加强接种 1 针。

旅行强制性预防接种

国际旅行强制性预防接种，通常指世界卫生组织（WHO）的《国际卫生条例》（International Health Regulations）列指的预防接种。历史上，WHO 规定过要接种黄热病、霍乱和天花疫苗。然而，数十年前已废除强制国际旅行者接种霍乱和天花疫苗的规定。当前，根据现行的 WHO 规定，黄热病疫苗是目前成员国间入境唯一可能要求接种的疫苗。然而，沙特在每年麦加朝圣期间，要求旅行者在申请入境旅游签证时，递交流行性脑脊髓膜炎（流脑）疫苗的接种证明。

国际旅行者应将最新的预防接种情况记录在《国际预防接种证书》（International Certificates of Vaccination）上，该证书是 WHO 认可的由黄色页面印制的小册子，其中有一页专门用于黄热病疫苗接种的官方认证，可作为世界通用的官方文件。1973 年，WHO 在《国际卫生条例》中去除了霍乱疫苗的接种要求，因此，1988 年后的《国际预防接种证书》不再含有霍乱疫苗接种官方认证的专用页。接种了霍乱疫苗，可将接种情况记录在《国际预防接种证书》中“其他接种”（Other Vaccinations）页内。《国际预防接种证书》可在美国政府出版办公室（US Government Printing Office）订购（见第 1 章附件）。

黄热病疫苗

黄热病是病毒感染性疾病，在南美洲和非洲近赤道地区由埃及伊蚊传播，其流行地区见图 5.1。进入流行区的某些国家，要求接种黄热病疫苗；在黄热病暴发期间，不管进入流行区的农村还是城镇，都可推荐旅行者接种黄热病疫苗。

黄热病疫苗是由黄热病病毒 17D 株制成的减毒活疫苗（YF Vax™，Sanofi Pasteur，Swiftwater，PA）。WHO 负责监控黄热病疫苗的生产，制定了相关要求，并为其生产认可了相关实验室。黄热病疫苗的抗体阳转率在免疫功能正常的受种人群中可达到 95%以上，

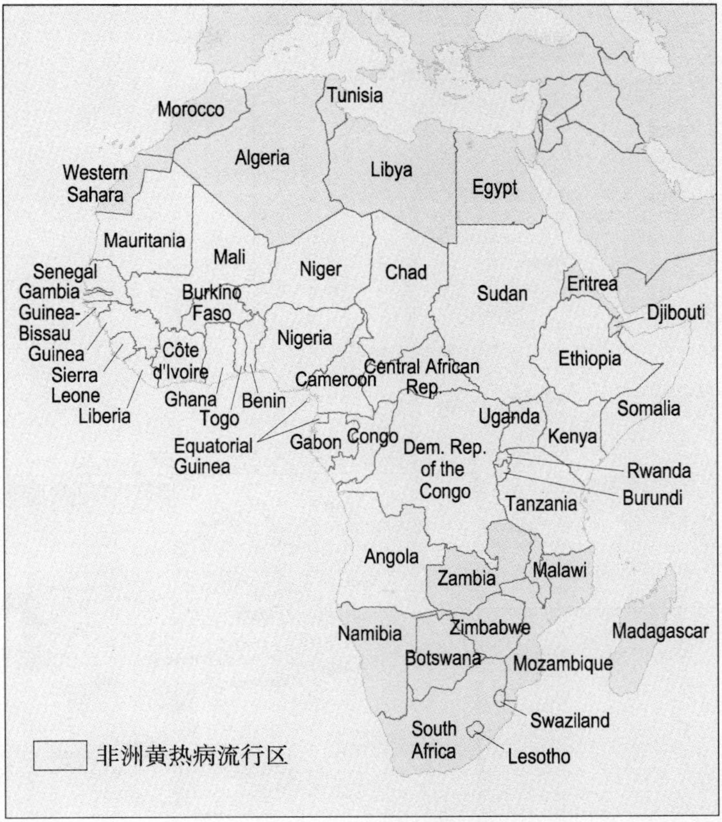

图 5.1 （另见彩图 5.1）黄热病流行区

（摘自：美国 CDC2008 年版《Health information for international travel, 2007 - 2008》，网址：http://wwwn.cdc.gov/travel/yellowBookCh4-YellowFever.aspx#668）

保护率超过 99%，免疫力至少维持 10 年以上，甚至可能维持终生。黄热病疫苗的基础免疫为接种 1 针，推荐加强免疫的时间间隔为 10 年（见表 5.3）。由于该疫苗病毒是在鸡蛋中培养，因而对鸡蛋有严重过敏史者不推荐接种。通过回顾疫苗不良反应报告系统（VAERS）

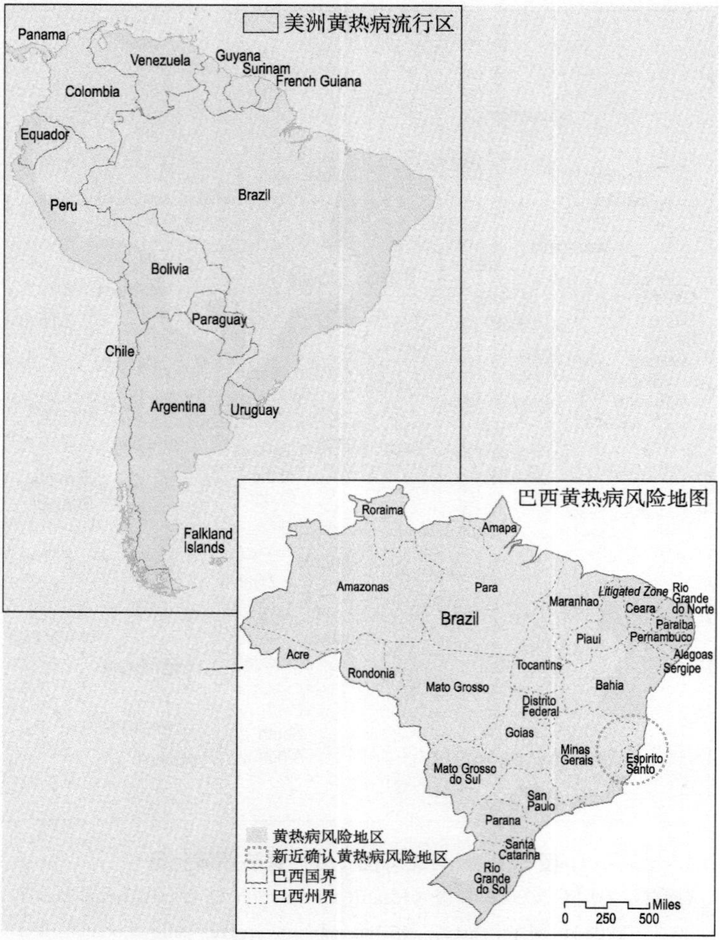

续图 5.1 （另见彩图 5.1）黄热病流行区

中 1990—1997 年期间的报告资料，发现黄热病疫苗接种后的过敏反应发生率为 1/131 000。包装盒中的疫苗使用说明书，含有对鸡蛋过敏史不明确的人员进行皮试的指引。

表 5.3　成人旅行者预防接种程序		
疫苗	基础免疫	加强免疫间隔时间
口服霍乱灭活疫苗（WC/rBS，Dukoral）	根据疫苗说明书，间隔 10～14 日口服 2 剂[a]	如存在持续的霍乱暴露风险，间隔约 6 个月加强免疫；用于预防由 ETEC 的热不稳定毒素导致的旅行者腹泻时，加强免疫的频率更高。
口服霍乱减毒活疫苗（Orachol-E，供应受限，根据当时实际情况应用）	根据疫苗说明书，口服 1 剂[a]	加强免疫的时间间隔：未定。
甲型肝炎疫苗（Havrix）	于第 0 月和第 6～12 个月时，分别肌肉注射 2 针[a]	接种第 1 针后可产生保护性免疫力，第 2 针可产生长期免疫力。
甲型肝炎疫苗（VAQTA）	于第 0 月和第 6～18 个月时分别肌肉注射 2 针[a]	接种第 1 针后可产生保护性免疫力，第 2 针可产生长期免疫力。
乙型肝炎疫苗（Engerix B），按标准免疫程序	于第 0 月、第 1 月和第 6 个月时，分别肌肉注射 3 针[a]	是否需要加强免疫：未定。
乙型肝炎疫苗（Recombivax），按标准免疫程序	于第 0 月、第 1 月和第 6 个月时，分别肌肉注射 3 针[a]	是否需要加强免疫：未定。
乙型肝炎疫苗（Engerix B），按加快免疫程序	于第 0 月、第 1 月和第 2 个月时，分别肌肉注射 3 针[a]	在接种第 1 针后 12 个月接种第 4 针，确保长期免疫力。
甲乙型肝炎联合疫苗（Twinrix®），按标准免疫程序	于第 0 月、第 1 月和第 6 个月时，分别肌肉注射 3 针[a]	关于是否需要加强免疫没有定论。甲型肝炎抗体和乙型肝炎抗体在成人中至少可维持到基础免疫后 10 年。

续表 5.3 成人旅行者预防接种程序

疫苗	基础免疫	加强免疫间隔时间
甲乙型肝炎联合疫苗（Twinrix®），按加快免疫程序	于第 0 日、第 7 日和第 21～30 日，分别肌肉注射 3 针[a]	在接种第 1 针后 12 个月接种第 4 针，确保长期免疫力。
免疫球蛋白（IG，用于预防甲型肝炎）	臀部肌肉注射 1 针（2ml 可保护 3 个月，分开注射 5 ml 可保护 5 个月）[a]	如存在持续的甲型肝炎暴露风险，首次注射间隔 3～5 个月再加强免疫。
乙型脑炎疫苗（JE Vax）	于第 0 日、第 7 日和第 30 日分别皮下注射 3 针[a]	2 年后可进行加强免疫。
流行性脑膜炎 A/C/Y/W-135 结合疫苗（MCV4，Menactra）	肌肉注射 1 针	关于是否需要加强免疫没有定论；推测免疫保护力可维持 7 年或以上。
流行性脑膜炎 A/C/Y/W-135 多糖疫苗（MPSV4，Menimmune）	肌肉注射 1 针[a]	不需加强免疫；推测免疫保护力可维持 3～5 年。
鼠疫疫苗（无市场供应）	肌肉注射 3 针：第 1 针注射 1 ml，4 周后注射第 2 针（0.2 ml），第 2 针后的 3～6 个月注射第 3 针（0.2 ml）	如存在持续的鼠疫暴露风险，需加强免疫：头 2 针加强免疫间隔 6 个月（0.1～0.2 ml），如需要间隔 1～2 年再加强接种 1 针。
狂犬病疫苗：人二倍体细胞疫苗（HDCV，Imovax™），吸附疫苗（RVA），鸡胚细胞提纯疫苗（PCEC，Rabavert™）	于第 0 日、第 7 日、第 21 日或第 28 日，分别在三角肌肌肉注射 3 针[a]	如存在持续的狂犬病暴露风险，2 年后加强免疫，或检测血清抗体水平。

续表 5.3　成人旅行者预防接种程序		
疫苗	基础免疫	加强免疫间隔时间
人二倍体细胞狂犬病疫苗（HDCV，Imovax™，皮内注射）	于第 0 日、第 7 日、第 21 日或第 28 日，分别皮内注射 3 针（每针 0.1 ml）[a]	2 年后加强免疫，或检测血清抗体水平；完成接种该种皮下注射疫苗 3 周内，不能使用氯喹预防疟疾。
蜱传脑炎疫苗（Encepur），按标准或常规免疫程序	于第 0 日、第 28 日、第 300 日，分别皮下注射 3 针	接种最后 1 针的 3 年后进行加强免疫。
蜱传脑炎疫苗（Encepur），按加快免疫程序	于第 0 日、第 7 日、第 21 日，分别皮下注射 3 针[a]	接种第 1 针的 15 个月时进行首次加强免疫，再过 36 个月进行第 2 次加强免疫。
蜱传脑炎疫苗（FSME-Immuno），按标准或常规免疫程序	皮下注射 3 针，在第 0 月和第 1～3 个月接种头 2 针，第 2 针后的 9～12 个月接种第 3 针[a]	接种最后 1 针的 3 年后进行加强免疫。
蜱传脑炎疫苗（FSME-Immuno），按加快免疫程序	于第 0 日、第 7 日、第 21 日，分别皮下注射 3 针[a]	接种第 1 针的 15 个月时进行首次加强免疫，再过 36 个月进行第 2 次加强免疫。
结核病疫苗（卡介苗）[b]	使用“多刺接种枪”（multiple-puncture disk）经皮注射 1 针[a]	对于 5 TU 皮肤试验阴性者，2～3个月后重复接种。
Vi 荚膜多糖伤寒疫苗（Typhim Vi）	皮下注射 1 针[a]	如存在持续的伤寒暴露风险，2 年后加强免疫。
口服伤寒疫苗（Vivotif®，用于＞6 岁的人群）	每 2 日口服 1 粒（胶囊），共服 4 粒[a]	5 年

续表 5.3　成人旅行者预防接种程序

疫苗	基础免疫	加强免疫间隔时间
黄热病疫苗（YF Vax）[b]	皮下注射 1 针[a]	10 年

摘自《1993 Immunizations for international travelers》（作者 E C Jong，旅行医学顾问，美国亚特兰大健康顾问）。

注：

[a]：具体用法详见疫苗说明书。

[b]：注意！以下情况可能是接种禁忌证：妊娠、白血病、淋巴瘤、恶病质，以及由于使用皮质激素、烷基化物、抗代谢药物、化疗和感染 HIV 而导致的免疫抑制状态。

黄热病疫苗接种禁忌证

由于 6 月龄以下婴儿接种后，发生罕见嗜神经不良反应（YEL－AND）的风险明显升高（推测发生率为 1/8 000 000），因而禁止给 6 月龄以下婴儿接种黄热病疫苗。在可能的情况下，应推迟到婴儿≥9 个月时才接种黄热病疫苗。除非孕妇不能取消或推迟前往黄热病高流行区旅行，而其实际患病风险又大于接种疫苗发生不良反应的理论风险，一般情况不推荐给孕妇接种黄热病疫苗。

接种黄热病疫苗的另一种禁忌证是免疫抑制状态，它可以是疾病引起的，如恶性疾病、HIV 感染、先天性免疫缺陷，也可以由于医学治疗导致，如每天使用皮质激素、癌症化疗、放疗和器官移植。对于 CD4 细胞计数＞400μl 的 HIV 感染者，或每天泼尼松用量＜20mg 的旅行者，若存在感染风险，大多数旅行医学专家会考虑为他们接种黄热病疫苗。

黄热病疫苗相关嗜内脏性疾病

在 1996—2002 年期间，WHO 和美国 CDC 共收到 13 例黄热病疫苗相关嗜内脏性疾病（YEL－AVD）的报告。YEL－AVD 发生在接种黄热病疫苗的 2～5 日后，为一种可导致多器官系统衰竭的发热性疾病，表现为发热、肌痛、关节痛、肝炎、血小板减少、弥散性血管内凝血（DIC）、淋巴细胞减少、横纹肌溶解、低血压和少尿。YEL－AVD 可能与接种减毒活疫苗导致的短暂性病毒血症有关。对报告病例的回顾表明，YEL－AVD 的风险非常低（发病率为 13/10 亿针次），其中包括首次疫苗接种者。YEL－AVD 发生的危险随着年龄的增长而增大，65～74 岁人员报告发病率为 3.5/10 万针次，75 岁以上人员则为 9.1/10 万针次，较前者增加 3 倍。因此，对年长的旅行者而言，结合感染风险和接种黄热病疫苗的利弊，仔细评估预定的旅行路线，是极为重要的。无论如何，不管什么年龄，对于前往黄热病流行区的旅行者来说，接种疫苗所获得的保护很可能大于所承受的风险。

黄热病疫苗接种豁免证明

根据 WHO 的规定，有黄热病接种禁忌的旅行者，如果必须到将黄热病疫苗接种作为入境要求的国家旅行，可由专业人士用有抬头的便笺纸签署一份证明，说明旅行者因为医学禁忌无法接种黄热病疫苗，这种纸质文件可用于替代接种证明。

流行性脑脊髓膜炎（流脑）疫苗

由于在麦加朝圣者中发生流行性脑脊髓膜炎暴发，并可在朝圣者回家后两次传播给家人和朋友，沙特阿拉伯于 2003 年起要求，每年在麦加朝圣期间前往沙特阿拉伯的旅行者接种流脑疫苗。4 价的 A/C/Y/W－135 荚膜多糖流脑疫苗（MCPSV4）或 4 价的结合流脑疫苗（MCV4）均符合接种要求。在一些国家，一般市场上可能有 2 价的多糖或结合流脑疫苗供应，它们可诱导对流行性脑脊髓膜炎球菌血清 A 和 C 型的免疫力，但在含有血清 Y 或 W－135 型流行性脑脊髓膜炎球菌的暴发流行中不能保护旅行者，这种情况在一些麦加朝圣时流行性脑脊髓膜炎暴发流行中发生过（见图 5.2）。

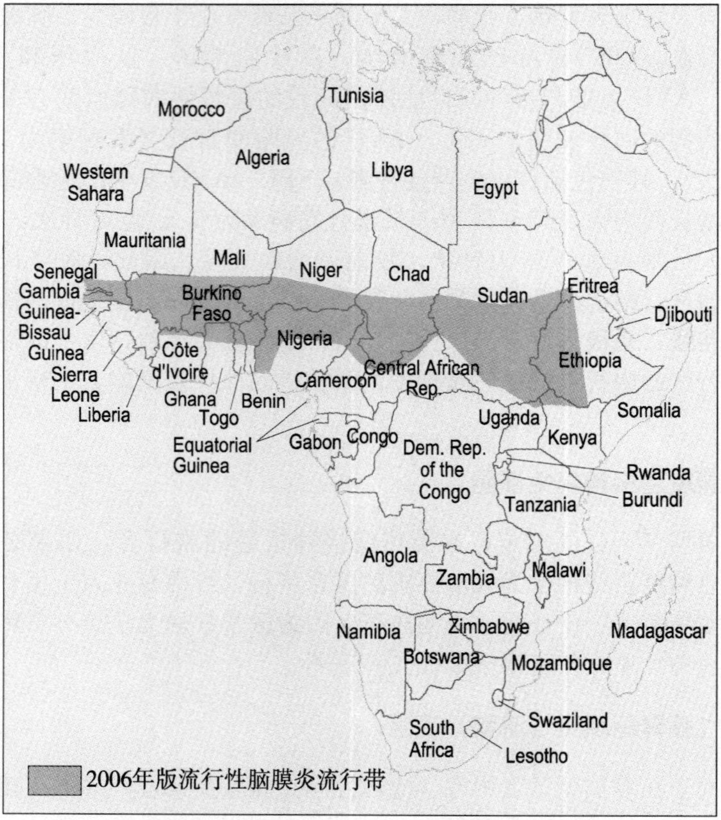

图 5.2 （另见彩图 5.2）流行性脑膜炎流行区

（摘自：美国 CDC 于 2008 年《Health information for international travel, 2007 - 2008》，网址：http://wwwn.cdc.gov/travel/yellowBookCh4-Menin.aspx#651

霍乱疫苗

WHO 没有规定任何国家入境要求接种霍乱疫苗。然而，有两种口服霍乱疫苗（OCV）被认为是安全有效的，它们分别是减毒的 CVD 103 - HgR 活疫苗（Orochol - E®，Berna Biotech，Bern，Switzerland）

和全细胞B亚单位灭活疫苗（WC/rBS）（Dukoral®，SBL Powderject，Stockholm，Sweden)。因为保护效果差和不良反应的因素，已不再使用以前注射用的全细胞灭活霍乱疫苗。

口服霍乱CVD 103－HgR疫苗

口服霍乱CVD 103－HgR减毒活疫苗（Orochol－E®）含有从参考株569B（古典型，O1，Inaba）分离出来的减毒霍乱活菌。该疫苗为一种缓冲悬浊液，需口服接种1剂；最早在接种后8天产生保护性免疫力。该疫苗的不良反应报告极少，仅报道过一些胃肠道症状。临床研究显示其有效保护率为60%～90%，但不推荐2岁以下儿童、孕妇、有免疫缺陷的人，以及使用免疫抑制剂或抗有丝分裂药物的人员接种该疫苗。本书撰写时，由于生产商停产，该疫苗市场上已无供应。

口服霍乱WC/rBS灭活疫苗

口服霍乱全细胞B亚单位（WC/rBS）灭活疫苗（Dukoral®）需接种2剂，间隔10～14日，适用于2岁以上人群。该疫苗在接种第2剂后第10日开始产生保护作用，保护有效率为50%～86%。该疫苗的不良反应很少见，但有胃肠道症状的报告。Dukoral®在美国没有获得上市许可证，但在加拿大和西欧、南美及亚洲的一些地区的市场上有供应。除刺激机体产生针对霍乱的免疫保护外，该疫苗还对旅行者腹泻具有一定的预防功能，这是因为霍乱B亚单位毒素诱发的抗体与肠毒素大肠杆菌（enterotoxic E. coli，见第7章）分泌的不耐热毒素存在交叉反应。

上述2种疫苗都不能预防0139霍乱弧菌感染，也不是所有旅行者都有机会接种口服WC/rBS霍乱疫苗。因此，与预防各种旅行相关腹泻的建议一样，应建议所有前往霍乱疫区或流行区的旅行者遵守食品和饮用水卫生。如果前往该类地区的旅行者患有基础性胃病，如胃酸缺乏，胃部分切除术后，正在服用抑制胃酸分泌药物（如H_2受体阻断剂、离子泵抑制剂）等，则更易于感染霍乱。如果新霍乱疫苗得到更广泛使用，他们应优先考虑接种。其他应优先考虑接种霍乱疫苗的人群，是计划前往霍乱高流行区（如印度、非洲次撒哈拉地区、难民营或已知有霍乱暴发的社区）工作的医务工作者。

天花疫苗

市场上不再供应天花疫苗（牛痘病毒疫苗），而是由美国 CDC 根据个案情况进行具体分析后有限供应。从事天花病毒或其他密切相关病毒工作的科学家和医务工作是预防接种对象。1977 年报道了最后 1 例通过自然传播获得的天花感染病例，1982 年，WHO 的规定中去除了接种天花疫苗的要求。

推荐性旅行相关疫苗

推荐性旅行相关疫苗，是依据旅行者预期的暴露风险水平进行推荐的。这类疫苗包括甲型肝炎、乙型肝炎、伤寒、流行性脑脊髓膜炎、脊髓灰质炎、狂犬病、乙型脑炎、蜱传脑炎等疫苗，以及甲型肝炎免疫球蛋白。对一些旅行者还可能推荐抗结核病预防接种（BCG，卡介苗），或结核菌素皮试（PPD）。下面将简单介绍每种疫苗。表 5.3 列出了基础免疫和加强免疫的剂量和程序。

甲型肝炎疫苗

与脊髓灰质炎、霍乱、伤寒、戊型肝炎和旅行者腹泻的传播模式类似，甲型肝炎是一种由粪—口途径传播的严重病毒性感染。据报道，甲型肝炎在无免疫力的国际旅行者中是最主要的疫苗可预防性疾病，在发展中国家农村或探险旅行时，甲型肝炎的发病率高达每月每 1000 名旅行者 20 例；前往发展中国家的风景名胜或宾馆的旅行者，观察到的甲型肝炎发病率较低，为每月每 1000 名旅行者 3～6 例。

少儿患甲型肝炎后的症状不严重，可能表现为轻微黄疸。甲型肝炎急性感染的病死率在 14 岁以下儿童＜0.1%，15～39 岁人群为 0.4% ，40 岁以上人群为 1.1%，50 岁以上人群则上升为 2.7%。尽管在发达国家高达60%的40岁以上成年人通过显性或隐性感染可能已经对甲型肝炎产生了免疫力，但大部分小于49岁的旅行者对甲型肝炎仍是易感的。如果有足够时间，对下列人员可进行甲型肝炎抗体血清学检测：国外出生者，海外居住者，经常前往不发达国家的旅行者，能提供以前患有黄疸性疾病病史者，1945年前出生者；如果以前感染过甲型肝炎已产生保护性抗体，则不必要再接种甲型肝炎疫苗。

自从1994年Havrix®（GlaxoSmithKline Biologicals，Pittsburgh，PA）甲型肝炎疫苗上市以来，目前市场已有数个既安全又高度有效的灭活甲型肝炎疫苗供应。Havrix®是从HM－175病毒株分离的注射用灭活甲型肝炎疫苗，其他注射用灭活甲型肝炎疫苗包括：从CR－326F病毒株分离的VAQTA®（Merck and Co.，Inc，Whitehouse Station，NJ），从GBM病毒株分离的AVAXIM®（Sanofi Pasteur，Swiftwater，PA），从RG－SB病毒株分离并采用病毒体微球技术的Epaxal Berna®（Berna BioTech，Bern，Switzerland）。Havrix®和VAQTA®疫苗目前在全球供应，其他上述甲型肝炎疫苗主要在西欧地区供应。灭活甲型肝炎疫苗的使用已大部分代替免疫球蛋白用于甲型肝炎预防。

上述列出所有的甲型肝炎疫苗的免疫程序，基础免疫需在三角肌肌注一针，此后2～4周内产生保护性抗体（血清阳转率达到98%～100%）。接种第1针6～12个月后再加强免疫1针，产生的抗体水平预期可保护10年以上。

在一些情况下，旅行者回国后才进行灭活甲型肝炎疫苗的加强接种，接种时间晚于所推荐的“初免后的6～12个月”。临床研究结果显示，推迟加强接种到基础免疫后的66个月并不影响机体对加强接种的免疫记忆应答水平。这提示迟于所推荐的6～12个月加强接种仍是高度有效的。

人们已对上述几种甲型肝炎疫苗的交替使用问题进行过研究，也就是基础免疫和加强免疫时使用不同厂家生产的疫苗的问题。尽管不作为推荐或官方认可的方法，但临床研究的初步结果显示Havrix™和

VAQTA ™ 2 种疫苗可交替使用，不会导致所应诱发产生的保护性抗体水平的下降（资料来自 Merck Vaccine Division，West Point，NJ）。

免疫球蛋白

免疫球蛋白（IG，纯化人型免疫球蛋白）含有预先制备的甲型肝炎抗体（至少 100 IU/ml ），通过被动免疫可提供防止甲型肝炎病毒感染的暂时保护，通常用于无法获得甲型肝炎疫苗的旅行者。其保护期的长短决定于所用剂量，0.06 ml/kg（10 mg IgG/kg）通过臀大肌深部注射可起到长达 3～4 个月的保护作用（见表 5.3）。

免疫球蛋白与甲型肝炎疫苗同时接种

过去，有甲型肝炎感染风险的旅行者，若接种甲型肝炎疫苗时距出发短于 2 周，为了在窗口期，即疫苗诱导的抗体达到保护性水平之前，对旅行者提供保护，有些专家会推荐同时为其注射一剂免疫球蛋白。临床研究显示，健康成人同时接种疫苗和免疫球蛋白后，虽然甲型肝炎血清抗体的几何平均滴度明显降低，但抗体水平仍然大大高于血清学阳转的检测判断值（20 mIU/ml），也比单独注射免疫球蛋白时要高。这些差别没有临床意义。

最新的方案已不再推荐 2 周内出发的旅行者接种疫苗的同时注射免疫球蛋白。因为疫苗可以在常规受种者体内诱导强大的抗体应答。如果受种者的暴露发生在疫苗诱导的抗体达到有效预防感染之前，抗体应答也许无法完全保护受种者免于感染，但很大程度上可以保护受种者不至于病重。基于这个基本原理，在甲型肝炎暴发期间，甲型肝炎疫苗已成功用于易感人群暴露后的预防接种。

乙型肝炎疫苗

在亚洲和非洲的许多地区，无症状乙型肝炎病毒携带者占总体人群的比例高达 15％。前往亚洲和非洲地区、在本土居民间生活和工作的旅行者，如传教士、医务工作者、救援志愿者、教师、学生、探险者、其他与本土居民有密切接触或性接触的旅行者，应考虑接种乙型肝炎疫苗。另外，旅行者在医疗诊治过程（急诊或自主诊疗）、个人仪容修饰（刮须、指趾甲修剪、文身和穿环等）过程中，可发生乙型肝炎病毒的不经意暴露。早在20世纪90年代，乙型肝炎疫苗接种就已纳入美国的儿童常规免疫程序。然而，很多存在感染潜在风险的成年旅行者仍没有按常规免疫程序接种乙型肝炎疫苗。

市场上有两种重组乙型肝炎疫苗，分别是 Recombivax HB®（Merck and Co.，Inc.，Whitehouse Station，NJ）和 Engerix - B®（GlaxoSmithKline Biologicals，Pittsburgh，PA）。两种疫苗的标准接种程序为按第0月、第1月、第6月依次注射3针。

对于存在乙型肝炎病毒暴露高度风险的人群，如医务工作者、救援志愿者、传教士、长期旅行者和外派雇员，应该考虑存在接种疫苗后所产生的抗体达不到保护性水平而不能实现真正的血清学阳转的情况。已知的影响因素包括：年龄增长（30岁以上）、慢性疾病、肥胖、吸烟、男性和臀部肌注疫苗。应在乙型肝炎疫苗接种最后1针的1～6个月后检测乙型肝炎表面抗体。如果不能实现血清学阳转（≥10 mIU/ml），应另外加强接种1针乙型肝炎疫苗，然后于4～12周后再次检测乙型肝炎表面抗体。如果仍不能检测到抗体，应间隔1个月接种另外2针乙型肝炎疫苗。临床研究的有限资料显示乙型肝炎表面抗体的滴度并非与保护作用密切相关，如接种后抗体滴度低或检测不出抗体，但由于存在细胞免疫，机体以后接触乙型肝炎病毒或疫苗是可激发免疫记忆抗体应答反应，因而仍有保护作用。

甲乙型肝炎联合疫苗

甲乙型肝炎联合疫苗（Twinrix®，GlaxoSmithKline Biologicals，Pittsburgh，PA）2001年在美国上市，批准在18岁以上的人群中使用。该疫苗含有720 ELISA单位的甲型肝炎抗原和20 μg的乙型肝炎抗原，标准免疫程序为按0月、1月、6月接种3针。临床研究表明，这种甲乙型肝炎联合疫苗高效安全，基础免疫后可提供长达10年的长期保护。该疫苗便于需获得甲型肝炎、乙型肝炎2种疾病免疫保护的旅行者和其他人群接种，并可减少疫苗注射的总次数（现为3

针，原为 5 针）。甲乙型肝炎联合疫苗的儿童剂型尚未在美国注册，但在其他一些国家已上市。

乙型肝炎疫苗加快接种程序

美国 FDA 批准的 Engerix B® 乙型肝炎疫苗加快接种程序为第 0 月、第 1 月、第 2 月接种 3 针。这使得旅行者在出发前有限的时间内能完成全程接种，不过，推荐在第 12 个月时加强接种 1 针以确保长期维持免疫力。另一种批准在青少年和成人中使用的乙型肝炎疫苗加快接种程序，要求头 2 针间隔 1 或 2 个月接种，第 3 针在第 1 针的至少 4 个月后接种；这种程序就不要求在第 12 个月进行加强。

甲乙型肝炎联合疫苗（Twinrix®）按照第 0 日、第 7 日、第 21～30 日连续 3 针加快接种程序接种，在第 3 针随后 1 个月时能诱导机体产生较高的针对甲型肝炎和乙型肝炎的保护性抗体水平，此时推荐在 12 个月时加强接种第 4 针以确保免疫应答的长期有效。临床研究显示，比较采用甲乙型肝炎联合疫苗加快接种程序的受种者，与采用甲、乙型肝炎单价疫苗按照标准程序接种的受种者，他们在接种第 1 针的第 13 个月时，甲型肝炎和乙型肝炎抗体的血清阳转率相似；在第 37 日，甲型肝炎抗体的血清阳转率相似，但乙型肝炎抗体的阳转率联合疫苗组明显高于单价乙型肝炎接种组（分别为 63.2%和 43.5%，$P<0.001$）（见表 5.4）。尽管甲乙型肝炎联合疫苗加快接种程序在其他一些国家已临床应用多年，但直到 2006 年年底才获得美国 FDA 的批准。乙型肝炎疫苗和甲乙型肝炎联合疫苗加快接种程序，一个潜在的问题是受种者对第 12 个月时推荐的加强接种针的依从性。

对于将于 21～30 日内出发的存在感染风险的人员，应考虑采用甲乙型肝炎联合疫苗加快接种程序。如果不到 21 日即将出发，该旅行者应按标准程序接种 1 针单价甲型肝炎疫苗和单价乙型肝炎疫苗，或考虑采用乙型肝炎疫苗加快免疫程序。

表 5.4 甲型肝炎和乙型肝炎抗体的血清保护率和几何平均滴度（按加快程序接种甲乙型肝炎联合疫苗后）

月	甲型肝炎抗体（>20 mIU/ml）		乙型肝炎抗体（>10 mIU/ml）	
	血清保护率（%）	几何平均滴度（GMT）	血清保护率（%）	几何平均滴度（GMT）
1	100	832	82	123
2	100	956	86	83
3	100	662	97	247

摘自：Nothdurft 等，2002 年。

伤寒疫苗

美国旅行者中伤寒的发病率相对较低（每 100 万旅行者中有 58～174 例），但其 62%的病例是在国际旅行途中感染的。墨西哥、秘鲁、印度、巴基斯坦和智利是伤寒传染风险特别高的国家。次撒哈拉非洲和东南亚地区也被认为是伤寒的高危地区。由于全世界范围内出现了对胃肠道感染常用治疗药物，如广泛应用的喹诺酮类药物的耐药沙门菌，这使旅行者感染伤寒的风险更高了。

重要的是：即使接种了伤寒疫苗，在旅行中也需避免食用存在潜在污染的饮料和食品。疫苗所产生的保护受到摄取重度污染食品的严重影响，流行区居民中口服减毒伤寒疫苗的现场试验表明，其保护率为 43%～96%，但能用于预测旅行者从伤寒非流行区到流行区的接种疫苗实际保护率的数据有限。以往的注射用热苯酚灭活全细胞伤寒疫苗已被更现代的疫苗代替，它们是口服 Ty21A 伤寒疫苗和注射用 Vi 荚膜多糖伤寒疫苗，而以往的伤寒疫苗已不再生产。以上 2 种新型的伤寒疫苗不能预防副伤寒沙门菌（Salmonella paratyphi）引起的副伤寒。

Ty21A 口服伤寒疫苗

口服伤寒疫苗（Vivotif®，Berna Biotech，Bern，Switzerland）

含有伤寒沙门菌减毒株（Ty21A）。该疫苗为胶囊剂型，推荐给 6 岁及以上人员接种。基础免疫（或加强接种）程序为在 1 周内隔天空腹口服 1 粒，共服 4 粒胶囊。加强接种的间隔期为 5 年，需再次按程序口服 4 粒以重新获得免疫。在欧洲有悬浊液剂型的疫苗供应，方便儿童和其他吞咽胶囊有困难的人员接种。以前使用过注射用伤寒疫苗和现在希望接种口服伤寒疫苗的人员，应接受共 4 粒的全程接种。

由于口服 Ty21A 伤寒活疫苗在有免疫缺陷人群中应用的安全性没有得到证实，因而该类人员不宜接种此疫苗。由于缺乏数据，这种疫苗不推荐给孕妇接种（此疫苗属 C 类药物）。

Ty21A 伤寒疫苗和同时用药

任何干扰活疫苗菌株在体内繁殖的情况，都可导致刺激产生保护性应答的细菌性抗原不足。如果正在使用磺胺类等抗生素，或正患有急性胃肠道疾病，则不应接种口服伤寒活疫苗。抗疟药氯喹和甲氟喹可与口服伤寒疫苗一起服用，不会减低免疫应答率。然而，在预防和治疗耐氯喹疟疾的固定剂量复方药物阿托伐醌/氯胍（Malarone）中，氯胍可明显降低口服伤寒疫苗的免疫应答，因而氯胍和阿托伐醌/氯胍应在最后 1 剂疫苗接种 10 日后才可服用。

Ty21A 口服伤寒疫苗与其他疫苗

同时接种口服脊髓灰质炎疫苗、口服霍乱 CVD103 HgR 疫苗或黄热病疫苗不会导致对口服伤寒疫苗免疫应答的抑制。

Vi 荚膜多糖注射用伤寒疫苗

高度纯化的 Vi 荚膜多糖伤寒疫苗（ViCPS，Typhim Vi®，Sanofi Pasteur，Swiftwater，PA），基础免疫为肌肉注射 1 针，10 日后即可诱导机体产生免疫力。与以往的灭活全细胞伤寒疫苗比较，同样采用注射接种方式，但 Vi 荚膜多糖伤寒疫苗具有较好耐受性，不良反应发生率低，可安全应用于 2 岁以上儿童、孕妇和有免疫系统缺陷的旅行者。Vi 荚膜多糖伤寒疫苗与口服 Ty21A 伤寒活疫苗具有相似的免疫保护力。Vi 荚膜多糖伤寒疫苗加强接种的时间间隔为 2 年。

Vi 荚膜多糖伤寒疫苗与甲型肝炎疫苗联合接种

伤寒和甲型肝炎均通过食用污染的食品和饮料经粪—口途径传播，因而对许多国际旅行者来说都需要预防这两种病。多个研究表明，在不同的注射部位同时接种 Vi 荚膜多糖伤寒疫苗（Typhim Vi™）和甲型肝炎疫苗（Havrix™或 VAQTA™）不会导致不良反应明显增多，也不会影响各自的免疫效果。有一项局限性的研究表明，将两种疫苗的制剂混在同一注射器内接种也是可行的，因而将来可考虑生产一种新型配方的联合疫苗可同时预防伤寒和甲型肝炎，便于旅行者接种。

流行性脑脊髓膜炎疫苗

A/C/Y/W－135 4 价的流行性脑脊髓膜炎疫苗，是每年麦加朝圣期间前往沙特阿拉伯旅行要求接种的疫苗。该疫苗也推荐给前往非洲（次撒哈拉地区）和南美（巴西）某些地区，以及到流行性脑脊髓膜炎在居民中高度地方流行或流行的世界其他地区生活和工作的旅行者。

ACIP 推荐给 11～18 岁的年轻人和住校的 1 年级新生常规接种 4 价 A/C/Y/W－135 流行性脑脊髓膜炎结合疫苗（因为流行性脑脊髓膜炎在这些学生人群中传播风险的升高，某些学院将其作为入学的预防接种要求）。流行性脑脊髓膜炎疫苗也推荐给以下高危人群接种：常规接触奈瑟脑膜炎球菌的微生物学家，部队新兵，末端补体成分缺陷者，解剖性或功能性脾阙如者。

流行性脑脊髓膜炎多糖疫苗（MPSV4 疫苗）（Menimmune®，Sanofi Pasteur）是一种能诱导机体产生对 A、C、Y 和 W－135 血清型脑膜炎球菌免疫力的 4 价疫苗。尽管该疫苗的有效性在少儿中有差异，但在健康的受种者中接种 1 针 MPSV4 疫苗一般可提供免疫保护约 3～5 年，对于在高危地区生活并在 4 岁前接种过第 1 针的儿童，推荐 2 年或 3 年后再接种第 2 针。

流行性脑脊髓膜炎结合疫苗（MCV4）（Menactra®，Sanofi Pasteur）是一种将分离出的A/C/Y/W－135 4种多糖与白喉毒素蛋白结合的4价疫苗，结合后的疫苗通过激活受种者机体强大的T细胞免疫反应从而增强了免疫原性。由于MCV4可诱导产生高水平的黏膜抗体，因而有利于清除脑膜炎球菌的鼻咽部携带状态，机体对以后MCV4加强接种的免疫应答也很强。尽管目前还没有正式推荐加强接种的时间间隔，据估计接种MCV4疫苗的免疫持久性可达7年。

MCV4疫苗获准用于11～55岁人群。尽管流行性脑膜炎多糖疫苗可以有效地保护旅行者，以及预期有局限性流行性脑脊髓膜炎暴露的其他人。但是，流行性脑膜炎结合疫苗的附加接种可以起到有效的免疫加强作用，所以，现在和将来可能需要获得流行性脑脊髓膜炎保护人，最好选用流行性脑脊髓膜炎结合疫苗。过去接种过MPSV4疫苗，现仍存在流行性脑脊髓膜炎暴露风险的人员，可使用MCV4疫苗进行加强接种。

狂犬病疫苗

动物特别是狗咬伤，是前往美洲中部和南部、中东、非洲及亚洲乡村地区的国际旅行者感染狂犬病的一种潜在危险。应向乡村旅行者，特别是去偏僻地区的探险旅行者，以及生活在确有狂犬病感染风险地区的外派工作人员、传教士及其家庭成员，推荐进行暴露前狂犬病疫苗接种。暴露前的狂犬病疫苗接种可简化在高危地区被动物咬伤后的医疗处理。若暴露前没有接受接种，被咬者需在咬伤后尽快接受两方面的医学处理，一是注射狂犬病免疫球蛋白（RIG），二是完成最新的从组织培养后分离的狂犬病疫苗全程5针的接种。在狂犬病感染风险极高的地区，国际旅行者可能难于获得狂犬病免疫球蛋白和高质量的狂犬病疫苗。更多详细的有关咬伤后的治疗将在下面讨论。

狂犬病疫苗为灭活病毒疫苗，通常有3种产品可供使用：人2倍体细胞疫苗（HDCV，Imovax™，Sanofi-Pasteur，Swiftwater，PA）、狂犬病吸附疫苗（RVA，GlaxoSmithKline Biologicals，Pittsburgh，PA）和鸡胚细胞提纯疫苗（PCEC，Rabavert™，Chiron，Emeryville，CA）。这些狂犬病疫苗产品可在暴露前接种中交替使

用，暴露前全程接种程序为 3 针（每次 1.0ml），分别在第 0 日、第 7 日、第 21 日或第 28 日肌肉注射。

狂犬病疫苗接种常见轻度的局部反应，包括注射部位红斑、疼痛和肿胀。轻度全身反应包括头痛、头昏、恶心、腹部疼痛，一些受种者可能会出现肌肉疼痛。约有 5% 接受暴露前 HDCV 加强接种者，以及少数接受暴露后接种者，在接种的 2～21 日后可能出现血清病样反应，症状表现为荨麻疹、发热、全身乏力、关节痛、关节炎以及恶心呕吐。

有一种 HDCV 狂犬病疫苗获准实施皮内注射，其基础免疫程序与肌肉注射疫苗相似，分别于第 0 日、第 7 日、第 21 或 28 日皮内注射一剂较小剂量（每次 0.1 ml）的疫苗。皮内注射疫苗比肌肉注射疫苗价格要便宜，但需要提前计划，因为在第三剂皮内注射后未满三周内如果开始服用氯喹预防疟疾，皮内注射免疫的效果将会大打折扣。所以，若出发前没有足够的时间，应使用肌肉注射疫苗。狂犬病吸附疫苗（RAV）最初是由美国密歇根州卫生局（the Michigan Department of Public Health）生产，现在由葛兰素史克生物制品公司（Glaxo-SmithKline Biologicals）生产。用于生产这种灭活疫苗的病毒，生长于组织培养细胞中，其培养基不含人白蛋白。RVA 疫苗仅可用于肌肉注射。使用这种制剂进行接种后的不良反应数据正在积累中。

PCEC 狂犬病疫苗，也是在不含人类白蛋白的培养基中的组织培养细胞中培植的，也许仅适用于肌肉注射，虽然有关数据有待积累，但与再次接种相关的不良反应发生率较低。

狂犬病疫苗的加强接种

旅行者是否需要进行狂犬病疫苗的加强接种，取决于其暴露于狂犬病的危险程度。对于低危险性行程的旅行者，不推荐加强接种。“频繁”暴露者（例如，业余洞穴探险者、兽医以及在动物狂犬病流行地区的工作人员），建议每两年进行一次的血清学检测，如果其抗体滴度低于保护水平，则应进行加强接种；对于那些有“持续性”风险的人员（例如，狂犬病研究实验室的工作人员），建议每 6 个月进行一次血清学检测，如果其抗体低于保护水平，则应进行加强接种。

狂犬病疫苗暴露后接种和狂犬病免疫球蛋白

同样是高风险的咬伤，曾接受过狂犬病疫苗暴露前接种的伤者，其医学处理则可简化，除立即进行伤口处理（用力清洗、清创、敞开伤口和应用抗生素防止伤口感染）外，只需推荐在第 0 日及第 3 日肌肉注射 2 剂各 1ml 的狂犬病疫苗，即可提供理想的保护。

在狂犬病流行区，如被咬者没有接受过狂犬病疫苗暴露前接种，暴露后的处理包括注射一剂狂犬病免疫球蛋白（20IU/kg），如果可能的话一半剂量用于伤口范围内浸润性注射，余下的用于肌肉注射；此外，在第 0 日、第 3 日、第 7 日、第 14 日和第 28 日还应注射 5 剂 1ml 的狂犬病疫苗。

在许多狂犬病流行地区很难获得安全的狂犬病免疫球蛋白和狂犬病疫苗。发展中国家供应的狂犬病免疫球蛋白很可能是来源于马血清（而在发达国家则来源于人血清），注射源于马血清的 RIG 伴随着罹患血清疾病的显著风险。发展中国家供应的狂犬病疫苗是森普尔型（Semple 型）疫苗，它来源于实验室动物受染的脑组织，与来源于现代的组织培养的狂犬病疫苗比较，这种疫苗制品有发生不良反应的潜在可能性并且保护效果低。

乙型脑炎疫苗

乙型脑炎（JE）是一种在亚洲及东南亚通过库蚊传播的病毒感染性疾病（见图 5.3）。乙型脑炎在热带及亚热带地区全年流行，在温带气候区于春末、夏季以及早秋期间流行。猪及某些鸟类是病毒的天然宿主，而蚊子作为媒介生物在水稻田及水利灌溉工程中广泛大量繁殖。

对于常规旅游参观城市和前往发达的度假旅游胜地观光的短期旅行者而言，不认为存在患乙型脑炎的风险。在传播季节，前往乡村地区旅行者感染乙型脑炎的风险为每月 1：5000 或每周 1：20 000。通

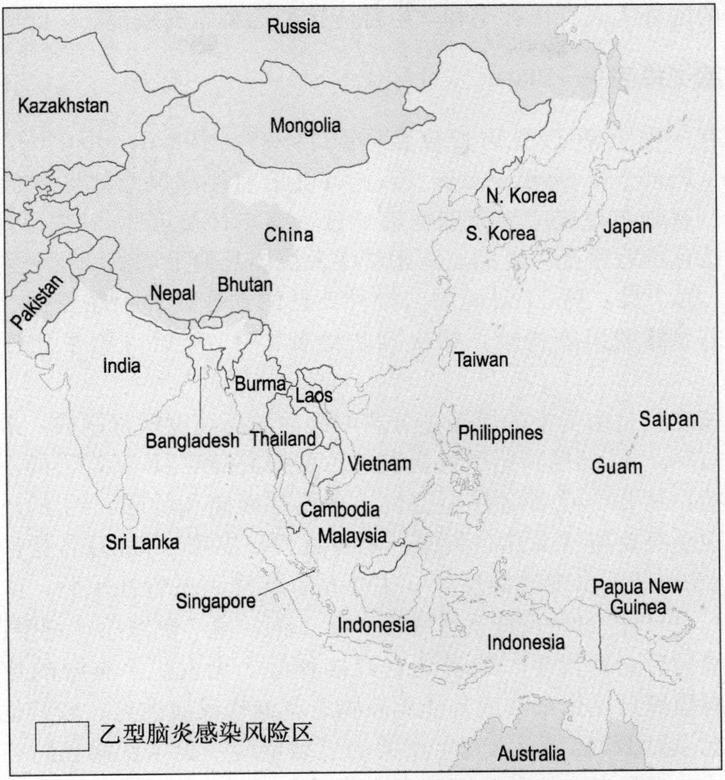

图 5.3 （另见彩图 5.3）乙型脑炎的地理分布图

（摘自：美国 CDC 于 2008 年《Health information for international travel, 2007－2008》，网址：http://wwwn.cdc.gov/travel/yellowBookCh4-Japaneseencephalitis.aspx#638）

过采取防止蚊子叮咬的个人防护措施能使感染风险大幅度降低，如穿防护衣服、使用驱虫剂，及在经除虫菊脂（permethrin）处理过的蚊帐内睡觉（见第 1 章）。虽然如此，考虑到前往农村流行地区的短期旅行者有人感染了乙型脑炎，以及邻近市区的农业工程使带毒蚊虫有机会感染城市中易感的居民，因而对所有到乡村地区的旅行者（特别是养猪场地区），以及计划到流行区城市、郊外或农场生活、工作或旅行的国外工人、传教士和学生都应接种乙型脑炎疫苗。

乙型脑炎疫苗——Biken

有一种灭活乙型脑炎疫苗（JE Vax®，Biken，distributed by Sanofi Pasteur，Swiftwater，PA）可供给前往高风险地区的旅行者接种。基础免疫程序为分别在第 0 日、第 7 日及第 30 日皮下注射 3 针。按标准程序受种者的血清阳转率及抗体几何平均滴度比分别在第 0 日、第 7 日、第 14 日两周内接种 3 针的加速接种程序受种者的要高。若暴露的风险持续，初次预防接种 2～3 年后可给予加强接种 1 针。

该疫苗是由受染的鼠脑中分离的灭活的高纯度病毒制成，最终产品含<2ng/ml 的髓磷脂碱性蛋白。乙型脑炎疫苗 JE VAX®的不良反应包括：约 20%受种者注射部位出现局部疼痛和肿胀，约 10%受种者出现全身反应（发热、头痛、全身乏力、皮疹），每万名受种者中约有 15～62 人出现过敏反应（主要是荨麻疹、血管性水肿，或两者皆有）。报告的过敏反应发生在接种第 1 剂、第 2 剂或第 3 剂疫苗后，或者接种后立即发生，或者延迟到接种后 2 周发生。有限的数据提示：对膜翅目昆虫毒液或其他刺激物有荨麻疹反应的人，较其他人更容易在注射 JE VAX®后发生相关的过敏反应。美国疾病预防控制中心建议，受种者在接种乙型脑炎疫苗后应留观 30min，应接种最后一剂乙型脑炎疫苗 10 日后才能出行，以确保发生上述延迟的不良反应时，能获得熟悉的医疗系统的诊治。在本书写作时，预期到 2010 年这种疫苗将不再生产供应。

纯化灭活乙型脑炎病毒疫苗

关键的第三期临床实验显示，一种衍生于 SA 14－14－2 病毒株（Intercell，Vienna，Austria）的新型纯化灭活乙型脑炎疫苗（JE－PIV）是安全有效的。新型疫苗在第 0 日、第 28 日分别接种 2 针后，可诱导保护水平的抗体，而当前市场供应的乙型脑炎疫苗 JE－

VAX®则需接种3针。乙型脑炎疫苗JE－VAX®是由鼠脑中培养的乙型脑炎病毒Nakayama株纯化而成，与之不同，新型疫苗是由Vero组织细胞中培养的乙型脑炎病毒SA 14－14－2株纯化而成。在本书写作时，美国FDA正对新型SA14－14－2疫苗的新药许可证进行评审。

蜱传脑炎疫苗（译者注：又名森林脑炎疫苗）

蜱传脑炎（TBE）是由两种密切相关的病毒感染引起的疾病，欧洲地区（奥地利、捷克斯洛伐克、德国、匈牙利、波兰、瑞士、南斯拉夫北部）的中欧脑炎病毒（Central European Encephalitis Virus，CEEV）和4月至8月间在独联体地区（苏联）流行的俄罗斯春夏脑炎病毒（Russian Spring Summer Encephalitis Virus ，RSSEV）。两种病毒在东欧的流行区域存在交叉重叠（见图5.4）。蜱传脑炎由受染的篦子硬蜱（Ixodes ricinus）叮咬而传染给人类，这种蜱常见于流行区的森林地带（见图5.5）。另外，摄入未经巴氏杀菌的源于受染牛、山羊或绵羊的奶制品也可能发生全身性感染。TBE感染后可导致严重的神经系统后遗症，甚至导致死亡。对该病没有特效治疗方法，可以对症治疗。接种疫苗是生活居住在流行地区人群和前往该地区旅行者的预防TBE感染的主要方法。

目前在美国还没有针对蜱传脑炎的预防接种。由Immuno公司（Vienna，Austria）生产的FSME-Immuno蜱传脑炎疫苗在加拿大和欧洲市场有供应。该疫苗通过鸡胚细胞培养生产，基础免疫为分别皮下注射3针。另一种蜱传脑炎疫苗是由Chiron公司（Behring，Germany）生产，其商品名为Encepur，在欧洲和亚洲国家有市场供应。蜱传脑炎疫苗的加快免疫程序为于第0日、第7日、第21日分别接种3针，并在最后一针后的15个月给予加强接种1针。最近的临床研究表明这两种疫苗可以互换接种，而且其加快免疫程序能使机体迅速产生保护作用，并在300日的观察期维持高滴度的抗体。疫苗供应的限制和需要接种多针的免疫程序的要求，意味着大多数来自北美的、需要预防蜱传脑炎感染的旅行者将不能在旅行前接种相应的疫

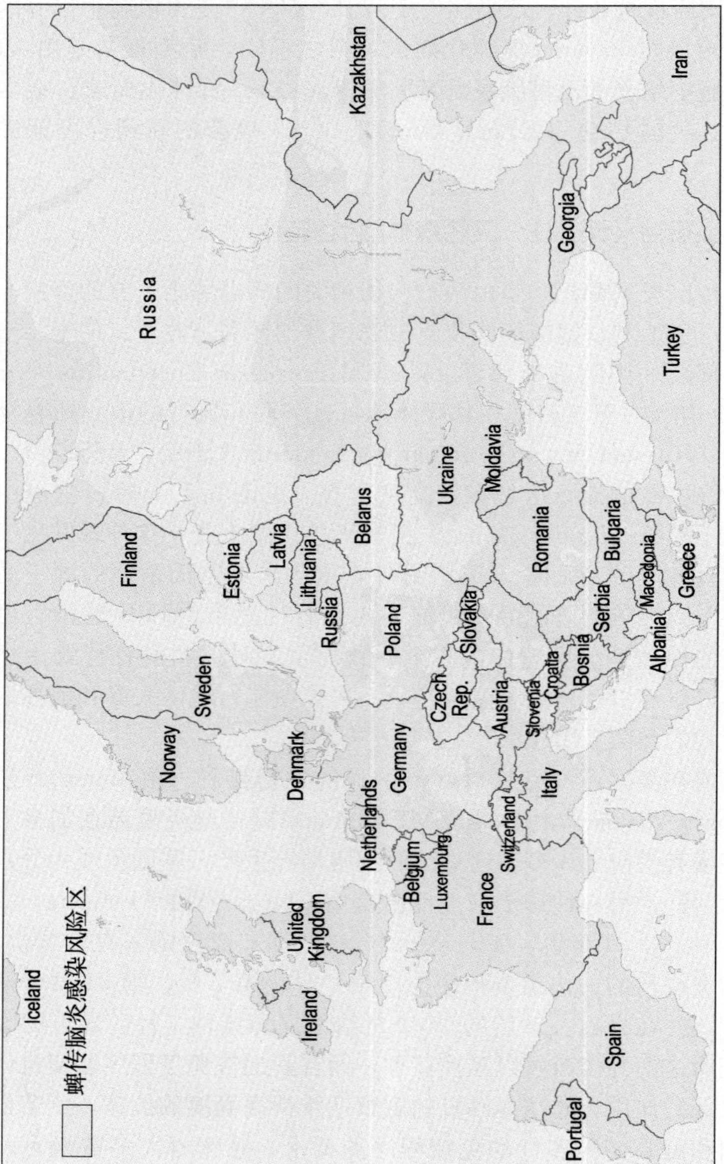

图5.4 （另见彩图5.4）蜱传脑炎在东欧的传播

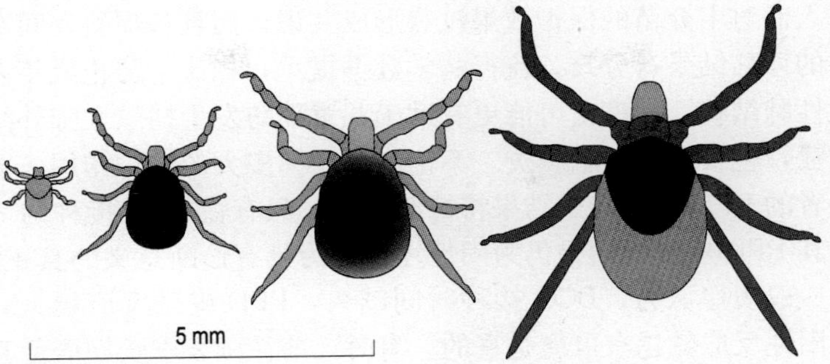

图 5.5 （另见彩图 5.5）蜱传脑炎的传播媒介——蜱

（从右到左分别为：母蜱、公蜱、若虫、幼虫。已获 Wageningen 大学 Fedor Gassner 允许使用）

苗。计划在蜱传脑炎感染风险地区进行户外活动（徒步、骑车、露营）的旅行者必须采取个人防护措施以防止蜱叮咬，他们在户外时应穿防护服，在暴露的皮肤上使用含有 N，N-二乙基-间位甲苯酰胺（避蚊胺，N，N-diethyl-meta-toluamide，DEET）的驱虫剂或类似产品，并用含驱虫菊酯的杀虫剂处理他们的外衣。应建议所有前往这些地区的旅行者都应避免摄取未经高温消毒的牛奶制品。

结核病疫苗（卡介苗）

对于将要在外国的本土居民中生活或将在外国的福利院、学校、医院或其他场所工作的旅行者而言，可能有暴露于结核病（TB）的重大风险。肺结核一般在封闭的环境中，通过吸入患者的飞沫在人间传播。这类旅行者在旅行前和旅行后应使用结核菌素（PPD）和对照抗原（如念珠菌和毛癣菌）进行皮肤试验。在国际旅行后皮试结果转为阳性的人员需要作进一步评估，并考虑使用异烟肼或其他药物对他们进行结核病的预防性治疗。然而，对于前往结核病在一般人群中较美国更常见的国家，进行短途或商务旅行的国际旅行者来说，并不认为他们有接触结核病的高度风险。

卡介苗（Bacillus Calmette-Guérin，BCG）广泛应用于世界各地

的儿童免疫规划中以预防结核病，但这从未成为美国的公共卫生政策。人们对卡介苗的保护效果没有形成共识，而且各项研究间对保护效果的评估结果有分歧。流行病学数据提示，相比于防止成年人感染原发性肺结核，该疫苗可能更有助于儿童预防发生播散性肺外结核的并发症，包括结核性脑膜炎。不论疫苗发挥多大的保护作用，卡介苗受种者的PPD阳性皮试结果将持续数年。只有在BCG接种约7年以后，其PPD皮试的结果仍为阳性才被视为具有诊断意义的真正阳性。作为一般规律认为，BCG接种时间越久，PPD皮试反应越大，PPD皮试阳性反应就越有可能是真的。有时，前往国要求长期居留家庭的孩子提供卡介苗的接种证明才能获得签证。卡介苗在美国市场有供应，美国儿科学会传染病控制专家委员会（American Academy of Pediatrics Committee on the Control of Infectious Diseases）认为该疫苗可用于前往结核病流行国家地区生活的儿童，或有可能暴露于患活动性肺结核或新近感染结核病成人的儿童。对将要前往结核病高度流行而诊断及治疗条件有限的地区工作的，且未曾感染过结核的医务人员（其PPD皮试阴性）来说，可能也应适当考虑接种卡介苗。

与其他减毒活疫苗一样，患有先天性免疫抑制、HIV感染、正在进行化疗和放疗或其他免疫功能缺陷的人员，不应接种卡介苗。妊娠是卡介苗接种的相对禁忌证。

莱姆病疫苗

一种由葛兰素史克公司（GlaxoSmithKline）生产的Lymerix™莱姆病疫苗1999年上市，但在2002年退出了市场。该疫苗针对伯氏疏螺旋体（*Borrelia burgdorferi*）外表面蛋白A（outer surface protein A，OSP A），能预防伯氏疏螺旋体的美国株所引起的感染，研究表明其在成年人群中保护效果为80%～90%。

对在已知有莱姆病传播危险的地区生活、工作，或前往该地区旅行的人员，强烈建议他们在户外采取防蜱叮咬的防护措施，包括使用驱虫剂、穿戴经杀虫剂处理过的长袖外衣及长裤，如长时间在户外逗留则应仔细检查皮肤和头皮上是否有蜱（见第1章）。有一项研究表明，12 岁及以上的研究对象在被染毒的肩突硬蜱（*Ixodes scapulari*）叮咬后，72h 内服用单剂 200mg 的多西环素可预防莱姆病的发生（见第 23 章）。

鼠疫疫苗

鼠疫是一种由耶尔森鼠疫杆菌引起的细菌性疾病，在非洲、亚洲和美洲一些国家的野生啮齿类动物中呈地方性流行。鼠疫通过跳蚤叮咬或与受感染动物的直接接触传给人类。人与人之间通常是通过呼吸道分泌物传播。国际旅行者前往有鼠疫报告的国家进行常规旅游路线的旅行是不太可能感染鼠疫的。存在鼠疫感染暴露风险的高危人群包括野外生物学家、在农村山区或高地这些难以避免会接触老鼠和跳蚤的地方居住或工作的人。

鼠疫疫苗是一种保护效果缺乏文献证明的灭活疫苗。基础免疫为在 10 个月期间肌肉注射 3 针疫苗。局部不良反应表现为注射部位出现疼痛、红肿和硬结。重复接种可出现全身不良反应，如发热、头痛、全身乏力。鼠疫疫苗已不再有市场供应。

除了采取个人防护防止昆虫叮咬外，一些咨询医生建议，暴露于受鼠疫感染的动物或人后，可立即服用四环素（每次口服 500mg，每日 4 次，连服 7 日）预防鼠疫，这可作为替代鼠疫疫苗接种。应用四环素预防鼠疫这种方法的有效性没有经过受控的临床试验研究验证，而是源于使用四环素治疗鼠疫的临床方法。

结论

对于许多威胁国际旅行者身体健康的疾病，尽管已有安全和高效的疫苗可供使用，但许多因素会影响旅行者对预防接种推荐的接受度。应切实关注的因素包括：出发前的时间，过去的过敏史或不耐受某些疫苗，想避免注射多种疫苗，以及旅行者对旅行前保健支出的总体预算等。其他影响旅行者预防接种选择的因素包括：旅行者对旅行路线中健康危害因素的文化观念，是否计划进行非常规观光路线的冒险旅行，以及在国外旅行患病时能否获得正规的医疗。

（何洪涛　译　黄鹂　校）

扩展阅读

Beran J, Douda P, Gniel D et al 2004 Long-term immunity after vaccination against tick-borne encephalitis with Encepur using the rapid vaccination schedule. Int J Med Microbiol 293 Suppl 37: 130–133

Bock H L, Kruppenbacher J P, Bienzle U et al 2000 Does the concurrent administration of an inactivated hepatitis A vaccine influence the immune response to other travelers' vaccines? J Travel Med 7:74–78

Centers for Disease Control and Prevention 2007 Health information for international travel. DHHS, Atlanta, GA

Centers for Disease Control and Prevention2007 Notice to readers: Revised recommendations of the Advisory Committee on Immunization Practices to vaccinate all persons aged 11–18 years with meningococcal conjugate vaccine. MMWR 56:794–795

Centers for Disease Control and Prevention 1997 Immunization of health-care workers: recommendations of the Advisory Committee on Immunization Practices (ACIP). MMWR 46:RR–18

Connor B A, Blatter M M, Beran J et al 2007 Rapid and sustained immune response against hepatitis A and B achieved with combined vaccine using an accelerated administration schedule. J Travel Med 14:9–15

Jong E C 2005 United States epidemiology of hepatitis A: influenced by immigrants visiting friends and relatives in Mexico? The Am J of Med 118:50S–57S

Jong E C, Kaplan K M, Eves K A et al 2002 An open randomized study of inactivated Hepatitis A vaccine administered concomitantly with typhoid fever and yellow fever vaccines. J Travel Med 9:66–70

Kollaritsch H, Que J U, Kunz C et al 1997 Safety and immunogenicity of live oral cholera and typhoid vaccines administered alone or in combination with anti-malarial drugs, oral polio vaccine or yellow fever vaccine. J Infect Dis 175:871–875

Landry P, Tremblay S, Darioli R et al 2000 Inactivated hepatitis A vaccine booster given ≥24 months after the primary dose. Vaccine 19:399–402

Lyons A K -T N, Kuschner R A, Putnak R et al 2007 A phase 2 study of a purified, inactivated virus vaccine to prevent Japanese encephalitis. Vaccine 25:3445–3453

Marfin A A, Eidex R S, Kozarsky P E et al 2005 Yellow fever and Japanese encephalitis vaccines: indications and complications. Infectious Disease Clinics of North America 19:151–168, ix

Nadelman R B, Nowakowski J, Fish D et al 2001 Prophylaxis with single-dose doxycycline for the prevention of Lyme disease after an Ixodes scapularis tick bite. N Engl J Med 345:79–84

Nothdurft H D, Dietrich M, Zuckerman J N et al 2002 A new accelerated vaccination schedule for rapid protection against hepatitis A and B. Vaccine 20:1157–1162

Poland G A 1998 Hepatitis B immunization in health care workers. Dealing with vaccine nonresponse. Am J Prev Med 15:73–77

Ryan E T, Kain K C 2000 Health advice and immunizations for travelers. N Engl J Med 342:1716–1725

Schöndorf I, Beran J, Cizkova D et al 2007 Tick-borne encephalitis (TBE) vaccination: applying the most suitable vaccine schedule. Vaccine 25:1470–1475

Tauber E, Kollaritsch H, Korinek M et al 2007 Safety and immunogenicity of a Vero-cell-derived, inactivated Japanese encephalitis vaccine: a non-inferiority, phase III, randomised controlled trial. Lancet 370:1847–1853

Van Herck K, Leroux-Roels G, Van Damme P et al 2007 Ten-year antibody persistence induced by hepatitis A and B vaccine (Twinrix) in adults. Travel Med Infect Dis 5:171–175

Virk A, Jong E C 2004 Travel immunizations. In: Keystone J S et al (eds) Textbook of travel medicine. Elsevier, Philadelphia

Walter E B, Hornick, Poland G A et al 1999 Concurrent administration of inactivated hepatitis A vaccine with immune globulin in healthy adults. Vaccine 17:1468–1473

World Health Organization 2007 Joint WHO/UNICEF statement for cholera vaccine use in tsunami-affected areas. Online. Available: http://who.int/cholera/tsunami_choleravaccine/en 26 Aug

Wormser G P, Dattwyler R J, Shapiro E D et al 2006 The clinical assessment, treatment, and prevention of Lyme disease, human granulocytic anaplasmosis, and babesiosis: clinical practice guideline by the Infectious Diseases Society of America. Clin Infect Dis 43:1080–1134

Zent O, Bröker M 2005 Tick-borne encephalitis vaccines: past and present. Expert Rev Vaccines 4: 747–755

第 6 章　疟疾的预防

Fiona E. Lovegrove，Kevin C. Kain

疟疾是世界上最重要的寄生虫病。人类疟疾是一种通过血源性传播的原虫感染，它是由 4 种疟原虫引起的，包括：恶性疟原虫、间日疟原虫、卵形疟原虫和三日疟原虫。主要通过被感染的雌性按蚊叮咬传播。比较罕见的还有输血、共用针头和母亲传给胎儿。生态变化、经济和政治的不稳定，加上不断扩大的疟疾抗药性的增加，已经导致这种寄生虫病在全球范围内死灰复燃。世界卫生组织（WHO）和联合国儿童基金会（UNICEF）的《2005 年世界疟疾报告》以及有关学者（参见 Snow 等人的研究报告）的近期数据（2005 年）估计，每年有 5 亿多例的疟疾患者和超过 100 万的疟疾死亡病例。

疟疾不仅是发展中国家的问题。国际旅行的增多和耐药性的增加已经导致越来越多的旅行者有感染疟疾的风险。据估计，每年有多达 3 万的来自工业化国家的旅行者感染疟疾。因为没有考虑到在国外诊断和治疗的人员以及普遍存在的漏报现象，这个发病率很可能还是被低估了。输入到北美和欧洲的大多数恶性疟疾病例是在非洲感染的(85%)。目前前往非洲大陆旅行的人员正越来越多。

输入性恶性疟的死亡率大约为 0.6%～3.8%，但老年人可能更高。对于严重病例，即使采用现代重症监护手段，死亡率也可以超过 20%。不过，如果高风险的旅行者采用服药、减少蚊虫叮咬等适当的预防措施，加上医生及时的诊断和适当的治疗，可以大大减少疟疾的患病率和死亡率。

预防疟疾的方法

本章重点讨论疟疾的预防原则。有兴趣的读者可以参阅表 6.1 的内容，查阅相关参考资料和具体国家的疟疾风险信息。预防疟疾，首先要向所有前往流行区的旅行者宣传世界卫生组织的 ABCD 4 项预防原则：

A. 明确风险，了解症状，意识到疟疾感染的严重性。

B. 避免蚊虫叮咬。

C. 必要时预防服药。

D. 旅行中或旅行后如果发烧，应及时就医。

这些原则如表 6.2 所列，是预防疟疾的关键，下面将详细讨论。

表 6.1 旅行健康信息和具体国家疟疾风险的互联网资源

http://www.cdc.gov/travel/ 美国疾病控制与预防中心 (Travelers'Health Section)	在线资料包括 2005—2006 国际旅行者健康信息全文，有成人和儿童的全部内容，包括疟疾的风险和推荐
http://www.who.int/ith/en 国际卫生组织（WHO）国际旅行与健康信息资源页	包括最新的具体国家疟疾风险
www.TravelHealth.gc.ca Health Canada (Travel Medicine Resource Page)	为旅行医学专业人员提供信息。包括 CATMAT 指南，旅行公告和旅行者疟疾预防与治疗的更新

这 4 项预防原则的具体内容包括：

1. 个人风险评估

风险评估基于旅行者的具体行程和特定行为（括号内的例子代表风险增加）。感染疟疾的风险根据下列因素变化而变化：所到地理区域（非洲比东南亚高），同一区域内的不同旅游地（农村比城市高），住宿类型（露营比良好的屏蔽或空调房间高），停留时间（3 个月的长途跋涉比 1 周的商务旅行高），旅行季节（疟疾传播季节比非传播季节高）和目的地海拔（海拔 2000m 以上疟疾很少传播）。除了地点，旅客是否规范、有效地采取预防措施，如使用药物处理过的蚊帐、预防服药等，会影响到自身的风险。

利用疟疾监测数据对旅行者开展风险评估可以得到更多的信息。

例如，相对风险评估显示，旅客在次撒哈拉非洲地区感染疟疾的可能性是低风险地区的 207 倍，其他旅游地风险相对减小，南亚（53.8 倍），中美洲（ 37.8 倍），东南亚（11.5 倍）和南美洲（8.3 倍）。在不预防服药的情况下，不同地区的感染风险差别很大，巴布亚地区（原伊里安查亚 Irian Jaya）每月大于 20%，西非每月 1.7%～2.4%，中美洲每月 0.01%。值得注意的是，一项研究表明旅客到泰国患疟疾的风险为 1∶12 254，这比预防性用药引起的严重不良反应的风险还小。这些数据可用于评估不同地区使用不同预防药物的成本效益比。疟疾的最新信息和各国风险的最新情况可以从世界卫生组织（WHO）、美国疾病控制与预防中心（CDC）和加拿大卫生部的网站上获得（表 6.1）。

表 6.2　旅行者前往疟疾感染地区的信息清单

以下是用来指导旅行者的关键问题清单

1. 疟疾风险

   应告知旅行者个体感染疟疾的风险和目的地恶性疟耐药性的存在情况。妊娠妇女和带幼儿的成人应考虑旅行的必要性。

2. 蚊虫预防措施

   应该教旅行者如何防止蚊虫叮咬

3. 药物预防（必要时）

   医生必须：

   a. 建议旅行者在旅行前开始服药、旅行期间持续服药，离开流行地区后再服药 1 或 4 周（取决于所用的药物）
   b. 讨论药物过敏和其他禁忌证问题
   c. 告知旅行者抗疟药物有副作用。如果这些副作用是严重的，应及时就医并停药。轻度恶心、偶尔呕吐或稀便不需要立即停药。如果持续存在，应就医。
   d. 需要警告旅行者，即使服用了预防药物仍然可以感染疟疾。
   e. 需要警告旅行者，在海外可能会获得不一致的抗疟药物信息 ，但应该仍然坚持自己的处方，除非有中到重度的不良反应。

续表 6.2　旅行者前往疟疾感染地区的信息清单

4. 应告知旅行者，万一生病：
   a. 疟疾的症状可以轻，可以重；如果有发热或感冒样症状（不明原因的发热）应怀疑疟疾。
   b. 如果治疗不及时，疟疾是会引起死亡的；怀疑疟疾时，应及早就医，进行血样检查，一次或多次查找疟原虫。（如果可能，血涂片应带回来复查）。
   c. 需要提醒的是，自我治疗只有在不能及早就医的情况下使用，而且自我治疗后也一定要及早就医。
   d. 需要提醒的是，怀疑或确诊疟疾时，应继续服用预防药物。
5. 特殊人群：
   因为疟疾的潜在作用和一些药物不能使用（如多西环素），孕妇和幼儿需要特别的关注。

改编自国际旅行与健康，日内瓦，2005 年，世界卫生组织

2. 防止蚊虫叮咬（个人防护措施）

所有到疟疾流行地区的旅行者需要了解如何避免蚊子叮咬——特别是传播疟疾的按蚊叮咬。在傍晚和夜间采取任何措施防止雌性按蚊的叮咬，都会降低感染的风险。使用杀虫剂浸泡过的蚊帐（经扑灭司林等药物处理）是一个有效的预防措施，并且不会对儿童和孕妇造成危害，但旅行者未能充分利用。其他详细情况参见第 1 章。

3. 必要时预防服药

必须权衡抗疟药物的不良反应和感染疟疾的风险之间的利弊（如前所述）。在使用任何抗疟药物之前，必须弄清以下问题：

a. 该旅客将暴露于疟疾吗?

b. 该旅客将去恶性疟耐药区吗?

c. 如果出现疟疾症状，该旅客能够迅速获得医疗救助吗（包括用消过毒的器械采样、进行血涂片检查和诊断）?

d. 对于特定的抗疟药物是否有任何禁忌？

根据不同地区的耐药情况，图 6.1 和表 6.3 给出了相应的抗疟药物治疗方案。需要引起重视的是，对许多前往低风险地区的旅行者，如东南亚的一些城市和旅游胜地，医生不断地开出预防性药物，不但保护性作用不明显，反而导致了不必要的不良反应。只要旅行医学工作者齐心协力，仔细甄别不同风险的人群，减少药物滥用，就有可能改变旅行者过分依赖预防性用药的现状。

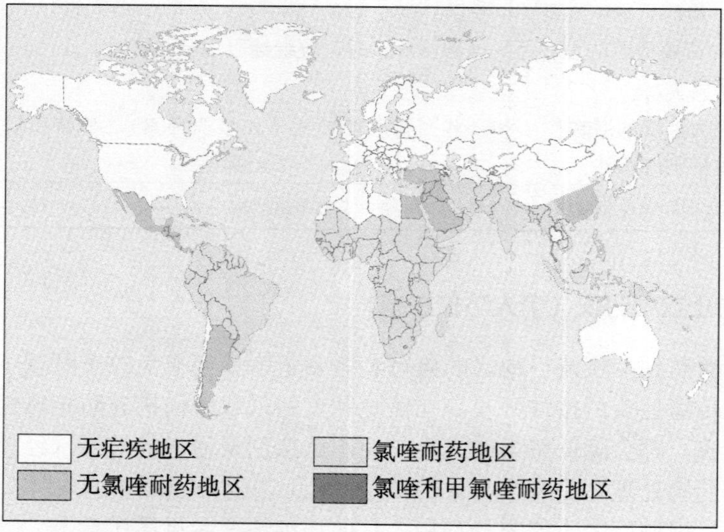

图 6.1　（另见彩图 6.1）疟疾流行地区和耐药带地图

注意：这仅仅是个直观教具。疟疾药物和具体国家疟疾风险的其他重要细节资料，读者可以在线（见表 6.1）或从参考文献中获得。（来源于加拿大卫生部 2004 年加拿大国际旅行者疟疾预防和治疗建议。CCDR30S1）

表 6.3[a] 耐药地区的预防性药物使用

地区	选择的药物[b]	替代物
无氯喹耐药	氯喹	多西环素或阿托伐醌/氯胍
氯喹耐药	甲氟喹或阿托伐醌/氯胍或多西环素	第 1 种选择：伯氨喹[c] 第 2 种选择：氯喹加氯胍[d]
氯喹和甲氟喹耐药	多西环素或阿托伐醌/氯胍	
成人剂量		
磷酸氯喹	每周 300mg（主药）	
甲氟喹	每周 250mg（美国是盐，其他地方是主药）	
阿托伐醌/氯胍	每天 1 片	
多西环素	每天 100mg	
伯氨喹	每天 30mg（主药 ）[c]	
氯胍	每天 200mg	

注意：防止蚊冲叮咬（杀虫剂处理过的蚊帐、DEET 杀虫剂等）是所有旅行者预防疟疾的主要方法。在美国和东南亚，仅仅建议那些晚上或夜间在农村户外的旅行者使用预防药物。

[a] 详细信息见表 6.4。

[b] 氯喹和甲氟喹在进入流行地区前 1 周开始服用，在流行地区期间一直服用，在离开流行地区后还要服用 4 周。多西环素和氯胍可以在进入流行地区前 1 天服用，不过出发后要持续服用 4 周。阿托伐醌/氯胍和伯氨喹在进入流行地区前 1 天服用，离开后要继续服用 7 天。

[c] G6PD 缺乏和妊娠期间禁止使用。目前这种用法没有注册。在使用前必须进行 G6PD 水平的检测。

[d] 在这些地区，氯喹加氯胍没有甲氟喹或阿托伐醌/氯胍或多西环素有效，美国、加拿大和其他许多国家已经不再推荐使用。

4. 旅行中或旅行后如果发烧，应及时就医

虽然个人防护措施和抗疟药物能显著降低患疟疾的风险，但应该告知旅行者这并不能绝对保证安全。无论是否预防服药都有可能感染疟疾发病，症状早的可以在暴露后 1 周出现，晚的可以在离开疟疾区数年后出现。大多数恶性疟患者往往在暴露后 2 个月内出现症状。恶性疟早期治疗效果良好，延误治疗会导致预后不良甚至死亡。早诊断和早治疗是决定预后的关键。如果在疟疾流行区旅行期间或旅行后发生任何发热性疾病，医患双方都应考虑患疟疾的可能性并尽快采取措施排查（见第 19 章和第 20 章）。

目前预防性用药（又名：药物预防）的方案

应根据个人风险评估结果（如前所述）和耐药类型（图 6.1，图 6.2 和表 6.1，表 6.3，表 6.4）来确定预防用药方案。在全球疟疾流行区中，除了墨西哥、加勒比、中美洲、阿根廷以及中东及中国的部分地区外，耐氯喹的恶性疟原虫（CRPF）已广泛存在。除了泰国与柬埔寨和缅甸的交界地区，同时对氯喹和甲氟喹产生耐药性的恶性疟原虫仍较少见。抗乙胺嘧啶—磺胺多辛（凡西达）的疟疾现在常见于亚马逊河流域和东南亚，非洲地区也越来越多。间日疟对氯喹的耐药性也已经成为一个重要的问题，特别是在巴布亚新几内亚、巴布亚（原伊里安爪哇）、瓦努阿图、缅甸和圭亚那。

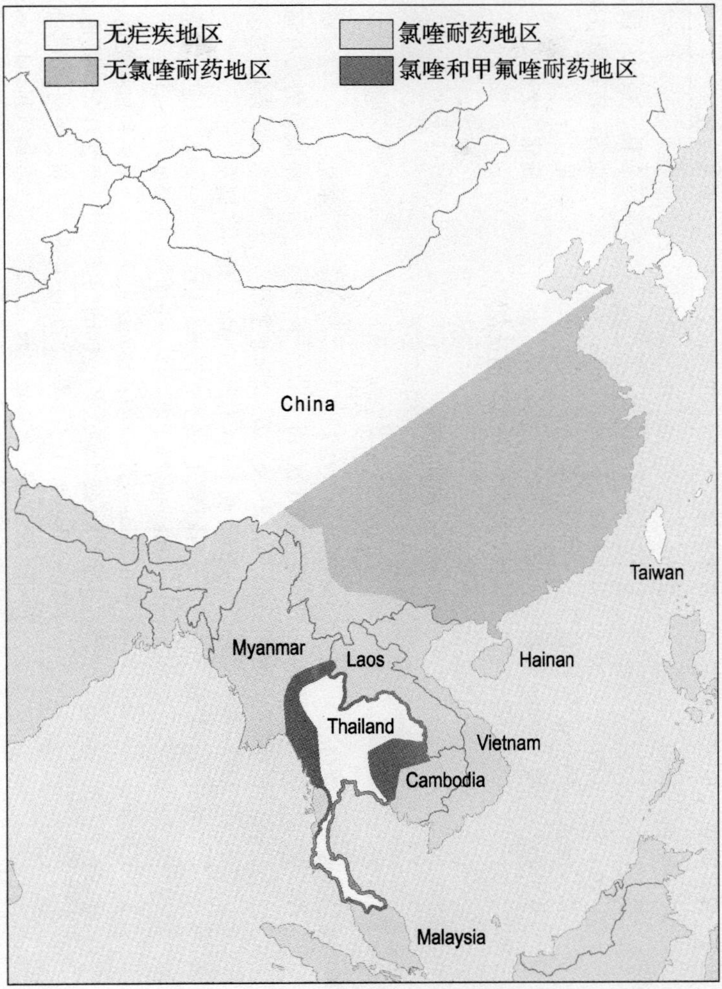

图 6.2　（另见彩图 6.2）东南亚疟疾流行和耐药带特写地图

注意：这仅仅是个直观教具。疟疾药物和具体国家疟疾风险的其他重要细节资料，读者可以在线（见表 6.1）或从参考文献中获得。（来源于加拿大卫生部 2004 年加拿大国际旅行者疟疾预防和治疗建议。CCDR30S1）

表 6.4 抗疟药物，剂量，[a] 不良反应（按字母排列）

属名	商品名	包装规格	成人剂量	儿童剂量	不良反应
阿托伐醌/氯胍	Malarone	250mg 阿托伐醌、100mg 氯胍（成人片）	预防： 1 片/天 治疗： 1000mg 阿托伐醌、400mg 氯胍（4 片），1 天 1 次，服用 3 天	预防： 11～20kg　1/4 片 21～30kg　1/2 片 31～40kg　3/4 片 ＞40kg　1 片 （见第 12 章 A/P 儿童剂量表） 治疗： 20mg/kg 阿托伐醌 8mg/kg 氯胍 1 天 1 次，服用 3 天	常见： 恶性、呕吐、腹痛、腹泻、转氨酶增高 罕见： 癫痫、皮疹
磷酸氯喹[b]	Aralen	150mg 主药	预防： 300m 主药 1 次/周； 治疗： 1.5g 主药 × 3 天[c]	预防： 5mg 主药 1 次/周 5～6kg 或＜4 月龄：25mg 主药 7～10kg 或 4～11 月龄 50 mg 主药 11～14kg 或 1～2 岁：75 mg 主药 15～18kg 或 3～4 岁：100 mg 主药 19～24kg 或 5～7 岁：125mg 主药 25～35kg 或 8～10 岁：200mg 主药 36～50kg 或 11～13 岁：250mg 主药 50kg 或 14 岁：300mg 主药 治疗： 25mg 盐/kg 总共超过 3 天	常见： 深肤色的人有瘙痒、恶心、头痛 偶发： 皮疹、可逆的角膜混浊 罕见： 指甲和黏膜变色、神经性耳聋、畏光、肌病、视网膜病，血质不调（blood dyscrasias），精神病和癫痫，脱发

续表 6.4 抗疟药物，剂量，[a] 不良反应（按字母排列）

属名	商品名	包装规格	成人剂量	儿童剂量	不良反应
多西环素	Vibra-myc in Vibra-Tabs, Doryx	100mg	预防： 100mg1 次/天 治疗： 1 片 2 次/天连续 7 天（加奎宁）（见第 19 章）	预防： 1.5mg 盐/kg 1 次/天(最大 100mg/天) <25kg 或<8 岁禁用； 25～35kg 或 8～10 岁：50mg 36～50kg 或 11～13 岁：75mg ≥50kg 或≥14 岁：100mg 治疗： 1.5mg 盐/kg 2 次/天(最大 200mg/天) <25kg 或<8 岁禁用 25～35kg 或 8～10 岁：50mg 2 次/天 36～50kg 或 11～13 岁：75mg 2 次/天 ≥50kg 或≥14 岁：100mg 2 次/天 （加奎宁）（见第 17 章）	常见： 胃肠不适、阴道念珠菌病、光敏感 罕见： 过敏反应、血质不调、肾病患者氮质血症、肝炎
甲氟喹	Lariam	250mg 主药	预防： 250mg 主药 1 次/周 治疗： 见正文	预防： <5kg：没有数据 5～9kg：1/8 片 10～19kg：1/4 片 20～30kg：1/2 片 30～45kg：3/4 片 >45kg：1 片 1 次/周 治疗： 见正文	一般： 短暂性头晕恶心、多梦（vivid dreams）梦魇、过度兴奋、心境改变、头痛、失眠 罕见： 癫痫、精神病、长期头晕

续表 6.4 抗疟药物，剂量，[a] 不良反应（按字母排列）

属名	商品名	包装规格	成人剂量	儿童剂量	不良反应
奎宁		330mg 盐	预防： 没有标明 治疗： 见正文	预防： 没有标明 治疗： 见正文	一般： 金鸡纳反应
伯氨喹（注意：在使用前必须进行 G6PD 检测）		15mg 主药	预防： 一般预防：30mg 主药/天（见正文） 终极预防或根除疗法：30mg 主药/天　连续 14 天	预防： 0.5mg 主药/kg/天 终极预防或根除疗法：0.5mg 主药/kg/天×14 天[e]	偶发： 胃肠不适、G6PD 缺乏者溶血、高铁血红蛋白症
氯胍	Paludrine	100mg	预防：200mg/天 注意：不建议单独使用 治疗： 见正文	预防： 5～8kg 或<8 月龄：25mg（1/4 片） 9～16kg 或 8 月龄～3 岁：50mg(1/2 片) 17～24kg 或 4～7 岁：75mg（3/4 片） 25～35kg 或 8～10 岁：100mg（1 片） 36～50kg 或 11～13 岁：150mg(1.5 片) ≥50kg 或≥14 岁：200mg（2 片） 治疗： 见正文	偶发： 厌食、恶心、口腔溃疡 罕见： 血尿

续表 6.4　抗疟药物，剂量，[a] 不良反应（按字母排列）

属名	商品名	包装规格	成人剂量	儿童剂量	不良反应
乙胺嘧啶—磺胺多辛合剂 *（注意：许多流行地区耐药性的增加会限制有效性）*	Fansidar	25mg 乙胺嘧啶、500mg 磺胺多辛	预防： 没有标明 治疗： 3 片（75mg 乙胺嘧啶- 1500mg 磺胺多辛）	预防： 没有标明 治疗： 2～3 月龄：1/4 片 4～11 月龄：1/2 片 1～2 岁：3/4 片 3～4 岁：1 片 5～9 岁：1.5 片 10～11 岁：2 片 12～13 岁：2.5 片 ≥4 岁：3 片	偶发： 头痛、恶心、叶酸缺乏 罕见： Stevens-Johnson 综合征、多形性红斑、中毒性表皮坏死溶解

G6PD：6-磷酸葡萄糖脱氢酶；
[a]预防药物的剂量，除非特殊表明是治疗；
[b]硫酸氯喹（Nivaquine）在美国和加拿大没有，但在许多疟疾流行国家片剂和糖浆都有；
[c]通常，第 1、2 天 每天 2 次，每次 2 片，第 3 天 2 片（共 10 片）；
[d]由于间日疟对伯氨喹耐药或耐受，每天剂量增加到 30mg；
[e]由于间日疟对伯氨喹耐药或耐受，每天剂量增加到 0.5mg 主药/kg；

氯喹敏感区

旅行者前往没有耐药性地区首选氯喹。氯喹可以作用于所有疟原虫的红细胞内期阶段，能有效地杀死所有对氯喹敏感的疟疾株（图 6.3），还可杀灭间日疟、卵形疟和三日疟的配子。除了味苦，其耐受性良好，副作用较低。深色皮肤的人可能会出现全身发痒，但并非药物过敏。长期、大剂量使用氯喹可能会引发视网膜病变，这主要发生在用氯喹治疗其他疾病时，而作为每周服用 1 次的疟疾预防性用药则很少发生。氯喹适用于各年龄段人群，包括孕妇。哺乳期妇女服用氯喹后，母乳中的氯喹含量低，不足以保护婴儿，因此必要时应给婴儿服用氯喹。氯喹的禁忌证包括：6-磷酸葡萄糖脱氢酶（G6PD）缺乏症者或 4-氨基喹啉的化合物过敏者。口服伤寒活疫苗和霍乱活疫苗 3 天后方可服用氯喹，氯喹还可以抑制狂犬病暴露前的基础免疫应答，从而降低其保护作用。

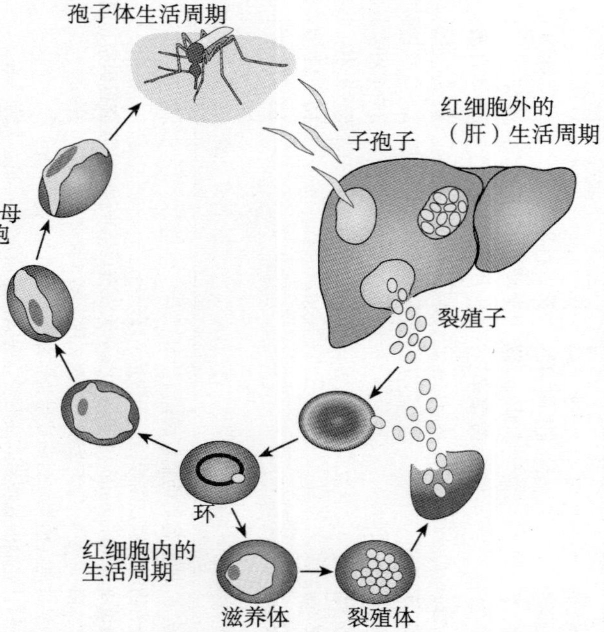

图 6.3 （另见彩图 6.3）疟原虫在人体内的生活周期

（改编自 Serghides 等 2005。CD36 和疟疾：朋友还是敌人？寄生趋势 19（10）：461-469）

氯喹耐药区

对于氯喹耐药地区，绝大多数的旅行者要在甲氟喹（如 Lariumᵀᴹ）、阿托伐醌/氯胍（Malaroneᵀᴹ）或多西环素（如 Vibramycinᵀᴹ）中选择。一般不用伯氨喹或氯喹加上氯胍的用药方案。具体用药应根据个体的风险评估和每种药物的优缺点来决定（表 6.5）。甲氟喹和多西环素类药物虽然预防效果最好，但要求旅行者在离开疟疾流行地区后仍然要服用 4 周，往往难以坚持。阿托伐醌/氯胍和伯氨喹类药物被称为病因性预防，因为它们作用于疟原虫生活史早期，直接杀死入侵肝的疟原虫，因此在离开疾病流行地区 1 周后就可以停药（图 6.3）。这种优势使得这些药物适合于高风险、短时间的旅行。值得注意的是，没有一种药物是最理想的，都存在不良反应，导致 1%～7%的人员中止使用。

表 6.5　目前疟疾预防药物临床使用得分情况

药物	有效性[a]	耐受性[b]	便利性[c]	病因[d]	费用[e]	总计
甲氟喹	3	1	3	0	2	9
多西环素	3	2	2	0	3	10
氯喹/氯胍	1	2	1	0	2	6
阿奇霉素	2	2	2	0	1	7
伯氨喹	2	2	1[f]	2	3	10
阿托伐醌/氯胍	3	3	2	2	1	11

[a]有效性：1，＜75%；2，75%～89%；3，≥90%。

[b]耐受性：1，偶尔的禁止副作用；2，罕见的禁止副作用；3，罕见的小副作用。

[c]便利性：1，需要每天和每周剂量；2，需要每天剂量；3，需要每周剂量。

[d]病因：0，没有病因作用；2，病因预防（离开危险区域一定时间内可以停药）。

[e]费用：1，＞100 美元/月；2，50～100 美元/月；3，＜50 美元/月。

[f]旅行前需要了解 G6PD 水平，便利性分值偏低。

注意：分值和权重是任意的，对于具体的旅行者和行程是能够改变或个性化的。

甲氟喹

甲氟喹（MFQ）是一种强效、长效的血液裂殖体杀灭剂（图6.3），对所有疟疾均有90%以上的预防作用，包括对氯喹和乙胺嘧啶—磺胺多辛（凡西达）耐药的恶性疟。美国疾病控制中心（CDC）和世界卫生组织（WHO）将甲氟喹作为到氯喹耐药地区，如次撒哈拉非洲和新几内亚的高风险旅行者的首选药物之一。甲氟喹能够有效地预防氯喹耐药性疟疾，但在泰国与缅甸和柬埔寨接壤的农村地区，已经存在对甲氟喹等多种药物耐药的疟原虫。

甲氟喹的药效是公认的，问题在于它的耐受性。大约有25%～50%的使用者报告有副作用，大多数是温和和自限的。最常见的是恶心、怪梦、头晕、情绪变化、失眠、头痛和腹泻。严重的神经精神反应（精神病、惊厥）在预防剂量很少发生，发生率大约为1/6000～1/13 000。0.2%～3.9%的使用者因为轻微的神经精神反应（如焦虑、抑郁、噩梦）困扰而停止用药。长期服用甲氟喹（>1年）导致的其他不良反应尚未发现。

前瞻性随机试验研究表明，大多数研究对象对甲氟喹耐受良好。在对比试验中总体退出率约为1%～5%，显示该药比其他预防药物更容易被接受，只有不足5%的需要更换其他药物。在无免疫力的旅行者中进行随机对照试验，显示甲氟喹、Malarone（译者注：又名阿托伐醌/氯胍合剂）或多西环素都有较好的效果和良好的耐受性，但Malarone和多西环素的耐受性更好。

甲氟喹的禁忌证包括焦虑、抑郁症和癫痫在内的精神疾病史、甲氟喹或奎宁等相关物质的过敏史。妊娠妇女，尤其是妊娠早期；体重<5kg的儿童；心脏传导障碍或心律失常者；同时使用奎宁类药物者需要谨慎使用甲氟喹（如氯氟菲醇和甲氟喹不能同时使用）。司机、飞行员和机器操作者服用甲氟喹，可能会影响到其空间定位和运动协调性。甲氟喹对潜水员的影响尚无数据，但是建议慎重使用。因为潜水员在水下可能出现减压病的体征和症状，其神经症状（头晕、头、恶心、疲劳）可能会被误认为甲氟喹的副作用，从而延误减压病的诊治。甲氟喹是通过肝代谢的，因此慢性肝功能不全的旅行者应避免使

用；而且在服用甲氟喹期间，肝功会出现异常，但无临床症状。使用华法林或环孢素 A 的旅行者，应该在出发前 3～4 周开始服用甲氟喹，以便监测凝血酶原时间或环孢素 A 水平，并根据需要进行调整。

前往氯喹耐药地区从事高风险的活动（见前述个人风险评估），不能服用阿托伐醌/氯胍或多西环素（见稍后讨论）的旅行者，一个实用的方法是出发前 3 周开始服用甲氟喹并监测不良反应。许多旅行者建议晚上服用药物，副作用发生在睡眠期间，减轻了第 2 天的不良反应。

对于很快就要暴露于耐药性恶性疟的旅行者，可以给予负荷剂量的甲氟喹。几组试验数据表明，出发前每天服用甲氟喹 1 次，连续服用 3 天，以后每周按照标准剂量服用，可使血药浓度迅速达到治疗水平（4 天与 7～9 周的标准剂量比较）。其中约 2%～3%的旅行者因负荷剂量用药的副作用（最常见的是胃肠道不适和头晕）而停药，而且大多数是在第 1 周。另外，甲氟喹在旅行前 2～3 周服用，可以在进入疟疾流行地区前获得更高的血液浓度。无论哪种方案都可以在旅行前进行药物耐受性评估，并根据需要进行调整。

阿托伐醌/氯胍（Malarone）

Malarone 是阿托伐醌和盐酸氯胍的固定剂量复合剂。阿托伐醌/氯胍（AP）作用于所有疟原虫的红细胞内期阶段和恶性疟的肝内阶段（病因预防）。阿托伐醌/氯胍复合剂能够有效地预防对其他多种抗疟药物耐药的恶性疟疾。

阿托伐醌在细胞色素 bc1 复合水平上抑制疟原虫线粒体的电子传递，损毁线粒体的跨膜电位。疟原虫的电子传递系统对阿托伐醌的敏感度是哺乳动物的 1000 多倍，这或许是该药物具有选择性作用和较小副作用的原因。氯胍被代谢成环氯胍，能抑制二氢叶酸还原酶，妨碍疟原虫合成 DNA 所需的叶酸辅助因子。氯胍单独对线粒体跨膜电位或电子传递不起作用，阿托伐醌/氯胍协同作用大大提高了阿托伐醌损毁线粒体膜电位的能力。但是，这并不是通过环氯胍代谢物而是通过氯胍介导的。这也许可以解释为什么氯胍能提高阿托伐醌的活力，即使是对环氯胍耐药或氯胍转换为环氯胍时需要的细胞色素 P-

450 酶缺乏者也有效。

随机对照试验显示，成人和儿童服用阿托伐醌/氯胍预防恶性疟都有显著效果。已发表的四组研究显示了阿托伐醌/氯胍对疟疾流行地区有一定免疫力的成人和儿童的保护效果。这些试验表明阿托伐醌/氯胍对恶性疟的总体有效性是 98%（95% CI 91.9%～99.9%）。5 组临床试验研究了阿托伐醌/氯胍对没有免疫力的成人和儿童的保护效果，其中 4 组是随机的，3 组是单盲的。总的来说，阿托伐醌/氯胍的保护效果为 96%～100%（95%CI 48%～100%）。只有一组是随机、双盲、安慰剂对照试验，评估了阿托伐醌/氯胍对间日疟的保护效果。阿托伐醌/氯胍对间日疟的保护效力为 84%（95%CI 45%～95%），对恶性疟的保护效力是 96%（95%CI 71%～99%）。由于阿托伐醌/氯胍不能根除间日疟原虫的休眠子孢子，因此建议前往间日疟风险高的地区的旅行者，应该考虑服用伯氨喹防止可能的复发。

对照试验表明，成人和儿童对阿托伐醌/氯胍的预防剂量有良好的耐受性，停药率为 0～2%。报道的最常见副作用是头痛和腹痛（这往往可以通过同时进食来减轻）。在安慰剂对照试验中，这些现象在安慰剂接受者中也有类似的发生率。在前往疟疾流行地区的无免疫力人群中进行的两组大型随机、双盲临床试验表明，各类预防性药物都有较好的耐受性，但阿托伐醌/氯胍的耐受性比甲氟喹或氯喹/氯胍（CP）更好。服用阿托伐醌/氯胍者的神经精神方面的不良反应明显比甲氟喹低（14% *vs.* 29%）；胃肠道方面不良反应明显比氯喹/氯胍低（12% *vs.* 20%），而且停药率也低于两者。在另一项的随机试验中，阿托伐醌/氯胍也显示了良好的耐受性，停药率与甲氟喹和多西环素比是 1.8%∶3.9%，与氯喹/氯胍比是 5.2%。此外，还在儿童旅行者中进行了阿托伐醌/氯胍和氯喹/氯胍的疗效和耐受性随机比较试验。实验表明全部有效，但阿托伐醌/氯胍的耐受性更好，没有因不良反应而过早停药的；相比之下，氯喹/氯胍的停药率为 2%。

阿托伐醌/氯胍目前用于预防和治疗恶性疟疾，包括在氯喹和（或）甲氟喹耐药地区。充分暴露于间日疟和卵形疟的旅行者，离开疟疾流行区后应考虑用伯氨喹进行根除治疗。由于阿托伐醌/氯胍的病因作用机理，应该在到达疟疾流行地区前 1 天开始服用，在流行地区每天服用，离开后还要服用 7 天。

严重肾功能障碍者及对药物任何成分有过敏史者禁用阿托伐醌/氯胍。虽然阿托伐醌/氯胍目前没有被批准用于 11kg 以下的儿童，但治疗试验证明，阿托伐醌/氯胍对 5～11 岁的儿童有效，并且耐受性良好。由于缺乏妊娠或哺乳期阿托伐醌/氯胍的使用资料，所以目前不建议此类人员服用此药。虽然已经有少量研究表明，妊娠期间阿托伐醌/氯胍是安全的并且耐受性良好，但需要更多的数据来支持。如果对婴儿的潜在益处超过潜在的弊端，阿托伐醌/氯胍可以在妊娠期间使用。阿托伐醌/氯胍不能与其他含有氯胍的药物同时服用，而且四环素、利福平、利福布汀和甲氧氯普胺会显著降低阿托伐醌的血药浓度。

多西环素

多西环素是一种作用相对缓慢的长效裂殖体杀灭剂，它不单独用于治疗，但可单独预防耐药性的间日疟和恶性疟。

一些随机试验已经表明，多西环素对无免疫力者和有部分免疫力者都有预防效果，保护力非常好，对恶性疟和间日疟的有效性为 92%～100%。在氯喹耐药的恶性疟地区进行比较试验表明，多西环素的效果与甲氟喹和阿托伐醌—氯胍相当，优于阿奇霉素和氯喹—氯胍。迄今为止，在任何疟疾流行地区尚未见到疟原虫对多西环素有耐药性的报道。多西环素保护失败的主要原因是不严格遵守每日服用的要求，而不是产生了真正的耐药性。

总体而言，许多对比研究表明，多西环素作为预防性药物有良好的耐受性和相对较少的副作用。在临床试验中，多西环素的耐受性相当于或好于安慰剂，偶有少数严重不良反应。多西环素最常见的副作用是恶心、呕吐、腹痛和腹泻。服用多西环素诱发的食管溃疡已有详尽描述，但此种不良反应罕见。多西环素与食物和大量的液体一起服用，并保持直立的姿势≥1h，可以减少胃肠道的不良反应。皮肤反应，包括光敏感，也是与多西环素有关的常见不良反应。虽然多西环素比其他四环素类药物对正常菌群的影响小，但仍有可能诱发易感个体的口腔和阴道念珠菌感染。目前多西环素用于对甲氟喹耐药的恶性疟，还可以替代甲氟喹或阿托伐醌/氯胍预防氯喹耐药性疟疾。服用多西环素要求每天一次，进入疟疾流行区前1～2天开始，在流行地区期间继续服用。由于其对因治疗作用较弱，离开危险地区后必须坚持服用4周。孕期、哺乳期妇女和<8岁的儿童禁止服用多西环素。在服用碱式水杨酸铋、口服抗酸剂或铁剂的1～3h内不能服用多西环素。旅行者服用多西环素的长期安全性（>3个月）还不明确，但年轻健康的成年人，在临床上长期使用四环素类药物治疗痤疮十分普遍。

伯氨喹

伯氨喹是一种8-氨基喹啉，它作用于血液和组织阶段的疟原虫，可以作为终极预防药物使用。近期的随机对照现场试验显示，伯氨喹对恶性疟和间日疟感染的保护效果均为85%～95%，令人信服地证明了它的预防潜力。

伯氨喹的耐受性和其他药物一样好或好于其他药物，不过可能会导致恶心、腹痛，这可以通过与食物一起服用来减轻。重要的是，伯氨喹可以引起氧化剂诱导的伴有高铁血红蛋白血症的溶血性贫血，尤其是对于6-磷酸葡萄糖脱氢酶（G6PD）缺乏者。G6PD缺乏者和妊娠者禁止使用伯氨喹。如果不能确定旅行者G6PD的状况，在使用伯氨喹前必须进行G6PD的血液检测。在没有禁忌证的情况下，伯氨喹是有用的替代性预防药物，而且由于它的病因作用机制，离开流行地区1周后就可以停药。目前美国食品和药物管理局正对此进行复审。

如果感染间日疟的风险非常高（如长期居住国外者、士兵），可以考虑使用伯氨喹磷酸盐来清除肝潜在的寄生虫（根治预防或终极预防，也称为假定抗复发治疗，见下文），这是标准的旅行后预防方案的结论。

氯喹加氯胍

每周服用氯喹加每日服用氯胍，是对甲氟喹、阿托伐醌/氯胍或多西环素有禁忌或不能耐受的旅行者的一种较老的替代方法。由于在许多疟疾流行地区有高水平的耐药性，这种服用方法不再在美国、加拿大和许多国家使用。这种服药的方法容易被旅行者混淆，而且为了避免潜在的毒性（如每天服用氯喹）需要仔细的解释。美国已经没有氯胍，但在加拿大、欧洲和许多疟疾流行国家还有。氯胍和氯喹的并用，在怀孕期间被认为是安全的。报道的氯胍副作用包括口腔溃疡、肠胃不适和脱发。胃肠道副作用可以采取与食物一起服用的方法来减轻。氯喹加氯胍在次撒哈拉非洲的效果比单独使用氯喹要好，但它没有多西环素、甲氟喹或阿托伐醌/氯胍的效果好。据报道许多旅行者采取这种方法都失败了，一定要告知使用者这种方法的效果较差。

氯喹和甲氟喹耐药地区

在泰缅边境和泰柬边境的农村地区夜晚暴露的话，多西环素或阿托伐醌/氯胍是可选择的药物。

各卫生机构推荐方案的对比

如上所述，美国疾病预防控制中心（CDC）、加拿大卫生部、英国外交和联邦事务部（FCO）和世界卫生组织（WHO）等主要卫生机构的网站上都有按照国别列出的关于疟疾预防药物和耐药地区的详细信息（表 6.1）。需要注意的是这些网站都在随时更新，读者也需要经常跟进查新。尽管研究显示印度次大陆和南部非洲，包含南非、纳米比亚和博茨瓦纳等地区存在显著的氯喹耐药性，但不同的咨询机构之间仍有争议，一些机构仍然继续建议使用氯喹或氯喹复合物。

经常短期前往高风险地区的用药

如果旅行者将在数月内多次前往疟疾高风险地区进行短期旅行，应该首先考虑服用阿托伐醌/氯胍和伯氨喹等抗疟疾药物。因为多西环素和甲氟喹等标准预防性药物要求在离开疟疾地区后服用 4 周，在这种情况下，旅行者将持续服用抗疟药物达数月。而病因治疗的药物作用在疟原虫的肝内阶段，离开疟疾流行地区后仅仅需要服用短暂时间（1 周），非常适合于这种旅行。居住在曼谷（没有疟疾危险）但每月经常前往老挝或柬埔寨农村地区旅行数天的旅行即属此类；在肯尼亚的内罗毕（东非少数无疟疾地区之一）也存在类似的情况，即城市以外地区旅行有感染氯喹耐药性恶性疟的危险。

小结

总之，要认真指导高风险旅行者使用甲氟喹和其他药物，确定服药的益处要明显地大于弊处。现有的任何一种方案都不能完全满足所有旅行者的需要，旅行医学工作者应该根据药物的有效性、耐受性和安全性，尽可能选择与个体风险相适应的药物。为了便于用药选择，我们制定了临床效能评分表，其中每种药物的有效性、耐受性、便利性和价格等不同属性的权重都基于这些药物的临床试验和使用经验（表 6.5）。这些分值带有主观性，其他组织或使用者可以根据个体的需要和耐药疟疾的风险来权衡。例如，前往巴布亚农村的旅行者应该更多的考虑有效性而不是价格或便利性。

服药的方法会影响旅行者的接受性和依从性。氯喹和甲氟喹 1 周服用 1 次，旅行前 1～3 周开始，一直持续到离开流行地区后 4 周。多西环素和氯胍 1 天服用 1 次，旅行前 1～2 天开始，一直持续到离开流行地区后 4 周。阿托伐醌/氯胍和伯氨喹 1 天服用 1 次，旅行前 1～2 天开始，并持续于旅行期间。由于它们作用于疟原虫的肝阶段，因此，离开流行地区后 1 周可以停药。

其他药物

未来 5 年内的用药展望

氯喹加阿奇霉素

阿奇霉素是一种氮杂内酯抗生素，在一些研究中它已经被评价为一种化学抑制剂。阿奇霉素单独使用可以预防间日疟（＞90％），但单独预防恶性疟，它的有效保护力（70％～83％）通常被认为太低。然而，最近一小型研究显示，在印度次大陆，氯喹加阿奇霉素对恶性疟的有效治疗率为 97％，表明这一组合也可以是有效的预防性药物，值得进一步研究。

他非诺喹（Tafenoquine）（WR238605）

他非诺喹是伯氨喹的类似物，它对寄生虫的无性阶段（血液和肝）和有性阶段（配子体）都有效。这种药物具有长达1周或更长的半衰期。随机对照试验表明，他非诺喹一周服用1次是有效的。在这些试验中，它对恶性疟和间日疟的预防效果为87%～100%。试验还表明，3天负荷剂量提供的保护与每周1次连服7～10周的保护作用相同，说明他非诺喹可能是短期旅行者的选择。研究发现他非诺喹的耐受性良好，最常见的不良反应是肠胃不适，可以通过和食物一起服用来减轻。然而，这种药物被允许用来预防疟疾之前，还需要更多的研究。和伯氨喹一样，他非诺喹的禁忌证是G6PD缺乏者和孕妇，但它比伯氨喹更有效，似乎耐受性也更好。

应避免用于药物预防的给药方案

阿莫地喹（Amodiaquine）

阿莫地喹，一种结构类似于氯喹的药物，尽管在撒哈拉以南非洲地区仍然用于治疗，但不建议作为预防性药物。潜在的严重不良反应有粒细胞缺乏症和肝炎。

青蒿素及其衍生物（Artemisinin and its Derivatives）

青蒿素及青蒿素衍生物，包括青蒿琥酯，是一类极其有效的治疗性药物。然而，目前这些药物在疟疾预防方面没有作用。

卤泛群（Halofantrine）

在一些国家卤泛群被继续用于治疗疟疾。但由于它有可能引起潜在致死性心律失常或QTc间期延长，因此不建议用于疟疾预防或治疗。与其他能够影响心脏传导的抗疟疾药物，如甲氟喹联合使用时，这种不良反应会被增强。

乙胺嘧啶—磺胺多辛合剂（商品名Fansidar，凡西达）

这种联合用药干扰的是疟原虫的叶酸代谢：乙胺嘧啶抑制二氢叶酸还原酶；磺胺多辛抑制二氢喋酸合成酶。在20世纪80年代Fansidar被用来预防氟喹耐药性疟疾，每周服用1次。但是，由于这种治疗有时会引起严重的致命的超敏反应发生，因而不再建议用于预防。目前，Fansida 为治疗的备选药物。不过，不断增长的耐药性限制了它的应用。

乙胺嘧啶—氨苯砜（Pyrimethamine Plus Dapsone）

这种联合药物在美国以外的许多疟疾流行地区的市场上叫乙胺嘧啶—氨苯砜合剂（商品名 Maloprim），和 Fansidar 一样，它也是干扰疟原虫的叶酸代谢。这种联合药物预防疟疾的效果不如甲氟喹、阿托伐醌/氯胍或多西环素。但这种含有固定剂量的复合药片相对便宜，在国外是非处方药。已经发现有些旅行者在其他旅行者或当地药店的怂恿下开始在途中使用这种药物来替代其他有效的抗疟疾药物。一定要告诫旅行者避免使用乙胺嘧啶—氨苯砜合剂，该药可能有潜在的与剂量相关的毒性（骨髓抑制）。

奎宁（Quinine）

奎宁仍然是治疗氟喹耐药性疟疾的一线药物，但由于它的半衰期短，频繁的不良反应，包括恶心、呕吐、头痛、耳鸣、心血管毒性和长期使用后引发的黑水热，使它不再作为预防性药物。

备用应急治疗方案（SBET）

由于大部分旅行者在怀疑感染疟疾时能及时就医，因此不需要自我治疗。特殊情况下，24h 内无法及时就医的，需要进行疟疾假设性自我治疗。但是，由于疟疾症状的非特异性、可能的误诊、误治导致的严重风险和治疗的潜在毒性，绝不能轻易进行自我治疗；在确定自我治疗方案之前，应该咨询热带医学专家。旅行人员应该被告知，疟疾的临床表现是多样的，可以与其他疾病相混淆。有时可能是其他需要治疗的疾病，特别是对于已经采取药物预防的人员来说。疟疾最常见的症状是发烧、头痛和全身疼痛。发烧几乎总是存在的，可能是周期性的，也可能不是。疟疾可以被误诊为′流感′或其他发热性疾病，因此早期确诊至关重要。建议旅行者进行自我治疗时，还应该告诉他们自我治疗不是彻底治疗，只是一项临时救命措施，只有在出现发热症状并且 24h 内无法就医时使用。自我治疗后还是应尽快就医。

旅行人员可以用免疫层析检测卡或检测片进行疟疾快速检测。实验室的测试显示其灵敏度和特异度良好（>90%）。但是，由于使用者经验不足，所处又是热带环境，其实际准确性尚不可知。自我治疗方案概述见表 6.6。下面概述了备用应急方案的重要信息和应避免的事项。要注意，使用预防性药物者，应避免采用同一种药物进行治疗，以免潜在的增加毒性和降低药效。

表 6.6　自我治疗方案[a]

A. 在氯喹敏感地区，没有用氯喹预防的个体：

可以用氯喹进行自我治疗（表 6.4）。及早就医。开始用氯喹预防。

B. 在氯喹敏感地区，用氯喹预防的个体：

用 Malarone 进行自我治疗（表 5.4）。及早就医。继续用氯喹预防。

C. 在氯喹或氯喹-甲氟喹耐药的恶性疟地区，无并发症的恶性疟者：

开始口服 Malarone（表 6.4）。及早就医。继续适当的预防。

或

开始口服奎宁和多西环素（表 6.4）。及早就医。继续适当的预防。

或

开始口服奎宁加 Fansidar（表 6.4）（仅仅在撒哈拉以南非洲/印度次大陆）。及早就医。继续服用甲氟喹或其他适当的预防。

[a]注意：自我治疗仅仅在出现发热和 24h 内不能就医时使用。自我治疗不是常规建议，在美国和加拿大仅仅对特定的旅行者和在特定的环境下才推荐。服用后，如果在 30～60min 内呕吐，重新服用全部药物。如果在 1～2h 后呕吐，重新服用一半的药物。

阿托伐醌/氯胍（Malarone™）

未用阿托伐醌/氯胍（AP，见前面的讨论）进行预防的旅行人员，进行紧急自我治疗时该药是一种不错的选择。除了偶尔的肠胃不适（通过药物与食物一起服用来降低），治疗剂量的阿托伐醌/氯胍的耐受性良好（成人剂量为每天 4 片，共 3 天）。对儿童（体重>11kg）

是安全的，但在孕期和哺乳期应避免使用，因为目前数据不足，安全性不明（见第13章）。

奎宁加多西环素

通常不建议在疟疾的紧急自我治疗中使用奎宁，尽管它是治疗耐氯喹的恶性疟原虫（CRPF）的基础药物之一（见第19章）。然而，野外生物学家和其他前往CRPF偏远地区的长期旅行者，可能愿意选择口服的奎宁加四环素作为紧急治疗用药。但大部分用药者（治疗剂量）出现了金鸡纳中毒症状，包括轻度到重度的恶心、呕吐、头痛和耳鸣等，这影响到旅行者的坚持用药，特别是自我治疗者。

备用应急方案（SBET）的注意事项

乙胺嘧啶—磺胺多辛合剂（Fansidar，译者注：又名凡西达）

Fansidar是一种乙胺嘧啶和磺胺多辛的固定剂量复合药物。当旅行者远离正规的医疗机构时，建议采用Fansidar进行CRPF的自我紧急治疗，口服3片为一疗程（成人剂量，要求旅行者对磺胺类不过敏）（表6.4）。最近的研究已经表明，在东南亚、亚马逊河流域和东非，CRPF对Fansidar的耐药性在增加，这限制了该药在这些区域作为备用药物的使用。

甲氟喹

如果旅行人员没有使用甲氟喹进行预防，或者没有服用奎尼丁、卤泛群等药物进行治疗，可以用甲氟喹作为自我紧急治疗药物。但是治疗剂量的甲氟喹引起的神经精神方面的不良反应增加，因此甲氟喹不是一个理想的选择。治疗剂量的甲氟喹引起的神经精神反应（约为1/1700～1/100）是预防剂量的60～100倍。对甲氟喹高度耐药的疟疾在东南亚地区——泰国与缅甸和柬埔寨的边界已有报道，建议在这些地区使用奎宁加四环素、阿托伐醌/氯胍或青蒿素衍生物之一加甲氟喹治疗疟疾。甲氟喹的耐药性在其他地方仍然少见。在一些国家，甲氟喹和Fansidar的复合剂以Fansimef的药名销售，不应与甲氟喹混淆。不建议使用Fansimef预防或治疗疟疾。

卤泛群（Halofantrine）

卤泛群是一种甲氟喹类的菲甲醇复合物，不过有不同的药代动力学、毒性和抗疟疾效力。有报道表明，用卤泛群标准剂量治疗时，60%以上的人员的心电图会出现与剂量相关的QTc间期延长。卤泛群还会诱发室性快速型心律失常，有时甚至会导致死亡。世界卫生组织（WHO）和许多专家已经不再建议使用卤泛群作为自我治疗药物。

因此，不再建议卤泛群作为疟疾的自我治疗药物。

特殊的治疗方案

怀孕的旅行者

怀孕妇女感染恶性疟疾对母亲、胎儿和新生儿都十分危险。妊娠期间感染恶性疟疾会增加自然流产、死胎、胎儿宫内发育迟缓、早产和产妇死亡的发生率。怀孕妇女或准备怀孕的妇女应尽可能避免或推迟前往耐氯喹的恶性疟原虫（CRPF）流行地区，这是因为许多有效的抗CRPF药物不建议孕妇使用，或是妊娠期间药物作用情况不明，尤其是在妊娠前3个月。

如果妊娠妇女必须前往CRPF流行地区，应大力推荐她们使用驱虫剂和药物处理过的蚊帐来预防疟疾（见第1章）。如果必须前往氯喹高度耐药的CRPF高风险地区，不能推迟的，可以考虑用甲氟喹预防。如果前往低风险地区，一些专家推荐氯喹和氯胍预防，但是其保护效果有限。还有研究建议服用氯胍的妊娠妇女从饮食中补充叶酸（译者注：氯胍会抑制二氢叶酸还原酶，影响叶酸代谢）。

妊娠或哺乳期服用阿托伐醌/氯胍的研究资料不足，除非利大于弊，一般不建议使用。多西环素禁止用于妊娠或哺乳的妇女。服用多西环素结束后1周才能受孕。伯氨喹禁用于孕妇，但可以用于G6PD正常的哺乳期母亲和婴儿。目前，对于甲氟喹耐药的恶性疟疾，孕妇还没有安全、有效的药物来预防。

婴儿旅行者

对很小的婴儿难以进行预防性服药。由于母亲服药后其乳汁中的药物浓度不足以保护婴儿，因此，哺乳期婴儿的疟疾预防必须单独进行。

儿童旅行者如果前往氯喹仍然有效的疟疾流行地区可选用氯喹预防，剂量可以根据体重来确定（表 6.4）。美国和加拿大不使用小儿氯喹磷酸盐口服液，但有些旅游国家在使用；如果没有，可由药剂师根据儿童体重算出磷酸氯喹片（250mg 氯喹磷酸盐＝ 150mg 氯喹）的剂量，研磨成粉，加上填充剂后放入胶囊。每周服用 1 次，可将胶囊内的氯喹粉末混合到糖浆中给孩子喂食。首选巧克力糖浆，因为相比水果糖浆和果酱，其口味甜美，可以更好地掩盖氯喹的极端苦味。

氯胍的剂量也可以根据体重调整。阿托伐醌/氯胍（Malarone）（1/4 成人片）和甲氟喹的儿童剂量也可根据儿童的体重是＞11kg 还是 5～11kg 两个级别来确定。多西环素禁止用于 8 岁以下的儿童。除了药物外，还可以建议儿童使用成人剂量的驱避剂和杀虫剂浸泡过的蚊帐来预防疟疾（见第 1 章和第 12 章）。

免疫功能低下的旅行者

恶性疟会增加 HIV－1 的复制和前病毒载量，促进 HIV－1 的快速发展。HIV－1 的感染也会使疟疾病情恶化，导致疟原虫血症感染者（译者注：指无症状的带虫者）和临床病例的增加。

另一个问题是抗疟药物和抗反转录病毒药物的相互影响。甲氟喹和蛋白酶抑制剂的代谢都需要细胞色素 P450，因此细胞色素 P450 的诱导剂或抑制剂能够改变这些药物的浓度水平。研究表明甲氟喹会降低利托那韦的血药浓度，但利托那韦对甲氟喹的影响则不大。据报道，甲氟喹和那非那韦或印地那韦等其他蛋白酶抑制剂之间的相互影响较小，和其他抗反转录病毒药物之间的相互影响目前知之甚少。阿托伐醌可导致一些核苷反转录酶抑制剂的浓度升高，但是否加重了其不良反应尚不明确。关于氯胍和抗反转录病毒药物之间的相互影响，目前资料也较少。

多西环素可以导致光敏性皮炎，类似于阿巴卡韦等抗反转录病毒药物，还可诱发 HIV 感染者并发念珠菌感染等潜在的问题。

抗反转录病毒药物和抗疟药物之间不是存在影响，就是相互作用不清，因此对免疫功能低下者来说，在规定的日期之前提早服用抗疟疾药物是有好处的，可以及早发现任何不良反应。

跟其他旅行者一样，免疫功能低下者感染 CRPF 后果严重，甚至危及生命，因此应根据行程采取相应的防蚊措施和预防用药。对 HIV 感染者的旅行建议详见第 14 章。

脾阙如的旅行者

流感嗜血杆菌、肺炎链球菌和脑膜炎奈瑟菌（脑膜炎球菌）等荚膜细菌引起的暴发性感染，对于接受过脾切除术的人来说是公认的危险。因此，专家们推测脾切除者很难控制疟疾，因为脾是清除寄生虫感染的红细胞的主要场所。对一组脾切除患者，进行了疟疾临床症状和治疗的回顾性分析，虽然观察的数量有限，但脾切除患者患恶性疟原虫血症的可能性和发热症状明显高于对照组。脾阙如者的外周血中往往可以看到更多的疟原虫，其密度明显高于其他人。

长期旅行者

疟疾预防性药物长期使用的有效性和耐受性的资料较少。长期旅行者在疟疾的风险、流行和药物的长期使用方面，需要专家的指导，特别是长期坚持是个问题。甲氟喹的最长使用时间是 2.5 年，耐受性和有效性良好，没有毒性的蓄积。阿托伐醌/氯胍的使用在许多国家有 28 天的限制，但美国和加拿大没有，他们把它用于长期旅行者。多西环素长期（>6 个月）使用的资料也较少。长期旅行者最重要的保护措施是使用杀虫剂处理过的蚊帐和使用有效的驱虫剂。

伯氨喹预防复发

终极药物预防（Terminal chemoprophylaxis），“根除治疗”或假定抗复发治疗，是指用磷酸伯氨喹治疗疟疾。磷酸伯氨喹是一种抗疟复合物，它能消除潜伏在肝内的隐性疟疾（间日疟或卵形疟）。标准的成人剂量是每日服用磷酸伯氨喹 30mg（基础量），伴随食物服用，连续服用 2 周。也可以 1 周服用 3 片（45mg 基础量），连续服用 8 周（表 6.4）。常见的副作用是恶心和不适。

肝内有疟原虫潜伏的风险与在流行区被蚊子叮咬的程度有关。若有肝内感染，旅行后按标准服用预防药物 4 周，疟疾也会复发。因此，尽管伯氨喹的使用不是常规性的建议，但如果旅行者长期处于疟疾流行地区的农村或被蚊子多次叮咬，应该考虑服用伯氨喹。

伯氨喹的服用，通常开始于旅行后药物预防的最后一剂或间日疟、卵形疟引起的发作治疗的最后一剂。非洲、亚洲和地中海地区，伯氨喹经常会引起 G6PD 缺乏者严重的溶血性贫血，因此，在使用伯氨喹前，一定要做 G6PD 检测。

间日疟对伯氨喹耐药或耐受

在巴布亚、巴布亚新几内亚、印度、南美和索马里地区，用标准剂量的伯氨喹治疗间日疟没有效果，因为疟原虫对伯氨喹有普遍的耐受。所以许多专家建议，G6PD 正常的间日疟成人患者每天服用 30mg 的伯氨喹。高于标准剂量的伯氨喹会带来恶心和呕吐，这可以通过与食物一起服用来降低。

（罗岚　译　卜宏磊　校）

扩展阅读

Bach O, Baier M, Pullwitt A et al 2005 Falciparum malaria after splenectomy: a prospective controlled study of 33 previously splenectomized Malawian adults. Trans R Soc Trop Med Hyg 99:861

Centers for Disease Control and Prevention 2005–2006 Health information for international travel. Government Printing Office, Washington DC

Cohen C, Karstaedt A, Frean J et al 2005 Increased prevalence of severe malaria in HIV-infected adults in South Africa. Clin Infect Dis 41:1631–1637

Dunne M W, Singh N, Shukla M et al 2005 A multicenter study of azithromycin, alone and in combination with chloroquine, for the treatment of acute uncomplicated Plasmodium falciparum malaria in India. J Infect Dis 191:1582–1588

Health Canada 2004 Canadian recommendations for the prevention and treatment of malaria among international traveler. CCDR2004:30S1–62.

Høgh B, Clarke P D, Camus D et al 2000 Atovaquone-proguanil versus chloroquine-proguanil for malaria prophylaxis in non-immune travellers: a randomised, double-blind study. Malarone International Study Team. Lancet 356:1888–1894

International Association of Medical Assistance to Travelers (IAMAT) 2006 World Malaria Risk Chart. IAMAT, Guelph, Ontario, March

Kain K C, MacPherson D W, Kelton T et al 2001 Malaria deaths in visitors to Canada and in Canadian travelers: a case series. CMAJ 164:654–659

Leder K, Black J, O'Brien D et al 2004 Malaria in travelers: a review of the GeoSentinel surveillance network. Clin Infect Dis 39:1104–1112

Lell B, Luckner D, Ndjavé M et al 1998 Randomised placebo-controlled study of atovaquone plus proguanil for malaria prophylaxis in children. Lancet 351:709–713

Lell B, Faucher J F, Missinou M A et al 2000 Malaria chemoprophylaxis with tafenoquine: a randomised study. Lancet 355:2041–2045

Nosten F, van Vugt M 1999 Neuropsychiatric adverse effects of mefloquine – what do we know and what should we do? CNS Drugs 11:1–8

Overbosch D, Schilthuis H, Bienzle U et al 2001 Atovaquone-proguanil versus mefloquine for malaria prophylaxis in nonimmune travelers: results from a randomized, double-blind study. Clin Infect Dis 33:1015–1021

Ryan E T, Kain K C 2000 Health advice and immunizations for travelers. N Engl J Med 342:1716–1725

Shanks G D, Gordon D M, Klotz F W et al 1998 Efficacy and safety of atovaquone/proguanil for suppressive prophylaxis against Plasmodium falciparum malaria. Clin Infect Dis 27:494–499

Schlagenhauf P, Tschopp A, Johnson R et al 2003 Tolerability of malaria chemoprophylaxis in non-immune travelers to sub-Saharan Africa: multicenter, randomised, double-blind, four-arm study. BMJ 329:1078

Snow R, Guerra C A, Noor A M et al 2005 The global distribution of clinical episodes of Plasmodium falciparum malaria. Nature 10:214–217

Whitworth J, Morgan D, Quigley M et al 2000 Effect of HIV-1 and increasing immunosuppression on malaria parasitemia and clinical episodes in adults in rural Uganda: a cohort study. Lancet 356:1051–1056

World Health Organization 1993 Drug alert: halofantrine. Change in recommendations for use, Wkly Epidemiol Rec 68:269

World Health Organization 2006 International travel and health 2006. WHO, Geneva, Switzerland

第7章　旅行者腹泻：预防与自我治疗

Elaine C. Jong

旅行者腹泻是自限性疾病，通常会出现持续4～6天的水样便，有时伴发低热、恶心、腹部绞痛、头痛和全身乏力。它在国际旅行者中很普遍，在为期2周的旅行者中可能有60%以上的人受到影响。旅行者腹泻通常与他们的旅行目的地有关；到非洲、亚洲、拉丁美洲和中东旅行的发病率最高，独联体、南欧、以色列、南非和加勒比国家的发病率中等。到欧洲大部分地区、北美、日本、澳大利亚和新西兰的发病率最低（表7.1，图7.1）。

表7.1　旅行者腹泻的风险因素

旅行目的地	非洲、亚洲部分地区、拉丁美洲最危险
年龄	婴儿和青壮年风险最高
食物和水源	食物质量可能依赖于旅行的类型，注意饮食卫生
旅行类型	探险游客，长期逗留者
胃酸低	降低胃酸的药物，胃酸缺乏，胃酸过少，胃切除术
免疫缺乏	低CD4计数的HIV感染者；IgA缺乏
O型血	增加埃尔托型霍乱弧菌引起的严重疾病的危险

尽管普遍认为，当旅行者从北部温带气候去热带发展中地区时易发生腹泻，但急性胃肠炎在去其他方向的旅行者中发生的情况已日益增多。当然旅行者因食用新食物、调料和微生物而导致胃肠道的正常环境被破坏，引起的急性病有可能被认为旅行者腹泻。

包括细菌、病毒和寄生虫在内的许多已知的病原体与旅行者腹泻有关。旅行前的预防接种可以对肠道感染提供不同程度的保护，如伤寒、甲型肝炎，虽然没有把他们列入腹泻病之列（见第 5 章）。

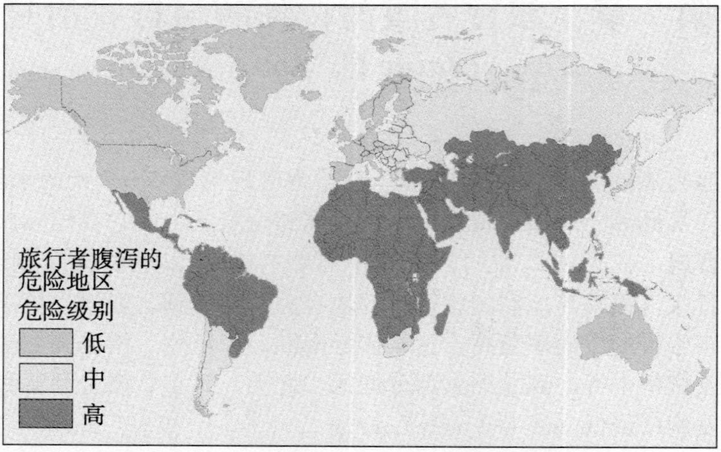

图 7.1 （另见彩图 7.1）旅行者腹泻的全球危险

（再版于：CDC2008 年国际旅行者在线健康信息。可访问：http://www.cdc/travel/org）

在旅行中根据常识来关注食物和水的卫生，有助于防止不同的传染性致病因子的感染。但是，即使旅行者努力选择安全的食物和水，也无法保证食物不在储存、准备和处理过程中被污染（表 7.2）。疫苗产生的免疫保护和胃肠道自然保护机制（主要是胃酸）也可能无法抵御食物和水的严重污染；另外，摄入相对低传染性的病原体时也可以致病。因此，即使旅行前接种了有效的疫苗，且旅行中谨慎选择食物和水，感染腹泻的危险仍然不低。

大多数旅行者特别是短期商务或休闲旅行者，都不希望在旅行中病上 4～6 天，这会促使他们进行旅行前咨询，针对目的地的疾病流行情况和用药安全，了解预防和治疗旅行者腹泻的相关建议。

表 7.2　选择安全的食物和水的十项建议
1. 饮用纯净水或瓶装碳酸水
2. 食用烹饪彻底且加热滚烫的食物
3. 食用带皮水果（应由旅行者在食用时去皮）
4. 避免使用生的菜做的沙拉，特别是绿色叶菜
5. 不要在任何饮料中加冰块，即使是含酒精的饮料
6. 只食用巴氏消毒牛奶制作的奶产品
7. 避免食用贝壳类动物和生的或未烹饪的海产食物，即使用柠檬或酸橙汁或醋腌制。
8. 不要购买和食用街边小贩售卖的食物
9. 如果罐装饮料冰在冰水桶或流水中，饮用前确保擦干罐的外面
10. 使用纯净水刷牙和服药

病因学

旅行者腹泻的病因学资料是有限的，因为大多数人是在旅行期间患病，且病程较短。旅行者通常在回家时已痊愈且无须治疗。表 7.3 列出了引起旅行者腹泻常见的病原体。一般而言，细菌是多数旅行者腹泻的病原体，病毒和寄生虫明显占少数。然而致病因子主要还是受地理区域、季节和当地有无疫情暴发的影响。超过一半的旅行者腹泻病例没有明确的病因。血样便或黏液便伴高热较少见，它提示腹泻是由更严重的侵袭性病原体引起。

从已公开发表的研究来看，产肠毒性大肠杆菌（ETEC）是前往发展中国家和热带国家旅行者中急性腹泻最普遍和明确的病因。ETEC 与大肠杆菌类似，是肠道正常菌群，但是水样腹泻相关菌株带有产肠毒素的质粒。毒素分为耐热和不耐热两种。ETEC 耐热毒素类似于霍乱毒素；通过激活腺苷酸环化酶，使小肠所有节段长时间分泌大量含碳酸氢盐和钾的等渗液体。口服灭活霍乱全菌体和重组B亚单位联合疫苗（WC/rBS霍乱疫苗），产生的对B组霍乱毒素的抗体与ETEC耐热毒素有交叉反应，因此该疫苗对旅行者腹泻有部分保护作用（见第5章）。耐热毒素通过刺激存在于空肠和回肠的鸟苷酸环化酶来改变液体的转输。致腹泻的ETEC菌株可产生一或两种毒素。

表7.3　旅行者腹泻相关病原体

病原体	检出率（%）
细菌	50～75
大肠杆菌	5～70
产肠毒性大肠杆菌	5～70
空肠弯曲菌	0～30
沙门菌	0～15
志贺菌	0～15
气单胞菌属	0～10
毗邻单胞菌属	0～5
原生动物门	0～5
病毒	0～20
未知	旅行者腹泻的10%～40%

在过去的10年，弯曲杆菌属，大多是空肠弯曲菌也被认为是旅行者腹泻常见的病原体。在泰国进行的一项研究中表明，空肠弯曲菌引起的旅行者腹泻病例超过17%，但是由于其他病例服用了作为疟疾预防药的多西环素，致其病因无法判定。空肠弯曲菌的感染率似乎也有季节因素：在美国感染高峰发生在夏季；但是在非洲北部高峰在较干燥的冬季月份。

在旅行者腹泻病例中还有一些较少见的其他肠道病原体，包括：

沙门菌、志贺菌、气单胞菌、类志贺毗邻单胞菌、霍乱弧菌、副溶血弧菌、创伤弧菌和小肠结肠炎耶尔森菌（表 27.3 和表 27.1）。

诺罗病毒是成人腹泻的常见病原体，引起 10%～15%的旅行者腹泻，可导致食源性肠胃炎暴发。轮状病毒在成人腹泻中不常见，只引起 5%～14%的旅行者腹泻。甲型肝炎病毒和戊型肝炎病毒（肠道传播，非甲非乙型）也应考虑为旅行者腹泻的病原体。

引起急性旅行者腹泻的寄生虫通常是原生动物，包括蓝氏贾第鞭毛虫、隐孢子虫、卡晏环孢子虫、溶组织内阿米巴、贝氏等孢子球虫和脆双核阿米巴。虽然不常见，但也有报道，驱虫剂也能引起旅行者腹泻。

食物、鱼和贝壳类生物中毒也应被考虑为旅行者急性腹泻的原因（第 29 章、第 30 章）。

旅行者腹泻的预防

旅行者腹泻的预防策略包括饮食保护的措施、必要的预防接种和化学药物预防，并应根据旅行的目的、逗留时间和旅行类型进行调整。

饮食保护措施

小心选择食物和水可以帮助降低各种旅行者腹泻的危险，有关建议见表 7.2。净化水的方法的详细资料见第 8 章。通常而言，长期或探险旅行者坚持这些保护措施比较困难。有婴儿的家庭也要考虑别将婴儿放在地上并且在旅行期间坚持母乳喂养。

预防接种

目前可有效预防大多数常见的旅行者腹泻的疫苗仍很少。预防甲型肝炎和伤寒的疫苗十分有效，而口服霍乱疫苗似乎只对非 0－139 群有一定效果。

化学药物预防

预防旅行者腹泻的药物见表 7.3。

碱式水杨酸铋（Bismuth Subsalicylate，又名次水杨酸铋）

据报道，日常服用的碱式水杨酸铋（碱式水杨酸铋咀嚼片剂）2片（或17.5mg/ml的悬浮液60ml），每天四次，在旅行期间每天服用，周期为3周以上，可明显减少旅行者腹泻的发生。可惜的是这种药有些贵且体积大，所以不建议用作常规预防。

虽然碱式水杨酸盐可以通过减少液体分泌产生抗前列腺素作用，但其作用的准确机理仍不完全明了。副作用可能包括黑舌、便秘和耳鸣。碱式水杨酸铋是一种相对低毒性药物，但作为某些病人的预防用药必须谨慎（包括水杨酸盐过敏、出血障碍，肾功能不全，消化性溃疡或已在服用水杨酸盐）。建议最大剂量为240ml/d，相当于8325mg阿司匹林片。因为有导致雷尔综合征的危险，碱式水杨酸铋不建议用于儿童。

预防性抗生素

使用抗生素作为预防用药，大多数都需要在旅行中每天单独服用。虽然不建议常规使用，但对那些即使生病一天也会产生严重影响的短期旅行（1～2周）者来说，如商务旅行者、政治家、运动员和度蜜月者，可以考虑使用预防性抗生素。对患肠炎、脆性糖尿病、艾滋病或慢性肾功能不全的旅行者，预防性抗生素应慎用。

预防性抗生素的效果与抗生素的抗菌谱与当地细菌病原体的耐药性有关。有研究显示日常使用的多西环素、甲氧苄啶—磺胺甲噁唑(TMP/SMX)、诺氟沙星、环丙沙星和氧氟沙星能成功预防腹泻。TMP/SMX可用于西墨西哥非海岸线地区，在大部分发展中国家(南美洲、非洲、亚洲）肠道病原体普遍对TMP/SMX耐药。虽然关于喹诺酮耐药的报道越来越多，这些抗生素（诺氟沙星、环丙沙星、左氧氟沙星）对大部分肠道细菌病原体包括大肠杆菌、空肠弯曲菌、志贺菌、沙门菌、弧菌、气单胞菌、类志贺毗邻单胞菌，耶尔森菌通常有效。空肠弯曲菌属和志贺菌属在泰国等国家明显耐药，使其预防性效用有所降低。阿奇霉素在这些地区广泛用于治疗，通常不用于预防。用于预防腹泻的药物其剂量见表 7.4。

预防性抗生素可以减少旅行者腹泻的危险，但是由于抗生素改变了肠内正常菌群，人体对耐药菌及其他病原体的易感性会增加。另外，必须考虑磺胺类药物严重的过敏反应（包括斯—约氏综合征即渗出性多形性红斑或中毒性表皮坏死溶解）和四环素的严重副作用（胃肠不适、皮肤光毒反应、念珠菌阴道炎）及喹诺酮类抗生素的副作用（胃肠不适、头痛、药物的相互作用）。对于大多数旅行者而言，携带抗生素用于假定治疗比服用抗生素作为预防更好。

表 7.4　预防旅行者腹泻药物服用法

药物	成人剂量	备注
碱式水杨酸铋（碱式水杨酸铋咀嚼片剂）	2 片，4 次/天；或悬浮液 60ml 口服 4 次/天	效果不及预防性抗生素；阿司匹林过敏者，服用其他含水杨酸盐药物者，孕妇禁用。不建议用于儿童。
甲氧苄啶 160mg/磺胺甲噁唑 800mg（复方新诺明）	1 片，1 次/天	磺胺类药过敏者禁用；在世界上许多地方药效不如其他抗生素。
多西环素 100mg（多西环素、海克多西环素）	1 片，1 次/天	禁用于孕妇，8 岁以下儿童，在非洲效果最好。
环丙沙星 500mg（盐酸环丙沙星）	1 片，1 次/天	孕妇，18 岁以下和喹诺酮过敏者禁用。注意与茶碱和咖啡因间的相互作用。
诺氟沙星 400mg（诺氟沙星片）	1 片，1 次/天	孕妇，18 岁以下和喹诺酮过敏者禁用。注意与茶碱和咖啡因间的相互作用。

益生菌

有些研究测试了益生菌预防急性腹泻的作用。通过对 34 位旅行者参与的双盲、随机安慰剂对照试验的结果进行分析，结果表明：益生菌可降低旅行者腹泻 8%（95%CI 6%～21%）的危险。益生菌预防急性腹泻相对于成人似乎在儿童中的功效最大，在各种原因的急性腹泻中，与抗生素相关腹泻病例中效果似乎最好。所用的益生菌株鲍氏酵母菌、鼠李糖乳杆菌、嗜酸乳杆菌、保加利亚乳杆菌或单独或联合使用益生菌菌株不会明显改变其保护效果。尚需更多的来自于发展中国家的社区试验和临床试验数据，用以指导益生菌对旅行者腹泻的临床治疗。

经验性自我治疗

如果能很好地遵从指导，选择安全的食品和饮用水，并携带适当的备用药品供发生旅行者腹泻时进行经验性自我治疗药，大部分旅行者的预后良好。旅行者腹泻的治疗包括①口服补液；②对症治疗；③经验性抗生素治疗。归国后仍有腹泻的旅行者，其诊断和治疗将在第 27 章中进一步讨论。

口服补液

水样便带来的体液过度损失导致脱水，可加重全身不适的感觉。如果旅行者一天达到 5 次或以上水样便，就应特别注意采用安全的液体进行口服补液。轻症旅行者腹泻可用多种液体包括水、罐装果汁、无咖啡因碳酸饮料、肉汤、给他力（Gatorade）等。重症腹泻发生脱水时，上述许多液体因含过多糖分，而电解质又含量不足，不能作为最理想的液体补充成分。在这种情况，可以购买市售的粉末冲剂，配成 1L 水溶液饮用。WHO 推荐的口服补液盐配方可供参考（见表 7.5）。国外生产的一种片剂补液盐主要用于灾区大人群脱水的治疗。

表 7.5　世界卫生组织口服补液溶液

溶入 1L 纯净水		溶液含量	
氯化钠	3.5g	钠	90mEq/L
氯化钾	1.5g	钾	20mEq/L
		氯化物	80mEq/L
碳酸氢钠	2.5g	基质（碳酸氢盐，柠檬酸盐或乳酸盐）	30mEq/L
或			
枸橼酸钠	2.9g		
葡萄糖	20g	葡萄糖	20g/L

来自商业化 WHO - ORS 生产厂商：Jianas Brothers，St Louis，MO.

对症治疗

无论具体病因，如果腹泻改善，腹痛缓解大多数人会感觉好些。

服用治疗剂量碱式水杨酸铋可以迅速减少大便次数（大约 50%），因此可用于成人频繁水样便时的初步治疗。无论如何，旅行者必须注意不能同时服用抗生素和碱式水杨酸铋，因为碱式水杨酸铋可以明显减少抗生素的吸收。碱式水杨酸铋对多西环素吸收的影响已有研究，但现在还没有碱式水杨酸铋和喹诺酮类抗生素间相互作用的明确可用资料。已发表的研究显示，治疗中同时使用抗酸剂（含铝、镁或钙），硫糖铝和含硫酸铁和锌的营养补充剂，可导致喹诺酮吸收降低，影响临床疗效。如果用碱式水杨酸铋预防失败，或者疗效不佳，则可在 6h 后口服抗生素，有可能迅速见效。

洛哌丁胺（易蒙停）和盐酸地芬诺酯及硫酸阿托品（止泻宁）类复合物可迅速、有效地减少排便次数，缓解腹部绞痛症状；这两种药都含有合成鸦片，其作用是抑制肠蠕动，可减慢肠运转和延迟排便。虽然有研究将洛哌丁胺和抗生素联合用于旅行者腹泻，但痢疾样腹泻时止泻宁可以加速病原体的侵袭，导致疾病迁延不愈以及增加并发症的危险，因此，抗肠动力药应避免用于痢疾病人；由于可能出现危险的呼吸抑制、嗜睡和肠梗阻等副作用，此类药也应避免用于低龄儿童。陶土基产物例如绿坡缕石或白陶土（白陶土和果胶制剂），可在结肠中与水结合，加速大便成形，但在实际运用中，它们在旅行者腹泻中作用相当有限。

经验性抗生素治疗

一些研究显示，非痢疾型旅行者腹泻如果在发作后立即使用洛哌丁胺加一种抗生素，许多病人在24h内症状可明显减轻。抗生素的选择受几个因素影响，特别是要考虑到目的地可能感染的肠道病原体的耐药性、旅行者年龄和任何潜在的疾病。

伴有频繁水样便腹泻疾病时，排泄次数频繁会导致口服抗生素快速通过肠道，造成药物吸收不良，肠腔内药物浓度不足。将抗肠动力药和抗生素合并使用治疗急性腹泻，可使抗生素在肠腔内滞留，导致肠腔内抗生素浓度增高，增加吸收效果并缩短病程。

任何有明显高热（＞102 ℉）、严重腹痛或显著黏液血便，都提示病情严重，应尽早就医。然而如果自我治疗是唯一选择，那么抗生素应单独使用，不应与抗肠动力药同时使用。

大约60％或以上的旅行者腹泻是由细菌引起的。如果腹泻是病毒感染，抗生素自我疗法作用不大；如果腹泻是由耐药菌或寄生虫引起的，在持续3天以上的经验治疗后症状如无明显改善，旅行者需寻求医学咨询。

氟喹诺酮类抗生素

氟喹诺酮类抗生素（诺氟沙星、环丙沙星、左氧氟沙星等）对导致旅行者腹泻的大部分细菌有效。虽然氟喹诺酮已被广泛用于成人旅行者腹泻的治疗用药，但在许多国家，空肠弯曲菌株对这种经典抗生素的耐药性正在增加，使其用于旅行者腹泻经验性治疗的有效性，受到了明显的挑战。泰国近年来空肠弯曲菌对氟喹诺酮耐药的比率超过了85％。

阿奇霉素

阿奇霉素用作治疗旅行者腹泻似乎非常有效的，特别是在空肠弯曲菌株已对氟喹诺酮耐药的地区。驻泰国的美国军人每日服用阿奇霉素（500mg）或环丙沙星（500mg），连服3天治疗急性腹泻的对比研究显示：在减少空肠弯曲菌株的排泄方面阿奇霉素优于环丙沙星，而缩短病程与环丙沙星同样有效。在泰国旅行者腹泻的另一项研究表明，单次服用1g阿奇霉素治疗腹泻（治愈率96%），效果明显优于连续3天每天服用阿奇霉素500mg（治愈率85%），也优于连续3天每天服用左氧氟沙星500mg（治愈率71%）。在墨西哥成年旅行者的一项研究中，单次口服阿奇霉素1g对比左氧氟沙星（500mg）治疗旅行者腹泻，两种疗法治愈率均大于90%。

利福昔明

利福昔明是利福霉素的半合成衍生物，是一种低吸收的抗生素，经核准用于治疗12岁及以上人群旅行者腹泻，200mg/次，3次/天，服用3天。由于它在治疗除大肠杆菌以外的肠道病原体引起的腹泻的效果还不确定，不建议用利福昔明治疗伴有发热和血样便的腹泻。一项最近的旅行者腹泻治疗的研究表明，相比单独使用利福昔明（200mg，3次/天，服3天）、左氧氟沙星（首剂4mg，随后每次不成形便后2mg）或两种药物同样剂量联合用药，用利福昔明—洛哌丁胺疗法比这两种药单独使用可更迅速地改善症状。

四环素和多西环素

在肠道细菌病原体对四环素类药物没有广泛耐药的地区，用四环素或多西环素用于治疗急性腹泻是有效的。对于旅行预算吃紧的旅行者而言，也是除喹诺酮外另一种较便宜的抗生素。弧菌（包括霍乱弧菌）对该药通常敏感，一些空肠弯曲菌菌株同样对其敏感。表7.6中所示单次高剂量四环素，在泰国甚至治疗四环素耐药的志贺菌都有效，而有报道称单次低剂量（1g四环素）对霍乱有效。

表 7.6　成人旅行者腹泻自我治疗药物		
药物	**成人剂量**	**备注**[a]
对症治疗		
碱式水杨酸铋（碱式水杨酸铋咀嚼片剂）	30ml（或 2 片）/30min，8 次/天	建议最大剂量 240ml（16 片）/天
地芬诺酯＋阿托品（复方地芬诺酯片，止泻宁）	首剂 2 片，然后每次稀松便后 1 片，24h 内不超过 8 片	抗肠动力药，不用于痢疾，按照处方使用
洛哌丁胺（盐酸洛哌丁胺）	首剂 2 粒胶囊（2mg/粒），然后每次稀便后 1 粒，24h 内不超过 8 粒	抗肠动力药，不用于痢疾，非处方药
抗生素		
甲氧苄啶/磺胺甲噁唑（复方新诺明）[b]	160mg/800mg/片（1 双倍浓度片）1 次/12h，服用 3 天	不用于磺胺类药过敏病人；由于耐药性，在世界许多地区对旅行者腹泻效果较差；选用于治疗卡晏环孢子虫（服用 7 天）
诺氟沙星（诺氟沙星片）	400mg/片 1 次/12h，服用 3 天	不用于孕妇或 18 岁以下儿童
环丙沙星（盐酸环丙沙星）	500mg/片 1 次/12h，服用 3 天或在腹泻症状开始时服用 750mg 片 1 次	不用于孕妇或 18 岁以下儿童
左氧氟沙星	500mg/片 1 次/天，根据临床反应决定第 2 剂、第 3 剂	不用于孕妇或 18 岁以下儿童
阿奇霉素（希舒美）	单次口服 1g；或 500mg 1 次/天，服用 3 天	可选做喹诺酮耐药的空肠弯曲菌治疗，用于不能使用氟喹诺酮类药的腹泻病人

续表 7.6　成人旅行者腹泻自我治疗药物

药物	成人剂量	备注[a]
利福昔明（Xifaxin）	200mg/片，3 次/天，服用 3 天	有效治疗病原体阴性的腹泻的成人和 12 岁以上青少年；口服吸收很少
四环素	单次口服 2. 5g；或 500mg 4 次/天，服用 3～5 天	不用于孕妇或 8 岁以下儿童
		由于耐药性，在世界许多地区对旅行者腹泻效果较差；不用于孕妇或 8 岁以下儿童
多西环素（多西环素、海克多西环素）	100 mg/片 2～3 次/天，服用 3～5 天	由于耐药性，在世界许多地区对旅行者腹泻效果较差；不用于孕妇或 8 岁以下儿童
呋喃唑酮 b，d	100mg/片，1 次/6h，服用 7～10 天	霍乱替代治疗

[a]见 12 章儿科的腹泻治疗指导方针。

[b]O139 霍乱弧菌不敏感。

[c]已有关于此药两种剂量的研究。

[d]未标记用法。

甲氧苄啶/磺胺甲噁唑

甲氧苄啶/磺胺甲噁唑（复方新诺明）联合抗生素对空肠弯曲菌无效。另外，肠毒素大肠杆菌、志贺菌和其他以前对复方新诺明敏感的细菌被证明耐药越来越多；在部分墨西哥和中美洲以外的地区，这种药的效果值得怀疑。

特别注意事项

患腹泻的病人，如果因严重的恶心和呕吐不能耐受口服补液，可能需要去医院治疗和静脉补液。特别是在气候炎热时，不知不觉中水的流失较大，还可能有中暑的危险（见第9章）。

服用利尿剂的人应特别注意严重的水样便，急性腹泻时或许应停用利尿剂。如果严重腹泻持续1～2天，这类人必须就医，测量血压，检查心肺，查血钾。

许多病原体导致的腹泻的严重程度与个体相关。由于胃酸缺乏、胃切除术、频繁使用抗酸剂或使用 H_2 受体拮抗剂或质子泵抑制剂导致胃酸减少，这类人可能更易患病，因此更需旅行前咨询，采取预防措施。

霍乱在西半球亚洲和非洲的流行

霍乱在西半球的流行始于1991年1月的秘鲁，现在几乎在拉丁美洲的所有国家都有传播。O1群霍乱弧菌已连续七次暴发大流行，埃尔托生物型引起的第七次大流行，1961年在印度尼西亚开始，在第一年年终报道大约40万例霍乱病例，报道最多病例的是秘鲁、厄瓜多尔、哥伦比亚、玻利维亚、巴西、危地马拉、墨西哥和萨尔瓦多。许多热带发展中国家的供水处理不当，卫生条件差，均与霍乱的传播有关。

大众媒体对疫情的新闻报道可能使旅行者过于担心霍乱的危险。最初报道秘鲁有霍乱暴发时，旅游人数确实明显减少。可是，非洲、亚洲和南太平洋等许多地区持续了几十年的霍乱大流行，却并未阻止美国人去那些地区旅行。生活在穷困条件下，许多霍乱流行区的居民健康状态差，患病后多迅速死于脱水，没有尽早口服补液的当地患者更是如此。相反，大多数旅游者全身状况好，而且暴露在被污染的供水的可能性较小。

霍乱病例在前往拉丁美洲的美国游客中相对较少，主因是他们不依赖当地居民使用的未经处理的水和卫生设施，而那些设施很大程度上导致了疾病的流行。而那些染上霍乱的美国人是因为食用过生的或污染的海产品，或吃过街边商贩售卖的食物。

1992年一种非O1霍乱血清型——O139霍乱弧菌（孟加拉），被确定是印度大流行的病原体，随后在1993年的一些亚洲国家（孟加拉、中国、印度、马来西亚、尼泊尔、巴基斯坦和斯里兰卡）也被分离出。这种菌株引起的临床疾病看来和O1霍乱弧菌引起的一样。

1994年在卢旺达-扎伊尔边界难民营内卢旺达难民中暴发的霍乱是由O1霍乱弧菌、埃尔托生物型、小川血清型引起，之后在许多国家继续有零星暴发，最新信息可从美国疾病预防和控制中心（CDC）或从某个提供旅行医学信息的商业资源获得。虽然可选择口服补液疗法（ORT）（见表7.5），但严重脱水的病人可能需要使用静脉补液和适当的抗生素。对O1群霍乱弧菌引起的伴有严重疾病和脱水的霍乱病人，通常选择四环素（500mg，1次/6h，服3～5天）或多西环素（每日300mg，服3～5天）等抗生素（见表7.5）。可是，四环素耐药菌在非洲的部分地区流行，对甲氧苄啶/磺胺甲噁唑、氯霉素和氨苄西林耐药菌也越来越多。即使可供选择的抗生素包括5天疗程的红霉素（成人250mg，1次/6h，儿童每天40mg/kg，分4次）、呋喃唑酮（成人100mg，1次/6h，儿童每天5mg/kg，分4次）、甲氧苄啶/磺胺甲噁唑或环丙沙星，用阿奇霉素治疗的耐受性可能比红霉素更好。O139霍乱弧菌对甲氧苄啶/磺胺甲噁唑和呋喃唑酮耐药。

即使是前往霍乱疫区（见第5章），也没有常规向一般健康旅行者推荐霍乱疫苗，而是鼓励旅行者按照指南选择食物（见表7.1）和净化水（见第8章）。霍乱疫苗可推荐给感染风险较高、容易脱水的患慢性病的旅行者。某些职业（如救灾、医生或前往霍乱疫区的技术工人）的暴露危险可能增加，接种霍乱疫苗可能更有益处。口服灭活的霍乱全菌体和重组B亚单位联合疫苗）和口服减毒的CVD103-HgR疫苗在第5章进行讨论。

（李徽　译　卜宏磊　校）

扩展阅读

Adachi J A, Ericsson C D, Jiang Z D et al 2003 Azithromycin found to be comparable to levofloxacin for the treatment of US travelers with acute diarrhea acquired in Mexico. Clin Infect Dis 37:1165–1171

Black R E 1990 Epidemiology of travelers' diarrhea and relative importance of various pathogens. Rev Infect Dis 12:S73–S79

Centers for Disease Control1991 Update: Cholera-Western Hemisphere. MMWR 40:860

DuPont H L, Haake R, Taylor D N et al 2007 Rifaximin treatment of pathogen-negative travelers' diarrhea. J Travel Med 14:16–19

DuPont H L, Jiang Z D, Belkind-Gerson J et al 2007 Clin Gastroenterol Hepatol 5:451–456

DuPont H L, Sullivan P, Evans D G et al 1980 Prevention of travelers' diarrhea (emporiatric enteritis). Prophylactic administration of subsalicylate bismuth. JAMA 243:237–241

Genta R M 1993 Diarrhea in helminthic infections. Clin Infect Dis 16:S122–S129

Giannella R A, Broitman S A, Zamcheck N 1973 Influence of gastric acidity on bacterial and parasitic enteric infections. Ann Intern Med 78:271–276

Isolauri E, Juntunen M, Rautanen T et al 1991 A human Lactobacillus strain (*Lactobacillus Casei sp* strain GG) promotes recovery from acute diarrhea in children. Pediatrics 88:90–97

Kuschner R A, Trofa A F, Thomas R J et al 1995 Use of azithromycin for the treatment of Campylobacter enteritis in travelers to Thailand, an area where ciprofloxacin resistance is prevalent. Clin Infect Dis 21:536–541

Mattila L, Siitonen A, Kyronseppa H et al 1992 Seasonal variation in etiology of traveler's diarrhea. J Infect Dis 165:385–388

McAuley J B, Michelson M K, Schantz P M 1991 Trichinella infection in travelers. J Infect Dis 164: 1013–1016

Ortega Y R, Sterling C R, Gilman R H et al 1993 Cyclospora species - a new protozoan pathogen of humans. N Engl J Med 328:1308–1312

Petrucelli B P, Murphy G S, Sanchez J L et al 1992 Treatment of traveler's diarrhea with ciprofloxacin and loperamide. J Infect Dis 165:557–560

Sazawal S, Hiremath G, Dhingra U et al 2006 Efficacy of probiotics in prevention of acute diarrhea: a meta-analysis of masked, randomized, placebo-controlled trials. Lancet Infect Dis 6:374–382

Steffen R 1990 Worldwide efficacy of bismuth subsalicylate in the treatment of travelers' Diarrhea. Rev Infect Dis 12:S80–S86

Swerdlow D L, Ries A A 1992 Cholera in the Americas: Guidelines for the clinician. JAMA 267: 1495–1499

Tauxe R V, Puhr N D, Wells J G et al 1990 Antimicrobial resistance of Shigella isolates in the USA: The importance of international travelers. J Infect Dis 162:1107–1111

Taylor D N, Houston R, Shlim D R et al 1988 Etiology of diarrhea among travelers and foreign residents in Nepal. JAMA 260:1245–1248

Taylor D N, Sanchez J L, Candler W et al 1991 Treatment of travelers' diarrhea: Ciprofloxacin plus loperamide compared with ciprofloxacin alone. Ann Intern Med 114:731–734

Tribble D R, Sanders J W, Pang L W et al 2007 Traveler's diarrhea in Thailand: randomized, double-blind trial comparing single-dose and 3-day azithromycin-based regimens with a 3-day levofloxacin regimen. Clin Infect Dis 44:338–346
World Health Organization1994 Cholera in 1993. Part I. Wkly Epidemiol Rec 69:205–212
World Health Organization1994 Cholera in 1993. Part II. Wkly Epidemiol Rec 69:213–220
World Health Organization1994 Cholera outbreak among Rwandan refugees. Wkly Epidemiol Rec 69:221

第 8 章　水的消毒

Howard D. Backer

水源性感染的危险

水的消毒是预防肠道感染策略中的一个重要组成部分。在发展中国家，地表水可能已被人类废弃物严重污染。全世界有超过 10 亿人缺乏安全饮用水，在一些发展中地区，每年约有 300 万人死于不洁水质及卫生设施不足所致的传染病。城市自来水可能会被老化的、不堪重负的卫生设施及退化的供水系统所污染。饮用瓶装水是一种方便的解决方法，但在一些地区，可能其水质不如自来水。此外，塑料瓶会造成巨大的生态学难题，因为大部分发展中国家并不回收处理塑料瓶。即使在腹泻发病率很低的发达国家，依靠饮用地表水的野外旅行者也应采取措施以确保水中微生物指标合格。在过去几年中，美国暴发了包括贾第虫属、志贺菌、弯曲杆菌、大肠杆菌 O157：H7、诺罗病毒和隐孢子虫在内的水源性感染，部分是因未经处理的地表水所致，其他一些是由于社区供水系统引起。

潜在的水源性病原体众多，包括细菌、病毒、原生动物和寄生虫。120 多种不同的肠道病毒可通过被排泄物污染的水源进行传播。大多数造成旅行者腹泻的微生物经水传播，然而多数旅行者的肠道感染或许是经食物传播。众所周知霍乱及伤寒可造成广泛的水源性感染暴发。水是戊型肝炎的主要传播途径，也是甲型肝炎及沙门菌病的潜在传播途径之一。

患病风险取决于机体摄入的微生物数量。具体而言，患病风险取决于水源遭受人和动物废弃物污染的程度、机体免疫情况、个体易感性、微生物的毒性以及所摄入的微生物量（表 8.1）。通过嬉水如游泳时，因不慎入口，即便小剂量的微生物也会引发疾病。近年来因嬉水而引起感染暴发（包括在美国发生的几起）的微生物包括贾第虫、隐孢子虫、志贺菌、大肠杆菌 O157：H7，诺罗病毒及其他一些引起胃肠炎的不明肠道病毒。

表 8.1　最低感染剂量

微生物	最低感染剂量
沙门菌	10^5
霍乱弧菌	10^3
隐孢子虫	30
贾第虫	10
脊髓灰质炎病毒	2～20
轮状病毒	1

水中持续存在的微生物促进了其传播的可能性，低温水可大大延长其存活时间（表 8.2）。一些肠道细菌还能在富含有机物的热带水体中生存甚至繁殖。有一个常见的错误观念认为溪流经过一段距离的流动后会“净化”自身。微生物的自然死亡及紫外线的消毒作用可减少活性微生物的数量，但这仍不足以保证可以把溪水当做饮用水。微生物可在静止水中聚集成颗粒并沉积在底部，但很容易被搅散并重新分布。这提醒我们当从湖中取水时，应当在水面以下取水，因为颗粒物会因表面张力而浮在水面，同时要注意不要搅起底部的沉淀物。

表 8.2　微生物在水中的存活期

微生物	存活期
霍乱弧菌	冷水中 4～5 周
蓝氏贾第鞭毛虫	5～10℃ 2～3 个月
	15℃　10～28 天
隐孢子虫	冷水中 12 个月
肠道病毒	15～25℃ 6～10 天
	4℃ 30 天
甲型肝炎病毒	适宜温度下 12 周
	冷水中 6～12 个月
沙门菌、志贺菌	温带水流中半衰期为 16～24h

许多微生物如贾第虫、沙门菌和隐孢子虫感染属人畜共患病，存在动物宿主，但大多数地表水污染很可能源于人类排泄物。因此正确处理个人排泄物很重要。野外徒步旅行者和背包客应将其粪便深埋于6～10英寸（1英寸＝2.54厘米）的土壤下，距离任何水源和自然排水区域至少100英尺（1英尺＝0.3048米）以上。

获得关于各个国家水质的准确信息是十分困难的。公共卫生体系不健全仍然是发展中国家大部分农村地区存在的问题，所有的地表水都应高度怀疑被污染，自来水也非常不可靠。任何遭受未经完全处理的废物污染的水源都有可能含有致病微生物，尤其是原生动物。大部分地表水中可找到贾第虫和隐孢子虫，甚至北美也不例外。遗憾的是，因工业倾倒、农业及采矿溢出所产生的化学和核废料造成的水源污染可能未被公众认知，而相关方面可能也不予承认。长期旅行者或侨民应从领事馆或其他当地侨民处了解所在地区的市政水供应的安全情况。

野外水处理技术

庆幸的是目前有可靠的水处理方法来确保饮用水的微生物安全。清除水中微生物的方法主要有3种：加热、化学消毒和过滤。还有其他一些技术用于改善水的感官或去除化学污染。我们将分述各种方法的利弊，通过对水消毒原理的理解，帮助我们根据具体存在的风险、地理位置以及人群规模选择适当的消毒方法。

定义

消毒是指去除或破坏有害微生物，达到野外水处理的预期目标。严格地说，消毒仅指化学手段，如用卤素消毒，而广义的概念可涉及加热和过滤。巴氏消毒法与消毒相似，但它特指通过加热（通常温度低于100℃）杀灭大部分病原生物。消毒和巴氏消毒法的概念应与灭菌概念相区分，杀菌是指杀灭或去除所有的生命体。消毒的目的在于获取可饮用水，即一处水源在平均一段时间内含有的“最低的微生物危险”，使患病概率统计学结果在可接受范围。净化是去除有机或无机化学物质及颗粒物质以改善水的颜色、口感及气味。“净化”这词常于“消毒”互换使用［例如在环境保护署（EPA）关于净化器的分类中］，但这里所提及的“净化”或许不能去除或杀灭足量微生物以确保在微生物学上的安全。

加热

加热处理在水的消毒中的优势如下：

1. 简单易行，广泛使用；
2. 不会额外增添水的味道；
3. 可以灭活所有肠道病原体；
4. 卤化消毒或过滤的效果会受水中污染物和颗粒物的影响，加热处理则不会。

加热处理在水的消毒中的缺点如下：

1. 加热不会改善较差水质的口感、气味和外观；
2. 许多地区燃料稀缺，较难获得：煮沸 1L 水需要 1kg 木材；
3. 液体燃料在发展中国家价格昂贵，且不利于野外旅行者携带。

微生物的热灭活呈指数关系，并遵循一级动力学原理。可以通过较短时间在一个较高温度使微生物热致死，也可仅加热至 140 ℉（60℃）经较长时间来实现。巴氏消毒法即运用该原理以远低于沸点的热力，在 60～70℃之间杀灭经食物传播的肠道致病菌和有害微生物。

不同的微生物有着不同的耐热性，但常见的肠道病原体极易经加热灭活（表 8.3）。细菌芽孢（如梭状芽孢杆菌属）耐热性最强，某些可在 100℃存活很长一段时间。梭状芽孢杆菌是经外伤致病的病原体，它们无所不在，存在于土壤、湖底沉积、热带水体以及人畜粪便。因为这些耐热性最强的微生物是不属水媒传播的人体肠道病原体，所以不必为此对饮用水进行灭菌处理。

表 8.3 加热灭活微生物的研究资料

微生物	致死温度/时间
贾第虫	55℃ 5min
	100℃可立即杀死
阿米巴虫	与贾第虫相似
线虫包囊	50～55℃（时间应与隐孢子虫接近）
蠕虫卵、幼虫、尾蚴	
隐孢子虫	45～55℃ 20min
	64.2℃ 2min
	72℃ 超过 1min 即可
大肠杆菌	55℃ 30min
	60～62℃ 10min
沙门菌、志贺菌	65℃ ＜ 1min
霍乱弧菌	100℃ 30s
肠道病毒	55～60℃ 20～40min
	70℃ ＜1min
甲型肝炎病毒	85℃ 1min
	60℃ 19min（贝壳类水产品）
戊型肝炎病毒	60℃ 30min
细菌芽孢	＞100℃

原生动物包囊包括贾第虫、痢疾阿米巴及隐孢子虫，它们对热敏感，在 55～60℃能够被迅速杀灭。寄生虫卵和幼虫、血吸虫尾蚴同样对热敏感。

细菌繁殖体和大多数肠道病毒在 60℃以上可被迅速杀灭，在沸水中仅需几秒。有数据表明甲型肝炎病毒（HAV）与其他肠道病毒相比其耐热性更高，这差异可能是由于检验食物带病毒及确定病毒活性的方法有限所造成，该病毒不会在水中自由散播（见第 21 章）。

由于意识到巴氏消毒法处理饮用水与外科灭菌目的上的差异，现在大多数机构认为饮用水无需煮沸 10min。关于 HAV 的研究数据较少，疾病预防控制中心和环境保护署仍然建议煮沸 1min 以增加安全性。在火炉或明火上加热需要时间，水温从 55℃升至沸点的这段时间计入为消毒作用时间。尽管沸点随着海拔升高而有所降低，但这对热灭活所需的温度和时间并无多大影响（表 8.4）。因此，任何烧开的水都应达到了充分的消毒。为了增加安全性，水必须煮沸，关掉炉火之后，继续扣紧壶盖几分钟后再使用。

表 8.4　不同海拔高度的沸点

海拔	沸点（℃）
3048m（10 000 英尺）	90
4267m（14 000 英尺）	86
5791m（19 000 英尺）	81

虽然无需达到沸腾温度，但是在不使用温度计的情况下，沸腾是作为唯一容易识别的温度标示。建议在发展中国家饮用热的自来水以防止旅行者腹泻，遵循“烫到无法碰”这个简单原则，这一原则被可靠地认为温度已达到巴氏法消毒饮用水所需的温度要求。测试显示热自来水的温度（大多数水温在 55～60℃之间，有些会低些）以及个人所能忍受的触摸水温极限（一些人低于 55℃）方面有着很大的差异。如果没有其他可行的水处理方法，使用在水箱中已保持一段时间温度的热自来水是一个合理地选择。住在有电能供应的宾馆酒店或是其他住处的旅行者，可方便地通过电加热圈或自带的轻型电热杯将水煮沸。

在有炙热阳光的季节，可通过太阳能炉、甚至是简单的反光镜装置进行太阳能加热，达到巴氏消毒法所需的温度。

过滤

目前有很多商品可供个人或团队在野外进行水过滤处理。过滤的优势包括：

1. 操作简单；

2. 不会增加令人不适的口感，许多过滤器还能改善水的口感和外观；

3. 过滤后的水可立即饮用，大多数的过滤器在使用中无需耗费等待时间；

4. 如过滤器无法去除病毒，可合理地与卤素联合使用。

过滤的缺点包括：

1. 相比卤素处理价格较贵；

2. 其体积和重量不便于个人携带；

3. 许多过滤器不能有效地清除病毒；

4. 过滤器的部件破损或密封条泄漏会引起过滤器内水的分流，造成污染水通过过滤器；

5. 如果水很脏或含有许多悬浮的颗粒物，过滤器很快会造成堵塞，最后甚至连较为清洁的地表水也无法过滤。使用者需了解如何清洁过滤器或更换部件使之重建运作。大多数微孔过滤器配有预过滤器装置以去除大颗粒杂质。孔径为 20～30μm 的实验室纸制过滤器，甚至是咖啡过滤器都可用来预先过滤不洁水中的大颗粒杂质，也可去除寄生虫卵和幼虫。

因为微生物大小各异，并且有一定的伸缩性，它们能在压力下变形并挤过孔隙，为有效滤除微生物，按要求生产的过滤器的滤孔是层叠交错的（表 8.5）。大多数野外使用的过滤器不是膜过滤器而是深度过滤器，它有着迷宫样的通路，可以截留小于平均通路直径的颗粒及微生物。过滤器的微生物实用清除率比其额定孔径更重要。我们需要优良的测试数据来支持该理论，但是目前尚无客观的对照试验。环境保护署（EPA）已经发布了严格的测试标准来证实该理论，目前大多数制造商均使用该标准（EPA 水净化器微生物检测标准草案

1986，1987 年修订）。

表 8.5　微生物对过滤的敏感性

微生物	接近尺寸（μm）	最大过滤器孔径（μm）
线虫卵	30×60	20
贾第虫	6～10×8～15	3～5
阿米巴虫	5～30（平均 10）	3～5
环孢子虫	8～9	3～5
隐孢子虫囊合子	2～6	1
肠道细菌	0.5×3～8	0.2～0.4
病毒	0.03	0.01

纯粹依靠机械过滤法清除微生物的野外过滤装置，通常情况下足以清除包囊和细菌，但无法有效清除病毒。在处理被粪便高度污染的水源时，尤其应关注病毒能否完全被清除。由于许多肠道病毒的致感染所需剂量极小，因此要求过滤器的过滤效率达到病毒对数值为 4（4 - log reduction），即消除微生物 99.99%（log reduction 为过滤器的过滤除菌效率）是非常重要的。大多数的病毒会附着于大颗粒上或聚集成块，可被过滤器清除。此外，过滤不仅是一个物理过程，还是一个电化学过程，能使病毒附着在过滤介质上。反渗透过滤器的除盐功能也可有效清除病毒，但目前此类过滤器价格昂贵，且对陆地旅行者来说使用手压泵工作，效率较慢。碘树脂过滤器通过碘的接触，而非机械过滤来杀灭细菌和病毒。目前还有两种微生物过滤器在病毒清除方面的测试结果符合 EPA 标准：应用电化学技术的 General Ecology First-Need 机械过滤器，以及利用中空纤维膜过滤的 Sawyer 水质净化器（Sawyer Water Purifier）。

如果怀疑水源存在严重的生物学污染，为进一步保证其安全性，可在过滤前或过滤后采用化学方法进行二次处理杀灭病毒。如要在过滤前采用卤素进行预处理，许多过滤器含有的碳层，可清除水中残留的卤素。要是选择过滤后再进行卤素灭活处理，则应使用较低浓度卤素。

国际旅行者或野外旅行者使用的过滤器参见表8.6。

净化

我们可通过一些其他方法来改善混浊水的外观。水中的大颗粒杂质一般经过数小时就可沉降析出，然后对上层清液进行过滤和（或）化学处理。较小的悬浮颗粒可通过凝固絮结法（coagulation-flocculation）去除。将少量明矾（一种铝盐）添加至一加仑水中，充分混匀，并不时搅拌30～60min。小颗粒会凝结成块（絮凝物）并在数分钟至数小时内沉淀。此时可将上层清液轻轻倒出备用，或在进行微细过滤和（或）化学处理前，将连同絮凝物的混合水体进行滤纸过滤。凝固絮结法不仅可清除水中的杂质还能清除大量微生物，明显改善水的口感、气味以及浑浊水体的微生物安全。但是在水消毒处理过程中，凝固絮结法不能作为单独的消毒措施，之后还应进行化学处理、过滤或紫外线消毒。

颗粒活性炭

颗粒活性炭（Granular activated charcoal，GAC）通过吸附的方式将有机污染物、化学物质，以及放射性颗粒清除从而改善水质。颗粒活性炭可去除令人不适的颜色、口感和气味。虽然一些微生物会附着在颗粒活性炭上或被炭网俘获，但是颗粒活性炭并不能清除所有微生物，因此该过程不能认为是消毒。事实上，非致病细菌可在木炭床层迅速繁殖。颗粒活性炭的合理用途之一是在消毒后清除碘或氯的颜色和味道。若用于清除卤素，必须在卤素与水充分接触作用后，才能将炭加入水中或经过炭网过滤。颗粒活性炭通常与水过滤装置搭配使用。

表 8.6　各式野外便携式水过滤净化装置

生产厂商/厂商网址[a]	可处理微生物[b]	处理方法	主要过滤器、附件、步骤、使用评价[c]	消毒能力	零售价(美元)[d]
Aquamira www. mcnett. com	P	运动水壶	碳滤器，2μm，塞在瓶中。可用于连接 Aquamira 水处理装置（二氧化氯稳定液）	1～2 人	19
Aquarain www. aquarain. com Aquarain 200	P，B	重力滴灌	装有 2 个陶瓷元件的层叠过滤桶，碳核，不锈钢外壳	少量人群	189
Aquarain 400	P，B	重力滴灌	过滤桶，4 个碳核陶瓷元件，不锈钢外壳	大量人群	199
British Berkfeld www. jamesfilter. com Big Berkey	P，B	重力滴灌	过滤桶，4 个碳核陶瓷元件，不锈钢或聚碳酸酯外壳	大量人群	249
LP-2	P，B	重力滴灌	过滤桶，2 个陶瓷元件，塑料外壳	少量人群	145
General ecology www. generalecology. com			压缩碳的结构化介质阻滤网，据称其静电吸附作用，可清除病毒。不同的尺寸和结构也适用于内联装置或电力驱动装置。		
Microlite	P	手动泵	入口过滤网、颗粒活性碳、杀菌剂，用于处理疑似细菌和病毒污染的水	1～2 人	30
First-need deluxe	P，B，V	手动泵	压缩炭	少量人群	90

续表 8.6 各式野外便携式水过滤净化装置

生产厂商/厂商网址[a]	可处理微生物[b]	处理方法	主要过滤器、附件、步骤、使用评价[c]	消毒能力	零售价（美元）[d]
Base camp	P，B，V	手动泵或电动	类似于 First Need 的压缩炭。高流量，高处理能力。不锈钢外壳。预过滤器。电动模式也有售	大量人群	500
Trav-L-Pure	P，B	手动泵	塑料外壳，压缩炭的过滤元件，同 First Need	少量人群	150
Hydro-photon www. hydro-photon. com		手持式净化器	使用电池及定时装置的紫外线净化器。把装置末端放入瓶中或小型储水装置中	1～2 人	50
Steri-pen 经典型	P，B，V		使用 4 节 AA 电池，重量最重		100
Steri-pen 便携型	P，B，V		体积和重量为经典型的一半，使用两节 CR123 锂电池，有太阳能充电装置可供选择（49 美金）		130
Katadyn www. katadyn. com			除非特别说明，否则过滤元件均为 0. 2μm 的陶瓷厚过滤器		
Exstream	P，B，V	运动水壶	针对原生动物包囊配有碘树脂的滤器，及颗粒活性炭	1～2 人	45～50

续表 8.6　各式野外便携式水过滤净化装置

生产厂商/厂商网址[a]	可处理微生物[b]	处理方法	主要过滤器、附件、步骤、使用评价[c]	消毒能力	零售价(美元)[d]
Hiker	P	手动泵	0.3μm 有褶玻璃纤维滤网配有颗粒活性炭核和预过滤器，针对高水质水源，可去除“大部分”细菌	1～2 人	60～85
Basecamp	P，B	重力滴灌	0.3μm 有褶玻璃纤维加活性碳，有内过滤器和储存袋	少量人群	60
Mini	P，B	手动泵	有预过滤装置的陶瓷过滤器	1～2 人	90
Pocket	P，B	手动泵	有预过滤装置的陶瓷过滤器	少量人群	190
Ceradyn	P，B	重力滴灌	过滤桶，三个烛形陶瓷芯；可选配 Gravidyn 的活性碳核滤器	少量至大量人群	160～190
Combi	P，B	手动泵	陶瓷过滤器加活性碳筒，可改装后用于内联水龙头式滤器	少量人群	160
Expedition	P，B	手动泵	陶瓷过滤器加入口预过滤器，不锈钢外壳	大量人群	890
Survivor 06	P，B，V	手动泵	反渗透滤器；可除盐也可消毒，用于海上生存，流速很低；有动力装置可供选择	1～2 人	750～1900
MSR www.msrcorp.com / filters					

续表 8.6 各式野外便携式水过滤净化装置

生产厂商/厂商网址[a]	可处理微生物[b]	处理方法	主要过滤器、附件、步骤、使用评价[c]	消毒能力	零售价（美元）[d]
Sweetwater microfilter	P，B	手动泵	0.2μm厚度过滤器，配有活性碳和预过滤器，净化液（氯）用于预处理杀死病毒	少量人群	60
Miniworks EX	P，B	手动泵	陶瓷过滤器配活性碳核和预过滤器	少量人群	80
Waterworks EX	P，B	手动泵	装有活性碳核的陶瓷过滤器、预过滤器和三期膜过滤	小群体	160
Miox 净化器	P，B	化学净化	电池驱动，1×7 英寸，3.5 盎司。通过水和盐电解作用产生消毒剂的装置	小群体	140
Sawyer www.sawyerproducts.com 水过滤器	P，B	运动水壶或内联式重力滴灌系统	中空纤维过滤器 0.1μm；饮用水壶，来自储存袋或水龙头的内联式重力滴灌装置	1～2 人或小群体	45
水净化器	P，B，V	运动水壶或内联式重力滴灌系统	0.02μm中空纤维滤膜的过滤器；饮用水壶，来自储存袋或水龙头的内联式重力滴灌装置	1～2 人或小群体	145

续表 8.6 各式野外便携式水过滤净化装置

生产厂商/厂商网址[a]	可处理微生物[b]	处理方法	主要过滤器、附件、步骤、使用评价[c]	消毒能力	零售价（美元）[d]
Stern's 户外用品 www. stearnsinc. com 户外过滤泵	P	手动泵	0.5μm 陶瓷过滤器和预过滤器	1～2 人	26
户外高流速装置	P	重力滴灌	配有活性碳核塑料收集袋的 0.5μm 陶瓷过滤器	小群体	70
Timberline www. timberlinefilters. com 鹰牌	P，B	手动泵	1μm 过滤器，超轻且牢固	1～2 人	26
大本营牌	P	重力滴灌	2μm 过滤器，尼龙涂层储存袋	小群体	66

[a]本表并不包含全部商品。模具经常会改变。如果商品包含有产品信息则会提供生产地点；另外可以通过主要搜索引擎搜索生产厂商或商标找到大型零售店以获得详细资料；

[b]P，原生动物；B，细菌；V，病毒；

[c]考虑到其他因素如流速、过滤能力、体积以及过滤器重量；

[d]价格会有浮动。

化学方法

消毒使用的化学方法包括卤素消毒，主要是氯和碘，及它们以液态形式存在的化学物种如次氯酸盐。二氧化氯也包括在这部分内。

卤素（氯和碘）消毒优点如下：

1. 是针对细菌、病毒、贾第虫及阿米巴包囊的极好消毒剂；

2. 氯和碘在市场上能以数种形式（液体或片剂）被广泛获得；

3. 价格便宜；

4. 可用于不同量的水消毒，剂量灵活；

5. 其异味可被去除。

卤素消毒缺点包括：

1. 潜在毒性（主要是碘）；

2. 浓度超过4～5mg/L时，口感变差；

3 一些产品的效力（片剂和晶体）会随着在空气、潮气、以及高温环境中暴露时间的延长而受到影响；

4. 液体具有腐蚀性并会使衣物染色；

5. 碘和氯在常规剂量下不能杀灭隐孢子虫；

6. 存在一定的不精确性，因为（达到卤素消毒要求后）无法知悉确切的卤素残余浓度；

7. 要保证效果可靠、口感理想，必须对卤素消毒过程有一定的了解。

8. 细菌的繁殖体对卤素高度敏感。病毒和贾第虫同样也对卤素敏感，但需要加大消毒剂量浓度和延长相互接触时间。隐孢子虫包囊对卤素耐受性极高，目前关于环孢子虫是否耐受卤素的相关信息所知甚少，但推测其耐受性与隐孢子虫相似。一些寄生虫卵如蛔虫也对卤素耐受，但是这些虫卵通常不经水传播。（加热和过滤对所有这些耐受的包囊和虫卵均有效。）

决定卤素杀灭微生物的速率和比例的主要因素是卤素的浓度［mg/L为单位，或用百万分率ppm（parts per million）表示］，以及卤素与微生物的作用时间（即接触时间，以分钟为单位）（表 8.7）。在这两者间，无论增加其中哪一项，则可降低对另外一项的要求。理论上认为在温度和 pH 不变的情况下，若接触时间延长一倍，则浓度降低一半也可达到相同效果。在处理较清水体时，可根据该原理使用低浓度卤素，以减少异味。考虑到户外未知因素较多，建议延长接触时间以增加安全性。

表 8.7　卤素在 pH 值 6～8 时达到杀灭 99.9%病原菌的实验数据

微生物	卤素	浓度 (mg/L)	时间 (min)	温度	
				℃	℉
贾第虫	氯	4.0	60	3～5	37～41
		8.0	30	3～5	37～41
		3.0	10	15	59
		1.5	10	25	77
	碘	1.5	10	25	77
		3.0	15	20	68
		7.0	30	3	37
肠道病毒	氯	0.5	40	2	36
		0.3	30	25	77
	碘	0.3	30	25	77
脊髓灰质炎病毒	碘	20	1.5	25	77
大肠杆菌	氯	0.03	5	2～5	36～41
	碘	1.0	1	2～5	36～41

次要因素包括水温、水中的有机污染物和 pH。低温会延缓反应时间，因此在冷水中应延长接触时间或增加卤素的剂量。水中的有机物杂质会吸附一些卤素，因此当水体高度浑浊时，延长卤素接触时间可能无效，而应增加卤素的剂量。虽然清洁的地表水可能只需最小限

量的卤素，但考虑到水中会有杂质存在（至少 1mg/L），谨慎的方法是采用 4mg/L 作为卤素目标浓度并延长接触时间，特别是在冷水中。只有在强碱性的水体中，水 pH 值会成为影响卤素消毒的因素，反之中性至弱酸性的地表水不会。

表 8.8 列出了用氯和碘进行水消毒处理的建议，具体包括了浓度、温度和接触时间方面。氯和碘均有液体和片剂。表 8.9 列出了一些卤素市售产品。

表 8.8　卤素水消毒处理

碘产品	**4ppm/L 浓度所需量**	**8ppm/L 浓度所需量**
碘片	1/2 片	1 片
高碘甘氨酸	或	
紧急饮水杀菌片（EDWGTemergency drinking water germicidal tablet）	1 片溶于 2L 水	
Potable aqua 净水片		
Globaline 净水片		
2%碘溶液（酊）		
（不要使用脱色碘）	0.2ml；5gtt	0.4ml；10gtt
10%聚维酮碘溶液		
饱和溶液：碘结晶水（Polar Pure）	0.35ml；8gtt	0.70ml；16gtt
	13ml	26ml
氯产品	**5ppm/L 浓度所需量**	**10ppm/L 浓度所需量**
家用漂白剂（5%次氯酸钠）	0.1ml	0.2ml
	2gtt	4gtt
氯化絮凝剂	1 片加入 2L 水	1 片（8ppm）
Chlor-floc		
AquaCure		
接触时间（min）因水温差别而不同[a]		

续表 8.8　卤素水消毒处理

卤素浓度	5℃	15℃	30℃
2ppm	240	180	60
4ppm	180	60	45
8ppm	60	30	15

gtt，滴；ppm，百万分之一（相当于 mg/L）；EDWGT，紧急饮水杀菌片。

[a]最近研究指出在寒冷的水中，应延长碘或氯的接触消毒时间来杀灭贾第虫包囊。

接触时间的延长，无法确定卤素水中的残存浓度。

卤素的选择

在野外消毒方面，碘比氯有着更多的优势。稀释碘溶液不易受含氮废物或 pH 值的影响，大部分人更愿意接受碘消毒水的口感。但需要注意其生理活性。当碘用于水消毒处理时，会引起甲状腺功能的某些改变，水中的碘含量过高与甲状腺肿大有关。还有可能引起超敏反应（尽管这些报道并非由碘消毒水引起）以及加重原有的甲状腺疾病。

因此以下情况不建议使用碘：

1. 不稳定的甲状腺疾病；
2. 已知的碘过敏；
3. 怀孕数周后（因新生儿甲状腺肿风险）。

尽管研究表明长期饮用碘消毒水未见异常，但 WHO 建议碘用于水消毒只在紧急情况下数周内使用。军队研发了碘片，并仍在某些情况下使用，但由于其不适的口感和颜色，以及对甲状腺功能的影响，导致许多小型野战单位在实施野外水消毒时已采用氯消毒片与净水絮凝剂搭配使用的方法代替碘的运用。

卤素消毒水的口感可通过以下方式改善：

1. 在达到足够接触时间后加入饮用香精。
2. 在达到接触时间后使用颗粒活性炭（许多过滤器包含这一最

后步骤)。

3. 在处理较清洁水时，可通过降低浓度和延长接触时间来改善口感。

4. 通过化学手段改善口感。加入小撮或数粒抗坏血酸（维生素C粉剂或晶体）或硫代硫酸钠（无毒，化学药店有售）可降解碘或氯为碘化物和氯化物，这两种化合物无色无味。但是这个添加步骤必须在达到所需接触时间后再进行。注意碘化物仍具有生理活性。过氧化氢也可将氯降解为氯化物（详见下文“过量氯化——脱氯法”）。

过量氯化——脱氯法

为保证消毒效果，加入氯（次氯酸盐）的浓度可以高达100～200mg/L，然后脱氯（将次氯酸盐降解为氯化物）可有效去除异味且无毒。这方法用于饮用水的长期储存非常有效，可根据需要分批脱氯。这项优质技术也可用于大量水的消毒。目前尚无商用产品采用该技术，但是该技术的配料可在化学品供应点（30％过氧化氢）和泳池货品供应点（次氯酸钙）购得。

将次氯酸钙（含有效氯65％）加入水中，达到较高的氯浓度以供消毒使用（30～200ppm)，闻到刺鼻气味即可。用量约为1/4～1/2 tsp/L（1茶匙/升），然后加入6滴30％的过氧化氢（伤口护理常规消毒浓度为3％）搅拌或摇动以形成水溶性无毒氯化钙。过量的过氧化氢会形成氧气泡溢出，过氧化氢本身也是一种弱消毒剂。如果滴定正确，处理过的水将不会有氯味。消毒原料应用3～4oz（盎司，1盎司 ＝ 28.35克）的塑料瓶分开保存，如保存在干燥阴凉的环境中将非常稳定。测量无需非常精确，但是需要数次试验和实践来平衡两种原料的加入量，从而达到理想结果。30％的过氧化氢极具腐蚀性，易灼伤皮肤，使用时需注意。

碘树脂法

碘树脂被认为是一种接触消毒剂，在静电作用下使通过树脂的微生物与碘结合，仅留有不多的碘溶解在水中。微生物在通过树脂时，有效地暴露于高浓度的碘，减少了接触时间，但是对于包囊必须保证足够的接触时间。用炭来清除水中残余碘对长期使用者而言显得尤为重要，可防止摄入过量的碘。隐孢子虫的囊合子可被树脂俘获，但是那些通过树脂的囊合子，仍有一半能存活 30min。

树脂已被纳入许多不同种类的过滤器设计中，供野外使用（表 8.6）。多数装有 1μm 的包囊滤器，可有效去除贾第虫、隐孢子虫以及其他耐氯的寄生虫卵和幼虫。它们的运作机制是通过树脂迅速杀灭细菌和病毒，以及通过滤网清除包囊。因此在处理消毒大部分水体时，无需特意延长接触时间。残余溶解碘对破坏包囊、病毒的作用目前尚不明确，但保留一定的残余浓度也许是有必要的。单个碘树脂基体的实效取决于碘树脂与每个微生物的充分接触（不存在水分流的情况下）。浑浊的或充满沉淀物的水体可能会像其他过滤器一样堵塞树脂，或是覆盖在树脂表面，抑制碘的传送。

有两家公司已将其碘树脂产品从市场撤离，因为反复测试显示在高病毒含量的寒冷清澈水中存在病毒突破现象，虽然产品在投放市场前的检测效果良好。这些公司无法明确是因为水的分流、流出水中的残余碘浓度不足还是接触时间不足造成的失败。虽然美国市场已经没有此类商品，但是仍有一些型号在国际上使用。Bucket drip 过滤器在国外移居者中很受欢迎。

混合消毒法（电解）

电流通过盐水溶液可产生游离有效氯以及其他“混合”的消毒剂，经证明对于细菌、病毒和细菌芽孢均有效。不管水量大小都可采用此方法。所得溶液比单纯次氯酸钠溶液消毒力更强，甚至经证明可灭活隐孢子虫，说明电解产生的物质中含有二氧化氯（见下文）。Miox 网站（http：//www. miox. com）可提供测试级和高等级的产品。Miox 净水器现在可通过（Mountain Safety Research，MSR Inc，Seattle，WA　http://www. msrcorp. com/filters/pμmp _ free. asp）购买。仅有口袋大小的净水器原为军队而研发，使用盐、水和相机电池产生的电流以生成加入水中的混合消毒溶液。

二氧化氯

二氧化氯（ClO_2）是一种强力杀菌剂，长期用于市政供水及其他众多大规模的水消毒。直到不久之前，二氧化氯还只能用于大规模水消毒处理，但是由于出现了几种可以现场制备二氧化氯的化学新技术，目前可被应用在野外对少量水体的消毒处理，使这一技术能更广泛地运用于发达国家的社区和饮用水供应点的水消毒。当达到应用的浓度和接触时间时，二氧化氯能灭活大部分水介病原体包括小隐孢子虫囊合子。作为杀菌剂，二氧化氯的杀菌有效性不次于氯，在许多实例中展现优势。同时它还是超强的杀病毒剂，且不会引起持久地残留（见表 8.9）。

表 8.9　商用卤素类产品

碘和氯产品的有效性有大量研究数据支持（详见本章及表 8.8）。但这些产品都不能杀死隐孢子虫。

碘饱和溶液

Polar pure

碘结晶，3 盎司瓶内含量 8g；瓶盖可用于测量；瓶身有说明和色点温度计（温度可影响瓶内碘浓度）；处理能力：2000 夸脱（1 夸脱 = 0.946352946 升）水；重量：5 盎司；将建议剂量加入 1 夸脱清洁水内可生成 4ppm 碘。投入碘之前将水加热至 20℃（68 ℉）可缩短接触时间。由于并非所有的水均适于加热，因此对于极其冰冷的水可将接触时间延长至 1～2h。

碘饱和晶体液是一种优秀且稳定的碘源。

碘片

Potable Aqua（Wisconsin Pharmacal，Jackson，Wl）

Emergency Germicidal Drinking Water Tablets

（Coghlan's Ltd，Winnepeg，MB，Canada，www. coghlans. com）

含碘片剂（四甘氨酸过碘化氢）加入水后可释放约 7～8mg 碘。一夸脱水中加入一片。冷水或浑浊水中加入两片。清洁温水中接触时间仅需 10～15min，而在冷水或浑浊水中接触时间需大大延长。中和片剂包含抗坏血酸。制剂规格重量：2oz，50 片装或 PA 片剂加中和片剂。

续表 8.9　商用卤素类产品

这种方法是由军方为野外部队所研发。优点在于适用于作战单位使用且接触时间短，但是这种溶液气味很重，不为大部分人接受。可通过在 2 夸脱水中加入一片达到 4mg/L 浓度（并延长接触时间），或使用中和片剂以改善口感。对于浑浊水，先净化后再使用该方法。

絮凝加氯化消毒

Chlor-floc（Deatrick&Associates，Alexandria，VA）

PUR，Purifier of Water

（Proctor and Gamble，Cincinnati，OH），http：//www. pghsi，com/safe-water/development. html

AquaCure（distributed by Safesport Manufacturing Co，Denver，CO）

该产品片剂或粉剂内含有可净化消毒的絮凝物及氯。该处理过程由军方研发并检验，目前仍被某些野外独立作战部队使用。Chlor-floc 和 Aquapure 是同类产品，含有二氯异氰尿酸钠，有絮凝试剂及缓冲系统专利。该产品包含滤布。一片可产生 8ppm 有效氯。Proctor and Gamble 公司最近研发出袋装粉剂以供在发展中国家或灾害情况下单独使用，该产品含有促凝剂硫酸铁和次氯酸钙。

NaDCC（氯）

Aquaclear（Gal Pharm Ltd，Ireland，Imported by ：BCB Survival Equipment）

Aquatabs（Global Hydration Water Treatment Systems，Kakabeka Falls，Ontario，Canada）

NaDCC 是一种稳定、无毒性氯化合物，可生成最适于次氯酸的微酸性溶液，而次氯酸是游离氯化合物中消毒活性最强的。此化合物中游离氯和有效氯达成平衡，产生更强消毒能力。NaDCC 比其他氯产品更稳定，能产生更多游离和活性氯。目前有独立包装泡腾片剂供少量消毒用，或大剂量高浓度的螺帽管状包装供消毒大量水或水罐的冲击氯化以及其他储存装置而用。

次氯酸钙（干氯）

次氯酸钙是一种稳定、高浓度的干性次氯酸源，通常用于消毒游泳池。在化学品店或泳池供给店内可购得片剂或颗粒制剂。

Redi-Chlor（Continental Technologies，Little River，KS）生产吸塑包装的不同浓度的次氯酸钙片剂，可拆分成一半或 4 份以处理不同水量。建议剂量有 2～5mg/L的残余氯。这是很方便的次氯酸来源，还可用于过量氯化。

续表 8.9 商用卤素类产品

银

Micropur（www.katadyn.com）

片剂、液体或晶体银。单位剂量适用于较少水量或大的储存水箱。最常见配方：含银片剂加入独立气泡袋：1 夸脱水加入 1 片，充分混合后放置 2h。说明："用于清洁水的消毒和贮存"；"能有效杀死肠道病原菌，但不包括虫卵、阿米巴和病毒"；"无异味，安全易用"；处理过的水可保证 1～6 个月内不再感染。

银的优势在于无色无味。经 EPA 批准作为"水质防腐剂"于美国上市，可保证 6 个月内水质不含细菌。尽管已被证实有抗菌效果，但银片并未在美国被批准用于水质净化。注意产品说明中并未说明对病毒和原生动物有效，因为浓度可能并不足以杀死这些病原体。除了对各种微生物效果较差外，还存在较难控制残余浓度和慢性效应的问题。

银和氯

Micropur Forte（Katadyn Corporation，Wallisellen，Switzerland），www.katadyn.com

该产品将银和氯结合制成片剂或水溶剂。氯可以杀死清洁的未经处理地表水中的病毒和细菌。银则可以维持水质 6 个月的微生物纯净性。如果水是立即饮用，则不必使用该产品，因为与单用氯消毒相比，加入银的优势有限。

二氧化氯

Aquamira（McNett Outdoor，Bellingham，WA）

Pristine（Advanced Chemicals Ltd，Vancouver，British Colμmbia）

MicroPur MP-1（Katadyn Corp，Wallisellen，Switzerland）

各种包含稳态二氧化氯的片剂、液体或粉剂产品，通过混合两种原料或将片剂溶于水中产生活性杀菌作用。二氧化氯的优势在于同等剂量下比氯更有效，在合理的剂量和接触时间下即可灭活隐孢子虫卵囊的能力。二氧化氯在水中不会持续存留，因此不应用于储存水的微生物净化。实验证明片剂比溶液更有效。

紫外线

紫外线灯消毒系统被广泛应用于社区和家庭级别的饮用水消毒。在紫外线有效剂量的照射下，所有水媒肠道病原体均可被紫外线灭活。与肠道病毒和细菌芽孢相比，杀灭细菌和原生寄生虫所需的紫外线照射量略低。贾第虫和隐孢子虫因相对体积较大对紫外线更为敏感。紫外线杀菌力取决于光线强度和照射时间。紫外线处理无需化学物质，也不会影响水的口感。作用迅速，且过量处理不会增加饮用危险，事实上这一点正是紫外线消毒的安全因素。紫外线灯需要电源供给且花费不菲。紫外线没有残存消毒力，因此水可能会发生再次污染，细菌可能再次生长。颗粒物质会遮蔽紫外线对微生物的照射。直到现在，紫外线消毒仍需固定电源和光源。最近已研发出一种供个人使用的便携式电池供电紫外线消毒装置——Steri-Pen（Hydro-Photon Irc，Blue Hill，ME，http://www. hydrophoton. com）。这种便携装置目前只能处理少量的水，但其简便性很具有吸引力。第二代产品已明显减小了体积和重量。

日光照射

阳光紫外线 A（UV-A）波长的照射可有效改善水的微生物指标，因此在发展中国家应用此技术可降低社区腹泻发病率。近期研究已证实了太阳能辐射消毒技术（SODIS）的效力，并认为是最佳程序。将透明瓶（如清洁的塑料饮料瓶）暴露在阳光下至少 4h，最好能置于黑色物体表面，但一些研究表明若能放置连续数天效果更佳。氧合作用能在很大程度上杀灭细菌，建议在对瓶中水实施太阳能照射前先进行搅动。

采用太阳能辐射消毒透明塑料瓶中的饮用水时，紫外线和加热灭活发挥了协同作用。超过 55℃（131 ℉）时加热灭活起到主要作用。使用简单的反光镜或者太阳能炉可将水温加热到 65℃（149 ℉），可以实现对水的巴氏消毒（参见热力消毒）。

在太阳光线充足的地方，对饮用水实施太阳能辐射消毒，此法既有效又花费低廉，尤其适用于难民营或灾区。

高锰酸钾

高锰酸钾是一种具有一定消毒特性的强力氧化剂。高锰酸钾在次氯酸盐应用前被广泛地用于饮用水的消毒。目前世界上的某些地区仍使用高锰酸钾进行饮用水消毒和清洗水果蔬菜。通常在消毒使用中将其配置成1%～5%的溶液，达到这个浓度的溶液呈深粉红色至紫色并具有染色力。一些国家有出售 1g 小包装的高锰酸钾，可加入 1L 水。适度的浓度和接触时间能灭活细菌，尽管在世界上某些地区仍在经常使用，但不建议在野外使用，因为关于高锰酸钾灭活病毒或原生动物包囊的定量数据无法获得。

过氧化氢

过氧化氢（H_2O_2）是一种强力氧化剂，但是消毒力较弱。因终末分解产物为无毒的氧和水，故可安全应用于食物消毒。小剂量（1L 水加入 3%浓度的 H_2O_2 1ml）可在数分钟至数小时内有效灭活细菌，具体时间取决于污染程度。杀灭病毒则需高浓度的过氧化氢和较长的接触时间。由于缺乏对原生动物包囊的资料以及其稀释溶液的定量数据，目前不建议运用于野外水消毒。

柑橘属

柑橘属果汁具有杀菌特性。柠檬汁或青柠汁在达到 2%浓度（等于 2 tbs/L）时，30min 内可杀灭霍乱弧菌。pH 值必须小于 3.9，这取决于柠檬汁的浓度和水的初始 pH 值。青柠汁可杀灭卷心菜和莴苣叶上 99.9%的霍乱弧菌，并能抑制米饭中霍乱弧菌的生长，这表明在水、饮料和其他食物中加入充足的青柠汁可减少患病风险。在将柑橘属推荐为不只是一种辅助的或紧急的水消毒措施之前，尚需进行更多的研究。目前不推荐此类商用产品作为水消毒的主要手段。

首选方法

表 8.10 和表 8.11 列出了选择具体户外消毒方法时需要考虑的因素。个人或团体选择最适宜的消毒方法取决于饮水人数、可用的空间及水体重量、水源质量、个人口味偏好以及可供使用的燃料。但是在所有状况下想获得最佳保护需要以下两个步骤：①过滤或凝固絮结；②卤化，因为卤素无法杀灭隐孢子虫，而大多数过滤器又无法过滤某些病毒。正是考虑到受微生物污染的水进行消毒处理时需要经过以上两个步骤，许多微过滤器都设计包含含氯消毒液。通常先加入卤素，第二步再进行过滤。作为“一步式”处理步骤，加热是非常有效的方法，但无法改善水中杂质或异味。此外，燃料供给也会限制加热的使用。一些制备二氧化氯的新技术或紫外线灯同样可作为用于清澈水质的“一步式”处理步骤。

当水需要贮存一段时间，如船上、汽车房屋或有雨水收集装置的房屋，必须使用卤素预防水污染。可在过滤之前或之后加入卤素。过量氯化——脱氯法尤其适合此种情况，因为高浓度的氯可以维持很长一段时间，当准备使用时将水倒入较小容器内脱氯即可。如使用其他的氯化方法，贮存水中的残留氯浓度应至少维持在 3～5mg/L。碘是较差的除藻剂，仅适用于短期而非长期贮存用水。初步消毒后，可用银剂维持水的微生物指标。

在长途航海的船舶上，在航程中需要进行海水脱盐处理，只有反渗透膜过滤器才能胜任。

表 8.10 不同水源状态的方法选择

	"原始状态"，无人或无家畜活动的未开发地区的水源	发展中国家的自来水	发达国家或发展中国家	
			人畜活动[a]范围附近的清洁地表水	浑浊水
首要考虑因素	通常水质很高；污染现象少见	细菌，贾第虫，少量病毒	所有肠道病原体包括隐孢子虫	所有肠道病原体；其他可干扰消毒处理的污染物
有效手段	任意一种方法[b]	任意一种方法[b]	1. 加热 2. 过滤加卤素（不论先后）；碘树脂过滤 3. 二氧化氯 4. 紫外线（商用产品而非自然光线）	CF[c]消毒后，再进行第二步程序（加热、过滤或卤素处理）

[a]包括牛牧场的农业排放，或是来源于位于上游乡村和城镇的下水道废水。

[b]包括加热、过滤、卤素、二氧化氯或是紫外线。

[c]coagulation-flocculation 凝固絮结法

表 8.11　各种消毒技术的优缺点总结

	加热	过滤	卤素	二氧化氯	两步法	紫外线
可行性	木材可能缺乏	许多商用选择	许多产品	数种新产品可生成 ClO_2	过滤加卤素或是净化加第二步骤	新式便携式商用装置；阳光
费用	燃料和炉子的费用	中等花费，但平均每单位的水处置花费较低	便宜	取决于方法，通常不贵	取决于步骤的选择	商用产品相对较贵
效率	可灭菌或巴氏消毒	多数过滤器无法完全清除病毒	隐孢子虫和部分寄生虫卵耐受	可杀灭所有致病微生物	高效，可覆盖所有致病微生物	可杀灭所有致病微生物
适合水质	清澈水	清澈或轻度混浊；浑浊水会很快堵塞过滤器	清澈水；浑浊水需加量	清澈水，但 ClO_2 几乎不受含氮化合物影响	可能适用于任何水质	要求少量清澈水
口感	无法改善	可以改善，尤其是应用木炭处理后	变差，除非清除或中和卤素	不变，可能会残留氯的味道	取决于处理顺序及方法，通常能改善	不变
处理时间	沸腾时间（min）	过滤时间（min）	接触时间（min～h）	延长处理时间以杀灭隐孢子虫	各步骤的处理时间结合	min
其他因素	所需燃料体积大、重量大	会增加负重和占据空间；需要维护确保充分畅通	适用于大量水的处理和贮存。掌握原理能获得最佳消毒效果。如果溢出或容器破损则有损效果。	需要更多经验和实验来证实。可能在野外运用上取代碘。	较为合理的方法是如果过滤器含有炭处理步骤，则先使用卤素。凝固絮结法是处理高度浑浊水体的最好方法，之后再进行卤素、过滤或加热处理。	在没有其他手段的紧急情况下可选择阳光；商用产品可用于高水质水源和小团体

（严刚　译　周璇　校）

扩展阅读

Backer H D 2007 Field water disinfection. In: Auerbach P S (ed.) 2007 Wilderness medicine, 5th edn. Mosby, St Louis, 1368–1417

Backer H D 1997 Water disinfection strategies for Cryptosporidium. Wilderness Environ Med 8:75–77

Backer H D 1996 Effect of heat on the sterilization of artificially contaminated water (editorial), J Travel Med 3:1–4

Backer H, Hollowell J 2000 Use of iodine for water disinfection: iodine toxicity and maximum recommended dose. Environ Health Perspect 108:679–684

CDC 2006 Surveillance for waterborne-disease outbreaks associated with recreational water – United States, 2003–2004 and Surveillance for waterborne disease and outbreaks associated with drinking water and water not intended for drinking – United States, 2003–2004. MMWR 55(SS12):31

Clark RM, Sivagnesan M, Rice EW et al 2003 Development of a Ct equation for the inactivation of Cryptosporidium oocysts with chlorine dioxide. Water Res 37:2773–2783

Fracker L D, Gentile D A, Krivoy D et al 1992 Giardia cyst inactivation by iodine. J Wilderness Med 3: 351–357

Georgitis W J, McDermott M T, Kidd G S 1993 An iodine load from water-purification tablets alters thyroid function in humans. Mil Med 158:794–797

Groh C, MacPherson D, Groves D 1996 Effect of heat on the sterilization of artificially contaminated water. J Travel Med 3:11–13

Hurst C J (ed.) 1996 Modeling disease transmission and its prevention by disinfection. Cambridge University Press, Melbourne

Joyce T, McGuigan K, Elmore-Meegan M et al 1996 Inactivation of fecal bacteria in drinking water by solar heating. Appl Environ Microbiol 62:399–402

Khan L K, Li R, Gootnick D 1998 Thyroid abnormalities related to iodine excess from water purification unites. Lancet 352:1519

Korich D G, Mead J R, Madore M S et al 1990 Effects of ozone, chlorine dioxide, chlorine, and monochloramine on Cryptosporidium parvum oocyst viability. Appl Environ Microbiol 56:1423–1428

Laubusch E I 1971 Chlorination and other disinfection processes. In Water quality and treatment: a handbook of public water supplies, American Water Works Association. McGraw Hill, New York

Marchin G L, Fina L R 1989 Contact and demand-release disinfectants. Crit Rev Environ Control 19:227

Marshall M M, Naumovits D, Ortega Y et al 1997 Waterborne protozoan pathogens. Clin Microbiol Rev 10:67

McFeters G A (ed.) 1990 Drinking water microbiology. Springer-Verlag, New York

McGuigan K, Joyce T, Conroy R et al 1998 Solar disinfection of drinking water contained in transparent plastic bottles: characterizing the bacterial inactivation process. J Appl Microbiol 84:1138–1148

Pierce E N, Gerber A R, Gootnick D B et al 2002 Effects of chronic iodine excess in a cohort of long-term American workers in West Africa. J Clin Endocrinol Metab 87:5499–502

Powers E M 1993 Efficacy of flocculating and other emergency water purification tablets. Technical Report Natick/TR-93/033. Natick, MA, United States Army Natick Research, Development and Engineering Center

Quick R E, Kimura A, Thevos A et al 2002. Diarrhea prevention through household-level water disinfection and safe storage in Zambia. Am J Trop Med Hyg 66:584–589

Schoenen D 2002 Role of disinfection in suppressing the spread of pathogens with drinking water: possibilities and limitations. Water Res 36:3874–3888

Sobel J, Mahon B, Mendoza C et al 1998 Reduction of fecal contamination of street-vended beverages in Guatemala by a simple system for water purification and storage, handwashing, and beverage storage. Am J Trop Med Hyg 59:380–387

Sobsey M 2003 Managing water in the home: accelerated health gains from improved water supply. World Health Organization, Geneva, WHO/SDE/WSH/02.07. Online. Available: http://www.who.int/water_sanitation_health/dwq/wsh0207/en/index.html 6 Feb 2007

World Health Organization 2000 The Global Water Supply and Sanitation Assessment 2000. WHO and UNICEF, Geneva. Online. Available: http://www.who.int/water_sanitation_health/monitoring/globalassess/en/6 Feb 2007

第9章 运动和气温引起的机体失调

Stephen A. Bezruchka

当旅行者须跨越数个时区，或者须进入炎热或寒冷的气候环境，或体验新奇的运动刺激时，他们会面临着环境适应的问题。本章概述旅行者可能出现的这些常见适应失调现象，并介绍一些实用的应对措施。虽然社会经济状况，甚至是人自身的苦恼都会深深影响这些失调现象的产生，但这些因素并不在本研究之列。我们发现患旅行相关症状的多数是穷人，但如果以此作为预防、建议和治疗的出发点就过于狭隘了，真正重要的是运用经验和临床诊断，具体病例具体分析。

飞行时差

当旅行者快速越过多个时区后，其正常的作息规律被打断，与身体内在的生理节律发生了冲突。旅行者往往出现睡眠不良、脑力下降、白天疲倦等症状，这些即被称为“飞行时差”反应（译者注：以下简称时差反应），有时还会因行程紧张和担心安全而产生紧迫感和焦虑感。“地面旅行时差”极少被提起，事实上人只要离开家，就必然会因旅行而感到紧张。时差反应的出现一般要在旅行越过两个时区后才发生，跨越时区越多，症状越严重。时差反应可发生于各地旅行者，其发生率没有地区差异。其症状可以持续一周或更久。而昼夜节律的恢复可能需要两周时间。

特异症状包括：失眠、白天嗜睡和疲倦、注意力下降、反应迟钝、消化不良、非进餐时段饥饿、亢奋或抑郁、诱发或加剧精神疾病、感染机会增加、头疼、肌痛和烦躁。睡眠失调往往比其他症状持续更久。虽然有报告说丰富的旅行经验和周到的安排有助于减轻症状，但年长的人还是更容易遇到问题。早睡早起者比晚睡晚起者往往更易受时差影响。时差反应还会造成飞行员误操作、运动员发挥失常以及外交官表现欠佳。睡眠不良者会不会因时差而加剧反应，目前尚缺乏研究。迁延性的时差反应与神经解剖的改变和持续存在的认知障碍有关。

关于社会经济状况对时差反应的影响还缺乏研究，但可想而知，那些既有远忧又有近虑的旅行者，必定会比衣食无忧者更难应付时差反应。富有的旅行者更有条件优化其行程安排，可以选择更好的航班、更舒适的舱位，购买些茶点食物，享受医疗保健和行李运送服务，接受一下按摩服务，甚至雇用旅行保姆等；而穷人，即便是终生一次的旅行也没有这个条件。

预防和治疗

应采用综合预防措施减少时差反应。很少有对照试验来检验预防方法，各种方法之间也缺乏比较研究。下面按照简单易用原则介绍目前常用的预防方法。

视网膜上有一种非视觉感光受体，通过单突触链接到下丘脑，直接根据昼夜光照循环调节身体的睡眠苏醒周期。松果体腺分泌的褪黑素也像日夜循环那样调节着睡眠苏醒周期。对于有视力的人来说，褪黑素仅在黑夜分泌，且仅受光照的影响。通过适时摄入褪黑素能够人为设定生理节律。适时摄入 0.5mg 生理剂量的外源性褪黑素可以帮助人体调节生理节律以适应数小时的时差。几项研究表明这种自我调节有利于克服时差。褪黑素在早晨摄入可以推迟生理节律，而在晚一些时候就会提前生理节律。少量褪黑素就可起作用，而常规用量为保证效果往往偏高。针对跨时区旅行，表 9.1 分向东和向西分别给出了褪黑素的按时服用方案，疗程从出发前起到抵达后 3 天为止。

表 9.1　褪黑素治疗时差反应

时区跨度	1～6 h	7～9 h	≥10 h
服用褪黑素开始时间为出发前 1 天及出发当天			
自东向西旅行	醒来时	醒来时	醒来时
自西向东旅行	15 点左右	15 点左右	醒来时
到达后服用褪黑素时间			
自东向西旅行	第 1 天：醒来时	第 1 天：醒来时	第 1 天：与出发当天相同时间
	第 2 天和第 3 天：比前 1 天晚 1～2 h	第 2 天和第 3 天：比前 1 天晚 1～2 h	第 2 天和第 3 天：比前 1 天晚 1～2 h
自西向东旅行	第 1 天：与出发当天相同时间	第 1 天：与出发当天相同时间	第 1 天：与出发当天相同时间
	第 2 天和第 3 天：比前 1 天早 1～2 h	第 2 天和第 3 天：比前 1 天早 1～2 h	第 2 天和第 3 天：比前 1 天早 1～2 h
暴露与避免明亮光线的时间			
自东向西旅行	白天晚些时候暴露于亮光	中午时段暴露于亮光，其后要避免暴露	仅早晨暴露于亮光，其他时段避免暴露
自西向东旅行	早晨暴露于亮光	中午时段暴露于亮光，此前要避免暴露	中午时段暴露于亮光，其后要避免暴露

表中褪黑素剂量为 0.5mg（见书中描述）(Adapted from Bezruchka S A 1999 The pocket doctor. The Mountaineers，Seattle.)

因光照与褪黑素有协同作用，也被列于表中。推荐的出发前剂量足以让人很快产生睡意；如果不想马上入睡，可降低剂量，每 2h 服用1次，总量不超过0.5mg。美国保健品市场上的非处方制剂的褪黑素产品标准不一，其效果没有保证。液态滴剂便于个人调整用量。目前没有关于长期使用外源性褪黑素的安全性的测试数据，也无关于孕期使用的安全性测试报告。Herxheimer 通过科克伦评估（Cochrane review）发现。（译者注：科克伦评估是对人类医疗保健和政策方面的基础研究进行评估的一种系统方法。）褪黑素的短期不利影响包括：意识错乱、共济失调、头痛、惊厥、凝血问题（凝血酶原增加或减少的问题，怀疑与华法林相关），以及心血管疾病的症状，包括胸部疼痛和呼吸困难。癫痫病患者以及那些服用华法林或其他抗凝血剂的人，在未经医学咨询的情况下，不应使用褪黑素。

另一替换方案是：到达目的地后按当地时间在入睡前服用褪黑素。多数实验都用了5～8mg的大剂量，在到达目的地后持续服用3～7天。通常的副反应就是服用后的困倦。

对于健康状况良好的旅行者，短期使用催眠药来控制睡眠周期以纠正时差反应是方便可行的。但催眠药物并不能调整生物节律，对使用者的状态改善也无明显作用。一类被称为“非苯二氮䓬类苯二氮䓬受体激动剂”（NBRAs）的短效催眠药现在广受欢迎，典型代表为唑吡坦，其他包括佐匹克隆或其异构体艾司佐匹克隆，以及更短效的扎莱普隆。虽然缺乏实验研究，并且估计会有更多的副作用，它们仍可用于治疗因使用褪黑素而致的过早觉醒。唑吡坦会产生一些特有的副作用，类似三唑仑一类的短效苯二氮卓类药，包括健忘、烦躁、亢奋和梦游。有些旅客在飞行途中或在目的地睡前使用这些药物（表9.2）。

关于催眠药物的成人使用剂量，首次使用者及老年人使用应减半。在使用NBRAs时，应该警告不要饮用酒精饮料，也应避免同时使用其他引起嗜睡作用药物（如：抗组胺药）。欧洲的一些国家禁用或限用三唑仑，因有报道说可引起精神异常。其他苯二氮卓类药是长效的，不太适合使用。

表 9.2 治疗时差反应的短效催眠药

药物	成人剂量	半衰期
唑吡坦（Ambien®）	5～10mg 口服临睡时	3～5h
扎来普隆（Sonata®，Starnoc®）	5～10mg 口服临睡时	1～2h
艾司佐匹克隆（Lunesta®，Sepracor）	1～3mg 口服临睡时	6h
佐匹克隆（Imovane®）	7. 5mg 口服临睡时	6h
雷美替安（Rozerem®）	8mg 口服临睡时	1～2h
三唑仑（Halcion®）	0. 25mg 口服临睡时	1. 5～5. 5h
奥沙西泮（Serax）	10～15mg 口服 临睡时	8～10h

所例药物商品名仅出于方便使用者辨认的目的，并非笔者刻意推荐该产品。

[a]老年人及初次使用者剂量应减半。

雷美替安（Ramelteon）是一种新近获准用于治疗失眠的褪黑素受体激动剂。它可能通过调节生物节律来治疗时差反应。但尚未见正式研究报告，仅在一项睡眠实验中发现，分别服用 1mg、2mg、4mg 和 8mg 时机体呈现出与剂量相关的生物周期改变。与其他药物配伍效应和肝毒性作用可能限制了该药在并发症患者中的广泛使用。其用法类似上述的 NBRAs。

应付时差反应传统的方法是：出发前三天开始，逐步调整睡眠时间以适应目的地作息时间。例如：如果向东旅行，从出发前 3 天开始，每天早睡 1h。可借助 EASTMAN（2005）表（译者注：一种用于向东跨时区旅行时调整睡眠时间的参考工具。）来计算睡眠时间。如果向西旅行，旅行者可以在旅行前每天晚睡 1h。因为晚睡往往比早睡容易，所以跨越同样多时区时，向西比向东更容易适应。向东旅行时应避免瞌睡。可在飞行前、飞行中及到达后进行适量运动来保持清醒，还要注意充分补水。

对于旅行跨数个时区，但一两天就要回去的旅行者，不必按目的地时间去调整睡眠，可维持出发地作息时间。对于跨 3 个以上时区的旅行，应在旅行计划中安排到达后有一天以上的修整时间，这有助于调整睡眠苏醒周期。在飞行时应按目的地时间尽早设定手表，以作标准。到达后的活动安排也应适应当地时间。在到达后的几天内最好避免作重大决策，如果有重要会议也应尽量安排在个人原来生理周期中的警醒时段。也可利用到达后的大运动量活动帮助调整时差，向东旅行时，安排在上午；向西旅行时安排在傍晚。

虽然没有实验研究，暴露于强光确实可以调整生物钟。但这种方法在盲人中是无效的。《如何应对时差反应》（*How to Beat Jet-lag*. Oren et al. 1993）这本书详细介绍了不同时区跨度的光照疗法，值得一读。另一网站 http://www. bodyclock. com/也可借鉴，教你如何利用日照来调整不同时区的时差反应，而不用服药。其他可利用资源还有许多。

当用光照调节生理节律时，旅行者应暴露于足够强度的光线（7000～12 000lx，相当于日出时阳光的强度）。暴露时间须在早晨5：00—9：00。在出发地，凌晨4：00前的光线会推迟生物钟，而这之后的光照会加快生物钟。故而，向东旅行者，在到达目的地后应每天早晨做几小时日光暴露，而向西旅行者可以下午的晚些时段做日光暴露。按照这样日光暴露3～4天后，身体的生理节律即可适应目的地的昼夜节律（表9.3）。

表9.3　以强光重设生物（昼夜）节律

旅行方向	外部时钟	行为改变	内部时钟（生物钟）	光线暴露
自西向东	将时钟往前调	提前就寝，早些起床	调回生物钟	目的地早晨暴露
自东向西	将时钟往回调	推迟就寝，推迟起床	加快生物钟	目的地下午暴露

可以用一个数码相机评估光照所需强度，手动设定 ISO 指数为 50，光圈和速度分别是 5.6 和 1/60s，此时对应的正确曝光的光照强度即为 11 000lx。

坐飞机时，在适当的时段戴眼罩或坐于窗边（打开遮光板），可以帮助调整生物钟。为帮助旅行者适时入睡，可以戴耳机并播放舒缓声音。到达目的地后，若须光照暴露，应避免戴墨镜，并尽量到户外。而为了避免不适时的日光暴露，旅行者可以使用有檐帽和太阳镜。如果在室内，可通过开窗帘和开灯做适时光照暴露，虽然室内光强度远低于要求量，但也能影响生物钟。

但实际上旅行者往往受行程影响难以通过光照来纠正时差反应。

一些商店出售的诸如“抗时差丸”、“抗时差饮食”或植物合成类药品的疗效不明。阿尔贡国家实验室推出“调时差饮食”（Argonne National Laboratory Jet-lag Diet），拟通过改变“进食—饥饿”周期来调整生物节律。从出发前 3 天开始，按时给予高蛋白的早餐和中餐，高碳水化合物的晚餐，以及适时的咖啡因。曾有一项相关的研究报告，美军以此方法帮助士兵适应一次跨 9 个时区的旅行。有一些网站提供指导“控时饮食”的收费服务。

时差症状尚未改善的长途旅行者，应避免在到达后马上从事有潜在危险的活动，包括驾车等机械操作、风险性娱乐活动以及避免作重大决策。参加异地竞赛的运动员，一般会提前几日出发以适应目的地时差。

晕动病

晕动病并非一种真正的疾病，只是身体对一种刺激的正常反应。大脑前庭功能正常的人可经诱导产生晕动症状，但是自主运动不会引发症状，而脑前庭功能丧失者也无此病之虞。

眩晕则与此相反，它是身体在静止时却感觉像在运动。

晕动病是一类疾病的统称，包括晕船、晕车、晕机还有晕滑雪。晕滑雪是一种特殊形式的晕动病，它是因为前庭、视觉和体觉对运动的感知信息不一致造成的。多见于在蜿蜒崎岖又缺乏视觉参照物的地带滑雪时，尤其是大雾或暴风雪天气。对于探险旅行者而言，行驶于蜿蜒山路上过度拥挤的大巴，可直接引发晕动病，或间接受到身边乘客的影响，引发晕动病。

对在英吉利海峡、爱尔兰海和北海乘坐渡轮的20 029名旅客的调查显示，其中有1/3以上有晕动病症状，7%发生呕吐。女性发生率略高于男性，并随年龄增长发生率略降。在经常旅行的人群中发病率较低，可能的原因一是适应性增强了；二是容易发病的人主动规避经常旅行。女性发生率大概相当于男性的两倍，在月经末期尤其易发。有偏头痛病史者为高危人群。有晕动病发病史的，再发几率甚高。儿童发病时症状较多，反应强烈。那些早年受过体位感受训练或喜欢运动的年轻人不易发病。克服晕动病后的适应能力可至少保持1个月。

恶心是晕动病常见症状，开始可表现为苍白和冷汗，最终可发生呕吐。患者可能感到需要冷空气，但实际上发病与周围环境温度无关。其他症状还有多涎、哈欠、过度通气和前额疼痛。而困倦、嗜睡、胃肠蠕动减少和表现失常往往是晕动病的后继症状。胃肠活动抑制会影响口服药物的吸收。即便停止诱因刺激，昏睡症状的缓解也会需要更长时间。在鉴别诊断中应与“高山病”（altitude sickness）甄别。

预防

研究晕动病一是靠自主报告，二是通过模拟空间晕动病和极端海运条件的实验。所以预防建议也是基于这些有限的实验和无对照的报告。基本原则是预先保持空腹休息状态，而反复进餐或者食用高盐、高脂、高蛋白、高热量的奶酪或乳制品都可诱发晕动病。一项研究表明，如果需要进食，应优先考虑食品的口味而不是成分来降低晕动病的风险，尽管发现高蛋白低糖的饮料可以相对减少心脏迷走神经张力。耳机在一定程度上可缓解症状。其他降低晕动病危害的措施还有：坐车时，选择合适的位置以使颠簸最小，最好半躺着，并且减少头部运动，尽量看远方地平线等；坐船时，选择靠近水线的中部舱位；坐小车时，选择前排，行进中目视前面远方；坐飞机时，选择机翼上方的靠窗位置，并向窗外眺望。在很多情况下，晕动病是自我暗示而促成发病的，所以认知辅导和自我口头安慰往往会有效。

提前服用某些药品有助于缓解晕动病的症状（表 9.4）。赛克力嗪、茶苯海明和美克洛嗪这些抗组胺药对晕动病都是有效的。赛克力嗪影响胃肠节律，茶苯海明有镇静作用而美克洛嗪则影响前庭功能，三者共有的副作用是镇静和口干。

表 9.4 晕动病相关药物

药物	成人剂量	副反应
格雷司琼（Kytril®）	2mg 口服 单剂	
欧旦司琼（Zofran®）	8mg 口服 单剂	
苯妥英（Dilantin®）	200mg 口服 单剂	
赛克力嗪（Marezine®）	50mg 口服 每 4～6h	极微镇静
茶苯海明（Dramamine®）	50mg 口服每 4～6h	镇静
美克洛嗪（Bonine®，Antivert®）	25～50mg 口服每 6～12h	轻度镇静
异丙嗪（Phenergan®）	25mg 口服，需要时每 8～12h 一次	中度镇静
东莨菪碱贴片（Transderm Scop®）	1/4～1 片，贴于皮肤 每 72h 一次	口干、视物模糊
氢溴酸东莨菪碱	0.4mg 口服，每 6h 一次	口干、视物模糊
硫酸麻黄碱	25mg 口服，每 6～12h 一次	心血管系统（抵消镇静）
伪麻黄碱	30～60mg 口服，每 6～12h 一次	心血管系统（抵消镇静）
右苯丙胺（Dexedrine®）	5mg 口服 每天早晨	心血管系统（抵消镇静）

所例药物商品名仅出于方便使用者辨认的目的，并非笔者刻意推荐该产品

这些抗组胺药都是非处方药。

其他口服药物还有异丙嗪（一种吩噻嗪衍生物）和东莨菪碱（一种副交感神经抑制剂）。格雷司琼和欧旦司琼是防止由电离辐射引起恶心呕吐的药物，虽然实验研究并不肯定这类药物的抗晕动病效能，飞行员还是惯于用它来维持飞行时的身心状态。

经皮肤吸收的东莨菪碱防晕贴是广泛使用的抗晕动病药物。剂量为0.5mg，贴于皮肤吸收最佳部位——耳后，药物作用可以维持长达3天。提前4～8h使用直至暴露结束。因为该药物有令人不适的副反应，疗效也有争议，还可能降低身体对晕动病的自适应能力，人们使用它的热情正在退却。这些副反应包括口干（50%）、视物模糊（25%）和偶发的瞳孔不等大。虽然药品说明书没有注明，但小剂量（减半或1/4）就可足以对部分人产生有效的保护作用并可降低副反应。

东莨菪碱可以引起倦怠、短时记忆受损、中毒性精神病（幻觉、意识错乱、定向障碍、虚构症）、急性闭角型青光眼，以及易感者（特别是老年人）的尿潴留。若使用时间延长，副反应症状会加剧。一般连续使用16天以上，身体可处于抗副交感神经兴奋状态，若贴敷部位发生皮肤过敏，会引起吸收过量，情况则更严重。长期用药后会发生撤药反应，包括多涎、胃肠功能亢进等。也曾有药物依赖报道。对于有严重晕动病病史者，有长达3天或更久的旅行时，可考虑推荐使用此贴剂。东莨菪碱口服制剂（0.4mg），起效快持续时间短，也可依需要选用。

拟交感神经药物可以增强东莨菪碱和抗组胺药物的预防效果并且抵消这些药物的镇静副作用。当东莨菪碱和抗组胺药预防晕动病效果不佳时，可以使用麻黄碱和右苯丙胺作为补充用药（见表9.4），也可用于6h以内的强刺激。伪麻黄碱也是可用之选。异丙嗪和右苯丙胺复方制剂对智力性操作影响不大，也不加重嗜睡症状。拟交感神经药物易致心悸、心动过速和高血压，因此不能用于心血管疾病患者或有相关隐患的人群。还应告知患者此类药物可引起的一些副反应，中枢神经系统方面会有坐立不安、眩晕、震颤等，胃肠消化系统会有厌食、口干和大便习惯改变等。

苯妥英和抗惊厥药物也能预防晕动病，但并非广泛使用。一项人工诱导的迟发性晕动病研究表明，治疗剂量的苯妥英疗效是任何单一药物的 4 倍，是东莨菪碱和右苯丙胺复方制剂的 2 倍。剂量为每天每公斤体重 15mg，在暴露前 20h 中，每 4h 给药一次。当血浓度达到每毫升 9μg 时即有保护作用。这种疗法颇具临床意义，因为在这项研究中发现苯妥英没有产生镇静或其他神经抑制性副作用。

其他一些小型或非正规实验也提及了一些其他药物，如用于偏头痛病史者的钙离子阻断剂硝苯地平和血清素受体激动剂特里普泰（利扎曲坦），以及司来吉兰（苯乙胺衍生物），还有报告用生姜来防止晕船；然而这些实验结论彼此矛盾，这可能是由制剂差异和实验设计不同所造成。

非正式研究报告和一些小实验支持用一种商业化器具（Acu-band，ReliefBand，Travele-Eze or Sea-Band）对“P6 位点”的针压疗法来预防晕动病。

延长暴露于前庭觉变化刺激和视动觉刺激的时间，晕动病症状可能会自行减轻。对于容易晕船的个体，如果没有其他条件时，可以建议在船舱内用蒙眼的方法。深呼吸也可缓解症状。诸如认知疗法、生物反馈和脱敏疗法等这类行为改变技术，都需要在一定时间内反复晕动刺激才能奏效。

治疗

目前尚未对抗晕动病的药物开展大样本的对照研究。多数实验用了各种各样的方法刺激实验对象产生晕动病。通常情况下，肌肉注射丙氯拉嗪或曲美苄胺都会有效。而这两种药物的肛门栓剂也会有效，但因直肠黏膜吸收效果不确定，起效会较慢。一项太空中失重状态的晕动病实验研究表明，50mg 异丙嗪或 0.5mg 东莨菪碱（肌肉注射）是有效的，但 25mg 异丙嗪或 50mg 茶苯海明则无效。

对于继发症状的治疗，25mg 麻黄碱肌注或 50mg 的茶苯海明都对眩晕有效，注射 5mg 甲氧氯普胺（胃复安）可帮助胃排空。

可以尝试对晕动病患者采取非药物治疗，比如让其坐在驾驶位或其他有主动参与感的位置。保持头部和胸部相对胯部的平衡。控制呼吸或其他行为措施也可能奏效。应避免阅读。因晕船而虚弱的患者应视情况使用安全带，以免被冲下甲板而落水。卧床休息时应取仰卧位，面部向上，头部静止，闭眼，适当固定，最好在通风良好的位置。

寒冷暴露

因追求寒冷环境中的娱乐以及自然灾害等原因，旅行者或居民暴露于寒冷环境的机会日益增多。

由于人类身体散发热量比保存热量更容易，寒冷环境更易破坏体温平衡。当环境温度降低时，人类身体提高基础代谢的能力是相对较差的。热平衡通过传导、对流、辐射和蒸发来实现。由于身体脂肪的导热性较低，所以可以防御冻伤。当环境温度为 29℃（84 ℉），风速为 0.9m/s（3.24km/h），人体处于裸体状态，因对流而损失的热量占总量的 40％，辐射占 45％，其余由蒸发完成，而呼吸道的蒸发约占蒸发总量的一半。

外周的冷觉感受器在表皮以下，而热觉感受器则在更深的真皮层，当有快速温度变化时，冷觉感受器比热觉感受器敏感 10 倍。它们分布并不均匀，且冷觉感受器大大多于热觉感受器，例如前额比下肢有更多的冷觉感受器。躯干上部的冷觉感受器密度和敏感度最大，其数量与其余部位（四肢及躯干下部）相当，而四肢和躯干下部的感受器敏感度则较低。一般可以通过测量核心温度来评估身体的体温调节系统状况，但在发生冻伤的环境中，这往往又难以实施。在可能发生低体温危害的情况下应准备低读数体温计。而关于体温监测部位的选择，一直是争论不休的学术话题。

身体应对寒冷的非自主反应主要就是外周血管收缩和肌肉收缩引起颤抖。活动可以升高体温，活动量越大核心体温越高，并可维持 30～40min。但即便 50％的最大有氧运动强度也只能提高 1℃。老年人血管收缩和肌肉收缩引起颤抖的能力均降低，其受热后出汗的反应也会降低。妇女周期性的激素变化也影响这些反应。孕妇的体温调节系统对运动产热非常敏感，运动时核心温度总是维持恒定，这有助于保护胎儿免受过热侵害。长期暴露在严寒的环境下或者在冷（热）环境下持续活动都会引起体温调节的适应性改变，导致活动引起的核心体温升高相对缓和。

一些人可以通过血管的遇冷收缩或“狩猎反应”来适应寒冷。然而大多数人还是需用合适的设备以抵御极端环境，保持手足干燥，避免手指直接触摸寒冷表面，合理饮食和保持身体水分充足也是预防寒冷伤害的重要环节。喝溪流中的冷水要比吃雪更有利于防止降温。穿衣防风，可以减少对流造成的热量损失。记住穿衣御寒要诀——“COLD”，C（Clean）是衣物要清洁，O（Open）是运动时可敞开以减少出汗，L（Loose）是柔软内层可保暖，D（Dry）是干燥，可以减少传导损失的热量。

穿衣御寒、运动产热或进入温暖庇护所，这些方法只有人处于意识清醒状态下才能选择实施，但酒精和某些药物以及精神病会使人丧失正常判断力。酒精并无防寒作用还会增加热量损失。寒冷暴露的方式和持续时间决定了损伤程度，寒风也会加重损伤。暴露的头部和颈部会损失大量热量，因为这些部位不会因寒冷而收缩血管。倦怠状态会增加冻伤的机会。寒冷导致的恍惚状态会影响人的自助行为。皮肤潮湿会增加热量流失。北极探险者一般不洗涤，以保持皮肤干燥，减少热量流失。营养不良、穷困、紧张和劳累都是导致冻伤的潜在诱因。酒精和镇静剂会麻痹意识影响判断力。有些化学物质抑制颤抖反应。缺乏温度感知能力的外周神经疾病患者无法产生适应性的血管收缩。

非冻结性寒冷损伤

非冻结性寒冷损伤包括战壕足和冻疮（pernio）。局部性冻结损伤叫冻伤（frostbite），全身性冷冻损伤则被称为低体温。

冻疮可发生于冬季受潮以后，一连几天“湿脚、湿鞋、湿袜子”。

寒冷潮湿首先引发水肿和触痛，如果暴露时间长达12h或更久，则会导致深部疼痛和组织麻木进而焦痂形成。这是脉管炎的症状，起因于低温引发的交感神经功能紊乱和血管过度收缩。预防措施包括早发现、保持足部干燥、每天检查足部、勤换袜子等。治疗包括保持患部干燥，按摩及缓缓主动加热并抬高患肢等。可能产生慢性后遗症。

战壕足源于军队，士兵们一连数天站立于积水的战壕中。当今该病可发生于探险旅游者，因劳累、脱水并处于湿冷状态，自理能力下降，或入睡前足部潮湿，或一连几天穿着湿袜子和紧绷的鞋靴，造成足部血管收缩和组织缺血。这种疾病也常发生于无家可归者，冷水热水暴露都可致病。病程分充血前期和充血期，后者可持续数周，伴压痛和深部钝痛 ，患足往往难以承受轻压。由于血管损伤导致血管壁反应减弱，抬起患肢，立刻苍白，放平后又即刻呈现暗红色，这是外周血管神经症的表现。初步处理与冻疮（pernio）一样，但疼痛往往难以减轻。

冻结性寒冷损伤

轻度为亚冻伤（frostnip）重度为冻伤（frostbite）。严寒的环境容易致病，包括在美国和加拿大的大城市。探险旅行者逗留于寒冷、高海拔和危险环境时可能发生冻伤。冻伤也可发生于贫困人士，因设备故障而无法抵御环境威胁或缺乏社会救援。当缺乏必要设备而又不能及时撤离，冻伤就易于发生。

治疗冻伤应在返回到安全环境之后。如果一只脚冻伤，可暂时不处理，直到有条件采取持续升温措施时再处理。如果条件不足，暂时升温后又再次被冻伤，反而更不利于治疗。然而手指冻伤就成问题了，因为手指严重冻伤可导致手指功能丧失。所有冻伤的解冻都用40～42℃的温水浸浴。实际温度控制是争取最多组织存活的关键，另外还须控制进行性的疼痛。用芦荟油治疗水泡时下热门，但是否清创还尚有争议。后续治疗的关键在于对损伤范围的观察与划定。最新的方法借助现代技术，类似于烧伤护理，例如用静脉内同位素扫描、血管造影或数字体积描记术等标定存活范围，然后切除坏死部分。

低体温

导致低体温的原因是：产热减少、失热增加或体温调节受损。婴幼儿或老年人产热能力较低。老年人的保温能力也减弱。由于急救的紧迫性，在现场难以对低体温及时进行诊断。共济失调或其他一些早期轻微症状会被同伴忽略。

低体温是指身体核心温度低于35℃，中度低体温是指低于32℃，重度是低于28℃。中度低体温时，颤抖消失，并伴有肺通气不足、低血压、心率缓慢和血液浓缩。中度低体温须进行积极的外源性非侵入式重新升温。重度低体温表现为无脉搏无呼吸。高级心脏生命支持（ACLS）干预的警言是：在怀疑病人因寒冷致死时，死亡诊断须于病人身体复温以后下达。

对处于昏迷状态的患者，救护操作须柔缓，因为易发心律失常。在营救、检查、保温和转运时，当利用一切可用的技术和设备，这些并没有标准流程，也没有类似格拉斯哥（Glasgow）昏迷量表（译者注：这是对意识障碍进行评估的一种方法。）那样的预测量表，相关的对照研究也不足。在估计预后时，那些良性因素包括：冻伤过程足够迅速、心脏停搏前出现过心室颤动以及伴有麻醉药或酒精中毒。影响存活的最大因素可能是：窒息、冻伤过程慢、侵入式复温操作、心脏停搏和急性呼吸窘迫综合征的发生并进展。

这类病情处置有几点基本原则，轻缓脱衣，擦干患者，保持体位水平，这样可避免源于自主性机能失调的体位性低血压。避免任何能引发体温后降的尝试，不要按摩四肢，这样会抑制颤抖和促成体表血管扩张。固定损伤部位，如果可能给予静脉补充加热的液体；尝试主动复温，可用加热吸入以及热敷腋窝、腹股沟加热躯干部位。吸氧很重要，还应尽量利用身边可用材料保温。偏远处的冻伤需要花费更长时间救治，转运过程中很少能实施有效的主动复温，但应极力阻止进一步热量流失。一项研究表明：在睡袋中与一个健康人相拥并无实际效果。

一旦到达诊所，那些主动复温的方法与下文所述热病降温的方法正好相反。外源性加热可使用辐射型取暖器、充热水的瓶子、加热垫、电热毯、加热空气和热水浸浴。核心复温可用加热吸入、加热静注、温水洗胃、灌肠和体外循环。对于轻度低体温且被动复温效果不佳的老年患者可用主动复温方法。学者们对主动复温的合适速度意见不一，但超过每小时 0.5℃似乎并未增加死亡率。在大量使用主动复温之前，针对心脏停搏的救治一直难以成功。因溺于冷水而被快速冻伤的年轻人，可预后良好，不留后遗症。

热病

人体的热效能仅大约为 25％ ，这意味着大量新陈代谢能量均会转化为热能。虽然身体耐热能力比耐寒强，全球仍不断有大量因热浪袭击死亡的病例。成年人的基础代谢产热大约为 60～70 kcal/h，激动、恐惧、某些药物、儿茶酚胺、甲状腺素都能中度增加产热，而体力活动可产热达到 1000 kcal/h。

身体为了散热，可舒张体表血管，增加体表循环流量并减少内脏循环流量。出汗以后，皮肤因汗水蒸发而降温，这使得皮肤表面与温热的血流存在温差，因而促进散热。如果周围空气湿度达到饱和状态，体表蒸发就无法实现，虽然出汗仍会继续，但散热作用却停止了。这时应当限制极度产热的活动。

儿童比成人更易发生热病，因为他们的体温调节能力较低；出汗慢，在较高的温度下才会出汗。与成人相比儿童在完成相同工作量时单位体重的代谢产热更高，而心输出量更低。他们的体表面积相对体重的比值更大，这令他们更容易从环境中吸收热量。再者儿童的适应能力较成人弱，在炎热环境中应该减小活动量并延长休息时间。

严重热病是可预防的。1995 年袭击芝加哥的热浪事件充分说明，长期紧张、焦虑和贫困状态都是高危因素；那些非洲裔的美国人，住在都市棚户区，交通不便，被社会边缘化，是最高危的人群。一项针对 1 年内有过濒死经历的幸存者的调查表明，高血压是热病最常见的并发症。拉美裔往往累及较少，因为他们有良好的社会凝聚力。在 1980 年圣路易斯和肯萨斯城的高温事件中，社会最底层居民的受累程度相当于最高层的6倍。贫穷人口罹患热病时会有更多的并发症，机会性感染也增加，恢复过程更迁延。

在高温环境下组织活动，举办者必须负责预防热病的发生。应设立足够的供水点，并派出专业人员加强热病巡查，建立危机应对快速反应机制。环境可能诱发热病暴发时可取消活动，例如当湿球温度计显示25℃以上时。那些终点冲刺赛尤其危险。已有许多世界级运动员和高中足球运动员死于热病。

在当今全球变暖的背景下，社区应动员起来应对即将发生的高温潮。那些贫穷又处于社会边缘的人群是高危人群，如何提高他们的风险认知也是一种挑战。那些死于热病的往往并不求助，或者没有能力按辅导实施自助、自救。在2003年法国的高温侵袭中，最大的死亡威胁发生在城市，特别是那些在巴黎顶层单间的独居老人。由于空调在法国并不普及，这种状况加重了这场灾难。在高温侵袭时可以鼓励那些孤独且又相对贫穷的老年人，去有空调的大商场避暑。其他的救助措施还有提供有空调的庇护所，高峰时段减低能耗等。

热适应

热适应是指身体对炎热环境的适应过程。当反复暴露于高热环境，同样的工作负荷心输出量会增加，循环血量也增加，骨骼肌中会发生相应的代谢适应。出汗增加，为保持血容量，汗液中钠盐的比例减少。结果是劳作时产热相应减少，出汗增加，脱水可能性增加。通过出汗，每消耗1L水，肛温升高0.3℃，每分钟心率增加8次，心输出量减少1L/min。

适应源于由运动导致体温上升时，心血管系统负荷增加。对于须在高温下作业的人员，应建议其在8～10天的时间里逐步增加活动的持续时间和强度。最大程度的适应需2周或更长时间。

那些身体健康状况良好的人对高温的耐受更强些。肥胖者是热病的高危人群。那些有发热性疾病和胃肠道疾病者更危险。热休克一节中提到的有些药品会让人易得热病。机动车驾驶员的警觉性和操作表现会在高温条件下衰减。

社会经济条件差的人们对高温适应能力也差，所以在这类人群和相应社区里热病危害性更大，这种现象在美国已有充分表现。对于公益事业的冷漠是时下的道德危机，这在以往数次热潮侵袭和其他灾害中已得到充分证实。

显示高温适应状态的最好标志是受热时的大量出汗。聪明的穿衣是选择轻质宽松，且有单层吸汗的服装。让体表尽可能多的暴露，以利于汗液蒸发。应增加饮水，因为水分不足是减低身体热适应能力的重要原因。自由饮水补充了出汗失水的2/3。在炎热气候下运动，即使饮水供应充足，身体通常还是会脱去体重2%～6%的水分。按计划饮水是明智的：活动前2h前喝1L，15min前喝0.5升，活动中每15min饮250ml。还应监测体重和排尿，应保持尿量充足，色淡而质清。运动饮料含有电解质和碳水化合物，但与冷水相比，并不能在运动时更有效的保持血浆容量和电解质。饮料中的碳水化合物或许有助于维持体力。酒精和咖啡因可引起脱水。

外源性（环境性）热病

热病是从轻微的表现失常或热紧张到致命的热休克的连续过程。细分如下。

热昏厥

身体暴露于高温环境后未能适应即可发生热昏厥，包括站立位症状或晕倒。主要原因为身体水、盐储备不足，而心脏病和服用利尿剂也是高危因素。一旦身体达到热适应，热昏厥就不会再发生。

热肿胀

热肿胀因热适应过程中产生醛固酮导致水钠潴留。多发于女性，盐分补充可成为诱因。一旦实现充分热适应，热肿胀即退。

热抽搐

热抽搐发生于暴露高热气体时的过度通气，导致呼吸性碱中毒、麻痹和间歇性抽搐。

热抽筋

工人或运动员因大量出汗时仅饮水而没补充盐分，出现低钠血症，这时肌肉会疼痛性收缩，即为热抽筋。典型情况发生在患者虽然已经热适应，但仍需大量出汗以维持体温时。发作所累及的肌肉正是运动时用到的部分，抽筋一般发生于劳作或运动的末尾阶段。抽筋可持续几分钟然后自然停止。热抽筋也并非全发生于高温环境。一旦肌肉抽搐发生应即刻补盐。

热衰竭

热衰竭发生于身体失水且电解质耗尽。一般发生于高温时的劳作或运动过程中，也可因常温时大强度运动所导致。通常，如果机体在活动停止时未能尽快产生适应，往往会发生体位性低血压。病人大致可分两类：一是失水型，二是失盐型，但两种情形难以决然分开。

早期的警示症状包括：面红、过度通气、头痛、头晕、恶心、手臂发麻、竖毛、畏寒、不协调和意识错乱。可能不伴疼痛，但有时伴有欣快感。

失水型热衰竭可发生于幼儿和超高龄老人，他们在口渴时往往无法自行饮水。沙漠中的士兵和工人、锅炉房的工人，以及仅补盐而未相应补水的运动员都会发病。症状有口渴、疲倦、烦躁和判断力受损。检查可发现脱水和体温升高。若不及时处理，随着体温升高而发展成热休克。

失盐型热衰竭源于补水时未相应补盐。患者口渴不明显。与热抽筋不同，失盐型热衰竭多发生于未达到热适应的人群，并有全身性症状。症状包括肌肉痛、恶心、呕吐和腹泻，同时伴有虚弱、疲倦和头痛。可出现低血压和心动过速，若无呕吐导致的脱水状态，不会出现体温升高。补充氯化钠可即刻改善症状。

意识错乱是热损伤的早期征象，也曾有谵妄报道。通常热衰竭病人，既有失水又有失盐；其错综复杂的一系列症状往往被误诊为病毒感染症候群。对运动中的热衰竭病人用阿司匹林反而可导致体温升高。

治疗

在处理热衰竭时，如果发现有高钠血症和尿浓缩现象，须考虑缺水状态，应计算缺水量并做相应处理。对于意识清晰且无呕吐症状的患者可给予口服补液。如有休克，应首先给予血浆扩充剂，或者以5%葡萄糖液静脉滴注，直至血钠浓度下降接近正常，然后输液中添加低渗盐。应在3～6h内补足缺水量的一半。对于儿童病人，开始可给予正常一半盐浓度的补液，待排尿恢复后，盐浓度减至正常的1/4，加入5%葡萄糖液中一起用。应至少在48h中纠正水、电解质平衡，以防儿童出现癫痫。一些延迟的中枢神经症状可能数天后才能缓解。基本以失盐型表现为主的病人，不论经口服补盐水，还是因无法口服而给予静脉等渗补液，均能快速见效。

热休克

在热侵害中若体温调节机制失效，即发展为热休克，表现为体温骤升，并发生器官的功能失调和受损。健康人群的高危因素包括：极端环境（例如在沙特阿拉伯的麦加朝圣，可每天发生多达1000例，死亡率约为50%）、盐和水耗尽、感染、接种后发烧、水土不服、肥胖、疲劳和使用抑制排汗药物（例如：抗胆碱能药物、抗帕金森病药物、吩噻嗪类药物和抗组胺类药物）。其他诱发热衰竭的药物还有：利尿剂，引起盐、水耗竭；三环抗抑郁剂，增加身体产热；丁酰苯类，扰乱下丘脑体温调节功能且能掩盖口渴感觉；拟交感神经药，提高精神活动兴奋性。

近来在美国城市所遭受数次热浪袭击证明：相对贫穷、高龄和缺乏空调或难以使用空调是主要危险因子。

导致热衰竭易发的疾病有：心功能不全、糖尿病、甲亢、低钾状态、恶病质和酒精中毒。仅饮用含酒精的饮料一次就可破坏身体的热适应状态。随着中东和南亚地区糖尿病的发病率的增加，外加旅行活动的盛行，如麦加朝觐和国内的旅行迁移，亟待建立糖尿病防护设备和患者的标识符。其他影响出汗功能的疾病也会诱发热休克，如顽固性发热（疟疾）、大面积烧伤愈后、硬皮病和充血性心脏病。

预防

热衰竭的预防措施有：鼓励老年人和精神病患者足量饮水，对影响体液平衡和体温调节的药物做剂量控制，高温环境下控制活动量。另一重要因素是保证有效使用空调。那些在高温环境下剧烈活动的人，饮水不能仅止于解渴，而是需要多次饮用大量的水。往身上泼水也是有益的。在高温环境，活动前应预先喝 400～500ml 水，活动时每 20min 再喝一杯（300ml）。并不推荐常规使用盐片，因为美国普通饮食中含盐量是足够的。

在活动中，如果有人感觉病了或是“受不了”了，应停下找庇荫处休息，对于小组赛跑中的个体尤其如此。罹患发热性疾病之后的患者，尤应避免进一步的热暴露。

临床表现

典型热休克（热射病）

典型热休克是个体在安静状态下，因连续数天暴露于高温环境，而导致的体温调节机制失效。如果环境湿度大，温度稍低也会发生。皮肤发热、干燥且发红。体温顽固地维持在 40.6℃（105 ℉）以上，并伴有中枢神经系统紊乱症状。意识错乱可为首发症状，以至于患者无法认知自己的病情，最后可能发展到昏迷。通常会有呼吸性碱中毒，已有的器质性疾病会导致死亡率上升。

劳累型热休克（热射病）

劳累型热休克发生于炎热环境下从事强体力活动的男性。在美国，多见于长距离赛跑，足球运动（美国每年死于此症的业余运动员多于 75 例），和军队的新兵训练。患者体液耗竭并出现神经性症状，如行为异常、意识不清甚或昏迷。若发生于训练有素的运动员，可有相对缓脉表现。多于半数的患者有持续出汗症状。这些人体表相对湿冷，但核心温度可极度升高至 44.5℃。然而在病人送至诊所时，其体温可能已经降至一般发热温度区间，但会伴有因多器官损害所引起的并发症状，例如：横纹肌溶解所致的弥散性血管内溶血、乳酸性酸中毒、高尿酸血症和低钾血症。可见中度至重度的代谢性酸中毒。女性很少发病。此型中暑恢复患者复发机会相对较高。

旅行者热休克的鉴别诊断

感染性疾病，包括脑型恶性疟，其发病环境类似于热休克。脑炎、脑膜炎和伤寒，这些疾病的表现也类似于热休克。寒战性发热往往提示有感染性病因。

由药物诱发的发热，特别是抗胆碱能药物中毒，往往难以诊断。可卡因、甲基苯丙胺和其他拟交感神经药均有可能。出汗表现可排除抗胆碱能药物中毒。半数以上热休克病人有瞳孔收缩，这也与抗副交感中毒表现相悖。

治疗

热休克的治疗属于临床急救，延误降温是最重要的唯一致命因素。应在发病现场就开始采取降温措施，解开衣服，通风，并以凉水擦浴，复苏过程中每5～10min监测一次肛温。影响预后的重要因素是体温过高的持续时间。延误治疗的原因包括误诊和缺乏快速降温设备。目前致死率仍居高不下，接近10％。

给病人降温

应及时将病人脱离高热环境，利用现场设施给予降温。传统治疗就是冰水浸浴，并快速擦浴。虽然理论上低温刺激会导致外周血管收缩并减慢散热，但实际上此举仍然奏效。目前尚无其他更好方法。用微温的水或水龙头放出的自来水降温可能也同冰水一样达到降温效果，且能令患者更舒服些。其他方法还有用水湿润患者体表后，再以冰袋快速擦浴，同时用大风扇对着吹。此法对于已出现意识错乱的患者比冰水浸浴更易承受。直升机风叶可作为现场最佳的降温风扇，吹上18～50min。如果现场冰块数量有限，应重点用于头部、颈部、腹部、腋窝和腹股沟部位降温。特殊的降温床——沙乌德皇家大学降温床（Physiological Body Cooling Unit，and the King Saud University Cooling Bed），可用15℃冷水，加压喷淋患者裸露的身体。这是针对朝圣时热休克高发而设计的急救设备。在对病人撤离转运时，应使用开放式车辆，并给予患者喷淋降温。虽然退烧药的作用尚未评估，应该说：没有什么效药物，包括丹曲洛林，有助于治疗热休克。

维持生命体征

热休克病人应及时转送至医疗机构，并快速纠正水、电解质紊乱；若有低血糖症，也应及时纠正。对于出现妨碍降温的颤抖、抽筋症状的患者，应静脉给予安定控制。也可用洗胃、灌肠和胸腔腹腔冲洗来降温。如果患者昏迷，建议使用气管插管。

（周心 译 卜宏磊 校）

扩展阅读

Awada A, Kojan S 2003 Neurological disorders and travel. Int J Antimicrob Agents 21:189–192
Beaumont M, Batejat D, Pierard C et al 2004 Caffeine or melatonin effects on sleep and sleepiness after rapid eastward transmeridian travel. J Appl Physiol 96:50-58
Bernard S M, McGeehin M A 2004 Municipal heat wave response plans. Am J Public Health 94: 1520–1522
Bezruchka S A 1999. The Pocket Doctor. The Mountaineers, Seattle.
Bos J E, MacKinnon S N, Patterson A 2005 Motion sickness symptoms in a ship motion simulator: effects of inside, outside, and no view. Aviat Space Environ Med 76:1111–1118
Bouchama A, Knochel J P 2002 Heat Stroke. N Engl J Med 346:1978-1988
Boulos Z, Macchi M M, Sturchler M P et al 2002 Light visor treatment for jet-lag after westward travel across six time zones. Aviat Space Environ Med 73:953–963
Brey R L 2005 Both migraine and motion sickness may be due to low brain levels of serotonin. Neurology 65:E9–E10
Burgess H J, Crowley S J, Gazda C J et al 2003 Preflight adjustment to eastward travel: 3 days of advancing sleep with and without morning bright light. J Biol Rhythms 18:318–328
Buscemi N, Vandermeer B, Hooton N et al. 2006 Efficacy and safety of exogenous melatonin for secondary sleep disorders and sleep disorders accompanying sleep restriction: meta-analysis. BMJ 332:385–393
Bytomski J R, Squire D L 2003 Heat illness in children. Curr Sports Med Rep 2:320–324
Caillet G, Bosser G, Gauchard G C et al 2006 Effect of sporting activity practice on susceptibility to motion sickness. Brain Res Bull 69:288–293
Cattermole T J 1999 The epidemiology of cold injury in Antarctica. Aviat Space Environ Med 70: 135–140
Cho K 2001 Chronic jet-lag produces temporal lobe atrophy and spatial cognitive deficits. Nat Neurosci 4:567–568
Cho K, Ennaceur A, Cole J C et al 2000 Chronic jet-lag produces cognitive deficits. J Neurosci 20:RC66
Committee to Advise on Tropical Medicine and Travel 2003 Statement on Motion Sickness. Canada Communicable Disease Report 29(ACS-11 supplement)
Conway G A, Husberg B J 1999 Cold-related non-fatal injuries in Alaska. Am J Ind Med Suppl 1:39–41

Dallam G M, Jonas S, Miller T K 2005 Medical considerations in triathlon competition: recommendations for triathlon organisers, competitors and coaches. Sports Med 35:143–161
Danzl D 2002 Hypothermia. Semin Respir Crit Care Med 23:57–68
Danzl D F, Pozos R S 1994 Accidental hypothermia. N Engl J Med 331:1756–1760
Danzl D F, Hedges J R, Pozos R S 1989 Hypothermia outcome score: development and implications. Crit Care Med 17:227–231
Danzl D F, Pozos R S, Auerbach P S et al 1987 Multicenter hypothermia survey. Ann Emerg Med 16:1042–1055
Daurat A, Benoit O, Buguet A 2000 Effects of zopiclone on the rest/activity rhythm after a westward flight across five time zones. Psychopharmacology (Berl) 149:241–245
Drummond P D 2005 Triggers of motion sickness in migraine sufferers. Headache 45:653-656
Eastman C I, Gazda C J, Burgess H J et al 2005 Advancing circadian rhythms before eastward flight: a strategy to prevent or reduce jet-lag. Sleep 28:33–44
Fritz R L, Perrin D H 1989 Cold exposure injuries: prevention and treatment. Clin Sports Med 8:111–128
Giesbrecht G G, Sessler D I, Mekjavic I B et al 1994 Treatment of mild immersion hypothermia by direct body-to-body contact. J Appl Physiol 76:2373–2379
Golding J F, Gresty M A 2005 Motion sickness. Curr Opin Neurol 18:29–34
Golding J F, Kadzere P, Gresty M A et al 2005 Motion sickness susceptibility fluctuates through the menstrual cycle. Aviat Space Environ Med 76:970–973
Herxheimer A 2005 Jet-lag. Clin Evid 13:2178–2183
Holmer I 1993 Work in the cold. Review of methods for assessment of cold exposure. Int Arch Occup Environ Health 65:147–155
Hu S, Stern R M 1999 The retention of adaptation to motion sickness eliciting stimulation. Aviat Space Environ Med 70:766–768
Humphrey W, Ellyson R 1997 Warm water immersion foot: still a threat to the soldier. Mil Med 162:610–611
Jamieson A O, Zammit G K, Rosenberg R S et al 2001 Zolpidem reduces the sleep disturbance of jet-lag. Sleep Med 2:423–430
Jokerst M D, Gatto M, Fazio R et al 1999 Slow deep breathing prevents the development of tachygastria and symptoms of motion sickness. Aviat Space Environ Med 70:1189–1192
Jones T S, Liang A P, Kilbourne E M et al 1982 Morbidity and mortality associated with the July 1980 heat wave in St Louis and Kansas City, Mo. JAMA 247:3327–3331
Klinenberg E 2002 Heat wave: a social autopsy of disaster in Chicago. University of Chicago Press, Chicago
Klosterhalfen S, Kellermann S, Pan F et al 2005 Effects of ethnicity and gender on motion sickness susceptibility. Aviat Space Environ Med 76:1051–1057
Le Tertre A, Lefranc A, Eilstein D et al 2006 Impact of the 2003 heatwave on all-cause mortality in 9 French cities. Epidemiology 17:75–79
Lemmer B, Kern R I, Nold G et al 2002 Jet-lag in athletes after eastward and westward time-zone transition. Chronobiol Int 19:743–764
Lewy A J, Emens J, Jackman A et al 2006 Circadian uses of melatonin in humans. Chronobiol Int 23(1–2):403–412
Lien H C, Sun W M, Chen Y H et al 2003 Effects of ginger on motion sickness and gastric slow-wave dysrhythmias induced by circular vection. Am J Physiol Gastrointest Liver Physiol 284:G481-G489

Long W B 3rd, Edlich R F, Winters K L et al 2005 Cold injuries. J Long Term Eff Med Implants 15:67–78

Marcus D A, Furman J M 2006 Prevention of motion sickness with rizatriptan: a double-blind, placebo-controlled pilot study. Med Sci Monit 12:PI1–PI7

Marcus D A, Furman J M, Balaban C D 2005 Motion sickness in migraine sufferers. Expert Opin Pharmacother 6:2691–2697

Miller J W, Danzl D F 1984 Accidental hypothermia: a survivor of 12 episodes. J Emerg Med 1:407–410

Miller K E, Muth E R 2004 Efficacy of acupressure and acustimulation bands for the prevention of motion sickness. Aviat Space Environ Med 75:227–234

Mills W J Jr, Mills W J 3rd 1993 Peripheral non-freezing cold injury: immersion injury. Alaska Med 35:117–128

Moore J K 2004 Do jungle boots stop jungle rot? Wilderness Environ Med 15:230–231

O'Brien C, Frykman P N 2003 Peripheral responses to cold: case studies from an Arctic expedition. Wilderness Environ Med 14:112–119

Oren D A, Reich W, Rosenthal N E, Wehr T A 1993 How to beat jet-lag: a practical guide for air travelers. Henry Holt, New York

Paul M A, MacLellan M, Gray G 2005 Motion-sickness medications for aircrew: impact on psychomotor performance. Aviat Space Environ Med 76:560–565

Philipp R 1983 Moon-boot foot syndrome. BMJ (Clin Res Ed) 2866364:562

Postolache T T, Oren D A 2005 Circadian phase shifting, alerting, and antidepressant effects of bright light treatment. Clin Sports Med 24:381–413, xii

Poulton T J, Walker R A 1987 Helicopter cooling of heatstroke victims. Aviat Space Environ Med 58:358

Reilly T, Waterhouse J, Edwards B 2005 Jet-lag and air travel: implications for performance. Clin Sports Med 24:367–380, xii

Revell V L, Burgess H J, Gazda C J et al 2006 Advancing human circadian rhythms with afternoon melatonin and morning intermittent bright light. J Clin Endocrinol Metab 91:54–59

Reynolds K, Williams J, Miller C et al 2000 Injuries and risk factors in an 18-day Marine winter mountain training exercise. Mil Med 165:905–910

Reynolds N C Jr, Montgomery R 2002 Using the Argonne diet in jet-lag prevention: deployment of troops across nine time zones. Mil Med 167:451–453

Ricart de Mesones A, Turon Sans J, Misiego M et al 2002 Neuropathic pain and dysesthesia of the feet after Himalayan expeditions. High Alt Med Biol 3:395–399

Riddell D I 1984 Is frostnip important? J R Nav Med Serv 70:140–142

Schmid R, Schick T, Steffen R et al 1994 Comparison of seven commonly used agents for prophylaxis of seasickness. J Travel Med 1:203–206

Semenza J C, Rubin C H, Falter K H et al 1996 Heat-related deaths during the July 1995 heat wave in Chicago. N Engl J Med 335:84–90

Semenza J C, McCullough J E, Flanders W D et al 1999 Excess hospital admissions during the July 1995 heat wave in Chicago. Am J Prev Med 16:269–277

Shephard R J, Shek P N 1999 Immune dysfunction as a factor in heat illness. Crit Rev Immunol 19: 285-302

Simon T D, Soep J B, Hollister J R 2005 Pernio in pediatrics. Pediatrics 116:e472–e475

Smith J E 2005 Cooling methods used in the treatment of exertional heat illness. Br J Sports Med 39:503–507; discussion 507

Stern R M, Jokerst M D, Muth E R et al 2001 Acupressure relieves the symptoms of motion sickness and reduces abnormal gastric activity. Altern Ther Health Med 7:91–94

Suhner A, Schlagenhauf P, Hofer I et al 2001 Effectiveness and tolerability of melatonin and zolpidem for the alleviation of jet-lag. Aviat Space Environ Med 72:638–646

Vandentorren S, Suzan F, Medina S et al 2004 Mortality in 13 French cities during the August 2003 heat wave. Am J Public Health 94:1518–1520

Walden J 2005 Alternative footwear to avoid jungle rot. Wilderness Environ Med 16:173–174

Walpoth B H, Walpoth-Aslan B N, Mattle H P et al 1997 Outcome of survivors of accidental deep hypothermia and circulatory arrest treated with extracorporeal blood warming. N Engl J Med 337:1500–1505

Warwick-Evans L A, Masters I J, Redstone S B 1991 A double-blind placebo controlled evaluation of acupressure in the treatment of motion sickness. Aviat Space Environ Med 62:776–778

Waterhouse J, Nevill A, Finnegan J et al 2005 Further assessments of the relationship between jet-lag and some of its symptoms. Chronobiol Int 22:121–136

Waterhouse J, Edwards B, Nevill A et al 2002 Identifying some determinants of jet-lag and its symptoms: a study of athletes and other travellers. Br J Sports Med 36:54–60

Waterhouse J, Reilly T, Edwards B 2004 The stress of travel. J Sports Sci 22:946–965; discussion 965–966

Whitman S, Good G, Donoghue E R et al 1997 Mortality in Chicago attributed to the July 1995 heat wave. Am J Public Health 87:1515–1518

Williamson M J, Thomas M J, Stern R M 2004 The contribution of expectations to motion sickness symptoms and gastric activity. J Psychosom Res. 56:721–726

Wrenn K 1991 Immersion foot. A problem of the homeless in the 1990s. Arch Intern Med 151:785–788

Yen Pik Sang F D, Golding J F, Gresty M A 2003 Suppression of sickness by controlled breathing during mildly nauseogenic motion. Aviat Space Environ Med 74:998–1002

Zajonc T P, Roland P S 2006 Vertigo and motion sickness. Part II: Pharmacologic treatment. Ear Nose Throat J 85:25–35

第 2 部分　对特殊旅行者的指导

第 10 章　高山病

James A. Litch, Rachel A. Bishop

每年，世界各地的高山旅行吸引着数以百万的旅行者，同时高山旅行也给他们带来疾病和死亡的威胁以及相应的经济负担。高山病是由于旅行者短时间内快速上升至海拔 2400m（8000 英尺）以上的高山之后产生的一系列急性临床综合征的总称。影响大脑功能的急性综合征包括急性高山病（AMS）和高山脑水肿（HACE），影响肺功能的急性综合征称为高山肺水肿（HAPE）。所有不能及时适应高山环境的旅行者都有可能发病。高山脑病和高山肺病的临床症状并不典型，但若不能及时发现或忽视就有可能危及生命。有些旅行者甚至到中等高度的高山都可能发病，从而迫使整个旅行计划的改变。而在偏远地区，自我诊断和治疗已是司空见惯的事。本文根据不同的地理环境、旅行方式、旅行者的健康状况，简要介绍高山病的预防、诊断及处置方法，这些也许对旅行者的旅行安全和成功至关重要。

正常的高山适应

在高山地区，由于空气变得稀薄，氧分压下降，人体为了适应这种环境改变而出现一些明显的生理反应。初次前往高山旅行的健康旅行者在适应高山环境过程中常会出现一些不适，这些不适会令他们担心自己的健康出了问题。高山适应症状包括迅速出现的过度换气，轻微运动就出现气短以及工作能力下降，随后出现多尿、失眠（包括周期性呼吸）以及全身或面部水肿。初次到高山的旅行者，当上升至海拔 3600m（12 000 英尺），有些甚至在 2400m（8000 英尺）高度时，普遍会在夜间出现周期性呼吸，经常醒来，睡眠质量变差。因此，识别高山适应症状很重要，及时地对旅行者进行适当的安抚及相关健康知识教育可以使旅行者放心和明白。通常高山适应是在缓慢登高的过程中发生的。

高山病的发病率

由于对研究的方法及上升速度的界定没有统一，目前文献中已报道的急性高山病的发病率难以说明其发病率问题。已有资料显示，通过步行、乘车或飞行的方式上升至海拔 2700～3000m 时，急性高山病的发病率为 10%～40%；至海拔 3800～4000m 时，其发病率为 40%～95%。尽管高山脑水肿和高山肺水肿这些有致命危险的高山病的实际发病率还不清楚，但相对于急性高山病来说是相当少见的。高山肺水肿在海拔 2400m（8000 英尺）的高度就有可能发生，而高山脑水肿在海拔 3600m（12 000 英尺）以下很少发生。大多数的高山脑水肿和高山肺水肿都是由急性高山病发展而来。决定高山病发生与否的因素与旅行者个体的易感性、上升速度、到达的高度及睡眠的高度有关。

高山病的发病因素

由于上升速度太快，尤其是采用飞行或乘车方式上升的旅行者，高山病的发病风险大大增加。高山病的发病因素包括：曾有高山病病史，居住在海拔 1000m（3300 英尺）以下地区，体力活动及患有心肺疾病等。由于紧张的行程常常使旅行者没有足够的时间适应高山环境，并且，旅行者因担心自己掉队而不愿说出自己的不适症状，因此，组团旅行这种方式也就成了高山病的一个发病因素。儿童的发病与成人几乎一样，但 50 岁以上的人群似乎不易患高山病，这可能与其在登山过程中谨慎细心有关。虽然女性较男性不易患高山肺水肿，但急性高山病发病无性别差异。在高山地区进行强体力活动是高山肺水肿发病的一个重要的危险因素。

高山病的预防

经过几天时间渐渐地上升，让机体适应高山环境，从而降低急性高山病的发生。通常建议旅行者在海拔2400m（8000英尺）的高度以上，每天以低于300m的速度上升；但值得注意的是，即使旅行者遵照这些建议，仍有可能患高山病。一旦出现急性高山病，应立即停止再上升，直至症状缓解，以防止致命性高山病（即高山肺水肿和高山脑水肿）的发生，这一点对所有旅行者至关重要。

那些曾患急性高山病的旅行者，或计划在1天之内（＜24h）上升至海拔3000m（9800英尺）以上高度的旅行者，可以服用一些预防高山病的药物。这些药物一般在登山前的晚上开始服用，并连服2～3天。最常用的药物有乙酰唑胺（diamox）（125mg，1天2次），对乙酰氨基酚（325mg，1天4次）或阿司匹林（325mg，1天3次）。乙酰唑胺对提高血液中氧气浓度，改善睡眠质量，特别对改善睡眠过程中出现的周期性呼吸有明显效果。临床试验表明，乙酰唑胺可以有效地降低急性高山病及其重症的发病率，然而，所有这些药物都不能防止致命性高山病，即高山肺水肿和高山脑水肿 的发生。其他一些药物也被推荐用于预防高山病。虽然试验显示有少许疗效，但银杏随机双盲对照试验证明，其在安慰组并无明显效果。地塞米松(decadron)，强力长效类固醇类药物，可用来预防急性高山病，但是，不应在上升过程中作为普遍的预防用药，可在下降过程中作为高山脑水肿的治疗用药。

乙酰唑胺是一种磺胺类药物，有磺胺过敏史的病人在使用乙酰唑胺时，约有7%的交叉反应。因此对那些曾服用磺胺类药物出现轻度皮疹的患者，旅行前很有必要到保健医生那里进行乙酰唑胺皮试。而那些对磺胺类药物有严重过敏史，如计划快速上升或曾在类似登山过程中有急性高山病病史的旅行者，可以选择服用地塞米松作为乙酰唑胺的替代药来预防急性高山病。

硝苯地平（Adalat，Procardia）经研究可用于预防高山肺水肿，同时发现该药有助于那些曾多次出现过高山肺水肿的旅行者。目前，研究人员正在对枸橼酸西地那非（万艾可，Viagra）预防高山肺水肿的效果进行评估试验，该药可选择性地降低肺动脉压。此外，在对小部分曾有可能出现高山肺水肿的登山者的研究发现，吸入沙美特罗（施立稳，Serevent）能有效地预防高山肺水肿。对高风险登山者，与其依赖作用有限的预防药，不如小心缓慢地上升来得更好。

一些非药物方法也能够预防或者改善高山病的症状。旅行计划中要真实地反映出在高山地区体能的降低（旅行计划要科学的适应高山地区体能的降低）。计划的灵活性非常重要，当出现上呼吸道感染和其他急性感染时，行程计划中要考虑到减缓上升速度。开始上升到高海拔地区的前1周，应在高原上住一晚以适应高山环境变化。在上升过程中，旅行者应轻装上阵，保持合理的速度，避免过度疲劳。乘坐飞机的旅行者应适当地补充机体所需水分以满足高海拔地区不断增加的液体需求量，尽量避免使用不必要的药物和缓解剂（治疗）。在乡村旅行时，如在狭小的宿营帐篷里生火或使用加热器，要确保良好的通风。

急性高山病和高山脑水肿

急性高山病是指因突然海拔升高而引起的头痛和食欲缺乏、恶心、呕吐、失眠、头晕、疲乏等典型症状（表10.1）。在症状没有特异性且又缺乏体征的情况下，鉴别诊断的范围变大，此时应考虑其他疾病情况（表10.2）。随着海拔高度的变化，人的动脉血氧饱和度或高、或正常、或低，不一定能真实地反应症状的严重程度。详细的病史对疾病的正确诊断显得非常重要。在户外活动中，常常不止出现一种疾病情况，如急性高山病和脱水可能同时出现。氧疗对快速缓解急性高山病非常有效。在偏远和医疗条件不足的地区，早期诊断对急性高山病很重要。

表 10.1　高山病的诊断分类

急性高山病

上升到一定海拔高度可能引起头痛和以下其中之一：胃肠症状（厌食、恶心或呕吐），疲劳或虚弱，头晕、昏迷或睡眠障碍。

高山脑水肿

上升到一定海拔高度时，急性高山病患者出现运动失调，和（或）精神状态改变；或非急性高山病患者出现精神状态改变及运动失调。

高山肺水肿

上升到一定海拔高度时，如出现以下症状中的两个及以上，可判断为高山肺水肿：休息时呼吸困难，咳嗽，虚弱或体能下降，胸口有压迫感；以及至少两个以下症状：至少一边的肺有啰音或喘鸣音、全身发绀、呼吸急促、心跳加速。

虽然急性高山病不危及生命，但若忽视，经过数小时或数天之后，脑积液不断加重，进而出现神经损害，导致高山脑水肿的发生。在登山过程中发生的高山脑水肿，其临床表现为运动失调、意识模糊及幻觉（表 10.1）。从最初的运动失调、意识模糊到出现昏迷这段时间可能只有短短的 8～12h。如果数小时内不能及时下降或给予氧疗，那么一旦发生脑疝，患者随时可能出现昏迷和死亡。当患者出现进行性神经功能恶化，同时又因其他致命性情况的存在而影响了高山脑水肿的确诊，这时可能会导致更严重的结果（表 10.2）。详细地记录初期症状，立即给予下降或氧疗措施，并在鉴别其他体征的同时高度警惕神经症状有助于临床诊断。如果下降后，患者的症状仍然得不到缓解，必须立即撤离到地面，并进行彻底检查。此外，高山肺水肿可能会伴随高山脑水肿一起发作，导致休息时呼吸短促，供氧能力进一步下降。

表 10.2　高山病的鉴别诊断
急性高山病和高山脑水肿
酒精中毒
脑肿瘤
一氧化碳中毒
中枢神经系统感染
脑血管意外
脱水
糖尿病酮症酸中毒
衰竭
低血糖和胰岛素中毒
低钠血症
低体温症
偏头痛
麻醉成瘾
中毒
精神错乱
镇静剂过量
癫痫
蛛网膜下出血
暂时性缺血发作
高山肺水肿
成人呼吸窘迫综合征
哮喘
支气管炎
充血性心力衰竭
心肌梗死
肺炎
中毒
肺气肿
呼吸衰竭

诊断高山脑水肿最可靠的方法是通过影像扫描技术，如 CT 和 MRI。然而，这些技术应用的机会很少，主要原因是常常在有条件进行这些影像扫描技术检查前，患者的病情已经通过吸氧和下降方法得到大大改善。神经影像学检查显示：中度至重度急性高山病或高山脑水肿的患者会出现血管性水肿。对疑似病人进行简单的运动失调测试，即让一个意识清醒能行走的高山脑水肿的疑似病人，以其一足跟紧贴另一脚尖沿直线行走，如果跌跌撞撞或者摔倒在地，则初步诊断为高山脑水肿，并开始给予相应治疗，同时注意进行全面的突发性神经功能缺损的鉴别诊断。

对急性高山病治疗的目的就是防止进一步缺氧，具体做法可以暂停上升（待在原地或下降），补充水分，如进行口服补液，服用乙酰唑胺，视不同症状给予相应的止痛和止吐药物，如果症状不能缓解或进展为高山脑水肿，则另给予氧疗。改善血氧含量情况是治疗高山脑水肿最有效的方法。下面列出几种可改善供氧的方法：①降低海拔；②通过氧气瓶或氧气罐供氧；③便携式高压氧袋。以上几种方式可交换使用，也可以联合使用，取决于现有资源、地理位置及后勤保障等。与此同时，加服地塞米松，乙酰唑胺等药物辅助治疗有助于恢复。通过上述治疗，那些不能迅速恢复的高山脑水肿疑似病人，或者那些有局灶性神经功能缺损的患者应接受住院治疗，并进行包括核磁共振扫描（MRI）在内的全面的神经系统检查。有关于高山脑水肿的预防与治疗小结见表 10.3。

表 10.3　高山病的临床管理及药物治疗

急性高山病

停止上升，轻微活动，口服补水

乙酰唑胺 250mg，口服，每日两次

镇痛药和止吐药

如果条件允许，输氧 1～2L/min，直至症状消失

如果 24h 之后仍未改善，需下降至患者能够正常睡眠不出现症状，直至完全康复

高山脑水肿

随时监控，严格保证睡眠，补充或维持足够的水分

输氧 2～4L/min

在偏远的山区，至少立即下撤 600m，如果不能输氧，使用便携式高压氧舱

地塞米松，8mg，肌肉注射或静脉注射或口服，6h 后服用 4mg

乙酰唑胺 250mg 口服，每日 2 次

高山肺水肿

45°坐位，全程监控，严格保证睡眠

输氧 4～6L/min，然后，保持动脉血氧浓度大于 90%

在偏远的山区，至少立即下撤 600m，如果不能输氧，使用便携式高压氧舱，保持头部高位。

硝苯地平，首次 10mg，口服；之后，每 12h 30mg

如果未能立即输氧或输氧后反应不明显

并且立即进行静脉注射补液支持

沙美特罗吸入剂，每天两次；沙丁胺醇定量吸入气雾剂每 4h 吸入 4～6 次

地塞米松：8mg，肌肉注射、静脉注射或口服，之后，每 6h 服用 4mg。

如果怀疑或不确定同时发生高山脑水肿

高山肺水肿

高山肺水肿是因肺循环中供氧不足而诱发产生的非心源性肺水肿。通常高山肺水肿先于急性高山病出现，其中约1/5的高山肺水肿患者发展成高山脑水肿。高山肺水肿的早期症状，包括事先未预计到的体能下降，通常伴随干咳（见表10.1）。在不下降的情况下，即使持续最低限度的体力活动也会加速病情发展。如休息时出现呼吸困难，则说明需要立即采取措施。此时肺部开始出现啰音，静息时脉搏血氧测定法测得的血氧饱和度低于高山环境下正常血氧饱和度。事先未预计到的呼吸急促和心动过速症状也在此时出现。随着病情的发展，到疾病后期，患者会咳粉红色泡沫样痰。因此，早期诊断相当重要，因为随着病情发展，血氧含量会进一步降低，加重低氧血症，进而引发高山肺水肿。

高山肺水肿是危及生命的急性病，阻止病情恶化的关键是立即改善血氧含量，也是最有效的治疗方法。有高压氧舱治疗条件的，在对患者病情进行初步评估的同时，就应开始让患者休息并取直立静坐姿势，立即给予补充高流量氧。通过观察记录患者动脉血氧饱和度和休息时的呼吸频率来评估疗效。尽管经最初几小时的治疗，血氧含量迅速得到改善，但如不能顺利下降，通常还需要2～3天的休息，同时通过低流量给氧来维持血氧含量（血氧饱和度＞90%）。对那些到高山旅游胜地有经验的游客来说，如果不想下降与家人朋友分开的话，可以选择出院后通过氧气筒或压缩氧气缸来维持供氧。如需持续高流量供氧，每分钟4～5L或更高，才能维持血氧饱和度大于90%，或同时并发有高山脑水肿的患者，则需要住院治疗。气管插管和机械换气极少采用。在整个诊疗过程中，应高度警惕并随时考虑是否存在其他疾病（见表10.2）。

在偏远地区，可以采取以下几种方法改善供氧：①以最小的体力消耗下降；②使用氧气筒或压缩氧气缸供氧；③倾斜放置便携式高压氧袋，抬高头部供氧。由于缺乏设备，立即下降或许就是唯一选择。

到了更高海拔，可能需要同时采用几种方法来保持供氧。在偏远地区，在医疗条件不足或缺乏的情况下，因高山肺水肿引起的死亡很常见。

药物治疗高山肺水肿机理在于降低肺动脉压从而改善血氧含量。下列药物经临床研究均可用于治疗高山肺水肿，包括硝苯地平、氧化亚氮（INOmax）、依前列醇（Flolan）、枸橼酸西地那非。目前，临床经验表明，当出现以下情况时，硝苯地平可以作为高山肺水肿的辅助治疗用药：无法立即供氧或下降，或者给氧后效果不满意。如患者需要使用硝苯地平，应立即建立静脉通路并进行静脉滴注，这是因为患者常常合并有高山脑水肿而出现严重的低血压，从而导致血管衰竭不张。在高山发生低血压的这种危险提醒医生，对那些随团到高山旅行但又缺乏专业知识和医疗设备的旅行者，硝苯地平可作为这些旅行者的常规处方药。枸橼酸西地那非也可以选择性地降低肺动脉压而对体循环血压影响不大，其对高山肺水肿的治疗作用正在研究中。目前，正在研究吸入性β兴奋剂，如沙美特罗和沙丁胺醇（舒喘灵、柳丁氨醇，Proventil）对高山肺水肿的治疗作用，因为β兴奋剂能提高肺泡腔液体的清除率，而且可能降低肺动脉压。有关于高山肺水肿的预防与治疗小结见表10.3。

高山病痊愈后再上山

轻微的急性高山病很常见，同时提示此前的上山速度过快。应等到所有症状消失后再继续上升。接下来的旅行，如按同样的行程路线上升，就要考虑预防性地服用乙酰唑胺。

许多患者在高山脑水肿和高山肺水肿完全康复之后都可以成功地继续上升，有些还可到达非常高的顶峰。但是，还是要谨慎高山病的再发。建议旅行者在上升时要更加慢一点，及时识别和适当地处理高山病的早期症状。多次患高山肺水肿的旅行者在接下来的旅行中可以得益于硝苯地平（Adalat，Procardia）和沙美特罗（Serevent）这些预防性药物的帮助而谨慎地缓缓上升。高山肺水肿复发者或在海拔

3000m（10 000 英尺）以下发生高山肺水肿的患者应立即排除心肺血管疾病、心瓣膜病或肺动脉高压。

高山环境中的预存情况与特定人群

心血管疾病与老年人

随着人口的老龄化及对运动益处的日益关注，越来越多的老年人包括心血管疾病患者想到高山地区旅游观光。但目前，针对前往高山地区旅行并患有心血管疾病的旅行者的研究尚不多见。对此，医生一般会面临两个问题：一是老年人能去高山地区吗？另外，有心脏病病史的人能去高山地区吗？一项对 20 名退伍老兵在地面模拟上升到 2400m（8000 英尺）高度，5 天后再上升到 2500m 高度的研究解决了这些问题。该研究的受试者不包括踏车试验失败者或急性心肌病发作未超过四周者。研究结果表明老年人对高山的生理反应与年轻人一样，但老年人适应高山环境较慢，需要比年轻人更多的时间。那些在地面运动适应能力较好的在高山地区同样适应能力较好，所以测试运动能力最好的位置是在地面。对事先已知或不知道患有冠状动脉疾病的旅行者来说，相比于地面，在高山地区较少的体力活动都会引起心肌缺血，因此，这些旅行者在高山地区要特别注意避免重体力活动。研究者指出，在 4000m（14 000 英尺）以上更高海拔地区，日常活动的能量消耗接近人体的最大需氧量，导致明显的器官功能受损。

老年人在选择高山旅行时，建议他们尽量选择一条上升缓慢的路线，这样，可通过调整进度来获得更多的时间适应高山环境。他们应最好避免前往偏远地区，当发生紧急情况时那里的医疗条件和撤离能力往往较差。

对患有心脏病的旅行者，理智的做法就是在旅行前去咨询自己的心脏病专家，并进行运动能力测试，同时制订一个谨慎的登山计划，且最大升限不超过 4000m（14 000 英尺）高度。需服用少量药物的轻微心绞痛患者，如果可承受布鲁斯方案运动试验（Bruce Protocol exercise test）达 9min 以上，可能会较好地适应高山地区。而那些有中度心绞痛需服用较多药物、有运动限制或者休息时也会偶发心绞痛的旅行者，到高山地区只能耐受一定高度。患严重心绞痛且在地面运动明显受限的旅行者不应去高山地区旅行，因为低氧血症将加重心脏负荷而引发严重心绞痛发作。此外，关于高山引发的胸痛问题，由于不易区分心绞痛与心肌缺血发作两者间的差别，应强烈建议转移。同时，对心血管疾病患者，还应建议他们要充分考虑到许多高山地区荒凉的自然环境以及匮乏的急救医疗救助和撤离能力这些问题。

高血压

在高海拔地区，那些患高血压病的旅行者会发现他们的血压升高，而血压控制很好的旅行者一般能较好地适应高山环境。对于那些血压控制不好的旅行者，在高山最初的几天时间里，建议低盐饮食，注意休息的同时要自行监测血压。高血压药及其疗效与高山反应互相影响，所以，有高血压病及有高山病史的旅行者可能需要咨询相关专家意见。

心肌梗死后和心脏搭桥手术后

目前尚无资料显示，有心肌梗死病史或冠状动脉搭桥手术史的旅行者与前述急性心脏病后完全康复的旅行者在防治高山病方面存在差别。患有充血性心力衰竭，但病情刚刚控制住的旅行者在 2000m（6500 英尺）这种中度或更高海拔地区可能出现代谢失调，同时由于高山反应引起呼吸急促和心动过速，使得他们难以判断他们能到达的高度。在高山地区，急性高山病和其他类型的液体滞留还会加重或扰乱那些患充血性心力衰竭旅行者的病情，因此这些旅行者应避免前往高山地区旅行。

肺病

许多患哮喘病的旅行者报告称他们到高山后病症改善了。也许这是因为高山地区灰尘较少，空气稀薄，吸入的过敏原较少。有些患者会因寒冷或者运动诱发支气管痉挛，这些旅行者应事先使用吸入性支气管扩张剂。

患有轻、中度慢性肺病的旅行者可以承受中等海拔的高山。然而，随着海拔的上升，氧分压降低，这些呼吸功能不全的旅行者就会觉得氧气越来越不足，运动的耐受力下降，这样一来，呼吸困难等症状将会加重。患有严重肺病的患者，尤其是那些需要家庭氧疗的患者，应强烈建议不要前往高山地区旅行。可通过全面的肺功能检查来测定和分级肺病的严重程度。那些患有睡眠呼吸暂停综合征的旅行者在高山地区同样适应不好。

神经系统疾病

已有关于健康年轻人在高海拔（>5000m）地区出现短暂脑缺血发作（TIAs）和中风的报道。脱水可能是一个影响因素。除高山脑水肿之外，虽然短暂脑缺血发作发病机理尚未得到正式研究，但一系列暂时性神经功能缺损作为其发病机理已经被提出来。众所周知，缺氧会引起某些个体偏头痛和丛集性头痛。同时，在高山地区，由于脑水肿的影响，颅内占位性病变患者的症状会加重。

需服药控制的癫痫患者在高山地区需要持续服用抗痉挛药物。在服用维持剂量药物的癫痫患者中，高山环境不会增加癫痫的发生几率。但在高山地区，癫痫的发作阈值会降低，所以，在地面停止服用抗癫痫药物的病人因突然到达高山地区可能会再次出现癫痫发作。

糖尿病

胰岛素依赖型糖尿病患者在高山地区遇到的问题是需要不断地调整胰岛素的使用量，这是因为在登山过程中每天的能量消耗及食物摄取量都是不同的。测定血糖的次数应当比在家里正常工作时要更频繁，同时，在高山环境下，应注意血糖测定仪的精确度也发生了变化。短时多次地应用胰岛素能更好地控制病情。应随身携带胰高血糖素以备低血糖发作。胰岛素不应保存在冰冻或温度太高的条件下，同时，考虑到遗失或损坏，应携带备份量。在高山地区，对糖尿病酮症酸中毒的诊断及治疗很困难，最初是由于重症高山病的干扰，酸碱平衡难以评估，然后是此时病人通常需要补充大量的液体，也影响了判断。

镰状细胞病

镰状细胞病（SCD）是前往高山地区旅行的一个禁忌证。只要到海拔 1925m（6300 英尺）高度，就有大约 60%的几率发生镰状细胞危象。即使飞行旅行也会增大患病风险。患有镰形细胞性状和其他血红蛋白病如镰状细胞病或 β 地中海贫血的患者，即使他们肺功能正常，也应当限制他们上升到海拔 3050m（10 000 英尺）以上高山，要知道，高山环境会促使红细胞镰状化。而那些肺功能异常的旅行者可能在更低的海拔地区就出现症状了。

免疫系统紊乱

正常人在海拔 3000m（9800 英尺）或更高一点的高山时就会出现明显的免疫抑制。模拟高度试验显示，B 细胞功能及主动免疫反应都是正常的，但 T 细胞功能则受损。目前关于艾滋病病毒（HIV）感染者前往高山地区旅行资料不多见，但艾滋病病毒感染者到高山地区后出现肺部感染和胃肠道感染有可能更加严重。因此，在他们的旅行行程中应随时做好下降的准备。

角膜术与视力

海拔高度对那些先前因矫正屈光不正而进行过角膜手术的旅行者视力的影响问题，因在珠穆朗玛峰上人的视力变化的报道而引起了公众广泛的关注。这样的手术有两种：放射状角膜切开术（RK）和准分子激光角膜切除术（LASIK and PRK）。部分报告证实在海拔 2800m（9000 英尺）以上，行放射状角膜切开术后的旅行者的视力会发生变化。众所周知，缺氧环境引起角膜增厚。据研究者认为，放射状角膜切开术后，缺氧的角膜自外周优先膨胀导致中间部分加厚，从而形成远视或远视转移（farsighted shift）。有报道证实这种改变发生在到高山 24h 之后。矫正屈光不正术后人们则可能出现视力缺损。与此相反，在高山环境中，矫正手术后仍有轻度近视的人可能会感到视力改善了。准分子激光角膜切除术（LASIK and PRK）是从角膜中切除组织而不损坏其外围组织，因此，在高山环境中，不会引起太大的视力问题。最近的一项对 6 个登上珠穆朗玛峰的登山者的研究表明，当上升至海拔 8000m（26 400英尺）高度时，都没有出现问题。但超过此高度，3 个登山者出现了轻度的视觉模糊，下降后缓解，可能由于浅表角膜受损，而与先前的手术无关。

在高山地区使用隐形眼镜的危险在于：灰尘和卫生条件差的环境中难于清洗，这样有引发角膜感染与角膜溃疡的危险。在 8000m（26 400 英尺）海拔高度长时间使用隐形眼镜不会发生危害。使用一次性隐形眼镜可以避免由于清洗不当而带来感染的风险。

妇女与口服避孕药

正在服用复合口服避孕药的妇女如前往海拔低于 6000m（20 000 英尺）的中等高度高山进行短期旅行，应建议继续服用，因为，停药引起的怀孕风险在理论上要大于因服药引起的高凝状态和血栓形成的风险。事实上，乘坐飞机引起此类风险的几率最大。然而，服用复合口服避孕药的妇女在高山地区长时间旅行，和（或）者到极高的高山环境如登山探险，应建议她们采取其他避孕方法，因为在这些情况下继续服用复合口服避孕药的风险可能会大大增加。在极其偏远、荒凉的高山地区旅行时，考虑将黄体酮作为唯一可采取的避孕措施，可以降低血栓形成的风险并更有利于停经。

妊娠

目前还没有关于孕妇前往高山地区旅行的相关资料。但对高山地区居民的研究结果显示，胎儿生长滞缓、妊娠高血压综合征及新生儿高胆红素血症的发病率增加与高山环境有关。在偏远的高山地区，如果孕妇发生孕期并发症如流产或早产，往往难以得到及时有效的救护。此外，还有孕妇自身的体力条件限制，因此，应阻止孕妇前往高山地区旅行，特别是妊娠的早期和晚期。

儿童

对前往高山地区旅行的婴幼儿及儿童，开展大规模的高山病研究是不现实的，但是小范围的研究结果显示，儿童急性高山病的发病率与成人基本相同。对还不会讲话的婴幼儿进行高山病诊断更困难，所以如果有任何可疑病征发生，快速下降是最好的选择。一些稍大一点的儿童，特别是3～8岁年龄段的儿童，以及学习和交流困难的儿童，也很难描述自己的症状，所以父母有必要留心孩子任何行为方面的异常情况。对儿童，应避免使用预防性的药物来帮助其适应高山环境，因为缓慢上升在大部分情况下能达到相同效果，尽量不要使用不必要的药物。个别情况下，如确实需要快速上升或已经出现急性高山病可疑症状，虽然此时最好的办法是改变行程避开高山环境，但是服用乙酰唑胺也能帮助适应环境。乙酰唑胺的使用量为每次2.5mg/kg（每次最多不超过250mg），口服，1天2次，上升前1天开始服用。

对重症高山病的治疗方法应与成人无异，重点是下降和输氧。对高山脑水肿的治疗，地塞米松的使用量为每次0.15g/kg，每6h口服一次；对高山肺水肿的治疗，只有在个别经输氧和（或）下降后效果不明显的情况下才使用硝苯地平，此时应立即建立血管通路并进行静脉输液。硝苯地平（Nifedipine）的使用量为每次0.5g/kg，每8h口服1次（胶囊剂型的最大量不超过20mg，片剂最大量不超过40mg，准备缓释剂最好）。

高山潜水

在高山地区进行戴水肺潜水，可能会出现合并有潜水不适的高山病。在高山地区不能继续使用通常在地面使用的潜水表（decompression table）。另外，刚刚进行完潜水，不应立即去高山地区旅行。潜水员应知道与高山潜水相适宜的潜水表的品牌（如 Egi and Burbank）。

（刘春芳　译　王国玲　校）

扩展阅读

Bartsch P, Maggiorini M, Ritter M et al 1991 Prevention of high-altitude pulmonary edema by nifedipine. N Engl J Med 325:1284

Bartsch P, Merki B, Hofstetter D et al 1993 Treatment of acute mountain sickness by simulated descent: a randomized controlled trial. BMJ 306:1098–1101

Basnyet B, Lemaster J, Litch J A 1999 Everest or bust: a cross sectional, epidemiological study of acute mountain sickness at 4243 meters in the Himalayas. Aviat Space Environ Med 70:867–873

Bezruchka S 1992 High altitude medicine. Med Clin North Am 76: 1481

Chow T, Browne V, Heileson H L et al 2005 Ginkgo biloba and acetazolamide prophylaxis for acute mountain sickness: a randomized placebo-controlled trial. Arch Intern Med 165:296–301

Consensus Group1992 The Lake Louise consensus on the definition and quantification of altitude illness. In: Sutton J R, Coates G, Houston C S (eds). Hypoxia and mountain medicine. Queen City Printers Inc, Burlington, VT, p327–330.

Egi S M, Brubank A O 1995 Diving at altitude: a review of decompression strategies. Undersea Hyperb Med 22:281

Froelicher V F, West J B 1988 Trekking in Nepal: safety after coronary artery bypass. JAMA 259:3184

Hackett P H, Roach, R C, Wood R A et al 1988 Dexamethasone for prevention and treatment of acute mountain sickness. Aviat Space Environ Med 59:950

Hultgren H N, Honigman B, Theis K et al 1996 High altitude pulmonary edema at a ski resort. West J Med 164:222

Hutchison S J, Litch J A 1997 Acute myocardial infarction at high altitude. JAMA 278:1661–1662

Kasic J F, Yaron M, Nicholas R A et al 1991 Treatment of acute mountain sickness: hyperbaric versus oxygen therapy. Ann Emerg Med 20:1109–1112

Larson E B, Roach R C, Schoene R B et al 1982 Acute mountain sickness and acetazolamide - clinical efficacy and effect on ventilation. JAMA 248:328–332

Lee A G, Anderson R, Kardon R H et al 2004 Presumed ‘sulfa allergy’ in patients with intracranial hypertension treated with acetazolamide or furosemide: cross-reactivity, myth or reality? Am J Ophthalmol 138:114–118

Levine B D, Zuckerman J H, deFilippi C R 1997 Effect of high-altitude exposure in the elderly: the Tenth Mountain Division study. Circulation 96:1224–1232

Litch J A 1999 Endotracheal intubation and mechanical ventilation following respiratory arrest from high altitude pulmonary edema. West J Med 170:174–176

Litch J A 1996 Drug-induced hypoglycemia presenting as acute mountain sickness. Wild and Environ Med 7:232–235

Litch J A, Bishop R A 2001 Re-ascent following resolution of high altitude pulmonary edema (HAPE). High Alt Med and Bio 2:53–55

Litch J A, Bishop R A 2000 Oxygen concentrators for the delivery of supplemental oxygen in remote high altitude areas. Wild and Environ Med 11:189–191

Litch J A, Bishop R A 1999 Transient global amnesia at high altitude. N Engl J Med 340:1444

Litch J A, Basnyat B, Zimmerman M 1997 Subarachnoid hemorrhage at high altitude. West J Med 167:180–181

Mader T H, Tabin G 2003 Going to high altitude with preexisting ocular conditions. High Alt Med Biol 4:419–430

Murdoch D R 1995 Symptoms of infection and altitude illness among hikers in the Mount Everest region of Nepal. Aviat Space Environ Med 66:148

Oelz O, Maggiorini M, Ritter M et al 1992 Prevention and treatment of high altitude pulmonary edema by a calcium channel blocker. Int J Sports Med Suppl 1:S65–S68

Pollard A J, Niermeyer S, Barry P et al 2001 Children at high altitude: an international consensus statement by an ad hoc committee of the International Society of Mountain Medicine. High Alt Med Bio 2:389–403

Rabold M B 1992 Dexamethasone for prophylaxis and treatment of acute mountain sickness. J Wild Med 3:54–60

D Rennie1989 Will mountain trekkers have heart attacks? JAMA 261:1045

Roach R C et al 1995 How well do older persons tolerate moderate altitude? West J Med 162:32

Sartori C, Allemann Y, Duplain H et al 2002 Salmeterol for the prevention of high-altitude pulmonary edema. N Engl J Med 346:1631–1636

Taber R L 1990 Protocols for the use of a portable hyperbaric chamber for the treatment of high altitude disorders, J Wilderness Med 1:181

第 11 章　潜水医学

Alan Spira

目前，数百万旅行者参与戴水肺潜水，仅在美国每年就有多于 300 万人，这就要求医师必须了解旅行者在戴水肺潜水时可能面临的健康危害。水下环境是一个不容忽视的环境，潜水者可能发生减压病、空气栓塞、外伤以及其他水下危险。现在，乘坐飞机、远离家乡，来到具有异国情调的地方潜水旅行，是非常普及而又容易的事。当潜水者在患减压病的时候应该在任何地方都能得到医师的帮助。然而，大多数旅行者缺少戴水肺潜水的培训，并且身体状况不一定适合潜水，导致潜水损伤和疾病的增加。在美国，大约每年有 800～900 起与潜水相关的严重事故，并且有 100 人死亡，导致死亡的最常见原因是溺水，其次是气压伤。

休闲潜水的种类

浮潜

浮潜包括自由潜水和呼吸管潜水。自由潜水，也称为屏气潜水，是一种最古老的潜水方式，潜水者在水面吸入的气体量有限，体内不断消耗氧气，产生二氧化碳，刺激潜水者产生呼吸的生理需要，因此，大多数潜水者在水下的时间无法超过几分钟。呼吸管潜水，也称裸潜，是一种当潜水者在水中通过空心管呼吸空气的潜水方式。空心管扩展了水下活动度，但增加了潜水者的呼吸无效腔，呼吸功抵消了呼吸管的优势，所以潜水员可使用的呼吸管的长度和直径受到限制。

戴水肺潜水

戴水肺潜水，是世界各地休闲潜水的一种主要形式。它又被称为斯库巴潜水（Scuba）是自携式水下呼吸器潜水的英文缩写。该呼吸器是由 Jacques Cousteau 和 Emile Gagnan 于 1943 年联合发明的。起初它被称作水中呼吸器，是一种背在背上的轻便式空气供给装置，使潜水员在水下有了很大的行动自由。戴水肺潜水的主要约束是气瓶内压缩空气供给量，通常供气时间小于 1h，但这因潜水员运动强度和经验而有很大差异。通常建议此类潜水的极限深度为 130 英尺或 40m。合适的培训课程需要化几周时间，包括理论授课、水池训练和开放水域潜水训练。如果仅在旅游地提供周末短期的培训，会使潜水员得到的培训不充分，而且给旅行者造成具有潜水能力的错觉。

戴水肺潜水员呼吸的是压缩空气。呼吸气瓶内充满压缩空气，压力通常为 3000psi（1psi＝6.895kPa）。压缩空气通过一级减压器，压力被调至比周围气压高 100～160psi，再进入二级减压器，即“供需”调节器。当潜水员吸气时“供需”调节器即打开一系列阀门，释放出气体进入潜水员口中，并使气压与潜水员所处深度的压力相当。呼出的气体只是简单地通过调节器释放到周围水中，在水下迅猛地产生气泡，并发出很大的声响，这种呼吸器也称作为开放式潜水呼吸器系统，使用空气，以区别于使用混合气体的半闭式或密闭式系统。该系统在潜水员呼吸时具有一定的阻力，而现代技术已经制造出新的供需调节器，可在持续低压差下传送气体，使潜水员呼吸时额外做的功最小化。

专业潜水

专业潜水已被应用于军事和商业领域很多年。专业潜水包括其使用的气体就有好几种可供选择，对专业潜水的讨论超出了本章范围。

潜水生理学

了解一些基本的物理原理有助于了解和掌握潜水的主要疾病，以提高潜水安全性。压力有两种基本作用方式可能会影响我们：吸入气体的直接机械作用和新陈代谢作用。气压病，是机体随环境压力改变而发生病理变化的总称，主要形式有两种：气压伤，由于机体腔室内的气体不受控制的膨胀而产生的损伤；减压病，由于人体过快返回到大气压或在高压下延长呼吸时间而产生的损伤。

在地球表面，所有生物都在大气层的压力下。爬山时大气压力会减小，根据物理原理，各类气体的分压也会减小。与此相反，潜水员潜水越深，受到的压力就越大，在这种高压环境下，机体会出现明显的、重要的生理变化。在水肺潜水过程中和潜水后出现的许多疾病与高压下呼吸的气体有关，潜水员在水下受到的物理影响因素主要是压力、浮力和温度。

压强是作用在单位面积上的压力：

$$P=F/A$$

在美国，压强通常表示为磅/平方英寸（psi）；而在其他地方，压强可以表示为 kg/cm^2 或千帕（kPa）。压强对潜水员的影响包括两部分：大气压和水的重量。在海平面，大气压等于 14.7psi 或 1.03 kg/cm^2。这是从地球表面到外层空间边缘的一平方英寸气流柱的重量，它也可以表示为 1 个大气压（atm）或 1Pa（N/m^2）（此为原文错误，1 个大气压应该为 1.013×10^5 Pa），1.013 巴（1 巴 $=10^5$ Pa），或 760mmHg。

水作为液体是不可压缩的，因此，在水下任何一个深度，各个方向的静水压是相等的。在水面，潜水员承受 1 atm 的压力。潜水压力表包含 1 atm，在海平面读数为 0，也称作 1 个绝对大气压（ATA）。在水下，每增加 10m 或 33 英尺（如果是淡水则为 34 英尺），静水压增加 1 atm，因此，在 10m 深处时有 2 ATA，在 66 英尺深处就有 3 ATA，在 99 英尺或 30m 深处就是 4 ATA。

浮力是另一个需要考虑的概念。阿基米德发现，任何物体浸在某一液体中会受到向上的浮力，这个力的大小等于该物体排开液体的重量。所以，如果物体的重量大于其排开液体的重量，则该物体就会下沉（负浮力）；如果物体排开水的重量大于该物体的重量，则该物体就会上浮（正浮力）。如果这两个重量相等，那么该物体处于平衡状态，即既不上浮、也不下沉。

水的密度在确定浮力时很重要。海水的密度大于淡水，分别为 64.0 磅/立方英尺和 62.4 磅/立方英尺（1 磅/立方英尺＝16.0185kg/m^3），因此，物体在海水中比在淡水中更容易上浮。另外一个影响浮力的因素是潜水员的肺活量，潜水员在肺吸满气体时能排开更多的水，因此受到更大的浮力而易于上浮；在肺呼出气体时受到的浮力较小而易于下沉。其他因素包括脂肪总量（脂肪多的机体会增加浮力）、骨骼密度（较高密度的骨骼会减小浮力）以及橡胶紧身潜水衣，其也可以增加浮力。

气体定律

影响气体性质的 5 个物理定律以及气体的容积、压力和温度之间的关系对潜水而言是很重要的。

波义耳定律：P1V1＝P2V2

对于水肺潜水，这是个最重要的物理定律，其阐述了当温度不变时，气体的容积与压力成反比。这就解释了为什么在海平面、1ATA 时，气体的体积是原来体积的 100％；在水下 33 英尺深处或在 2 ATA 下，气体的体积为原来的 50％；在 66 英尺深处或 3 ATA 下，气体的体积下降到原来的 33％；在 99 英尺深处或 4 ATA 下，气体的体积为原来的 25％；在 132 英尺深处或 5 ATA 下，气体的体积为原来的 1/5 或 20％。

该定律反映了潜水对机体生理的影响。虽然人体主要是由液体组成、而且液体是不可压缩的，但是人体也有几个充满气体的腔室，如胸腔、中耳鼓室、鼻窦以及肠腔。当气体膨胀或压缩时，这些部位就会受到影响，而这些腔室内气体的压力必须与周围环境的压力相匹配：在下潜时，人体内气体通过压缩体积来升高气体压力；在上浮时，气体通过扩大体积来降低压力。

其他相关的气体定律包括道尔顿定律，即混合气体的总压力等于各个气体分压力之和：PT＝P1＋P2＋P2…＋Pn；亨利定律，在某一温度时，气体溶于液体的量与该气体的分压和溶解系数相关：气体总量＝溶解系数×分压；查利定律，即气体的容积与温度成正比。这些定律可以合并为一个总的气体定律：（P1V1/T1＝P2V2/T2）。

一些气体与潜水医学相关，潜水员在水下时，影响其健康和安全的气体主要有氧气、氮气、二氧化碳、氦气和一氧化碳。空气能引起气压伤和动脉栓塞，氮气可以引起减压病和氮麻醉。

气压伤

气压伤是由于压力的改变对机体造成的损伤，更确切地说，是机体腔室内的压力与周围水环境的压力差造成的损伤。人体超过80％的组成部分是水和骨骼，它们是不可压缩的，余下的就是充满空气的腔室，如肺、中耳鼓室、鼻窦、咽鼓管和胃肠道，这些腔室直接受到气压变化的影响。这是人体腔室内的压力与液体静水压（或潜水设备的压力）不平衡导致的机械损伤。在下潜时因外界压力增加而使压力梯度为正，或上浮时压力梯度为负，即腔室内的压力高于外界的压力。如果压力不平衡，即使在4英尺的水深处也可以发生气压伤。

中耳鼓室

中耳鼓室是人体最常见受到气压伤的部位，在潜水员中的发生率为30％～60％。虽然内耳充满液体，但中耳鼓室和外耳道却充满气体。中耳被鼓膜与外耳隔开，气体通过咽鼓管进入口咽部是使中耳气压能得到平衡的唯一通道（如果鼓膜完好无损）。

当外界水压超过中耳鼓室内气压时，中耳鼓室就会受挤压变形：如果咽鼓管关闭或堵塞，或者气压变化过快，鼓膜则向中耳气室内变形。在水下第1个10m时压力差相对最大（尤其在第1个2m），因此鼓膜受压变形在水下浅表处比深处更容易发生。这种压力差使鼓膜向内陷，并引起不适、或闷胀感；如果压力仍不能平衡，接着就会出现充血、出血、疼痛和鼓膜穿孔。当鼓膜穿孔后，冷水进入中耳，前庭系统因受到冷刺激而出现眩晕、恶心、呕吐，在水下发生这种情况很可能是致命的。也可能会发生听力丧失和耳鸣。开放咽鼓管则可以使压力平衡，因此，让呼吸器气瓶内的压缩空气进入口腔后，潜水员通过吞咽动作或其他操作方式可以使气体进入中耳而达到压力平衡。

引起咽鼓管功能障碍，包括不能尽快调压的常见原因有：急性或慢性炎症、过敏、解剖畸形、长期使用滴鼻液、经常性或急性上呼吸道感染、鼻过敏症、鼻塞或者耳疾，以及过度吸烟。幼时患中耳炎引起鼓膜形成的疤痕，会导致鼓膜弹性下降，当压力改变时，会因压力无法平衡而增加鼓膜穿孔的危险。潜水员头朝下下潜，身体内外的压力较难以平衡，而脚朝下下潜，通气就相对容易且效率高。在下潜时，潜水员如果无法平衡压力，就必须上浮至能够平衡压力的水深，然后再慢慢重新下潜。如果还是不能平衡压力，潜水就必须终止。

另一种反向挤压伤是中耳内气压高于周围环境的水压所致。在潜水员上浮时，根据波义耳定律，中耳内的空气会出现膨胀；如果不能开放咽鼓管排气，当潜水员接近水面，水压下降，鼓膜就会向外膨出。如果潜水员用过缩血管剂，在缩血管剂失效后，就会出现咽鼓管和中耳水肿，潜水员在上浮时也就会出现这种反向挤压现象。

潜水员在上浮时，会出现一种不对称性中耳气压伤，即变压性眩晕，如果任何一侧的中耳内空气无法排出，就会出现不对称的前庭刺激，从而在水下出现眩晕。停止上浮或重新下潜，眩晕就会消失，很少会出现面部麻痹。

如果外耳道受阻，通常是由于耳垢堵塞、头罩过紧或耳塞引起，也会出现外耳挤压伤。在上浮和下潜时都会发生，主要表现为疼痛、出血，偶尔会有鼓膜穿孔。

蜗窗或前庭窗破裂可能会形成外淋巴瘘或耳蜗出血，导致神经性耳聋和前庭功能紊乱，形成严重的内耳气压伤。蜗窗破裂很可能是由于过度使用 Valsalva 法（咽鼓管充气检查法），增加了脑脊液和内耳的压力，而使中耳内压力过低所致。蜗窗位于中耳和内耳之间，其穿孔经常导致耳鸣、听力下降或丧失。如果潜水员上浮时没有经过减压，当出现严重的耳鸣和眩晕、并伴有神经性耳聋时，就要怀疑内耳气压伤。内耳气压伤类似内耳减压病（DSC），加压治疗可能仍然是必要的。

鼻窦

鼻窦是气压伤第二多见的部位。额窦比筛窦和上颌窦更易受影响，往往伴有疼痛和鼻出血。各个鼻窦分泌黏液进入鼻腔的开口很容易因轻微的炎症所阻塞，如果鼻窦内的压力和外界的水压不能达到平衡，就会导致气压伤的发生。当潜水员下潜发生鼻窦气压伤时，鼻窦腔内负压能撕脱鼻窦壁上的黏膜，引起疼痛和出血。上浮时，鼻窦黏膜受压，薄的骨性腔壁会变形。

上呼吸道感染、鼻窦炎、鼻息肉、过敏、鼻喷雾剂、吸烟、解剖畸形如鼻中隔偏曲，都易于发生鼻窦气压伤。

肺

肺气压伤包括肺高压综合征、胸廓挤压伤，以及因上升速度过快或失控引起的弥漫性肺泡出血。当肺内空气受压缩而体积缩小且小于余气量时，就会发生胸廓挤压伤。一般来说，肺气压伤并不常见，但后果严重，后面再作描述。

胃肠道

被潜水员吞入的空气在上浮时会膨胀、扩伸肠道。上浮时引起的这种气压伤表现为胃肠不适及疼痛，并伴有潜水后打嗝增加和胀气。这在初学者和在潜水前喝碳酸饮料、饱食者中是最常见的，也会发生在头部朝下垂直下潜时。胃肠等空腔脏器因空气过度膨胀而导致穿孔的气压伤相当少见。

牙齿

气压性牙痛（译者注：作者误，应为：barodontalgia 而非 barotalgia）也称作航空性牙痛，其基础病因是龋齿、牙冠或牙帽缺损、临时填充、根管治疗、牙周脓肿、上额窦充血以及其他牙齿病变。根据气体定律，这类牙齿事实上在下潜时会破裂，或在上浮过程中爆开。如果平时无牙痛，或者是上颌窦疼痛，受影响的牙齿通常是有易损性的。反之亦可能，很多在飞行或潜水后出现牙痛的病例，实际上原发灶是鼻窦。所有的潜水者应具备良好的口腔保健，那些有临时牙冠者不应该潜水。

面罩

面罩挤压伤发生在下潜时，面罩内气体不足而引起压力下降，面部软组织被吸入面罩，导致结膜下出血、眶周出血或淤斑。病症出现时很可怕，但并不严重，过几天就自愈了。简单的预防方法就是下潜时通过鼻腔轻轻地向面罩内呼气。曾有眼窝骨膜下血肿的报道，但很少见。

肺过度压力症候群

肺过度压力症候群（pulmonary overpressurization syndrome, POPS）是一种减压性疾病，具有 4 个重要临床特征：动脉气体栓塞、纵隔气肿、气胸、皮下气肿。它是由肺气压伤所致，也被称为爆炸肺。这些气压伤是由于潜水员上浮时气体膨胀超过了肺的弹性、导致肺泡组织破裂而引起的，这在用通气管潜水和屏气潜水中很少发生，因为应用这 2 种方式潜水时空气被压缩，没有额外的气体进入肺内，所以当上浮至水面时，只能是原有的气体被膨胀，而不会超出原有的气体体积。

对肺组织健康的潜水员而言，上升速度过快、无法通过呼气来平衡因上升导致的气体膨胀，是最有可能引起肺过度压力症候群（POPS）的。几种病理状况容易引起肺气压伤：慢性阻塞性肺疾病、急性和慢性支气管炎、黏液堵塞和支气管狭窄引起的哮喘、易自发性气胸的肺大泡、肺脓肿、限制性肺疾病。

动脉气栓

动脉气栓是肺过度压力症候群最重要、最令人担忧的表现形式，是仅次于溺水的潜水员第二死亡原因。过度膨胀的肺泡破裂、膨胀的气体进入血流并立刻形成气栓，滞留在小动脉和毛细血管处造成损害。这种病变出现很快，一般在潜水员浮出水面后几分钟内，通常有口吐血性泡沫或胸痛，并多伴有心血管衰竭。气体栓子可滞留在任何地方，最先受影响的是大脑，可以引起意识不清、眩晕、感觉异常、惊厥、麻痹或轻度瘫痪、呕吐、视力障碍、头痛、意识模糊甚至人格障碍、脑血管意外、癫痫和死亡。影响到脊髓，会产生麻痹或瘫痪。在心脏，气栓可以堵塞冠状血管导致心肌梗死。在水下，动脉气栓常常是致命的，可伴有或不伴有呼吸困难。令人惊讶的是，20％的动脉气栓可自行溶解。

超过一半的病人在出水 2min 内出现症状，几乎所有的病人在 10min 内出现症状，而很多人在水下就已出现症状。不受控制的或恐慌上浮以及上浮时屏气，是发生动脉气栓的最常见原因。

动脉气栓可以发生在浅深度（几英尺）潜水或短时间潜水（几秒钟）。根据物理定律，气体栓子的出现，实际上在接近水面时风险最大。例如：水深 99 英尺（30m）到 66 英尺（20m），大气压从 4 ATA 减至 3 ATA（25％的变化）；水深 33 英尺（10m）到水面，大气压从 2 ATA 到 1 ATA（50％的变化）——压力梯度越大，气体膨胀的体积就越大。每英尺深海水大约有 25mmHg 压力，因此，潜水员在 4 英尺水深从气瓶吸入气体后，屏气上浮至水面所产生的压力足以撕裂肺泡壁使空气进入血液。

气胸

如果膨胀的气体通过破裂肺泡进入胸膜腔，可以使肺组织塌陷。胸痛和呼吸困难是最常见的表现。如果漏出的气体在潜水员上浮时继续膨胀，就会向对侧胸廓推挤纵隔，形成张力性气胸。在这种情况下，心脏血流量减少，导致低血压，颈静脉怒张，对侧胸腔呼吸音减弱，肺出血并不少见。轻度气胸不需要治疗，人体会重吸收这些气体。对于大量气体则需要胸腔引流管或 Heimlich valve 翼瓣引流管排气，张力性气胸是外科急诊，需立即用中号线在患侧第二肋间造瘘放置引流管排气。如果在引流管尚未放置之前，再加压会使病情恶化，将单纯的气胸转变成张力性气胸。

有自发性气胸病史的人永远不适合潜水。

纵隔气肿

膨胀的气体进入纵隔后会压迫心脏和大血管，甚至压迫气管。在心前区可以听到纵隔爆裂音（Hammon's crunch），在心脏收缩期最清楚。可能会有胸痛和呼吸困难。如果没有神经和心脏损害，不需要再加压治疗。

皮下气肿

如果脏层胸膜下膨胀的气体破裂进入皮下，伴有软组织的破碎声，触摸皮肤有摩擦感。皮下细小空气泡的压缩感觉就像泡沫包装板的摩擦音。严重的皮下气肿病人可伴有纵隔气肿，气体沿着气管向上，出现颈部和面部的肿胀，伴有发声困难和发绀。

减压病

空气中氧气占 21%，其余的主要是惰性气体氮气，氮不参与新陈代谢而积聚在机体组织中。水肺潜水员在压力增大的情况下吸入的氮气被吸收到组织中，当压力下降时，即水肺潜水员上浮时，氮气就会从组织中释放出来，如果释放过快，就会在血管外或血管内产生气泡。这在上个世纪进行沉箱作业时首先被证实（沉箱作业是一种特殊的工程，用于建造水下隧道和桥墩）。受影响的沉箱工人四肢呈弯曲姿势，这种疾病也被称为“屈肢症”（The Bends）。

减压病是一种非常复杂的病理过程。在高压下，被吸入的氮气以不同的速度扩散至不同的组织中，直至达到平衡。当压力下降，氮气从细胞中扩散出来，扩散过程与组织种类、速度和压力 3 个因素相关。氮气的脂水溶比为5，因此，可作为中枢神经系统（CNS）的麻醉剂。组织中的氮气达到该组织所能溶解的最大氮浓度，称为饱和状态，压力继续增加，更多的气体可以溶到组织中，称作为过饱和状态（译者注：原文所指过饱和状态与国内传统说法不一致）。

气泡几乎是连续产生的（通过超声波显示），其产生的量、时间以及部位（血管内或血管外）决定了病情的发展。但因减压而产生的气泡并不一定都有明显的减压病临床表现。氮气气泡可产生于血管内或血管外组织。气泡在血流中可作为栓子，可引起微循环阻塞和缺血、淤血、补体诱导和血小板聚集，导致器官和组织功能障碍。已经证明气泡能促进凝血过程，并对内皮细胞造成损害。气泡在血管外常见于受压的脂肪组织和海绵状组织，并损害这些组织，尤其是神经。通常，血管内气泡被截留于肺毛细血管床，当氮气气泡量少于肺滤过能力时，肺能够过滤这些气体。

源于氮气气泡的减压病受到压力和呼吸气体的属性影响。潜水员被告知首先下潜到最大深度，是因为生理性气体负载：不同的组织吸收和释放氮气的能力是不同的，如：脂肪组织和神经组织是释放氮气慢的组织，而且气体溶解到组织和从组织中释放出来的速度是呈对数级的。潜水结束后，人体组织不会释放出所有的气体，一些气体还存在慢组织中（因为快组织释放得快），然后再潜水时就会有不利因素。这些气体动力学是首先进行最大深度潜水的理由。通过利用潜水减压表和计算机对氮气风险进行管理，可以限制在水下的深度和时间，可以预防减压疾病（DCI）。目前正在使用的潜水减压表中，有美国海军潜水减压表，Huggins（哈金斯）潜水减压表，国防和环境医学会潜水减压表。潜水指导职业协会潜水量表，是从美国海军潜水减压表转化而来的休闲潜水方式（比如多级潜水），而不是军用潜水方式。然而，这些潜水量表并不是绝对可靠的，潜水员在美国海军潜水减压表或计算机限定的范围内潜水，仍可以出现屈肢症。

与动脉气栓不同，在浅水处潜水是不会发生减压病的，因为二者病因不同。潜水员在水下长时间呼吸压宿空气，体内溶解了过量的氮气，此时潜水员快速上升出水，使气压下降速度超过了机体组织对氮气的溶解限度，就会在体内形成气泡。与动脉气栓不同，这些气泡主要在静脉。影响减压病发生的因素有：上升速度过快、潜水时间过长或深度太深（超过不减压潜水的极限）、脱水、年龄、肥胖、原有的损伤、酒精以及寒冷。传统推荐的上浮速度为18.29m/min，或慢于呼吸器产生气泡的上浮速度。最新的研究表明，上浮速度减半至9.14m/min或更慢，能降低减压病的发生率。由于飞机的标准商务舱内压力并不是保持在与海平面相等的大气压力（即低于1 ATA），因此潜水后立即乘坐飞机也可能形成气泡，而且客机飞到巡航高度时气泡还会继续膨胀。

减压病被看作为减压性疾病的一部分，根据部分专家的观点，动脉气栓也包括在内。减压病包括疼痛综合征、脊髓综合征、大脑综合征、周围神经综合征和减压性骨坏死。一般而言，潜水后越快出现症状，病情越严重、病程发展越快，这些病例累及大脑、脊髓、心脏或肺，都属于急诊。

从统计学上看，出现减压病的风险为0.001%～0.004%，或根据潜水警报网（DAN）统计的发生率来看，每10 000人中发生1～2例。总的来说，60%的减压病其症状出现在潜水后30min内，95%的病例出现在24h内。80%的减压病病人有关节痛，是减压病最常见的症状。41%的病人最早出现的症状就是关节痛，虽然只有40%的病人有神经症状，但80%的减压病由此发展而来。潜水结束后，观察到任何症状都看作为是减压病，而不是等待症状的发展，这是明智的做法。潜水警报网的24h潜水急诊热线每天接到大约3000个求助电话，约1/3的电话被转到高压氧中心。

气泡导致的损伤是个连续过程，为方便起见，将减压病分为轻型减压病（Ⅰ型减压病）和重型减压病（Ⅱ型减压病）。出现皮疹，或只有肌肉或关节疼痛者，属于Ⅰ型减压病。皮肤病变通常包括皮肤瘙痒、斑块状皮疹和红色斑块，以及铁青色或大理石样斑纹或蚁走感。斑片状皮疹呈发绀和苍白相互交错，常见于肩部和胸部。气泡阻塞淋巴管，可引起局部凹陷性水肿。肌肉骨骼症状是减压病最常见的特征，常见的症状是疼痛，疼痛的特点是模糊和弥散、从一点逐渐向四周扩散、疼痛深度范围可从浅表至深层，一般近滑膜关节。疼痛部位在身体两侧不对称，疼痛特点和持续时间也不一样。主要出现在上肢，最常见的部位是肩部，其次是肘部、手臂以及其他部位。疼痛以钝痛和难于定位为特点，红、肿、压痛以及活动后加重不是减压病的典型症状。患减压病后关节运动不受影响，在受累肢体绑上血压计袖带并加压，可以减轻因气泡形成而引起的疼痛，但是对陈旧性运动损伤或外伤无效。

任何神经、心肺、或前庭出现症状和体征者，都属于Ⅱ型减压病。II 型减压病可能被认为是一种扩散的多灶性疾病，其中包括感觉异常、感觉迟钝、截瘫、偏瘫、尿潴留以及危及生命的昏迷、共济失调、癫痫发作，甚至死亡。在减压病引起的视觉障碍中可以有视力模糊、偏盲、视野缺损、失明，可能会与大脑动脉气栓引起的症状相混淆。胸廓内的血管产生气泡会导致胸痛和咳嗽（潜水员气哽症）。在重型减压病和弥散性血管内凝血的病人中均可出现血液浓缩。最近的研究提示：反复出现气泡引起的亚临床性脑型减压病还会出现多发性脑梗死痴呆症的临床表现。计算机断层扫描显示，II 型减压病患者存在脑灌注缺陷现象。

Ⅰ型减压病和 II 型减压病可同时存在，由于减压病实际上是气泡引起的损伤，两型的损伤有重叠。Ⅰ型减压病和 II 型减压病是传统的分类方法，不是真正独立的病理学分类。二者经常被保健专业人员搞错，48%的Ⅰ型减压病最终报告患有神经症状。

脊髓减压病常常是由于髓鞘内产生气泡，导致血管源性水肿和局部缺血，出现可逆性的神经病变。相比较而言，其他原因如静脉丛气泡和出血引起的脊髓受损，则预后较差。减压病中，脊髓是神经系统中最常见的受损部位，通常包括腰痛、腹痛、下肢无力、感觉异常等症状，以及瘫痪和尿潴留等体征。在重症病例中，瘫痪比四肢麻痹更常见，在瘫痪之前可先出现背痛和腹痛，接着是感觉异常、大小便失禁。低位的胸椎是最常见的受累部位，其次是腰椎，然后是颈椎。症状时轻时重，甚至治疗后也会有些后遗症。

内耳减压病也被称为前庭减压病（原名“潜水眩晕症”），有眩晕、耳鸣、听力减退以及恶心等表现。如果这些症状出现在下潜时，实际上是由于内耳气压伤引起的，潜水必须中止，蜗窗和前庭窗破裂必须列入鉴别诊断。然而，如果这些症状出现在减压过程中或在减压后，就必须考虑到潜水员得了内耳减压病。内耳减压病常见于氦氧深潜水，在浅水休闲潜水中罕见。对于既往患有永久性耳损伤的人而言，建议其不可潜水，但最新的证据显示在某些情况下，给予适当的评估、采取一定的措施后，这些人可以允许潜水。

减压病的解剖易感因素是卵圆孔未闭。大约20%的人估计有卵圆孔未闭，将近40%的减压病患者有卵圆孔未闭。肺滤过了潜水过程中在静脉系统中形成的绝大部分氮气泡，限制了对组织的损伤。如果血液从右心房到左心房的流动过程中因未闭的卵圆孔绕过了肺的过滤，那么气泡就进入了动脉系统，在那里它们可以造成极大的损害。未闭的卵圆孔越大，罹患减压病的风险也就增大，患有卵圆孔未闭者得减压病的机会是正常潜水员的5倍之多。

潜水员的心理因素也可以影响减压病的发病率，并延误治疗。否认减压病的事实是最常见的因素，焦虑、恐慌、尴尬和抑郁症也可以推迟或阻止潜水员接受治疗。潜水警报网统计显示在最后一次潜水前，已有20%患减压病的潜水员出现了症状，患有减压病的潜水员一般要耽搁32h才打求助电话：有轻微损伤的或只有疼痛的，50%的潜水员在12h后才寻求援助；20%的患者要超过96h。掩饰病情也是延迟评估的共同特征，另外一些潜水员倔强的以为“屈肢”是他们的经验或男子汉方式。许多这样的潜水员拒绝寻求医疗帮助，或者即使求医也拒绝再减压治疗。他们会过早的再次潜水，从而导致减压病加重或永久性的伤害。

氮麻醉

氮气在一定的压力下有麻醉作用，N_2与其他气态麻醉剂一样，与脂质有很高的亲和力。其作用与潜水深度和下潜速度相关，通常大于4 ATA（99 fsw，99英尺处水深的压力，fsw为英尺水深的压力。)。Jacques Cousteau 将其称之为“深海狂欢”。潜水马提尼定律提示：每下潜 50 英尺（1 英尺 ＝ 0.3048 米）的氮麻醉效应相当于饮用一杯马提尼酒。运动、寒冷、酒精和恐惧会加重症状，潜水前喝酒，会使氮麻醉加重、加速。上浮时症状会消失。

特殊情况

潜水后乘坐飞机

潜水后立刻乘坐飞机，会增加减压病发生的风险。大多数经济舱将客舱内压力保持在 5000 英尺至 8000 英尺高度的压力，而不是海平面压力；此时，过饱和状态的氮气驻留组织内的压力梯度低于海平面位置，根据波义耳定律，气泡会加剧膨胀。美国海军、美国空军以及潜水警示网建议：潜水结束后 24h 才能乘坐飞机。潜水结束后乘坐飞机，随着时间的推移，减压病的发生率会下降。

女性潜水员和怀孕期间潜水

没有任何案例提示女性罹患减压病的风险是否会更大。一些可能的因素会使妇女易于得减压病，如高脂肪含量（比男性平均多 10%)、使用避孕药、月经期。目前，妇女减压病的发病率是男性的 0～3 倍，月经和排卵不会受休闲潜水的影响。

妊娠是潜水的禁忌证。潜在的问题包括早孕反应、晕动病加重、呼吸功能下降、胎盘对血液循环的影响、健康状况和耐受力的下降、体内脂肪和液体的增加，使得孕妇更易发生减压病，以及黏膜肿胀而使耳朵平衡压力出现障碍。虽然很多人认为潜水会引起流产，但一份英文报告显示妊娠妇女潜水的自然流产率并没有比不潜水的妊娠妇女高。与之相比，真正的危险是与潜水相关的胎儿在子宫内的死亡。胎儿的危险因素包括缺氧或氧过多、机体伤害、羊膜破裂导致感染。减压病会改变胎盘血流而导致胎儿畸形、畸形生长、死胎、自然流产和早产。孕妇体内气泡可能被肺过滤，然而胎儿体内的气泡却会绕过肺，通过动脉导管到达尚未关闭的卵圆孔，这会导致严重的后果。

没有证据证明月经期间潜水会增加鲨鱼攻击的风险，但会引起偏头痛，这是她们的一个相对禁忌证。

哮喘

对戴水肺潜水而言，哮喘历来是绝对禁忌证，但最近被改为休闲潜水的相对禁忌证（对军事潜水和商业潜水仍然是绝对禁忌证）。在一些国家，任何哮喘都被阻止休闲潜水。过敏和感染是两个最常见诱因，引起急性平滑肌激活和支气管收缩。慢性哮喘者，会有支气管平滑肌肥厚、黏膜水肿和分泌物梗阻，这会导致通气不足，肺总量下降，肺的顺应性下降，尤其是呼吸频率加快。反对允许哮喘者潜水的理由如下：潜水员通过呼吸器吸入干燥、寒冷、高密度的空气，会引起急性呼吸道阻塞；练习游泳、情绪紧张、潜水时吸入少量的水均会导致哮喘发作，并进一步造成肺气压伤和动脉气栓；潜水时支气管痉挛进展迅速；呼吸道梗阻可能局灶化。

允许某些哮喘者潜水的依据是统计数据不支持反对者的观点。回顾所有关于哮喘者和潜水的资料，其中一项研究提示；休息时具有正常肺功能、且哮喘并不是由运动和冷刺激引起潜水者，其肺气压伤的风险与无哮喘的潜水者类似。英国最新公布的一项调查显示，英国潜水协会 104 位有哮喘的潜水员有 12 000 次潜水记录而未发生气胸和动脉气栓。从潜水员警报网的研究表明，从统计学上来说哮喘并不是危险因素，从其他复杂的统计分析显示没有显著增加哮喘者的水下风险。另外一些支持哮喘者潜水的理由有：①缓慢上浮使肺泡内气体更好的排空；②对有哮喘风险的潜水员要求更高；③气道小的风险使得气体容量也小；④90％的动脉空气栓塞是由于潜水员上升时因惊慌而屏气、没有呼吸气体或过快上浮所致，与肺的健康状况没有关系，而是行为过错的问题；⑤哮喘不是一个持续不变的状态。

在美国，有 1500 万人被诊断患有哮喘，发病率为 4％～6％。300 万潜水员患有哮喘（5％患病率），与普通人群的患病率大致相等，每年大约进行 200 万次潜水。即使医学建议不允许，但哮喘者可以潜水是毫无疑问，因此，这部分潜水员应允许潜水。英国潜水协会首先改变传统的建议，运动或冷刺激诱发哮喘的潜水员除非得到药物完全控制（至少 48h 未使用支气管扩张剂），否则不得潜水，然而控制好的过敏性哮喘，如果近期无哮喘发作，则不是潜水禁忌证。水下和高气压医学协会（UHMS）的专家一致认为，如果潜水员有哮喘病史、休息状态时被证实肺功能正常（肺活量 FVC，呼气中段流量 mid-expiratory flow，1s 用力呼气容积 FEV1，FEF 25～75），同时又经过严格的训练，这种风险是可以接受的。

建议初级保健医师可以通过询问病史和体格检查筛选潜水候选者，但是对任何疑问都应提交给一个训练有素的、对潜水环境和对健康损害熟悉的医师。对目前是否适合潜水进行评判是当今的难题，需要更准确、更合理的评估系统来筛选风险。那些有哮喘病、而最大呼气流速和肺容量正常者可作为潜水候选者，对那些急性哮喘者，在肺和气道功能正常后才能潜水。那些患有急性哮喘的病人只有在肺功能恢复正常后才能潜水。因此，哮喘是潜水的相对禁忌证，但急性发作的哮喘仍然是潜水的绝对禁忌证。

糖尿病

一般来说，由于担心在水下运动后低血糖发作或胰岛素反应、并出现意识丧失或癫痫，随后发生溺水，使得大多数医师把糖尿病作为潜水的禁忌证。人们一直认为，在高气压下葡萄糖水平会下降，然而，大多数糖尿病患者很快就能适应血清中葡萄糖变化并予以代偿。潜水员警报网的一项调查显示，虽然糖尿病患者在潜水时确实有低血糖发生，但并不常见。英国的报告提示糖尿病患者潜水是安全的，在潜水时氧气的高分压不会明显降低葡萄糖水平。新诊断的糖尿病患者最好不要潜水，而那些病程长的患者和血糖已经控制的患者潜水是安全的。如果患有糖尿病的潜水员是准确和定期检测血中葡萄糖的，并保持适当的水平，其潜水与其他潜水员潜水是同样安全的。

心血管疾病

在过去的1年里有过心肌梗死、不稳定型心绞痛、心律失常和充血性心力衰竭，是潜水的禁忌证。如果用药物很好地控制了心脏疾病，在没有持续的症状时，则可能会被允许潜水。

房间隔缺损患者不能潜水。有房间隔缺损时（如卵圆孔未闭，目前在人口中占20%～30%），可能会使气泡从右心房到左心房而导致大脑空气栓塞。对患有二尖瓣脱垂的潜水员（占人口的7%～10%）需要进行全面评估以确保其没有其他相关问题。

高血压可能是潜水的绝对禁忌证，也可能是相对禁忌证。未经治疗的高血压患者潜水显然是禁止的，然而，血压一贯控制较好的患者不应该阻止其潜水、享受这水下世界。

手术后病人

术后病人在症状消失后，经医师允许，一般会又开始潜水。值得关注的是，术后形成的疤痕会影响手术部位的血流分布，可能增加减压病的风险，但没有任何证据证明减压病发生率增加。明智的做法是确保病人完全愈合，并且采取措施防止导致手术的原因加重，如在脊柱融合术后背负重气瓶。那些术后神经功能受损的病人不能潜水。

造瘘术的病人患潜水疾病的风险并不比其他潜水员高，然而，由于有密闭的Kock囊，根据波义耳定律（Boyle's law），这类病人不能潜水。

接受过镫骨手术的病人是一小部分特殊人群，镫骨切除术后的人群有很多气压伤的报道，但是，限制其可以引起气压伤的活动，如航空旅行、浮潜、戴水肺潜水等，耳鼻喉专家没有达成共识。尽管缺少一致的认识，但气压伤的发病率无显著差异。另外，鉴于镫骨手术后潜水会增加内耳损伤的风险，建议不要潜水是明智的。

年龄

老年潜水员

年长的潜水员需要有一个生理和心理能力的实际评估。肺部疾病、心脏病、关节炎、糖尿病、高血压和其他疾病可以是潜水的相对或绝对禁忌证。超过 30 岁，潜水员的运动能力和强度减弱、反应迟钝、耐力下降、心音逐渐减弱、神经衰退增加，这些异常可能会被误认为是减压病。那些≥45 岁或身患疾病的人如果准备学习水肺潜水，则要经过仔细的体检，包括应激性心电图，并需要一个全面的调整计划。

年轻潜水员

领取潜水证的年龄一般在 12 岁以上，但潜水运动没有正式的年龄限制。允许孩子们潜水所要考虑的最主要因素是：孩子们的生理状况和心理成熟度（包括应对危机的能力和可能出现的冲动行为，如果处理不当那是非常危险的）；12 岁的咽鼓管功能应该能够达到成年人水平（既往有频繁的中耳炎和上呼吸道感染史）；操作设备的力量和处置潜水意外情况的能力；潜水设备是否合适，尤其是咬嘴和面罩。小孩子的鼻旁窦、肺功能和咽鼓管功能不够成熟，而这些是安全潜水所必需的因素。戴牙箍不是潜水的禁忌证。潜水是否会对骨骺的生长有影响还没有足够的依据，因此，一些权威机构谨慎地建议等到长骨生长几乎完全后再潜水。目前，对有鼓膜穿刺管的孩子能否潜水众说纷纭。

镰状细胞贫血

纯合子携带者不能进行戴水肺潜水，红细胞镰变的风险相当大。低浓度镰状细胞血红蛋白的杂合子携带者应注意：在水下耗尽气体或突发任何危机，体内低氧张力会使红细胞镰状化。

精神病

心理状态在潜水中扮演着重要的角色。潜水员一般需沉着、冷静，能够承受压力和紧张的海底环境。患有焦虑症和抑郁症的人不能潜水，患有精神病、精神分裂症、或有自杀史的人也不宜潜水。恐慌是潜水紧急并发症的罪魁祸首，有加重焦虑特质的潜水员是发病和死亡的高危人群。大约40%的溺水死亡并不是由于设备、气瓶中的剩余气体、外伤以及医疗问题所引起，最可能的解释是恐慌。有大量案例显示，潜水员在恐慌中拔出校准器或无控制上浮。19%～41%的潜水死亡事故与恐慌有关，尽管恐慌和焦虑在水下环境中具有显而易见的意义，但是很多培训手册都很少提到。引起焦虑的内在因素可能是减压病或过度换气，外在因素包括困难的游泳条件、被渔网或海藻缠绕、视力丧失（就像在洞穴中或沉船中）、遭遇鲨鱼、设备故障以及其他水下因素，甚至仅仅是身上的紧身衣。另外，焦虑、神经质、沮丧、外向性格等都提示与通气异常有关，如换气过度和低碳酸血症。

作为一项运动的潜水商品化，导致了对出现危险的不切实际的评估，同时，教练可能会掩盖潜水的风险。这就使得潜水候选者筛选和度假地培训的课程不充分，导致后来的医疗成本增加。

癫痫

癫痫发作是潜水的绝对禁忌证。即使已用药物控制，癫痫依然有可能发作，水下环境也会增加发作的风险，而水下的癫痫发作极可能致命。而且，即使有搜索和救援人员奉召到现场，癫痫发作仍可能置潜水同伴于险境。另外，抗癫痫药物有镇静作用，使潜水员在潜水时考虑问题不周全。诱导水下癫痫发作其他可能的刺激，包括过度通气、暴露在氮氧混合潜水中较高的氧分压下。

癫痫发作者被禁止潜水，需除外婴儿和儿童时的一些特殊情况，包括单纯性发热惊厥、无后遗症的脑膜炎惊厥发作、屏气症以及药物摄入引起的惊厥。一个潜水员候选者如果有以上这些病史，则需要进行神经学的评估，包括脑电图。如果脑电图提示有任何类型的癫痫症，那么就不能潜水。

对脑部受了外伤的潜水员而言，如果应激性脑电图正常、而且没有服用抗惊厥药物，那么外伤后 6 周可以考虑潜水。这条规则只适用于轻度的钝伤，而非锐伤。

疝气

未修补的腹股沟疝气是水肺潜水的禁忌证。在水下，如果肠环被嵌顿在腹股沟韧带中，潜水员在上浮时肠环内气体膨胀，会迅速出现外科急诊。

残疾人

许多残疾人喜欢潜水，对他们而言，残疾只是相对禁忌证。经过仔细筛选、并予以全面的培训指导，潜水对残疾人的身心是有益的。

酒精

酒精会使人的判断力下降，并且容易发生减压病。因此，醉酒或喝酒后的 1 天内不能潜水。

药物

药物的副作用对潜水员健康状况的重要影响经常被忽视。许多化合物在极端压力下或变化的压力下对人体的实际影响是未知的。短期或长期服用某些药物会妨碍潜水，如急性哮喘发作时使用的 β 受体兴奋剂、抗惊厥药物或抗精神病的药物。对旅行者或潜水员而言，在旅行前了解药物的副作用是明智的做法。如果确实有相关的副作用，应该换药。

表 11.1 记录了一些比较常用的药物。

表 11.1　常用的处方药和潜水问题

分类	注解
镇痛药	需要使用麻醉镇痛剂，提示这很可能是潜水的禁忌证，呼吸抑制和潜水到一定的深度会引起氮麻醉。由于受伤或那些因代谢过程需要使用镇痛剂，潜水应推迟到药物分解以及病情缓解。使用非甾体消炎药，如阿司匹林，一般是安全的，但不用于减压病患者，以避免内耳出血。这种做法尚无依据，但在高压氧治疗时经常使用，这种担心可能被夸大。使用对乙酰氨基酚（扑热息痛）通常是安全的。
心血管药物	不建议使用-受体阻滞剂，因为会使心脏反应迟钝，对青光眼局部用药也会引起支气管痉挛和低血压，还会引起反射性心动过缓。另外，血管紧张素酶抑制剂会引起干咳，这在水下会有麻烦的，也能影响交感神经活动而引起心动过缓。强心甙（如地高辛）在高压下并没有出现额外的副作用。
避孕药	数据不多，但没有提示会增加女性潜水的风险。
胰岛素	在高压下，胰岛素依赖型糖尿病患者血糖和胰高血糖素水平下降，对胰岛素的需求可能发生了变化，但对胰岛素在高压下的代谢情况知之甚少。
镇静催眠药/中枢神经系统抑制剂	潜水的绝对禁忌证。
抗精神病药	潜水的绝对禁忌证。
抗惊厥药	潜水的绝对禁忌证。
抗生素	在潜水过程中没有引起过问题。
抗疟药	甲氟喹可以使一些旅行者情绪不稳、头晕或眩晕。其副作用被错误地认为是减压病而予以不必要的再加压。要权衡药物的副作用和得疟疾的风险，如果第一次使用，出发前应做剂量测试以识别副反应。若以前使用过甲氟喹无副作用，可以继续使用，甚至在潜水时用。如果有副作用或是初次使用，最好用马拉龙（malarone）或多西环素作替代。

续表 11.1　常用的处方药和潜水问题

分类	注解
抗组胺/解充血剂	需要使用解充血剂的旅行者去潜水已经是增加了气压伤的风险，而这些药还有镇静作用，潜水时就会有潜在的危险。然而，使用解充血剂的理论是合理的：伪麻黄碱可以减小耳气压伤的风险和严重程度。一项双盲、交叉研究并没有显示常用的抗组胺药（富马酸氯马斯丁）会增加氮麻醉的镇静作用或致心律失常。
抗运动病药	除了镇静，有许多副作用与抗组胺药和解充血剂相似，水下嗜睡是不安全的，东莨菪碱或许对运动病最有效，已被证明对潜水是安全的。

体温过低

在水中，热量的消耗是在陆地的 25 倍。机体会减少血液流向四肢、同时使周围血管收缩，以试图保持身体中心温度的稳定（但血管收缩并没有出现在头部和颈部）。体温降低可分为轻度、中度和重度，中心温度为 35～37℃（95～98.6 ℉）时被认为是轻度下降，病人要引起警惕并予以调整。中心温度在 32～35℃（89.6～95 ℉）时被认为是中度下降，病人会出现冷漠、轻度意识模糊、口齿不清、协调性差、共济失调、寒战、疲劳、肌肉僵硬，以及可能出现太热的异常感觉。寒战可以使代谢增加 6 倍。在中心温度小于 32℃（89.6 ℉）时，为体温重度下降。在这样的低温下，会出现嗜睡至昏迷、低血压、反射减退、多尿、瞳孔扩大、心跳呼吸骤停。这时，心脏变得敏感，任何刺激可能会引起心律失常，心电图中可以看到 Osborne J 波形，心跳可能会很慢而导致该波形被忽视。重复进行冷水潜水，机体会适应冷水环境，即热量丧失的减少和代谢率的提高。一般说来，个体在 0℃（32 ℉）的生存时间大约为 1h。另一自相矛盾的事实是：寒冷对心脏和大脑也有保护作用。众所周知，小孩长时间浸泡在冷水中是可以恢复的，而成人不行。

每位潜水员都应该防止热量丧失，即使在热带水域，也可能出现体温过低。在热带海域，潜水员通常只穿得比泳裤或比基尼稍多一点，水温在 23～26℃（75～80 ℉）时，穿紧身套装是明智的，还可以防止刺丝囊螫人。在冷水中，热保护是必需的，合成橡胶紧身衣是最常见的类型，水在潜水衣下被机体暖和，并成为绝热体。干燥的紧身衣可以防水，如果撕裂就无法防水保温了。潜水员在两次潜水之间和潜水后都应保暖。

评估与处理

目前，只有很少数的医生接受了潜水疾病的诊断和治疗的培训，而且大多数与潜水相关的损伤最初是被送到了急诊室或初级保健机构。潜水疾病在早期未得到合理的处置，将导致不良后果甚至可致旅行被毁，因此全球各地的医师最后都能诊断和治疗减压病和动脉气栓。

病史采集须包括潜水的地点、潜水经验的等级、潜水方案、上浮速度、出现症状的时间和症状的演变、气瓶内的气体类型等。一个基本的问题是受伤的潜水员是水肺潜水还是浮潜，后者提示其可能是溺水的受害者。虽然大多数神经异常是由于与潜水相关的减压病和动脉气栓所引起，但是，必须排除头部外伤、一氧化碳中毒、二氧化碳中毒，或海生毒素。大脑出血，如蛛网膜下腔出血或颅内出血，应作为鉴别诊断。其他相关的信息包括呼吸系统病史、心脏病史、中枢神经系统病史以及酗酒或吸毒史。动脉气栓通常在潜水员出水后很快就出现，或在 10min 内出现症状和体征，而减压病要在数分钟或数小时后才出现。如果无法从潜水员本身获得相关信息，则可从其同伴或潜水员使用的电脑（如果其潜水时使用电脑）处获得。

查体应包括生命体征，以及气胸、纵隔气肿、皮下气肿和耳鼻喉气压伤的证据，还要包含全部的神经系统检查，包括心理状态、颅神经检查、针刺感官测试、细微触觉、和本体感觉、运动力量和对称性、深腱反射以及小脑协调和脊髓功能试验。合适的心脏检查需了解是否有卵圆孔未闭，这可能需要超声心动图检查，还需检眼镜和耳镜检查。

实验室检查通常不需要，因为对诊断和治疗没有帮助。由于濒临溺水的潜水员其病情可能比较复杂或为了了解真实病因，应事先进行胸片检查和血气分析，但不能延迟或影响再加压治疗。放射线检查可能有用，但不能延迟治疗。

在再一次下潜前，出现耳气压伤的潜水员必须清洁其耳朵，否则，必须停止继续潜水。如果上浮至水面症状没有改善，建议到耳鼻喉科就诊。如果鼓膜没有客观的发现，应当在耳鼻部的症状消失后再潜水，潜水员自已很容易进行双耳鼓气。使用长效滴鼻液与抗组胺收缩血管药一样，滴鼻液使用必须小于 5 天，并且避免使用短效滴鼻液，因为会出现血管充血反跳和黏膜依赖。许多潜水员依赖鼻部减充血剂以避免耳和鼻窦的气压伤。减充血剂和其作用持续时间一样，其减充血和缩血管作用差别很大。短效减充血剂在潜水中会逐渐失效，在上浮时会“反向挤压”。长期使用减充血剂（>5 天），在停用时会出现充血反跳现象。如果出现这种情况，同时使用口服减充血剂有助于潜水员放弃是滴鼻液。如果鼓膜有异常发现，需进行听力测试。偶尔需要进行鼓膜切开术以引流因咽鼓管阻塞而潴留的液体和黏液，如果鼓膜完好无损，耳滴抗生素或类固醇是没有用的。在鼓膜、中耳和外耳恢复正常后，潜水员可以重新潜水，这需要几周或几个月的停止潜水时间，以及由耳鼻喉专家或潜水保健医师用气动耳镜、鼓室测压、电测听进行重新评估。

潜水时发病或受伤，必须遵循复苏的 ABC 基本原则：保持气道通畅、维持呼吸和循环。严重的病人和怀疑是动脉气栓或减压病者，应运送到低于海拔<300m/1000 ft 的急诊室或高压氧舱，若用飞机运输，需要内舱全加压。病人应左侧卧位，不要像以往所提的放低头部（避免颅内压增高），通过面罩给予 100％氧浓度高流量吸氧。在这种情况下，通常不采用鼻导管供氧。对吸氧后症状就缓解的病人，给予观察就足够了，而其他病人就需要进一步的治疗。静脉输液以维持一定的尿量，并插 foley 导管，由于中枢神经系统损伤的病人静滴葡萄糖会使病情加重，输液以无糖等渗液体为首选。给予口服液体需

留意患者的气道是否有伤害。如果气管插管，要用水充满气管内导管和 foley 导管的气囊，水在压力下体积稳定，以避免在高压氧舱内出现问题。如果使用静脉输液瓶，必须有开叉排气口。没有临床研究证据显示使用阿司匹林、利多卡因、肝素和类固醇等在治疗减压病和动脉气栓时有价值。

如果怀疑减压病或动脉气栓，应将病人立即送到高压氧舱进行加压治疗。延误治疗是没有完全康复的主要因素。治疗减压疾病和动脉气栓的主要方法是用氧气再加压。再加压会使气泡变小，从而使血管梗阻和组织变形减少或消失。高压氧舱或再加压舱是人工加压的容器，其可容纳一个或多个病人，使他们置身于压力增加的环境中，提供间隙的、大剂量的、短时间的吸入氧疗法。在这种情况下进行有氧呼吸，对缺血组织形成了高梯度的氧灌注，也可增加惰性气体的排出量，减小气泡的体积，减轻中枢神经系统的水肿。高压舱可以是单舱式（1～2 个位置），也可以是多舱式（多个位置）；单舱式不能适用所有的潜水治疗表，如空气栓塞治疗表 6A（165 英尺）。再加压可参照用 100％氧气的美国海军潜水减压表，或使用在氧和空气中加氦气的 Comex 潜水减压表。美国海军潜水减压表 1～表 4 是空气再加压时间表，很少使用。表 5 和表 6 是用氧气再加压，表 5 也不常用。治疗动脉气栓，通常按照美国海军潜水减压表 6A 使用 100％氧气再加压进行治疗，或按照 Comex 表进行治疗。用美国海军潜水减压表 6A 再加压，一开始就加到 6 ATA，即 165 英尺深度水的压力。

在高压氧治疗气栓之前和之后，对患者进行全面的神经和心肺检查是非常重要的。如果治疗及时，大多数肺过度压力症候群可以治愈。所有疑似病例或不明确病例都应该进行诊断性治疗。虽然高压氧疗法要求尽快进行，但如果治疗被延误，治疗仍然有益。

美国海军潜水减压表 5 是用于治疗 Ⅰ 型减压病，是表 6 的缩短版（150min），在海军内，潜水医护人员在疾病发生时先做一个适当的神经学评估（排除任何神经减压病）后，再使用表 5 是非常有效的。如果减压病复发，也便于治疗，这在军事行动时和急需时可以提高效率，潜水员在经过短时间的治疗后可以尽早执行更多的任务和使命。

对运动型水肺潜水产生的疾病，延误治疗的原因有：拒绝诊治、长途运送、联系高压氧舱组员、想法的改变等。如果一开始出现的神经症状与潜水的相关性不肯定，建议谨慎处置。一般按更完全更精确的表6方案施救，可以减少复发的风险。由于减压病的表现经常不明确，可以在高压氧舱内尝试“压力试验”，此时患者的反应具有诊断价值。对疑似病例，不用高压氧治疗是错误的，由于忽视了高压氧治疗，会引起机体不可逆的损伤。

同时满足下列情况的患者可以按表5治疗：只有疼痛性屈肢而全面的神经系统检查正常的患者，潜水员出水后6h内开始发病，压力在60fsw（19msw，19m处得水深压力，msw为米水深压力）时10min的再加压可以消除症状。

治疗减压病的首先减压表是表6，时间范围是4.75～8h。首先，加压至60英尺水深度的压力（18 msw或2.8 ATA）并维持规定的时间，然后减压到30英尺深度（9 msw）并维持更长的时间。潜水员在整个潜水过程中呼吸100%的纯氧，期间有停顿，以减少氧中毒的可能性。如果Ⅰ型减压病患者吸氧不到10min症状就缓解，就允许改用表5方案来治疗该患者，尽管表6的使用相当普遍，且可以避免减压过程中或治疗结束后的症状复发。

在水中再加压是不可取的，尤其是当附近有高压氧舱时。除了延误治疗，病人长时间在水下还会出现体温下降这一严重的并发症，即使在热带水域也无法幸免。偏远地区发生的潜水病，在严密监护下有可能挽救患者的生命，但这极为罕见。偏远地区若具备便携式高压氧舱，可将患者置于其中，撤运至正规的高压氧舱进行治疗。

在高压下呼吸100%的纯氧时，有引起氧惊厥的风险，但这不是继续治疗的禁忌证。停止供纯氧、让患者呼吸压缩空气15min后，惊厥就会停止。呼吸纯氧引起的惊厥，并不表示患者有潜在的癫痫症。

高压氧治疗减压病的成功率与患者从出现症状到进入高压氧舱的时间呈反比：延误治疗的时间越长，治愈率越低。只有28.8%的减压病患者在出现症状的4h内就诊，6%的患者在96h后才就诊。在耽搁治疗的病人中将近有20%治疗失败，有时，再次加压治疗后还会出现症状。

减压病可能有着长期的发病率，即使经过治疗，有些潜水员的症状会持续存在或反复出现。脊髓型减压病对治疗有独特的耐受性。症状出现得越晚，治疗效果越好。潜水警报网的潜水损伤报告显示：平均16%的减压病病人在治疗后症状持续3个月，35%的病人在再加压治疗后的2年内仍有后遗症状。当潜水员睡眠不足、长时间工作、喝酒、长时间不活动或精神欠佳时，症状易于复发。有些后遗症会终生存在。

从症状出现到接受治疗是否被延误，其疗效有明显的差异。然而已经被延误的病人仍应受重视；所有被延误的病人中，有90%或可以完全恢复（66%），或可基本恢复（24%）。许多病人的症状经过数周至数月后都有改善，程度由轻微至显著不等。

如果病人在经过初期高压氧舱治疗后仍留有症状和体征，就对其进行每日重复跟踪治疗，直至症状不再改善。大多数有持续症状的病人所需治疗的次数不多于5～10次。

体温过低者需要尽快加温，最好是脱掉湿衣服、盖上温暖的被子、提供辐射热量、给予口服温热的流质（如果病人清醒）、呼吸温暖湿润的氧气以及静滴温热的液体。对危重病人，用温水或温盐水冲洗胃或膀胱、用温盐水灌洗腹腔、或急诊静动脉旁路加热（VA旁路）。体外复温已经成功被应用，但需要一个设备齐全的医疗中心。要警惕“体温后降”，即复温后中心体温进一步下降。加温后的血液进入机体后刺激下丘脑，引起周围血管反射性扩张，而使热量进一步丧失。急救医学中有句警言道：病人未丧命于低体温时，却殒命于复温后”（“No patient is dead until they are warm and dead”），因此，复温必须持久，直到中心体温至少在轻度过低的范围内。

恢复潜水

在不增加复发的风险和机体损伤恶化的风险的情况下，才能恢复潜水。

耳部气压伤

中耳气压伤后，只有所有的异常症状都消失，听力恢复正常，咽鼓管功能正常，潜水员才能重新潜水。但是，内耳受到损伤者，需经过专家的治疗和评估后才能重复潜水。

肺气压伤

以前，患过动脉气栓的潜水员被永久禁止潜水，因为在肺里有可能存在无法被检测到的气泡。现在，患者是否可以再潜水已可以被区分了。如果潜水员是因为违反物理定律而出现气压伤，那么理论上说治愈后再潜水是安全的。评估肺气压伤的情况，有几种试验方法：如果有气体潴留，可以拍胸片或 V/Q（通气/灌注）扫描；对心脏左向右的分流，可以做超声心动图检查；对支气管痉挛，可以采用乙酰胆碱激发检测。没有一个检测可以完全排除肺的病变，美国海军潜水手册建议，动脉气栓患者在用短时间氧气减压表治疗后、症状完全消失后 4 周才能再潜水。海军潜水员是职业潜水员，他们再潜水的间隔时间比常人要短，所以业余运动潜水需要等待 4 周以上的时间。

减压病

引起减压病的危险因素还需要进一步探索，包括行为上的，或解剖上/生理学上的因素。潜水员关节痛，在用减压表 5 治疗，症状完全消失后 48h 就可以再潜水了；但用表 6 治疗，需过 7 天。如果有神经症状，必须在症状消除后至少再过 4～6 周时间，才能恢复潜水。

潜水医学评估

一定程度的心理和生理健康状态对安全潜水而言是必需的（表 11.2）。对所有想要戴水肺潜水的人而言均建议其医学声明。对水肺潜水运动的评估，重点在于耳、鼻窦、胸部（肺）和心，以及心理状况。切记：潜水员潜水时应有两个人；允许生理或心理状况不合适的人在水下潜水，会危及两个人的生命。对健康有疑问的，应由有资质的潜水医师来进行评估。

表 11.2 潜水的禁忌

禁忌证	说明
绝对禁忌证	有癫痫史（除了文中解释的）；有症状的冠状动脉疾病；房间隔缺损；有脑血管意外史；心律失常；情绪不稳定；镰状细胞体质或疾病；无法解释的晕厥；眩晕持续状态；中耳压力平衡失调；唇腭裂；肺大疱；肺气肿；自发性气胸；鼓膜穿孔（除非完全愈合或手术修补）；未经治疗的高血压。
相对禁忌证	上文提及的新发现的哮喘和糖尿病；偏头痛（其症状会被误解为减压病）；植入人工材料的中耳手术；有肺高压综合征史；高血压；视力限制；椎间盘髓核突出（无神经或机体损伤）。
暂时禁忌证	上、下呼吸道感染发作；妊娠；腹疝（直至修补完）；近期的整形术（完全愈合后）；身体不适。

总结

潜水是令人愉快、却又有着高风险的运动，对准备不充分或粗心的潜水员会产生严重的伤害。一些潜水损伤和病变会产生严重的疾病，甚至死亡。旅行保健医师应该意识到这种风险，熟悉潜水疾病，并能引导人们健康潜水。了解与潜水相关的健康问题非常重要，包括如何认识这些问题，以及出现这些问题时到哪里去寻求帮助。表 11.3 罗列了戴水肺潜水组织和联系方式。

表 11.3 休闲性和专业性戴水肺潜水的组织和资源

American Canadian Underwater Certification Inc.（ACUC）
379 West Street，Brantford，Ontario N3R 3C9 Canada
Tel：519 - 750 - 5767；Fax：519 - 750 - 5771；Website：www. acuc. ca

American Nitrox Divers International（ANDI）
74 Woodcleft Avenue，Freeport，NY 11520
Tel：516 - 546 - 2026；Fax：516 - 5446 - 6010；
Website：www. andihq. com

Defense & Civil Institute of Environmental Medicine（DCIEM）
1133 Sheppard Ave. West，Toronto，ON M3M 3B9 Canada
Tel：1 - 416 - 635 - 2000；Fax：1 - 416 - 635 - 2104；
Website：www. toronto. drdc-rddc. gc. ca/home _ e. html

Divers Alert Network
The Peter Bennett Center，6W Colony Place，Durham，NC 27705 - 9815
Diving emergencies：Tel：800 - 446 - 2671；Fax：919 - 490 - 6630；Website：www. diversalertnetwork. org

International Association of Nitrox & Technical Divers（IANTD）
9628 NE 2nd，Suite D，Miami Shores FL 33138
Tel：305 - 754 - 1027；Fax：509 - 355 - 1297；Website：www. iantd. com

British Sub - Aqua Club（BSAC）
16 Upper Woburn Place，London WC1 0QW，UK
or，Telford's Quay，Ellesmere Port，South Wirral，Cheshire L65 4FY，UK
Tel：44 - 0151 - 350 - 6200；Fax：44 - 0151 - 350 - 6215；Website：www. bsac. com

International Diving Educators Association（IDEA）
P. O. Box 8427，Jacksonville，FL 32239
Tel：904 - 744 - 5554；Fax：904 - 743 - 5425；Website：www. idea-scubadiving. com

National Association of Underwater Instructors（NAUI）
P. O. Box 89789，Tampa，FL 33689
Tel：813 - 553 - 6284；Fax：813 - 628 - 8253；Website：www. naui. org

续表 11.3 休闲性和专业性戴水肺潜水的组织和资源

Professional Association of Diving Instructors (PADI)
30151 Tomas Street, Rancho Santa Margarita, CA 92688
Tel: 800 - 729 - 7234; Fax: 949 - 858 - 7264; Website: www.padi.com

Professional Diving Instructors Corporation International (PDIC)
P.O. BOX 3633, Scranton, PA 18505
Tel: 570 - 342 - 1480; Fax: 570 - 342 - 6030; Website: www.pdic-intl.com

Scuba Schools International (SSI)
2619 Canton Court, Fort Collins, CO 80525
Tel: 970 - 482 - 0883; Fax: 970 - 482 - 6157; Website: www.divessi.com

Sub - Aqua Association (SAA)
Space Solutions Business Centre, Sefton Lane, Maghull, Liverpool, L31 8BX UK
Tel: 44 0151 287 1001; Website: www.saa.org.uk

South Pacific Undersea Medical Society (SPUMS)
630 St Kilda Road, Melbourne, Victoria 3004, Australia
Tel: 61 - 3 - 9510 - 6229; Website: www.spums.org.au

Surf Life Saving Queensland Inc.
PO Box 3747, South Brisbane Qld 4101 Australia
Tel: 61 - 7 - 3846 - 8000; Fax: 61 - 7 - 3846 - 8008;
Website: www.lifesaving.com.au

YMCA National Scuba Program
101 N. Wacker Drive, Chicago, IL 60606
Tel: 800 - 872 - 9622; Fax: 312 - 279 - 4492;
Website: www.ymcascuba.org

（张宏 译 于庆华 校）

扩展阅读

Beckman T J 1997 A review of decompression sickness and arterial gas embolism. Arch Fam Med 6:491
Behnke A R 1981 The history of diving and work in compressed air. Hyperbaric and undersea medicine. Medical Seminars, San Antonio
Bennet P B, Elliot D eds. 1998 The physiology and medicine of diving, 4 edn. Saunders, London
Bove A A 1996 Medical aspects of sport diving. Med Sci Sports Exerc 28:591
Bove A A, Davis J C 1997 Diving medicine, 3 edn. Saunders, Philadelphia
Cresswell J E, St Leger-Dowse M 1991 Women and scuba diving. BMJ 302:1590
Davis J C 1986 Medical examination of scuba divers, 2 edn. Medical Seminars, San Antonio
Davis J C (ed.) 1980 The return to active diving after decompression sickness or arterial gas embolism. The Undersea & Hyperbaric Medicine Society, No. 41(RW)11-13-80
Divers Alert Network 1996, 2001, 2004 Report on diving accidents & fatalities. Duke University Medical Center, Durham
Donald K 1993 Oxygen and the diver. Best Publishing, Flagstaff, AZ
Edmonds C, Lowry C, Pennefather J 1992 Diving and subaquatic medicine, 3 edn. Butterworth Heinemann, Oxford
Edmonds C, McKenzie B, Thomas R 1992 Diving medicine for scuba divers. Best Publishing, Flagstaff, AZ
Kindwall E P 1995 Hyperbaric medicine practice. Best Publishing, Flagstaff, AZ
Kizer K W 1983 Management of dysbaric diving casualties. Emerg Med Clin North Am 1:659
Kizer K W 1984 Diving medicine. Emerg Med Clin North Am 2:513
Kot J, Sicko Z 2004 Delayed treatment of bubble related illness in diving–review of standard protocol. Int Marit Health 55:103–120
Morgan W P 1995 Anxiety and panic in recreational scuba divers. Sports Med 20:398
National Oceanic and Atmospheric Administration (NOAA) 1991 Diving manual. U.S. Department of Commerce, October 1991
Oriani G, Marroni A, Wattel F 1996 Handbook of hyperbaric medicine, Springer, Berlin
PADI 1995 Enriched air dive & resource guide. Professional Association of Dive Instructors, Santa Ana, CA
Shilling C W 1981 The diving environment: clinical significance. Hyperbaric and undersea medicine. Medical Seminars, San Antonio
St Leger-Dowse M, Bryson P, Gunby A et al 1995 Men and women in diving: a retrospective survey – rates of decompression illness in males and females: Data from 142 dived pregnancies. Undersea Hyperbaric Med 22:S54
Tetzlaff K, Muth C M, Waldhauser L K 2002 A review of asthma and scuba diving. J Asthma 39:557–566
Torti S R, Billinger M, Schwerzmann M et al 2004 Risk of decompression illness among 230 divers in relation to the presence and size of patent foramen ovale. Eur Heart J 25:2173–2174
U S Navy 1996 Divers handbook. Best Publishing, Flagstaff, AZ

第 12 章　给儿童的旅行建议：婴儿、幼儿、青少年

Sheila M. Mackell

对旅行医学的医生而言，儿童旅行需要解决诸多特殊的问题。在旅行医学中，对处于各个年龄段、不同生长发育期的婴儿、幼儿、青少年旅行者都有相应的特别的注意事项，此外，还有一些儿科学基本常识需要注意。本章着重介绍儿童旅行中的旅行医学知识。

发育情况与旅行

带着孩子旅行有不少乐趣，也伴随着很多的问题，旅行为大家提供了一个了解各国各地区文化的机会，这是其他途径无法实现的。带新生儿旅行是相对比较省心的，（因为新生儿还不会走路，他们都被大人抱在怀里或放在推车里），他们容易适应时差的变化，而且在父母的保护下，受到外界环境、饮食的影响也比较小。儿童的健康发育需要规律的生活。相对而言，带着刚学会走路的孩子去旅行是“最麻烦”的。因为他们好动，容易发生安全问题、容易感染各种疾病、也容易因为卫生习惯、粪—口接触等感染腹泻。家长可以准备一块写有孩子姓名、出生日期、国籍、护照号码、目的地使领馆的地址和联系电话等信息的标签，贴在或缝在他们的衣服上便于识别。孩子们刚刚会走路，对周围充满了好奇心，在人流多的机场、火车站、商场容易走失，强烈建议能给孩子带一个胸部固定带，并为同去的父母或成年人准备一根拴绳。可能有些孩子在家里的时候已经在学习怎么上厕所了，一出去旅行，日常的生活被打乱，孩子们也许又变得不会用厕所了，对此，大人们也不必太当真。有些年龄大一点的孩子可能会拒绝使用外面那些自己不熟悉的厕所，所以，家长要记得带上足够多的换

洗衣服。出国旅行时，下飞机前可以让孩子们再上一次厕所，免得一到目的地一时找不到厕所或者有些孩子因为害怕不愿意用不熟悉的厕所。在一些不发达国家和地区，儿童纸尿裤可能不是很好买到，可以事先准备些尿布衬垫，处理孩子大便的时候能派上用场。去非洲旅行的家庭，医生应该提醒父母那里有一种学名为嗜人瘤蝇的苍蝇（Tumbu fly），晒在外面的尿布一旦被苍蝇卵污染，孩子用尿布的时候就可能感染蝇蛆病。家长们可以在尿布等物品晒干后再用熨斗烫一遍，虽然有点麻烦，但是能够杀死上面的蝇卵，确保使用安全。

旅行前需要告诉学龄儿童各种常识，包括外出的交通安全、注意不要被猫狗等动物咬伤、抓伤或舔到，一旦发生上述情况，应当立即告诉父母。孩子们可能会不适应旅途中陌生的环境，带上他们平日里玩的玩具、看的书籍或者用的毛毯等都会缓解他们的情绪。

许多高年级的孩子为了留学或者工作，往往没有家长陪同，独自出远门。作为其临行前的准备，可以和他们进行一次私密的谈话，告知其关于人类免疫缺陷病毒（HIV）和其他性传播疾病的知识和预防措施，告知其应当有节制地饮酒，告知其什么是安全的性行为，告知其不要随意文身或者到不正规的医院进行口腔、美容和外科手术等。当然，还应该包括诸如口服避孕药、紧急避孕等一些避孕常识（详见第 13 章）。

航空旅行

家长们在长途飞行中，常常需要随身携带笔、纸、书和游戏卡等，用于给孩子们打发飞机上的时间。在漫长的候机时间或者发生航班延误时，事先给他们准备的小零食和水也是挺有用的。在长途飞行之前还可以提前为孩子预订一些特殊的食物。

不同的航空公司关于儿童独自乘机的规定不尽相同。一般而言，5 岁以下的儿童是不允许没有成人陪同独自乘坐飞机的。家长在决定是否让孩子一个人乘飞机的时候，需要充分考虑这个孩子的年龄和他是不是足够老练。如果需要让他们一个人乘飞机，最好是选择不需经停的航班，同时还要考虑到可能发生的航班延误或者航班取消等意外情况，做好充分准备。家长可以通过值机柜台拿到特别的通行证，这样他们可以把独自乘机的孩子经安检送到登机口。孩子们在飞机上可由机组乘务员照顾，家长可以告诉孩子在一般的飞行途中可能遇到的情况，尤其需要和他们强调遇到陌生人时怎么处理。

虽然不是强制性要求，但是美国联邦航空管理局（FAA）建议在飞机上使用儿童座椅，这样可以确保体重在 40 磅（1 磅＝0.454kg）以下儿童的乘机安全。研究显示，在遇到强气流、飞机硬着陆甚至坠机情况时，如果孩子是坐在大人的腿上或者绑着安全带坐在和成人一样的座位上，都是很危险的，而 1981 年 1 月 1 日之后生产的儿童安全座椅则能够有效地保护体重在 40 磅以下儿童的乘机安全。在飞机上使用的儿童安全座椅必须加贴印有美国联邦航空管理局相关标准的标贴，否则不得在飞机上使用。携带儿童座椅乘机的乘客，在订机票时就应该告知工作人员为其预留座位，许多航空公司还可以给他们提供折扣机票，如果选择非高峰时段的航班，有时还能享受到儿童或新生儿免票的优惠，但监护人必须全票。

中耳炎不是乘飞机的禁忌证，理论上说，小患者坐飞机一般不会发生鼓膜破裂等情况，而发生耳气压伤的可能性是存在的。可以在飞机升高，特别是降落时，让孩子吃东西或者做吞咽动作以保持耳咽管和中耳的气压平衡，对大一点的孩子，还可以教他们做一些保持气压平衡的动作，例如瓦尔萨瓦动作（Valsalva maneuver），这样可以减轻飞机起落时耳内的不适感。有报道称，在乘机前服用抗组胺药可有助于孩子们减轻症状，但是这个结论没有得到试验验证。

有时候家长会要求医生为乘机的孩子按其体重大小准备一些具有镇静功效的非处方类抗组胺药，并尽量在起飞前服用。由于一小部分孩子会发生药物过敏反应，因此，最好能够提前试用一下这些药物，一旦发生异常反应，可以在家里发现并得到及时的救治。不建议让孩子服用处方类镇静药，因为服用这些药物后，有时会发生诸如呼吸抑制等的副反应，而在飞机上由于缺少足够的医疗救护手段，情况往往会变得很危险。

以前有一种观点认为，不到 6 周的婴儿不适合坐飞机，但是，目前的研究显示，只要是健康的孩子都是可以坐飞机，并没有绝对的年龄限制。如果出生不到 2 月龄的婴儿发生感染性疾病，家长和医生应该考虑暂时不要让孩子乘飞机。此外，在旅途中如果发生 2 月龄的小婴儿出现发热等情况，应该马上去看医生。

儿童旅行相关用品具有很大的市场，从各种尺寸的儿童用颈枕到充气式便壶到吸乳器背包等，应有尽有。有一种可折叠式手推童车，在飞机上可以很方便地折叠起来放在走道上，旅途中还能够变成车用座椅、餐椅等，使用起来十分方便，这种童车在网上、商店里都能够买到。此外，例如 DVD、MP3、掌上游戏机等电子产品也是消磨时间的好东西，唯一的不足就是它们往往需要用电池或者充电装置，出国旅行有时会碰到用电不兼容等情况。

晕动病

旅行中孩子出现晕动病对家长来说也是一件麻烦的事情。非药物预防措施包括让容易发生晕动病的孩子面朝前坐在靠窗口的位子，出发前不要吃得太饱，有时让他们戴着深色太阳眼镜或者选择夜间出行可以减轻症状。在孩子中还没有做过用生姜预防晕动病的试验。

表 12.1 列出了一些对儿童晕动病有效的药物，非处方药一般可以用于治疗轻度和中度晕动病，异丙嗪可用于 2 岁以上儿童严重晕动病的治疗。所有药物治疗最好在症状可能出现的 1h 前服用。

表 12.1　晕动病的用药

	剂量	备注
非处方药		
苯海拉明	每日 5 mg/kg，口服，分成 1 日 4 次	具有强镇静作用，有液体制剂
茶苯海明（乘晕宁）	2～6 岁：12. 5～25 mg，口服，1 日 4 次，最大剂量为 75mg/d	有液体制剂
	6～12 岁：25～50 mg，口服，1 日 3 次，最大剂量为 150mg/d	
	＞12 岁：50 mg 口服，1 日 3 次或 1 日 4 次	
	成人：最大剂量为 400 mg/d	
美克洛嗪（敏克静）	＞12 岁：25～50 mg，口服，1 日 1 次	咀嚼片
处方药		
东莨菪碱（皮肤帖片）1.5 mg/片	＞12 岁：0.5 mg/片，贴于耳后，每 3 日更换 1 次	预计出现眩晕症状前，至少提前 4h 使用，用后立即洗手，不要将整片贴剂切开使用
异丙嗪	＞2 岁：0. 5 mg/kg，口服，必要时每 8～12h 1 次	用于出现严重晕动症状时，可能会引起过度镇静，禁用于 2 岁以下儿童

儿童的预防接种程序

目前市场上可供接种的疫苗，可以预防孩子出生头 2 年内可能会感染或发生的大多数疾病，儿童的预防接种情况也反映出一个国家和地区儿科的卫生监督及预防水平。近10年来，儿童预防接种程序每年甚至更经常地在变化。在美国，所有12个月龄及以上的儿童都需接种水痘疫苗（Var），儿童12月龄时需要接种麻疹—流行性腮腺炎—风疹疫苗（麻腮风疫苗，MMR），水痘疫苗和麻腮风疫苗的加强免疫一般在4～6岁内完成。2000年开始，美国国内用于儿童脊髓灰质炎常规免疫的疫苗全部改为全灭活疫苗（IPV）。在那些还在使用口服脊髓灰质炎疫苗（OPV）的国家，还是有疫苗相关性脊髓灰质炎（服苗病例）发生的报道，尽管其发生率很低；但是如果对已经接种过该疫苗且没有发生异常反应的儿童进行后续免疫，则其发生疫苗相关性脊髓灰质炎的风险是不存在的。7价肺炎疫苗（PCV）主要用于新生儿和2～23月龄的小儿。此外，无论孩子是不是外出旅行，流感疫苗都是一种适用于6月龄以上儿童接种的常用疫苗。脑膜炎球菌结合疫苗主要适用于11～12岁儿童的常规免疫，或者用于高中生、大学预科生入学时的一次性预防接种。接种后产生的某些不良反应限制了该疫苗的应用，对原有癫痫、脑部疾患及过敏史的高风险人群应避免接种该疫苗。破伤风和百日咳疫苗的加强免疫应在10～11岁完成。破伤风疫苗接种5年后可以考虑接种成人剂型无细胞 百日咳—白喉—破伤风疫苗（百白破疫苗，Tdap），破伤风疫苗再次加强免疫时只需接种白喉—破伤风联合疫苗（Td）。需要指出的是，脑膜炎球菌结合疫苗最好应该和成人剂型无细胞百白破疫苗同时接种。此外，目前在美国国内，一种能够预防人类乳头瘤病毒（HPV）的4价疫苗已经面市。已知人类乳头瘤病毒（HPV）能引起生殖道病变，不论男女都有可能感染，女性染病后甚至可诱发子宫颈癌。目前，该疫苗的接种人群为11岁以上的女孩，接种程序为0个月、2个月、6个月，共3次，尚不推荐在男性中开展该疫苗的预防接种。

一些引起轻度发热的疾病不是接种疫苗的禁忌证。一个人可以同时接种几种疫苗，而且多种疫苗同时接种不会降低机体对疫苗的免疫应答。如果接种的是几种活疫苗，要么同时接种，要么至少间隔30天接种。图12.1列出了2007年美国国内的儿童预防接种推荐程序。

美国0~6岁儿童免疫接种程序（来源：美国疾病预防控制中心，2007年）

疫苗 \ 年龄	出生	1月龄	2月龄	4月龄	6月龄	12月龄	15月龄	18月龄	19~22月龄	2~3岁	4~6岁
乙型肝炎疫苗[1](HepB)	HepB	HepB		见脚注1		HepB				HepB 系列	
轮状病毒疫苗[2](Rota)			Rota	Rota	Rota						
无细胞白百破疫苗[3](DTaP)			DTaP	DTaP	DTaP		DTaP				DTaP
乙型流感嗜血杆菌疫苗[4](Hib)			Hib	Hib	Hib[4]	Hib			Hib		
肺炎疫苗[5](PCV)			PCV	PCV	PCV	PCV				PCV	PCV
灭活脊髓灰质炎疫苗(IPV)			IPV	IPV		IPV					IPV
流感疫苗[6](flu)								flu (每年)			
麻腮风疫苗[7](MMR)						MMR					MMR
水痘疫苗[8](Varicella)						Varicella					Varicella
甲型肝炎疫苗[9](HepA)							HepA (2次)			HepA 系列	
流脑疫苗[10](MPSV4)										MPSV4	

图例：推荐接种的年龄段；补齐免疫；特定高危人群

详细的脚注内容可查阅美国疾病预防控制中心网站www.cdc.gov/vaccines

图 12.1 （另见彩图 12.1）美国儿童、青少年免疫接种计划

美国7~18岁儿童免疫接种程序（来源：美国疾病预防控制中心，2007年）

疫苗＼年龄	7~10岁	11~12岁	13~14岁 15岁 16~18岁
无细胞白百破疫苗[1] (Tdap)	见脚注1	Tdap	Tdap
人类乳头瘤病毒疫苗[2] (HPV)	见脚注2	HPV (3次)	HPV 系列
流脑疫苗[3] (MPSV4/MCV4)	MPSV4	MCV4	MCV4 MCV4
肺炎疫苗[4] (PPV)	PPV		
流感疫苗[5]	flu (每年)		
甲型肝炎疫苗[6]	HepA 系列		
乙型肝炎疫苗[7]	HepB 系列		
灭活脊髓灰质炎疫苗[8]	IPV 系列		
麻腮风疫苗[9]	MMR 系列		
水痘疫苗[10]	Varicella 系列		

推荐接种的年龄段

追赶免疫

特定高危人群

详细的脚注内容可查阅美国疾病预防控制中心网站www.cdc.gov/vaccines

图 12.1　（另见彩图 12.1 续）美国儿童、青少年免疫接种计划（续）

跨国旅行增加了孩子们感染各种传染病的风险，因此在出行前应当尽可能地做好各种防范措施，其中预防接种就是一个重要的手段，我们甚至可以根据孩子接受预防接种的情况来选择出行的目的地。有时候因为旅行的原因，常规计划免疫的疫苗需要使用加速接种程序，并推荐进行疫苗的加强接种。表 12.2 列出了部分疫苗的加速接种程序。儿童的疫苗接种有年龄的限制。某些疫苗，例如黄热病疫苗，由于小婴儿接种后发生严重并发症的概率较高，因此必须到达一定年龄后才能接种，9 月龄以上儿童才能接种黄热病疫苗；某些疫苗，如脑膜炎球菌多糖疫苗在 3 岁以下儿童体内的免疫原性不佳，不适用于 3 岁以下儿童；某些疫苗，适用于大月龄的儿童，主要是由于婴儿体内含有从母体获得的抗体等免疫物质，会干扰疫苗接种后引起的机体免疫应答反应，例如 12 月龄以上的儿童才可以接种甲型病毒性肝炎（甲肝）疫苗。

表 12.2　儿童旅行者计划免疫的加速接种程序[a]

疫苗	免疫程序
无细胞百白破疫苗 麻腮风疫苗 （加速程序为接种单独的麻疹疫苗加麻腮风疫苗的常规接种）	6 周龄，10 周龄，14 周龄，第 3 次接种后的 6 个月
单独的麻疹疫苗	6～11 月龄
麻腮风疫苗　2 剂	12 月龄，第 1 剂接种后的 1 个月
灭活脊髓灰质炎疫苗 乙型流感嗜血杆菌联合疫苗	6 周龄，10 周龄，14 周龄
HbOC，PRP - T	6 周龄，10 周龄，14 周龄，第 4 剂在 12 月龄
乙型肝炎病毒疫苗	0 月龄，1 月龄，2 月龄，12 月龄加强 1 剂

[a]：在出发前应按照加速免疫程序尽可能多的接种疫苗

5岁以下儿童感染甲型肝炎病毒后表现出的症状一般较轻，但是，他们往往会成为病毒宿主从而感染家长和看护人员。在旅途中坚持母乳喂养可以增加婴幼儿的胃肠免疫功能，降低肠道传染病的患病概率。出生于美国本土的儿童欲去旅行，推荐满1岁后接种甲肝疫苗，无需检测其血清抗体水平。遇到一些出生在或生活在发展中国家和不发达地区的儿童，如果可能的话，在接种疫苗前应先检测一下他们血清中的甲肝抗体水平，如果该抗体呈阳性则无需再接种疫苗。美国疾病预防控制中心2006年就提出在全球范围内向适龄儿童推荐接种甲型肝炎病毒疫苗。对于不到1岁的孩子，尽管即使感染甲肝病毒后的症状较轻，但是父母仍然可以选择为其注射免疫球蛋白进行被动免疫。

目前可供选择的伤寒疫苗的种类很多。在美国，有一种适用于6岁以上儿童的胶囊型口服伤寒疫苗（Ty21a）；在加拿大和瑞士，有一种制成冻干粉剂的伤寒疫苗，服用时加水制成混悬剂，可用于3岁以上的儿童；此外，2岁以上的儿童还可以选择注射用伤寒多糖疫苗，这种疫苗在世界各国都可以买到。对于低龄的婴儿，医生需要向家长强调孩子的饮食和饮水的安全以预防感染伤寒。虽然热灭活苯酚伤寒疫苗被批准可用于6月龄以上的儿童，但因其引起局部和全身副反应的发生率较高，目前的应用范围不是很广泛。表12.3列出了一些旅行相关疫苗的推荐接种年龄、剂量和接种间隔时间，表12.4列出了影响疫苗免疫效应的物质及其预防措施。

黄热病疫苗是一种减毒活疫苗，由于接种后可能会诱发病毒性脑炎，因此，6月龄以下儿童不得接种，只有9月龄以上的儿童方可接种该疫苗。至于6～9月龄内的儿童，只有在前往黄热病流行国家和地区时才需要接种疫苗，接种前应仔细咨询相关的旅行医生或专家。因年龄过小或是对鸡蛋过敏等原因无法接种黄热病疫苗的孩子在旅行前可由医生出具“免于接种黄热病疫苗的证明”。如果孩子由于年龄过小无法接种黄热病疫苗，那么旅行医学医生应当建议孩子的父母将前往黄热病流行区旅行的计划推迟至孩子能够接种疫苗之后。对鸡蛋过敏的儿童在接种前还需要做皮肤试验以确保接种安全。免疫功能抑制者不能接种黄热病疫苗。

表 12.3　儿童旅行相关疫苗			
疫苗	**年龄**	**初始免疫程序**	**加强免疫的间隔时间；备注**
口服霍乱疫苗（CVD103-HgR）[a,b]	>2 岁	1 次，口服，溶解在缓冲溶液	尚未确立最理想的加强免疫间隔期，根据厂商推荐为 6 个月
甲型肝炎病毒疫苗	>1 岁	贺福立适（Havrix，葛兰素史克公司），共 2 次（0.5 ml，肌注）：0、6～18 个月 维康特（VAQTA，默沙东公司），共 2 次（0.5 ml，肌注）：0、第 6 个月	见正文
免疫球蛋白[c]	出生	0.02 ml/kg，肌注	免疫效应可持续 6 周，见正文
日本脑炎病毒疫苗	>1 岁	1～3 岁：共 3 次（0.5 ml，皮下注射）：0、第 7 天、第 14 天或第 30 天 >3 岁：共 3 次（1.0 ml，皮下注射）：0、第 7 天、第 14 天或第 30 天	3 年
流脑结合型疫苗（Menactra，赛诺菲巴斯德公司）	>2 岁	1 次（0.5 ml，肌注）	至今无推荐
流脑多糖疫苗	>2 岁	1 次（0.5 ml，皮下注射）	如果首次免疫在 4 岁之前，则 2～3 年后可加强免疫
炭疽疫苗	>18 岁	不能用于儿童	

续表 12.3　儿童旅行相关疫苗

疫苗	年龄	初始免疫程序	加强免疫的间隔时间；备注
狂犬疫苗	任何年龄	共3次（1.0 ml，三角肌肌注，婴儿在大腿前外侧肌注；或0.1ml皮内注射）：0、第7天、第21天或第28天	仅人二倍体细胞狂犬疫苗被批准可用于人体皮内注射
口服伤寒疫苗（Ty21a[b]）	>3岁[a]	共3次：1袋融解于100ml水中，口服，隔天1次	液体型疫苗的加强免疫时间：7年
	>6岁	共4次：口服，隔天1粒（胶囊）	胶囊型疫苗的加强免疫时间：5年
注射用伤寒多糖疫苗	>2岁	1次（0.5 ml，肌注）	如果持续存在暴露风险，2年后可进行加强免疫
黄热病疫苗[b]	>9个月	1次（0.5 ml，皮下注射）	10年，详见正文

[a] 美国国内没有被批准销售，加拿大和瑞士等国有售。

[b] 以下情况为接种禁忌：孕妇、白血病、淋巴瘤、多发性恶性肿瘤、HIV感染或皮质类固醇、化疗、放疗、抗代谢药物治疗后继发的免疫功能抑制。

[c] 具体使用剂量可参见疫苗包装内的产品说明书。

表 12.4　影响疫苗免疫效应的物质及其预防措施

疫苗	可影响疫苗免疫效应的物质	预防措施
麻腮风疫苗（MMR）和水痘疫苗	免疫球蛋白或其他抗体等生物制品	根据剂量和类型，可在注射免疫球蛋白的至少2周前或3～11个月后接种疫苗
口服伤寒疫苗	抗生素	服用抗生素后至少24h才可服用伤寒疫苗[a]
病毒类活疫苗（麻腮风、脊髓灰质炎、水痘、黄热病）	其他病毒类活疫苗	同时接种几种活疫苗或间隔至少28天后接种

续表 12.4　影响疫苗免疫效应的物质及其预防措施

疫苗	可影响疫苗免疫效应的物质	预防措施
病毒类活疫苗（麻腮风、脊髓灰质炎、水痘、黄热病）	结核菌素皮肤试验（PPD）	同时进行结核菌素皮肤试验和疫苗接种，也可在接种疫苗前进行结核菌素皮肤试验，或者接种疫苗后 4～6 周进行结核菌素皮肤试验，因为病毒类活疫苗可减弱机体对进行结核菌素试验的反应
水痘疫苗	水杨酸盐	由于理论上可诱发雷尔氏综合征（Reye's syndrome），在接种疫苗后 6 周内不要使用水杨酸盐类药物

[a]这些建议性预防措施主要是根据理论研究的结果得出的，有效性实验正在进行中。（来自：美国疾病预防控制中心，2008 年旅行健康知识）

狂犬病疫苗（详见表 12.4 和第 5 章）主要推荐给那些出游时间较长（1～3 个月）、前往有狂犬病流行、偏远不发达国家和地区，以及希望确保自身旅途安全的孩子们。如果暴露前没有接种过狂犬疫苗，暴露后的狂犬病预防需要用到狂犬病免疫球蛋白，有些地区或国家没有狂犬病的免疫球蛋白，因此如果打算去这样的国家和地区旅行，尤其需要考虑接种狂犬病疫苗。需要强调的是，一旦发生被狗等动物咬伤抓伤，无论是否接种过狂犬疫苗，都必须立即用流水和肥皂充分清洗伤口，并在 24h 内进行狂犬病暴露后的免疫预防接种。

儿童前往某些热带和发展中国家地区长期旅行回国之后，应推荐其做结核菌素皮肤试验以了解其是否感染结核，如果儿童在旅行前其结核感染状态是不详的，在旅行前也需推荐其进行结核菌素皮肤试验了解机体的结核感染状态，以便与旅行后的结核菌素皮肤试验结果进行对比以了解其是否感染结核。在美国，对卡介苗（BCG）的接种是存在争议的。一些专家学者主张向 1 岁以下、前往结核流行国家和地区旅行的孩子推荐接种卡介苗，认为该疫苗可以降低该年龄段儿童结核性脑膜炎的发病率。根据美国卫生当局的规定，接种卡介苗仅限于以下情况：①孩子的密切接触者中有未经治疗或未经有效治疗或多耐药的结核病患者，该儿童又无法脱离上述生活环境；②可能接触到多名多耐药和治疗无效的结核病患者的医护人员。免疫功能抑制患者不得接种卡介苗。

疟疾的预防

个人防护措施

在旅途中注意保护孩子们不被蚊虫叮咬，可以降低他们感染疟疾等经蚊传播疾病的发生率。许多虫媒传染病都是不能通过注射疫苗来预防的，例如疟疾、登革热、脑炎、丝虫病、利什曼病、锥虫病、皮肤蝇蛆病等，因此减少被蚊虫叮咬就显得尤为重要。

疟疾是一种由雌性按蚊传播的虫媒传染病，它们主要在黄昏到日出前的时间里叮咬人类。通过以下措施可以有效地预防疟疾：①在黄昏到日出前尽量减少户外活动的时间；②在户外活动时，尽量穿着能遮盖住身体大多数部位的服装（例如目前市场上可以买到一种用制作蚊帐的材料制成的、带帽子的连体服，能够遮住人身体上包括头、手臂、躯干和腿等大多数部位）；③户外活动的时候，在身体暴露部位涂抹避蚊胺（DEET）含量≤35％的驱蚊露（详见第 5 章）。④在穿在外面的衣服上喷洒含扑灭司林成分的杀虫剂（详见第 14 章）；⑤夜间睡在事先在含扑灭司林成分杀虫剂浸渍过的蚊帐里（详见第 6 章），这个措施经过许多在疟疾流行的农村地区的研究发现，即便不采用其他药物抗疟手段，仍然有效地降低了疟疾的传播。

驱蚊露中的活性成分避蚊胺，即 DEET，经美国环保局认可可在人体使用，但是有一些注意事项。研究表明，按照说明书的指导适量地使用 DEET 对人体包括儿童都是无害的，因此，从 1998 年开始，在含有 DEET 的驱蚊露的外包装标贴上去掉了有关儿童使用安全方面的声明。儿童驱蚊露中 DEET 的浓度应当≤35％。已报道的 DEET 的毒性反应包括癫痫发作、亚急性脑病、局部皮肤或眼睛刺激症状等，当然其发生率是非常低的。父母在使用的时候应该注意适量，不要涂到手掌，不要让孩子自己涂抹，涂抹在皮肤暴露的部位，不要涂在有衣服覆盖的部位，回到室内就应立即清洗掉。使用前可先少量涂抹在肘窝处的一小块皮肤上观察有无过敏反应。目前，同时含有 DEET 和防晒霜成分的产品还没有得到美国环保局的认可，因为其中关于 DEET 潜在的多余暴露风险还需要得到进一步的评估和论证。想了解该产品的最新报批进展，可登录美国环保局网站 http://www. epa. gov. pesticides 或者拨打 1－800－858－7378 进行查询。如果同时使用驱蚊露和防晒霜，应该先涂抹防晒霜，再涂抹驱蚊露。

某些驱蚊露中含有香茅、柠檬胺、印楝树油等成分。雅芳公司（Avon）生产的一种英文名为 Skin-so-Soft 的沐浴精油，据称具有驱蚊作用，但是没有证据表明该产品对疟疾的传播媒介按蚊也有同样功效，因此在前往疟疾流行地区旅行时不能将其用于驱蚊抗疟。

在热带地区，孩子在蚊虫叮咬后抓挠还容易引发脓疱疮。

药物预防

儿童防疟药的用药原则和成人相似，也需考虑儿童的体重和一些用药禁忌。氯喹用于预防对该药敏感的疟疾，适用于所有体重的婴儿，然而由于是片剂，因此用药时遇到的主要问题是无法根据孩子的不同体重精确给药（分割药片），往往需要药剂师按照儿童的体重事先把药片称好、包装好。在美国和加拿大以外的不少国家，可以买到儿童用氯喹混悬剂。羟化氯喹（商品名：氯奎宁）是氯喹的替代药物，同样可用于预防氯喹敏感的疟疾，在美国，它的售价比氯喹便宜不少。

甲氟喹用于预防对氯喹耐药的疟疾，儿童的用药剂量也是需要根据体重调整的，目前认为该药在不同体重的婴儿都适用。甲氟喹的用药禁忌和成人是一样的，包括癫痫、心脏传导功能异常和神经精神异常等。多西环素会使牙齿变黄，因而不适用于 8 岁以下的儿童。常见药物组合阿托伐醌/氯胍（Malarone）被认为是防治耐氯喹疟疾的最有效配伍，而且可以用于体重＞5 kg 的儿童。

磷酸伯氨喹主要用于清除潜伏在人体肝内的间日疟原虫和卵形疟

原虫（详见表 12.5 和第 6 章）。该药物具有红细胞氧化剂的功能，因此用药前必须检查人体血清中葡萄糖—6—磷酸脱氢酶（G6PD）的水平，G6PD 缺失或不足者不得用药。由于不适宜在儿童中进行关于抗疟药负荷剂量的研究，因此一直没有这方面的结论。表 12.5 列出了常用的抗疟药及其儿童剂量。

表 12.5　儿童疟疾预防药物

药物	儿童体重（kg）	剂量	备注
磷酸氯喹[a]（商品名：Aralen）	不限	每周 8.3 mg/kg（以磷酸盐计算）＝每周 5 mg/kg（以氯喹计算）最大剂量为每周 500mg（以磷酸盐计算）＝每周 300 mg（以氯喹计算）	可选用 250 mg 的片剂，药物非常苦，有些国家有液体剂型销售
硫酸羟氯喹（商品名：Plaquenil 氯奎宁）[a]	不限	每周 6.5mg/kg（以磷酸盐计算）＝每周 5 mg/kg（以氯喹计算）最大剂量为每周 400mg（以磷酸盐计算）＝每周 310 mg（以氯喹计算）	200 mg 片剂，有液体剂型
甲氟喹[a]（商品名：Lariam）	＜9	每周 5 mg/kg	250 mg 片剂，没有液体剂型
	10～19	1/4 片，每周	
	20～30	1/2 片，每周	
	31～45	3/4 片，每周	
	＞45	1 片，每周	
阿托伐醌/氯胍（商品名：Malarone）[b]	5～8	1/2 儿童片剂	每一片儿童片剂中含 62 mg 阿托伐醌和 25 mg 氯胍
	8～10	3/4 儿童片剂	
	10～20	1 片儿童片剂/天	
	20～30	2 片儿童片剂/天	
	30～40	3 片儿童片剂/天	
	＞40	4 片儿童片剂/天（即 1 片成人片剂）	

续表 12.5　儿童疟疾预防药物

药物	儿童体重（kg）	剂量	备注
多西环素[c]（商品名：Vibramycin，Daryx，其他）	不限	每天 2 mg/kg，最高剂量为 100mg/d	100 mg 片剂，8 岁以下儿童禁用
磷酸伯氨喹	不限	0.5mg/kg/d（以磷酸盐计算）＝0.3mg/kg/d（以伯氨喹计算），共 14 天	26.3 mg 片剂（15 mg，以伯氨喹计算），服药前需检查血清葡萄糖-6-磷酸脱氢酶水平 主要用于对间日疟的暴露后预防

G6PD，葡萄糖-6-磷酸脱氢酶

[a] 前往疟疾流行区前 1 周开始服用，回来后继续服用 4 周。

[b] 前往疟疾流行区前 1～2 天开始服用，回来后继续服用 7 天。

[c] 前往疟疾流行区前 1～2 天开始服用，回来后继续服用 4 周。

6 岁以下的儿童不太会吞咽药物，父母可以在药店购买一种“药片分割器”，把甲氟喹或者氯喹等药片分割成适当大小，然后用勺子背或者用一种同样可以在药店买到的“药片粉碎器”碾成很细的粉末，再将这种药片粉末与 1 勺巧克力糖浆或者果冻混匀后喂给孩子吃，这样药物吃起来就不会那么苦了。对大一点的孩子，可以把药粉放在糖块、奶油夹心饼干等甜食里让他们服下。对体重在 5～10kg 的婴儿，可将 1/4 的药片碾成粉末后混在 10ml 母乳或配方奶中让其喝下。家长可用注射器进行准确的称量，吃剩的药液应该丢弃。

还有一种方法是，药剂师可根据孩子的体重计算出准确的药量后，把药片研磨成粉并将 1 周的剂量用漏斗分装在空胶囊内，服用的时候将胶囊打开倒出粉末，与 1 勺巧克力糖浆混匀备用。氯喹肠溶片剂（500mg）不容易碾碎，可用普通的磷酸氯喹片剂（250mg）替代。

服用治疗剂量的抗疟药，药物不会分泌到乳汁中，因此乳母也应按照正规剂量服药。父母需要注意的是，抗疟药对孩子而言是有剧烈毒性的，应该存放在孩子不容易打开的容器内，并将容器放在小孩子拿不到的地方。据报道，一个12月龄的孩子服用1片500mg的氯喹就能致死。儿童服用氯喹过量可引起80%的致死率。

表12.6列出了儿童疟疾治疗药物的剂量。如果没用阿托伐醌/氯胍（Malarone）来进行疟疾预防，可用该药物进行疟疾治疗，用药的最低体重限制是5kg。在旅行前咨询中，医生应该让父母认识到“出门在外及时求医”的重要性，一旦发现孩子有任何异常，应该立即去看医生，而不该在没有医护人员的指导下自行诊治，要知道，疟疾是一种可以威胁孩子生命的疾病。此外，医生应告知家长旅行目的地的医疗机构情况，这也是很重要的，孩子在外生病了，可以很快地去事先了解好的医院就诊。

表12.6 儿童疑似感染疟疾后的自我治疗用药

药物	体重（kg）	剂量[a]
阿托伐醌/氯胍（Malarone）	5～8	2片儿童片剂
	9～10	3片儿童片剂
	11～20	1片成人片剂
	21～30	2片成人片剂
	31～40	3片成人片剂
	>41	4片成人片剂

[a] 均为一天一次，连续服用3天（根据美国疾病预防控制中心2008版文件）

腹泻的预防及治疗

儿童腹泻很容易引起脱水，因此前往热带地区或在炎热天气里旅行时，预防腹泻就显得十分重要。选择安全、卫生的食物和饮用水是一个总的原则，具体在表 7.2 中已经列出并在第 7 章进行了详细的阐述。旅途中，母乳是婴儿最理想的食物，其他的乳品应该煮沸或经巴氏法或照射灭菌消毒后食用。超高温灭菌（137℃，2～4s）过的牛奶在开封前无需冷藏，在旅途中也是一种不错的选择。保证饮食和饮水的安全卫生，除了可以减少腹泻病的发生外，还能够减少罹患各种寄生虫病的可能。蛔虫病和钩虫病都是全世界范围发病的寄生虫病，主要由孩子误吞食虫卵引起，最简单的预防方法就是吃东西前洗手、勤剪指甲、不光脚走路。医生鼓励使用含酒精的消毒洗手液。

口服补液是儿童腹泻的首选治疗，它可以为腹泻患儿补充充足的液体，从而有效预防脱水的发生。目前，医生建议使用世界卫生组织（WHO）推荐的口服补液盐（ORS），其治疗脱水的主要分子基础为：ORS 中氯化钠和葡萄糖的比例为 1∶1，可通过小肠上皮细胞上的葡萄糖—钠载体，分别使葡萄糖和钠离子入血，纠正脱水。这种口服补液盐在很多国家和地区都能买到，为粉末状，用铝箔纸包装，价格便宜，买来后可将粉末溶解在 1L 纯水中使用（详见第 7 章）。也可选择谷类口服补液治疗腹泻，谷类补液可维持血清的低渗透压状态并为腹泻患儿提供足够的营养，谷类口服补液的工作原理是，通过淀粉在肠道的吸收，释放出两倍量的葡萄糖并促进肠道对电介质的再吸收。研究表明，服用谷类口服补液盐液的霍乱病人，24h 排便量明显少于服用标准口服补液盐的对照组病人，但在急性、非霍乱病人中，谷类口服补液盐液的上述功效不明显。腹泻患儿一出现脱水症状时，就应当用标准口服补液盐代替他们日常饮用的牛奶等各种液体，直至脱水期缓解。对体重 10kg 的孩子，建议每次排便后让其服用 1/2～1 杯口服补液盐溶液以补充体液，家长可以用注射器或者勺子进行准确称量，也可事先加一些糖（有些糖是有颜色的）或者冷藏一下，这样口服补液盐的颜色会好看，口味也会好一点，孩子会更加喜欢喝。儿童出现频繁呕吐、肠梗阻或者意识模糊等情况下不适宜用口服补液。对出现呕吐等症状的孩子，正确的补液方法是让其少量、多次口服补液盐液，避免一次过量服用引起胃部太胀等不适感觉。在旅行前咨询中，医生应该着重让父母了解孩子发生脱水的早期表现，包括尿量减少、泪少等，以及治疗孩子腹泻时口服补液盐的具体用量等。

儿童旅行者腹泻的预防及治疗方法和成人是不同的。碱式水杨酸铋（BSS）和抗生素不适用于儿童旅行者腹泻的预防。碱式水杨酸铋（BSS）可用于婴儿和低龄儿童发生水样泻时的对症治疗，但是如果同时伴有发热或者出现血便时则不能使用，乙酰水杨酸类过敏者禁用该药，正在患水痘、流感的孩子或者是近期接触过水痘、流感病人的孩子也不能用，因为理论上该药可诱发瑞氏综合征（Reye's syndrome）。BSS 中水杨酸盐和铋的含量均为安全浓度，一大汤匙（15ml）BSS 混悬剂中含有 130mg 水杨酸盐。对一组腹泻住院儿童进行的研究结果显示，按照每天 100～150 mg/kg，分 5 次服用，最多连续 5 天的剂量，让患儿口服碱式水杨酸铋（BSS），结果全部康复，并且没有出现任何药物副反应。

具有抑制肠蠕动作用的止泻药如洛哌丁胺（易蒙停）、地芬诺酯（苯乙哌啶）等，不适用于儿童腹泻的治疗。按照标准剂量（每天 0.2 mg/kg）给一组腹泻患儿服用洛哌丁胺，结果显示，实验组中患儿的病程及转归与安慰剂对照组相比无显著性差异。另一个研究结果显示，如果按照高剂量给药（每天 0.8 mg/kg），则可减少腹泻患儿的排便量。研究显示，儿童服用洛哌丁胺后的副反应主要有中枢神经系统症状、腹胀和肠梗阻等。由于洛哌丁胺是非处方药，家长可以很方便买到该药，因此，在旅行前的咨询中医生应该让父母知道上述药物副反应，并告知 6 岁以下儿童发生腹泻时不能自行服用该药。旅途中，大年龄的孩子发生腹泻，如果旅程很长，且孩子并没有痢疾症状，则可以偶尔用洛哌丁胺进行非常规性治疗。

高岭土和果胶等膨化剂对腹泻的治疗功效不明显，因此不推荐使用。研究表明，包括多种乳酸菌在内的益生菌在儿童腹泻的治疗中具有一定的作用。益生菌能在不同程度上减少抗生素相关性腹泻和病毒性腹泻的发生。但是美国食品药品管理局（FDA）对益生菌的具体使用方法，诸如剂量等问题至今都没有作出明确规定，其在治疗儿童腹泻中的确切功效也不得而知，但是可以肯定的是，益生菌能够通过调节肠道菌群之间的相互作用，用于腹泻的辅助性治疗。

治疗儿童腹泻时选择抗生素的原则和成人略有不同，应该同时考虑药效和用药安全两方面的因素。一些在儿童中可以安全使用的抗生素对某些引起细菌性腹泻的耐药菌株是无效的（详见第7章）。阿奇霉素是治疗儿童旅行者腹泻的首选抗生素。经美国食品药品管理局（FDA）批准，喹诺酮类药物可用于18岁以下儿童中发生某些特殊的感染性疾病的治疗，如难治性泌尿道感染或骨髓炎等。在动物实验中，喹诺酮类药物可诱发骨关节毒性，虽然上述情况在儿童中尚未发现，但是目前国内外普遍都不主张将喹诺酮类药物用于儿童腹泻的治疗。但也有一部分学者认为，短期用药（如3天），其治疗功效与诱发副反应的风险相比，还是利大于弊的。萘啶酸为非氟化喹诺酮类药物，在治疗儿童泌尿道感染方面已有很长的应用历史，该药对某些耐药的大肠杆菌、志贺菌也有效，且很少发生诱发关节炎的情况，因此在很多国家也被同时用作儿童腹泻的治疗。可是理论上，萘啶酸和其他氟化喹诺酮类药物的用药禁忌是相同的，美国食品药品管理局（FDA）不建议将该药用于18岁以下儿童的腹泻治疗，除非是经医生评估认为药物的治疗功效大于药物的副反应时。如果在患儿的治疗过程中需要使用喹诺酮类药物，医患双方应签署知情同意书。

由于喹诺酮类药物使用局限，目前临床上常用的方法是选用阿奇霉素作为儿童腹泻的一线治疗药，但是关于用药需要多长时间的问题还没有具体的研究数据，一般的做法是，以每天10 mg/kg的剂量，连续服用3天。如果在旅行过程中，孩子出现腹泻频次增多、发热和血便等情况，都需要用抗生素治疗。如果由于药物过敏等原因需要用二线药物，应选择环丙沙星。但是在以空肠弯曲杆菌等为主要流行致病菌株的地区，阿奇霉素仍是治疗的首选。医生需要告诉家长的是，一旦自行用一线药物治疗后，孩子的腹泻症状没有明显改善，应该立即带他们去医院，在那里，医生会和家长探讨治疗方案和一些具体的治疗细节，医生开出的所有药物处方都会标有使用说明。家长还需要知道的是，一旦孩子出现严重脱水、频繁呕吐无法进行口服补液、持续发热超过24h（尤其在疟疾流行区）、严重血便、症状持续不缓解或恶化时，应该立即送孩子去医院诊治。虽然小婴儿在腹泻早期需要医学检查并采用一些保守疗法，但对2月龄以上的孩子，可以选用抗生素进行经验性治疗。不到2月龄的孩子如果腹泻之外还伴随出现发热等症状，旅途中应该马上去医院就诊，而不是自行给予抗生素治疗。

在治疗的同时，适当地补充膳食能量能为腹泻患儿提供足够的营养，研究显示，对腹泻病患者进行早期肠道喂养，可促进肠道上皮细胞的再生。孩子发生腹泻时，可以继续进行母乳喂养，或者等他们开始接受补液后，先全部选用无乳糖或低乳糖配方奶进行喂养，再逐步用牛奶替换。儿童腹泻后乳糖不耐症的发生率各不相同，研究显示，与引起腹泻的病原体有关。重度轮状病毒腹泻最可能继发乳糖不耐症和吸收不良，目前报道的发生率高达60%～80%，而大多数轻、中度轮状病毒腹泻患儿在症状好转后则可以直接改回用牛奶喂养而不发生继发性乳糖不耐症。研究表明，限制饮食并不利于腹泻患儿的康复。一般的传统做法是，给腹泻患儿食用所谓的“BRAT”饮食，即香蕉、米饭、苹果酱、烤面包片，尽管这里面少了点蛋白质和高能量食物。淀粉、谷物、酸奶、水果、肉类和低纤维蔬菜等在腹泻时都是可以食用的。而在孩子的胃肠道功能康复以前，应当避免食用高糖高脂类食物。

尿布皮炎是小儿腹泻中一个被大多数人忽视的并发症。孩子往往因为出现疼痛、不适等情况显得很难受，甚至影响到父母的情绪。医生应该提醒家长在旅行前备好防护霜（氧化锌和凡士林），涂抹在孩子身上被尿布包裹的部位，还要告知他们，1%的氢化可的松可少量用在孩子的皮肤破损处，对继发酵母菌皮炎者还需要用抗真菌的药膏，出现脓疱性皮疹时可在局部涂抹抗生素药膏等。如果孩子由于频繁腹泻继发严重的皮疹，可以通过增加尿布更换次数、局部冷敷等方法改善症状。此外，发生尿布疹的孩子在换尿布时应尽量不用市场上买来的湿纸巾进行擦拭，而改用纸巾、棉布和温和的液体肥皂，可减轻清洗皮肤时产生的刺痛感。

儿童旅行中的安全问题

在到一些发展中国家进行深度内陆旅行时，如果需要用到轿车、公共汽车等地面交通工具，应将儿童的汽车座椅在车上固定好，还可以随身携带一根尼龙带子或者登山绳以固定汽车椅。

即使在有成人看护的情况下，“家”是发生意外中毒事件的主要地点，因此旅行中更要对此提高警惕。出门在外，孩子们对新环境很好奇，会四处探索，旅行药盒中的某些药物，特别是一些抗疟药是常见的引起儿童中毒的物品。所有药物必须存放在儿童不易打开的容器内，并将容器放在他们拿不到的地方。到一个新的住宿地点后，需要仔细检查确保孩子在接触到火柴、化学药品、清洁剂、杀虫剂等危险品时都有成人看护，或者这些东西不能被孩子随意拿到，某些有毒植物也应该被放到孩子不能随意碰到的地方，建议使用插座保护罩以保证安全。此外，孩子游泳时也务必要有成人看护。

去热带和一些不发达国家和地区旅行时，预防狂犬病的发生也是很重要的。应该让家长知道，孩子们与生俱来就对动物有好奇心和亲近感，因此在旅途中家长需要仔细看管好孩子，以避免他们在旅行中与无主动物的接触。对一些年龄大一点的孩子应告诉他们和动物接触中的危险性。孩子们一旦在热带和发展中国家被动物，尤其是狗咬伤后，需要引起足够的重视，马上去医院就诊。被动物咬伤后，除了会发生皮肤外伤和由此引发的伤口感染外，更要考虑感染狂犬病的可能。另外，被猴子咬伤后，除了可能会感染狂犬病毒外，短尾猿还会传播一种名为猿疱疹病毒的病原体，感染后严重者可以引起死亡。

高山病

有些孩子会和父母一起去爬山登高，他们同样也会面临发生各种高山反应相关疾病的风险，而且，相比成人，他们发生高山病时的诊断更加困难。因为一些预示着可能发生高山病的非特异性症状，例如易怒、厌食、头痛等，孩子们往往无法准确进行描述。如果孩子出现一些疑似症状或者发生行为改变时，应当让他们快速下撤到低海拔地区。研究表明，出生在海平面地区的孩子与成年人相比发生高原肺水肿的风险更大，原有的病毒性呼吸系统疾病还会增加患病风险。具有慢性肺部疾病、伴随肺血流增多的心脏疾病或者镰状细胞贫血病等的孩子都是高山病的易患人群。此外，唐氏综合征（Down's syndrome）的孩子也特别容易得高原病，尤其易患高原肺水肿。

预防儿童发生高山病的方法与成人基本一致，即在登高过程中，保持海拔慢慢地上升以增加机体的适应能力、夜间住宿的地点应安排在低于白天到达过的最高海拔地区等。如果是坐飞机到达目的地，机体对海拔变化缺乏一个逐步的适应过程，医生应建议孩子尤其在头几天要多休息、多饮水、避免各种激烈的运动。一些药物如乙酰唑胺等利尿剂在预防儿童高山病发生中的功效还没有研究结论。对于一些以前曾经发生过急性高山病的儿童、或者需要迅速前往某些高海拔地区，如坐飞机前往玻利维亚的拉巴斯（LaPaz，Bolivia）、秘鲁的库斯科等（Cuzco，Peru）的儿童，可以考虑给予乙酰唑胺进行预防，具体用量为每天 5 mg/kg，一天服药 2 次。同样的，药物在治疗儿童高原病中的功效也没有得到研究结论。

一小部分婴幼儿从低海拔地区搬迁至西藏数月后会出现小儿亚急性高山病，小儿亚急性高山病是一种独特的临床疾病。患儿会出现不可预见的肺部血管床基底细胞增生肥大，由此产生的肺动脉高压和右心衰竭的严重程度足以导致死亡。这个疾病被认为是机体不能适应环境的结果，是适应环境的彻底失败。

儿童旅行的其他问题

孩子对日晒和由此引起的损伤都比较敏感。据报道，人们发生恶性黑色素瘤和其他皮肤癌的风险与其在 18 岁之前受到的日晒损伤有一定的相关性，在儿童时代受到的日晒损伤更可能会放大这种风险。医生建议儿童在日晒最强的正午应避免直接暴露在阳光下。防晒的第一道防线是衣服和宽边帽，在市场上可以买到用支数较高面料做成的、具有吸收紫外线功能的衣物，而用传统面料制成的衣物对紫外线也有一定的吸收功能。暴露的皮肤上应该涂抹防晒系数（SPF）≥15的防晒霜，SPF≥15的防晒霜可阻挡大约93%的紫外线B，而SPF≥30的防晒霜则可阻挡大约97%的紫外线B，此外，含有氧化锌或二氧化钛的防晒霜对紫外线还可以提供除化学防晒之外的物理防护屏障。6月龄以上的儿童应在日晒前的至少30min内，在皮肤暴露部位均匀地涂抹防晒霜。6月龄以下的儿童如果有在阳光下暴露的可能，也应该事先涂抹防晒霜，防晒霜对他们来说也是安全的。防水的防晒霜在水中可以提供至少80min的有效防护。应根据其防水系数的不同，至少每隔2h或不到2h就重新涂抹一次。海外旅行时，建议带上足够用量的防晒霜，以免在当地无法买到。具有阻挡紫外线功能的太阳眼镜可以保护儿童的角膜，也建议戴上。

表12.7中列出了儿童旅行中建议携带的常用药药盒。一些特殊用药，例如哮喘、过敏性疾病和某些慢性病的药物，应该加贴标签标注并随身携带上飞机。有慢性病的孩子在旅行前应该去看一下医生，了解一些旅行中的注意事项。有哮喘病史的孩子在临行前应该去和医生确认一下自己在旅途中的治疗方案，尤其要明确哮喘加重时的治疗方案，并带上足量的雾化吸入剂和激素以备紧急情况下用。在美国，医疗遣返保险不属于基本医疗保险的范畴，所以旅行者可以谨慎的购买该保险。

表12.7　儿童旅行药盒
记录有儿童年龄、体重、重要病史、过敏史、血型、预防接种史等信息的卡片
非处方药：
对乙酰氨基酚（解热镇痛药）
布洛芬（解热镇痛药）
抗组胺药（例如：苯海拉明）

续表 12.7　儿童旅行药盒

1%氢化可的松药膏

止咳药

外用抗菌药膏

次水杨酸铋/洛哌丁胺（易蒙停）（止泻药，根据年龄选择）

抗真菌药膏

处方药：

所有目前正在常规服用的药物，需要带足用量

治疗旅行者腹泻的抗生素

抗疟药（如果前往疟疾流行区）

其他：

如果孩子患有反复性中耳炎，应携带抗生素

如果孩子曾有过严重的蚊虫叮咬过敏史或食物过敏史，应携带注射用肾上腺素

抗生素眼药水

如果需要，应携带抗晕动病的药物

急救药品/其他：

体温计、安全别针、创可贴、绷带

防晒霜、唇膏

一次性湿纸巾

口服补液盐（预先包装好的）

驱蚊露

碘附

对野外探险者，还需要增加：

热反射保温毯

（固定骨折的）夹板

（叶魏　译　周娴　校）

扩展阅读

Alam N H, Ashraf H 2003 Treatment of infectious diarrhea in children. Paediatr Drugs 5:151–165
Bowie M D, Hill I D, Mann M D 1995 Loperamide for treatment of acute diarrhoea in infants and young children. A double-blind placebo-controlled trial. S Afr Med J 85:885–887
Centers for Disease Control and Prevention 2005 Health Information for International Travel, 2005–2006. US Department of Health and Human Services, Public Health Service
Centers for Disease Control and Prevention 2005 Guillain-Barré Syndrome among recipients of Menactra® meningococcal conjugate vaccine – United States, June–July 2005. MMWR 54:1023–1025
Committee on Infectious Diseases 2006 Use of systemic fluoroquinolones. Pediatrics 118:1287–1292
Mackell S M 2003 Vaccinations for the pediatric traveler. Clin Infect Dis 37:1508–1516
Mackell S M 2005 Traveler's diarrhea in the pediatric population: etiology and impact. Clin Infect Dis 41:S547–S552
NASPGHAN Nutrition Report Committee; Michail S, Sylvester F, Fuchs G et al. 2006 Clinical efficacy of probiotics: review of the evidence with focus on children. J Pediatr Gastroenterol Nutr 43:550–557
Pickering L K 2006 2006 Redbook: Report of the committee on infectious diseases. American Academy of Pediatrics, Elk Groove Village, IL
Pitzinger B, Steffen R, Tschopp A 1991 Incidence and clinical features of traveler's diarrhea in infants and children. Pediatr Infect Dis J 10:719–723
Stauffer W, Fischer P R 2003 Diagnosis and treatment of malaria in children. Clin Infect Dis 37: 1340–1348
Szajewska H, Ruszczynski M, Radzikowski A 2006 Probiotics in the prevention of antibiotic-associated diarrhea in children: a meta-analysis of randomized controlled trials. J Pediatr 149:367–372

第 13 章　对女性旅行者的建议

Susan Anderson

女性要面对的旅行健康问题，会因为她所处的生命阶段及其生活方式而有所不同。其差异在于，她是否正处于妊娠中期，或已年届 80 高龄准备独自出游。如果按照女性旅行者的需要，为其提供度身定做的规范的旅行前健康咨询服务，应考虑潜在的与性别和年龄相关的事宜，如寄生虫病或其他传染病的易感性和远期后遗症，妊娠期预防接种的安全性，按照女性生命阶段调整适用医用包的配置等问题。其他还包括海拔、气候等环境风险因素，要注意的运动相关问题等。

研究人员直到最近才开始关注热带病领域里的性别问题。如果要全面考虑性别的差异，重点显然在于女性的育龄，评估热带病对生育力和妊娠结果的影响。当评估旅行和热带病的危险因素，可能的并发症，可得到的治疗以及疗效时，性别和生命阶段问题是重要的考虑因素。当评估预防性措施，包括疫苗和化学药物预防时，它们也同样重要。男性和女性之间的生物学差异可以影响到病程、远期后遗症和疗效。

当我们就疾病的潜在危险，向出行前女性旅行者提供建议时，需要重点考虑一些问题。例如，对特殊旅程所推荐的预防接种和药物治疗孕妇是否有禁忌？正接受雌激素替代疗法的妇女是否能安全完成 18 000 英里（1 英里＝1.61 km）以上艰辛的长途旅行？用于疟疾预防的化学药物，或用于自行治疗旅行者腹泻的抗微生物制剂是否会干扰口服避孕片的功效？如果一位女性旅行者作为 Peace Corps 志愿者，在有血吸虫病地方性流行的国家，为保护水资源项目工作了 2 年，她患女性生殖器血吸虫病和将来不育的危险性是多少有多大？

与性别相关的医学

2001年，医学会（Institutes of Medicine）按照男性和女性细胞的基础生化学差异，对两性群体中，从受孕开始到死亡，终其一生的健康差异性进行了报道。该报告证实了，在疾病、机能紊乱、身体状况等大范围领域内，两性在患病率和患病程度上存在着差异。2004年，妇女健康研究会（Society for Women's Health Research）说服国会，要求美国国立卫生研究院（National Institutes of Health）将基于性别的生物学，作为所有医学研究的一个组成部分，将其研究经费纳入2005年经费议案中。

热带病的性别相关议题

尽管，发达国家研究性别与健康相互关系的团体不断增多，但发展中国家针对热带病对生物医学、社会或经济方面的影响，在不同性别人群中的差异性研究却很少，更不要说对个体层面上影响的研究了。基于这一原因，世界卫生组织的热带病研究部［WHO section of Tropical Diseases Research（TDR）］，成立了性别与热带病特别工作组（Gender and Tropical Disease Task Force），以促进热带病后果及其性别决定因素的研究。这类两性差异性的研究包括：疾病的暴露，感染的强烈程度和发病率，机能不全的持续时间，患病期间所接受或给予的护理，所能获得和利用的医疗服务，疾病对生育与繁殖能力、社会活动、个人生活的影响。世界卫生组织的研究重点是生活在地方性疾病流行国家的妇女。我们还需要留意长期生活在地方病流行区域的女性旅行者，和（或）从事高危活动的女探险家，热带病对她们可能造成与性别有关的影响。

对于在发展中国家流行的许多疾病，由于女性患者更有可能未被检出，本土人群中的男女流行率的差异很难衡量。当男女发病率均衡时，两性在疾病易感性和热带病的影响两方面仍有显著差异。即使罹患同样的热带病，男性和女性也可能在临床表现、自然病程或病情严重程度上有所不同。例如，男女的疟疾暴露情况相似，男性的发病率稍高。然而，生物学上，女性在孕期免疫力缺乏，使她更容易被感染，这预示着不同于男性的严重后果。妊娠期疟疾是产妇死亡、自然流产和死产的重要原因。

同样的，男女都易感血吸虫病，但女性生殖器血吸虫病与大范围的病理生物学表现有关，例如不育、流产和早产。女性生殖上皮细胞的改变可以分为肥大伴息肉形成和乳头状瘤或硬化伴纤维组织形成。女性可以有外阴、阴道、宫颈和输卵管的损伤。

寄生虫感染曾经极少作为旅行者回来后发生不育症的唯一或共存病因。然而，最近的一例个案报道了一位女性旅行者，因输卵管病接受胚胎移植体外受精时，在她的卵泡抽取液中发现了常现曼森线虫（*Mansonella perstans*）的微丝蚴，还发现了血吸虫病。因此，不仅在原籍热带国家的病人中，在曾到异国和亚热带国家旅行和工作的西方女性中，医生们可能更多遇到可导致不育症的寄生虫感染病例。

欲了解热带传染性疾病在易感性和后遗症严重程度差别方面的性别差异等广泛问题，还需要作进一步的研究。当我们为女性尤其是长期或冒险旅行者提供旅行前咨询服务时，这些内容非常重要。当我们对旅行结束后的女性和近期抵达美国的女性移民，进行旅行史和（或）居住在热带病流行国家等相关健康问题评估时，热带病的特定性别风险方面的知识也非常重要。

女性旅行者的一般健康议题

与健康有关的基本问题如下：女性生活中的生殖期是什么？她在采用避孕方法吗？她的避孕方法是否适合旅程？她是否有紧急事后避孕？她是否对治疗通常的女性健康问题有所准备？如泌尿道感染、阴道炎和痛经。若已绝经，她是否使用雌激素替代疗法或对症治疗的草药？她用于缓解压力的是什么？表 13.1 提供了获取女性旅行者旅行前健康病史的格式。

表 13.1　女性旅行前病史
现在年龄
月经史
末次月经时间
月经不规则/功能障碍性子宫出血（DUB）
月经用品：卫生棉条，卫生巾，可替代的选择
月经前期综合征（PMS）
绝经后的
症状
有关激素与非激素治疗的比较
生育史
既往妊娠史、分娩史、流产史
避孕需要/紧急事后避孕
旅行期的妊娠问题
哺乳期
性传播传染病
男性伴侣
女性伴侣
双性伴侣
诊断和治疗卡
高危接触后 HIV 暴露后预防
保健
生命征象：血压、心率和呼吸
乳房自我检查
乳房 X 线照片
巴氏涂片
骨密度
心电图

表 13.2　女性医用包
月经用品
记录月经的日历
用品/装置
卫生巾、卫生棉条、月经杯（一次性与可再用的）
药巾/塑料废品袋
月经前期综合征（PMS）
布洛芬，其他
功能障碍性子宫出血
普雷马林（译者注：又名倍美力）、雌二醇
口服避孕药片
布洛芬，其他
泌尿道感染
环丙沙星
Pyridium（译者注：一种尿路镇痛药，又名：尿通宁）
可选项目：尿样检测条，用于查白细胞和亚硝酸盐。
排尿
卫生纸、药巾
漏斗-纸质或塑料
一次性个人用尿袋（portable John）
念珠菌性阴道炎
pH 试纸：pH <4.5
嗜酸膳食补充剂
阴道霜剂：咪康唑阴道霜剂
阴道栓剂：制霉菌素
口服药物：氟康唑
温和洁肤皂
用于瘙痒症的氢化可的松乳膏

续表 13.2 女性医用包
宽松服装
细菌性阴道病
pH 试纸：pH <4.7
阴道霜剂：甲硝唑、克林霉素
口服：甲硝唑、克林霉素
滴虫病
甲硝唑
避孕
口服药片、月经期的记录表
定时器：跨时区旅行时用于口服避孕药定量给药的特殊手表警示器
男用/女用避孕套
阴道隔膜/帽/海绵
杀精子药—避孕霜剂、凝胶剂、薄膜
紧急事后避孕
重审目的地国家的选择
左炔诺孕酮和复合制剂疗法
止吐剂或肛门栓剂
高危无防护性接触后 HIV 暴露后紧急预防
妊娠试验
按旅程长短携带额外用量
性传播传染病（STI）
预防性措施：避孕套、齿科橡皮障（dental dams）、保鲜膜（Saran wrap）、手套、受精屏障方法
放大镜
鉴别基本损伤、症状和治疗建议的图表
治疗药物
更年期/绝经问题

续表 13.2　女性医用包
阴道干燥：阴道湿润剂 雌激素：霜剂、片剂或环
月经周期不规则：考虑低剂量口服避孕药
压迫性尿失禁：阴道湿润剂和润滑剂、克格尔体操
潮热和盗汗
雌激素替代疗法（ERT）
比较选择性 5-羟色胺再摄取抑制剂（SSRI）、孕酮、加巴喷丁
失眠
避免刺激元（咖啡因、其他）、运动、吃含色氨酸的食物
易怒/郁闷：运动、雌激素替代疗法与抗抑郁药
骨质疏松症：负重运动、钙、维生素 D、药物
头痛：可能因激素改变而引起
妊娠所需用品
血压计袖套
尿蛋白/葡萄糖试纸条
白细胞酯酶试纸条
个人安全用品
闹钟
辣椒喷雾器
旅行前自卫课程
注：HIV 人免疫缺陷病毒

女性旅行医用包

女性旅行者，尤其那些从事冒险旅行或计划去国外周游的，可能会发现这样非常有益：在旅行医用包的基本配置基础上（见第 1 章），增加与女性个体生命阶段和生殖健康特定相关的辅助配置和药物。表 13.2 中列举的清单，可用于配置女性旅行医用包，表 13.3 提供了一些互联网资源，供了解女性旅行者健康问题的进一步信息。

表 13.3　女性旅行者的网上资源

	网址	
避孕		
紧急避孕国际联盟	www. cecinfo. org/database/pill/viewAll. php	世界各地紧急避孕的选择
紧急避孕选择	www. ecprinceton. org/worldwide www. not - 2 - late. co. za	有关紧急避孕的信息和世界各地可提供的选择。可以按国家来检索。
国际计划生育	www. ippf. org www. contraceptive. ippf. org/	世界各地避孕方法的信息。可以按成分、商品名、种类和制造商来检索。
紧急避孕国际联盟	www. cecinfo. org/database/pill/viewAll. php	世界各地可供应的紧急避孕药种类的信息；可检索的数据库
性卫生		
Marie Stopes	www. mariestopes. com. au/news/media _ releases/don _ t _ leave_home_without_your_sexual_health_passport	为女性旅行者提供有关性卫生和世界各地避孕方法选择的信息
HIV 暴露后预防	http://hivinsite. ucsf. edu/InSite? page=kbr - 07 - 02 - 07 www. guidelines. gov/summary/summary. aspx? view _ id = 1&doc_id=5978	非职业暴露后预防指导 热线电话 1 - 888 - 448 - 4911
妊娠		
妊娠旅行者	www. pregnanttraveler. com	临床医生和妊娠旅行者可利用的资源
哺乳		

续表 13.3　女性旅行者的网上资源

	网址	
Thomas Hale	http://neonatal.ttuhsc.edu/lact/	有关母乳喂养和药物使用的信息
国际哺乳协会	http://gotwww.net/ilca/	为女性提供咨询服务的国际哺乳顾问可利用的资源
遣返保险		
国际 SOS	www.internationalsos.com	
MEDEX Assistance Corporation	www.medexassist.com	
旅行药盒（travel kit）		
女性排尿引流管(Female Urinary Directors)	www.freshette.com www.travelmateinfo.com www.traveljohn.com	女性排尿引流管可选产品
月经用品	www.divacup.com/ www.keeper.com/ www.softcup.com/ www.gladrags.com/	旅行可重复使用的卫生用品
女性旅行指导	www.voyage.gc.ca/main/pubs/her_own_way-en.asp	为女性旅行者提供旅行信息

月经期

年龄介于 12～55 岁之间的女性平均 1 月行经 1 次，但女性间存在较大变异。在旅行中女性应有所防范，她可能会遇到生命中最糟的经期，比往常更痛和出血更多，或者应该是经期却居然停经了。除了怀孕，旅行期间许多原因会引起停经或月经不规则。例如，旅行的压力，包括睡眠模式（sleep pattern）、饮食、活动、疾病和时区的改变，能够轻易打乱女性的月经周期。女性应被告知可能的变化和如何评估它们。旅行前和旅行过程中她应该进行月经周期的记录。

可以根据她是否使用口服避孕药、她的既往病史和自测妊娠试验的结果的情况，来推荐应采取的措施。女性应警惕在旅行中没有行经并不意味着她不是在排卵。她仍需避孕以防止计划外的怀孕。自测妊娠试验对性生活活跃育龄妇女的评估也很重要，有助于判断其腹痛和（或）异常阴道流血是否可能和怀孕有关。

旅行全程携带足够的一次性卫生巾或卫生棉条很重要，因为在很多国家都没有这些用品。月经杯是另一选择，有些是一次性的（Instead）和可再用的，如：橡胶产品（Keeper）或硅胶产品（Diva or Moon），可使用多年。还有用海绵制成的可再用卫生棉条和各种可水洗垫子。对环保的背包一族和长期旅行者来说可再用的产品最理想。用于个人卫生的消毒湿纸巾和弃置卫生用品的塑料袋也很实用。

部分女性旅行时不喜欢有月经周期。控制月经周期的一种选择是通过使用激素避孕方法，如复方口服避孕药片、贴片或阴道环。女性旅行者按照说明在“停用激素”周的期间和之后持续使用活性激素成分（药片、贴皮片或阴道环），不会出现撤退性出血，直到她准备好停止使用活性激素成分和迎接撤药性出血。

医用包中也应配置治疗痛经和经前综合征的其他症状的药物（表13.2）。

泌尿道感染

由于多种因素的影响，包括失水、因缺乏便利厕所小便频率减少、卫生设施配备较少、性活动增加和运动、饮食和衣着上的其他改变，导致女性易患泌尿道感染。预防措施包括提供给女性旅行者的指导，如保持充足饮水，不管膀胱是否充盈遇到便利公厕尽量小便。

在不发达国家的大城市外旅行的女性最理想的成套装备是一件宽松长裙或类似服装，这样不管在坑厕或户外相对公开的场合中蹲位小便都有利于保持优雅。女性需练习几次这种技巧，以便她自信能正确使用这种方式。许多塑料和纸质漏斗装置的设计使女性在站立位也可以小便。这需要些练习以免尿到自己。在极其寒冷的天气和高地，当女性不想穿裙子或脱裤子时，这些装置特别实用。寒夜在帐篷里或当没有如厕设施时，另一选择是“手提式约翰”（portable john），这是个男女通用的漏斗装置，将尿液排泄到可生物降解塑料袋中，可与内置可生物降解充填剂结合而被充填剂转化为固体不致泄漏。个人用储尿袋能用至满盈（800ml 或 28oz）再丢弃。

若一位老年女性正患阴道干燥和尿频或不伴排尿困难的尿急，近期资料建议：阴道内放置雌激素阴道霜剂、阴道环或者甚至口服避孕药片 1 周 1 次，可以减少泌尿生殖器的干燥和尿频症状。也可以使用阴道湿润剂（如雷波仑，Replens）。若一位女性旅行者的尿频、尿急和排尿困难加重，应建议她自己学会如何诊断和使用抗生素和止痛剂治疗。

若一位年龄较大的女性出现张力性尿失禁或排尿控制有问题，她应在预期旅行前咨询女性泌尿道问题专业医生。至于不严重的小问题，女性旅行者可以学习基格尔体操（Kegel exercises）和携带内裤衬垫。

阴道炎

女性在旅行时易患阴道炎，继发病因与泌尿道感染的许多诱因相同。白念珠菌是引起阴道炎的最常见病因之一，通常，它可致阴道分泌黏稠的干酪样白色分泌物，伴有外阴和阴道瘙痒。若使用多西环素进行疟疾化学药物预防，或使用其他广谱抗生素治疗旅行者腹泻或其他健康问题，那么真菌性阴道炎的发病风险就可能会比较大。

几种抗酵母菌的局部用制剂都是非处方药，包括制菌霉素、咪康唑和克霉唑阴道霜剂或药片。耐药患者可推荐使用四唑阴道霜剂（3 天）或氟康唑（单次口服剂量为 150mg）。由于阴道霜剂在旅行中使用不方便，许多女性喜欢用口服药。其他女性则感觉阴道霜剂可缓解瘙痒症状。外阴瘙痒在必要时也可使用氢化可的松乳膏。若症状持续不消在回家后应由妇科医生进行评估。即使从未得过阴道炎的女性，特别是长期旅行者，也要对此可能性有所准备。

阴道分泌物的另一常见原因是细菌性阴道病。是因为阴道内细菌过度生长，也是因为前面列举的许多相同诱因所致，分泌物通常为浅灰色伴有腥臭味。细菌性阴道病可口服甲硝唑片剂（灭滴灵）或局部使用克林霉素阴道霜剂。若女性旅行者在最近一次性交后出现分泌物和盆腔痛，她有可能染上了性传播疾病，应按照第 14 章和第 37～40 章所讨论的建议进行处理。

避孕

所有有妊娠风险的育龄期女性在进行旅行前咨询时都应包括避孕辅导。可令女性怀孕的男性旅行者在进行旅行前咨询时也应包括避孕辅导。尤其当这男性的性伴侣是身居不太容易获得有效避孕的国度时更为重要。

女性不进行避孕或避孕不当可导致女性怀孕，女性旅行者也不例外。在美国，超过 50％的妊娠是计划外的。如果一位女性已实施避孕，则应对其避孕方法在旅行时使用的便捷性和可靠性，以及有关该避孕方法在旅行时使用的特别推荐进行评估。如果女性想试用一种新的避孕方法，最好在旅行前数月开始试用，当她计划进行长期的异国之旅或将生活在边远地区，更应如此。如果无法实施其现行的避孕方法应对她必须采用的后补计划进行讨论。例如，如果她正在口服避孕药和药盒丢失或被盗她该怎么办？国际计划生育联合会［International Planned Parenthood Federation（IPPF）］保存了一份全球性的避孕指南，并在网上提供了计划生育设计机构的地址清单（见表 13.3）。女性旅行者可以参照这个指南计划旅程，并且可以在地址录上查出合适的供选方案。有各种包括屏障避孕法和激素避孕法的新方法，一种含合成的快速吸收黄体酮的“极速”（spray on）避孕剂也已推出。表 13.4 列出了常用避孕方法。

口服避孕药的女性特别要注意的事项

应建议女性旅行者随身携带额外分量的口服避孕药，因为在另一国家可能很难找到相同的牌子。用完的药盒应保留以备从当地药剂师处寻求替代药。许多低收入国家可能只有较大剂量的避孕药。女性旅行者根据其旅程可以上国际计划生育联合会的网站（www. IPPF. org）查阅所在所到国家可能提供的避孕方法（表 13.3）。

表 13.4 普通避孕方法的选择

方法	结构、原理	优点/缺点	旅行须知内容
屏障方法			
杀精子剂：乳膏剂：胶冻剂，泡沫剂，栓剂，海绵，泡腾片，薄膜	表面活性剂，能损害精子，细菌与病毒的细胞膜	慢性接触可能会引起黏膜的损害，易增加 HIV 感染的危险	非处方药 随身携带 储存的阴暗处 女性控制
阴道避孕海绵	是由医用海绵（聚氨基甲酸酯）和杀精剂（壬苯聚醇-9）组成的外用避孕药具， 在精子到达宫颈之前，海绵可捕捉与吸附精子性交后可留置 6h	一种型号 柜台可供 在使用与放入前需浸湿 环圈的海绵丝带易于帮助取出 放置不宜超过 30h，由于存在罕见传播 TSS 的危险	可在柜台购买 在供水卫生有问题的国家，用瓶装水浸湿 一次放入，可多次性交，24h 内有效。
宫颈帽	机械屏障作用，需要在帽中放些杀精剂	需临床医生根据宫颈情况选配合适的型号， 能在阴道内放置 48h， 致 TSS 危险性小 致宫颈非典型增生的危险小	方便携带 橡胶可能因不耐热和潮湿而变质

续表 13.4 普通避孕方法的选择

方法	结构、原理	优点/缺点	旅行须知内容
阴道隔膜	圆帽状避孕工具 和杀精药一起用 保护时间为 6h	要求临床医生选择相应大小阴道隔膜，反复性交最好与杀精剂并用 使用后应在阴道留置 6h	任何气候皆可携带 在发展中国家可能无杀精剂
女用帽	硅橡胶制作的形如海员帽子，使用时可以不用杀精剂	全橡胶 Latex free 二种规格-要求临床医生选择相应大小，使用超过 48h 可能会破损	方便携带 在将来也许和杀精剂及杀微生物剂一起使用以预防 STI
Lea's Shield Lea 盾（在加拿大和欧洲有售）	医用硅橡制作成的，椭圆形形杯状物，形如宫颈帽；可覆盖在宫颈上，但又不完全箍着宫颈，推荐与杀精凝胶一起使用	不需要临床医生选择合适的规格-一种规格 边上有一环状物，易于取出，性交后至少可以留置 8h 阴道内可放置 48h，超过会破损	方便运输 任何气候皆可携带 炎热环境橡胶可能变质
Oves（法国生产）	形状像 Prentif 型的宫颈帽 一次性使用物品，是由较薄的，较软的硅酮橡胶做成的一次性使用品，且和杀精剂一起用	也可以成为一种经阴道传递药物的载体，而不是作为一种避孕工具	一次性使用 非处方药 在恶心和呕吐较严重时，也可以放入阴道用以促进药物在阴道的吸收

续表 13.4　普通避孕方法的选择

方法	结构、原理	优点/缺点	旅行须知内容
避孕套			
女性避孕套（商品名为Reality）	聚氨酯制作的柔软，宽松袋状物， 无需杀精剂 一次性使用	可以在性交前8h放入	女性自己控制与掌握 在高热与潮湿环境不宜变质 可随身携带
男性避孕套	乳胶薄膜制成	可能会过敏 不需用油剂起润滑作用	国与国之间质量不同 自带由美国产橡胶和聚氨酯避孕套 可能会因炎热与潮湿而损坏
	聚氨基甲酸酯	更薄/更坚韧，更不易破损	放置在袋里可保存1个月，要检查有效期
	羊皮/天然	需用油剂起润滑作用 乙肝病毒，合胞体病毒及艾滋病毒可穿过小孔. 仅用于避孕 不同品牌和不同材料，有不同的质量	避孕套破裂需用紧急避孕法，在一些地方没有备用方法（i. e.，口服避孕药/隔膜/海绵条/等）贮存在阴暗，干燥的地方
甾体激素避孕药			
复合型片剂：雌激素＋孕激素	通过抑制排卵前的内源性雌激素高峰，继发性导致LH峰消失而抑制排卵	可增加月经周期规律性 出血减少 减少痛经	方便，有效，易于携带 需每日服用 可用于推迟月经，方法是边续服用

续表 13.4　普通避孕方法的选择

方法	结构、原理	优点/缺点	旅行须知内容
有许多不同剂型单相型	抑制宫颈黏液的分泌，使黏液量减少，且稠厚，阻碍精子穿透入卵，不利于精子运行，抑制精子的获能，限制精子的活力与寿命，输卵管蠕动力减慢，延迟精子的移行	减少宫外孕 Less PID 较少囊肿 较少的子宫肌瘤 较少子宫内膜异位， 若有严重的恶心与呕吐，需采用备用方法或考虑在阴道内放置药片利于吸收 可用做紧急避孕；查看说明书 有轻微增加深部静脉血栓形成，卒中的危险，特别是对于吸烟者	21 天的原周期包装内药片后又开始服用另一包装内活性药片或服用标有“继续使用”包装的药 继续服用有突破性出血的危险 需考虑药物的相互作用 罕见的深静脉血栓形成的危险 自行携带 调查可供使用的口服避孕药丸和（或）若口服避孕药丸丢失或被盗时其他可用的避孕措施 详见 IPPF 指导内的甾体激素避孕药章节
贴皮片（Evra）	纸板火柴盒大小的，贴在皮肤上的贴片 1 片/每周 X3 周，随后取下一周 每 20 cm^2 大小的片剂中含有 6 mg 炔诺孕酮和 0. 75 mg 炔雌醇	副作用与禁忌证与复合口服避孕药相似 比口服避孕药有较好的依从性 放置在不能接触皮肤的地方	由于每周一剂，所以有较好的依从性 胃肠道疾病也不影响药物的吸收

续表 13.4　普通避孕方法的选择

方法	结构、原理	优点/缺点	旅行须知内容
阴道避孕环(NuvaRing)	易曲的，无色的阴道环可连续使用 3 周，取出一周 释放复合雌一孕激素经阴道黏膜吸收入血循环产生避孕效果	副作用与禁忌证与复合口服避孕药相似 可置留阴道 3 个星期 性交时不必取出 如感不适可以取出，在性交后不超过 3h 再重新放入，超过 3h 需 7 天的备用措施	由于每周一剂，所以有较好的依从性 较少发生突破性出血 胃肠道疾病也不影响药物的吸收
仅含孕激素的避孕方法			
单一孕激素片剂	抑制排卵（也许偶有排卵）黏稠和拉丝度短的宫颈黏液 抑制月经中期 LH and FSH 的高峰分泌	不能服用雌激素时服用 每天服用同样的片剂（停药一周） 减少痛经，减少出血 哺乳期可用 减少血栓栓塞性疾病 老年妇女，吸烟者可用	为预防不规则出血，必须每天同一时间服药（如佩戴一警报式手表以提醒服药时间。需使用其他方法预防性传播的感染性性病（如避孕套）
狄波普维拉-醋酸甲羟孕酮	推荐每 3 周肌内注射 150 mg 剂量 阻断月经中期 LH 峰值并抑	对于不能服用雌激素的妇女是不错的选择 好的依从性 e	使用药物说明书（例如，不能记住口服避孕药） 避孕有效期为 3 个月

续表 13.4 普通避孕方法的选择

方法	结构、原理	优点/缺点	旅行须知内容
狄波普维拉-醋酸甲羟孕酮	制排卵	副反应： 体重增加，月经不调，痤疮，情趣变化性欲降低，骨密度降低，不能马上停药	若旅行 >3 月需采用注射针剂或 switch 方法 需要预防月经不规则
埋植剂	4 cm 长的埋植剂能释放依托孕烯平均每日 60 μg 抑制排卵，宫颈黏液黏稠，导致子宫内膜萎缩	3 年的避孕效果 取出此埋植剂就能够在任何时间逆转 月经周期混乱	旅行期间最好的选择 有效期 3 年
Norplant 1 和 Norplant 2 皮下埋植剂（正逐渐被简单制品及数量少的埋植剂替代，在一些国家有供应）	6 个或 2 个 薄的可渗透的 Silastic（为三甲基硅氧烷和甲基乙烯硅氧烷的共聚体）胶囊，里面含有合成孕激素-左炔诺孕酮	月经不规则 埋植剂难以取出，可能折断 对性传播的感染性性病无保护性 副反应：体重增加，痤疮，脱发 禁忌证包括血栓性静脉炎，肝肿瘤，肝脏疾病，乳腺肿瘤，和妊娠	有效避孕 3～5 年 旅行中可能难予取出 需要预防不规则出血 可引起闭经，月经量减少
仅含孕激素的阴道环	每日每一阴道环释放 10 mg 孕酮	根据所含成分不同，可每 3 个月或每年重放一次 对哺乳期妇女是安全的	方便旅行

续表 13.4　普通避孕方法的选择

方法	结构、原理	优点/缺点	旅行须知内容
宫内节育器			
在美国有两种规格可供使用（在世界各地还有其他可供选择的宫内节育器）	抑制精子的移动，受精及卵子的输送 通过导致慢性无菌性炎症反应的宫腔内环境的改变，干扰着床，和吞噬精子	是未孕妇和经产妇的选择 渴望长期避孕者有较低的STI的危险 宫内节育器导致感染小：对于有多个性伴侣者 患有糖尿病及深静脉血栓的妇女可选用 哺乳期妇女可选用	5～10 年的长期避孕效果 几乎不需要储备 需知道怎样检查节育器尾丝，若脱落需有备用方法 需预防 STI 需医生评估 尾丝缺失 大量阴道出血 腰腹坠胀感 阴道分泌物多 带环受孕
TCu 380A（带铜宫内节育器）	聚乙烯 T 型支架，支撑暴露在表面的 380 mg 铜	在刚放置的头几个月，可引起月经量多和子宫痉挛，放入后释放非甾体抗炎药	有效期 10 年 需较少储备
含左炔诺孕酮的宫内节育器 L（LGN－IUS）	聚乙烯 T 型支架，左炔诺孕酮储存在纵杆的药管中，管外套的聚二甲基硅氧烷膜，每日释放 52 mg of levoquine 20μg 左炔诺孕酮	因为左炔诺孕酮的作用，较少出血和子宫痉挛 L	

续表 13.4 普通避孕方法的选择

方法	结构、原理	优点/缺点	旅行须知内容
将来的避孕措施			
杀微生物剂/杀精子乳膏正的临床试	复合杀精子杀微生物剂可单独使用或与前面提到的工具避孕方法一起使用	可双重预防妊娠与性传播的感染性疾病	
缓释开型避孕剂	每日仅缓慢释放含孕酮的避孕剂 含孕激素的单根型硅橡胶埋植避孕剂 抑制排卵	按事先调整的剂量定时释放 立即吸收 哺乳期妇女可用	
Oves（法国生产）	形状像 Prentif 宫颈帽 一次性使用物品，是由较薄的，较软的硅酮橡胶做成的一次性使用品，且和杀精剂一起用	也可以成为一种经阴道传递药物的载体，而不是作为一种避孕工具	一次性使用 非处方药 在恶心和呕吐较严重时，也可以放入阴道用以促进药物在阴道的吸收
一次性使用的含药阴道隔膜	释放杀精剂的阴道隔的安全性正处于临床试验阶断 可放置 24h，一次放置可多次性交		方便使用，使用时不需要再加入杀精剂

由于时区和旅程时间表的改变在旅途中可能会容易忘记吃口服避孕药片。但是，对服用低剂量复合制剂和只含黄体酮药片的女性来说按时服药非常重要。建议服用此类药的女性佩戴一种特别的带闹铃的手表，当预定的口服避孕药相隔 24 h 服用时间到点时可以准时地发出警示。

另一问题是患病期间的药物吸收。恶心、呕吐和（或）腹泻可减少药物吸收。若吃避孕药 3h 内出现呕吐应再吃另外一片。若恶心和呕吐以及（或）腹泻持续存在，这个月余下的日子应考虑使用另一种避孕法。另一选择是把口服避孕药置入阴道待其吸收。许多研究已证明了阴道放置激素片剂或环的吸收可作为避孕或雌激素替代疗法的一种方法。女性可以选用避孕贴皮片或阴道环作为旅行避孕法。

口服避孕药和其他药物间潜在的药物相互作用

口服避孕药和其他药物间潜在的药物相互作用已成为近期许多研究和病例报告的主题。一些相互作用已得到翔实的记载而且与治疗相关；其他的是没有得到翔实的记载而且存有争议。药物间的相互作用可以是双向存在的。口服避孕药会受其他药物的影响（不是激素水平提高从而增大其效果，就是降低导致怀孕的可能），或者干扰其他制剂的新陈代谢。这些相互作用的潜在机制包括肝微粒体酶诱导作用或抑制作用、干扰类固醇代谢产物的肝肠循环、干扰胃肠道的吸收和蛋白结合的改造。此外，女性口服避孕药在代谢方面存在着很大的个体差异：年龄、个体药动学、饮食、体型、体力活动和神经内分泌条件的差异使得准确预测女性个体药物水平的难度很大。

可能影响口服避孕药效能的药物相互作用

口服避孕药的女性旅行者最关注的是抗生素是否影响口服避孕药的效能。动物实验已显示抗生素能杀死结肠里负责口服避孕剂类固醇早期解离的肠道细菌。没有这样的早期解离和随后的重吸收，就会减低激素水平从而降低其效能。尽管很多病例报告反映青霉素类、四环素类、甲硝唑和呋喃妥因引起避孕失败，但仍缺乏大样本研究证实除利福平外的抗生素能降低类固醇的血药浓度。

迄今为止，口服避孕药和疟疾化学预防药物如阿托伐醌/氯胍和甲氟喹之间没有已知的药物相互作用。多西环素和其他广谱抗生素会暂时性减少结肠细菌，从而抑制炔雌醇的肝肠循环。对肝肠循环的这种影响，其重要性因人而异。但不认为有明显临床意义，也不常规推荐支持避孕法。更保守的方法是：对正服用多西环素和口服避孕药片的女性，在最初 3 周推荐使用支持避孕法。若这时正好是停用激素周，她应继续使用一盒新的活性激素药片来避孕，以免药物的血液浓度降低。3 周后，肝肠循环应已恢复，支持避孕法可以停止了。

避孕失败：紧急事后避孕

大多数育龄期女性存在旅程中怀孕或将怀孕的可能性。避孕失败是常见的。避孕套破裂，阴道隔膜滑落，因时区改变漏服避孕药，或因上吐下泻导致药片吸收不良，避孕用品也可能会丢失或被盗，女性还可能遭遇强奸或袭击。

紧急事后避孕（EC）的定义是：女性在未设防的性交后能避免怀孕所使用的一种避孕方法。为达到最佳效果，紧急事后避孕应在未设防性交后尽快开始。在最初的 12～24 h 内开始治疗最有效，务必在 120h 内采取措施。因此，重要的是，旅行医学临床医生向所有具怀孕风险的女性推荐紧急事后避孕。

女性旅行者最容易的方法是 B 计划，即服用 2 片左炔诺孕酮(750 μg)。B 计划最近已得到 FDA 的认证，在美国可作为非处方药销售给 18 岁以上的女性。紧急事后避孕的其他方法包括，服用只含孕酮的迷你或低剂量药片，其剂量与 B 计划中提供的贴有商标的产品相匹配，或正规服用含炔雌醇和炔诺孕酮或左炔诺孕酮的口服避孕药（见表 13.5）。近期的资料表明，只含孕酮的紧急事后避孕治疗(单剂量同时服用两片 750 μg 的左炔诺孕酮）更有效，而且比用复方雌孕激素合剂（每 1 剂量含 100～120 μg 炔雌醇和 500～600 μg 左炔诺孕酮）治疗所引起的呕吐更少。使用复合制剂疗法常引起恶心呕吐，因此可以处方些止吐药，供第 2 剂量的口服避孕药服用前30 min 使用。可能应多开些止吐药以备她在服首剂避孕药后的 1～3 h 内呕吐（见表 13.5）。另一种紧急事后避孕方法的实用性较差，旅行者较少使用，即在未设防性交后的 5 天内置入释放铜的宫内节育环。

表 13.5　紧急避孕法

商标	首次剂量	第二次剂量（12h 以后）	炔雌醇每日剂量（ug）	左旋 18 炔诺孕酮每日剂量（mg）
单方　孕酮片剂				
Plan B	2 白片	不需要	0	1.5
奥瑞特（18-甲炔诺酮制剂的商品名）	40 片	不需要	0	1.5
复方雌孕激素合剂（炔雌醇＋左炔诺孕酮）				
Alesse	5 片粉红色片剂	5 片粉红色片剂	100	0.50
Levlen	4 片浅橙色片剂	4 片浅橙色片剂	120	0.60
Levora	4 片白色片剂	4 片白色片剂	120	0.60
Lo/Ovral	4 片白色片剂	4 片白色片剂	120	0.60
Nordette	4 片浅橙色片剂	4 片浅橙色片剂	120	0.60
Ovral	2 片白色片剂	2 片白色片剂	100	0.50
Seasonal	4 片粉红色片剂	4 片粉红色片剂	120	0.60
Tri-Levlen	4 片黄红色片剂	4 片黄红色片剂	120	0.50
Triphasil	4 片黄红色片剂	4 片黄红色片剂	120	0.50

更多的选择请到此网站：www. ec. princeton. edu

在没有防护的性生活后（120 h 内）服用第 1 剂 EC ASAP 和第 2 剂，若指明第 2 剂应在服药 12 h 以后。

紧急事后避孕药并非堕胎药。资料显示，紧急事后避孕药的基本作用原理是延迟或阻止排卵。由于排卵后药物仍有效，还存在其他几种作用机制的设想，包括干扰黄体功能、改变宫颈黏液、改变输卵管传送或子宫内膜和抑制受精；但均未得到证实。

米非司酮（RU-486）是一种抗黄体酮药，可作流产用药，小剂量使用则可充当紧急事后避孕药。它能阻止卵巢排卵和改变子宫内膜环境使受精卵不宜植入。研究显示此药更有效、更安全，比左炔诺孕酮或组合药片用药法的副作用更少。欧洲和中国均有此药供应。

紧急事后避孕药的供应在世界各地存在很大的差异性。如果女旅行者的处方药丢失或被盗了，建议她采用旅行所在地区可提供的避孕方法是重点。紧急事后避孕网址（http://opr.princeton.edu/ec/）提供了紧急事后避孕方法的信息，以及世界各地紧急事后避孕法的可检索数据库，还有紧急事后避孕 24h 热线：1-888-NOT-2-LATE（见表 13.6）。如果旅行者怀孕了并希望终止妊娠，最好是回家再处理。国际计划生育联合会列举的 128 个国家一半以上是禁止流产的，除非是强奸和患有危及生命的疾病等非常情况。

表 13.6　世界各地可供的紧急事后避孕药

片剂名称	仅含黄体酮或合剂	国家
An Ting	仅含孕酮	中国
毓婷（Yu-Ting）		
ECee2	仅含孕酮	印度
Epills		
Low Femina	合剂	尼泊尔
Madonna	仅含孕酮	泰国
左旋-18-甲基炔诺孕酮 0.75 mg	仅含孕酮	阿尔及利亚，澳大利亚[a]，贝宁[a]，布基纳法索[a]，喀麦隆，刚果[a]，塞浦路斯，多米尼加共和国，法国波利尼西亚[a]，加蓬；[a]，加纳[a]，希腊[a]，几内亚-科纳克里[a]，冰岛[a]，印度[b]，意大利，韩国，黎巴嫩，利比亚[a]，马达加斯加，马里[a]，毛里塔尼亚[a]，尼日尔[a]，塞内加尔[a]，南非[a]，西班牙，斯里兰卡[a]，瑞士[a]，Tongo [a]，突尼斯[a]，土耳其，委内瑞拉

续表 13.6　世界各地可供的紧急事后避孕药

片剂名称	仅含黄体酮或合剂	国家
左旋-18-甲基炔诺孕酮 1.5 mg	仅含孕酮	比利时[a]，丹麦，芬兰[a]，法国，爱尔兰，卢森堡[a]，毛里求斯[a]，荷兰[b]，挪威[b]，葡萄牙[a]，瑞典[b]
Optinor	仅含孕酮	阿鲁巴，贝宁，布隆迪，多米尼加，衣索比亚，冈比亚，加纳，肯亚，利比里亚，毛里求斯，尼日尔，St Lucia，多哥
保仕婷（Postinor）	仅含孕酮	亚美尼亚，奥地利，阿塞拜疆，Belarus，丹麦[a]，佐治亚州，希腊，冰岛，卢森堡公国，哈萨克，Kyrgyzstan，马来群岛，Moldova，内蒙古;，尼日利亚，挪威，俄国，西班牙，瑞典[b]，塔吉克斯坦，土库曼斯坦，乌兹别克斯坦
保仕婷-2（Postinor-2）	仅含孕酮	阿尔巴尼亚，阿根廷，澳大利亚[a]，孟加拉，巴贝多，玻利维亚，巴西，智利，中国[a]，Columbia，捷克共和国，厄瓜多尔，爱沙尼亚[a]，香港，印尼，以色列共和国[a]，牙买加[a]，肯尼亚，拉脱维亚[a]，立陶宛，马来西亚，墨西哥，Myanmar，新西兰[a]，秘鲁，葡萄牙[a]，Romania，塞尔维亚/Montenegro，新加坡，斯洛伐克人[a]，斯里兰卡，台湾，泰国，Trinidad and Tobago，委内瑞拉，越南，也门，津巴布韦

查找在任何国家可用的紧急避孕药的方法，请到此网站：http://ec.princeton.edu/worldwide/default.asp#country

[a]处方药

[b]非处方药

（来源：http://ec.princeton.edu/）

性传播传染病

性别相关的病理生理学，决定了已感染的男性将病传染给未感染女性的比率增高，因此，性传播传染病（sexually transmitted infections，STI）对女性尤为重要。此外，女性患性传播疾病后其后遗症也比男性更严重，如盆腔炎（pelvic inflammatory disease，PID）或不育症。

欲防止性传播传染病，即使已同时在使用另一种节育方法，也应避免随意性行为或使用避孕套进行安全性生活。无论男女和不管旅途中是否计划过性生活，优质乳胶避孕套都是成年旅行者个人医用包的必备用品。乳胶过敏者可用聚氨酯女用避孕套替代。可以向旅行者提供有关性传播传染病的体征和症状的概述信息卡或小册子，以便在专业医疗保健遥不可及时可进行自行诊断和可能的治疗。旅行者可利用由 Marie Stopes International 主办的“你的性健康护照”（Your Passport to Sex Health 这一资源，它综述了安全性生活的措施和性传播传染病的症状和治疗，以及避孕方法和流产可用资源（见表 13.2）。

应告知女性旅行者在高危性暴露或性强暴后，可使用抗反转录病毒药及其在 HIV 暴露后预防（称为非职业暴露后预防，或 NPEP）的应用。HIV 从感染男性传播给未感染女性的概率估计等同于高危针头刺伤。因此，非职业暴露后的 HIV 预防最好在高危暴露后 1h 内开始，并且不宜晚于 72h。

在某些案例中，可以给女性旅行者一种非职业 HIV 暴露后预防的“启动药盒”，内置 3～5 天量的抗病毒药。可在情况能得到进一步评估和（或）能获得更多药物之前的紧急状况下可使用这种药盒。她也可以选择回家后再采取行动。选择使用哪些抗病毒药取决于旅行路线和当时非职业 HIV 暴露后预防的最新建议。

三药疗法，如使用 3-硫胞苷＋齐多夫定＋依法韦仑 3 种药物抗病毒，这种启动药盒的批发价平均为 200 美元，HIV 高危暴露后通常推荐 28 天的非职业 HIV 暴露后预防疗法，大约需花费 1500 美元。由于药物可有明显的副作用，非职业 HIV 暴露后预防治疗应在医学督导下用药。大多数发展中国家没有这些药物供应。（见第 14 章和第 37 章）。

高海拔状况下应关注的妇科情况

正口服避孕药的女性去到中等海拔高度的地区还可以继续用药（<3600 m 或 12 000 英尺），因为怀孕风险可能比血栓形成的风险要大。口服避孕药的女性在任何地平纬度患深部静脉血栓形成/肺栓塞的风险都比较大，估计约为 5∶100 000。妊娠使患深部静脉血栓形成/肺栓塞的风险提高了 12 倍，大约 60∶100 000。口服避孕药的女性若长期在很高纬度地方逗留，应建议她们考虑其他避孕方法，因为在理论上血栓形成和肺栓塞的风险增大了。

妊娠期旅行

不同年龄和不同妊娠期的怀孕妇女会因商务、职业和个人原因出门旅行。首先，旅行医生应在其产科医生协助下和她共同回顾既往病史和生产史（见表 13.7）。应避免在妊娠最后一个月和会对孕妇或胎儿构成严重威胁的情况下旅行。旅行可能存在的危险因素和潜在禁忌证列于表 13.8。如果孕妇以往曾有不良妊娠结局或很难受孕而且年届 30 多岁或 40 岁，她应极其慎重地权衡可能存在的危险因素。

应对整个旅程的情况进行评估，尤其应关注在旅途中和最终目的地是否能获得优质的医疗服务。万一在旅途中出现早产或突发妊娠并发症，能获得优质的医疗服务是非常重要的。还应该审慎考虑旅行路线，看是否有暴露于某些传染病的可能存在危险，例如：耐氯喹的恶性疟、戊型肝炎、伤寒、阿米巴病、流行性感冒、脊髓灰质炎和黄热病，因为和没有怀孕的个体相比，孕妇的免疫状态发生了变化，这些与旅行伴生的疾病可以令孕妇发生更严重或甚至致命的并发症。此外，也有关于孕期使用疟疾化学预防药物和某些预防接种方面的顾虑。通过调整某些目的地和旅程路线中的活动，可以减少暴露于特定危险因素的可能性。

表 13.7　妊娠妇女旅行前的评估

步骤	内容
病史	回顾过去病史，过去产科与妇科病史
体格检查	产科医生评估孕龄，胎儿发育情况，孕妇并发疾病、产科疾病、社会生活相关危险因素
实验室检查	超声检查 根据病史做甲型肝炎、乙型肝炎、丙型肝炎、戊型肝炎、巨细胞病毒、麻疹、风疹、水痘、弓形体病等血清学检查
重审计划好的行程	评估可获得的医疗护理资源 在旅行中及目的地的产科及妇科护理资源 健康保险的覆盖情况 遣返保险 母亲与胎儿对暴露以下情况的危险性与益处的分析 感染性疾病：普通的和外来的 推荐的预防接种 推荐的疟疾化学预防治疗 若旅途中患病，治疗相关的危险因素 环境相关的危险因素 水/食物 交通 昆虫 海拔高度 戴水肺潜水 污染 高热 体育活动 其他

续表 13.7　妊娠妇女旅行前的评估	
步骤	内容
特别推荐	预防接种
	环境的危险
	交通
	昆虫
	水/食物
	海拔高度
	轻微不适（恶心，胃胀，反胃，尿频，痔疮，脚肿，其他）的自我治疗方法
	掌握急症的症状与体征
	医用药盒：见表 12. 6
	携带病史复印件，包括血型、Rh 类别、超声报告及其他相关的资料

表 13.8　妊娠期间旅行中潜在的禁忌证
常见病的危险因素
血栓栓塞性疾病的病史
严重哮喘或慢性肺病
肺动脉高压
心脏瓣膜疾病［即：以纽约心脏学会（NYHA）评定的 III 或 IV 级心力衰
心肌病
高血压病
糖尿病
肾功能不全
贫血（血色素＜8.5 g/dl）或其他的血红蛋白病
需要进行评估与治疗的内科疾病

续表 13.8　妊娠期间旅行中潜在的禁忌证
产科相关危险因素
流产史
目前妊娠期间存在先兆流产或阴道流血
子宫颈闭锁不全
宫外孕病史（旅行前应 B 超排除）
早产，胎膜早破，胎盘早剥或分离
现孕多胎妊娠
现有或过去有胎盘异常病史
胎儿发育异常
过去妊娠史中曾伴发毒血症、高血压、糖尿病
不孕或难孕的病史
＞35 或＜15 岁的初产妇
旅行目的地的潜在危险性
高海拔
戴水肺潜水
有威胁生命的食物或虫媒传染的流行病的区域
对氯喹耐药的恶性疟原虫流行的区域
要求或推荐注射活疫苗的区域
改编自 CDC 2005—2006 国际旅行卫生信息（Health Information for International Travel），亚特兰大：美国 Department of Health and Human Services，2005）

重要的是女性旅行者要查核其保险计划有关的医疗保险范围。很多保险计划并不包括在国外的孕妇，而且很多计划对孕妇有旅行截止日期，超过这日期保险不支付所保地区外的分娩费用。孕妇不得不购买额外保险和紧急后送保险。所有怀孕的旅行者应携带她们的病历资料（包括最近孕龄、预产期、血型和 Rh 因子以及胎儿超声报告的复

印件）以防出现紧急情况。

辅导孕妇时要回答的基本问题

预期到边远地区旅行的孕妇在确认她们的旅程前需要了解以下信息：

1. 与旅行相关的医疗、产科、旅行者个人的相关社会活动的风险是什么？

2. 旅程必需的和推荐的预防接种对孕妇是否安全？

3. 治疗疟疾和其他由寄生虫引起疾病的何种药物对孕妇是安全的？

4. 旅行者腹泻的何种预防性和治疗性措施对孕妇是安全的？

5. 目的地可提供什么医疗服务？

6. 如果她在保险地区外分娩或出现与妊娠相关的并发症，其医疗保险的支付范围是什么？

7. 需寻求紧急医疗救助的与妊娠相关严重疾病的体征是什么？

8. 为保护孕妇及其胎儿所采取的疾病医疗处理应遵循的一些一般指导方针是什么？

旅行前应对妊娠期或哺乳期时旅行的文化方面做些研究。文化不同，风俗习惯也有差异。在某些国家，妊娠 8 个月的孕妇作为公司的主要发言人在重要谈判中别人会对她不以为然。同样，某些文化习俗是不允许在公众场合用母乳喂养婴儿的。

妊娠期的交通风险

航空旅行

航空公司有关妊娠和飞行的政策不同，因此最好在预订航班时与航空公司进行确认。有些航空公司可能要求填写医学表格。除非有医生证明，大多数航空公司不允许超过 35～36 孕周的孕妇旅行。商用航空器在高纬度飞行时能维持客舱内气压在海拔 5000～8000 英尺（1524～2438m）的水平。中度贫血（血红蛋白＜8.5g/dl）或血氧饱和度低下的孕妇可能需要吸氧。胎儿血液循环和胎儿血红蛋白水平能保护胎儿在空中飞行时不会发生去饱和度作用。

孕妇在飞行中应对某些情况有所警惕。妊娠期出现的凝血因子改变和静脉扩张使孕妇易患表浅和深部血栓静脉炎或“经济舱综合征”。孕妇发生急性髂股静脉血栓症的概率比非孕妇多了 6 倍。造成这风险的原因可能是：①子宫增大压迫下腔静脉和髂静脉；②凝结因子和纤维蛋白溶解抑制剂增多。在长途空中飞行时妊娠旅行者可要求坐通道位，并在确保安全的前提下沿着通道行走，每 30min 至少行走 1 次，以促进循环。长途飞行时鼓励多做一般的伸展活动和等量腿部锻炼。

加压飞行产生的低湿度能导致严重的不显性发汗。机舱保持 8% 的湿度。水合作用对胎盘血流至关重要。应鼓励孕妇喝非酒精饮料。安全带应系于骨盆下部周围并且在飞行中不要松开。

肠道气体膨胀能令孕妇特别不舒服。应避免摄入产气食物和航空食品。孕妇应携带自己的健康小吃和瓶装水。

时差综合征是往东面跨好几个时区的旅行者所出现的一种重要现象。时差综合征的药理学疗法不宜推荐给孕妇。无论是否有避免时差综合征的计划，孕妇应有足够的液体、食物和休息。值得推荐一项日常运动和改变睡眠模式的计划，它能把时差综合征造成的昼夜节律和精神活动紊乱减到最低。并未发现褪黑激素在妊娠期会引起毒性，但尚未深入研究。

机场安检时的射线照射是最小限度的，而且未发现会增加不利后果。这些是磁强计并且对胎儿无害。

汽车旅行

由于有静脉淤滞和血栓栓塞的风险，孕妇乘汽车或巴士旅行时不应坐太长时间。会阴和腿部的曲张静脉也是常见的与妊娠有关的问题，久坐或仰卧会令其加重。因此，孕妇应穿弹性长筒袜和避免长时间的不活动。通常建议每天坐车时间最多为 6h，每 1～2h 停下 10min 来行走以增加腿部静脉回流。

孕妇的大多数严重钝伤是机动车事故造成的。美国妇产科医师学会已推荐孕妇在乘坐汽车时系上三点式减震安全带。应告诫旅行者在世界上大部分地区，计程车、其他汽车和巴士没有三点式减震安全带。

海上旅行

大多数客轮同意运载孕期达7个月的孕妇，而且船上配有良好适用的医疗设施。孕妇应探究船上所提供医疗服务、设施和培训人员的可用性。在由较小的旅游公司运营的帆船上或自助游时，缺乏医疗服务可能是一个问题。海上旅行中最主要的一个健康风险是加重了妊娠伴有的恶心和呕吐。当在甲板行走时必须小心，以免因为船的移动和由于妊娠造成的身体不平衡发生意外。

食品与药物管理局关于孕妇使用的分级

食品与药物管理局已建立了一个以人和动物数据为依据进行药物分类的系统，从妊娠期可安全使用的A级药物，到已证实有致畸性的妊娠期禁忌使用的X级药物。该系统的陈述不明确，不仅令医生难以解释和用于咨询，也引起了女士们的忧虑。同时还发现该系统分类在新数据出现后并未予以更新。

A类　在女性中进行了充分和控制良好的实验，显示对胎儿无害。

B类　未发现对人有害的证据。或者是动物实验显示有害，但未发现对人有害，或者是动物实验显示无害，但缺乏临床实验。

C类　不能排除有危害。没有充分和控制良好的临床实验，或动物实验显示对胚胎有害或没有进行动物实验。只有当药物的潜在效益比对胎儿的潜在危害大时才使用。

D类　存在对胎儿有害的确凿证据。但是药物的潜在效益超过了潜在危害。

X类　孕妇禁忌用药。动物实验、临床实验、调查或销售后报告已显示对胎儿的危害远超过对患者的任何潜在效益。

畸形学学会（Teratology Society）已提议食品与药物管理局废掉现行的分类，取而代之以更有意义、以证据为基础的叙述性陈述。其他国家如瑞典、澳大利亚、荷兰、瑞士和丹麦根据评估的胎儿危险体系建立了不同的分类系统。

所有临床医生在为妊娠旅行者提供建议时应通过以下渠道获得信息资料，如由 Briggs 等编著的“妊娠期和哺乳期用药”，和在线资源如畸形学信息服务机构（http://otispregnancy.org/），致畸因子信息服务（TERIS http://depts.washington.edu/~terisweb/teris/和 Reportox（http://www.reprotox.org/Default.aspx）。

临床医生必须帮助孕妇权衡旅行对胎儿成长和孕妇健康两方面的风险效益比。这包括评估各种对孕妇或其胎儿的风险，诸如推荐预防接种、化学药物预防治疗、暴露于疟疾、旅行者腹泻或其他由寄生虫引起的疾病和环境问题。若孕妇一定要旅行，从事旅行健康咨询工作的医生和其他医务工作者应了解以下指导和预防措施，以确保孕妇及其腹中旅行者的安全。

女性旅行者的疫苗使用

有关疫苗的推荐，疫苗的注意事项与禁忌证根据各年龄段妇女而有不同。

准备怀孕的妇女应该考虑在受孕前免疫，以预防疾病在后代的发生。据估计超过 50%的怀孕是计划外的，所以应该定期更新所有妇女的免疫状态。如果一位妇女接种活病毒疫苗，她应该把怀孕推迟至至少 4 周以后，因为理论上胎儿会有被传染的危险。如果有妇女注射活病毒疫苗后发现自己怀孕了，这并非是终止妊娠的适应证。依据疫苗登记收录的接种后的观察数据，孕妇意外接种活病毒疫苗后出现胎儿畸形概率并未增加。哺乳不是疫苗接种的禁忌。产后是妇女补种疫苗的理想阶段。

妊娠期间的疫苗接种

每一次疫苗免疫的利弊都要仔细权衡，既要考虑疫苗对胎儿的潜在影响又要考虑妊娠中染病的风险及其对母亲和胎儿的影响。如果暴露于疾病的可能性很大，那么孕期接种的重要性常超过疫苗本身的风险。最好不要在妊娠的早期接种，因为目前还无法确定接种对发育中的胎儿的影响。通过检查旅行者的甲型肝炎（甲肝）、乙型肝炎（乙肝）、水痘、麻疹和风疹的血清保护性抗体，来评估其易感性。

与免疫球蛋白或特定的球蛋白试剂一样，下列疫苗在孕期可能是安全的：类毒素疫苗例如破伤风疫苗和白喉疫苗；灭活疫苗例如灭活脊髓灰质炎疫苗、灭活伤寒疫苗、甲肝疫苗和乙肝疫苗；病毒性流感疫苗；狂犬疫苗；日本脑炎疫苗；多糖疫苗例如脑膜炎球菌疫苗和肺炎球菌疫苗。因为没有足够的科学数据评估其在孕期的安全和应用，这些疫苗被列为孕期B类和C类。孕期疫苗接种的指征见表13.9。

表13.9 生育期寄生虫感染的潜在影响

寄生虫感染	生育力的损害	早产	胚胎感染
原生动物			
溶组织阿米巴原虫	X	X	X
兰伯贾第虫	X	X	X
利什曼原虫属	X	X	X
疟原虫	X	X	X
锥体虫属	X	X	X
鼠弓形体		X	X
卡氏肺囊虫		X	X
肠内线虫			
（人）蛔虫	X	X	X
蛲虫	X		
鞭虫			
钩虫	X	X	X
肠外线虫			
粪类圆线虫	X	X	
旋毛（线）虫	X	X	X

续表 13.9　生育期寄生虫感染的潜在影响

寄生虫感染	生育力的损害	早产	胚胎感染
丝虫属	X	X	X
吸虫			
血吸虫属	X	X	
华支睾吸虫	X	X	
卫氏并殖吸虫	X	X	
绦虫			
棘球绦虫	X	X	
绦虫	X	X	

（改编自：MacLeod C L，Lee R V 1988 In：Burrow GN，Ferris TF（eds）Medical complications during pregnancy，2nd edn. Saunders，Philadelphia.）

[a]见课文讨论。

孕妇和接种次月可能怀孕的妇女通常禁止接种减毒活疫苗。麻疹疫苗、流行性腮腺炎疫苗、风疹疫苗和水痘疫苗绝对不能给孕妇接种。如果暴露于黄热病不可避免，那么应该使用其疫苗，因为妇婴罹患急病后的危险比疫苗理论上的风险更大。

下面将讨论针对孕妇旅行者的几种疫苗的使用。针对所有旅行者的详细的疫苗叙述请参考第 5 章。

霍乱疫苗

在瑞典和拉丁美洲也有一种口服全细胞复合 β 亚基灭活疫苗（WC/rβS）。初步数据显示该灭活疫苗在孕期和哺乳期是安全的。由于会导致脱水，孕期染上霍乱是很严重的，因此要尽可能减少暴露。

甲型肝炎疫苗（甲肝疫苗）

母亲的甲型肝炎病毒感染与围产期传播是没有联系的。但是，在急性感染时也发现过胎盘早剥和感染婴儿早产。

孕妇接种甲肝灭活疫苗的安全性和有效性仍未能确定，生产商将该疫苗归类为 FDA 孕期 C 类。由于它不是一种活病毒疫苗，发热反应是人们主要的担心。如果旅行线路中存在高风险，应该使用甲肝疫苗或免疫球蛋白。对于在发展中国家出生或者生活的旅行者，应在出行之前进行血清学检查。

乙型肝炎疫苗（乙肝疫苗）

以下情况之一建议孕妇接种乙肝疫苗：计划在海外分娩的长期旅行者，可能与新的伴侣有活跃的性生活，将要在医疗机构，难民营或类似的机构工作。所有且性生活活跃的妇女，包括孕妇，将访问没有常规乙肝血清检测的地方时，因生产或流产后的出血需要输用的血液可能已受感染，所以应考虑接种乙肝疫苗。如果母亲携带乙肝表面抗原或 e 抗原，新生儿在出生时应当注射乙肝疫苗和高滴度乙肝免疫球蛋白。乙肝重组（灭活）疫苗可以给有感染风险的孕妇接种，最好在妊娠早期以后。对 HBV 的免疫也预防丁型肝炎。

甲型和乙型肝炎联合疫苗

目前没有对孕妇使用的数据。如果需要可以考虑使用。

人乳头状瘤病毒疫苗

怀孕时生殖器区域的人类乳头状瘤可能会增殖并在分娩时传给胎儿。目前关于 4 价人乳头状瘤病毒疫苗的数据有限，不建议在孕期使用，而应当鼓励她们在怀孕前接种。哺乳期妇女可以接种人乳头状瘤病毒疫苗。

日本脑炎疫苗（译者注：日本脑炎国内又称乙型脑炎）

关于孕期感染日本脑炎的风险和宫内感染的后果，目前的知识相对较少。但是，妊娠早中期感染曾导致流产。目前所知的疫苗给孕妇使用是否安全还不能确定。如果没有必要前往有风险的地区旅行，最好推迟出行。日本脑炎病毒的自然宿主包括猪和水鸟，由蚊子传播。将去日本脑炎流行区的旅行者需要采取的预防措施包括防止蚊子叮咬和避免前往有养猪场和水稻田的农村。

脑膜炎球菌疫苗

前往沙特阿拉伯麦加朝圣的旅行者必须接种脑膜炎疫苗。以下高风险情况也建议接种该疫苗：在 12 月至 6 月间前往非洲次撒哈拉流行区，或者全年任何时候前往流行区域诸如肯尼亚、乌干达、坦桑尼亚、尼泊尔和印度。孕期也可接种。抗 A、C、Y 和 W－135 型脑膜炎球菌的 4 价脑膜炎球菌结合疫苗（MCV4）对 11～55 岁的非妊娠妇女是安全的并具免疫原性；但是对于孕妇使用的安全性还没有数据，如果确实需要可予接种。孕妇一旦接种了该疫苗，就必须到孕妇登记处登记（800－800－2463）。孕期接种 4 价（A、C、Y、W－135）脑膜炎球菌多糖疫苗的研究没有报道副作用。一种抗 A 和 C 型脑膜炎球菌的 2 价疫苗在很多其他国家普遍使用。巴西曾在脑膜炎流行时期于孕妇和婴儿人群中对此类疫苗进行评估，结果显示是安全的。

脊髓灰质炎疫苗

旅行的孕妇需要对脊髓灰质炎有足够的防护，孕期感染后致瘫的概率较大。有过母亲的炎症导致胎儿缺氧性损伤的案例。在妊娠晚期经胎盘传播的新生儿疾病有 50％的死亡率。如果旅行者初始免疫的最后一剂是在 10 年内完成的，那么她应该是受保护的（不过有些专家建议在 5 年内要去高流行地区的旅行者行加强免疫）。无论需要初始接种还是加强预防接种，建议那些准备去流行地区的包括孕妇在内的成人，都接种脊髓灰质炎灭活疫苗。在高感染风险情况下若缺乏灭活疫苗，可使用口服疫苗。在芬兰，在一个全国性的免疫推广活动中曾有几千孕妇接种过口服疫苗，但先天畸形的发生并没有增加。

狂犬病疫苗（二倍体细胞培养）

孕妇可以接种狂犬病疫苗，用于暴露前后的预防。最近的一次文献综述发现 24 个孕妇被狂犬病动物咬伤的案例，这些事故发生在妊娠的各个时期。这些妇女注射了马血清狂犬病免疫球蛋白并接种非洲绿猴肾细胞狂犬病疫苗或者鸭胚胎狂犬病疫苗。结果是有两个婴儿早产，并出现 1 例自发性流产。只有一例婴儿出现大血管移位的问题，但手术后恢复良好，除此之外所有婴儿没有生理和精神方面的异常。至于那个手术病例，咬伤发生在胚胎学心脏形成期之后，所以其先天畸形不考虑与疫苗有关。

不管在暴露之前或之后接种，使用现代组织培养提取的狂犬病疫苗是安全的。如果一个妇女受感染的危险性高或者要在流行疫区国家逗留 30 天以上，她可以接受暴露前的接种。如果被感染的哺乳动物包括猴子和蝙蝠等挠伤或咬伤，应尽快进行暴露后的接种。如果孕妇感染了狂犬病，应尽早分娩存活的婴儿并给婴儿高滴度狂犬病免疫球蛋白和暴露后接种。

伤寒疫苗

有两种疫苗可以预防伤寒，但是在孕期使用的安全性目前都没有资料。Vi 荚膜多糖非口服疫苗只有在确实需要的时候才在孕期使用。理论上不建议使用口服 Ty21A 细菌性减毒活疫苗。

破伤风白喉疫苗和无细胞百白破疫苗

没有证据显示破伤风白喉疫苗（Td）在孕期可致畸形，最好在妊娠中期或以后使用，以便最大限度减少对疫苗致畸的忧虑。在孕期接种了无细胞百白破疫苗（Tdap），母亲的抗体经胎盘传输给婴儿，有可能在婴儿早期保护其免受百日咳感染。然而，来自母亲的百日咳抗体会干扰婴儿百白破疫苗的免疫反应，使百白破疫苗对婴儿百日咳感染的保护性减弱。在没有更多数据的情况下，建议在孕期使用 Td。临床医生如果决定使用 Tdap 以预防百日咳，最好是在妊娠中期或以后接种。

水痘疫苗

孕期染上水痘可能会导致严重的母体疾病，有证据显示其病死率比非怀孕妇女高出 5 倍。感染水痘的孕妇通常生出健康的婴儿，但是，宫内感染可能导致新生儿先天异常或者严重的水痘。

有水痘接触史的孕妇应进行暴露后的预防。水痘免疫球蛋白（VZIG）在美国已停止生产，而在国外也难以获得。VariZIG 是一种从含有高滴度的水痘抗体（IgG 类）的血清中提取的纯免疫球蛋白。如果妇女接受了 VariZIG 预防，她也需要在 5 个月后接种水痘疫苗以确保免疫力。如果孕妇水痘暴露后无法在 96h 内注射 VariZIG 或免疫球蛋白（IGIV），应当考虑使用阿昔洛韦治疗。VariZIG 是一种试验药品，在旅途中可能难以获得（咨询电话：1－800－8432－7477）。

黄热病疫苗

黄热病疫苗是一种活病毒疫苗，不应给孕妇常规使用。如果孕妇将要前往一个感染风险非常低的疫区，而目的地国家要求黄热病免疫证明，根据世界卫生组织的规定，用一封官方的豁免声明应可以代替疫苗接种来满足入境要求。如果需要前往高风险的疫区，那么接种疫苗的益处被认为大于理论上的对胎儿和母亲的小风险，所以应该接种疫苗。

关于孕期使用黄热病疫苗的免疫原性存在着不一致的数据。在尼日利亚的1986—1987年的黄热病暴发期间，曾给101个孕妇接种该疫苗（17D疫苗），并没有发现对母亲或胎儿产生的不利影响。与可比较的非孕妇对照组相比，在妊娠晚期进行接种的孕妇和母亲，体内的抗体应答较低。

最近的研究显示，孕期接种黄热病疫苗有较好的免疫应答。2000年在巴西的一次大规模的预防接种中，480个平均孕期5.7周的孕妇接种了该疫苗。在最后1个接种完成后6周，98.2%孕妇的IgG呈阳性，所以孕妇接种该疫苗的血清抗体阳转率为98%（425/433的孕妇在孕期的早期接受免疫）。未发现在妊娠初期接种产生的母体血清抗体阳转会导致畸形。

有很多登记处在收集孕期使用某些疫苗的结果。因此，在孕期接种了疫苗的妇女应该在相关的登记处登记，以便获取孕期疫苗接种安全性的进一步数据（表13.9）。

孕期的虫媒传播疾病

在孕期防止虫媒传播疾病的个人防护是重要的，因为有些疾病在怀孕期间的进展更加快速。据观察孕妇更易被蚊子叮咬，所以，旅行的孕妇穿着覆盖大部分身体的衣服是非常必要的。在衣服和蚊帐上涂上扑灭司林仔细地在暴露的皮肤上涂抹含有避蚊胺的驱蚊剂。第1章中有关于驱蚊剂使用的综述。

孕期中疟疾的化学预防法

旅行者包括孕妇的疟疾预防，在第 6 章中有详细的论述。简单地说，孕妇用每周剂量的磷酸氯喹，对氯喹敏感株疟疾的化学预防是安全的。有报道称每日服用氯喹的母亲的新生儿中发生过脉络膜视网膜炎，所以在理论上该药也存在风险。

在有对氯喹耐药的地区使用疟疾化学预防对于孕妇旅行者来说问题较大，因为担心其他抗疟药对于胎儿生长发育的安全性问题。在一项双盲、有安慰剂作对照的研究中，在泰国和缅甸交界的一个疟疾高发区，妊娠中晚期使用甲氟喹防疟对恶性疟原虫的保护效果超过 86％，对间日疟则提供 100％的保护，而对胎儿的危险很小。研究中每周服用甲氟喹预防疟疾能被很好耐受，仅出现服用初期负荷剂量（10mg/kg）时出现的短暂的眩晕，所以，不推荐在孕妇中服用甲氟喹时使用初始负荷剂量法。

美国的疾病控制和预防中心（CDC）发布的一个声明指出：在妊娠的中晚期若需要可使用甲氟喹预防疟疾。该中心的登记处对孕期中甲氟喹的使用进行了监控，并有最近的趋势记录。在一些研究中，死产在甲氟喹组中显著增加。在索马里军队中，不经意在孕期使用甲氟喹的人群自然流产的频率也有增加。然而，在耐多药恶性疟高发地区，越来越多妇女在妊娠初期接受甲氟喹治疗，随后用周剂量预防，并未发现有先天畸形与围产期病理变化。在获得更多的数据以前，在妊娠早期用甲氟喹预防疟疾需要进行具体的利弊分析，仍需要更多资料参考。一些研究还发现女性使用甲氟喹时可能会增加出现神经精神副作用的频率（第 6 章有详细地对氯奎耐药的恶日疟的化学预防的备选方案）。

孕期疟疾需要治疗，因为不治疗产生的发病和死亡的潜在后果远超过抗疟药对母亲和胎儿的潜在副作用。母亲的疟疾能导致严重的贫血，诱发严重的并发症，引起宫内感染和胎盘机能不足；并增加如下妊娠结局的风险：胎儿宫内发育迟缓，早产，低出生体重，流产，和死产（疟疾治疗的详细论述见第 19 章）。

孕期旅行者腹泻的预防

抗生素的预防性治疗不建议用于预防旅行者腹泻。预防措施包括煮沸或化学性净化饮用水，只饮用瓶装碳酸水、瓶装或罐装的果汁或非酒精性饮料、热液体，并避免食用冰、色拉和生菜。基于用碘的化学性水净化法（见第 8 章）对短期（小于 3 周）旅行的孕妇可能是安全的，然而，孕妇长期使用经碘处理的水可对胎儿甲状腺产生不利影响。

旅行者腹泻的治疗很具有挑战性，典型这类腹泻多表现为水样便几周，有自限性，但是，不论是否怀孕，旅行者都会有明显的乏力和不适。孕妇不建议使用碱式水杨酸铋（Pepto-Bismol）。已知大剂量铋剂可导致羊的畸胎。对于人，水杨酸盐既能致畸也能致整个孕期的胎儿出血。抗蠕动药物洛哌丁胺（译者注：此药又名易蒙停）和地芬诺酯在孕妇中使用未产生并发症，也不是已知的致畸剂。地芬诺酯有类似麻醉剂的效果，而易蒙停仅是理论上有此效果，孕末期大剂量使用会导致呼吸抑制，因此，使用这些抗蠕动药物来控制旅行者的频发性水样泄和肠绞痛时应慎重。

常规用于治疗旅行者腹泻的抗生素是氟喹诺酮类的一种；但是这类药物不能在妊娠期间使用，因为在动物研究中发现它们与胎儿软骨异常有关。最近有人对 11 种抗生素的孕期使用进行回顾，其信息来源包括 FDA，Teratogen Information Service，Shepard’s Catalog of Teratogenic Agents，REPROTOX，临床药理学和其他同行的综述文献。尽管研究中也关注药物对母体、胎儿或新生儿的毒性，例如使用环丙沙星造成的关节病和软骨损害，或者多西环素造成的牙齿变色和肝坏死，但是，均无文献记载过孕期或哺乳期使用这些抗生素产生的这些毒性。所以，环丙沙星、多西环素和左氧氟沙星致畸的可能性很小。FDA 已批准环丙沙星用于孕期和哺乳期妇女的炭疽预防，但我们需要更多的数据。一些旅行医学临床医生会在需要时考虑在妊娠中晚期短期使用环丙沙星。

引起的腹泻的细菌性病原体广泛存在甲氧苄啶/磺胺甲噁唑（复

方新诺明、磺胺甲基异噁唑、复方磺胺甲噁唑）耐药现象。然而，这种复合抗生素在妊娠中期使用被认为是基本安全的，如果孕妇对磺胺制剂药物不过敏，可以作为首选抗菌药尝试使用。有资料显示在妊娠初期使用大剂量的甲氧苄啶会导致胎儿畸形，因为在大鼠与兔子的实验中这种用药导致腭裂、肢体缺陷和小颌畸形。这种药是一种叶酸抑制剂，所以在理论上有它的禁忌证。磺胺甲噁唑尽管没有致畸性，但在接近分娩时禁忌使用，尤其是在孕期 32 周以后，因为它和胆红素竞争蛋白质结合点，可导致新生儿高胆红素血症和核黄疸。另外，它能引起患葡萄糖-6-磷酸脱氢酶缺乏症的新生儿溶血。这两种药都会分泌于母乳中，其母乳浓度相当于血清浓度的 50％以上，所以对哺乳期妇女同样是禁忌。

孕期治疗肠道致病菌最好的药物是阿奇霉素（商品名：希舒美）。第三代头孢类抗生素也可以考虑。多西环素被认为会对胎儿的牙齿和骨骼染色，在孕妇和新生儿中属禁忌药。利福昔明不能被吸收，然而，关于孕期安全的评估尚没有足够的数据。

总之，对孕妇最安全的方法似乎是采取所有可能的预防措施，如果腹泻发生，给她们提供洛哌丁胺、口服补液溶液（见第 7 章）、阿奇霉素和头孢菌素。如果出现高烧或血便，应马上就医。

其他寄生虫病

所有的旅行者都能通过关注预防昆虫的基本注意事项（见第 1 章），选择安全的食物和水，在农村地区穿鞋（见第 7 章、第 41 章、第 42 章）的措施来减少在热带地区受寄生虫感染的危险。

表 13.9 汇总了原生动物类、线虫类、吸虫类和涤虫类寄生虫感染对妊娠和胎儿的影响。尚没有在孕期使用绝对安全的抗寄生虫药，必须根据疾病本身对母亲或胎儿健康的危险程度来决定是否医治。需提请关注的是如果是轻微的感染（寄生虫感染量低），最好将治疗延迟到产后。

其他感染

在尼泊尔、印度、缅甸、巴基斯坦、中国和非洲地区，戊型肝炎（戊肝）病毒是肝炎的一个主要病因。该病毒通过粪—口传播，孕期感染的病死率高达15%～30%，但孕期感染病情更为严重的原因仍不清楚。戊肝预防依赖于对食物和水采取严格的安全措施。孕妇应避免到戊肝暴发的地区旅游（详见第21章）。

弓形虫是一种存在于世界各地的细胞内球虫病寄生虫。感染传播的方式包括食入含有弓形虫卵囊的未煮熟的肉，因处理猫的垃圾而暴露，和食用被卵囊污染的食物。最重要的危险因素是食用生的或未煮熟的肉类。猫感染后每天排出的卵囊多达1000万只。在排出体外1～5天后卵囊具传染性，并通过地表水传播。卵囊能存活长达1年。所以，接触土壤、水和食用未煮熟的肉类比接触猫更加危险。母亲的原发性感染导致胎儿感染，但怀孕前的感染对胎儿没有危险。孕期感染的危险在于感染越过胎盘而导致自然流产、死产、胎儿水肿或者先天性感染。预防措施是重要的，孕妇应：避免接触猫的粪便，做园艺时戴上手套，避免食用生的和未煮熟的肉类，并将蔬菜和色拉彻底清洗干净。

运动

正常怀孕的妇女可以运动。孕妇可以去爬山、滑雪或者长距离的单车旅行。美国产科与妇科学会［American College of Obstetrics and Gynecology (ACOG)］的指南表明：孕妇应该根据自身的需要和能力进行适当运动。她们应该在舒适区域内运动。如果孕妇健康并习惯于强烈的身体运动，那么只要她没有体温过高、低血糖或脱水，没有理由她一定需要遵守美国产科与妇科学会的相关指南。总体上说，孕妇应该避免那些在怀孕前没有经常参加的强烈的身体运动。若有以下情况应该对所计划的运动加以限制和（或）禁止：有自然流产或流产史、早产史、多胎妊娠、子宫颈内口松弛症、非正常出血、胎盘前置、严重的心肺疾病。

体温控制是重要的。总体来说，孕妇应避免在炎热和潮湿的天气下进行大量运动，因为可能导致母亲和胎儿温度上升，由此产生的顾虑是神经管缺陷概率的增加；同理，应避免浴缸热浴和桑拿。

海拔的影响在第10章中讨论。孕期在高海拔地区短期停留的研究有限。对高海拔地区常住居民的研究报道了与海拔有关的妊娠结局如胎儿生长缓慢，妊娠高血压，和新生儿高胆红素血症。孕妇若有先兆子痫和胎盘早剥的危险因素，或者有发生宫内发育迟缓的风险，则不应该去高海拔地带。一个健康的、未适应新环境的、平常运动较少的孕妇，不应该在短期海拔暴露的最初几天去海拔超过2500 m（8250英尺）的地方，并且在运动前需要适应几天。一个正常的孕妇在适应2～3天之后应该可以在海拔2500～3600 m（8000～12 000英尺）的地方进行短期适度的运动。如果骨骼肌和已经受连累的子宫胎盘结合处竞争血供，那么高海拔的运动可导致胎儿缺氧或者早产。运动健将，滑雪者和登山者应该和私人医生讨论其中的风险。因为重心的改变和关节的松弛，怀孕会增加女性在运动中受伤的危险。在去山区进行滑雪或者徒步旅行时，也应该考虑紧急医疗的途径。

关于发生急性高山疾病的概率，怀孕和非怀孕妇女并没有区别。孕期急性高山疾病（AMS）治疗的资料非常有限。为防止AMS，应严格遵守有关水土适应（译者注：acclimatization又可译为气候、环境等适应）的指南。乙酰唑胺和其他磺胺类药物在妊娠初期是禁忌的，因为动物研究显示有致畸性；这些药在36周后也禁忌，因为有发生新生儿黄疸的危险。如果一个孕妇有AMS症状，需要在症状与药物治疗理论上的顾虑之间作权衡。下降高度与吸氧是首选疗法。可根据个人情况考虑使用乙酰唑胺或地塞米松。

戴水肺潜水在孕期是绝对禁止的，因为上升减压过程中在胎儿胎盘血循环中的氮气泡和气体栓塞对胎儿有危险。如果一个妇女在意识到她怀孕前不经意地进行了潜水，目前的经验不建议流产，因为有报道这种情况并未导致妊娠异常。可在孕期进行浮潜，但滑水或其他会使水和空气进入阴道或损伤子宫的水上运动对所有孕妇都应该禁止。

目的地地区可提供的医疗服务

孕期最后 4 周的旅行仅限制于绝对必要的旅行，以避免在不熟悉的、没有医疗记录的医院分娩。国内（美国）航空公司规定孕期大于 36 周的不能乘坐飞机，大多数国际航空公司以 35 孕周为分界点。而且，大多数航空公司要求有医生签署的标注预产期的证明。孕妇应该请医生推荐目的地国家的同行，可从一些旅游公司和航空公司获得医疗机构的名单，从国际旅行者医疗支持协会（IAMAT）可获得世界范围内会说英文的医生名单。

医疗保险覆盖区域外的保险

每一家医疗保险公司都有关于管辖地区以外的保险的不同规定。许多公司设置有限制旅行的孕期分界点；在这个时间点以后，在管辖地区外的分娩就不会理赔。这种信息应该在旅行计划期间、离出发还很早时就确认好。

需要寻找紧急医疗帮助的与怀孕相关的严重疾病的征兆

出发前需要知道这些症状与体征。如果是多胎妊娠或者有妊娠高血压史或出血史，特别是在妊娠后期，应避免旅行。在妊娠晚期去偏远地区旅行的孕妇应随身携带家用血压计和尿糖、尿蛋白测量仪。有以下严重孕期疾病的体征时应该寻求医疗帮助：

1. 阴道出血
2. 严重腹痛
3. 宫缩
4. 高血压
5. 蛋白尿
6. 严重头痛和视觉模糊
7. 严重水肿或者体重剧增
8. 疑似胎膜破裂

哺乳期间出游的注意事项

应鼓励妇女旅行时带上哺乳中的婴儿。母乳喂养能减少婴儿的许多肠道疾病。表 13.3 列出对带哺乳婴儿旅行有帮助的资源的信息。

哺乳中的妇女可以安全地接种所有疫苗。除了减毒的风疹病毒外，尚未发现活体病毒能通过母乳传播。

将要前往黄热病疫区的母亲也可以接种黄热病疫苗。关于哺乳期间各种药物的使用，并未进行过大规模的临床随机试验。大部分常规使用的处方药可以安全地在哺乳时使用，但是临床医生必须咨询最新的信息以便确定孕期和哺乳期的用药安全。

美国儿科学会公布了 1 份能分泌到人乳的药物和化学物清单(www. aap. org)。Hale 在他的文章“药物和母乳”里综述了乳汁分泌的基本生理学和关于药物分泌到人乳的程度及其对母婴的影响、对婴儿的相关风险的最新数据。

用于化学预防疟疾的药物都会少量分泌到母乳里。由于这些药物量不足以保护哺乳期婴儿，所以婴儿必须使用抗疟药以获得适当的保护。(见第 6 章)

哺乳的母亲在旅途中应该小心注意乳房卫生，需要复习乳腺炎的体征、症状和自我治疗的方法［包括更频繁的哺乳和（或）抽吸，热敷和服用头孢氨苄等抗葡萄球菌抗生素］。要提醒她们注意耐药（如耐甲氧西林的葡萄球菌）感染的可能性，自我治疗没有即时好转时需行进一步检查。

如果正在哺乳的母亲在出行时没有带上她的婴儿，在途中她必须设法维持出奶量。可使用电动或人工的吸乳泵，按与婴儿哺乳相似的时间表来吸乳，同时考虑旅途中和到达目的地时储藏母乳所需的设备。如果不具备恰当的冷藏条件，吸出来的母乳可以倒掉。可以冷藏或使用干冰冷冻母乳以便储存和运输。新吸出的母乳在室温状态下保存 6～8h 后仍可给婴儿安全饮用，而冷藏状态下的保存期可达 72h。

年长妇女的旅行

尽管有内在伴随的医学问题，现在妇女寿命更长，并且显得比实际年龄更年轻和更有精力。乳腺癌幸存者已翻越了世界上的主要高峰；许多八十多岁的老人有时间和金钱在喜马拉雅山作徒步旅行，在南太平洋划皮划艇，或者去非洲的难民营做义工。有数据显示经常性的运动和旅行对心理健康，幸福感和优雅地老去十分重要。年老也会导致疫苗免疫反应的变化，某些药物代谢的变化和极端环境适应性的变化。

对年长妇女需要着重关注骨质疏松症病史和髋关节骨折、其他骨折的危险等实用性问题。应与她们讨论性病的风险和甲肝疫苗、乙肝疫苗和（或）与性病相关的健康教育材料的需要。研究表明50岁以上的妇女并未总是在性爱中采取安全措施，并对性病感染的风险缺乏知识。她们需要学习与泌尿道有关的症状包括尿急、尿频、失禁、排尿困难和更常见的泌尿道感染症状，同时，应学习自我治疗的方法，以及女式排尿导引器（female urinary directors）、便携式尿袋（portable johns）、尿垫（pad）等辅助用品的使用建议（详见表13.2）。

50%的年长妇女会有绝经后的阴道症状包括阴道干涩、不适、瘙痒和性交疼痛。这些症状可以使用阴道润液（Replens）和（或）雌激素制剂（乳脂，药片或环）处理。在长期旅行前进行心电图，乳房摄影和子宫颈涂片检查是重要的。安排医疗和遣返保险也是必要的。

与年长妇女相关的旅行医学问题的循证研究虽然不多，随着婴儿潮时代出生的人的老龄化，将会有更多的数据。

个人安全问题

所有的妇女在旅行前应该学习基本的自卫技巧。其他的建议可包括：仔细评估新环境的危险，尊重当地风俗的适度穿着，与其他旅行者交谈，使用基本的常识和避免晚上在不熟悉的地方行走。根据当地的法律条规可携带辣椒喷雾器或个人防身、防抢警报器以吓走袭击者。

总结

在旅行前和旅行后对妇女的评估应考虑到其生命阶段和生活方式，同时考虑与性别和年龄相关的，并与旅行和热带疾病的风险、预防和治疗等相关可能出现的问题。这个领域需要更多的研究和数据。

（黄立萍　冯心文　译　林曦敏　校）

扩展阅读

Aarnoudse A L H J, van Schaik R H N, Dieleman J et al 2006 MDR1 gene polymorphisms are associated with neuropsychiatric adverse effects of mefloquine. Clin Pharmacol Ther 80:367–374

ACOG 2003 ACOG Committee opinion. Immunization during pregnancy. Obstet Gynecol 101:207–212

American College of Obstetrics and Gynecology (ACOG) 2003 Exercise during pregnancy and the postpartum period. Clin Obstet Gynecol 46:496–499

Anderson S 2002 Travel health issues for women. In: Zuckerman J N (ed.) Principles and practice of travel medicine. John Wiley, Sussex. p 381–422

Anderson, S 2007 Women in the wilderness. In: Auerbach P (ed.) 2007 Wilderness medicine. Mosby, St Louis

Ansell J, Hamilton K A, Pinder M et al 2002 Short-range attractiveness of pregnant women to Anopheles gambiae mosquitoes. Trans R Soc Trop Med Hyg 96:113–116

Benton P J, Glover M A 2006 Diving medicine. Trav Med Infect Dis 4:238–254

Bergmann A, Zygmunt M, Clapp J F 3rd 2004 Running throughout pregnancy: effect on placental villous vascular volume and cell proliferation. Placenta 25:694–698

Brent R L 2006 Risks and benefits of immunizing pregnant women: The risk of doing nothing. Repro Toxicol 21:383–389

Briggs G, Freeman R, Yaffe S 2005 Drugs in pregnancy and lactation. Lippincott, Williams and Wilkins, Baltimore

Carroll I, Van Gompel A 2005 The pregnant wilderness traveler. Trav Med Infect Dis 3:225–238

Centers for Disease Control and Prevention2006 A new product (VariZIG) for postexposure prophylaxis of varicella available under an investigational new drug application expanded access protocol. MMWR 55:209–210

Cono J, Cragen J, Jamieson D J 2006 Prophylaxis and treatment of pregnant women for emerging infections and bioterrorism emergencies. Emerg Infect Dis 12:1631–1637

Gardner P, Pabbatireddy S 2004 Vaccines for women 50 and older. Emerg Infect Dis 10:1190–1995

Grady D 2006 Management of menopausal symptoms. N Engl J Med 355:2338–2347

Grossman N B 2004 Blunt trauma in pregnancy. Am Fam Phys 70:1303–1310

Gruber M F 2003 Maternal immunization: US FDA regulatory considerations. Vaccine 21:3487–3491

Hale T W 2006 Medications and mothers' milk, 12th edn. Pharmasoft, Amarillo, TX

Hatcher R, Trussel J, Stewart F H et al 2004 Contraceptive technology. Ardent Media, New York

Jamieson D J, Theiler R N, Rassmussen S A 2006 Emerging infections and pregnancy. Emerg Infect Dis 12:1638–1643

Jean D, Leal C, Kriemler S et al 2005 Medical recommendations for women going to altitude. High Alt Med Biol 6:22–31

Mohammed A Z, Uzoho C C, Galadanci H S et al 2004 Ruptured tubal gestation: an unusual presentation of Schistosoma haematobium infection of the fallopian tube. Trop Doct 34:48–49

Moores L, Bilello K L, Murin S 2004 Sex and gender issues and venous thromboembolism. Clin Chest Med 25:281–297

Nahum G G, Uhl K, Kennedy D L 2006 Antibiotic use in pregnancy and lactation: what is and is not known about teratogenic and toxic risks. Obstet Gynecol 107:1120–1138

Nosten F, McGready R, d'Alessandro, U 2006 Antimalarial drugs in pregnancy: A review. Curr Drug Saf 1:1–15

Rogerson S J, Menendez C 2006 Treatment and prevention of malaria in pregnancy: opportunities and challenges. Expert Rev Anti Infect Ther 4:687–701

Shanks, G D, Edstein M D 2005 Modern malaria chemoprophylaxis. Drugs 65:2091–2110

Shealy, K 2006 Breastfeeding and travel. In:Arguin P, Kozarsky P E, Navin A (eds) Health information for international travel. Elsevier Mosby, Philadelphia, p 459–464

Smith D K, Grohskopf L A, Black R J et al 2005 Antiretroviral postexposure prophylaxis after sexual, injection–drug use, or other nonoccupational exposure to HIV in the United States: recommendations from the U.S. Department of Health and Human Services. MMWR Recomm Rep 54(RR–2):1–20

Sutton M 2006 Preconception planning, pregnancy and travel. In: Arguin P, Kozarsky P E, Navin A (eds.) Health information for international travel, Elsevier Mosby, Philadelphia, p 484–499

Suzano C E, Amaral E, Sato H K et al 2006 The effects of yellow fever immunization (17DD) inadvertently used in early pregnancy during a mass campaign in Brazil. Vaccine 24:1421–1426

Swai B, Poggensee G, Mtweve S et al 2006 Female genital schistosomiasis as an evidence of a neglected cause for reproductive ill-health: a retrospective histopathological study from Tanzania. BMC Infect Dis 6:134

Upadhyay U D, Adhikary I 2005 New contraceptive choices. Population reports. Series M, Special Topics 19:1-23

Vlassoff C 1997 Gender and tropical disease task force of TDR: achievements and challenges. Acta Tropica 67:173-180

Wizeman T M, Pardue M L 2001 Exploring the biological contributions to human health: Does sex matter? National Academy Press. Washington, DC

Workowski K A, Berman S M 2006 Sexually transmitted diseases treatment guidelines, 2006. MMWR Recomm Rep 55(RR-11):1–94

Yin M, Dickson D 2004 Gender specific issues in parasitology. In: Legato M (ed.) Principles of gender specific medicine. Elsevier Academic Press, San Diego, p 956–965

第 14 章　旅行与 HIV 感染

Susan L. F. McLllan

所有旅行者都可分为两类：已感染人类免疫缺陷病毒（译者注：以下简称 HIV）的和面临被 HIV 感染的风险的。旅行前的一个重要环节就是要强调有关 HIV 的问题。本章节回顾了 HIV 感染者的旅行准备，和如何鉴别旅行期间潜在的感染风险以及预防 HIV 暴露的措施。

HIV 感染旅行者

HIV 感染者和获得性免疫缺陷综合征（译者注：以下简称 AIDS）患者到许多地方旅行都需要做特别准备。原因有多种：一是对许多常见和不常见的病原体的感染危险增加；二是常用的治疗方法可能无法治愈感染；三是感染的表现常不典型；四是对药物的副反应较常见并与其他疾病的表现类似；五是疫苗激发的免疫反应可能降低；六是政治、社会和法律问题可能使出入境问题复杂化。随着高活性抗反转录病毒治疗（highly active antiretroviral therapy，HAART）的引进，使许多 HIV 感染者及 AIDS 患者得以保持身体健康和活力，从而能到发达和发展中国家旅行。这样一来促生了其他问题：HIV 感染者使用的药物与旅行者常用药物间存在相互干扰的潜在可能，需要进行定期的实验室监测。表 14.1 列出了 HIV 感染者常用药物及旅行者常用药物间潜在的相互作用。

表 14.1 常用旅行相关药物潜在相互作用[a]

药物	与 HIV 药物间潜在相互作用
乙酰唑胺	无特别禁忌
氯喹	无特别禁忌
避蚊胺	无特别禁忌
多西环素	无特别禁忌
洛哌丁胺	无特别禁忌
质子泵抑制剂	避免使用蛋白酶抑制剂
H_2 阻滞剂	在使用蛋白酶抑制剂前 8h 服用
甲氟喹	可能降低利托那韦水平（不建议改变剂量），不影响奈非那韦和茚地那韦
水杨酸铋	无特别禁忌
喹诺酮	至少在使用去羟肌苷前 2h 使用

[a]信息来源于药品包装内说明书及药品公司信息

HIV 感染者在旅行后患病也面临一些特殊的问题。他（她）的旅行相关疾病可能会有非常规的临床表现；或者，在旅行归来很长时间后，其因旅行感染的疾病才演化出并发症；HIV 相关的机会感染也可能发生在旅行相关疾病发生的时段内。回国的罹患疾病的 HIV 感染者的诊治，应由旅行医学医生和其惯常的 HIV 诊疗医生协调做出。

感染性疾病的风险

旅行者有可能遭遇在其居住国不存在或很少见的病原体。另外，他们在旅行期间较在家的日常生活中更易感染常见的沙门菌属等病原体。许多这类病原体对 HIV 感染者而言，可能引致发病率及死亡率的增高。还有一些致病菌，CD4 细胞计数较高的旅行者感染后无症状或只表现出轻微的综合征，但之后若 CD4 细胞数下降，可出现典型的机会性感染的临床表现。即使是最低限度的旅行相关利什曼病暴露，某些 HIV 阳性者也可在旅行回来多年以后发病。需特别注意这 3 种常见感染：肠道感染、呼吸道感染和虫媒感染。

表 14.2 旅行者肠道感染

疾病	旅行者中估计发生率[a]	HIV 感染者估计发病率/死亡率[b]
阿米巴病	在多数地区罕见	相同或增长
空肠弯曲菌病	常见	增长
霍乱	极少	可能增加；无资料
隐孢子菌病	可能常见	增长；可能转为慢性或衰竭
环孢子虫	可能常见	可能增长
大肠杆菌腹泻	常见	可能增长
贾第虫病	在多数地区罕见	相同或增长；可能转为慢性或耐药
等孢子球虫病	在多数地区罕见	增长
小孢子虫病	未知	增长
沙门菌病	常见	增长
志贺菌病	常见	增长
伤寒	极少或罕见	多数地区增长
副溶血性弧菌和其他非霍乱弧菌	罕见	可能增长

[a]常见指不同地区的多数研究报道认为病原体至少是 5%的旅行者腹泻的病因；罕见指病原体涉及低于 5%腹泻的病因。极少指在多数旅行者研究中，未发现是腹泻的病因。非腹泻疾病中，极少指旅行者病例每月低于 10/10 万

[b]HIV 感染者中估计发病率/死亡率较普通人群更频发和更严重

（节选自 Wilson M E，von Reyn C F，Fineberg HV 1991 infections in HIV-infected travelers：risks and prevention. Ann Intern Med 114：582.）

肠道感染

通过胃肠道侵入的病原体对 HIV 感染的旅行者造成相当大的威胁。因为 HIV 感染者的肠黏膜和全身系统对肠道病原体的防御机制是受损的。胃酸减少和局部免疫反应的降低对 HIV 感染者来说意味着，少量病原体就可以造成感染。一旦感染，可能病情更重且难以治愈。即使是典型的旅行者腹泻也可能对 HIV 感染者造成更严重的后果。接受抗反转录病毒治疗的病人，可能由于恶心不能耐受其常用的药物。沙门菌、志贺菌和空肠弯曲菌往往导致菌血症、慢性病例和复发病例。沙门菌常表现为周期性菌血症。空肠弯曲菌病、隐孢子菌病和小孢子虫病可扩展至胆管系统。表 14.2 概括了旅行者常遇到的肠道感染在 HIV 感染者与普通人群之间的不同发病率。

呼吸道感染

尽管在旅行期间呼吸道感染的病因通常不明确，但很常见。在旅行者中暴发的几次流感已经得到证明。虽然流感本身在 HIV 感染者中发病率是否增高并不确定；然而 HIV 感染者被肺炎链球菌和流感嗜血杆菌这两种侵袭性细菌感染的危险越来越高，使得流感越趋复杂化。在欧洲和加勒比度假胜地住旅店和泡温泉的旅行者已经受到军团菌的感染。最近在游轮上暴发的流感和军团病说明这是又一个可能导致传播的场所。

组织胞浆菌病和球孢子菌病是两种地域性的真菌感染，通过吸入空气中病原体而感染，这两种疾病在 HIV 感染者中呈进行性发展，且可进一步扩散。球孢子菌病流行区域包括美国西南部、墨西哥部分地区、中部和南部美洲。虽然报道的大多数组织胞浆菌病病例在美国，但这种疾病在世界各大洲均有报道。在加勒比地区和中南美洲，这种病原体是在 AIDS 患者中导致扩散性疾病的一个重要病因。另一个与土壤相关的真菌病原体是在东南亚和中国发现的马尔尼菲青霉(Penicillium marneffei)，在泰国北部，它是 HIV 感染者中一个重要的机会感染疾病。在这些地区受到感染的旅行者，出现明显症状早则

4～5 周，迟则 10 年后或更长时间。Ⅰ型 HIV 感染者去这些真菌流行区须注意避免吸入尘土或进入洞穴；如果不能避免严重的和长期的暴露，预防性服用氟康唑（100mg/d）或伊曲康唑（200mg/d），可分别预防球孢子菌病或组织胞浆菌病和青霉菌病。

HIV 感染者对结核病极易感。每年伴有潜伏性结核感染的 HIV 感染者中大约 10%发展为活动性结核感染。在许多发展中国家（每年发病率超过 100/100 000）感染结核的几率明显高于在美国（每年发病率<10/100 000）。虽然罕见，但也有在旅行中获得感染的情况（如飞机、大巴、火车、轮船）。不建议给 HIV 感染者接种卡介苗（BCG），所以避免感染和早期发现潜伏性结核感染极为重要。结核菌素皮肤试验（PPD）应该在所有 HIV 感染者中常规实施，不管他是否有旅行计划（见第 22 章）。对于 HIV 感染者，5mm 的硬结应考虑为阳性。如果在包括非洲和亚洲的大部分结核病高发地区持续逗留，2～3 月后应重复做皮肤试验。通常要求在暴露 4～12 周后了解结核菌素试验的迟发反应，但一些 AIDS 患者在皮肤试验前可能已发展成原发型结核病，并且有一些可能是无反应性结核。HIV 感染者应避免在肺结核高发和多重耐药结核菌普遍的地区持续逗留，特别应避免反复或长时间停留在通风不好的设施内。在Ⅰ型 HIV 感染者中使用新的全血干扰素结核金标试验（QuantiFERON® TB - Gold assay）方法检测潜伏性肺结核还未被认可，应慎重使用和谨慎对待检测结果。

鼻窦炎和过敏性鼻炎普遍存在于 HIV 感染者中，特别是 CD4 计数低于 $200/mm^3$（CD4<200）的患者。鼻窦炎易加重、反复发作且难于治疗；它常涉及包括后窦在内的多个鼻窦。伴有气压改变的空中旅行可能促使无症状或轻微症状的感染转变成急性、严重的鼻窦炎。使用解充血药，特别是在降落时使用，可减少风险。

虫媒感染

HIV 感染和疟疾的相互作用是复杂的，直到最近，两种感染间的相互作用还没有被证明。可是新近的研究表明，HIV 感染可能导致疫区人群患无症状疟原虫血症和临床疟疾的发病率升高。在非稳定恶性疟疫区，一些研究提示 HIV 感染者患疟疾可能更严重，死亡率更高，特别是那些 CD4<200 者。同样有证据表明 HIV 感染者可能更易治疗失败。尽管没有研究表明 I 型 HIV 感染者更易感染疟疾，但可以推测在疟疾非流行区及非稳定疟疾疫区生活的 I 型 HIV 感染者感染疟疾的情况类似。因此疟疾预防对于 HIV 感染旅行者极为重要。

许多病例报道和研究表明，HIV 感染改变内脏利什曼病的临床进程，也可能改变皮肤利什曼病的临床进程。内脏利什曼病常因延误诊断而死亡率高。患此病的 HIV 感染者可能缺乏典型的临床特征例如脾大、高球蛋白血症，而且有诊断意义的抗体常不出现或延迟出现。感染后的临床表现可在流行区暴露的数月或数年后才初次发生，包括广受欢迎的旅游胜地例如西班牙和南欧的其他地区。利什曼病在个别地区也成为一种可通过药物注射传播的机会感染，特别是欧洲部分地区，而 HIV 感染者体内的高菌血症又促进了这一途径的传播。HIV 感染与锥虫病的相互作用同样没有被明确阐释。克鲁斯锥虫病（美洲锥虫病或 Chagas 病）可引起 HIV 感染者急性脑膜脑炎和中枢神经系统（central nervous system，CNS）的大面积损害，而在非 HIV 感染者表现不典型。因为少有旅行者停留在有被传染性的猎蝽科臭虫叮咬危险的房间，所以在流行区的游客中美洲锥虫病的报道极少。有报道埃里希体病（一种蜱传感染）在 HIV 感染者中表现更严重。没有报道登革热合并 HIV 感染可引起更严重的疾病，而实际上一些研究表明登革热感染可短暂降低艾滋病病毒的病毒载量。

HIV 感染旅行者的准备

由于风险增加，HIV 感染旅行者出发前听取专业旅行医学医生的建议是十分重要的，但是旅行者并非总能认识到这一点。加拿大一项 HIV 感染旅行者的研究表明，仅有 44%HIV 感染者或 AIDS 患者在旅行前寻求过健康建议；仅有 13%从旅行医学门诊寻求健康建议。从旅行医学医生寻求旅行前建议的 HIV 感染者或 AIDS 患者中仅有 50%的人透露他们 HIV 阳性。

HIV 感染旅行者的出发前的准备包括一系列措施，要点见表 14.3，应该特别与为该旅行者提供 HIV 诊治的医生进行交流。一些步骤可以省略或从简，但在大多数情况下需要专门时间对 HIV 感染旅行者进行评估和旅行前准备。评估的要点是估计 HIV 疾病的阶段，这将帮助评定可获得感染的类型和其他最可能出现的并发症。最近的 CD4 计数和病毒载量测定是最有帮助的，同时还需要准确评估旅行者对目前抗反转录病毒疗法的依从性和满意度。总的来说，使用抗病毒药物的患者在出发前至少要经过长达 8 周稳定而有效的治疗。在此期间，可疑的副反应通常已被识别，而且已度过免疫重建影响的高峰期。

表 14.3　出发前的准备和培训
评价计划旅行的可行性
确定国外的医疗资源
预见法律和入境问题
评价线路和特殊地区的风险
关于降低风险的训练（如谨慎的饮食习惯）

首先要评价旅行计划的可行性。一个 CD4<200（或 CD4%<15），伴有高病毒载量的人获得新感染的风险性最高，这与是否旅行无关。有些情况下，劝告病人在开始有效的抗病毒治疗且病毒载量被控制前，推迟去某些地区旅行可能是适当的。尽管在 HIV 感染早期合并感染某些病原体（如肺炎链球菌、结核分枝杆菌、沙门菌）越来越常见，但不少需要尖端医学设备进行诊断的病原体感染如肺孢子虫病和中枢神经系统弓形虫病等仍主要见于 CD4 <200 的人群中。理论上，这些低 CD4 计数的人群应推迟旅行或仅选择去医疗条件相对发达的地区旅行，直到通过抗病毒治疗使 CD4 计数有所回升。同样在 CD4 计数回升至 200 以上前，有效的病毒控制即病毒载量低于检测的最小值可降低新的机会感染的风险。

旅行前咨询的一个目的是明确特定的风险因素，并评估风险的大小，告知旅行者降低风险的方法。对HIV感染旅行者，目的地相关危险可能影响决定是否实施全部或部分旅行计划。卫生保健医师应评估特定地区的风险且考虑降低风险的可用的方法。对疾病预防和涉及的政治方面的困难提供指导，提供书面信息更好。旅行者必须决定是否甘冒评估的危险。在一些情况下，如果不能消除或降低严重疾病的风险，旅行者可能决定改变行程。

需要根据目的地和逗留时间给出建议。晚期感染者或那些计划延长逗留时间者，出发前确定医疗资源特别重要。所有旅行者应有提供覆盖旅行期间的医疗保险。对于前往发展中国家（或难以获得好的医疗设备的地区），旅行者应购买特殊保险，以备在当地的医疗设备无法满足急性疾病或伤害治疗时紧急撤离。预先安排可继续的专门治疗和实验室检查可能是必要的，有效的抗病毒药物当然也是必要的。

许多国家对深度旅游的旅行者要求筛查HIV。各种特别规定随国家和时间改变。如2007年，不同国家要求不同人群筛查HIV，包括申请长期居留者、申请公民身份、学生、演艺人员和外国劳工。对于筛查的要求取决于逗留的时间。熟知目的地国家最新的规定，有助于避免令人窘迫的、混乱的、不愉快的旅行。美国的筛查结果在一些国家是被认可的，但在另一些国家则不行。一些国家可能要求入境旅行者在政府要求的官方机构筛查。这涉及对试验质量的控制，确认试验的可靠性，以及确保注射器和针头无菌状态。

强调HIV感染者或AIDS患者必须在旅行期间继续抗病毒治疗是重要的。在前面提到的加拿大的研究中，也发现了大比例的HIV感染者在旅行中停止或中断治疗，原因包括：图方便或期望给疾病的治疗也放个假。尽管旅行假期与“治疗假期”合二为一对HIV感染者或AIDS患者是那么的有吸引力，近期的研究却表明：即使在严密监控且CD4 >250的情况下，HIV感染者或AIDS患者若中断治疗，发生不幸的风险仍会增加，其不幸甚至包括死亡。药物潜在的相互作用可能成为一个问题，特别是对于服用蛋白酶抑制剂的旅行者。表14.1回顾了HIV感染者或AIDS患者通常服用的药物和旅行者常用药物间潜在的相互作用。旅行者应当携带其所服用药物的说明书，如果在国外旅行期间获取当地的任何药物或处方药时，应仔细阅读并知晓药物潜在的相互作用，尤其是治疗胃痛的质子泵抑制剂或 H_2受体阻滞剂。前者避免与蛋白酶抑制剂一起服用，后者必须谨慎安排服用时间以避免降低蛋白酶抑制剂的吸收。西沙必利（cisapride）在美国已不再使用，在国外可能仍在使用而且可致心律失常。另外也要考虑抗病毒药物和其他药物能否在适宜的条件下储存，特别是目的地是热带、发展中国家，那里可能难以找到适用的冰箱或冷藏条件无法满足。有些药物对湿度敏感（如茚地那韦，indinavir）、利托那韦（Norvir，ritonavir）胶囊要求在冰箱内长期保存（但可以在 77 ℉下保存长达 30 天），热带的“室温”远高于任何药物稳定性测试时的温度。如有必要，旅行医学医师可以和 HIV 医师一起制定旅行期间最方便、适当的治疗方案。

就长期旅行者而言，必须评估旅行者在目的地国家是否需要定期的实验室检测以及当地能否进行某些专项检测，例如常规的化学和血液学分析，包括 T 细胞亚群和病毒载量。稳定期病人的监测化验通常要求每 4 个月一次，但特定的病人可延长至 6 个月。

免疫预防

旅行相关传染病的预防策略包括免疫预防和化学预防。疫苗方面涉及两个基本问题：为了增加保护性应该接种或考虑接种的非常规疫苗是什么？由于疫苗副反应的风险增加，需要给 HIV 感染者避免接种或谨慎接种的常规疫苗是什么？

疫苗的效果对于 HIV 感染者或 AIDS 患者是个问题。一般来说，HIV 感染者接种疫苗后产生的抗体水平较低且在体内持续时间较短。免疫应答的强弱往往反应 HIV 导致的免疫抑制的程度，如晚期感染的病人免疫应答可能低且不持久。另一方面，HIV 感染者或 AIDS 患者抗病毒治疗成功时，其对疫苗的反应性增高，如果疫苗接种可以延期至病毒载量减少且 CD4 ＞200，效果可能会更好。

尽管早期对活疫苗的使用有所顾虑，但 HIV 感染者发生与疫苗接种相关的严重副反应较罕见。虽然一些研究证明接种流感、肺炎和破伤风类毒素疫苗后可引起血浆中 HIV - RNA 的水平一过性升高，但没有明确的证据证明疫苗的抗原刺激导致艾滋病病毒复制增加或加速艾滋病恶化。当然，抗体反应会因疫苗和个体不同而变化。

根据这些资料得出的 4 个常规建议是：①许多疫苗接种后潜在的益处超过它们的危险性；②可能要检测抗体水平来评估疫苗反应；③早期 HIV 感染者或已成功治疗者接种疫苗可能更有效；④选用产生最佳免疫原性的预防接种途径和预防接种程序。

常规接种

表 14.4 所列，是假设在儿童期已在美国接受了全部基础免疫的 HIV 感染者，在旅行前应该接种的疫苗。许多接受治疗的 HIV 感染者或 AIDS 患者也已接受了专门为他们推荐的预防接种。旅行前的咨询恰好提供了一个机会来评估常规疫苗的接种情况以及是否需要接种一些特殊疫苗。即使没有旅行计划，也建议 HIV 感染者每年接种流感疫苗。因为在南半球，每年的 4～9 月是流感流行期，而在热带国家则全年发生，尽管在非流感流行季节，可能存在是否有疫苗供应的问题，但在北美的非流感流行季节，最好也给旅行者接种疫苗。如果旅行者前往流感广泛传播的地区，而且流行的流感病毒株与疫苗匹配性差，使用奥司他韦（oseltamivir）预防或自我治疗是另一个选择。

肺炎球菌感染在 HIV 感染者中更常见且更可能导致菌血症，发生率可以比同年龄非 HIV 感染者高 100 倍。所以建议 HIV 感染者更宜在 HIV 感染早期接种肺炎疫苗。CD4 计数＜500/mm^3 且无症状的 HIV 感染者对肺炎球菌荚膜多糖的反应可能低于健康年轻人，然而一些处于免疫抑制进展期的 HIV 感染者是可以产生抗体反应的。在笔者撰文之时，新的肺炎球菌结合疫苗在免疫受损人群中的使用效果还没有确切的资料，到 2007 年，这种疫苗还不推荐在 HIV 感染者或 AIDS 患者中使用。在旅行中肺炎球菌感染并非更常见，但是青霉素耐药株在其他许多地区比美国更常见，而且旅行期间任何严重疾病都可能造成更大危害。

表 14.4　成年 HIV 感染旅行者的预防接种

适应证	疫苗	备注
常规接种	白破疫苗（Td）[a]	间隔 10 年加强一次
	百白破疫苗（Tdap）	最早在最近一次白破（Td）2 年后接种一次
	结合型流感嗜血杆菌[b] 疫苗	可选择，不常规推荐给 HIV 保护
	乙型肝炎疫苗[b]	大多数专家推荐作为常规保护，接种后检测抗体水平
	流感疫苗	每年一次
	肺炎球菌疫苗	建议接种，且 5 年后加强一次
去发展中国家旅行的接种标准	甲型肝炎疫苗[c]	最好出发前 4 周接种
	免疫球蛋白[c]	持续 3～5 月，与剂量相关。
	麻疹或麻腮风疫苗[d]	避免给晚期 HIV 患者接种
	增强型灭活脊髓灰质炎疫苗（eIPV）	避免脊髓灰质炎口服活疫苗
	灭活 Vi 多糖伤寒疫苗	间隔 2 年加强一次，避免伤寒口服活疫苗（Ty21a）
根据目的地和环境选择接种	乙型脑炎疫苗	评估危险和益处；没有疫苗效力的资料
	流行性脑膜炎疫苗	没有疫苗效力的资料。结合型疫苗可能更有效
	狂犬病疫苗	采用肌肉注射；没有疫苗效力的资料
	黄热病疫苗[e]	如果 CD4<200，不能接种；间隔 10 年加强 1 次
	卡介苗（BCG）	不管 CD4 计数和病毒载量，避免在所有 HIV 阳性者使用

[a]建议基于假定儿童期已完成常规接种。

[b]已对乙肝有免疫力者除外。

[c]对甲肝有血清学证据免疫力者除外。

[d]对麻疹有血清学证据免疫力者可以除外。

[e]许多非洲和南美洲国家强制要求，而其他国家则对曾在黄热病流行国家旅游或过境的旅行者要求。

（节选自 Wilson M E，von Reyn C F，Fineberg H V 1991 infections in HIV-infected travelers：risks and prevention. Ann Intern Med 114：582.）

因为乙型肝炎与HIV有相同的传播途径，而且预防接种的建议作为常规HIV保护措施，许多HIV感染者已对乙型肝炎（乙肝）病毒具备了免疫力，或是乙肝病毒慢性携带者。使用乙肝疫苗显然是安全的，强烈推荐给所有乙肝易感人群和HIV感染者接种。如果HIV感染者感染了乙肝病毒，他们更可能成为乙肝病毒表面抗原慢性携带者。同样他们对疫苗的反应较差，仅有50%～70%产生有保护作用的抗体滴度。在HIV感染者或AIDS患者中，应检测疫苗接种后产生的抗体反应。

在HIV感染者中，侵袭性流感嗜血杆菌感染率高于普通人群，但是这类人群中侵袭性疾病较少由流感嗜血杆菌感染所致。因为许多导致侵袭性疾病的毒株不是血清型B（如在一个对男性HIV感染者的研究中只有33%为血清型B），通常使用的抗血清型B的流感结合疫苗效果可能有限，目前且不作为常规HIV护理的建议。

前往发展中国家旅行的预防接种

表14.4中列出的第二组疫苗常在前往发展中国家旅行前使用。因为疫苗诱发的脊髓灰质炎风险在免疫抑制者中会增加，在HIV感染者及其家庭密切接触者中应该以接种增强型灭活脊髓灰质炎疫苗（eIPV）代替口服脊髓灰质炎减毒活疫苗（OPV）。虽然没有伤寒沙门菌减毒株导致进行性感染的报道，灭活Vi多糖伤寒疫苗应该也优于口服减毒伤寒疫苗（Ty21a）。没有甲型肝炎免疫力的旅行者应在出发前接种一针灭活甲型肝炎（甲肝）疫苗，最好在出发前至少4周接种。虽然大部分专家认为暴露前立刻接种疫苗也有效，而免疫球蛋白并不是必须接种的，但是对于没有时间接种疫苗者，免疫球蛋白是一个安全的选择。商业上用于评估因感染甲肝而产生抗体的血清学实验在检测疫苗诱导抗体时并不十分敏感。因此不建议在接种甲肝疫苗后常规做血清学实验。

给HIV感染者推荐麻疹疫苗不同于其他活疫苗。只有在他们没有严重的免疫抑制时（CD4<200或临床艾滋病），这种活疫苗才可推荐给HIV感染者接种。已有一例晚期年轻男性艾滋病人患麻疹疫

苗病毒相关的致死性巨细胞肺炎的病例报导。以下面的观点为基础提出建议：①HIV 感染者合并麻疹感染可能不典型，严重且有时是致命的；②尽管对 HIV 感染者的经验大多来自幼儿，麻疹疫苗通常是安全的（上述特别提到的除外）；③麻疹治疗方法是有限的；④麻疹是高传染性且暴露后常不明显；⑤去发展中国家旅行时暴露的危险高于美国。美国目前的麻疹都是输入性的病例或与输入有关的病例。通用的建议是接种两针麻疹疫苗（第 1 针通常在 12～15 月接种，第 2 针在儿童期）。从未自然感染过的成人，因为在婴儿期接种第 1 针却未接种第 2 针，可以在出发前选择接种第 2 针。如果 HIV 感染者没有麻疹自然感染史，即使他在 1957 年前出生，评估 HIV 感染者麻疹抗体状态也是有价值的，也可考虑接种疫苗。

用于特定地区和特定活动的专门疫苗

表 14.4 列出的其他疫苗仅是针对特殊目的地或特殊环境推荐的。传统的霍乱灭活疫苗是安全的，但在美国已不再使用。HIV 感染者感染霍乱的危险增高，因为胃酸是避免感染的重要屏障而 HIV 感染者或 AIDS 患者常常胃酸减少。口服霍乱疫苗 Dukoral® 对肠产毒性大肠杆菌也有一些保护作用，在美国还没使用，但旅行者在途经欧洲或加拿大可容易得到。告诫所有旅行者在严重腹泻时需要补水和口服补液盐是重要的。

狂犬疫苗应给符合该疫苗常规标准的 HIV 感染者接种。应使用免疫原性更强的肌注方法和剂量（1ml）（代替 0.1ml 的皮内接种，现在这种在美国已不再使用），因为它可提供更好的潜在保护效果。

黄热病疫苗常常是棘手的问题，因为感染黄热病难以获得有效的治疗，从而危及生命。一方面疫苗包含活病毒，有可能导致感染，另一方面许多国家都在口岸查验接种证书。对于计划前往黄热病流行国家旅行的 HIV 感染者有 3 个主要选择。黄热病的传播在流行区是局部的，许多旅行者并没有感染的危险，但政府仍要求接种疫苗。对前往现在没有黄热病传播的地区的人，一个合理的选择是准备一份因医学原因免于接种疫苗的禁忌证明。另外的方法是改变路线，避开要求接种疫苗的国家。第三个选择是接种疫苗。CD4 ＞200的 HIV 感染者，如果不能避免黄热病病毒暴露的风险则应该接种疫苗。目前还没有证明人类免疫缺陷病毒（HIV）感染者或艾滋病患者中发生过黄热病疫苗相关疾病的报告发表，而有一些报道指出在这类人群中黄热病疫苗通常是安全的。对于低CD4计数人群，应该在个体基础上考虑可能的危险和益处。对于接种了疫苗而且可能暴露在中、高危险的HIV感染者，接种疫苗后需要谨慎评估中和抗体水平（参考国家卫生部或疾病控制中心，Fort Collins，CO. 电话：970－221－6400）。不管是否接种疫苗，旅行者应该了解避免蚊虫叮咬的方法。昆虫控制技巧可帮助预防包括疟疾和黄热病在内的许多感染。用扑灭司林喷洒在衣物上是防止叮咬的另一个有用的辅助法。

虽然上面已提及检测各种疫苗抗体反应的可能性，这些试验的花费和得到结果所需的时间可能让人望而生畏。同时对抗体反应低这种情况如何处理也没有明确的指导方针（除乙肝预防接种外），所以应进行理性的选择。

旅行者腹泻化学预防

必须给所有HIV感染者建议，最好是书面给出避免危险食物和饮料的策略。HIV感染旅行者应小心饮食，避免肠道病原体，特别避免未经适当处理的水、未煮熟的肉、生的未去皮的水果和蔬菜。前往发展中国家旅行应该携带一份抗生素的处方，以进行预防性服用或在发生急性腹泻疾病时采用经验疗法（见第7章）。因为HIV感染者患腹泻病的风险高于其他旅行者，推荐预防性使用抗生素的条件可以适当放宽。这个问题应具体讨论且考虑个体选择。在决定预防性用药或早期经验性用药时，应考虑目的地和逗留时间，以及目的地可用的医疗设备、过敏史和其他同时使用的药物。如果旅行者已服用磺胺甲噁唑或甲氧苄啶预防肺囊虫所致感染，应选择其他的抗生素来早期自我治疗腹泻。喹诺酮类例如诺氟沙星或环丙沙星是合理的选择，但在空肠弯曲菌耐药地区如东南亚，应首选阿奇霉素。非吸收性抗生素利福昔明允许用于治疗大肠杆菌引起的旅行者腹泻，目前发现用作预防也有效，可以考虑。虽然利福昔明是利福霉素的一种，由于它不被吸收进入全身循环，所以不会有药物相互作用。

抗疟预防

就像对其他旅行者一样，应该告知 HIV 感染旅行者抗疟药物和防止蚊虫叮咬的方法。许多 HIV 感染者对磺胺药物过敏，所以不选择使用长效磺胺类药磺胺多辛—乙胺嘧啶合剂（凡西达，Fansidar）进行推断性治疗。在大多数氯喹耐药区普遍建议甲氟喹作为一线药。由于该药易导致 HIV 感染者神经系统出现问题，使用前应考虑患者有无癫痫史以及有无现患中枢神经系统疾病或相关症状。阿托伐醌/氯胍（Malarone®）是可以考虑的另一个一线抗疟药。即使旅行者已服用阿托伐醌预防耶氏肺孢子虫肺炎，仍可选用 Malarone，因为旅行者可在服用该药时减少阿托伐醌的剂量。同样，如果旅行者需常规服用阿托伐醌，也可单独服用氯胍。多西环素也是一个可用的抗疟药，但易出现鹅口疮的 HIV 感染者或 AIDS 患者应该务必携带克霉唑片或氟康唑片用于治疗。

非 HIV 感染旅行者

美国之外的其他国家的 HIV 传播途径

HIV 感染的传播途径全世界都一样，如果旅行者缺乏防范意识，则有可能被感染。HIV 感染被认为首先在同性恋行为和静脉药物使用者中传播，这点在美国太常见了。许多受过教育的人们认为如果避免那些行为，他们就没有危险。可是新性伴侣的性接触包括异性恋，是旅行中最普遍的 HIV 传播途径。在进行旅行前评估时，要明确向旅行者指出随意性行为的风险和预防措施。除性接触外，旅行中还有可能暴露于其他 HIV 传播途径，特别是在发展中国家，包括胃肠外的暴露（用于注射药物的针头、针灸、文身、穿耳、穿孔、静脉注射毒品及侵入性医学操作），血和血制品。在许多国家由于资源有限，血液没有常规进行 HIV 检测。在 1993—1994 年的一个输血病例调查中，中南美洲的 12 个国家只有 9 个检测献血者是否感染 HIV。

旅行中避免 HIV 感染

旅行前的咨询应包括如何避免 HIV 感染的宣教，尤其是在旅行中偶然性行为的个人防护。例如，一项 1991 年和 1992 年的研究发现，18.6%的旅行者在他们最近的旅行中有新的性伴侣，其中 5.7%感染性传播传染病。降低危险的策略当然包括避免性接触。应建议那些计划（或认为他们可能）有新性伴侣的旅行者携带高品质的安全套，因为在许多国家不易获得可靠的安全套。为保持其完整性，安全套应存放在凉爽的地方。任何需要注射的人（或计划在偏僻地区长期逗留）应考虑携带无菌针头和注射器，随身携带一封官方信件说明针头仅做医学用途。侵入性操作（包括牙科操作）应仅限于的确需要时。应避免文身，穿孔和身体整形，或仅在最规范的机构里进行。应小心选择医疗机构。如果计划长期居留，应在到达当地后立即选定可靠的医疗机构，而不能等到发生问题时再确定。

医学生、人道主义志愿者和其他卫生保健工作者可能暴露于源于当地居民的血源性病原体，他们在到达前应收集当地的下列信息：HIV 感染率以及是否可获得有效的防护方法、筛选试验和治疗 HIV 的药物。应向有关卫生保健人员咨询可能的风险和减少风险的方法。在一些情况下，卫生保健工作者可以要求提供一次性手套、护目镜和用于暴露后治疗的抗病毒药。在抗反转录病毒药使用有限的国家，耐药率可能低，在标准抗病毒药方案广泛用于治疗 HIV 感染者的地方，出现耐当地一线药的病毒株可能致使抗病毒疗法对暴露后预防无效。

虽然旅行中的重点是预防感染（表 14.5），在许多国家，对健康和快乐最大的威胁是伤害，特别是交通意外。伤害最易导致紧急输血，从而带来感染 HIV 和其他血源性病原体的危险。伤害可能看起来无法避免，实际上一些简单的技巧可以减少某些伤害的危险，如在旅行中可以选择适当的汽车，使用安全带，选择每天旅行的时间，选择双轮电动车，专心驾驶且在驾驶时保持清醒。可在旅行前咨询时提及机动车的相关危险性，增强防范措施。

表 14.5 旅行中减少 HIV 感染的策略
避免性接触
如果有性接触，使用安全套
携带消毒针头及注射器
避免侵袭性操作（除非紧急需要）、文身、穿耳和身体穿孔
谨慎选择医疗设施
避免伤害、交通意外

（李微 译 孟菁 校）

扩展阅读

Alvar J, Cañavate C, Gutiérrez-Solar B et al 1997 Leishmania and human immunodeficiency virus coinfection: the first 10 years. Clin Microbiol Rev 10:298-319

Angel J B, Walpita P, Lerch R A et al 1998 Vaccine-associated measles pneumonitis in an adult with AIDS. Ann Intern Med 129:104-106

Cetron M S, Marfin A A, Julian K G et al 2002 Yellow fever vaccine. Recommendations of the Advisory Committee on Immunization Practices (ACIP). MMWR Recomm Rep 51(RR-17):1-11

Chariyalertsak S, Sirisanthana T, Supparatpinyo K et al 1997 Case-control study of risk factors for Penicillium marneffei infection in human immunodeficiency virus-infected patients in northern Thailand. Clin Infect Dis 24:1080-1086

Colebunders R, Bahwe Y, Nekwei W et al 1990 Incidence of malaria and efficacy of oral quinine in patients recently infected with human immunodeficiency virus in Kinshasa, Zaire. J Infect 21:167-173

Fleming A F 1990 Opportunistic infections in AIDS in developed and developing countries. Trans R Soc Trop Med Hyg 84:1-6

Fuller J D, Craven D E, Steger K A et al 1999 Influenza vaccination of human immunodeficiency virus (HIV)-infected adults: impact on plasma levels of HIV type 1 RNA and determinants of antibody response. Clin Infect Dis 28:541-547

Gamester C F, Tilzey A J, Banatvala J E 1999 Medical students' risk of infection with blood-borne viruses at home and abroad: questionnaire survey. BMJ 318:158-160

Godofsky E W, Zinreich J, Arnstrong M et al 1992 Sinusitis in HIV-infected patients: a clinical and radiographic review. Am J Med 93:163-170

Gotuzzo E, Frisancho O, Sanchez J et al 1991 Association between the acquired immunodeficiency syndrome and infection with Salmonella typhi or Salmonella paratyphi in an endemic typhoid area. Arch Intern Med 151:381

Goujon C, Touin M, Feuillie V et al 1995 Good tolerance and efficacy of yellow fever vaccine among carriers of human immunodeficiency. J Travel Med 2:145

Hawkes S, Hart G J, Johnson A M et al 1994 Risk behaviour and HIV prevalence in international travelers. AIDS 8:247

Hess G, Clemens R, Bienzle U et al 1995 Immunogenicity and safety of an inactivated hepatitis A vaccine in anti-HIV positive and negative homosexual men. J Med Virol 46:40-42

Kaplan J E, Masur H, Holmes K 1995 USPHS/IDSA guidelines for the prevention of opportunistic infections in persons infected with human immunodeficiency virus: an overview. Clin Infect Dis 21:S12

Kaul D R, Cinti S K, Carver P L et al 1999 HIV protease inhibitors: advances in therapy and adverse reactions, including metabolic complications. Pharmacotherapy 19:281

Kemper C A, Linett A, Kane C et al 1995 Frequency of travel of adults infected with HIV. J Travel Med 2:85

Lopez-Velez R, Perez-Molina J A, Guerrero A et al 1998 Clinicoepidemiologic characteristics, prognostic factors, and survival analysis of patients coinfected with human immunodeficiency virus and Leishmania in an area of Madrid, Spain. Am J Trop Med Hyg 58:436-443

Rhoads J L, Birx D L, Wright D C et al 1991 Safety and immunogenicity of multiple conventional immunizations administered during early HIV infection. J Acquir Immune Defic Syndr 4:724-731

Rocha A, de Meneses A C, da Silva A M et al 1994 Pathology of patients with Chagas' disease and acquired immunodeficiency syndrome. Am J Trop Med Hyg 50:261-268

Salit I E, Sano M, Boggild A K et al 2005 Travel patterns and risk behaviour of HIV-positive people travelling internationally. CMAJ 172:884-888

Schippers E F, Hugen P W, den Hartigh J et al 2000 No drug-drug interaction between nelfinavir or indinavir and mefloquine in HIV-1-infected patients. AIDS 14:2794-2795

Stanley S K, Ostrowski M A, Justement J S et al 1996 Effect of immunization with a common recall antigen on viral expression in patients infected with human immunodeficiency virus type 1. N Engl J Med 334:1222-1230

Taburet A-M, Singlas E 1996 Drug interactions with antiviral drugs. Clin Pharmacokinet 30:385

Tattevin P, Depatureaux A G, Chapplain J M et al 2004 Yellow fever vaccine is safe and effective in HIV-infected patients. AIDS 18:825-827

US Department of State 2008 Human immunodeficiency virus testing requirements for entry into foreign countries. Updated annually. For copy, send self-addressed stamped envelope to: Bureau of Consular Affairs, CA/PA, Room 5807, Department of State, Washington DC, 20520. Can also access information from the website: http://travel.state.gov

Wilson M E, von Reyn C F, Fineberg H V 1991 Infections in HIV-infected travelers: risks and prevention. Ann Intern Med 114:582

Wilson M E 1991 A world guide to infections: diseases, distribution, diagnosis. Oxford University Press, New York.

World Health Organization 2005 Malaria and HIV interactions and their implications for public health policy. Technical Consultation on Malaria and HIV Interactions and Public Health Policy Implications. Geneva, Switzerland

Zurlo J J, Feuerstein I M, Lebovics R et al 1992 Sinusitis in HIV-1 infection. Am J Med 93:157-162

第 15 章　慢性病患者的旅行

Mari C. Sullivan, Elaine C. Jong

对于有慢性疾患的旅行者而言，出发前考虑如下某些问题显得至关重要，如在旅行期间所需的医疗护理，可获得的医疗资源，因旅行运动量的增加而引起机体额外需求，饮食习惯的改变以及高海拔对机体的影响等；因此慢性疾患旅行者应尽早地对旅行途中可能涉及的风险进行评估，并且提前做好安排。旅途中有一位称职的陪护同样被视作为成功旅行的重要因素。作为旅行陪护并不强调一定有医疗专业背景，当发生医疗紧急状况时，旅行陪护须能协助慢性疾患旅行者获得极有价值的医疗救助。目前有一些盈利性公司如“Accessible Journey”，针对有该方面需求的群体，建立了陪护者档案，一些平时从事医疗卫生保健工作的专业医务人员愿意利用自己的假期陪伴患有慢性疾病的旅行者。建议旅行者在接受此项服务前，一定要对陪护者的资质和相关信息进行审核。

世界上有许多偏远的地区，在旅行者遭遇疾病，或被某些疾病引发的并发症所困扰时，需要数小时甚至数日才能获得有效的医疗救助。慢性疾患旅行者应对旅行目的地可获得的医疗服务有充分的了解，建议该人群根据旅行地是否具备足够的医疗设施和医疗护理来选择和调整自己的旅程，并且考虑和衡量旅行计划的预期益处是否值得承担旅行相关的潜在风险。旅行是一项培养自信心，有益于健康的活动，医生在做旅行咨询时，应考虑到旅行对此类人群带来的积极效果，同时给出的建议应符合实际情况，具有可操作性。

根据 1986 年通过的“航空可及法案”（Air Carrier Access Act），美国交通部规定不得歧视有残疾，有慢性疾患的乘客。正是因为这些条例的制定，目前越来越多原本使用其他交通运输工具出行的乘客选择乘坐飞机作为他们外出旅行的主要交通方式［联邦航空局是执行联邦航空条例（Federal Air Regulations，FARs）的管理机构]。

飞行的噪声和涡流、机舱的拥挤、有限的座椅空间以及某些心理方面的问题（飞行恐惧症、害怕国外飞机上发生的恐怖事件等）都会使旅行者在航空飞行中觉得不舒服和紧张。在航空旅行中可能影响旅行者健康状态的因素有：高空气压和氧气压力（第 4 章），在短时间内穿越多个时区，服药时间上的特殊改变。选择陆地和海洋交通线路的旅行者所面对的压力相对较小，但是旅行前同样需要制定周密的旅行计划。

无论选择哪种旅行方式，旅行者如需携带轮椅、透析设备和液体以及其他超大或超重行李，都需在购票前向相应航空、铁路或轮船承运公司的相关医疗部门了解详细信息和指导。残疾旅行者通常在制定旅行计划时有着比常人更多的担心和疑虑，通过旅行前详细周全的安排和计划，他们完全有能力克服残疾给旅行带来的诸多不便。

为了防止患有慢性疾病的旅行者在旅途中及目的地所面临的各种医疗问题，通常建议在旅行前做好充分的旅行前准备和计划。

最近，在澳大利亚由 Tate、Mein、Feeman 和 Maguire 所做的一项研究调查中指出在进行常规药物治疗的慢性疾患旅行者中，几乎无人在旅行中随身携带一份书面的药物清单，少于 1/10 的旅行者会备有由他们医生开具的清单。因此，建议慢性疾患旅行者在旅行中应持有一份最新的日常使用药物清单，并且备足整个行程所需的药物。

慢性阻塞性肺部疾病、哮喘以及其他肺部情况

运动、暴露于过冷过热环境、高海拔对于肺部疾患旅行者而言，均属明显的不良刺激。世界上许多城市如北京、墨西哥城、加德满都等存在环境污染和过敏原，肺部疾患旅行者应引起足够的重视。

现代喷气式飞机可在高达 22 500 英尺（1 英尺 = 0.3048 米）的巡航高度将客舱加压至海平面大气压，商业飞机的长途航班则需要达

到更高的巡航高度，通常在 30 300～40 000 英尺，联邦航空条例要求航空公司必须将机舱压力保持在模拟 5000 英尺的高度（如丹佛）至 8000 英尺的高度（如墨西哥城）。身体健康的旅行者完全能忍受适度的机舱压力改变，但是患有慢性阻塞性肺部疾病（Chronic obstructive pulmonary disease，COPD）的旅行者就很难适应这一变化，减少的氧气压、受损的换气动力、不足的心力储备、机械性的气流受限等诸多因素均加重了低氧血症。机舱内压力的降低可导致气体的膨胀（波义耳定律 Boyle's Law），一旦我们身体的某个部位如颅骨、鼻窦、中耳、胃肠道甚至是补牙部位存在过多的膨胀气体，将会表现出明显的临床症状和体征。例如在高海拔区域，由于肠道积气引起的腹部膨胀可致肺扩张受限。

机舱里相对湿度较低（10%～12%），呼吸道分泌物黏稠或接受过气管造口术的病人在湿度相对较低的环境下会感觉不舒服，因此在飞行过程中应保持摄入足够液体，同时应该避免饮用能够引起胃肠道积气、尿多和精神镇静的饮料。喝苹果汁是引起胃肠道积气的主要原因，而碳酸饮料不会。始终牢记在飞行途中正确选用饮料以维持水合状态是非常重要的。在飞行途中和高海拔地区，为了维持良好水合状态，水就是旅行者的最佳饮料。

有呼吸系统疾病的旅行者，在整个旅程中及刚到达目的地时，应避免进食过量、饮用含酒精饮料、服用镇静剂和吸烟。美国的航空公司和大多数国际航空公司都有禁止飞行中吸烟的相关法规。然而在某些国家的国内和地区航班上，旅行者可能会发现，并没有禁止吸烟的相关法规。担心暴露于吸烟环境的旅行者应充分意识到在公共场所（饭店、宾馆、银行、会议室、公共交通运输工具等）遭受被动吸烟对他们健康所构成的威胁。旅行目的地当地人群的吸烟比率以及该地区无烟环境的普遍程度将会直接影响该人群对旅行地的选择。欧洲、英国等地现已将无烟区域扩展到了酒吧和饭店。

表 15.1 所列的是一些较为常见的航空旅行呼吸系统禁忌证，上述呼吸系统禁忌证并非是绝对的，某些旅行者通过采纳医生的建议和指导后，能够适应航空飞行。大多数专家推荐所测基础海平面氧分压

表 15.1　航空旅行呼吸系统禁忌证

因缺氧而加重的健康状况：
急性支气管痉挛
发绀
休息或运动时的呼吸困难
肺炎或急性上呼吸道感染
肺动脉高压伴有或不伴有肺源性心脏病
严重贫血（血红蛋白 7.5g/dl）或镰状细胞血红蛋白病
不稳定的多种并存的心血管疾病（心律失常、心绞痛、发生在近 3～4 周的心肌梗死）
因气压改变而加重的健康状况
近 3 周胸外科手术史
无传染性的肺囊肿
中耳炎、鼻窦炎、或最近中耳手术史
气胸或纵隔气肿
肺功能不全
肺弥散量＜50％
高碳酸血症（$PaCO_2$＞50 mmHg）
呼吸室内空气时的低氧血症（PaO_2＞50 mmHg）
最大通气量＜40L/min
肺活量＜50％
其他禁忌情况
传染性疾病，如活动性肺结核
上述旅行禁忌证是相对的，旅行者可通过恰当的治疗和氧气的供给使上述情况得到明显的改善。
摘自：Goog H Jr 1990 年版的《慢性阻塞性肺部疾病患者安全乘坐飞机建议》

（PaO_2）≤72mmHg（1mmHg＝0.133 kPa）的旅行者应在飞行途中补充氧气。许多调查研究已经证实旅行者在飞行过程中的动脉血氧分压的预测值。在这些研究中，通过采用动脉血气分析的方法直接测量氧分压，将个体在飞行中测得的氧分压值与地面测得的氧分压值联系起来，最终确定一个回归方程式得出旅行者在飞行中氧分压的预测

值，但是众多的研究结果显示了各自不同的回归方程式。Dillard 等人通过对患有慢性阻塞性肺部疾病病人的五项研究中的调查数据进行 Meta 分析，最终在 1993 年公布了统一的回归方程式。运用回归方程式预测旅行者在飞行中（机舱压力在 8000 英尺高度大气压）的氧分压值，得出的结论证明了健康人群完全能适应这一高度的机舱压力变化。患有慢性阻塞性肺部疾病的旅行者可根据以下具体公式进行估计预测：

$$\text{PaO}_2 \text{ at 8000 ft} = [0.238 \times (\text{PaO}_2 \text{ sea level})] + [20.098 \times (\text{FEV}_1/\text{FVC}) + 22.258]$$

这个方程式将准确地预测出旅行者在飞行途中的氧分压值是否会低于 50mmHg。作者认为在高海拔地区预测出的氧分压值在 40～50mmHg 时，应建议长途飞行（＞6h）的旅行者补充氧气。由英国胸科协会制定的指导纲要中指出如果病人在普通环境下安静状态时测得的末梢血氧饱和度（SpO_2）＞95％，通常无需补充氧气，不存在额外的危险因素，如果 SpO_2＜92％，旅行者必须在飞行途中补充氧气。表 15.2 显示的一组数据是关于健康成人和患有慢性阻塞性肺部疾病的病人在海拔高度上升至 8000 英尺时，他们的动脉血氧分压下降的具体数值。

表 15.2　两组人群在不同海拔高度时的血氧分压下降情况

人群	氧分压（海平面）	氧分压（5500 英尺）	氧分压（8000 英尺）[a]
健康成人	98mmHg	68mmHg	60～63mmHg
慢性阻塞性肺部疾病	72.4mmHg	——	47.7mmHg[b]

[a] 飞机飞行至 35 000 英尺巡航高度时，不同的飞机增压装置可使机舱压力保持在 5000～8000 英尺高度的大气压。

[b] 暴露于恒定低氧状态 45min 等同于身处海拔 8000 英尺高度

摘自：Dillard T A，Berg B W，Rajagopol K R 等人 1989 出版的《慢性阻塞性肺病病人在飞行中的低氧状态分析》(Dillard T A，Berg B W，Rajagopol K R et al 1989 Hypoxia during air travel in patients with chronic obstructive pulmonary disease. Ann Intern Med 111：362 - 367.)

氧气供给

因患有慢性阻塞性肺部疾病或是其他一些医疗原因需要在飞行途中使用氧气的旅行者，不能私自将氧气携带上飞机，因为氧气属于危险品。大多数航空公司要求旅行者提前48～72h预先通知，但也有一些航空公司要求提前至1个月进行通知。需要用氧的旅行者必须提供一份由医生签署的用氧医嘱，内容必须包括氧流量、供氧面罩的型号，并且说明是间断用氧还是持续供氧。通常情况下，航空公司的供氧服务需要旅行者支付相关费用。航空公司提供的氧气是大罐装（3000L）的或是小罐装（300L）的压缩氧气。如需使用飞机上的其他一些呼吸装置如雾化吸入器或机械呼吸机等，一定要预先得到航空公司的批准。为了避免干扰敏感的航空电子设备，上述提及的供氧服务一定要符合联邦航空条例的相关规定。

需要用氧的乘客如临时滞留在机场或中途转机，需要提前做好安排，与机场提供该项服务的部门取得联系，做好地面供氧的准备。即使到达最终目的地，若该地区海拔高度如高出海平面5000英尺以上的，仍需申请地面供氧服务。乘客必须至少提前24h与当地的供氧部门或与所滞留城市中的供氧部门取得联系。旅行者所患的慢性阻塞性肺部疾病如达到中等或严重的程度，在家中就存在缺氧的表现，此类人群不宜考虑前往高海拔地区，他们患高原性肺水肿的风险显著增大。

作为旅行者陪护应接受相关的指导，尤其应了解缺氧的具体表现如视力缺损、疲倦、头痛、嗜睡、头晕、个性改变、记忆判断能力以及协调性的下降，旅行者一旦发现上述症状应很可能需要医疗帮助。

患有哮喘的旅行者

2006年美国心肺血液研究院对美国慢性哮喘病人进行了统计，估计有2000万人口患有慢性哮喘，其中900万是儿童患者。Gern和Busse 2002年的一篇报道中指出哮喘病人一旦遭受鼻病毒和流感病毒的侵袭，与正常人群相比更易引起并发症。呼吸道感染是较为常见的疾病，个人压力、空中飞行、接触陌生人、环境污染等诸多因素均可致呼吸道感染。

因此，患有哮喘或存在其他慢性呼吸系统疾患的旅行者应每年进行流感疫苗的接种，并且接受推荐疫苗的接种（包括肺炎疫苗）。

患有哮喘的旅行者在旅行出发前务必向医生进行咨询，确保目前的哮喘状况得到有效的控制。医生应向有哮喘病史、反应性气道疾病的旅行者告知，即使没有发病或无症状表现多年，旅行至一个新的环境仍有可能诱发哮喘的发作。存在于新环境中的真菌和花粉，还有其他某些不能明确的物质均能使哮喘加重；尘螨、蟑螂在某些地区非常常见，在酒店房间或是其他住所内暴露于这些不良刺激，会增加哮喘发作的几率；空气污染在发展中国家的城市地区是一个较为显著的问题（第 2 章），能加重哮喘。指导患有哮喘的旅行者前往气候较冷的旅行地时，应注意保暖，并且在外出时戴有面罩的帽子，这样能对吸入的空气起到加热作用。不同于慢性阻塞性肺部疾病患者，哮喘病人在高海拔地区一般表现良好。一些理论认为在高海拔地区哮喘病人接触和暴露于过敏原的机会减少；其次，哮喘病人常常对自己呼吸功能下降时的异常表现非常敏感，一旦症状出现他们会立即减少和限制活动量，而这一点对于哮喘病人徒步去高海拔地区或参加其他体育活动来说起到了保护性的作用。

患有哮喘的旅行者在旅行中应携带充足的药品，药品必须随身携带放在手提行李中，以免遗失。所携带的药品均要求有原始包装，包装上必须注明药品名、剂量、服用方法及生产药厂等信息，还需备有治疗医生开具的医嘱证明。哮喘属全球性的问题，病人在本土获取哮喘药物是最好的。患有哮喘的旅行者应了解自己使用药物的通用化学名称，因为许多药品的化学成分虽然一样，但是在不同国家却有着不同的商品名，一旦旅途中发现所带药品丢失，就能通过药物的化学名称获取所需药物。例如沙丁胺醇别名舒喘灵、沙美特罗卡松粉吸入剂在某些国家中它的商品名为舒利迭。如想获取此方面的信息，可查询 MD Consult 网站或是其他在线信息库。

患有哮喘的旅行者在旅行中建议携带峰值流量计（peak flow meter），掌握具体使用方法进行自我监测，及时发现旅程中发生的细微病情变化。最近的循证研究确定，β_2受体激动剂和全身性类固醇制剂依旧是哮喘急救治疗的主要药物。旅行者应掌握在哮喘发作时，何时和怎样进行自我药物治疗。建议有哮喘的旅行者应根据自己的行程及客观情况携带充足的药品，包括短效支气管扩张剂多剂量吸入器(multidose inhalers，MDIs)、1个或多个疗程的口服泼尼松，如有可能备足白三烯拮抗剂，因为此药在美国和欧洲以外地区常常很难获得。出版于2003年的《国家哮喘教育和预防指导》(National Asthma Education and Prevention Program Guidelines) 中指出，没有证据显示口服抗生素对治疗急性哮喘有帮助。防治病毒性感冒的药物(奥司他韦、扎那米韦等) 以及类固醇多剂量吸入器都应备于旅行者药箱中(第1章)。

心血管疾病

关于飞机飞行至巡航高度动脉血氧分压下降分析的有关内容已经在前面章节进行了讨论。患有心肺疾病的旅行者，在长途飞行中因缺氧可引起低氧血症的表现。在机舱内发生的医疗紧急事件中心血管疾病占据了较大比率，在一些报道中提及心脏病人数达到20%，但实际发病人数还是相对较少。联邦航空局报道的相关数据显示美国5家航空公司在2000年度的140万乘客中共计有12位乘客死于心脏疾病。任何一位在海平面高度需使用氧气的心脏病患者在高空飞行时务必补充氧气。大多数有心血管疾病的旅行者在飞行途中无需补充氧气，但如有用氧需求应提前与航空公司联系。

旅行者一定要将药物存放于随身携带的手提行李中，同时还需备有最近医疗就诊病史的复印件(心电图、生命体征数据、目前的疾病诊断、所需药物的清单以及负责医生或心脏科医生的姓名和联系方式)。在飞行途中应避免食用含盐量过高、油腻辛辣的食品，此外应避免饮用碳酸饮料及含酒精成分的饮品。为了防止食用机舱内提供的不利于自身健康需求的食品，建议从家中带些健康的小点心。乘客应定期在机舱内来回走动做些简单的运动，或者是每小时舒展一下肢体防止因久坐不动而引起的血液循环不畅。

Cummins 和 Schubach 1989 年在关于商务飞行旅行者的医疗急症调查研究中指出，大多数的医疗急症事件发生在地面，仅有 25% 的医疗急症发生在飞行途中，最为常见的医疗问题有腹痛、胸痛、呼吸短促、晕厥和抽搐。尽管在入境的旅行者中发生医疗急症事件的比率较低（39 600 位入境旅行者中仅有 1 位），但作者认为，考虑到涉及的总量巨大，仍会有不少人在登机前、飞行途中及降落后因健康问题需要紧急的医疗救助。在为期一年的调查中发现，在 754 例医疗急症中有 5 例是心脏停搏：1 例发生在飞机上（飞机即将起飞仍停留在地面），1 例发生在机场大厅（下飞机后的数分钟），另外 3 例发生在下飞机后行李提取处。尽管医疗急症发生的比率较低，但每年仍有将近 1000 位旅行者在飞行途中或在机场航站楼内因心脏停搏而失去生命，他们中的大多数没有心脏病史。2001 年 6 月，联邦航空局要求所有商务飞机必须配备体外自动除颤器（automated external defibrillators，AEDs）。自 2004 年 4 月起，所有的商务飞机均在机舱内配备了体外自动除颤器。

在机场航站楼乘客因多种因素引起身体和精神上的压力，如为了赶航班需要在航站楼内步行较长距离，登机前冗长繁琐的安全检查等。针对以上情况，提供给旅行者以下相关建议：

1. 留有足够的时间去机场，乘坐国内航班至少提前 2h 到达机场，乘坐国际航班应提前 3h 或留有更多的时间，因为机场停车、办理登机手续和安全检查都需花费大量的时间。

2. 为方便在飞机上的活动和获取更宽裕的腿部空间，可在预订机票时，要求申请乘坐过道座位（与靠窗座位相比，当飞行途中如遭遇强气流时，坐于过道座位上的乘客，被存放于头顶上方的行李落下砸伤的意外风险增加）。

3. 有特殊饮食需求的，可在预订机票时，要求航空公司提供该项服务，如低盐饮食或是素食等。

4. 如果您行动不便、运动耐受性差、有肢体残疾，可要求机场航站楼提供轮椅和其他交通车。

5. 行李尽可能的轻便，使用带轮子的行李箱，在机场航站楼时可将手提行李放在行李推车上。

6. 着装舒适，应方便随时增减衣物；着轻巧（低跟）舒适的步行鞋。在飞行途中将鞋带放松，或是更换拖鞋和航空袜。

7. 不要将紧急情况下使用的药物和医疗用品放在座位上方的行李柜中，如沙丁胺醇支气管扩张剂、胰岛素注射笔、葡萄糖片剂及硝酸甘油制剂，应放置在乘客座位前方的座位底下，方便随时取用。

有心脏病史的旅行者在旅行前应考虑购买紧急医疗遣返保险，因为在旅行目的地有可能很难获得及时的医疗救助，购买保险可确保一旦发生紧急情况时可得到相应的医疗运送。购买保险前，旅行者一定要了解具体的保险政策，确认保险范围是否能覆盖至目前所患的疾病，还需确认提供的医疗运送服务是否能满足他们的需求。一些保险公司提供的救护飞机（固定翼飞机或直升机）上配备了齐全的医疗设备和工作人员，可将病人运送至最近的区域性医疗中心接受治疗，在那里病人能接受到等同于自己国家医疗水平的救治。部分保险公司则将病人运送至离旅行地最近的医疗机构，所提供的医疗服务可能达不到西方发达国家现有的程度。紧急遣返有时会受到天气、环境、可使用的飞机、燃料及政治等因素的影响。

航空航天医学会（Aerospace Medical Association，AsMA）针对患有心血管疾病的旅行者提出了具体的航空旅行禁忌证：3 周之内发生的无并发症心肌梗死（myocardial infarction，MI）、6 周之内发生的有并发症的心肌梗死、2 周之内进行的冠状动脉旁路搭桥手术、2 周之内发生的脑血管意外。还有其他一些情况也被纳入了航空旅行禁忌证：不稳定心绞痛、未控制好的充血性心力衰竭和心律失常以及严重的心脏瓣膜疾病。存在上述心血管情况的旅行者如在急性发病时，必须延后其旅行计划，直到病情稳定 3 个月后方才适合旅行。

心脏起搏器和植入式心脏除颤仪

装有心脏起搏器或植入式心脏除颤仪（implantable cardiac defibrillators，ICDs）的旅行者在出国旅行前必须接受一次彻底的心脏评估。旅行中应将所装仪器的型号、批号、心脏起搏器激活前后的心电图复印件与其他一些重要文件（护照、预防接种记录本、医疗病史记录，见第 1 章）摆放在一起。鉴于不是所有的医疗机构都备有置换电池、起搏器装置和电极，建议旅行者在出发前应对旅程中可使用的医疗资源进行考察确认。当装有心脏起搏器或植入式心脏除颤仪的旅行者在机场进行安检时，如有可能，应建议安检人员徒手进行全身检查，理论上认为安检人员使用的手持探测棒产生的磁场会影响起搏器和除颤仪的正常运行。

在美国大陆内旅行，如需对起搏器的完整性进行检测，旅行者可通过电子电话诊断程序完成检测。但是这种电子电话检测程序却不能通过国际卫星传递系统完成，在海外旅行时旅行者只得咨询求助当地有经验的心脏科医生。多数起搏器的制造商和经销商会在产品网站上列出海外有能力从事此项检测工作的医疗机构和医生的名单。旅行者可从美国心脏委员会各个当地分支机构处获得起搏器或植入式心脏除颤仪的身份确认密码表。

糖尿病

患有糖尿病的旅行者在旅行前应掌握如何根据旅行期间饮食和作息时间的改变，运动量的变化来调整他们的治疗方案，在出发前做好详细的计划和充分的准备对患有糖尿病的旅行者而言非常关键。提前预订机票和酒店，留有适当的转接机时间十分重要。如果时间衔接不上，应提前安排好辅助措施。建议在出发前数周接受必要的预防接种，除了接种常规的旅行推荐疫苗外，患有糖尿病的旅行者还应接种流感疫苗和肺炎多糖疫苗。

表 15.3 是关于糖尿病旅行者在旅行前需配备的药品和相关物品的清单。美国糖尿病委员会（America Diabetes Association）是糖尿病旅行者获取疾病相关信息的专业机构。美国糖尿病委员会向公众发布的由 Davida F. Kruger 编写的“糖尿病旅行指导”（Diabetes Travel Guide），在 2006 年再版内容里介绍了糖尿病病人在旅行期间需要的医疗物品，以及胰岛素在美国及世界其他国家的生产厂家情况。在

美国销售的胰岛素通常是100单位浓度的，而在美国以外的一些国家销售的胰岛素是40单位或是80单位浓度的。这份指导在很大程度上解决了糖尿病病人在旅行期间所面对的困扰。

糖尿病的治疗通常是基于24h的药物治疗计划。当向南或北方旅行时，无需调整24h的用药计划。向东旅行意味着当天时间延长，反之，向西旅行当天时间减少，当旅行跨5个或更少的时区时，无需改变胰岛素的常规使用程序，然而跨6个或更多时区时，建议调整胰岛素的常规使用程序。

表 15.3　胰岛素依赖型病人所需物品清单
胰岛素：足以维持整个旅程的需要，另准备额外1周用量
一次性的U-100胰岛素注射器：足以维持整个旅程的需要，另准备额外1周用量
至少1瓶赖脯胰岛素注射剂（Humalog）或是其他快速起效胰岛素类似物
血糖测试条和采血针
2个血糖检测仪并配有电池：1个血糖检测仪必须随身携带至机舱
酮检测尿液测试条：在高海拔地区或疾病发作时使用
葡萄糖片剂或葡萄糖凝胶
胰高血糖素应急包
点心：能量棒、花生白脱薄脆饼干、水果汁（登机时携带）
糖尿病识别标牌或手镯
皮夹卡片：详细记录胰岛素剂量，医生的姓名与联系方式
开具的胰岛素注射医嘱：在旅行期间备用的胰岛素有可能遗失或者遭损坏
负责医生签署的证明文件：详细记录疾病诊断，说明携带胰岛素及注射器的必要性，注射器和胰岛素均要有原始包装
口服药品：抗生素、止吐药、抗腹泻药以及其他的非处方药（over-the-counter，OTC）

糖尿病口服药物的服用时间没有胰岛素注射时间要求那么严格。口服药物只需根据医嘱规定时间在当地时间服用（无需计算时差）。使用胰岛素泵（胰岛素连续皮下注入装置）患者无需调整其基础的胰

岛素速率，当他们到达旅行地后，经常监测血糖值是非常必要的。机体通常需要 3～4 天的时间来适应新的时间地带，因此到达旅行地的第 3 天需将胰岛素泵显示的时间调整至当地时间，其他的装置维持原来状态。大多数国际机场的安检人员熟悉胰岛素泵装置，自从 9.11 事件发生后，机场的安检程度也随之增强，通常会要求佩戴胰岛素泵的病人打开泵的背面进行检查。为了方便检查，病人可将胰岛素泵置于裤子或裙子前面的口袋中，携带一封责任医生签署的书面说明，详细解释携带糖尿病药物及相关物品的必要性。准备一份所携带药品和相关物品的清单以备安检所需。但是，如果仅提供医生的一份简短书面说明，往往是不够的。

新的安检制度要求，携带的针筒、输液器具及其他医疗锐器都应有药厂的原始包装，并且在标签上附有提供者的姓名。旅行期间经常监测血糖是非常必要的，当糖尿病患者的日常生活规律被打乱时，除了典型的三餐前监测血糖外，还应加强日常监测，做到每 3～4h 监测血糖 1 次。必须提醒那些平时不严格监测血糖值的糖尿病患者，在旅行期间一定要做到经常监测血糖浓度。大多数血糖波动不定的现象可通过频繁监测血糖值来避免，因此糖尿病旅行者一定要根据自己使用的测量仪携带足够的、相匹配的血糖（blood glucose，BG）测试条、电池、甚至再准备一个备用血糖测量仪。鉴于频繁监测血糖的需要，病人需准备较多数量的血糖测试条，医生应根据这一情况开具一份新的医嘱。

糖尿病与高海拔

首先应了解在高海拔地区，血糖仪的监测结果不是非常精确。2002 年，Fink 和他的同事们发表了市场上广泛使用的 7 种血糖监测仪在华盛顿雷尼尔国家公园登山者中的使用调查结果。研究者对登山者在不同海拔高度时期的毛细血管血和静脉血样本进行了比较，血糖监测仪受海拔高度的总体影响是：海拔高度每上升 1000 英尺，仪器测出的血糖值将低于实际值的 1%～2%。此外，血糖监测仪的精确性还受温度和湿度的影响。在做此项研究前，有相关报道称许多糖尿病患者旅行至高海拔地区时死于糖尿病酮症酸中毒（diabetic ketoacidosis，DKA），导致这一结果可以部分解释为病人使用的血糖监测仪所读的数值过低。因此建议旅行者前往高海拔区域时携带尿液酮体测试条，便于较早发现酮症酸中毒的征象，一旦发现可将病人紧急运送至海拔较低的区域。2004 年发表于《医药科学体育锻炼》（*Medicine and Science in Sports and Exercise*）中的一篇研究指出不受长期并发症困扰的热衷于徒步旅行的Ⅰ型糖尿病患者，虽然他们在高海拔地区的代谢和心血管状况比对照组人群略差，但总体来说他们的代谢和心血管方面的参数与对照人群相差无几。尽管血糖监测仪的准确度和精确性在高海拔地区会受到影响，为了防止急性并发症的出现，仍需做到经常监测血糖值。

东行跨 6 个或更多时区

目前有很多参考书是关于由东向西或由西向东跨越多个时间地带的旅行者，在旅行期间如何调节胰岛素剂量方面的内容，最近的研究指出，简单易行的胰岛素调整方法要比那些繁琐复杂的医疗方案更易受到胰岛素使用者的青睐。Gill 和 Redmond 的相关研究中建议旅行者在飞行途中应经常监测血糖值，携带能快速起效的糖源，并且放置在无需起身离开座位，取用非常方便的地方。舱内供应的糖尿病饮食是非标准化的，故无需向航空公司申请该项服务。所有使用胰岛素的病人都应掌握三餐食物中碳水化合物含量的计算方法，并根据估算量调整快速起效胰岛素的注射剂量。目前有很多信息是关于食物中碳水化合物含量的计算方法，有资质的糖尿病教育者或营养师也能向旅行者提供相关咨询，并教授具体应对措施，从而达到在旅行期间血糖控制稳定的目的。

如果糖尿病患者计划中的旅行需穿越多个时间区域，建议将常规胰岛素替换成重组胰岛素的类似物，如赖脯胰岛素（Humalog）、门冬胰岛素（Novolog）或是最新的胰岛素类似物 Apidra（glulisine）。这些制剂起效迅速，且能在进食时进行注射，不像常规胰岛素为了避免餐后低血糖的发生必须在饭前半小时进行注射。重组胰岛素另一显著的优点是，停留在机体的最长时间为 2～4h，因此降低了两餐之间低血糖发生的可能性。

另一优点是赖脯胰岛素或门冬胰岛素芯注射笔，注射方法简单易掌握。胰岛素注射笔外表看似一支装有笔芯的普通钢笔，有些注射笔使用的是可替换的胰岛素芯，而有些则是一次性的预充式胰岛素芯装置。在注射笔的顶端有一精细小巧的针头，每次注射时病人只需根据自己所需胰岛素剂量调节剂量刻度表，按压注射器上的活塞，将胰岛素注入皮肤内。应根据使用的赖脯胰岛素或门冬胰岛素来选用相应厂家提供的注射笔，如使用门冬胰岛素合成胰岛素的患者应使用诺华诺德医药公司生产的胰岛素注射笔，使用赖脯胰岛素合成胰岛素的应选择美国 BD 公司生产的注射笔。

旅行者如使用快速起效的重组胰岛素类似物赖脯胰岛素、门冬胰岛素或是 Apidra 可以减少 10％的基础胰岛素（中效或长效胰岛素）的用量，只需使用小剂量的赖脯胰岛素就能纠正各种原因引起的高血糖，所需剂量因人而异。旅行者如想将原来使用的常规胰岛素改换成重组胰岛素类似物，旅行前应留有足够的时间进行剂量的调整，至少应在出发前的 1～2 个月。病人应接受医生的指导，确定速效胰岛素的具体用量，明确当血糖值超过正常范围时，使用多少剂量能将血糖降低至正常范围。如告知每使用 1 单位的胰岛素可降低血糖值 50 点，旅行者就应根据这一比率进行胰岛素剂量的选择从而纠正餐后 3～4h 发生的高血糖现象。

以下介绍的这种相对保守的胰岛素调整方法，主要是针对由东向西跨越多个时区旅行的糖尿病患者：每天仅在早餐前注射胰岛素的糖尿病旅行者，出发日当天应按照平时注射时间，注射常规剂量（表 15.4）。到达目的地的第一个早晨，因为间隔上次胰岛素注射时间不足 24h，故在早餐前（当地时间）只需注射常规剂量的 2/3 胰岛素。注射减少量的胰岛素主要是为了防止低血糖的发生，尤其考虑到旅行者在到达目的地后运动量会有所增加，且饮食时间也将被打乱。

为了防止因使用减少量的胰岛素而引发的高血糖，故需在当天晚餐前监测血糖水平，监测时间通常在早晨注射胰岛素后的 10h 左右。如血糖值＞240mg/dl，应立即注射早晨剩余的 1/3 量胰岛素。在目的地的第二天早晨应按常规剂量注射胰岛素。

通常每天注射 2 剂胰岛素的糖尿病患者，在目的地的第一个早晨同样也只需注射常规剂量的 2/3 胰岛素（表 15.4）。如当天晚餐前测出的血糖值≤240mg/dl，只需按照常规夜间剂量进行注射，但是如果测出的血糖值>240mg/dl，除了注射常规夜间剂量外还需补充早晨剩余的 1/3 量胰岛素。

表 15.4　胰岛素调整——东跨多个时区[a]

	出发日	到达后第 1 日早晨	早晨剂量后 10h	到达后第 2 日早晨
单剂时间表	常规剂量	2/3 常规剂量	血糖监测，如血糖超过 240mg/dl，给予早晨剩余的 1/3 量	常规剂量
双剂时间表	早晨和夜间的常规剂量	2/3 常规早晨剂量	血糖监测，常规夜间剂量；如血糖超过 240mg/dl，常规夜间剂量外还需补充早晨剩余的 1/3 量胰岛素	常规双剂剂量

[a] 向东旅行的人群在返回途中，请参考“胰岛素调整——西跨多个时区”（表 15.5）

（改编自 Benson E，Metz R 1984—1985 洲际旅行中的糖尿病管理）

西行跨 6 个或更多时区

出发当日，早餐前注射常规剂量的胰岛素（表 15.5）。在飞行途中，按照机舱就餐时间进食。建议糖尿病旅行者在飞行途中每 6h 或进餐前监测血糖水平。注射晨间剂量后的 18h，无需考虑身处机舱还是旅行目的地，必须监测血糖水平。如血糖值≤240mg/dl，旅行者可安全等待至到达目的地的第一天早晨按照常规注射时间（当地时间）注射常规剂量的胰岛素，无需考虑间隔上次注射时间已超过 24h。但是当血糖值>240mg/dl 时，应追加注射等同于 1/3 常规晨间用量的胰岛素，然后安排进餐或进食点心。例如，病人的晨间胰岛素用量是 30 单位的中效胰岛素加上 12 单位的胰岛素，那么当血糖值>240mg/dl时，补充注射量应为 10 单位的中效胰岛素加上 4 单位的胰岛素。在到达目的地的第一天早晨（当地时间），注射常规剂量的胰岛素。

表 15.5　胰岛素调整——西跨多个时区[a]

	出发日	早晨剂量后 18h	到达后第 1 日早晨
单剂时间表	常规剂量	进餐后，如血糖超过 240mg/dl，1/3 常规剂量	常规剂量
双剂时间表	早晨和夜间的常规剂量	进餐后，如血糖超过 240mg/dl，1/3 常规早晨剂量	常规双剂剂量

[a]向西旅行的人群在返回途中，请参考“胰岛素调整——东跨多个时区”（表 15.4）

（改编自 Benson E ，Metz R 1984—1985 洲际旅行中的糖尿病管理）

每天 2 次注射胰岛素的病人，在飞行过程中无须调整手表时间。大约在晚餐时间，距离出发日早晨完成胰岛素注射后的 10～12h，在进餐或进食点心前注射第二剂胰岛素（表 15.5）。此后，每天注射 2 剂胰岛素的病人和每天注射单剂胰岛素的病人一样，在晨间注射第 1 剂胰岛素后 18h 或在完成夜间第 2 剂胰岛素注射后的 6h，需监测血糖水平，如监测出的血糖值>240mg/dl，需进行补充注射，注射量等同于 1/3 的常规晨间用量。

不管在旅行中采取何种方法调整胰岛素的剂量，使用胰岛素的糖尿病旅行者一定要掌握如何识别低血糖症状及如何纠正低血糖现象；掌握如何监测血糖水平和解读血糖值；掌握如何根据食物中碳水化合物的含量进行胰岛素剂量的调整。在旅行前向有资质的糖尿病教育者（Certified Diabetes Educator，CDE）或内分泌专家咨询相关事宜，对糖尿病旅行者是非常有帮助的。这些专家会根据旅行者的个人情况如旅行中跨越多个时区、运动量的大小及途中患病情况，来制定出有针对性的胰岛素注射方案。此外，专家们还会帮助糖尿病旅行者将原有控制血糖的治疗方案更换至使用长效胰岛素如甘精胰岛素，作为每天的基础胰岛素用量，再附加注射短效胰岛素来维持用餐时间血糖浓度的正常化及控制高血糖现象。在胰岛素制品不断完善的今天，我们充分相信糖尿病患者的血糖水平一定能在旅途中得到很好的控制。

预防低血糖

旅行期间日常生活规律常常会被诸多因素打乱，如无法进餐或进餐时间的延误，运动量的增加，这些因素都会导致低血糖的发生。随着运动量的增加，补充额外食物，这一原则对糖尿病患者在旅行时显得尤为重要。建议携带一些适合于糖尿病患者食用的点心，如水果干、饼干和坚果等，当途中不能按时进餐时，可作为食物的补充。某些商用复合食品如：Cliff Bar、Luna Bar 和 Power Bar，也都很合适，其食物包装上还标注了具体碳水化合物的含量，便于糖尿病患者计算胰岛素需用量。

糖尿病患者在旅行前必须接受医务工作者提供的关于如何识别和纠正低血糖现象的健康教育。低血糖的主要表现为虚弱、困倦、眩晕、神志不清并伴随脸色苍白、头疼、颤抖、出冷汗、心跳加速、肢体湿冷等征象。治疗低血糖的最好方法是即刻服用葡萄糖凝胶，管装凝胶起效非常迅速。如果血糖值稍微低于正常水平，可服用葡萄糖片，每片剂含有 4g 的葡萄糖，因此一次需服用 3～4 片，可提高血糖 50mg/dl 至正常范围。强烈推荐服用这些上市的葡萄糖产品治疗低血糖反应，因为产品稳定且清晰标注了所含碳水化合物的总量。

旅行伴侣同样也需接受相关低血糖治疗的健康教育，了解低血糖反应的早期表现（目光呆滞、神志不清、烦躁或不正常发汗），意识到给低血糖患者饮用含糖饮料及服用葡萄糖制剂的重要性。当病人出现意识障碍以致不能正常进行吞咽时，禁止喂服任何食物或液体，但是喂服葡萄糖凝胶是安全的。如果病情严重或不能经口喂服的，可立即注射胰高血糖素。

使用胰岛素作为日常糖尿病治疗的旅行者，必须携带胰高血糖素急救盒，同时应向旅行伴侣介绍具体的使用方法。如果糖尿病患者参加的是团队游，负责处理团队医疗问题的负责人或领队应熟悉掌握胰高血糖素急救盒的使用，并知道急救盒具体的放置处。

当糖尿病患者丧失意识，失去知觉时，应立即将患者运送至专业医疗机构进行抢救。在设法获取医疗救助的同时，立即注射胰高血糖素。给一个无需补充血糖的糖尿病患者注射胰高血糖素后，会导致血糖急剧上升，然而血糖升高现象较容易纠正。但是当糖尿病患者有严重低血糖反应时，如没有及时给予胰高血糖素治疗，会导致严重的并发症。病人处于昏迷状态等紧急状况时，可肌肉或皮下注射胰高血糖素。当神志恢复可以进食时，应立即给予含有碳水化合物及蛋白质的点心。

在本书附录中列出的医疗信息来源里可以查询到有英语交流能力的海外医生名单，除此之外美国大使馆还会在需要时向海外旅行的美国公民提供一份可寻求帮助的医生名单。对那些有慢性医疗问题的旅行者来说，向旅行目的地所在国的美国大使馆注册登记就显得尤为重要，一般通过电话方式即可完成，驻海外的美国大使馆的电话和地址可通过 www. state. gov 进行查询。

人工髋关节和其他骨科矫形金属部件

用于人工髋关节置换术的金属部件和骨折内固定术的钢钉均可以触发机场乘客登机处的电磁场安全警报，因此建议有植入矫形外科装置或金属部件的旅行者需携带有责任医生签署的医疗情况证明信笺，可避免延误登机和现场不必要的解释。

慢性精神病情况下的旅行

有精神疾患的人群会向健康人群一样有着旅行的需求，他们会去度假、因公出差、探亲访友或是去朝圣，有时会因当时不正常的精神状态激发起对旅行的渴望。一些国家的入境条例中规定，有精神疾病的入境人员会被遣送回国。

就目前机场的安全环境而言，患有精神疾患的旅行者一定要做好充分的准备。2005 年迈阿密国际机场，发生了一起联邦空中警察枪击一位患有双向情感精神障碍乘客的重大事件。通过这一事件强调了有可能存在精神危机风险的旅行者在旅行中需有 1 名经验丰富的陪护或朋友陪伴。精神状态或行为异常的人群不适宜旅行，直到他们的精神状况稳定及病情得到控制方可（航空航天医学会，1996）。据统计在美国飞机上发生的精神疾病方面的突发事件占飞机上发生的全部医疗突发事件的 3.5%。在所发生的突发事件中，90%可归于急性的焦虑状态所致，4%是鲁莽的精神病患者行为。尽管与普通的医疗急症相比，精神疾病所致的突发事件较为罕见，但公众一般很难容忍这种突发事件的发生，有可能会对精神病患者造成伤害，2005 年迈阿密机场事件就很好地证明了这一点。

有潜在精神方面状况的旅行者在出发前务必与精神病医师商讨旅行计划，除携带充足的日常服用的精神科药物外，还可携带一些治疗因旅行触发的急性焦虑症的药物。如有需要，可联系机场的医疗服务机构，如果在飞行途中不能适应舱内环境时，必须通知舱内服务员。飞行途中发生的旅客攻击性行为事件不断上升，已经成为公众担忧的问题，饮酒所致的攻击性行为已占据了总数的 30%以上。机舱环境的拥挤、飞机延误起飞、缺乏相应信息等诸多因素均可引起精神压力，因此精神科医生需与病人探讨旅行中可能出现的种种状况，并且指导病人如何正确应对处理。

服用精神科药物的旅行者必须携带一份详细的书面说明，同患有其他慢性疾病的旅行者一样，内容包括目前的疾病状况和药物使用信息。飞行途中，应保证充分的水分摄入。因为酒精和精神科药物的相互反应，故应绝对禁酒。建议携带一些令自己感到舒服和平静的物品，如平时最喜欢的枕头、图片、暖和舒适的毛衣或是一段平缓的音乐。当身处异国他乡时，能给人带来熟悉的感觉。

对 HIV 感染或 AIDS 旅行者的相关建议和指导，请详见第 14 章节。

（周璇　译　周心　校）

扩展阅读

Accessible Journeys Inc 2006 35 West Sellars Avenue, Ridly Park, PA 19078. Tel: 800-846-4537

Air Carrier Access Act 1986 49 USC 441705

ANA Commission on Emergency Medical Services 1982 Medical aspects of transportation aboard commercial aircraft. JAMA 247:1007

Bateman E D, Boushey H A, Bousquet J et al 2004 Can guideline-defined asthma control be achieved? The gaining optimal asthma control study. Am J Respir Crit Care Med 170:836

Benson E, Metz R 1984–1985 Management of diabetes during intercontinental travel. Bull Mason Clin 38(Winter):145-151

Coker R K 2002 Managing passengers with respiratory disease planning air travel: British Thoracic Society Recommendations. Thorax 57:289

Cummins R O, Schubach J A 1989 Frequency and types of medical emergencies among commercial air travelers. JAMA 264:1295

Cummins R O 1988 High-altitude flights and risk of cardiac stress. JAMA 260:3668

DeHart R L 2003 Health issues of air travel. Ann Rev Public Health 24:133

Dillard T A, Rosenberg A P, Berg B W 1993 Hypoxemia during altitude exposure: A meta-analysis of chronic obstructive pulmonary disease. Chest 103:442

Essebag V, Halabi A R, Churchill-Smith M et al 2003 Air medical transport of cardiac patients. Chest 124:5

Fink K S, Christensen D B, Ellsworth A 2002 Effect of high altitude on blood glucose meter performance. Diabet Technol Ther 4:5

Gern J E, Busse W W 2002 Relationship of viral infections to wheezing illnesses and asthma. Nature Rev Immunol 2:132

Gill G V, Redmond S 1993 Insulin treatment, time-zones and air travel: a survey of current advice from British diabetic clinics. Diabet Med 10:744

Gong H Jr 1992 Air travel and oxygen therapy in cardiopulmonary patients. Chest 101:1104

Gordon H, Kingham M, Goodwin T 2004 Air passengers with mental disorder. Psychiatr Bull 28:295

Mitka M 1999 Why the rise in asthma? New insight, few answers. JAMA 281:2171

National Asthma Education and Prevention Program 2003 Expert panel report: guidelines for the diagnosis and management of asthma: update on selected topics – 2002.: US Department of Health and Human Services, Bethesda, MD, PHS, NIH, NHLBI. NIH publication no. 02-5074.

Pavan P, Sarto P, Casara D et al 2004 Metabolic and cardiovascular parameters in Type 1 diabetes at extreme altitude. Med Sci Sports Exerc 36:8

Possick S E, Barry M 2004 Evaluation and management of the cardiovascular patient embarking on air travel. Ann Intern Med 141:148

Read K, Purse M 2006 How to prepare for traveling when mentally ill. *The New York Times*. Online. Available via: www.About.Com/ 22 Apr 2006

Rowe B H, Edmonds M L, Spooner C H et al 2001 Evidence-based treatments for acute asthma. Respir Care 46:1380
Samuels M P 2004 The effects of flight and altitude. Arch Dis Child 89:448
Sohail M R, Fischer P R 2005 Health risks to air travelers. Infect Dis Clin North Am 19:67
Stoller J K, Hoisington E, Auger G 1999 A comparative analysis of arranging in-flight oxygen aboard commercial air carriers. Chest 115:4
Suh K N, Mileno M D 2005 Challenging scenarios in a travel clinic: Advising the complex traveler. Infect Dis Clin North Am 19:15
Tate J, Mein J, Freeman H et al 2006 Grey nomads: Health and health preparation of older travelers in remote Australia. Austral Fam Phys 35:172

第 16 章　传教士及其他长居国外志愿者旅行前风险评估和健康指导

Stephanie Gelman，DeVon Hale

越来越多的旅行者外出旅行的目的是为了从事人道主义工作、传教或从事其他志愿服务，有的仅逗留数周，还有许多会超过数月或数年的法定许可的期限，而长期定居。与短期度假的旅行者相比，这些长期国外志愿者在适应新的文化环境时，需面对更多来自不同方面的挑战。

一些完善的人道主义组织通常会在旅行前对志愿者的身体及精神状况进行严格地评估，确认志愿者是否患有影响其工作能力的疾患，同时会提供给志愿者一份旅行前预防接种及预防用药的书面指导。当他们在国外必须接受医疗服务时，也可能得到该组织提供的帮助。相反，有许多志愿者未通过任何组织机构自行前往或是参加一些规模较小的组织发起的志愿服务，而这些不成熟的组织机构往往不能给志愿者提供详尽的旅行前健康评估及在国外的医疗帮助。这一章节会详细介绍针对这一群体进行旅行前健康评估的具体内容，并且给予旅行前和居住在国外时所需的健康指导。

旅行前的健康评估

长居国外志愿者在旅行前必须接受一次全面的健康评估，目的在于发现以前未诊断出的疾病；发现是否患有对旅行构成特有风险的疾病如疟疾和结核病；使原有的慢性疾病控制在稳定状态；教育旅行者如何预防和治疗在旅行中发生的健康问题；并且评估其从事重体力活动的能力。

个人史

一份包含旅行者既往病史和目前健康状态的医疗记录能够帮助医生确认旅行者目前的身体状况是否稳定，是否适应旅行，是否在旅行前需要接受治疗。尤其对评估过程中发现的异常情况应详细检查，进一步明确以往未诊断出的疾病，包括肌肉、骨骼和关节方面，因为上述方面表现出来的症状会随着运动量的增加而加重。如发现旅行者存在任何精神疾患及某些特殊物质滥用的细微迹象，一定要做进一步的检查和评估，因为在国外旅行期间上述疾病和状态会加重。家族史有助于判断旅行者罹患糖尿病、心血管疾病、自身免疫疾病、某些恶性肿瘤及精神疾病的风险。了解旅行者的食物药物过敏史，并且在病史中记录具体的过敏物质。获取一份所需药物清单，帮助确定所需药物和某些特殊要求的监测是否在发展中国家能够获得。如服用华法林的病人，在服药期间需要频繁监测，应考虑替换其他药物，或出发前在本国安排完成相应的监测和调整。预防接种记录包括儿童时期的基础免疫情况，这有助于医生确定旅行者在旅行前是否还有其他疫苗必须进行接种注射。社会史方面需关注酒精和药物的使用及性行为的情况，能帮助确定高危行为。

详细的旅行计划和行程，包括旅行目的地具体位置、所处海拔及周边地域情况，这些信息有助于帮助旅行者确定是否存在患上地理环境所致疾病的风险，从而与医生商讨针对性的预防措施。讨论旅行中的住宿和饮食安排，饮食起居是否被安排在当地家庭中？或是独立居住在公寓，自己准备三餐？还是在饭店解决就餐问题？旅行期间在外就餐可能引起旅行者腹泻，因此计划独立居住的旅行者必须具备食物安全制作的常识。

体检

所有的长期志愿者在旅行前必须进行一次全面的体检，内容包括生命体征、身高体重以及 BMI 体重指数。女性年龄≥21 岁或性活跃者，每年应做临床乳房检查及宫颈抹片检查。年龄≥50 岁的男性应接受直肠指检和睾丸检查。齿科服务在某些发展中国家不是非常普遍，因此建议旅行者出发前接受一次全面的齿科检查，解决有可能存在的牙齿问题。

体检项目

国外长期志愿者的旅行前健康评估具体需要查哪些项目，目前还没有证据充分的指导方案。以下所列出的项目能帮助检测志愿者目前所患有的疾病及明确是否需要进一步治疗。

- 全血细胞计数（complete blood count，CBC）、生化常规、促甲状腺激素（thyrotropic-stimulating hormone，TSH）、肝功能、空腹血糖和血脂等
- 结核菌素皮肤试验（如病人以前的皮试结果显示为阳性，就无需重新再做）
- 乳房 X 光检查（≥40 岁的女性建议每年 1 次）
- 前列腺特异抗原（prostate specific antigen，PSA）（≥50 岁的男性建议每年 1 次）
- 结肠镜（≥50 岁的男性和女性，建议每 10 年检查 1 次）
- 心电图（>45 岁的人群，或存在心血管疾病危险因素：高血压、糖尿病、吸烟、血脂异常、肥胖、以往曾患有心血管疾病、有早发心血管疾病家族史）
- 胸部放射线检查（>45 岁的人群，或有肺部疾病、结核病病史、结核菌素试验结果阳性、吸烟、暴露于石棉或二氧化硅）

根据病人的症状、存在的危险因素及个人情况，可考虑添加以下所列项目：

- 乙型肝炎或丙型肝炎肝血清学
- 人免疫缺陷病毒（Human immunodeficiency virus，HIV）酶联免疫吸附测定（enzyme linked immunosorbent assay，ELISA）。
- 糖化血红蛋白测试
- β-人类绒毛膜促性腺激素（human chorionic gonadotropin beta，β-HCG）

- 肺功能测试
- 运动平板测试（心血管压力测试）
- 性传播疾病检测（包括梅毒、淋病及衣原体）

旅行者在旅行期间必须携带所有体检结果的复印件，携带心电图和胸部放射检查结果的复印件，在需要时可向医生提供该医疗文件。

旅行可行性分析

志愿者的个人史、体检及实验室的检测结果可帮助医生判断志愿者的健康状况是否适合国外长期的志愿服务。如果目前的健康状况不允许，志愿者可考虑是否延后其旅行计划或是改变计划去发达国家从事志愿服务。与旅行者的交流是很重要的，针对体检中发现的疾病和原有疾病，都应该在旅行前控制稳定。

患者如存在下列医疗情况的，应慎重考虑其旅行计划，延后其原定的行程或是将工作分派区域改换至配备丰富医疗资源，有能力处理各种复杂医疗情况的地区。

- 出血或凝血功能障碍（需要使用血液制品）
- 癌症（在过去 5 年里接受治疗的或是需连续随访的）
- 心血管疾病（有症状的、需要限制体力活动的）
- 胶原血管疾病（在过去 6 个月里有不适症状）
- 糖尿病（糖化血红蛋白值＞8，有终末器官疾病）
- 乙型肝炎、丙型肝炎（有症状或需要治疗的）
- HIV （有症状或 CD4 计数＜300 ）
- 炎症性肠病（在过去 6 个月里有不适症状）
- 器官、骨髓移植（移植术后的 2 年内）
- 精神紊乱（1 年内有异常的精神症状）
- 癫痫（在过去 6 个月内有癫痫发作或近期有药物调整）

有些旅行者患有的疾病并没有列在上述清单里，但他们也需要药物及其他治疗，或是需要定期检测和随访保持疾病处于稳定状态，因此这类旅行者同样需衡量自己的健康状况是否适合旅行，及考虑发展中国家医疗资源的提供情况。

旅行前预防接种

通常情况下，长期国外旅行者所需接种的疫苗种类与短期旅行者所需的疫苗基本相同，包括麻疹、腮腺炎、风疹联合疫苗（measles，mumps，rubella，MMR）、脊髓灰质炎、白喉、破伤风和无细胞百日咳疫苗（diphtheria，tetanus，acellular-pertussis，DTap）、甲型肝炎、流感、肺炎、黄热及流脑疫苗。然而有些疫苗并不是常规推荐给短期旅行者的，因为考虑到他们的患病风险较低。下面提及的一些疫苗对长居国外志愿者前往存在疫苗可预防性疾病的区域是强烈推荐的。

伤寒

伤寒通过进食受污染的食物或水而传播，每月有 3/100 000 的旅行者感染伤寒。长期待在伤寒呈地方性流行的区域，感染伤寒的风险较高，然而也有一些短期旅行者，逗留时间虽少于 1 周也感染了伤寒，长期居住在印度次大陆的旅行者感染伤寒的风险最高。美国目前有 2 种伤寒疫苗：一种是口服减毒活疫苗 Ty21a，另一种是注射多糖伤寒疫苗。因为两种疫苗都不能百分百地给予保护，因此除接种疫苗外还应避免进食受污染的食物和水。注射伤寒疫苗每两年需加强接种一剂，口服伤寒疫苗需每 5 年加强接种。如果旅行时间大于 2 年，应首选口服伤寒疫苗获得最佳的保护。因药物或疾病原因引起免疫抑制的旅行者，禁止服用口服减毒活性伤寒疫苗。

日本脑炎（译注：国内又称乙型脑炎）

日本脑炎病毒（Japanese encephalitis virus，JEV）系黄病毒属病毒，库蚊属多种蚊子都可传播这种病毒。在日本脑炎呈地方性流行的亚洲国家，该病毒呈季节性传播，一天中的黄昏至黎明时段逗留在乡村地区，感染日本脑炎的风险最大。估计美国旅行者每年感染日本脑炎的风险少于 1/1000 000 ，但如果在病毒的传播季节，延长滞留于日本脑炎呈地方性流行的乡村地区，感染比例将会增高。根据当地人口日本脑炎发病率数据推断出，流行季节逗留在乡村地区1个月的旅行者，日本脑炎的每周感染风险是1/5000或1/20 000。由于暴露时间延长会积累感染风险，因此建议长期国外志愿者和传教士在旅行前应该接种疫苗。全程接种3剂疫苗，分别在第0天、第7天和第28天进行接种。

狂犬病

在发展中国家，人类通常是通过狗咬感染此病的。在尼泊尔，外国定居者每年可能的狂犬病毒暴露发生率是5.7/1000，旅行者的发生率是1.9/1000，伴随儿童被动物咬伤的风险特别高。暴露前预防接种使用细胞组织培养疫苗，全程接种3剂，分别在第0天、第7天、第21天或第28天接种。旅行者即使完成了暴露前预防接种程序，如果发生了可能的狂犬病暴露事件，仍需前往医院接受医学评估和处理，并再次接种两剂狂犬病疫苗，2剂接种时间间隔3天。然而完成暴露前免疫程序的人群，如在暴露狂犬病毒后无需注射人类狂犬病免疫球蛋白，简化了暴露后治疗处理程序，免疫球蛋白在某些发展中国家往往很难获得。长期国外志愿者及传教士如果计划前往狂犬病呈地方性流行的国家，同时该地区又无法在暴露后快速提供狂犬病细胞组织培养疫苗及人类狂犬病免疫球蛋白的，此人群在出发前应该完成暴露前预防接种程序。

乙型肝炎（译者注：乙肝为其简称）

全球均有此病发生，但慢性感染的比率在发展中国家是最高的。据发现在撒哈拉以南非洲地区服务的传教士乙型肝炎病毒的年度罹患率是中度的，约为4.2%，而在开始的两年感染发生的比率是最高的。病毒可通过接触被感染的血液或血液制品传播；或是使用污染的针头进行药物注射或文身；未采取保护措施的性接触也是一种重要的传播方式。长期居住于国外的人士有时因需要医疗救护或齿科服务，而暴露于污染的医疗器械、注射针头或是血液制品，因此长期居住于国外的志愿者应该接种乙肝疫苗，分别在第0个月、第1个月、第6个月进行接种。对那些没有足够时间在出发前完成传统乙肝疫苗接种程序的人群，可采用另一种快速预防接种程序：第0天、第7天、第21天，12个月后加强免疫1剂，该快速接种程序尚未经食品与药物管理局（food and drug administration，FDA）批准。

预防药物

疟疾

长期居住国外的志愿者往往会被委派或推举至疟疾呈地方性流行的区域，感染疟疾的风险取决于旅行目的地、逗留时间、季节变化、暴露程度及个人采取的保护措施。旅行者可通过服用适宜的预防疟疾药物来降低感染疟疾的风险。居住在乌干达首都坎帕拉的旅行者，如果未采取药物预防，他们感染疟疾的危险度会增加10倍。缺乏服药依从性，往往是问题所在。因许多旅行者得到的咨询与现实疟疾用药情况的不相符，或是担心长期服用防疟药物所致的不良反应，故不愿服用疟疾预防药。来自同僚的建议在很大程度上会影响当事人做出是否服用防疟药物的决定。然而必须提醒的是，同僚的某些建议也许是建立在错误的信息或奇谈上的。

向长居国外志愿者开具防疟药物的同时，可配合采取多种防护措施。医生在确认个体旅行者的最佳方案应考虑诸多因素，包括：旅行者对药物副反应的耐受性、遵医嘱服药的依从性、药物之间的相互反应以及可获得的医疗救护服务等。计划居住在疟疾呈地方性流行区域的旅行者，如想使感染疟疾的风险降到最低，应长期不间断地服用防疟药物。对于居住在医疗资源有限的偏远山区的人群，需配备紧急的自我治疗药物，同时也应鼓励不间断地服用预防性药物。部分旅行者因可以得到合适医疗服务，也担心长期用药所致的不良反应，或因对药物的不耐受性，难以坚持长期用药，或难以承受相关费用等诸多因素，而使他们选择仅在疟疾最高发季节用药。应建议他们在到达国外高疟地区的最初几个月中坚持服用防疟药物，直至他们找到能提供合格医疗救助的机构及熟知当地疟疾传播的具体模式。由于在某些发展中国家销售假冒疟疾药物的现象较为普遍，建议旅行者在旅行前购买自己国家生产的疟疾防治药品。

很遗憾的是，关于长期服用疟疾预防药安全性的研究还未能做到细致详尽，目前相关资料显示，旅行者不会因服用防疟药物时间的延长而引起新的不良反应的发生。氯喹既安全又有效，在对氯喹敏感的疟疾流行地区可作为长期预防用药。在使用氯喹作为长期疟疾预防用药的旅行者中，引起视网膜病变的较少见，建议持续服用氯喹超过5年以上的旅行者应定期接受眼部检查。前往地区如对氯喹耐药，可选用多西环素、甲氟喹、伯氨喹和阿托伐醌/氯胍。如短期服用者，可选用多西环素和阿托伐醌/氯胍，因为两者的不良反应较少而且具有很好的耐受性。持续服用阿托伐醌/氯胍6个月者，未显示有任何严重的不良反应发生。服用多西环素至12个月仍具有良好的耐受性。曾有Peace Corps的志愿者长期服用甲氟喹后出现了一些较轻微的不良反应，但也随着时间延长而消退。爪哇男子长期每天服用伯氨喹作为疟疾预防用药，预防效果非常有效而且具有良好的耐受性。在开始服用伯氨喹前，必须检测服药者的葡萄糖-6-磷酸脱氢酶（glucose-6-phosphate dehydrogenase，G6PD），G6PD缺乏者服用伯氨喹后会引起致命的溶血反应。

在国外安全生活

旅行者一旦到达目的地后应尽快建立一个安全住处，使其较快地适应新的环境。有些旅行者选择居住在当地居民提供的房屋内，当地居民便成了旅行者的咨询者和安全场所的提供者，有些则需要租借住房。如想寻求较高层次的生活方式，为确保安全，可将住处安置在有门控装置的社区内或是居住在配有安全措施的独幢住所内。无论是选择那种居住方式，都应确保房屋所有的门窗都能上锁。如果居住的房屋窗户装有栅栏，应尽快设置一条紧急疏散通道来满足火灾等其他紧急事件发生时的需求。必须仔细检测房屋的供暖系统，如果供暖系统存在产生一氧化碳的风险，除烟雾警报装置外，还须安装一氧化碳监测器。

尽管在旅行中拥有一辆汽车会带来诸多便利，但同时也增加了被偷盗或劫车的风险。国外志愿者们在当地如选择购买或租用汽车，应提醒其关窗锁门；了解高危街区，选择安全的行车路线，避免夜间行驶，使用方向盘锁。机动车交通事故是长期国外志愿者和传教士死亡的最常见原因。医生在给旅行者进行相关安全教育咨询时，可着重强调如何防范交通事故的发生，或当遭遇交通事故时如何减轻受伤程度的具体方法。旅行者在驾驶过程中应随时系上安全带，如果雇佣的司机不能做到安全驾驶，应与之沟通并告知安全驾驶规范，并且另支付小费作为安全驾驶的奖励。

长居国外志愿者饮用不明来源的水，比如自来水，会增加罹患旅行者腹泻的机会。因此医生需与客户讨论建立安全的水处理系统的具体策略。简约的安全用水方案，往往会易于被人接受，例如：签约递送瓶装水。还有其他一些较为常用的方法，如饮用烧开的水，在饮用水中添加氯（每升水中添加 2 滴氯漂白剂），虽然这些方法较为简单但还需每次都遵行。内联饮用水过滤装置需定期更换过滤设备，大约每月 1 次，购买费用不超过 300 美元。有些三重过滤系统可以过滤清除细菌、寄生虫、有毒物质和重金属。自动加氯系统和蒸馏水系统在水净化处理的众多方法中较为昂贵。选择使用碘作为水处理方法的旅行者应避免长期使用，因过度摄入碘会导致甲状腺功能的异常。

如果在家准备食物，并遵循食品卫生的相关原则，这给制备食物提供了最佳的卫生环境。对家政服务员应给予储存、处理加工食物的相关卫生指导。对未进行烹饪的新鲜水果和蔬菜应浸泡于含较高氯浓度的溶液中（1L 水中添加 1 茶匙的氯漂白剂浸泡 30s），或者浸泡于市场销售的碘溶液中。然后用安全的水清洗附着在蔬菜和水果上的浸泡液，或者等浸泡液干后残存的氯和碘失去活性。

在肺结核发生率较高的国家中，必须评估家政服务员是否患有活动性肺结核，在雇佣前花钱进行 X 射线检查在经济上还是相对划算的。

移动手机目前非常普遍，哪怕在一些偏远地区费用也不高，使用手机更主要的好处在于当面临紧急情况时，能够及时与他人取得联系。也可通过住所中、工作单位或当地网吧的互联网及传真设施，与家中的朋友、亲戚或同事进行及时的交流。

国外居住者应将自己的旅行计划向美国政府进行注册登记，便于在紧急情况发生时能获得救助。并且可以订阅最新的旅行告诫事项、当前全球注意公告及领事信息表。上述事项可上网完成，网址 http://travelregistration. state. gov/。同时应建立紧急情况下的撤离预案。

在国外的医疗问题

长期国外居住者所面临患病的风险取决于他们的年龄，目前的健康状态，预防接种史，行为模式和居住情况。皮肤、胃肠道及呼吸道感染是国外志愿者面临的最为常见的健康问题，这些问题在短期旅行者中也最常见。女性志愿者会出现痤疮、发、月经不正常及阴道真菌感染。参加体育锻炼活动的人群易遭受意外受伤或面临矫形外科相关的问题。其他较为常见的还包括发热、牙齿及精神方面的健康问题。旅行者可通过多种措施使患病几率降低到最低程度，如注意双手卫生、穿着有辅助支持作用的鞋子、避免皮肤暴露于极端气候及安全准备食物和饮用水等。旅行者必须意识到这些常见的健康问题，并且在旅行前接受相关的健康指导内容包括疾病预防、疾病的症状识别，如有可能还可以了解自我治疗的方法。有些需立即进行医疗救治的情况应着重强调，例如：因动物嘶咬后所致的皮肤破损，严重的急腹痛，背部疼痛并伴随神经系统症状或发烧，急性单侧下肢疼痛并伴随肿胀，痢疾，发烧持续 48h 以上，持续头痛，突然发作的胸痛或呼吸短促，咳嗽持续 2 周以上并伴有血性痰液，抽搐发作等。

在国外寻求医疗帮助

许多发展中国家的医疗设施和资源比较滞后，还达不到标准水平。旅行者在国外寻求医疗帮助时，应试图寻找当地医疗质量较高的机构。在出发前或到达目的地不久就对当地合格的医生和医疗机构进行确认。如存在某些慢性疾患，需要定期进行实验室检查和药物治疗，旅行者可预先与医生取得联系，确认当地能否提供所需的医疗服务。也可从其他国外居住者处了解当地医疗情况，他们对当地的医疗系统较为熟悉，故通过交谈能从中获知当地推荐医生的情况。所有国外志愿者应向医疗援助公司申请会员服务，当经注册的会员需要医疗救助时，医疗援助公司会提供适时的帮助，尤其是当紧急医疗情况发生时，可能危及生命却无法得到相应医疗救助时，医疗救援公司会协助安排紧急撤离。驻各国的美国领事馆会为旅行者提供一份当地医生和医院的列表，其中许多医生具备英语交流能力。旅行者可通过查询 http://usembassy. state. gov/，在对应各国的美国公民服务栏目中（United States Citizen Services）查询获得该列表。

有些医疗状况要求国外居住者回国接受治疗，如数周还未能明确诊断、治疗效果欠佳、当地无法提供最佳的治疗措施等。外科手术能引起麻醉意外、过度失血、感染等并发症，在缺乏相关急救技术和知识的国家中是很难处置应对的。除非另有发达国家医生的鉴定意见，如果不属紧急医疗情况，外科手术应尽量延期。损伤和精神异常是旅行者遭遣送回国最为普遍的原因。

旅行后的健康评估

长期旅行者在归国后应进行全面的健康评估，目的在于：早期发现某些可能产生长期后遗症的旅行相关疾病（结核病、类圆线虫病、血吸虫病、丝虫病）；评估在国外居住者定居国中较为常见的某些疾病（糖尿病、高血压、甲状腺疾病、高脂血症、冠状动脉疾病）；更新以往的接种记录；如有可能，进行癌症的相关检测；如旅行者计划重返发展中国家，应重新对旅行风险进行评估，并调整针对疟疾、其他昆虫传染病、旅行者腹泻、性传播疾病及意外伤害等的预防策略。

旅行后的健康评估应包括旅行者的综合信息回顾、体检及实验室检查，特别需关注旅行者个人史中某些易导致疾病发生的风险因素，有的目前虽暂无症状，但将来却有可能导致严重的疾患或引起死亡（表 16.1）。

表 16.1 可能导致严重疾病的风险因素

危险	疾病
新的性伙伴	HIV、乙型肝炎、衣原体、淋病、梅毒
接触淡水	血吸虫病
赤脚行走	类圆线虫病
动物咬伤	狂犬病
接触血液、针头	HIV、乙型肝炎、丙型肝炎
暴露于结核病病人或是医务工作者	结核病

预防接种史、防疟药物的使用情况、避免昆虫叮咬的防范措施，以及在国外的患病就医记录，这些对医生确定具体检查项目和提供预防性措施是非常有帮助的，例如：针对狂犬病的预防措施。通常情况下，体检无法检测出无症状表现的感染，然而却可能发现某些严重疾病的异常表现。

可根据旅行者的暴露史，现存的健康问题及体检过程中的异常发现来确定具体实验室检查项目，所有返回的旅行者至少应接受实验室全血细胞计数（CBC）检测及结核菌素皮肤试验。如果 CBC 的检测结果显示贫血，应进一步检查明确旅行者是否患有疟疾，除此之外通过对粪便进行显微镜检来评价旅行者是否患有钩虫病和其他胃肠道（gastro-intestinal，GI）的寄生虫感染。旅行者曾居住在丝虫病、血吸虫病、及类圆线虫病呈地方性流行的地区，CBC 检测结果显示嗜酸性粒细胞增多，因考虑对上述三种疾病做相应排查。并不是所有类圆线虫病及血吸虫病患者有嗜酸性粒细胞增多的表现，因此有充分暴露史的、有免疫抑制情况的或是患有某些疾病需要使用免疫抑制剂的旅行者必须进行粪类圆线虫的血清学检测。旅行者在血吸虫地方流行区域（大多数在非洲），有接触过污染淡水史，必须进行血吸虫的血清学检测。50％的肠道蠕虫感染通常是无任何临床表现的，但可通过大便显微镜检查检测出蛔虫、鞭虫和钩虫。无临床表现的溶组织内阿米巴寄生虫感染可通过血清学测试明确诊断。

（周璇　译　周心　校）

扩展阅读

Anon1993 Inactivated Japanese encephalitis virus vaccine. Recommendations of the Advisory Committee on Immunization Practices (ACIP). MMWR Recomm Rep 42(RR-1):1–15

Adera T, Wolfe M S, McGuire-Rugh K et al 1995 Risk factors for malaria among expatriates living in Kampala, Uganda: the need for adherence to chemoprophylactic regimens. Am J Trop Med Hyg 52: 207–212

Basnyat B, Maskey A P, Zimmerman M D et al 2005 Enteric (typhoid) fever in travelers. Clin Infect Dis 41:1467–1472

Burdon J 1998 Use of malarial prophylaxis amongst a population of expatriate church workers in Northeast Zaire. J Travel Med 5:36–38

Leutscher P D, Bagley S W 2003 Health-related challenges in United States Peace Corps Volunteers serving for two years in Madagascar. J Travel Med 10:263–267

Dondorp A M, Newton P N, Mayxay M et al 2004 Fake antimalarials in Southeast Asia are a major impediment to malaria control: multinational cross-sectional survey on the prevalence of fake antimalarials. Trop Med Int Health 9:1241–1246

Ericsson C D, Pickering L K, Sullivan P et al 1980 The role of location of food consumption in the prevention of travelers' diarrhea in Mexico. Gastroenterology 79:812–816

Fegan D, Glennon J 1993 Malaria prophylaxis in long-term expatriate mineworkers in Ghana. Occup Med (Lond) 43:135–138

Fiore A, Bell B 2005 Centers for disease control and prevention. Travelers' health. Online. Available: http://wwwn.cdc.gov/travel/default.aspx 23Oct 2006

Frame J D, Lange W R, Frankenfield D L 1992 Mortality trends of American missionaries in Africa, 1945–1985. Am J Trop Med Hyg 46:686–690

Fryatt R J, Teng J, Harries A D et al 1990 Intestinal helminthiasis in ex-patriates returning to Britain from the tropics. A controlled study. Trop Geogr Med 42:119–122

Fryauff D J, Baird J K, Basri H et al 1995 Randomised placebo-controlled trial of primaquine for prophylaxis of falciparum and vivax malaria. Lancet 346:1190–1193

Gambel J M, Drabick J J, Martinez-Lopez L 1999 Medical surveillance of multinational peacekeepers deployed in support of the United Nations Mission in Haiti, June–October 1995. Int J Epidemiol 28:312–318

Hargarten S W, Baker S P 1985 Fatalities in the Peace Corps. A retrospective study: 1962 through 1983. JAMA 254:1326–1329

Harries A D, Fryatt R, Walker J et al 1986 Schistosomiasis in expatriates returning to Britain from the tropics: a controlled study. Lancet 1:86–88

Herwaldt B L, de Arroyave K R, Roberts J M et al 2000 A multiyear prospective study of the risk factors for and incidence of diarrheal illness in a cohort of Peace Corps volunteers in Guatemala. Ann Intern Med 132:982–988

Hill D R 2000 Health problems in a large cohort of Americans traveling to developing countries. J Travel Med 7:259–266

Hoge C W, Shlim D R, Echeverria P et al 1996 Epidemiology of diarrhea among expatriate residents living in a highly endemic environment. JAMA 275:533–538
Hughes C, Tucker R, Bannister B et al 2003 Malaria prophylaxis for long-term travellers. Commun Dis Public Health 6:200–208
Jelinek T, Nothdurft H D, von Sonnenburg F et al 1996 Risk factors for typhoid fever in travelers. J Travel Med 3:200–203
Kedjarune U, Leggat P A 1997 Dental precautions for travelers. J Travel Med 4:38–40
Knobloch J 2004 Long-term malaria prophylaxis for travelers. J Travel Med 11:374–378
Lange W R, Frame J D 1990 High incidence of viral hepatitis among American missionaries in Africa. Am J Trop Med Hyg 43:527–533
Lange W R, Frankenfield D L, Moriarty-Sheehan M et al 1994 No evidence for chloroquine-associated retinopathy among missionaries on long-term malaria chemoprophylaxis. Am J Trop Med Hyg 51: 389–392
Lobel H O, Miani M, Eng T et al 1993 Long-term malaria prophylaxis with weekly mefloquine. Lancet 341:848–851
MacLean J D, Libman M 1998 Screening returning travelers. Infect Dis Clin North Am 12:431–443
Pandey P, Shlim D R, Cave W et al 2002 Risk of possible exposure to rabies among tourists and foreign residents in Nepal. J Travel Med 9:127–131
Pearce E N, Gerber A R, Gootnick D B et al 2002 Effects of chronic iodine excess in a cohort of long-term American workers in West Africa. J Clin Endocrinol Metab 87:5499–5502
Peppiatt R, Byass P 1991 A survey of the health of British missionaries. Br J Gen Pract 41:159–162
Petersen E 2003 The safety of atovaquone/proguanil in long-term malaria prophylaxis of nonimmune adults. J Travel Med 10:S13–S15. discussion S21
Ravdin J I, Jackson T F, Petri W A Jr et al 1990 Association of serum antibodies to adherence lectin with invasive amebiasis and asymptomatic infection with pathogenic Entamoeba histolytica. J Infect Dis 162:768–772
Schlagenhauf P, Tschopp A, Johnson R et al 2003 Tolerability of malaria chemoprophylaxis in non-immune travellers to sub-Saharan Africa: multicentre, randomised, double blind, four arm study. BMJ 327:1078
Shanks G D, Roessler P, Edstein M D et al 1995 Doxycycline for malaria prophylaxis in Australian soldiers deployed to United Nations missions in Somalia and Cambodia. Mil Med 160:443–445
Smith R A, Cokkinides V, Eyre H J 2006 American Cancer Society guidelines for the early detection of cancer, 2006. CA Cancer J Clin 56:11–25. quiz 49–50
Steffen R 1993 Hepatitis A and hepatitis B: risks compared with other vaccine preventable diseases and immunization recommendations. Vaccine 11:518–520
Steffen R, Desaules M, Nagel J et al 1992 Epidemiological experience in the mission of the United Nations Transition Assistance Group (UNTAG) in Namibia. Bull World Health Organ 70:129–133
Sudarshi S, Stumpfle R, Armstrong M et al 2003 Clinical presentation and diagnostic sensitivity of laboratory tests for Strongyloides stercoralis in travellers compared with immigrants in a non-endemic country. Trop Med Int Health 8:728–732
Whitty C J, Carroll B, Armstrong M et al 2000 Utility of history, examination and laboratory tests in screening those returning to Europe from the tropics for parasitic infection. Trop Med Int Health 5: 818–823

第 17 章　商务外派人员

William H. Shoff, Amy J. Behrman, Suzanne M. Shepherd

尽管外派人员的定义通常涉及居留时间，但任何在国外生活的人都可被称为外派人员，包括行政高管、政府雇员、人道主义救援者、工人、长期旅行者、经理人、军人、传教士、专家、学生、教师以及长期探望亲朋者。本章重点阐述商务外派人员（business expatriate，BE）个人以及商务外派人员与其家人（BE&F）相关的旅行医学问题，而其他类型的外派人员的诸多问题也可由此推知。

以往，BE 生活的世界只是众多国家中数不清的市场之一隅，这些市场虽有千丝万缕的联系，但却不会立即相互影响。但那个世界已经发生了沧桑巨变。泰铢的崩溃（1997 年 12 月 8 日）和继发的俄罗斯（1998 年 8 月 7 日）、巴西等国以及长期资本管理公司等类似的大型对冲基金的多米诺式危机就是证明。这一系列的事件都显示了全球化的影响（Friedman 2000）。以往，世界上有许多市场；如今，只有一个市场——世界。

5 万多家跨国公司及其 20 多万个子公司，显示了 BE 市场的巨大。行政高管、专家、专业工人被派往国外，在那里生活、教学、培训和工作数周至数年。据估计，仅美国公司的外派人员就超过 130 万。搬迁和安置一个带或不带家庭的 BE 所需费用从不足 25 万到超过 50 万美元不等。为使公司运行富有成效，保证员工及其家庭的满意、健康、安全和安保十分重要。而且，一个闷闷不乐、效率低下的 BE 可能会严重影响公司在未来市场上的地位。由于疾病、外伤或者死亡遣返 BE&F，直接和间接的花费可超过 60 万美元。单是派驻和遣返二者的费用就很高，更不用说外派工作失败带来的损失了。

目前，有 5%～7%的 BE 因幸福感、健康、安全、安保等一种或多种因素对 BE&F 的影响而未能完成外派任务。BE&F 面临风险众多，包括当地人也会遇到的那些风险，随着居留时间的延长，这些风险不断增高。另外，两方面的因素使 BE&F 更易受疾病侵袭：一是他们对当地疾病缺乏耐受和免疫力，二是生活在一个陌生的环境中。他们的风险几率还会因鲁莽行事而随时增加。此类特殊风险因素的一个例子就是机动车事故，在美国本土以外的死亡中几率很高（在欧洲升至 5.4 倍，在其余地区高至 2.5～40 倍不等。参见 www.asirt.org）。另一类影响疾病的宽泛性风险因素是文化差异。文化问题在每一天的每一分钟都影响着人们的生活，其影响远非老生常谈的“文化冲击”所能涵盖。一个人在冲击消除后的数周内往往都不能像往常一样安心于工作。表 17.1 列出了准备前往不同文化环境生活或工作的 BE&F 应谨记的一些问题。下列因素的共同作用都可能使 BE&F 所面临的风险增加：

- 旅行前准备不足。
- 未能采取推荐的预防措施。
- 缺乏当地社会支持网络。
- 家庭适应不良。
- 自制力降低。
- 慢性疾病。

个体对外派工作的适应能力显示与以下因素有关：（参见 Anderzen and Arnetz 1999）：

- 来自其他外派人员和当地社团的社会支持。
- 较强的自控能力。
- 良好的自尊。
- 恰当地采用专注于解决问题和情绪困扰的应对策略。
- 心理一致感。
- 家庭凝聚力和婚姻/家庭的适应能力、沟通和支持。

BE&F 在异国他乡是完全的陌生人，如果他们或其公司准备不足、重视不够，可能会对他们的健康、对公司或（和）BE 的效率带来长远的影响。

表 17.1 商务外派人员面临的文化问题

问题	注释
家庭/夫妇咨询	评估搬迁对所有家庭成员的影响。家庭的所有成员都应参与搬家和在目的国建立新家的相关决定。首选有家庭背景和外派经历的顾问。对于搬迁的态度越积极，越容易作出积极地调整。
派驻前访问目的国	如果任期超过 12 个月，建议在派驻之前先前访问目的国了解有关情况，尤其是带配偶和孩子的派驻。
了解当地礼节和商务规则	跨文化的复杂性会在交往的各个层面带来问题。在一国的日常的手势、礼节和商务习惯在另一国就可能代表侮辱和尴尬。
学习主流语言	语言障碍始终妨碍交流。应学习雇主、政府官员、医生和同事所用的语言。方言因地而异。不同地方，可能会字同意不同。
历史	在外派目的国、BE&F 的原生文化和目前居住国之间有何历史关联?
神话与习俗	目的国流行的神话和习俗有哪些?
外派人员的期望	外派人员对医疗、托幼、教育、娱乐、居住和购物的期望怎样?
政策和程序	政府、医疗卫生和雇主行业的相关政策、程序以及落实情况如何?
文化	有关年龄、人种、种族、性别、宗教、衣着等方面的文化规范是怎样的。
权利	个人、家庭、社团、劳动者的权利是怎样的。
乐于改变性	文化对改变的接受性如何? 推动改变的个人能力是什么?
商业性行为	在目的国，性工作者的状况如何?
新到外派人员可利用的资源	那儿是否有其他成功的外派人员、外派经理人或当地的雇员?

规划和管理 BE&F 的问题需要几个领域的专家：人力资源、职业卫生、初级保健、心理卫生、安保和旅行医学。必要时还包括其他领域的专家。为了最大限度的保护 BE&F 利益，这些专家需相互沟通，或与共同的一个专家沟通，通常这个人是职业医生，他负责协调各方工作。本章的重点是讨论旅行医学的作用。

旅行前准备包括健康、安全和安保方面的事宜，通常须在出发前几个月开始准备。如果国外任期小于等于 6 个月，建议第一次咨询在出发前 3 个月进行。如果任期超过 6 个月，建议出发前 6 个月进行咨询。表 17.2 列出了旅行前的准备任务。一份完整的医学问题解决方案清单应面向解决 3 类潜在风险：

● 识别在目的国难以处理的风险因素，这些风险在目的国因容易恶化或缺乏适当资源而处置棘手。

● 如果发现存在精神、药物或酒精依赖问题，应就此人是否具备可靠的能力适应外派任务的严酷性和不确定性提出质疑。

● 应避免不恰当地断言外派任务会引致此后产生继发问题。

● 旅行医学医生的职责范围如下：

● 检视 BE&F 的医疗记录，包括免疫情况。

● 对 BE&F 就风险、预防策略、合理就医、慢性病控制进行宣教。

● 实施旅行相关接种。

● 开具相应的处方以及必要的旅行保健产品。

● 对转诊进行适当的建议。

● 按需与基础保健医生、职业卫生医师及其他专业人士协调合作。

尽管主要的安全和安保问题都由公司的安保部门来处理，旅行医学顾问也不能断定这些问题已完全被妥善处置。因此，要利用这个机会再次强调这个问题的重要性。而且，许多旅行者由于主要在发达国家旅行，对有关发展中国家的高风险认识不足。企业出于投资额巨大和规避失败的战略考虑，会尽可能解决旅行前准备清单上列出的各类事项。

表 17.2 外派医学检查清单
综合医学评估（初级保健医生）
制作完整的健康问题清单
完整的过去史及体格检查
现患内/外科疾病状态
上述没有提及的既往重要内科疾病
上述没有提及的外科治疗过程
药物不良反应史
过敏性的
非过敏性的
上述没有提及的住院史
目前用药情况
了解基本情况：取得出发前 1～2 个月的健康检查复印件
实验室检查结果：血细胞计数、电解质、尿素氮/肌酐、血脂系列指标、肝功能指标、甲状腺功能指标、空腹血糖
影像学资料：所有＞30 岁者的 X 线胸片（包括乳房钼靶）
心电图：＞35 岁
运动负荷试验：＞40 岁
宫颈刮片
丙型肝炎检查
HIV（人获得性免疫缺陷病毒）
乙型肝炎免疫状况：接种史或明确相关抗体情况
PPD（结核菌素试验）
RPR（快速血浆反应素试验）
乙状结肠镜：年龄＞50 岁
其他检查结果：（如：前列腺特异抗原 PSA）
研究慢性病的有关处置措施：获取资料复印件
讨论处方药和非处方药的用药指导
药物储备应满足到最后月份（至少）
目的国可能没有的药物情况
所带药物储存于原包装，避免法律上的麻烦
购买品牌可靠的药品而不是目的国的通用药品

续表 17.2　外派医学检查清单

一项研究显示尼日利亚和泰国的通用氯喹制剂和可买到的抗菌药，其中36.5%达不到药典标准（Shakoor 等 1997）

健康建议（非旅行医学）

专家处置慢性病症的方案：获得不断更新的邮件信息

牙科

矫正措施允许时间（数月）

可能需要更换的填充物

需治疗的牙周疾病

齿科工具

检查性能、必要时更换

携带备用工具，尤其是重要部件

目的国的牙科医疗水平可能达不到发达国家医疗水平

眼科（上述以外）

所有人：携带 2 副 100%防紫外线的太阳镜

戴眼镜者：

综合评估（眼内压、视力、眼底等）

携带至少一副备用眼镜

携带眼镜验光信息

年龄>50 岁 没有眼部疾病主诉，则进行综合健康评估

听力（综合评估）

听力损坏

职业听力损害暴露

年龄>50 岁 并且没有听力障碍主诉

讨论一般健康、运动、戒烟等相关问题

家庭评估咨询：临行前、派遣中及返回后

全球搬迁组织（参见 Caligiuri 等．1998）

旅行医学咨询

疫苗可预防的疾病

更新儿童及成人的计划免疫：详见注释[a]

乙型肝炎

所有未免疫者均可为接种对象[b]

续表 17.2　外派医学检查清单

暴露风险：性传播、污染的针头/器械（医疗及非医疗，如：文身）

口腔科处理和输血

流感：最新的流感疫苗，不同半球适用的流感疫苗

麻疹：自 1980 年起所有人员接受 2 剂预防接种或抗体检测以证实免疫力[b]

1980 年前麻疹疫苗的质量控制问题严重（Hill and Pearson 1989）

大多数出生早于 1956 年的人具有麻疹免疫力，这一观点已受质疑。根据对 20 世纪 80 年代后期麻疹复燃现象的观察分析，感染麻疹的医护人员中 28%是出生于 1956 年之前（美国医师学会 ACP 成人接种指导，1994）

脊髓灰质炎：成人单剂加强

肺炎链球菌：23 价疫苗（成人）[b]

多药耐药肺炎球菌在全球范围增加（Wenzel and Edmond 2000）

一项新近的研究显示了对年轻人实施免疫的费效比情况（Pepper and Owens 2000）

白喉—破伤风—无细胞百日咳：10 岁及以上人群需加强 1 针

在青少年/成人各个年龄段，百日咳发病率都有显著增加

合并肺炎（2%），肋骨骨折（1%），住院（～1%），误工或误课

破伤风—白喉：有受伤风险者每 5 年加强 1 次破伤风，其他人 10 年加强 1 次

有感染破伤风倾向的外伤（细菌计数增加，>24h 陈旧伤；坏死组织）：污染伤口、刺伤、注射器未消毒、弹片伤、烧伤、冻伤、撕脱伤、挤压伤

如果是有感染破伤风倾向的外伤并且破伤风免疫不足，给予 TIG + dT/TD

破伤风免疫不足＝破伤风接种状态不明和免疫程序不完整

水痘疫苗

实施旅行相关疫苗的接种：到所有发展中国家均推荐接种，注明国家除外[a]

甲型病毒性肝炎：很多旅行保健专家给 1 岁及以上的儿童接种

考虑为男性和儿童进行免疫（其发病率相似）

日本脑炎：目的国为疫区时需接种

脑膜炎球菌疫苗（4 价：A，C，Y，W - 135）

目的地位于非洲流脑流行带

检查近期其他目的国的脑膜炎球菌活动情况

前往麦加朝圣时

狂犬病

续表 17.2 外派医学检查清单

伤寒

在特殊情况下也可接种其他疫苗，主要依赖于可及性

炭疽

霍乱：新疫苗

蜱传脑炎

保险：个人保险的最低推荐标准[b]

健康：10 万美元

撤离：无限制

潜在疾病、外伤风险

意外，尤其是交通意外

海拔[c]

血液携带病原体

高风险人群：医务工作者、受伤者和其他皮肤粘膜暴露于人体体液者

病原体：HIV、乙型肝炎病毒、丙型肝炎病毒、狂犬病病毒、埃博拉病毒和其他导致出血热病原体

高危人群需考虑给予（职业、非职业）HIV 暴露后药盒

饮用水：需了解如何判断饮用水的安全性和如何使其安全[c]

毒液螫入（非海洋性的）：昆虫、蛇和其他

食物[c]：

每年食物跨国流通超过 4 亿吨

食物的污染源有的是本地的也有是国际的处理食物前需用肥皂及安全流水彻底的洗手。洗手用无水肥皂变得普遍易得；如果使用酒精类消毒产品，酒精浓度需＞60％

生的或烹饪不充分的食物是食源性疾病的根源

每年全世界在小于 5 岁的儿童中感染性腹泻发病人数约为 15 亿，并造成大于 300 万的儿童死亡

杀死病原体可采取加热法（食物各部分加热到 70℃/158 ℉）或采用冷冻法（−20℃ ×7 d 或 −35℃×15 h）。

烹饪后，食物在 60℃/140 ℉保存和供应认为是安全的

新鲜蔬菜需用安全的水完全的漂洗，然后浸入碘化水中（很多发展中国家有此类商品）

续表 17.2 外派医学检查清单

两项研究显示虽然侨民腹泻类疾病发生率随时间推移有所下降，但仍然是顽固的问题（Shlim et al. 1999）

真菌毒素：对于这类毒素没有国际性的指导原则用以设定安全限

黄曲霉毒素（致癌和免疫抑制剂）存在于潮湿炎热条件下的玉米、花生中赭曲霉毒素 A 在温暖的条件下存在于小麦及其他谷物中棒曲霉素存在于碰伤的水果中，尤其是苹果

海产品毒素：对冷热稳定[c]

在发展中国家没有杀虫剂残留监测

昆虫源性疾病

疟疾：没有一项完美的方案可适用于各种情况。所有循证的指导方案与适用于短期旅行者的方案差别不大

需考虑的问题是：疟疾流行类型；寄生虫对药物的敏感性；疟疾传播强度；暴露风险；居留持续时间；随季节变化的传播趋势；有效的诊断和医疗条件的可及性；抗疟药的不良反应；旅行者对医嘱遵守情况，旅行者的健康和个体差异，旅行者的个人喜好

污染

在发展中国家由于管理有限暴露风险将增加

污染源

空气：家庭用煤（亚洲、东欧）、发电站、汽车

土壤：垃圾、工业废弃物、杀虫剂、有毒化学制品

心理挫折：医疗和人道主义救援者，创伤后应激障碍（PTSD）和抑郁

暴露于心理创伤事件的数量与抑郁的发展关系显著

水肺潜水：气压伤、减压病、空气栓塞

性传播疾病[c]

当地随意性行为风险、与性工作者性活动风险、目的国 HIV 风险、携带可靠的安全套

土壤：一些寄生虫会进入土壤

游泳或其他水上暴露（淡水或海水）

传染病[c]

水中毒液螯入

育龄妇女

续表 17.2　外派医学检查清单

考虑潜在意外妊娠风险
考虑潜在遭遇强奸风险
安全及安保风险：可从如下 4 个方面考虑（Savage 2001）
提前获得信息：风险信息可以从多种渠道获得
美国国务院（USDOS）的旅行警告，http：//travel. state. gov
目的国美国使馆的地区安保部门（名称及电话号码可以从 202 - 647 - 4000 USDOS 获得）可获得目前的安全风险
私人安保公司：Air Security International，Control Risk Group Parvus International/Armour（见 Private Security Company 网站）
iJET 旅行信息（http://www. ijet. com/services/protect _ travelers/index. asp）
重要档案文件：在危急关头可以用到的，出发前放在家里、办公室里
护照复印件和额外的护照照片
保健相关物品
疾病清单、验光报告、有关检测报告
保险卡复印件
旅行健康保单复印件
国际预防接种证明复印件
其他重要法律文件复印件如委托书
准备一套灾祸发生后的预案
携带重要文件的副本以防旅行时原件被盗

[a] 一种合适的选择是检查抗体滴度

[b] 作者的建议

[c] 其他章节有讨论

TIG 破伤风免疫球蛋白

尽管在本章中讨论的问题被很多的旅行医学和职业卫生医生所倡导，但有证据表明仍有众多的 BE&F 在就任时准备不当或未遵循建议行事。对一家跨国公司的公务旅行者的调查研究（回收问卷 226 份）显示（Kemmerer et al. 1998）：

● 51％ 的人获得了保健药盒。

● 50％ 或更多的人没有遵守简单的食品注意事项。

● 43％ 去疟疾流行区域的人进行了疟疾预防用药。

● 35％ 的人发生了腹泻。

● 29％ 的人发生了呼吸系统疾病。

● 12％ 的人因身体问题就医。

在一项关于疟疾预防的认知和行为的评估研究中（调查 4990 名侨民），报告如下（Eono et al. 1999）：

● 疟疾预防用药的使用率随时间从 69.2％（第 1 年）下降到 34.5％（第 10 年）。

● 17.5％的人单独使用乙胺嘧啶来预防疟疾（无效）。

● 7.5％的人使用蚊帐。

Fegan（1993 年）报告了外派人员（106 个被调查者）中不愿意长期使用疟疾预防用药的现象。在荷兰的一项有关乙型肝炎疫苗接种状态的评估研究中（864 名外派人员），报告如下（Goettsch et al. 1999）：

● 1991 年疫苗接种率为 37％。

● 1987—1989 年疫苗接种率为 14％。

● 两组中均各有 5％的人乙型肝炎标记呈阳性，提示疫苗接种率的提高并未覆盖高危人群。

● 低风险行为的年轻女性疫苗接种率为 65％。

● 高风险行为的年长男性疫苗接种率为 20％。

最近的一项研究，评估了在下撒哈拉非洲地区长期工作的 1192 名非政府组织或政府机构的外派人员的预防用药和昆虫驱避情况（CATMAT 2000）：

● 75％的人能持续服用预防药物。

● 65％的人遵守规定用药方案。

● 54％的人改变了预防用药方案。

● 22％的人因不量的副作用改变了方案。

● 有些人受媒体宣传影响（甲氟喹）改变了方案。

- 只有一小部分人表示是由于某种药品的价格或可及性的原因。
- 只有38%的人给门窗安上纱网。
- 只有50%的人使用蚊帐，其中仅20%是经过杀虫剂处理的。

相反地，Lange和同事（1994年）将588名传教士作为一组研究对象，报道了因对疟疾的恐惧以及不必要的服药而导致的氯喹滥用情况。

仅依赖于企业的职业卫生专家去说服候派的BE认识到本章中提到的防护原则的重要性，并不是高效的策略。这些专家们在几个跨国公司的经验表明：防护失败的部分原因在于这些BE个人以种种理由拒绝或不遵医嘱。公司必须制定和执行相关政策，对可以体现外派人员防护原则的经验进行信息更新整理和管理。这是一项将给公司、个人及其家庭带来丰厚回报的战略举措。

只有外派人员重返家中并重新融入原来企业和社会之中，外派经历才算完全结束。这种转变通常很艰难。有2/3的高管和1/4的经理在归国1年内离开了母公司，这给公司带来了高昂的经济损失（大约1个高管损失100万美元）。另外，他们的家人要忍受反向的文化冲击（Abueva 2000）。为减小损失，公司须对回归的BE作相应评估并为其尽快融入母公司的新角色做必要的预备工作。对于BE&F，建议他们回归后尽快寻求个人或家庭辅导。即便BE&F并无疾病症状，也应根据外派所在国的风险特点，推荐安排相应的健康评估。Libman及同事（1993年）的报告指出，对归国外派人员进行粪便和血清学复合筛查，检出无症状的血吸虫病、丝虫病和类圆线虫病的敏感度为89%。Whitty等人（2000年）做的一项1029名无症状归国人员的前瞻性研究中，510人被查出带虫。这说明潜在的、严重的无症状寄生虫感染是常见的，而旅行暴露史、是否有症状、常规体检等对于筛检病例的帮助不大，也不能揭示寄生虫的携带量。对BE&F回国后实施专业化的协调管理，其重要性不亚于赴任前的成功努力。

（陆晔　译　冯皓　校）

扩展阅读

Abueva J E 2000 Management: Return of the native executive; many repatriations fail, at huge cost to companies. *New York Times*, May 17

Adams J W 1998 US expatriate handbook: Guide to living & working abroad. West Virginia University College of Business & Economics. Online. Available: www.wvu.edu/~colbe

American College of Physicians and Infectious Diseases Society of America1994 Guide for adult immunization, 3rd edn. ACP, Philadelphia p 99–103

Anderzen I, Arnetz B B 1999 Psychophysiological reactions to international adjustment. Results from a controlled, longitudinal study. Psychother Psychosomat 68:67–75

Association for Safe International Travel. Online. Available: www.asirt.org

Axtel R E 2000 Do's and taboos around the world, 3rd edn. John Wiley, New York

Bunn W 2001 Vaccine and international health programs for employees traveling and living abroad. J Trav Med 8:S20–S23

Caligiuri P M, Hyland M M, Joshi A et al 1998 Testing a theoretical model for examining the relationship between family adjustment and expatriate's work adjustment. J Appl Psych 83:598–614

Callaham M V, Hamer D A 2005 On the medical edge: Preparation of expatriates, refugee and disaster relief workers and peace corps volunteers. Inf Dis Clin N Am 19:85–91

Cardozo B L, Holtz T H, Kaiser R et al 2005 The mental health of expatriate and Kossovar Albanian humanitarian aid workers. Disasters 29:152–170

CATMAT (Committee to Advise on Tropical Medicine and Travel) 2000 Canadian recommendations for the prevention and treatment of malaria among international travelers (5): Malaria prevention with long-term traveler or expatriate. Public Health, Canada

Dijkstra J A, Chappuis F, Loutan L 2005 Vaccine-preventable diseases in long-term expatriates. J Travel Med 12:S47–S57

Emmett E A 1996 What is the strategic value of occupational and environmental medicine? Observations from the United States and Australia. J Occup Environ Med 38:1124–1134

Eono P, Polaert C, Louis J P 1999 [Malaria in expatriates in Abidjan] [French]. Medecine Tropicale 59:358–364

Expatriate websites. Online. Available: www. globalassignment.com; www.expatexchange.com; www. expatforum.com; www.overseasdigest.com; www.odci.gov/cia/publications/nsolo

Fegan D, Glennon J 1993 Malaria prophylaxis in long-term expatriate mineworkers in Ghana. Occ Med 43:135–138

Fleming L E, Bennett M F, Rao N 1998 Culture and health. In: Herzstein J A, Bunn W B, Fleming L E et al (eds) International occupational and environmental medicine. Mosby, St Louis

Friedman T L 2000 The lexus and the olive tree. Anchor Books, New York

Garonzik R, Brockner J, Siegal P A 2000 Identifying international assignees at risk for premature departure: The interactive effect of outcome favorability and procedural fairness. J Appl Psychol 85:13–20

Goettsch W, de Graaf R, Dorigo-Zetsman J W et al 1999 Broader vaccination of expatriates against HBV infection: do we reach those at highest risk? Int J Epidemiol 28:1161–1166

Hill D R, Pearson R D 1989 Measles prophylaxis for international travel. Ann Int Med 111:699–701

Hochberg N, Ryan E T 2004 Medical problems in the returning expatriate. Clin Occup Med Envir Med 4:205–219

Houweling H, Coutino R A 1991 Risk of HIV infection among Dutch expatriates in sub-Saharan Africa. Intl J STD AIDS 2:252–257

iJET Travel Intelligence. Online. Available: www.ijet.com

Janisch T, Preiser W, Burger A et al 1997 Emerging viral pathogens in long-term expatriates: Hepatitis E virus. Trop Med Intl Health 2:855–891

Kemmerer T P, Cetron M, Harper L et al 1998 Health problems of corporate travelers: risk factors and management. J Trav Med 5:184–187

Lange W R, Frankenfield D L, Moriarity-Sheehan M et al 1994 No evidence for chloroquine retinopathy among missionaries on long-term malaria prophylaxis. Am J Trop Med Hyg 51:389–392

Libman M D, MacLean J D, Gyorkos T W 1993 Screening for schistosomiasis, filariasis, and strongyloidiasis among expatriates returning from the tropics. Clin Infect Dis 17:353–359

Matthews C M, Nelson M R 2004 Self-rated health in a population of expatriate workers and partners in Riyadh, Saudi Arabia. Occup Med 54:588–586

Morrison T, Wayne C A, Borden G A 1994 Kiss, bow, or shake hands: how to do business in sixty countries. Adams Media Corporation, Holbrook, MA

Motarjemi Y, Moy G, Reilly A et al 1998 Food safety. In: Herzstein J A, Bunn W B, Fleming L E et al (eds) International occupational and environmental medicine. Mosby, St Louis

Nath S K 2005 Tropical sprue. Curr Gastroent Rep 7:1343–1349

Naumann E 1993 Antecedents and consequences of satisfaction and commitment among expatriate managers. Group and Org Mgmnt 18:153–187

Neri M, DeJongh R 2004 Medical and trauma evacuations. Clin Occup Envir Med 4:85–110, vii

Oatman R L 1997 The art of executive protection. Noble House, Baltimore

O'Brien D, Biggs B 2002 Malaria prevention in the expatriate and long term traveler. Aust Prescript 25:66–69

Pandey P, Schlim D R, Cave W et al 2002 Risk of possible exposure to rabies among tourists and foreign residents in Nepal. J Travel Med 9:127–131

Pepper P V, Owens D K 2000 Cost-effectiveness of the pneumococcal vaccine in the United States Navy and Marine Corps. Clin Infect Dis 30:157–164

Private Security Company websites. Online Available: Air Security International, www.airsecurity.com; Control Risk Group, www.control-risk.com; Parvus International/Armour Group, www.armourgroup.com

Savage P V 2001 Threats of security during international travel. In: Steffen R, DuPont H I (eds) Textbook of travel medicine and health, 2nd edn. Decker, Hamilton

Savage P V 1999 The safe travel book. Lexington Books, San Francisco

Shaffer M A, Harrison D A 2001 Forgotten partners of international assignment: Development and test of a model of spouse adjustment. J Appl Psychol 86:238–254

Shakoor O, Taylor R B, Behrens R H 1997 Assessment of the incidence of substandard drugs in developing countries. Trop Med Int Health 2:839–845

Shlim D R, Valk T H 2000 Expatriates and long-term travelers. In: DuPont H L, Steffen R (eds) Textbook of travel medicine, 2nd edn. Decker, Hamilton

Shlim D R, Hoge C W, Rajah R et al 1999 Persistent high risk of diarrhea among foreigners in Nepal during the first 2 years of residence. Clin Infect Dis 29:613–616

Siciliano R L 1996 The safety minute: 01. Safety Zone Press, Boston

Stewart L, Leggat P A 1998 Culture shock and travelers. J Trav Med 5:84–88

Stahl G K, Caligiuri P 2005 The effectiveness of expatriate coping strategies: The moderating role of cultural distance, position level and time on the international assignment. J Appl Psychol 9:603–615

Wenzel R P, Edmond M B 2000 Managing antibiotic resistance. N Engl J Med 343:1961–1963

Whitty C J, Carroll B, Armstrong M et al 2000 Utility of history, examination and laboratory tests in screening those returning to Europe from the tropics for parasitic infection. Trop Med Int Health 5: 818–823

第 18 章　移民、难民和国际领养儿的健康筛查

Douglas W. MacPherson*, *Brian D. Gushulak

了解病人的类型往往比了解疾病的类型更重要

—William Osler

对于国外出生的人员，包括移民、难民和国外领养儿童的医学筛查主要是基于两方面的目的。其一是针对影响个人或社区卫生健康的医学指征进行临床筛查，这些措施对于新入境者是大有裨益的；其二是相关管理机构的强制体检。外侨通过移民机构、难民组织寻找居住地，就必须通过该类筛查。两种筛查的过程遵循相似的流行病学原则，但是在历史基础、操作特点、终极目标方面有显著区别。强制性医学筛查的目的是监管，诸如根据申请者健康状况做出移民许可判断，通常是正式移民申请的开始。对于个人的医学筛查旨在改善移民者在到达后或重新定居时的健康状况。

为保证两类筛查的有效合理，医师须掌握所运用筛查方法的基本原理及适用范围；具体包括对风险范围的划定、对个人或社会的益处的分析以及对筛查结果的解读。筛查实验的重要参数结果包括其敏感度、特异度、预测价值及所关注疾病在检测前后的可能表现等。对结果的解读，特别是与采取有效干预措施相关的结果，正常和异常的判定标准是需要调整的。

因移民是非主流人群，其样本筛查结果可能受到影响。同样的筛查也会因为语言或文化因素而受影响，对于许多移民有些筛查项目的实用性是受限制的。这些因素，甚至包括病人对于建议劝告的接受遵守程度，都对筛选结果的应用、分析解释有极大影响。综上所述，这些因素决定了所有移民筛查项目的可接受度和可应用程度。

上述两类筛查同其他医学检查项目也应有所区别。其他医学检查

项目通常是基于个体已有的主诉、家族史、体检结果等，或是针对一个需要进一步明确的阳性结果而进行的。其结果不论是具有诊断价值还是仅具提示意义，都为进一步医疗干预提供依据，或内科治疗，或外科手术，或会诊，或继续观察。

对于入境者健康筛查的两重性，本章分两部分阐述。第一部分涉及入境强制医学筛查的作用和目的，检测对象是各类移民类别申请人或改变移民状态的申请人；第二部分讨论医学筛查的临床指征，那些新入境美国的移民具有某些临床医学指征，而相应检测项目不在强制检测范围内。这些检测也适用于那些可能没有临床疾病指征的入境人员，但根据流行病学、人口统计学、计量生物学分析仍将有益于个人健康。

赴美移民强制性医疗检查

对旅行者和移居人员的例行健康检查可能是最古老的有记载的市政公共卫生防护措施了。在中世纪一些城市出于对严重疾病的防范，诸如麻风，对于新来人员采取控制、阻止等措施。人们在认识到微生物是传染性疾病的致病原之前所采取的这些防控措施，先于流行病学和疫病控制方法学的诞生。后来到 14 世纪中叶出现了对于新来人员、货物、运输工具的隔离检测制度，用以对于感染性疾病传播的预防和控制。那些被认为具有风险的人或货物将被收容、退回或是驱逐。

美国建国初期，立法中就包含了有关公共健康的法规建设，其目的是为了给海员提供医疗保障和控制恶性传染病，如霍乱、鼠疫等疾病的流行传播。当时对移民的筛查旨在阻止那些具有不良医学状况的申请人，例如某些令人讨厌的疾病患者、有不良品行嫌疑人以及有精神缺陷的人员，他们可能成为国家的负担。在美国这些举措始于 19 世纪晚期，当时，对移民的控制是作为国会的责任。随后到 1882 年的国家移民法案建立了相关医学参考标准，用以控制针对移民入境许可的医学评判。到 1891 年，美国从法律上确定对入境移民的常规医学检查作为强制性措施。

当时旨在管理公共卫生的政策和项目也同移民入境体检联系在一起。到19世纪20年代，入境体检的对象已经扩大到包括来自欧洲的大部分移民者，也由此发展了一套“启程前”体检筛查制度，该制度沿用至今。美国国家安全部下属的美国公民及移民服务局（US Citizenship and Immigration Service，USCIS）管理移民入境事务。该局从相关机构，即：卫生与人类服务部（Department of Health and Human Services，DHHS）下辖的疾病控制预防中心（Centers for Disease Control and Prevention，CDC）下属的全球移民和检疫处（Division of Global Migration and Quarantine，DGMQ）获得有关的技术支持。有关流程和信息服务能在USCIS和CDC处获得。他们向承办移民或难民医学筛查的临床医生提供医学拒签及特例豁免的相关解释。

美国卫生和人类服务部负责控制传染性疾病在美国的传入、传播及流行。在其授权下，全球移民和检疫处制定以美国为目的地的人群的健康检查标准。这些制度的法律基础是美国法典和相关法规第八条和第四十二条。当申请者的健康状况有可能影响到公共健康时，其将被认定为“医学性拒绝入境”。“医学性拒绝入境”有4类情况：

- 危害公共健康的传染性疾病；
- 缺乏必要的疫苗接种（仅对移民申请人）；
- 可导致危险行为的身体或精神疾患；
- 有毒品滥用或毒瘾情况。

每一种情况再由做入境健康评估的医生进一步区分为A类和B类。A类是指任何对公共健康、公共次序或个人生活有显著威胁的情况，除非另有豁免理由，A类申请者将不会被授予入境许可。B类是指具有某种疾患病史或是目前患病，但仅需随访的状态。对于目前或将来不会造成健康危害的其他医学状况，未进行分类，也可不写入申请记录。B类人员不会被给予“医学性拒绝入境”。

条例中规定的“传染性公共危害疾病”包括9种：严重急性呼吸系统综合征（SARS）、结核病、麻风、艾滋病、传染性梅毒、软下疳、淋病、腹股沟肉芽肿、性病性淋巴肉芽肿。如果1名移民申请者有活动性传染性结核，那就属于A类医学性禁止入境情况；但是活动性非传染性结核和非活动性结核（痰涂片试验阴性）就属于B类，申请者是允许入境的。其他A类疾患包括：HIV血清学检测阳性、未处理的瘤型麻风、未处理的性传播疾病（淋病、梅毒、软下疳、腹股沟肉芽肿和性病性淋巴肉芽肿）。

B类疾患并不会被拒绝移民申请，但必须上报。具体包括非活动性或经治疗的结核病、经治疗的上述性传播疾病、结核病样麻风和经治疗的瘤型麻风等。

筛查医生对所有须医学申报的入境者进行筛查，包括难民、所有移民申请人及部分非移民申请人。这些医生是由美国政府选派的，他们接受CDC下属的全球移民和检疫处的技术指导。筛查的基本内容包括病史采集和体检（见表18.1概述）。所有15岁以上的申请者必须进行常规胸部X光检查及HIV和梅毒的血清学检测，根据病史和胸片结果，可能须做进一步有关结核病的检查，如痰涂片查抗酸杆菌和结核菌素试验。A类结核病患者（涂片试验阳性者）必须经过正规治疗，并且等到他们的痰涂片试验转阴性后才能允许移民。

1996年起，赴美移民申请者必须提供部分疫苗可预防疾病的相关接种证明。这些疾病种类由美国免疫咨询委员会确定，具体包括：腮腺炎、麻疹、风疹、脊髓灰质炎、破伤风、白喉、百日咳、肺炎球菌性感染、乙型流感、水痘和乙型病毒性肝炎。美国CDC针对海外移民申请人未完成接种或接种记录缺失的情况，有常规性免疫接种要求的说明，可参阅网上文件：http://www.cdc.gov/ncidod/dq/pdf/Tbl1.pdf。

对于难民和非移民申请者，不要求完成预防接种手续。但如果以后他们在美国改变身份时同样要达到相应的疫苗接种要求。作为程序，难民的预防接种状况在其移民受理过程中必须建立相关书面记录。

近来，因国际领养儿童的所导致的疫苗可预防疾病的传入风险已引起关注，例如麻疹，此病原本在美国已经得到完全控制或将逐渐被消灭。出于促进健康和疾病防控的目的，在海外环境进行移民医学筛

表 18.1 强制性移民筛查——医学部分

标准	疾病情况	筛查手段	例外条款
严重影响公共卫生安全的传染性疾病	结核病	≥15 岁 X 线胸片	≥2 岁的申请儿童，进行 TST（结核菌素皮肤试验）
	麻风、软下疳、淋病、腹股沟肉芽肿、性病淋巴肉芽肿	病史及体格检查 仅当有临床指征时 进行实验室检测	无症状的申请人 确诊感染申请者的接触者
	人类缺陷病毒（HIV/AIDS），传染性梅毒	≥15 岁者血清学检查	和确诊感染者接触的申请人（如：子女，配偶）
预防接种	腮腺炎、麻疹、风疹、脊髓灰质炎、破伤风、白喉、百日咳、肺炎球菌感染、乙型流感感染和乙型病毒性肝炎	检查预防接种记录	
有危险倾向的身体和精神疾患	由于疾病状况、精神疾病、酒精或药物影响而致他人严重伤害，造成重大财产损失，或违反法律的经历，或自杀企图等	病史和体格检查 检查各项记录	
存在药物滥用或药物成瘾	应用药物：苯丙胺、大麻、可卡因、致幻剂、吸入剂、阿片类、苯环利定、镇静催眠药、抗焦虑药等 其他以下物质相关障碍，包括：酒精滥用和成瘾，在酒精影响下驾驶、家庭暴力或酒后违法滋事等		

查时就对移民申请人采取预防性医学干预措施，可以阻止疾病进入美国，从而避免个人健康危害和在医疗机构和公共卫生机构内的公众暴露，这一做法的经济效益已受重视。现在，对于部分计划在美国定居的难民人群，如果被认定具有高危感染风险，除常规医学筛查外，还将接受关于疟疾和肠道寄生虫的群体性预防治疗。

移民医学筛查须鉴别那些因神经或行为病态所导致的危险行为，具体包括："曾对他人造成严重伤害，因医学原因导致严重财物损失或违法行为、精神疾病、受毒品酒精影响的状况或者曾有自杀性行为"。这些即被称为"危害行为"，可根据不同程度分为 A 类（不可接受）或 B 类（可接受），由体检医生依据病史、临床症状和检查结果作出归类。

在美国，受控药物的滥用或成瘾都属于 A 类疾患，这些毒品包括苯丙胺、大麻、可卡因、迷幻药物、吸入性毒品、鸦片类药品、苯环己哌啶、镇静类安眠药或抗焦虑药。其他疾患包括酒精成瘾或滥用后的危害行为，如饮酒后违法驾驶、家庭暴力和其他酒后犯罪行为也属于 A 类状况。

小结

强制性医学健康筛查，作为判断入境移民申请许可的标准之一，是对申请永久移民美国人员的一项非常重要的管理制度，也可用于一些短期入境居住申请人员。目的是确保公共健康，避免严重传染疾患危害社区和个人。

尽管入境医学体检对一些重要的项目作筛查，但其还是有临床局限性，它并不能对个人健康的潜在危险做出判断，它只是在程序上对一些涉及公共卫生的特定疾病和医学状况做筛查。因此，一些已有的、并未列入体检项目的疾病不会被检测和上报。但入境者的这些状况，虽然和移民的目的无关，却是有意义的。这些问题的鉴别和在美国的临床治疗情况对这类移民群体也是很重要的。

在网站 http://www.cdc.gov/ncidod/dq/health.htm 上可以找到有关入境体检的一些详细操作介绍，对申请入境和已经在美国境内的申请者都适用。这些内容包括申请变更签证身份，找到医生，上报要求等。

在美国针对新到定居人士，其潜在的或稳定的重要医学状况可以分为两类：一类是当地居民中也常见，所以有现成的相关检查项目可用，另一类在美国人口结构或移民群体中不流行的疾病项目，没有现存的常规筛查项目，这些项目在第二部分中阐述。

新赴美定居者的医学筛查

美国人口普查局估计 3 亿美国公民中，有超过 10%的外国出生居民，在 21 世纪是最高的比例。从 2004 年 7 月 1 日到 2005 年 7 月 1 日有 1 049 526 名国际合法移民到达美国，相当于美国 1 年人口增长的 38%。移民绝对数增加以外，来源国的变化也是新现象，除外墨西哥、非洲、亚洲和大洋洲国家，许多是来自拉丁美洲国家。这一人口构成的变化在一定程度上导致美国流行疾病的显著变化。

外来人口数量的增加和多样性趋势，对美国临床医学实践的许多方面而言非常重要。由于这些人员来源于医疗环境相差相对悬殊的地方，移民面临潜在健康威胁，导致一些疾病的暴露和获得。在一些外来移民人口主要导入的社区，移民的健康情况同原住居民有很大不同。例如，国际领养在美国越来越多，从 1986 年至今，有超过 160 万儿童被领养，其中有 13%（>20 万）以上是出生其他国家的。在过去 7 年中，每 3 个这些孩子中就有 1 名来自中国或是俄罗斯。适当的有针对性的健康筛查有助于化解多样化的外来人口所带来的公共卫生挑战。

外来人员带来文化和语言上的多样性，对医疗服务机构和临床医师都带来了一些挑战。“少数民族健康办公室”旨在保护提高少数民族人口的身体健康，通过制定卫生政策和规划来缩小健康差距。该机构的工作重点在于消除文化和语言差异屏障造成的医疗服务使用困难，以提高少数民族对医疗服务的使用程度。对移民和难民的健康筛查可以作为保健体检的一部分，具体包括：接种记录的建立和疫苗更新接种；母婴健康档案的建立；为不同人群安排特殊检查项目（例如：儿童、青少年、妇女、男性或老年人）。

除了语言，一些外来人群由于其他原因导致无法获得、利用医疗服务。文化差异，包括害怕同官方接触，担心开支，都可能限制他们获得预防和保健服务。政府为普通人群提供的健康服务包括健康咨询和卫生防护，而这对于外来移民可能是不熟悉或不知道的。移民应该对下面这几种卫生防护特别关注：

- 危害行为，如吸烟、酗酒、滥用毒品
- 日常饮食和体育锻炼的状况
- 性行为健康风险
- 对精神或心理卫生状况的早期判断
- 环境中有毒物质带来的影响，如饮料容器和染料中的铅。
- 与劳动安全相关的职业暴露

除此以外，还有一些对于特定人群有针对性的健康项目，如妇幼保健，有些移民也许无法在其来源国获得。而妊娠期血压监测、孕期糖尿病或甲状腺功能筛查，这些内容也许对许多移民也是陌生的。孕期的感染性疾病筛查，如对风疹、梅毒、乙型病毒性肝炎、艾滋病的筛查，这对于来自此类疾病相对于美国高发的国家的妇女尤为重要，但她们对这些筛查不熟悉，而这些项目也不是都常规提供的。

针对移民还有其他一些重要的定向筛查项目。新移民父母生下的婴幼儿应特别注意，他们也许未能进行先天性代谢性异常的基因筛查，或者存在先天性髋关节发育不良或先天性白内障。此外，在一些国家，某种疾病特别流行，如疟疾、地中海性贫血、微量元素缺乏等，可以对相关国家或地区来的移民安排相应的筛查。

最后要指出，许多移民对于设立某些健康筛查项目的依据和理由是陌生的。诸如筛查恶性疾病的项目：宫颈抹片检查，皮肤、直肠、乳房、前列腺等项目的检查。有些移民从未进行过常见病筛查，如对糖尿病和高血压。这种情况在一些贫困的移民中尤为多见，例如政治避难人员和战乱难民等。

语言和文化差异可能影响移民获取合适的卫生保健服务，但在美国，有时司法制度也会成为获取卫生保健的障碍。医疗保健服务是基于公民身份或“愿意付费”原则（可以是自行支付或医疗津贴支付）才提供。部分移民人群会转而选择使用非正规的医疗服务，如使用从国外带来的传统药、草药、替代药物等。这些治疗方法或制剂未达到美国药典的标准，一般美国主治医师若不刻意去探究，就不会了解情况。这些药物或疗法有时会使临床表现复杂化，有时还会成为疾病的来源。

移民的背景各不相同，造成其健康决定因素存在差异（如社会经济条件、行为模式、遗传生物学、生活环境等），这些都直接与移民过程相关。与移民者始终相伴的是其先前的健康决定因素，但有时健康状态也会受暂时性因素的影响，特别是不规律的旅行、初到新的环境以及任何本人或子女的回程旅行。

对于那些提供专业卫生保健的机构，需要对影响移民健康情况和发病谱的地理因素有深入的了解，这对于那些疾病流行程度极低的国家，如美国，尤其重要。过去对国际移民公共健康的关注主要是针对一些传染性疾病，如：沙眼、淋病、结核病以及后来关注的艾滋病。近年来，其他一些传染和非传染性疾病对移民健康的威胁也逐渐被重视。

小结

在表 18.2 中总结了对特定移民的健康筛查项目。随着国际经济和贸易全球化趋势，区域间交通运输和国际人口流动增加。医疗专业人员所面临的挑战是在受理移民体检时既要对输入性病例的临床综合征做鉴别，同时也要对一些非活动期的可能影响个人或公共的健康信息提高警惕。由于流动人口往返于不同的疾病流行区，且他们自身的健康影响因素也是复杂多样，这使得那些非疾病流行区或低流行区的患病风险增大。

表 18.2 移民体检范例包括地区、人群、状况、干预措施

地区	人群	传染病状况	非传染性疾病状况	干预措施
拉丁美洲	劳务移民——农耕业	STD、结核病、肠道寄生虫	物质应用/滥用：酒精、烟草等	评估和咨询；安全的性行为，乙型肝炎血清学检查和高危个体预防接种。儿童结核菌素皮肤试验包括乙型病毒性肝炎的常规接种；围产期保健和母婴保健（所有有风险的人群）对已有情况的预防性处理（如：梅毒、HIV、甲减、糖尿病、高血压等）
	劳务移民——畜牧业	结核病、肠绦虫（猪肉绦虫和其他寄生虫）、Hansen病	日常饮食：热量是否均衡，微量元素缺乏，职业风险——暴力，精神压力、毒素、危险环境暴露	
	移民劳动者子女	结核病	体格和精神发育状况，教育的参与和成就	
欧洲	偷渡和贩卖妇女，尤其从东欧（也包括亚洲和非洲）	获得性风险环境和STDs相关行为	职业风险一强迫劳力或卖淫，身心虐待、暴力、物质滥用	评估并移交司法裁定和移民保护机构。制定临床实践的地区标准，警惕在美国和欧洲低流行疾病的输入风险
	老年人	结核病，三期梅毒，类圆线虫属（南欧）	高龄的常见病：肾衰竭、恶病质、糖尿病、高血压	
	其他务工人员		既往的职业暴露：石棉、放射性物质、外伤	

续表 18.2　移民体检范例包括地区、人群、状况、干预措施

地区	人群	传染病状况	非传染性疾病状况	干预措施
亚洲	来自乡村的移民	肠道寄生虫，包括类圆线虫属、结核病、Hansen病、乙型肝炎病毒携带（很多亚洲、亚撒哈拉地区人群及部分大洋洲） 注意：肺吸虫病与结核病类似。肝吸虫会导致慢性肝硬化	饮食相关营养缺乏，文化对精神状态的影响 职业和环境健康风险	粪便寄生虫检查；类圆线虫属血清学检查，乙型肝炎（HBs表面抗原）和有风险个体的免疫，TST（儿童）临床评估一体重，血液和生化指标
非洲	难民	注意：对筛查为A级的申请者（如：结核、STDs包括HIV）可以给予移民医学豁免	受害者：被迫迁移、刑讯、强奸、身体心灵创伤后失调，营养缺乏者（尤其是儿童和育龄妇女中） 文化传入的负面影响	肠道，血液和组织寄生虫包括类圆线虫属（血清学）血吸虫病（尿液）疟疾，TST（儿童），铁状况 乙型肝炎血清学（HBsAg）和高风险个体的免疫接种

续表 18.2 移民体检范例包括地区、人群、状况、干预措施

地区	人群	传染病状况	非传染性疾病状况	干预措施
大洋洲		乙型肝炎、结核病、Hansen病		血清学检查：乙型肝炎和高风险个体免疫皮肤检查，加强临床警示
北美	长期侨民（人道主义援助工作者，商务旅行者，横跨大陆旅行者或背包客）性旅游者探亲和移民亲属回归，带或不带着本土出生的子女或下一代迁移	传染病在该人群及工作或旅行的地区流行考虑 VFRs 暴露（VFRs 指探亲访友者），免疫状况，当地获得和利用卫生保健服务的渠道	文化冲击和其他心理适应障碍，获得性的行为风险文化组成方面的异国风险 VFR：女性割礼、文身和刺青	临床评估和基于地理环境和活动的风险暴露后管理：结核病、肠道寄生虫、类圆线虫属血清学、TST（长期暴露于结核病流行国家）注意：嗜酸性粒细胞增多症与侵袭性蠕虫感染与否相关性不大

筛查可针对那些无临床症状的个人，对特定高危人群也可用大型社区筛查，两者的依据都是从人口统计和生物计量学角度分析所得风险概率和相关结果的严重程度。由于在医疗卫生条件较好地区，任何外来移民都将被视为“高危人群”。许多影响移民健康的因素都可以通过筛查予以控制，因此这项制度对预防提高公共健康是相当有效的。

移民中的高危人群，包括难民、工作人员、领养儿童、酷刑受害者、被拐卖者等都需要特别的医疗保健，他们的健康筛查也是基于医学和社会学需要而特殊设计的。面对越来越多的国际流动人口，专业卫生保健人员、医学教育与培训的专业团体、政府和非政府机构应该制定相应的政策和策略，来应付相应的挑战。

（陆晔　译　冯皓　校）

扩展阅读

Advisory Committee on Immunization Practices. Online. Available: http://www.cdc.gov/nip/ACIP/default.htm 2 Mar 2006

Centers for Disease Control and Prevention 2002 Measles outbreak among internationally adopted children arriving in the United States, February–March 2001. MMWR 51:1115–1116. Online. Available: http://www.cdc.gov/mmwr/preview/mmwrhtml/mm5149a3.htm

Centers for Disease Control and Prevention. Division of Global Migration and Quarantine. Medical examinations. Online. Available: http://www.cdc.gov/ncidod/dq/health.htm 28 Feb 2006

Centers for Disease Control and Prevention. Division of Global Migration and Quarantine. Instructions to panel physicians for the completion of the new Department of State Medical Examination for Immigrant or Refugee Applicant (DS-2053) and Associated Worksheets (DS-3024, DS-3025, and DS-3026). Online. Available: http://www.cdc.gov/ncidod/dq/pdf/ds-forms-instructions.pdf 28 Feb 2006

Clark D A 1926 Medical aspect of immigration. Public Health J 18:371–375

Garrison F H 1929 An introduction to the history of medicine. 4th edn. Saunders, Philadelphia, p 174

Gushulak B D, MacPherson D W 2000 Health issues associated with the smuggling and trafficking of migrants. J Immigrant Health 2:67–78

Gushulak B D, MacPherson D W 2000 Population mobility and infectious diseases: The diminishing impact of classical infectious diseases and new approaches for the 21st century. Clin Infect Dis 31:776–780

Gushulak B D, MacPherson D W 2004 Globalization of infectious diseases: the impact of migration. Clin Infect Dis 38:1742–1748

Health and Human Services. Office of Minority Health. Online. Available: http://www.omhrc.gov/templates/browse.aspx?lvl=2&lvlID=16 3 Mar 2006

Johnson D E 2000 Long-term medical issues in international adoptees. Pediatr Ann 29:234–241

MacPherson D W, Gushulak B D 2001 Human mobility and population health. New approaches in a globalizing world. Perspect Biol Med 44:390–401

MacPherson D W, Gushulak B D 2004 Irregular migration and health. For the Global Commission on International Migration. Research paper series, No. 7. (October). Online. Available: http://www.gcim.org/ir_gmp.htm 3 Mar 2006

Miller J M, Boyd H A, Ostrowski S R et al 2000 Malaria, intestinal parasites, and schistosomiasis among Barawan Somali refugees resettling to the United States: a strategy to reduce morbidity and decrease the risk of imported infections. Am J Trop Med Hyg 62:115–121

Murray T S, Groth M E, Weitzman C et al 2005 Epidemiology and management of infectious diseases in international adoptees. Clin Micro Rev 18:510–520

Stauffer W M, Kanat D, Walker P R 2002 Screening of international immigrants, refugees, and adoptees. Prim Care 29:879–905

United States Citizenship and Immigration Service. I-693. Medical examination of aliens seeking adjustment of status. Online. Available http://uscis.gov/graphics/formsfee/forms/files/I-693.pdf 28 Feb 2006

US Census Bureau. National adoption month. Online. Available: http://www.census.gov/pubinfo/www/multimedia/adoption.html 8 Mar 2006

US Census Bureau. National and State Population Estimates. Annual Estimates of the Components of Population Change for the United States and States: July 1, 2004 to July 1, 2005. Available at: http://www.census.gov/popest/states/NST-comp-chg.html (accessed March 3, 2006)

US Citizenship and Immigration Services. Medical examinations (vaccinations, civil surgeons, panel physicians, forms, medical waivers). Online. Available: http://uscis.gov/graphics/medical_exam.htm#inad 8 Mar 2006

US Government. Immigration Act of August 3, 1882 (22 Statutes-at-Large 214). Online. Available: http://uscis.gov/graphics/shared/aboutus/statistics/legishist/451.htm

第 3 部分　发热

第 19 章　疟疾的诊断和治疗

Elizabeth A. Ashley, Nicholas J. White

概述

在温带无疟疾流行的地区和国家，临床医生和卫生保健工作者或许对这种疾病的各种临床表现不熟悉，它类似流感，甚至和胃肠疾病相似。但是，如果恶性疟原虫（Plasmodium falciparum）导致的疟疾未能得到正确诊断和治疗，某些情况下，病情可能迅速进展，后果严重。基于这个原因，如果有疟疾流行区的旅行史，那么任何一个发热病人都应考虑疟疾的诊断。总体来讲，可能患疟疾的患者来自以下人群之一：

1. 来自疟疾流行区的游客、移民和难民。
2. 旅行者，即使只在疟疾流行区停留过数小时（包括传教士、和平队队员和其他志愿者群体，专业人员和技术人员）。
3. 有外事任务的军事人员。
4. 接受输血者。
5. 母亲曾在疟疾流行区居住或旅行的婴儿（宫内感染）。
6. 注射吸毒者（经血传播）。
7. 非疟疾流行区的人由输入性感染引起（靠近国际机场、军事基地和难民安置区）。例如，2003 年在美国佛罗里达州本地传播的 8 例疟疾。

病原学

疟疾是由雌性按蚊（*Anopheles*）叮咬引起流行区人与人之间传播的寄生虫感染性疾病。通常引起人类致病的有以下 4 种疟原虫：

- 恶性疟原虫（*Plasmodium falciparum*）：呈世界性分布；难治性感染，可迅速进展为重症或死亡。
- 间日疟原虫（*Plasmodium vivax*）：呈世界性分布；在亚洲、南美洲、大洋洲和印度多发。
- 卵形疟原虫（*Plasmodium ovale*）：呈世界性分布；主要发生在西非。
- 三日疟原虫（*Plasmodium malariae*）：呈世界性分布；较间日疟原虫和恶性疟原虫少见；无症状低水平感染可持续多年。

表现

流行病学

疟疾主要在热带地区流行（图 19.1），但暴露危险具季节差异。就某个特定的地区或国家来说，城市疟疾发生的风险可能要比农村地区低。疟疾的传播规律很难概括，因为各个地区，即使在几平方英里的小范围内，都可能存在很大的区别。在次撒哈拉非洲地区，传播广泛，旅行者中的大多数输入性疟疾来自此地区。在某些地区，人们甚至每天不止一次受到带毒蚊子的叮咬。

氯喹耐药恶性疟原虫（Chloroquine-resistant *P. falciparum*，CRPF）已从东南亚传播到南美洲，现在次撒哈拉非洲地区、印度次大陆大部分地区以及大洋洲也发现其耐药株。目前，只有极少数地区，如中美洲的部分地区，可以用氯喹治疗恶性疟疾。耐磺胺多辛—乙胺嘧啶合剂（凡西达）疟原虫也在广泛传播。

有关疟疾流行的国家及具体地区的目录可以从美国疾病预防与控制中心（CDC）编制出版的“国际旅行卫生信息（Yellow Book）”及其合订

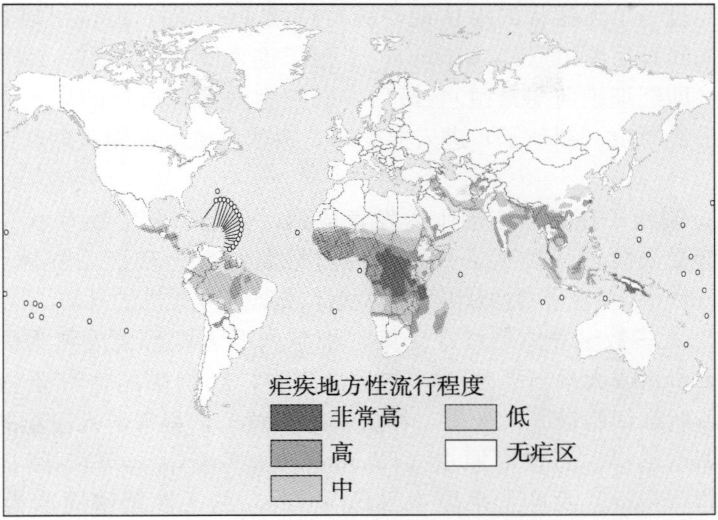

图 19.1 （另见彩图 19.1）疟疾流行国家（WHO 2003）

本中查找。该出版物的电子版可在美国疾病预防与控制中心（CDC）网站上下载，网址是 http://www.cdc.gov/travel/。其印刷版 2 年修订 1 次，但美国疾病预防与控制中心（CDC）网站上的信息则是不断更新的。不同的“国际旅行卫生信息”印刷版本，关于疟疾耐药性的地理特征的信息有所不同。因此，在给前往疟疾流行区的旅行者提供旅行建议时，旅行保健顾问应及时核对疾病预防与控制中心（CDC）网站上更新的相关信息，确保提供最新信息。而由返回的旅行者报告的，新闻媒体报道的以及其他途径来源的信息，应通过疾病预防与控制中心（CDC）和世界卫生组织（WHO，http://www.who.int）的核准确认。

发病机理

疟原虫的生活史

疟原虫（子孢子）在雌性按蚊（Anopheline）叮咬吸血时进入人

体，经过一个无症状的潜伏期，通常持续1～3周，但也可以长达1年，如间日疟原虫（*P. vivax*）。子孢子进入肝实质细胞，经潜伏期复制（即红细胞前期繁殖）。最后，肝细胞内发育成熟的裂殖体破裂释放出疟原虫（裂殖子）进入血循环，快速感染红细胞（即红细胞内期）。

1. 裂殖子在受染红细胞内发育成熟。这是引起疟疾症状和体征的血液受染阶段。裂殖子在红细胞内早期发育为环形滋养体（ring trophozoites），外形类似印章样环状体或立体声耳机的耳罩。

2. 大多数滋养体最终在受染红细胞内经无性繁殖成熟为裂殖体（schizont）或大量新裂殖子。在此过程中，红细胞的血红蛋白被消耗，最后红细胞被胀大破裂，释放新的裂殖子，裂殖子入侵新的红细胞，加重感染。恶性疟原虫（*Plasmodium falciparum*）、间日疟原虫（*P. vivax*）及卵形疟原虫（*P. ovale*）的无性繁殖周期为48h，三日疟原虫的无性繁殖周期为72h。

3. 部分恶性疟原虫（*Plasmodium falciparum*）裂殖子在红细胞内经数代无性繁殖后（间日疟原虫立即发育），发育为寄生虫的有性形态即雌性或雄性配子体（gametocyte）。这些传染性配子体，在按蚊叮吸血时被吸入蚊体内，雌雄配子体在蚊体内形成合子，在蚊肠（胃）壁继续发育，然后移至蚊的唾液腺完成循环。

病理生理学

感染人类的四种疟原虫的潜伏期，即感染子孢子到出现发热等临床症状的这段时间，各有不同。多数恶性疟和间日疟患者的潜伏期大约为2周，但是，潜伏期也可以因部分有效的化学预防药物的不完全抑制而变长。受染红细胞内期（erythrocytic stage）发育周期与出现不规则峰形热和寒战症状有关，疟疾的这种发育周期在长时间的初次发作或二次发作后，最后可形成长达48～72h的周期性间隙。尽管各种疟疾的命名是根据发热间隔（如隔日热、四日热），但现在这些典型的周期很少见到。虽然细胞因子在重症疟疾的发病中亦有重要作用，但是微血管栓塞才是主要的病理反应。因此，脓肿和疟疾的病理是不同的。促炎症细胞因子（尤其是肿瘤坏死因子）和其他炎症介质的释放引起发热和病症。重症恶性疟的病理反应与微血管中受染红细胞滞留黏附有关。

尽管间日疟原虫、卵形疟原虫、三日疟原虫感染引起的发热和其他全身症状和体征也可以很严重，但其临床发作很少致死，即使未能明确诊断和治疗。合理的药物治疗通过破坏疟原虫的红细胞内期发育繁殖，从而达到有效控制其临床发作。相比之下，恶性疟原虫感染引起的疟疾因寄生于大量红细胞内，病情可能进展迅速，如果没有合理的药物治疗和及时给予其他生命支持治疗措施，可能导致严重的全身多器官衰竭，甚至死亡。

恶性疟原虫感染引起致死的原因可能有如下几种：

1. 每个成熟裂殖体（红细胞内发育成熟）破裂释放多达 32 个裂殖子。这给疟原虫带来极大的生长潜力。

2. 尽管恶性疟原虫倾向于感染年幼的红细胞，但它能侵犯所有年龄的红细胞（相对来说，间日疟原虫仅感染年幼的红细胞；三日疟原虫则倾向感染衰老的红细胞）。

3. 含成熟期恶性疟原虫的受染红细胞黏附于毛细血管和毛细血管后微静脉的内皮细胞（细胞粘连）。受染红细胞表面变异的寄生虫衍生的黏附蛋白和血管内皮细胞的特异性受体结合，导致红细胞滞留分离。另外，患恶性疟时，受染和未受染红细胞的形态变化明显减少，进一步损害微血管循环，这与恶性疟的致死性密切相关。微血管循环和代谢受损结果在脑部微血管循环和代谢最为明显，同样的情形也见于其他人体器官。常见的外周血寄生虫数量和疾病严重程度（如病人患病严重，甚至死亡，而外周血寄生虫数量或原虫血症水平相对较低）不一致与红细胞滞留分离有关，这也解释了恶性疟外周血中成熟滋养体和裂殖体相对罕见的原因。而其他三种疟原虫感染人后不会发生红细胞滞留和粘连。

疟疾免疫

疟疾感染不能激发人体产生有效的免疫反应，虽然经反复多次发作或感染产生了一定的保护性免疫，但这种免疫在受染者离开流行区后快速消失。不同种类的疟原虫和特异毒株感染后的获得性免疫是特异性的。获得恶性疟原虫免疫是以生活在高流行区（如西非）儿童的高病死率为代价的。因此，这些地区的儿童易患重症疟疾，而已获得保护性免疫的成人即使感染，也很少或不出现症状。每年 100 万～200 万人因感染疟疾死亡，大多数是分布在次撒哈拉非洲地区的儿童。和疟疾高流行区的成人相比，来自无疟疾地区（如美国）的所有年龄段的旅行者到了疟疾流行区，由于缺乏免疫力，易于发展为重症甚至致死性感染。

临床表现

众所周知，疟疾的症状和体征没有特异性。通常出现流感样症状，如头痛、寒战、肌肉痛及不规则热。儿童感染疟疾可以出现热惊厥，出现明显黄疸时，也可能被误诊为传染性肝炎；或因乳酸性酸中毒继发“呼吸窘迫”而可能被误诊为肺炎。疟疾可出现昏迷（脑型疟），有时出现发热、呕吐、腹痛以及腹泻症状，易与肠道感染相混淆。对于从疟疾流行区返回的旅行者，如果出现发热或自诉有发热，临床医生应该警觉，并进行厚薄血涂片或者其他辅助诊断。通常，成人急性疟疾患者会出现脾肿大和轻度贫血，但如果出现严重脏器功能障碍征兆，则可以考虑为恶性疟。

恶性疟的临床表现可轻微，也可出现重症，但症状典型。出现以下情况之一的可诊断为重症疟疾：意识障碍、重度贫血（Hb <5g/dl）、肾衰竭或肉眼可见血红蛋白尿、低血糖、高原虫血症、自发性出血、酸血症、休克和（或）虚脱，即不能自主站立或坐（或婴儿不能进食）。临床上，医生应放宽重症疟疾的诊断标准，并给予相应治疗（表 19.1）。慢性疟疾易反复感染，是慢性贫血以及热带地区农村居民，尤其是幼儿体质差的主要原因。疟疾流行区儿童脾大也是疟疾反复发作的表现。成人感染间日疟原虫出现并发症偶尔可发生脾破裂。疟疾流行区，成人有时可见脾肿大和脾功能亢进：这可能是因反

复感染疟疾导致的过度免疫反应。对此，预防性服用抗疟药如每周服用甲氟喹（5mg/kg 体重），将有一定的临床效果。这种情况可能导致误诊：法国的两位非洲移民患疟疾高反应性脾大（hyperreactive malarious splenomegaly，HMS）被误诊为恶性淋巴细胞增生性疾病，进行了脾切除术。儿童反复感染三日疟原虫可发生肾病综合征（三日疟肾病）。

表 19.1　重症疟疾预后差的因素

临床特征
意识障碍
反复惊厥（24h 内出现 3 次）
呼吸窘迫（酸中毒呼吸）
大量出血
休克
生化特征
肾损害（血清肌酐>3 mg/dl [>264 μmol/L]）
酸中毒（血钠<15 mmol/L）
黄疸（血清总胆红素 >2.5 mg/dl [>43 μmol/L]）且寄生虫计数 >100 000/mm³
高乳酸症（静脉血乳酸 >45 mg/dl [>5 mmol/L]）
低血糖（血糖<40 mg/dl [<2.2 mmol/L]）
ALT 升高（3 次以上超过正常值）
血液学特征
原虫血症（>500 000 个寄生虫/mm³，或者 >10 000 成熟滋养体和裂殖体/mm³）
5%嗜中性粒细胞包含疟疾色素

（改编自：White N J 1996 The treatment of malaria. N Engl J Med 335：800.）

重症疟疾

脑型疟（Cerebral Malaria）

严格定义来讲，恶性疟患者出现昏迷才诊断为脑型疟，但是意识状态的任何异常都应按脑型疟来治疗。这是由于脑部小静脉和毛细血管中受染红细胞滞留粘连，继发毒性和代谢异常所致。在疟疾低流行区和中度流行区，脑型疟是最常见的重症疟疾。临床上，脑型疟可表现为局部的或全身的神经症状；可发生抽搐，尤其多见于儿童，最后导致昏迷。脑型疟必须要与其他原因引起的发热和意识异常（如细菌性和病毒性脑膜脑炎）进行鉴别诊断。

急性肾衰竭（Acute Renal Failure）

重症疟疾是疟疾低流行区或不稳定流行区成年人患急性肾衰竭的重要原因。这是由于急性肾小管坏死所致。部分患者因服用氧化剂类抗疟药而诱发急性溶血性和血红蛋白尿性肾衰竭（“黑尿热”，“blackwater fever”）。这种情况尤其在应用伯氨喹治疗6-磷酸葡萄糖脱氢酶（G6PD）缺乏症患者以及用奎宁治疗重症疟疾时易发生。

急性肺水肿（Acute Pulmonary Edema）

这是重症疟疾的严重表现，病死率高。临床症状类似成人呼吸窘迫综合征。谨慎的输液治疗可能有助于避免发生此并发症。间日疟偶尔会发生急性肺水肿。

低血糖（Hypoglycemia）

重症疟疾感染时，宿主和寄生虫代谢需求增加，而糖原异生下降，导致血糖水平下降。有8%的成人、30%的儿童及50%的孕妇重症疟疾出现低血糖。还常常伴随乳酸性酸中毒。奎宁刺激胰岛素分泌，是引起低血糖的一个重要原因，尤其是孕妇。

贫血（Anemia）

患重症疟疾时，由于受染和未受染的红细胞的清除加速，患者的血球容积比迅速下降。骨髓的异常红系造血进一步加重贫血。在疟疾高稳定流行区，重度贫血是重症疟疾幼儿的主要临床表现。在有疟疾症状的病例中常常出现不同程度的血小板减少（约100 000/μl），因而也可作为诊断疟疾的一个有用线索。

细菌性感染（Bacterial Infections）

重症疟疾患者易于感染细菌，如革兰阴性细菌（尤其是沙门菌）感染引起的吸入性肺炎、自发性败血症。

预后

重症疟疾的不同临床、生化及血液学特征的不良预后情况详见表 19.1。

实验室诊断

疟疾的诊断有赖于外周血涂片。任何居住在或从疟疾流行区返回的发热病人，应首先考虑做厚、薄血涂片（表 19.2）。尽管吉姆萨染色（Giemsa stains）（pH 7.2）血涂片更多地用于鉴定寄生虫的种属，但在临床血液学实验室，改良后的亚甲蓝伊红染色法（Wright's stain）用于常规处理血涂片足以满足需要。也可以用菲尔德染色法（Field's stain）。

表 19.2　用于疟疾诊断的血涂片的制备
薄涂片
用于评估血液疟原虫的薄涂片的制作和用于血液评估的常规血涂片的制作一样。一小滴血滴在一干净的显微镜用盖玻片的一端，推片从血滴前沿方向以 45°方向接触血滴，使血液沿推片散开，平稳向前推动。风干后，无水甲醇固定，以标准反向染色法，如 Wright 氏染色、吉姆萨染色。
厚涂片
低原虫血症时，制作厚涂片用于检测血液疟原虫，一大滴血滴在一干净的显微镜用盖玻片上，用推片的一角推血滴使其散开约一角硬币（美国硬币）大小。风干，不固定，直接水相染色（Wright 氏染色或吉姆萨染色）。将厚涂片不固定直接暴露于水相染色，使红细胞破裂，便于显微镜专家观察玻片上的寄生虫的厚层有机物的形态

鉴于临床实际需要，不必要立即鉴定疟原虫的种属，而应尽快区分是否是恶性疟原虫感染。如果寄生虫专家或其他专家不能及时提供诊断意见，那么以下三方面情况或许有助于提示恶性疟原虫感染：

1. 除了恶性疟原虫，其他三种疟原虫的原虫血症水平很少超过 2%。

2. 与间日疟原虫和卵形疟原虫感染不同，恶性疟原虫感染时吉姆萨染色（Giemsa stains）血涂片中红细胞的细胞质看不到红色萨夫纳小点（Schuffner's dots）。间日疟原虫感染的红细胞（幼红细胞）常常变得很大。

3. 在红细胞内或外看到的蓝紫色“香蕉样”物质是恶性疟原虫的雌雄配子体。这些形态大小虽然只约为红细胞直径的长度，但由于其形态极其特别，仍可以在 400 倍（×400）的放大镜下观察到。尽管特殊的“香蕉样”形态有助于诊断，但在早期突发性感染可能看不到；这些在红细胞内期发育繁殖特有的有性形态可能需要大约 10 天或更长时间。

对重症疟疾，镜检技术人员应对受染红细胞进行计数（每 1000 个红细胞），尽量判断寄生虫发育处于哪个阶段（如果超过 20%的寄生虫染色，表明超过 1/3 的寄生虫将继续发育成熟，预后差）；对吞噬细胞寄生的嗜中性粒细胞进行计数（如果超过 5%也表明预后不良）。美国疾病预防与控制中心（CDC）通过提供培训班和网络培训（通过 DPDx。译者注：网络视频培训系统）对全美实验室人员进行疟疾实验室诊断方面的培训。DPDx 也进行视频诊断，这样外部实验室可以通过电子邮件（email）将镜下发现的资料的数码图片发送给疾病预防与控制中心（CDC），同时数分钟或数小时后又可以获得疾病预防与控制中心（CDC）的反馈信息。

荧光染色

近年来，荧光显微镜技术检测疟原虫感染大多使用荧光染料吖啶橙对寄生虫细胞核进行染色。血沉棕黄层定量分析法（quantitative buffy coat，QBC）疟疾检测试剂盒（Becton Dickinson，Franklin

Lakes，NJ），将血液收集至吖啶橙和抗凝剂包被的毛细管，进行荧光显微镜检。尽管比低技术的离心和显微镜检测法有了改进，但对很多使用部门而言，此试剂盒相对来说依然较昂贵。近来，已有改进的荧光染色检测法，使用装有特殊过滤装置的传统显微镜检测吖啶橙染色的厚薄切片。尽管以上两种检测技术都比较快速，和传统的染色法相比，具有相当的或更好的灵敏度（尤其对于低原虫血症），能检测出样本中少量的疟原虫种类，而新方法价格低廉，在测定寄生虫感染量方面也表现更好。但是，荧光染色检测的缺点是，非恶性疟原虫感染可能被误诊为恶性疟原虫感染，尤其是无性繁殖的早期阶段，当出现大部分环形体时。

聚合酶链反应

目前，聚合酶链反应（PCR）技术还没有广泛应用于疟疾的快速诊断。许多多聚酶链反应（PCR）技术已被开发。聚合酶链反应（PCR）技术的优势在于能够对极低原虫血症进行检测，并确定所有疟原虫感染种类。

血清学

血液疟疾抗体检测不用于急性诊断。血清学检测或许有助于筛查献血者是否患输血传播性疟疾，或者回顾性地对已治愈患者进行确认诊断。有时用作对亚急性发热的回国旅行者进行综合性评价的辅助手段。美国卫生保障部门和疾病预防与控制中心（CDC）均开展了疟疾的血清学检测。

快速抗原检测

几种免疫层析法已被开发，使用包埋有疟疾抗体的检测试纸条或卡片，检测手指末梢全血和静脉血标本中的疟疾抗原。这些或是基于恶性疟原虫富组氨酸蛋白 2（histidine-rich protein 2，HRP-2），或是基于检测寄生虫乳酸脱氢酶或醛缩酶。这些检测技术对技术人员和仪器要求不高，适合基层实验室或没有显微镜的实验室。此外，这些检测技术灵敏性和特异性都和传统的显微镜检相当。这项快速发展的技术有助于对去偏远地区的旅行者进行快速诊断和治疗。在美国，只有一种 BinaxNOW®疟疾检测试剂盒经美国食品和药品管理局（FDA）批准使用。这种检测试剂的潜在缺点是价格高，不能对寄生虫感染进行定量。而且血液中富组氨酸蛋白 2（HRP－2）在疟原虫感染治愈后仍可持续存在数周，因此该检测不推荐应用于诊断有明显疟疾感染症状，且经抗疟药治疗的患者。但是，当患者出现疟疾严重症状，经抗疟治疗，而原虫血症阴性，不能明确诊断时；这个明显的缺点或许可转为优势，对重症疟疾患者，恶性疟原虫富组氨酸蛋白 2（HRP－2）试验呈阳性。

治疗

世界卫生组织（WHO）2006 年 1 月，经重新修订并发布了权威的、基于循证医学的疟疾治疗指南，该指南可以在下列网址下载：http://www.who.int/malaria/treatmentguidelines.html。

非重症疟疾

大多数非重症疟疾患者可以通过口服给药治疗。有呕吐症状的、或伴有严重基础疾病以及 1 岁以内的婴儿患者需要注射抗疟药治疗。诊断为非重症恶性疟的患者不应该无陪伴独自回家，因为治疗开始后病情可能出现恶化。最好一经确诊就给予首剂抗疟药物治疗，并观察 1h。如果半小时内出现呕吐，再给予全剂量（通常之前给予甲氧氯普胺（胃复安），10mg 口服、肌肉注射或静脉推注）；如果 30～60min 内出现呕吐，再给予半剂量（阿托伐醌/盐酸氯胍除外，此时应再给予全剂量）。如果必须注射治疗，当患者清醒能够吞咽时应立即改用口服给药治疗。应密切观察患者的病情及原虫血症水平，直至消除原虫血症，病情好转。表 19.3 列出了推荐的非重症疟疾的治疗原则。目前，世界卫生组织（WHO）推荐以青蒿素为基础的联合疗法（artemisinin-based combination treatments，ACTs），作为所有非重症疟疾的一线治疗方法。

表 19.3　非重症恶性疟或混合其他非恶性疟原虫感染的恶性疟疾的治疗

推荐的治疗：

蒿甲醚-本芴醇复合剂

根据体重间隔 0h，8h，24h，36h，48h，60h 各服 1 剂

体重（kg）	每剂量的片数
5～14	1
15～24	2
25～34	3
＞34	4

青蒿琥酯片/盐酸阿莫地喹片联合用药

青蒿琥酯 4mg/kg 体重 和盐酸阿莫地喹片每公斤体重 10mg base，1 天 3 次，服用 3 天

青蒿琥酯-磺胺多辛-乙胺嘧啶

青蒿琥酯每公斤体重 4mg，一天 1 次，服用 3 天，第 1 天给予单剂量磺胺多辛-乙胺嘧啶（每公斤体重 25mg base 或 1.25mg base）

青蒿琥酯-甲氟喹

青蒿琥酯每公斤体重 4mg，1 天 1 次，服用 3 天，甲氟喹每公斤体重 25 mg base，分 2 或 3 天服用

以下供返回的旅行者选择：

奎宁＋多西环素

奎宁每公斤体重 10mg salt。1 天 3 次，连服 7 天，多西环素每公斤体重 3.5mg，每天用，连服 7 天

奎宁＋克林霉素

奎宁每公斤体重 10mg salt，1 天 3 次，连服 7 天，克林霉素每公斤体重 5mg。1 天 3 次，连服 7 天

续表 19.3 非重症恶性疟或混合其他非恶性疟原虫感染的恶性疟疾的治疗
阿托伐醌—氯胍（Malarone™） 阿托伐醌 20mg/kg 每天用，氯胍 8mg/kg 每天用，连服 3 天
表格中的每一种用药方法都是感染地区获准使用的。（来自 WHO Guidelines for the Treatment of Malaria，2006） 本书出版时，美国尚未启动以青蒿素为基础的综合疗法（ACTs）。 ACTs 不推荐用于妊娠头 3 个月的孕妇。 每一剂量的蒿甲醚-本芴醇复合剂必须和含脂肪的食物一起服用，如 200ml 的盒装调味奶。 接受复方新诺明预防的 HIV 感染的疟疾患者避免使用 SP。 甲氟喹的禁忌证包括：癫痫、神经精神障碍以及上个月使用过甲氟喹。 四环素类抗生素是孕妇或小于 8 岁孩子的禁忌证。 寄生虫寄生的红细胞超过 4%的患者，可能需要延长 ACT 疗程（见文中）。 治疗失败时，推荐以下方案： 1. 在获得感染的地区，对可选择的 ACT 抗疟药有效。 2. 青蒿琥酯＋四环素或多西环素或克林霉素（7 天）。 3. 奎宁＋四环素或多西环素或克林霉素（7 天）。

抗疟药物

氯喹

目前，大部分热带地区均出现了氯喹耐药恶性疟原虫，因此，氯喹不推荐用于恶性疟原虫感染的治疗。但是，氯喹依然是治疗非恶性疟原虫感染的可选药物。印度尼西亚、印度及南美的部分地区都报告发现了氯喹耐药间日疟原虫。这种情况下，可用阿莫地喹（详见表 19.4），或参照非重症恶性疟治疗原则。

表 19.4 非恶性疟的治疗

所有的非恶性疟疾	
氯喹	每公斤体重 25mg，分 3 天服用
间日疟原虫和卵形疟原虫感染，加服	
伯氨喹	每公斤体重 0.25mg，每天服用，共 14 天

如果怀疑氯喹耐药，可给予阿莫地喹（每公斤体重 10 mg base，每天服用，共 3 天），或按照非重症恶性疟疾的指导原则治疗。

G6PD 缺乏和妊娠期是伯氨喹的禁忌证，如果 G6PD 缺乏不严重，可给予伯氨喹（每公斤体重 0.75 mg base，1 周 1 次，共用 8 周）

伯氨喹不适用于恶性疟原虫感染的治疗。

伯氨喹应就餐时服用。出现血红蛋白尿时应停用。

来自大洋洲或东南亚地区的患者，伯氨喹的剂量应增加至每公斤体重 0.5 mg。

磺胺多辛—乙胺嘧啶合剂（凡西达 Fansidar）

当前，亚洲和南美洲广泛存在恶性疟原虫的磺胺多辛—乙胺嘧啶合剂（商品名：凡西达，SP，Fansidar™）耐药株，而且该耐药株正在撒哈拉沙漠以南（次撒哈拉非洲）地区迅速传播。抗磺胺多辛—乙胺嘧啶合剂的间日疟原虫也分布广泛。因此，不应推荐磺胺多辛—乙胺嘧啶合剂作为单一治疗药物。

甲氟喹

在泰国的东西沿边地区，以及靠近柬埔寨和缅甸的周边地区，都发现了对甲氟喹（商品名：拉力灵 Lariam™）高度耐药的恶性疟原虫，但在越南南部目前未有确切的相关报道。

卤泛群

因为有延长房室传导除极和心室复极，并伴发猝死的副作用，卤泛群（商品名：Halfan™）不推荐作为抗疟药物。

阿托伐醌/盐酸氯胍

阿托伐醌，一种羟基萘化合物，曾用于治疗人肺孢子菌（*Pneumocystis jiroveci*）肺炎，与一定剂量盐酸氯胍作为混合制剂（商品名：马拉隆 Malarone™）在市场上作为抗疟药销售。因为大约 1/3

的服药者出现耐药性，在此高耐药变异状况下，绝不应该单独使用阿托伐醌。阿托伐醌/氯胍混合制剂获准作为氯喹耐药恶性疟原虫感染的治疗和预防药物，也作为疟疾的急救备用药。阿托伐醌/盐酸氯胍混合制剂有两种片剂：成人片剂（250mg/100mg）和只有成人剂量1/4的小儿片剂（62.5mg/25mg）。应在饭后45min之内口服，或喝乳饮料增强吸收。该复方制剂片的耐受性非常好，副反应罕见。如果服药后60min内出现呕吐，应再补服。甲氧氯普胺（胃复安）可减少阿托伐醌的生物利用度，应在没有其他止吐药物时才服用。四环素和利福平也可与阿托伐醌相互作用，减少40%～50%药效。

青蒿素与青蒿素联合疗法（ACTs）

中国开发的青蒿素（artemisinin）及其衍生物（青蒿琥酯、蒿甲醚、青蒿醚、双氢青蒿素），是所有抗疟药中最快速有效的。对所有疟原虫有效，且成人和儿童的耐受性都很好。近来，世界卫生组织（WHO）出版的疟疾治疗指南（2006）推荐非重症恶性疟原虫感染的疟疾治疗应联合一种青蒿素衍生物（青蒿琥酯、蒿甲醚、双氢青蒿素）和另一种清除慢的药物以增强药效，降低传播，避免药物耐药。遗憾的是，写此稿时，美国临床上尚不能获得这些化合物，但在热带国家已被广泛应用。蒿甲醚—本芴醇复合制剂（Coartem®，Riamet®）已在许多欧洲、非洲和亚洲国家、澳大利亚注册。临床试验表明，成人和儿童服用，耐受性好、非常有效和安全，且正在对孕妇服用疗效进行评价。这个亲脂性药物如与含脂肪的食物一起服用，吸收性非常好。其他在疟疾流行国家应用的青蒿素联合疗法包括青蒿琥酯—甲氟喹、青蒿琥酯—阿莫地喹、青蒿琥酯—磺胺多辛乙胺嘧啶和双氢青蒿素—哌喹。

非重症高原虫血症恶性疟

高原虫血症可致死亡率增高、贫血和治疗后感染复发。世界卫生组织（WHO）出版的重症疟疾防治手册（2000）将高原虫血症定义为：受染红细胞超过5%；并指出疟疾高流行区的个体免疫力可以耐受较高原虫血症，而几乎无症状表现。5%这个临界值对无免疫力的人群也是适合的，如从疟疾流行区返回的旅行者。在东南亚的部分地区，受染红细胞超过 4%，死亡率可能增加 20 倍，而标准的抗疟疗程可能无效。对这些患者，最安全治疗措施需要 7 天口服青蒿琥酯加上标准剂量的长效抗疟药物［例如，一个延长的以青蒿素为基础的联合疗法（artemisinin-based combination therapy，ACT）］。如果没有青蒿素类衍生物，应给予注射药物，根据病情，24～48h 后转为口服。一旦治疗成功，如果随后几周再次发热，应立即将这些患者劝返。

重症疟疾

重症恶性疟病情重，死亡率高，需要重症监护和专家指导治疗。脑型疟死亡率为 15%～20%。所有昏迷病人应做腰椎穿刺，排除脑脊髓膜炎。

一经允许（收治后），应尽快静脉注射抗疟药物（表 19.5）。青蒿琥酯是静脉注射治疗用药。如果没有青蒿琥酯可用，可给予奎宁（缓慢定速静脉注射）或肌肉注射蒿甲醚。东亚 2005 年发布的大规模多中心随机临床试验表明，相对奎宁，青蒿琥酯可将重症疟疾患者的死亡率降低 35%。早期临床试验结果表明，在降低死亡率方面，肌肉注射蒿甲醚和奎宁相似。蒿甲醚和青蒿琥酯的这种差别在于注射脂溶性的蒿甲醚可增加重症疟疾患者的吸收率。到目前为止，静脉注射奎宁是美国批准的唯一治疗重症疟疾的药物，同时应给予心电图监护（表 19.6）。然而 2007 年 6 月，美国食品和药品管理局（FDA）批准一种试验中新药方案＃76725（批准了一种新药试验治疗方案，批准号＃76725），名为“美国应用静脉注射青蒿琥酯治疗重症疟疾”。这意味着静脉注射青蒿琥酯在美国首次获准应用。紧急情况下，这一药物可从美国疾病预防与控制中心（CDC）药品服务处获得。

表 19.5 重症疟疾的治疗	
立即给予以下治疗之一：	
青蒿琥酯	每公斤体重 2.4 mg，静脉推注，接着分别于 12h 和 24h 每公斤体重 2.4mg，每天 1 次。
蒿甲醚	入院立即肌内注射每公斤体重 3.2mg，然后每公斤体重 1.6mg，每天使用。
盐酸奎宁	负荷量（每公斤体重 20mg salt）混合于 5%葡萄糖或 0.9%生理盐水，静脉注射，4h 注射完；然后以维持量（10mg salt/kg）注射，2～4h 注射完，每天 3 次。

认真监测血流动力学（hemodynamic monitoring），关注体液平衡十分重要。补液后，应保持尽量低的中心静脉压和肺毛细血管楔压，以保证足够心输出量和尿流量，因为过量补液通常会引发肺水肿。

有证据表明，和腹膜透析相比，血液透析（Hemofiltration）能够降低死亡率。经过充分的补液，如果血尿素氮和肌酸酐仍持续高，或出现代谢性酸中毒，高血钾，或高容量性肺水肿伴少尿，应进行血液透析。经过数天或数周，肾功能可恢复到正常。

应定期监测血糖（4h 1 次），尤其是脑型疟患者或使用奎宁治疗的孕妇。

重症恶性疟患者突然出现难以解释的病情恶化，常常是由于低血糖（hypoglycemia）或意外的细菌性败血症（supervening bacterial septicemia）。根据以往的经验，经细菌培养后，合理地应用广谱抗生素并纠正低血糖。

重症疟疾常出现抽搐，应立即静脉注射苯二氮（安定）（benzodiazepines）。但是，一项对非洲儿童的研究结果表明，预防性应用苯巴比妥与可致死亡风险增加，因此，多数情况下，如果没有严密的监护和呼吸机支持，应避免使用预防性抗惊厥药。

表 19.6　美国的重症疟疾的治疗

如果没有注射用青蒿琥酯，有注射用奎尼丁，必须立即应用：

奎尼丁葡萄糖酸盐	初始剂量每公斤体重 10mg base（最大剂量 600 mg）溶于 0.9% 生理盐水静脉注射，控制输液速度，1～2h 输完；接着以维持剂量每分钟每公斤体重 0.02 mg 静脉注射，输液同时应心电图监测，直至患者能够口服药物。目前美国 CDC 推荐的重症疟疾治疗方案是：首先低剂量每公斤体重 10mg salt（相当于每公斤体重 6.2 mg 基础剂量），接着每分钟每公斤体重 0.02mg salt（每分钟每公斤体重 0.012mg base）。这可能导致剂量不足。奎尼丁的心脏毒性作用比奎宁大。必须持续监测心电图， 如果 QTc 间期延长 25%，应停止输液。如果出现低血压，应输注生理盐水。

一旦患者能够耐受完整的 7 日口服抗疟药疗法，应立即接受口服抗疟药治疗。同时，应加用第二种药物，最好是多西环素（每公斤体重 3.5? mg，每天用，连用 7 天）。对于孕妇或幼儿，克林霉素（每公斤体重 5 mg，每天 3 次）是较好的选择。对于持续意识障碍的重症疟疾患者，不推荐甲氟喹用于后续治疗，因为有增加神经缺损的危险。

重症患者对于蒿甲醚的吸收不稳定。

盐酸奎宁（注射浓度 60～100mg/ml）可于大腿前肌肉注射（两侧均注射，分散负荷量）

使用奎宁或奎尼丁时，不采用弹丸静脉注射，可避免致死性低血压。如果患者病情依然严重，奎宁或奎尼丁的剂量在治疗的第三天时应减少 1/3 至 1/2。一旦患者可以口服抗疟药，应立即以口服治疗代替注射治疗。奎宁和奎尼丁可能诱导产生胰岛素过度分泌，致低血糖症。

直肠给青蒿琥酯是疟疾流行地农村地区的可选择的应急给药方法（青蒿琥酯栓剂每公斤体重 10mg），紧接着应立即转往医院。

对于某些恶性疟的重症患者，其临床表现与合理的药物治疗效果不相符（病人的机体状态对药物治疗反应不佳），可以考虑血交换治疗（可考虑换血疗法作为药物治疗的辅助手段），即用供体可分化的红细胞，去更换重症疟疾患者死的红细胞，并清除内循环的寄生虫。

如果患者病情非常严重，医疗条件成熟的话，应考虑这种治疗方案。因为没有随机对照临床试验来评价其有效性，对重症疟疾患者应行换血的治疗作用尚不清楚，使用这些疗法前应与当地的热带医学顾问进行讨论。在美国，临床医生可以联系疾病预防与控制中心（CDC）的疟疾顾问，他们每天 24h 进行应急电话咨询。

类固醇类激素和肝素是脑型疟或其他重症恶性疟辅助治疗的禁忌药物。

在没有严密监护或静脉注射不安全的地区，静脉注射抗疟药物可在大腿前深部肌肉注射给药（表 19.5）。在不能注射给药的情况下，可经直肠给药、口服给药或鼻胃给药，总比不用药要好。目前，已开发出一种经直肠给药的青蒿琥酯制剂，适合在没有静脉注射药物可用的偏远热带地区应用。

间日疟/卵形疟的根治

对间日疟或卵形疟患者，若短期内不返回疟疾流行区，在排除 G6PD 缺乏症后，应在最后一次服用氯喹时接着连服磷酸伯氨喹（表 19.4）14 天进行根治性治疗。用于根除肝内（红细胞外期）潜伏的疟原虫，预防疟疾再发（第 6 章）。尽管目前很少证据证明间日疟原虫对伯氨喹耐药，但在印度尼西亚和大洋洲感染的疟原虫需要用更大剂量进行根治。一种新的作用时间更持久的抗疟药 8-氨基喹啉（他非诺喹）正在开展 3 期临床试验。

疟疾的预防

疟疾的预防策略包括媒介控制措施（如控制孳生地、拟除虫菊酯杀虫剂浸泡蚊帐），对疟疾流行区疟疾急性感染发作及时诊断并进行合理的药物治疗。尽管疫苗有望研制成功，但是距离大规模应用至少要 5～10 年。在疟疾高流行区，间歇性预防治疗已被应用于孕妇和儿童。旅行者应采取的预防措施请参考第 6 章。

治疗中应注意的特殊情况

妊娠期疟疾

缺乏免疫力的孕妇患恶性疟给母亲和胎儿带来高死亡率。胎盘是受染红细胞优先滞留的地方，这为正在发育繁殖的寄生虫提供了一个巨大的储存库，同时子宫胎盘的功能也因此受到影响。在疟疾流行区，妊娠期疟疾的主要不利影响是出生婴儿体重降低，初孕妇感染的危险最大。旅行者的预防用药（第 6 章和第 13 章）或疟疾流行区妇女的间歇性预防疗法都适用于孕妇，假如能获得合适的备选药。

从疟疾流行区旅行返回的孕妇出现急性间日疟或卵形疟症状，首先应推荐服用一个疗程氯喹，然后再开始每周预防性服用氯喹(300mg 为基础量)，直至分娩。分娩后，一旦母亲和她的孩子排除 G6PD 缺乏症（如果正在哺乳），应进行伯氨喹根治疗法。如果可能，孕妇感染疟疾后的治疗应在医院开始，因为孕妇可能更易产生并发症。现在没有足够资料证明妊娠期使用抗疟药的安全有效性。对患重症疟疾的孕妇治疗方法与非妊娠期的患者一样。在接受奎宁治疗的孕妇中，低血糖（并发症）尤其常见。如果条件允许，有必要进行胎儿监测，因为胎儿窘迫是妊娠疟疾极其常见的并发症，必要时实施紧急分娩，以保证婴儿安全。

在妊娠头 3 个月，对氯喹耐药恶性疟原虫感染（Chloroquine-resistant Plasmodium falciparum malaria，CRPF）的非重症妊娠疟疾病例，奎宁加克林霉素 7 日疗法可能是最安全的治疗方案。在妊娠中晚期，青蒿素联合疗法（ACTs）被认为是安全有效的。尽管现有数据不足以说明在妊娠头 3 个月使用青蒿素类衍生物治疗引起的争论，但是也没有令人信服的证据表明使用奎宁、奎尼丁、氯喹或青蒿素类衍生物治疗，会影响正常妊娠。

各种研究报道涉及 1000 名以上的妊娠妇女（主要是妊娠中晚期的），她们接受了青蒿素类衍生物的有效治疗，母亲和胎儿没有出现不良影响。一项研究结果指出，甲氟喹治疗妊娠疟疾与死产发生率增加相关，但是未见其他同类研究。阿托伐醌/氯胍（商品名：马拉隆，Malarone™）混合制剂联合青蒿琥酯治疗方案已在39例中晚期妊娠的妇女中进行效果评价，尽管标准剂量对于晚期妊娠来说可能太低，但研究证明该治疗方法对母亲和胎儿是高度安全有效的。如果使用了抗叶酸药，应停止叶酸补充。伯氨喹、多西环素或四环素都是孕期禁忌药物。

幼儿疟疾

来自母体的疟疾抗体消失后，疟疾流行区的幼儿变得对疟疾越来越易感。初次感染恶性疟通常很严重，有时致死。常发生抽搐，且可能发生突然死亡。与成人相比，小儿发展为急性肾衰、急性肺水肿和黄疸的可能性较小，但却易于发展为癫痫、乳酸性酸中毒、低血糖和重度贫血。患脑型疟而幸存的儿童约10％残留神经机能缺损（通常是偏瘫），其中50％会恢复，25％改善，但是也有25％无法恢复。也可能有更多未被发现的残留机能缺损更常见。在有重症监护设备的医院，患重症疟疾的孩子应给予严密监护，进行注射抗疟药治疗（表19.5）。所有昏迷的孩子应进行腰椎穿刺检查，排除其他可治疗的感染。尽管不足12个月的婴儿通常可以口服治疗，但也应给予特别照顾，保证用药剂量足够，如果怀疑剂量不足，或口服的药被吐出，则有必要给予注射或直肠给药。对儿童的治疗，应像成人一样，重点是退热、认真监测液体平衡、治疗癫痫、尽快使用抗疟药。早期出现呕吐在幼儿患者中可能更常见，尤其使用甲氟喹后。应仔细看护，使孩子保持镇静，可给予退热剂和擦浴方法降低体温。

患有慢性疾病的疟疾患者

一般来说，对患有其他疾病的疟疾患者，不需要改变推荐的治疗方法，除非某些药物本身有禁忌证，如癫痫是甲氟喹的禁忌证。艾滋病病毒（HIV）感染者比其他非艾滋病病毒（HIV）感染者对疟疾更易感。抗疟药和高效抗反转录病毒疗法（HAART）之间的相互作用需要作进一步的研究（第 14 章）。

注意事项

临床医生应将确诊的疟疾病例报告给本国的国家信息中心。在美国，由国家疟疾监测系统收集疟疾病例的流行病学和临床信息。应该建议患者将患病情况转告其旅行伙伴，以免延误诊断。从事疟疾诊治的卫生保健工作者如需要协助可以拨打（美国）疾病预防与控制中心（CDC）的疟疾热线：770－488－7788（周一至周五 08：00—16：30，东部标准时间区），在此段时间内可以咨询疾病预防与控制中心（CDC）从事疟疾防治的医生（770－488－7100）。

常见问题

误诊

A. 血涂片或快速抗原检测假阳性

1. 血小板、污物或染色堆积被误认为疟原虫感染。

2. 类风湿因子浓度高时，某些快速检测方法出现假阳性的报告。

3. 既往感染，但恶性疟原虫富组氨酸蛋白 2（PfHRP－2）持续存在。

B. 血涂片或快速抗原检测假阴性

1. 实验室工作人员经验不足（厚的涂片难读）

2. 不正确的染色、缓冲液、pH 值，等等

3. 未能观察 20 个视野。

C. 有免疫力的无症状原虫血症个体（通常来自非洲）合并细菌或病毒感染。仍需要对其原虫血症进行有效的抗疟药治疗。

D. 医生相信患者不会感染疟疾，因为“他吃了所有的药”。

E. 诊断不正确或诊断延误，如黄疸被误诊为病毒性肝炎，明显的腹部症状被误诊为肠道感染。有的可能一开始就没有考虑疟疾的诊断，如离开流行区数月后间日疟或卵形疟感染复发。

F. 恶性疟原虫感染误诊为其他三种疟原虫感染之一，或没考虑到“混合”感染（如恶性疟原虫合并感染其他疟原虫）。

处置不当

A. 未将以下几种病人收住院：感染恶性疟原虫并伴高原虫血症的病人，或有低原虫血症但血涂片上出现裂殖体者（表明原虫血症可能立即加剧）；迟钝，意识模糊或亢奋者；出现黄疸者；幼儿和或孕妇。

B. 未对原虫血症水平定量：措辞例如“重度感染或许多寄生虫”描述太不精确。高原虫血症患者需要更长的疗程。

C. 因原虫血症水平低，感染不严重，而给出错误结论；上述（A）和（B）的信息提示低原虫血症可以导致严重的病情，而高原虫血症通常意味着感染较重。

疑难问题（应遵循寻专家意见）

A. 来自多重耐药性地区的非重症恶性疟患者，或者某地区耐药情况不清楚又没有可靠有效的口服抗疟药可用。

- 给予注射抗疟药治疗：青蒿琥酯、蒿甲醚、奎宁或奎尼丁（表 19.5）。

B. 病人高热、呕吐，但无注射用抗疟药。

- 给予对乙酰氨基酚栓剂，试试擦浴、通风、冷却毯，待体温降下时，再试用口服抗疟药或栓剂（同时等待注射用抗疟药或转院治疗）。

C. 病人病情极度严重，但无静脉注射设备可用。

- 肌肉注射青蒿琥酯，蒿甲醚，二盐酸奎宁或奎尼丁（表 19.5）。也可在大腿前注射。如果之前没有治疗过，可给予负荷量。

D. 病人进行注射奎宁或奎尼丁治疗时，发生严重的溶血性贫血和“黑尿热”（即黑尿）。

- 继续药物治疗，必要时输液，如果发生急性肾衰，考虑血液透析。

E. 恶性疟患者病情突然恶化。

1. 查血糖；如果患者低血糖，注射葡萄糖进行纠正治疗。
2. 抽血进行培养，如有指征则进行腰椎穿刺，并给予传统的广谱抗生素治疗。
3. 检查动脉血血气和 pH 值。检测静脉血乳酸，经液体复苏治疗后，如果 pH<7.2 考虑血液透析治疗。
4. 如果患者呼吸过速，应考虑代谢性酸中毒，肺水肿或肺炎。

F. 反复血涂片镜检结果提示对抗疟药的反应性差（定义为开始治疗后的第 3 天原虫血症水平与基线相比，下降少于 75%；或无性原虫血症持续至第 7 天），或者数周后患者再次出现急性发作：

1. 确保持续治疗，同时顾及考虑急性疾病、呕吐、肌内注射引起的以及因同时食用含脂肪的食物引起的蒿甲醚—本芴醇复合剂吸收减少。
2. 尽管抗疟药治疗有效，但外周血涂片显示恶性疟原虫的配子体（有性阶段，香蕉样形态）可能持续存在，这是因为通常采用的药物治疗方法不会清除恶性疟原虫的配子体。这对于患者是无害的，也不需要进一步治疗。
3. 考虑耐药的可能性，换一种不同的抗疟药物，最好选用以青蒿素为基础的联合制剂进行治疗，或奎宁—四环素 7 日疗法，或咨询专家。
4. 恶性疟治疗数周后，可能发生非恶性疟原虫感染后复发，提示混合感染可能存在而被误诊。非恶性疟原虫感染需要治疗和根治。

（刘春芳　译　王国玲　校）

扩展阅读

Artemether-Quinine Meta-analysis Study Group 2001 A meta-analysis using individual patient data of trials comparing artemether with quinine in the treatment of severe falciparum malaria. Trans R Soc Trop Med Hyg 95(6):637–650

Ashley E A, White N J 2005 Artemisinin-based combinations. Curr Opin Infect Dis 18:531–536

Bidegain F, Berry A, Alvarez M et al 2005 Acute Plasmodium falciparum malaria following splenectomy for suspected lymphoma in 2 patients. Clin Infect Dis 40(11):e97–100

Centers for Disease Control and Prevention (CDC) 2003 Local transmission of Plasmodium vivax malaria – Palm Beach County, Florida, 2003. MMWR Morb Mortal Wkly Rep 52(38):908–911

Collins W E, Jeffery G M 1996 Primaquine resistance in Plasmodium vivax. Am J Trop Med Hyg 55: 243–249

Cooke A H, Ciodini P L, Doherty T et al 1999 Comparison of a parasite lactate dehydrogenase-based immunochromatographic antigen detection assay (OptiMAL) with microscopy for the detection of malaria parasites in human blood samples. Am J Trop Med Hyg 60:173–176

Dondorp A M, Kager P A, Vreeken J et al 2000 Abnormal blood flow and red cell deformability in severe falciparum malaria. Parasit Today 16:228–232

Dondorp A, Nosten F, Stepniewska K et al 2005 South East Asian Quinine Artesunate Malaria Trial (SEAQUAMAT) group. Artesunate versus quinine for treatment of severe falciparum malaria: a randomised trial. Lancet 366:717–725

Farcas G A, Soeller R, Zhong K et al 2006 Real-time polymerase chain reaction assay for the rapid detection and characterization of chloroquine-resistant Plasmodium falciparum malaria in returned travelers. Clin Infect Dis 42:622–627

Grau G E, Taylor T E, Molyneux M E et al 1989 Tumor necrosis factor and disease severity in children with falciparum malaria. N Engl J Med 320:1586–1591

Hien T T, White N J 1993 Qinghaosu. Lancet 341:603–608

Hien T T, Davis T M, Chuong L V et al 2004 Comparative pharmacokinetics of intramuscular artesunate and artemether in patients with severe falciparum malaria. Antimicrob Agents Chemother 48:4234–4239

Kamya M R, Gasasira A F, Yeka A et al 2006 Effect of HIV-1 infection on antimalarial treatment outcomes in Uganda: a population-based study. J Infect Dis 193:9–15

Kwiatkowski D, Hill A V, Sambou I et al 1990 TNF concentration in fatal cerebral, non-fatal cerebral, and uncomplicated Plasmodium falciparum malaria. Lancet 336:1201–1204

Kwiatkowski D, Marsh K 1997 Development of a malaria vaccine. Lancet 350:1696–1701

Looareesuwan S, Chulay J D, Canfield C J et al 1999 Malarone (atovaquone and proguanil hydrochloride): a review of its clinical development for treatment of malaria. Am J Trop Med Hyg 60:533–541

Looareesuwan S, Phillips R E, White N J et al 1985 Quinine and severe falciparum malaria in late pregnancy. Lancet 2:4–8

Luxemburger C, Price R N, Nosten F et al 1996 Mefloquine in infants and young children. Ann Trop Paediatr 16:281–286

Luxemburger C, Nosten F, Raimond S D et al 1995 Oral artesunate in the treatment of uncomplicated hyperparasitemic falciparum malaria. Am J Trop Med Hyg 53:522–525

McGready R, Cho T, Keo N K et al 2001 Artemisinin antimalarials in pregnancy: a prospective treatment study of 539 episodes of multidrug-resistant Plasmodium falciparum. Clin Infect Dis 33:2009–2016

McGready R, Keo N K, Villegas L et al 2003 Artesunate-atovaquone-proguanil rescue treatment of multidrug-resistant Plasmodium falciparum malaria in pregnancy: a preliminary report. Trans R Soc Trop Med Hyg 97:592–594

Miller K D, Greenberg A E, Campbell C C 1989 Treatment of severe malaria in the United States with a continuous infusion of quinidine gluconate and exchange transfusion. N Engl J Med 321:65–70

Moody A 2002 Rapid diagnostic tests for malaria parasites. Clin Microbiol Rev 15:66–78

Nguyen T H, Day N P, Ly V C et al 1996 Post-malaria neurological syndrome. Lancet 348:917–921

Nosten F, ter Kuile F O, Luxemburger C et al 1993 Cardiac effects of antimalarial treatment with halofantrine. Lancet 341:1054–1056

Nosten F, Vincenti M, Simpson J et al 1999 The effects of mefloquine treatment in pregnancy. Clin Infect Dis 28:808–815

Phillips R E, Warrell D A, White N J et al 1985 Intravenous quinidine for the treatment of severe malaria: clinical and pharmacokinetic studies. N Engl J Med 312:1273–1278

Silamut K, White N J 1993 Relation of the stage of parasite development in the peripheral blood to prognosis in severe falciparum malaria. Trans R Soc Trop Med Hyg 87:436–443

Trang T T, Phu N H, Vinh H et al 1992 Acute renal failure in patients with severe falciparum malaria. Clin Infect Dis 15:874–880

World Health Organization 2000 Management of severe malaria. A practical handbook, 2nd edn. WHO, Geneva

World Health Organization 2003 Malaria endemic countries. WHO, Geneva.

World Health Organization 2006 Guidelines for the treatment of malaria. WHO, Geneva. Online. Available: http://www.who.int/malaria/treatmentguidelines.html

第 20 章　与发热相关的旅行获得性疾病

Andrea K. Boggild, Wesley C. Van Voorhis, W. Conrad Liles

诊断有发热症状的旅行者对临床医生而言存在很大的挑战，其中有许多原因。首先，发热性疾病可能存在许多病因，其中一些随地理位置分布，因此，临床医生往往不太熟悉（表 20.1）。由于对感染途径或这些受地理位置限制的疾病的临床表现缺乏认识，导致诊断延误。其次，发热的旅行者由于没有被及时的诊断和治疗，他所感染的疾病可能会致命（表 20.2），而且一些导致旅行者发热的感染性疾病具有高度的传播性（表 20.3）。这些感染将严重危害公共健康，有一些还与致命的医院内传播相关。然而，大多数常见的导致旅行者发热的疾病都是自限性的，而且病原体仍不明确，例如病毒性上呼吸道感染和胃肠道感染（表 20.1）。因此，临床医生在评价旅行者发热时面临的挑战就是要检查出那些严重可治愈的或具有传染性的感染，而不是采用昂贵的或侵入性的方法去诊断那些大多数旅行者所感染的良性的、自限性的发热性疾病。要做到这一点，临床医生应尽可能多地了解旅行者发热性疾病不同病因的流行病学、分布、传播方式及其临床表现。在这一章节中，我们将讨论引起旅行者发热的疾病，但是其中许多特殊病因引起的发热将在其他章节中讨论。

表 20.1　旅行者到发展中国家旅行感染传染性疾病的相对危险性

高危	中危	低危	极低危
大肠杆菌肠炎	隐孢子虫病	阿米巴病	异尖线虫病
上呼吸道感染	环孢子虫	蛔虫病	炭疽
病毒性胃肠炎	志贺痢疾	软下疳	美洲锥虫病
弯曲菌病		霍乱	奇昆古尼亚热
衣原体		蛲虫病	支睾吸虫病
登革热		乙肝	刚果—克里米亚出血热
EB 病毒		HIV	白喉
贾第虫病		钩端螺旋体病	埃博拉—马尔堡出血热
淋病		莱姆病	棘球蚴病
甲肝		疟疾（已预防）	丝虫病
单纯疱疹		风疹	腭口线虫病
疟疾（未预防）		麻疹	拉沙热
沙门菌病		血吸虫病	军团菌
		类圆线虫病	淋巴肉芽肿
		梅毒	类鼻疽
		鞭虫病	肺吸虫病
		热带口炎性腹泻	品他病
		结核病	鼠疫
		伤寒	脊索灰质炎
			鹦鹉热
			Q 热
			狂犬病
			回归热
			立克次体斑疹热
			弓蛔虫病
			旋毛虫病
			锥虫病
			兔热病
			斑疹伤寒
			雅司病
			黄热病

表 20.2　部分热带地区具有潜在致命危险的发热性疾病及标准的治疗

感染	治疗
病毒	
刚果—克里米亚出	利巴韦林
拉沙热	利巴韦林
细菌	
炭疽	青霉素
巴尔通体病	青霉素、四环素、氯霉素或链霉素
巴西紫癜热	氨苄西林或氯霉素
布氏菌病	四环素联合氨基糖苷类、复方新诺明或利福平
钩端螺旋体病	青霉素或氨苄西林
类鼻疽	头孢拉定
鼠疫	链霉素或氯霉素
立克次体斑疹热	四环素或氯霉素
结核病	异烟肼、利福平、乙胺丁醇、联合吡嗪酰胺
兔热病	链霉素或庆大霉素
伤寒	环丙沙星或氯霉素
斑疹伤寒	四环素或氯霉素
寄生虫	
阿米巴（肝脓肿）	甲硝唑
美洲锥虫病	苏拉明或喷他脒、美拉胂醇、中枢神经系统感染可用二氟甲基鸟氨酸
疟疾	奎宁或奎宁定，联合四环素（或多西环素）
血吸虫病	吡喹酮（可考虑糖皮质激素）
内脏利什曼病	葡萄糖酸锑钠或喷他脒

流行病学

由于旅行者具有高度的流动性，而且事实上他们都会在国外就医或者根本无法就医，因此影响了对旅行者发热的研究。大型的前瞻性监测数据库，例如 GeoSentinel Surveillance Network 和 TropNetEurop 对不同国家从全球各目的地返回的旅行者疾病的相关数据进行了总结，这些旅行者都在指定的各诊所就诊。Wilson 等的最近一项研究（2007）显示，旅行归来者的疾病中 28%以发热为主诉。以探亲旅行（visiting friends and/or relatives，VFR）为例，缺乏旅行前咨询与在国外罹患发热性疾病具有相关性。在发热症状上，不存在年龄偏移，但男性旅行者比女性旅行者更容易出现发热。

表 20.3　部分已明确的可在院内传播的热带疾病
阿根廷出血热（胡宁病毒）
玻利维亚出血热（Machjupo 病毒）
刚果—克里米亚出血热
埃博拉病毒感染
拉沙热
马尔堡病毒感染
脑膜炎球菌感染
鼠疫
风疹
麻疹
SARS
结核病
水痘

一项回顾性问卷调查的研究显示，在短期（<3 周）旅行者中，持续几天的高热发病率为 1.9%。在长期发热的报道中，39%只出现在国外的旅行者中，37%可出现在既在国外又在国内旅行的人群中，

24%只出现在国内的旅行者中。长期发热与在热带地区居住较长时间（>4 周）呈显著相关。美国一项大型的队列研究显示，到发展中国家进行短期旅行的人群中，有 3%可发生不明原因的发热。

对旅行者进行回顾性的调查发现，大多数发热性疾病的病因仍不明确。然而，在 Wilson 等（2007）的前瞻性研究中，疟疾是患病旅行归来者中最常见的特异性原因，占了所有病例的 21%。急性腹泻性疾病和呼吸道疾病分别占了 15% 和 14%。登革热，虽不常见，也仍然是一个重要的发热原因，占了患病旅行者的 6%。伤寒和急性肝炎，都是可用疫苗预防的疾病，因此不常见，分别占了 2%和 1%。立克次体感染在发病原因中很少见，只占了 2%。许多其他在热带地区可能获得的严重或传染性感染在旅行者中较少，虽然这些感染的发生率在不同的调查中存在差异。旅行后因发热住院的比例在 20%～30%之间，其中恶性疟是住院患者中最可能的特异性病因。

然而，由于旅行者的高度流动性和多种目的地的旅行模式，很难从中发现那些具有特异高危病因的国家，但总的来说，获得发热性疾病的高危地区包括次撒哈拉非洲地区、东南亚和拉丁美洲。次撒哈拉非洲地区和大洋洲都是疟疾的高发地区，而亚洲的中南部有许多旅行获得性肠热症病例（包括伤寒和副伤寒）。而感染立克次体的旅行归来者几乎都去过次撒哈拉非洲地区，登革热感染则大多数出现在东南亚和拉丁美洲。

病史

询问病史，包括旅行前的准备和旅行过程中活动和暴露的详细情况，是鉴别旅行者不同发热原因的首要前提。

疫苗和预防措施

首先，了解患者的疫苗接种情况非常重要。疫苗并不是 100%有效，其保护率有高低差异。黄热病疫苗可以到达几乎完全的保护，并维持 10 年；而伤寒的口服或注射型疫苗可达到约 70%的保护率。目前的甲型肝炎和乙型肝炎疫苗接种后的保护率>90%；成年人为预防暴露危险，可加强接种一剂口服脊髓灰质炎疫苗，其保护率接近90%～100%。因此，提供近期相应疫苗接种的资料可以大致除外黄热病、甲型肝炎（译者注：下称甲肝）、乙型肝炎（译者注：下称乙肝）、脊髓灰质炎和伤寒的可能性。同样，在暴露后3个月内注射了免疫球蛋白也可大致排除甲肝的可能性。

关于疟疾和腹泻的预防用药信息也是有价值的，尽管对疟疾的预防措施并不能达到100%的保护效果（见第6章和第9章）。当然，询问患者既往的诊断报告和治疗情况也很重要，其中有些可能是在旅程中进行的。

暴露

详细了解患者旅行的路线、时间、旅行方式以及旅行中的一些特殊情况，对评估发热性疾病的感染风险非常重要。旅行路线之所以重要是因为许多疾病仅分布在特定的地理区域（见表20.6，表20.8，表20.10，表20.11和表20.12）。除了地理位置的原因外，还有一个与感染显著相关的因素是旅行的时间。事实上，在同一区域面对相似的暴露条件，短期旅行者和移民者的易感病原体和疾病的临床表现都会存在很大差异。

例如，到流行地区的短期旅行者中，由丝虫病引起的发热很少见，而从传播活跃地区来的移民者或在当地曾居住过的个体中，该病是发热常见的原因。这之间的差异主要是因为这种临床疾病要依赖寄生虫在人体宿主中的繁殖，雌雄幼虫必须在皮肤内相互靠近才能交配，因此只有被成千次蚊子叮咬后才可能发生这种情况。血吸虫病在旅行者中可表现为片山热（Katayama Fever，又名：日本血吸虫感染），但这种综合征在流行地区的居民中很少见。与之相对，移民者常表现为慢性血吸虫病的症状，例如腹部不适、腹水和脾大，而这种表现在旅行者中很少见。其中的原因包括暴露时的年龄、健康情况、遗传因素和寄生虫暴露的密度和时间等。短期旅行者中美洲锥虫病（Chagas' disease，Chagas病）很少见，因为接触不到传播媒介：猎蝽，这种昆虫通常寄居在泥土屋和茅草屋的屋顶和墙壁的缝隙里。然而，在北美洲地区人们从来自拉丁美洲的移民者中越来越多地认识了Chagas 病。

旅行模式也可能会增加感染严重疾病的风险，尤其是与当地居民一起生活或者参加探险旅行而不是住在市区一流酒店的时候。坐船旅行是感染诺罗病毒（norovirus）和侵袭性细菌性胃肠疾病的最重要的危险因素。年龄轻和学生身份也都会增加旅行中患病的风险。

旅行者不同的暴露方式是缩小鉴别诊断范围的重要线索（表20.4）。因此，询问关于昆虫叮咬、动物接触、性行为、注射、输血、照顾病患（表 20.3）、喝不洁水、吃未去皮的生水果或蔬菜、食生的或未充分煮熟的肉/海鲜或者未经巴氏消毒的乳制品等特殊情况都是非常重要的。医生还应询问患者是否在血吸虫流行地区的湖水中洗澡或游泳，因为湖中的尾蚴能穿入人体皮肤，引起血吸虫感染。在沙或土壤中赤脚走路也会增加感染土源性寄生虫的风险，例如类圆线虫病和钩虫病。即使旅行者不愿意主动提供在国外性接触的相关信息，还是应该进行一个完整的性接触史的询问。

有些病人如 Peace Corps 志愿者、传教士和军人，他们可能罹患旅行者和移民罹患的疾病，此现象大致反映出他们暴露于病原体的密度较高、时间较长。

表 20.4　能引起特异性感染的暴露史
动物接触
炭疽
巴贝虫病
布氏菌病
犬嗜二氧化碳细胞菌病 Capnocytophaga canimorsus
汉坦病毒感染
拉沙热
钩端螺旋体病
鼠疫
鹦鹉热

续表 20.4　能引起特异性感染的暴露史

Q热
狂犬病
鼠咬热
弓形体病
病毒性出血热
所有蜱传疾病
蜱，蚤，虱，螨
巴贝虫病
科罗拉多蜱传热
刚果—克里米亚出血热
埃里希体病
凯萨努森林病
莱姆病
鼠型斑疹伤寒
鄂木斯克出血热
鼠疫
Q热
回归热
立克次体痘疹
立克次体斑疹热
恙虫病
蜱传脑炎
兔热病
伤寒
输血或注射
巴贝虫病
巴尔通体病
美洲锥虫病
乙肝和丙肝
HIV
HTLV-I

续表 20.4　能引起特异性感染的暴露史
利什曼病
疟疾
Q 热
弓形体病
生或未煮熟的肉类或海鲜
霍乱
甲肝
弓形体病
旋毛虫病
副溶血性弧菌，嗜盐弧菌感染
病毒性胃肠炎
性接触
软下疳
衣原体感染（盆腔炎）
淋病（盆腔炎和弥散感染）
腹股沟肉芽肿
乙肝（丙肝也可能）
单纯疱疹
人类免疫缺陷病毒（HIV）
人类 T 细胞白血病病毒 I 型（HTLV-I）
性病淋巴肉芽肿
梅毒
滴虫病
蚊子叮咬
班氏丝虫病
甲病毒属疾病
奇昆古尼亚热
东方马脑炎
马亚罗热
奥尼翁尼翁病
罗斯河热

续表 20.4　能引起特异性感染的暴露史
辛德毕斯热
委内瑞拉马脑炎
西方马脑炎
黄病毒属感染
登革热
日本脑炎
圣路易脑炎
黄热病
其他
布尼亚病毒感染
拉克罗斯
奥罗波西热
塔赫纳热（Tahyna）
裂谷热
淡水（或未去皮的水果/蔬菜）
阿米巴病
弯曲菌肠炎
隐孢子虫病
环孢子虫病
麦地那龙线虫病
甲肝和戊肝
钩端螺旋体病
沙门菌感染（伤寒）
血吸虫病
志贺菌病
病毒性胃肠炎
食入未经巴氏消毒的奶
布氏菌病
利斯特菌病
Q 热
沙门菌病
结核病

临床表现

潜伏期

了解疾病的潜伏期，在诊断一个具体的病例时可缩小排查范围（表 20.5）。同样，了解与暴露相关的发热起始时间也很重要。有些疾病在暴露后相当长的时间才出现症状，例如阿米巴脓肿、疟疾（尤其是感染间日疟原虫、卵形疟原虫或三日疟原虫）、包虫病和丝虫病。注意疾病的发生是急性的还是慢性的也很有帮助（表 20.5 列出）。可将这张表作为指南，但是其中列出的许多慢性疾病，例如美洲和非洲锥虫病，在原发性感染中也可以表现为急性发热的症状。

表 20.5　按潜伏期和典型临床进程来分类的部分旅行者发热性疾病

短潜伏期（<28 天）		长潜伏期（>28 天）	
急性	迁延或反复发作	急性	迁延或反复发作
虫媒病毒感染	布氏菌病	非洲锥虫病	非洲锥虫病
细菌性痢疾	EB 病毒	阿米巴	阿米巴
儿童期病毒感染	Q 热	乙肝和丙肝	美洲锥虫病
登革热	回归热	疟疾	布氏菌病
甲肝、戊肝	血吸虫病	狂犬病	丝虫病
流感	伤寒		利什曼病
钩端螺旋体病			类鼻疽
疟疾			肺吸虫病
鼠疫			血吸虫病
立克次体斑疹热			类圆线虫病
风疹			
麻疹			
兔热病			
斑疹伤寒			
黄热病			

（引用自：Salata R A，Olds R G 1990 Infectious diseases in travelers and immigrants. In：Warren K S，Mahmoud A A F（eds）Tropical and geographic medicine，2nd edn. McGraw-Hill，New York.）

根据病因学的不同，从旅行结束到发病的间隔也各不相同，因此可以用来帮助判断潜伏期。恶性疟最有可能在旅行结束后 7～14 天内发病，而间日疟可能在旅行结束 42 天以后才出现症状。登革热很少在旅行结束 7 天后才发病，而立克次体较少在旅行结束 12 天后发病。在美国，超过 90％的恶性疟病例在旅行归来 1 个月内发病。

热型

虽然热型对诊断有一定帮助，但在短期旅行者中并不像在移民者中可以作为某种疾病的特异性表现。原发性疟疾的发热很少表现为类似已经部分免疫的个体那样每隔 2 天或 3 天的间歇发热。“鞍型热”是指在热度消退后几天内又再次出现高热的现象，60％的登革热患者可以表现这种热型；“回归热”则是疏螺旋体（borrelia）病和三日疟的发热类型。持续发热伴有缓脉（心率相对缓慢）的现象经常出现在伤寒和斑疹伤寒中，也常见于虫媒病毒感染。弛张热表现为体温一直高于正常并有 2℃（3.6 ℉）以上的波动，可出现在肺结核，也可见于细菌性败血症和细菌性脓肿。

特异性症状

特异性症状对鉴别诊断很有帮助。严重的肌痛，虽然在许多发热性疾病中都可出现，但在虫媒病毒感染例如奇昆古尼亚热（chikungunya）和登革热（dengue）中尤其严重。寒战，也见于许多发热性疾病，但在疟疾、细菌性感染或败血症以及登革热中尤其突出。自发性出血提示感染出血性病毒的可能性较大（例如拉沙热、黄热病、登革出血热），但在不同类型的细菌性感染和立克次体病中也有报道（表 20.6）。不同疾病出血的严重程度也不一样，轻的仅表现为毛细血管脆性轻度增加，导致容易擦伤，可见于轻型登革热，而重的则表现为严重的鼻出血、胃肠道出血，甚者可能有中枢神经系统出血，可见于严重的出血性病毒感染，例如拉沙热。

伴有发热的腹泻是弯曲菌、肠出血和肠侵袭性大肠杆菌、沙门菌、志贺菌、阿米巴痢疾和肠道病毒感染的典型表现，但偶尔也可见于其他胃肠道病原体的感染，例如钩虫、球虫（如环孢子虫或隐孢子虫），但很少见于蓝氏贾第鞭毛虫感染（见第 27 章、第 28 章和第 41 章）。然而，必须记住许多系统性疾病也可出现腹泻症状，例如，一项系列调查发现有43%的疟疾患者可出现腹泻和（或）恶心和呕吐的症状。

表 20.6　与自发性出血相关的重要热带感染性疾病

感染性疾病	地理位置分布
病毒	
阿根廷出血热（胡宁病毒）	南美洲
玻利维亚出血热（Machjupo 病	南美洲
奇昆古尼亚热	非洲、亚洲、印度次大陆
刚果－克里米亚出血热	非洲、亚洲和东欧
登革热	非洲热带地区、南美、中美和加勒比海、亚洲和大洋洲
埃博拉病毒	非洲
汉坦病毒（肾出血热综合征）	亚洲、非洲、大洋洲、美洲和欧洲
凯萨努森林病	印度
拉沙热	非洲
马尔堡病毒感染	非洲
鄂木斯克出血热	亚洲（前苏联）
裂谷热	非洲
黄热病	非洲，美洲南部和中部
细菌	
巴西紫癜热	南美洲
钩端螺旋体病	广泛分布
脑膜炎球菌感染	广泛分布，尤其在亚撒哈拉非洲
类鼻疽	亚洲，大洋洲，非洲和美洲局部地区
鼠疫	亚洲，非洲，欧洲和美洲
洛矶山斑疹热	美洲北部和南部
斑疹伤寒	广泛分布
创伤弧菌感染	广泛分布在沿海地区

（引用自：Wilson M E 1991 A world guide to infections：diseases，distribution，diagnosis. Oxford University Press，New York.）

呼吸道症状往往提示上呼吸道病毒感染，但也可能是结核病、细菌性肺炎、Q热、类鼻疽或蠕虫在肺部移行时［如：人蛔虫（*Ascaris lumbricoides*）和粪类圆线虫（*Strongyloides stercoralis*）］的临床表现。自从2003年SARS开始流行以来，虽不常见，但是对于一个到过中南亚或东南亚的旅行者来说，发热伴局部呼吸道症状和体征可能是SARS的征兆。肝大、脾大可提示疟疾、肝阿米巴、急性血吸虫病（片山热）、弥散性利什曼病、EB病毒感染或肠伤寒，也可见于其他感染性疾病（表20.7）。出现淋巴结肿大时，临床医生应该警惕EB病毒感染、人类免疫缺陷病毒（Human immunodeficiency virus，HIV）感染、急性血吸虫病、鼠疫、伤寒、兔热病、锥虫病和其他病原体引起感染的可能（表20.7）。在评估这样一个患者时，临床医生还不应忘记肿瘤和胶原血管性疾病也会引起淋巴结肿大和发热的症状。

表20.7　能引起器官肿大和（或）淋巴结肿大的部分发热性疾病

	肝大	脾大	全身淋巴结肿大	局部淋巴结肿大
病毒				
巨细胞病毒感染	+/−	+	+/−	+/−
登革热	+/−	+/−	+	−
EB病毒感染	+/−	++	++	+
甲肝和乙肝	++	+/−	+/−	−
HIV感染	+/−	+/−	++	+
HTLV−I	++	++	++	+/−
细菌				
炭疽	−	−	−	+
布氏菌病	+	++	+	+/−
埃里希体病	+	+	−	−
感染性心内膜炎	−	+	+/−	−

续表 20.7　能引起器官肿大和（或）淋巴结肿大的部分发热性疾病				
	肝大	脾大	全身淋巴结肿大	局部淋巴结肿大
肠热症	＋＋	＋＋	＋/－	－
钩端螺旋体病	＋/－	＋	＋	－
类鼻疽	＋/－	＋/－	＋	＋
鼠疫	＋	＋	－	＋＋
Q热	＋＋	＋＋	－	－
回归热	＋＋	＋＋	＋/－	＋/－
斑点热	＋	＋	＋/－	＋/－
结核病	＋/－	＋/－	＋/－	＋＋
兔热病	＋/－	＋/－	＋/－	＋＋
斑疹伤寒	＋/－	＋＋	＋/－	－
寄生虫				
急性血吸虫病	＋＋	＋＋	＋＋	＋/－
非洲锥虫病	＋/－	＋	＋＋	＋
阿米巴病（肝）	＋＋	＋/－	－	－
巴贝虫病	＋＋	＋＋	＋/－	＋/－
肝片吸虫病	＋＋	＋/－	－	－
丝虫病	－	－	＋	＋＋
疟疾	＋＋	＋	－	－
弓蛔虫病(移行时)	＋＋	＋/－	－	－
弓形体病	＋/－	＋/－	＋	＋
内脏利什曼病	＋＋	＋＋	＋	＋＋

注：在特异性感染的体格检查中出现的频率：＋＋ 很常见；＋ 较常见；＋/－ 不常见；－很少或没有。

脑膜炎体征，意识错乱以及其他中枢神经系统的功能障碍也可由不同病毒、寄生虫和细菌感染所引起（表 20.8）。这些病原体中有许多都局限在某些特定的生态环境中，因此可以从患者的旅行路线、旅行季节和暴露史来判断感染这种病原体的可能性。例如，日本脑炎仅限于远东地区，发病高峰出现在夏季气温高的时期，并通过蚊子传播。伴有发热的脊髓病可由血吸虫病、嗜人类 T 淋巴细胞病毒 I 型（Human T-cell lymphotrophic virus type 1，HTLV－1）或脊髓灰质炎病毒感染引起。较为特异的症状，如：弛缓性麻痹伴发热，可由脊髓灰质炎病毒、西尼罗热病毒、日本脑炎病毒以及许多可导致格林—巴利综合征（Guillain-Barr'e Syndrome）的病毒或细菌感染后发生，这些疾病也均可在旅行中获得。由广州管圆线虫病（*Angiostrongylus cantonensis*）引起的嗜酸性粒细胞脑炎广泛分布在热带潮湿地区，尤其是大洋洲和东南亚。近来，在前往加勒比海的旅行者中发生的嗜酸性细胞脑炎的暴发就是由这种病原体引起。感染棘颚口线虫或猪肉绦虫（例如脑囊虫病）引起的中枢神经系统感染也可引起脑脊液嗜酸性粒细胞增多（见第 45 章）。

表 20.8　能引起脑膜炎和脑炎的重要的热带感染性疾病

感染性疾病	地理位置分布
病毒	
加利福尼亚脑炎	美洲，亚洲
奇昆古尼亚热	非洲，亚洲
刚果-克里米亚出血热	非洲，亚洲，欧洲
日本脑炎	亚洲，大洋洲
凯萨努森林病	亚洲（印度）
淋巴细胞性脉络丛脑膜炎	广泛分布
墨累山谷脑炎	大洋洲（澳大利亚）
鄂木斯克出血热	欧洲（前苏联）

续表 20.8 能引起脑膜炎和脑炎的重要的热带感染性疾病

感染性疾病	地理位置分布
奥罗波希热	南美
脊髓灰质炎	非洲，亚洲
狂犬病	非洲，美洲，亚洲，欧洲
裂谷热	非洲
蜱传脑炎	亚洲，欧洲
委内瑞拉马脑炎	美洲
西尼罗热	非洲，亚洲，欧洲，大洋洲
细菌	
巴尔通体病	南美洲（安第斯山脉）
布氏菌病	广泛分布
钩端螺旋体病	广泛分布
利斯特菌病	广泛分布
莱姆病	广泛分布（尤其是美洲和欧洲）
脑膜炎球菌感染	广泛分布（尤其是亚撒哈拉非洲，南印度河尼泊尔）
立克次体病	广泛分布
沙门菌感染	广泛分布
梅毒	广泛分布
结核病	广泛分布
真菌	
芽生菌病	非洲，美洲，亚洲，欧洲
球孢子菌病	美洲
隐球菌病	广泛分布
组织胞浆菌病	广泛分布

续表 20.8　能引起脑膜炎和脑炎的重要的热带感染性疾病

感染性疾病	地理位置分布
孢子丝菌病	广泛分布
原虫	
非洲锥虫病	非洲
疟疾	广泛分布
原发性阿米巴脑膜脑炎	广泛分布
弓形体病	广泛分布
蠕虫	
囊虫病（猪肉绦虫）	广泛分布
嗜酸细胞性脑膜炎（广州管圆线虫）	亚洲，大洋洲，非洲，美洲
颚口线虫病	亚洲，大洋洲，非洲，美洲
肺吸虫病	非洲，亚洲，南美洲
类圆线虫病（免疫缺陷的宿主）	广泛分布
弓蛔虫病	广泛分布
旋毛虫病	广泛分布

（引用自：Wilson M E 1991 A world guide to infections：diseases，distribution，diagnosis. Oxford University Press，New York.）

疾病的皮肤表现也很常见。但是特异性不高（表 20.9）。莱姆病的移行性红斑和伤寒的玫瑰疹是较特异性的皮疹表现。除此之外，皮肤表现也可用来帮助鉴别诊断。例如，叮咬（接种）部位出现焦痂是斑疹伤寒、纽扣热和炭疽的典型表现。皮肤溃疡可见于利什曼病、热带蚀疮溃疡、Buruli 溃疡（Buruli ulcer，溃疡分枝杆菌）、皮肤阿米巴、虫咬、梅毒、雅司病、结核病和麻风。当评价一个已经接受过治疗的患者时，还应注意患者的皮疹和发热也可能是对药物的反应，例如磺胺类药物、抗疟疾药和其他抗生素。立克次体病经常伴随有皮疹的发生，但是如果缺乏皮疹表现时却容易引起误诊而排除立克次体的可能性（见表 20.13）。生殖器溃疡可见于梅毒、软下疳和性病性淋巴肉芽肿（Lymphogranuloma Venereum，LGV），也可以被视为性传播疾病的暴露迹象，所以其他种类的性传播疾病也应予以排查。

表 20.9　部分有特征性发热和皮损表现的感染性疾病

感染性疾病	典型皮肤表现/皮疹
病毒	
登革热	弥漫的猩红热样皮疹或斑疹，偶有瘀点或瘀斑
埃博拉/马尔堡病毒	躯干部位的斑丘疹
单纯疱疹病毒	囊泡
HIV 感染（急性）	麻疹样皮疹
风疹	斑丘疹
麻疹	斑丘疹
水痘	囊泡或脓疱
病毒性出血热	瘀点，瘀斑
黄热病，肝炎病毒	黄疸
细菌	
炭疽	焦痂
巴尔通体病	血管增生性丘疹和结节
钩端螺旋体病	可有胫骨前的斑丘疹
莱姆病	大的，环形红斑
脑膜炎球菌感染	瘀点和紫癜，可能包括手掌和足底
立克次体斑疹热	弥散的斑点或斑丘疹一可能包括手掌和足底，在皮肤种入部分可能出现瘀点和焦痂
猩红热	弥散的斑丘疹

续表 20.9　部分有特征性发热和皮损表现的感染性疾病	
感染性疾病	典型皮肤表现/皮疹
恙虫病	焦痂，弥散的斑点或斑丘疹
梅毒（二期）	丘疹，可能包括手掌和足底
兔热病	在皮肤种入部位会形成溃疡性的丘疹
伤寒	在躯干部位出现玫瑰疹（“玫瑰斑点”）
斑疹伤寒	弥散的斑点或斑丘疹，偶有瘀点
寄生虫	
急性血吸虫病（片山热）	荨麻疹
非洲锥虫病	下疳，随后出现全身性的红斑疹，可能有结节性红斑
美洲锥虫病	在皮肤种入部位出现红斑性结节，也可能伴有眼眶周围水肿
利什曼病	溃疡，结节
盘尾丝虫病	皮下结节，皮炎
类圆线虫病	肛周匍行疹（红斑的，匍行的皮下丘疹，常常在直肠周围，伴瘙痒）

出现发热症状的旅行者中的感染性疾病

在本章节中我们将选择部分可导致旅行者出现发热症状的感染性疾病进行讨论，并仅做概述。本书的其他章节也有相应介绍，可作参考。进一步信息可参阅关于传染病和热带医学的教科书，并可从疾病预防控制中心（Centers for Disease Control and Prevention，CDC）获得诊断和治疗外来疾病的最新和最详细的信息。CDC 的专家还可以通过电话为接诊病患的医疗人员提供 24h 的紧急医学咨询。

疟疾

从疟疾流行地区归来的旅行者若出现发热症状，应该采集多份血液标本仔细的评估疟疾的可能性。在伦敦住院、近期到过非洲旅游的发热患者中有 61%被诊断为疟疾，但在持续数天高热，到过非洲和亚洲的瑞士旅行者中只有 8%被诊断为疟疾（总体发病率：97/100 000）。虽然疟疾已在第 19 章节进行详细的讨论，但在这里还要重申一些观点。感染恶性疟原虫后如果出现严重的疟原虫血症、黑尿热、脑型疟，或出现严重感染的特征例如急性成人呼吸窘迫综合征时往往是致命的，而且恶性疟原虫经常出现耐药，因此即使患者已经做了适当的预防性用药，仍不应排除恶性疟的可能（见第 6 章）。目前，疟疾耐药广泛，对预防治疗的依从性不同也不能保证一定能为疟疾感染提供绝对的保护，在美国旅行者中恶性疟的病死率为 1.3%。1963—2001 年中，上报至 CDC 的共有 123 例疟疾相关的旅行死亡病例，其中 93%的患者是感染了恶性疟，超过 75%的患者是在次撒哈拉非洲地区被感染。在这些病例中，几乎有一半的死亡患者没有采取疟疾的预防治疗。间日疟原虫和卵形疟原虫感染的临床表现可以在暴露后 5 年内出现。在已经免疫或者接受预防治疗或部分治疗的个体中，由于寄生虫血症较轻，增加了明确诊断的难度。因此，重复多次的血液涂片检查、核酸扩增方法或血清学方法对诊断困难的患者有一定帮助（见第 19 章）。

伤寒和副伤寒（肠热病）

肠热病（enteric fever）是由伤寒沙门菌或副伤寒沙门菌感染引起。持续的热度上升、相对缓脉、玫瑰疹和白细胞计数正常是诊断该病的主要线索。然而，在许多病例中，会缺乏上述某些甚至所有的特征表现。在疾病第 1 周内，超过 80%的患者可以从血液中培养到致病菌，超过 90%的患者可以从髂骨的骨髓中培养出致病菌，但前提是在获得培养标本前，患者未使用任何抗生素。在疾病潜伏期，偶尔也可从患者粪便中培养到病原体。在疾病第 2～4 周，有 1/3～2/3 的患者也可以出现粪培养阳性。对没有接种过伤寒疫苗的患者可采取血清学的方法进行诊断。

口服或注射型的疫苗都不能提供对该病的完全保护（见第 4 章）。在接受过免疫的患者中，较高比例的肠热症是由副伤寒沙门菌引起，当然伤寒沙门菌感染也会发生。2003 年在美国报道的 356 例肠热病患者中，有 75％的患者是旅行归来者。在 Ryan 等（1989）的系列报道中，学生比其他任何职业群体更有可能感染输入性伤寒。输入性伤寒患者的平均年龄为 29 岁，59％为美国公民。输入性伤寒最多来自的国家是墨西哥（39％）和印度（14％）。据报道，旅行者伤寒发病率最高的国家分别为：秘鲁（173/000 000），印度（118/1000 000），巴基斯坦（105/1000 000），智力（58/1000 000）和海地（42/1000 000）。虽然氟喹诺酮类药物对伤寒通常有效，但已经有许多国家报道了对抗生素耐药的伤寒沙门菌菌株（第 27 章）。近期在尼泊尔发生了多耐药伤寒沙门菌的点传染源暴发，致 6000 例伤寒病例，这进一步强调了到危险地区旅行前接种疫苗的重要性。

虫媒病毒疾病

虫媒病毒疾病（arboviral diseases）是由节肢动物传播的病毒所引起，大多数都属人畜共患病。表 20.10 详细列出了 400 多种不同科和属的虫媒病毒。虫媒病毒疾病可见于整个热带地区，但也有一些虫媒病毒受地理位置分布的限制，例如奥尼翁尼翁病毒、马亚罗病毒、罗斯河病毒、奥罗波克病毒和裂谷热病毒（见表 20.10）。诊断需要依靠临床表现和血清学确认，而后者通常需要采集急性期和恢复期时的血清标本。

表 20.10 重要虫媒病毒*的流行病学特征			
病毒种属	人类感染后的症状	分布	传播媒介
披膜病毒科（甲病毒属）			
马亚罗	发热，关节炎，皮疹	南美洲	蚊子
罗斯河	关节炎，皮疹，时有发热	澳大利亚，南太平洋	蚊子
奇昆古尼亚	发热，关节炎，出血热	非洲，亚洲，菲律宾	蚊子
东方脑炎	发热，脑炎	美洲	蚊子
西部脑炎	发热，脑炎	美洲	蚊子
委内瑞拉脑炎	发热，常有脑炎	美洲	蚊子
黄病毒科（黄病毒）			
登革热（4 型）	发热，皮疹，出血热	世界范围（热带）	蚊子
黄热病	发热，出血热	热带美洲，非洲	蚊子
圣路易斯脑炎	脑炎，肝炎（很少）	美洲	蚊子
日本脑炎	脑炎	亚洲，太平洋	蚊子
西尼罗热	发热，皮疹，肝炎，脑炎	亚洲，欧洲，非洲，南美洲	蚊子
基萨那森林热	出血热，脑膜脑炎	印度	蜱
鄂木斯克出血热	出血热	前苏联	蜱
蜱传脑炎	脑炎	欧洲，亚洲	蜱
布尼亚病毒科（布尼亚病毒）			
大地病毒脑炎	脑炎	南美洲	蚊子
奥罗波希热	发热	巴西，巴拿马	蠓
布尼亚病毒科（白蛉病毒）			

续表 20.10 重要虫媒病毒*的流行病学特征

病毒种属	人类感染后的症状	分布	传播媒介
白蛉热病毒	发热	亚洲，非洲，热带美洲	白蛉，蚊子
裂谷热	发热，出血热，脑炎，视网膜炎	非洲	蚊子
布尼亚病毒科（内罗病毒）			
克里米亚-刚果出血热	出血热	亚洲，欧洲，非洲	蜱
布尼亚病毒科（汉坦病毒）			
汉坦病毒	出血热，肾综合征	亚洲	啮齿动物
普马拉病毒	出血热，肾综合征	欧洲	啮齿动物
辛诺柏病毒	汉坦病毒肺综合征	美国西部	啮齿动物
沙粒病毒科（沙粒病毒）			
胡宁病毒	出血热	阿根廷	啮齿动物
Machjupo	出血热	玻利维亚	啮齿动物
拉沙热	出血热	非洲西部	啮齿动物
呼肠病毒科（环状病毒）			
科罗拉多蜱传热	发热	美国西部	蜱
纤丝病毒科（纤丝病毒）			
马尔堡	出血热	非洲	不详
埃博拉	出血热	非洲	不详

（引用自：Shope R E 1992 In：Wyngaarden J B，Smith L H，Bennett J C（eds）Cecil's textbook of medicine，19th edn. Saunders，Philadelphia.）

*有些病毒并非由节肢动物传播，故不属于虫媒病毒

根据临床表现的不同，虫媒病毒疾病大致分为4类综合征：①不典型发热型；②登革热型；③出血热型；④脑炎型。不典型发热型综合征（例如奥罗波、马亚罗和白蛉热病毒感染）的特征表现通常具备下列一项或多项的症状：发热、头痛、肌痛、咽炎、鼻炎、恶心、呕吐和腹泻。登革热型综合征（例如登革热、奇昆古尼亚热、奥尼翁尼翁热、辛德毕斯热、西尼罗热、罗斯河热）的特征表现包括：发热、皮疹和白细胞减少。出血热型综合征（例如拉沙热、埃博拉出血热、马尔堡热、刚果—克里米亚出血热、阿根廷出血热、玻利维亚出血热、登革出血热、黄热病）的表现从轻度瘀点到严重紫癜和出血倾向。脑炎型综合征的突出表现为中枢神经系统功能障碍的症状和体征。

登革热

登革热（dengue fever）是分布最广泛的虫媒病毒，在整个热带地区都可出现，因此在热带旅行归来者中很常见。登革病毒为单股RNA黄病毒科病毒，主要通过城市型的埃及伊蚊或丛林型的白纹伊蚊传播。目前已经发现登革病毒有4种血清型：1、2、3和4。感染其中某种血清型只能对此种血清型产生特异性免疫，经过短暂交叉保护后，个体对其他血清型仍然易感。

感染后的临床表现可以从轻微的发热性综合征到登革出血热（dengue hemorrhagic fever，DHF）不同。Ⅰ级登革出血热定义为血小板计数$<$100 000/mm^{3}和血液浓集（血细胞比积增加20％以上）；Ⅱ级登革热表现为自发性出血；Ⅲ和Ⅳ级登革热分别表现为循环系统衰竭和深度休克，后者又称为登革休克综合征。

登革热的潜伏期为5～8天。病毒感染的前驱症状如恶心和呕吐很常见，随之出现高热，平均持续5天；发热常常突然缓解。肌痛和关节痛症状特别突出，因此常常被人们称为“断骨热”。头痛（尤其是眼眶后疼痛）、淋巴结肿大（多在颈部）和（或）皮疹（猩红热样，斑疹样或瘀点；特征表现为“红色海洋中白色岛屿”的红斑样皮疹）也常出现。皮疹在整个疾病期通常出现较晚，而发热也有可能在几天后再次出现（注明：这种鞍型热的热型大约出现在60％的病例中）。

既往已经感染了某种血清型的患者在感染其他血清型后的表现更

加严重。这种由病毒致病源引起的免疫增强被认为是由于通过免疫球蛋白介导后，登革病毒被巨噬细胞摄入后获得较好的生存条件所致。因此，出血热休克综合征最常出现在本国的儿童中，而在既往未感染过登革病毒的旅行者中很少发生。许多感染登革热的旅行者都表现出较长的恢复期，往往能感觉到持续数月的极度疲劳。

黄热病

在美洲，黄热病（yellow fever）在城市的主要传播媒介为埃及伊蚊，在丛林的主要传播媒介为趋血蚊。在非洲，主要传播媒介是伊蚊。历史上，不论在城市还是丛林，每年只有50～200例黄热病例发生在热带美洲地区。然而，在亚马逊和其他巴西丛林地区，黄热病已经成为一个日益严重的问题。由于2000年初，在哥伦比亚、委内瑞拉和秘鲁黄热病的重现，促成了大规模的预防接种举措。在非洲，仍然会出现大规模散在传播病例的暴发。虽然埃及伊蚊在远东地区无处不在，但至今未报道有黄热病病毒的传播，原因至今不明，或者是由于缺乏病毒的输入，或者是由于登革热病毒流行导致的交叉免疫保护。黄热病的临床表现可从登革热样症状到严重的出血症状，并伴有肝和肾衰竭。接种减毒17D株活疫苗可以提供几乎100%的免疫保护（见第4章）。1996—2002年，来自美国和欧洲的未接种旅行者中，有80%的黄热病患者是在南美洲感染，所有的病例都是致命的。

奇昆古尼亚热

在从东南亚和非洲归来的旅行者中，奇昆古尼亚病毒引起的感染越来越引起重视。2006年在印度南部和印度洋中的岛屿曾出现过该病的流行，影响了约18万人，也使到这一地区的北美和欧洲旅行者中出现了该病病例。该病的临床表现与登革热相似，肌痛和关节痛尤为明显。

出血热综合征

由病毒引起的出血热综合征（hemorrhagic syndromes），例如拉沙热病毒、埃博拉病毒、马尔堡病毒和Machjupo病毒，往往都是致命感染，并可引起院内传播（表20.11）。一旦发现疑似感染其中一种病毒的患者，应立即对其进行呼吸性隔离。实验室工作应限于所需的最小规模，并对患者标本可能导致的病毒传播提高警惕。应立即报告CDC和当地卫生部门。

表 20.11 病毒性出血热的流行病学和临床特征

疾病	临床特征	地理分布	传播媒介
黄热病	从轻度发热到严重肝炎和肾衰竭（伴蛋白尿），需注意疾病可能成双相进程	热带南美洲和亚撒哈拉非洲	埃及伊蚊 趋血蚊属（美洲城市型）
登革热	典型登革热，严重肌痛和麻疹样皮疹 登革出血热一休克和弥散性血管内凝血	美洲热带和亚热带地区，非洲，亚洲和澳大利亚	埃及伊蚊
拉沙热	发热，严重头痛，腰痛，胸痛，血小板减少，可能伴脑炎、肺炎和心肌炎	亚撒哈拉非洲	无（人与人传播的可能性较大）
阿根廷出血热（胡宁病毒）	起病隐袭，发热，肌痛，头痛，结膜炎，心口痛，恶心和呕吐，可能有休克	阿根廷（尤其是布宜诺斯艾利斯）	无
玻利维亚出血热（Machjupo 病毒）	与阿根廷出血热相似	玻利维亚（贝尼省）	无
马尔堡病毒	突然发热，头痛，结膜炎，肌痛，恶心和呕吐，严重出血并发症和休克很常见	实验室暴发包括处理感染猴子的组织或细胞	无（人与人传播的可能性较大）
埃博拉病毒	与马尔堡病毒相似	在扎伊尔和苏丹呈散在暴发	无（人与人传播的可能性较大）
克里米亚—刚果出血热	突然发热，头痛，关节痛，结膜炎和腹痛，紫癜和瘀斑常见	非洲，中东和东欧	璃眼蜱属（蜱）（也可能医源性传播）
肾出血热综合征（汉坦病毒）	突然发热，头痛，嗜睡，腹痛伴有少尿和急性肾衰竭，瘀点常见	巴尔干地区，前苏联，韩国和中国	无

许多传播此类病毒的节肢动物媒介仍然不明确，例如拉沙热是通过接触生活在非洲西部农村的啮齿动物或者已经感染拉沙热的患者而传播。其早期症状包括发热、不适、乏力和肌痛。几天后出现咳嗽、咽炎，并有胸痛和上腹痛。第 5 天会出现呕吐和腹泻，伴有 39℃～40℃的高热。到第 6 天，出现呼吸困难、心功能不全、肝和肾衰竭，并开始出现肺出血。通过分离病毒或者检测前后抗体效价升高 4 倍以上可诊断拉沙热。早期应用利巴韦林可以改善拉沙热、汉坦和其他出血热病毒感染的预后，但对埃博拉病毒、黄热病和登革热病毒没有效果。其他重要病毒都列在表 20.11 中。

立克次体病

立克次体病（rickettsial diseases）都表现为急性，并且经常是自限性的发热性疾病，它是由立克次体科中，专性细胞内繁殖，革兰染色阴性的微生物引起。立克次体病可分为 5 大类：斑疹伤寒、丛林斑疹伤寒、斑点热、Q 热和战壕热。这五种类型中，除 Q 热是通过吸入含有病原体的悬浮颗粒而感染，其他都是通过蜱、蚤、虱或螨传播。立克次体病广泛分布在世界各地（表 20.12）。

该病的临床表现广泛，包括亚临床感染。不同类型疾病的潜伏期差异较大，从 2～30 天不等（表 20.13）。临床疾病的典型特征性表现为骤起发热、寒战和出汗，多伴有皮疹、头痛、结膜炎、咽炎、鼻出血、肌痛、关节痛和肝脾肿大。在丛林斑疹伤寒和斑点热中，通常在蜱或螨叮咬的部位会出现焦痂。立克次体病典型的病理表现为血管炎，并发症少见，主要包括脑炎、肾衰竭和休克。

在美国报道的大多数立克次体病都在本国内获得（例如：洛矶山斑点热）。蜱传斑疹伤寒（包括地中海斑点热、南欧斑疹热、南非蜱传斑疹伤寒等）均属于立克次体斑点热疾病群中的不同类型，是大多数旅行者中立克次体病的常见类型，从 CDC 接报的自 1976—1986 年间共 76 例立克次体病病例中占了 67 例。自 1999—2002 年另有发生于去非洲的旅行者中的 31 例蜱传斑疹伤寒病例传报至 CDC。蜱传斑疹伤寒在南欧、非洲和中东地区较为流行，但大多数的病例仍来自非

表 20.12　立克次体病的流行病学

疾病	病原体	自然史		传播到人类的通常模式	常见职业/环境因素环境相关	地理分布
斑疹伤寒群						
鼠型斑疹伤寒	莫氏立克次体	蚤	啮齿类	被感染跳蚤的粪便进入破损皮肤或随悬浮颗粒进入黏膜	通过受感染的老鼠（商店，仓库）	散在分布（世界各地）
流行性斑疹伤寒	普氏立克次体	体虱	人类	被感染的粪便或碾碎的虱子进入破损皮肤或随悬浮颗粒进入黏膜	通过虱子传播而感染人类	世界各地
复发性斑疹伤寒	普氏立克次体	在初次虱传斑疹伤寒发作后数月至数年出现复发			不详，可能与应激相关	世界各地
斑点热群（选择性举例）						
洛矶山斑点热	立氏立克次体	硬蜱科	蜱/小哺乳动物	蜱咬，机械传播至黏膜，空气传播？	蜱感染的地带，房屋，狗	西半球
埃里希体病	犬埃里希体	蜱	狗	蜱咬	蜱感染的地区	美国至少有12个州，最初在南部各州
马赛热（译者注：又名南欧斑疹热）	康氏立克次体	硬蜱科	蜱/啮齿类，狗	蜱咬	蜱感染的地带，房屋，狗	地中海沿岸，非洲，印度次大陆

续表 20.12 立克次体病的流行病学

疾病	病原体	自然史		传播到人类的通常模式	常见职业/环境因素环境相关	地理分布
斑疹伤寒群						
立克次体病	小蛛立克次体	鼠螨	螨/鼠	鼠螨叮咬	特殊的老鼠和螨感染的地方（焚烧炉）	美国，前苏联，韩国，非洲中部
其他						
Q热	伯内特考克斯体	蜱	蜱/哺乳动物	随空气吸入干的被感染物，蜱咬	家养动物或动物产品，乳制品，羊圈，屠宰场	世界各地
丛林斑疹伤寒（恙虫病）	恙虫病东方体（多种血清型）	恙螨	恙螨/啮齿类	恙螨叮咬	恙螨感染的地带，次级丛林，草地，高尔夫球场	亚洲，澳大利亚，新几内亚，太平洋群岛
战壕热	五日热立克次体	体虱	人类	被感染的粪便或碾碎的虱子进入破损的皮肤；悬浮颗粒进入黏膜	有虱子传播的卫生极差的人	非洲，墨西哥，南美洲，东欧

（引用自：Hornick R B 1992 In：Wyngaarden J B，Smith L H，Bennett J C（eds）Cecil's textbook of medicine，19th edn. Saunders，Philadelphia.）

表 20.13　重要立克次体病的临床特征

疾病	通常潜伏期的天数（范围）	焦痂	症状初起时间（d）	皮疹 分布	皮疹 类型	疾病通常持续的天数（范围）	严重程度	化疗后发热的时间（h）
斑疹伤寒群								
鼠型斑疹伤寒	12（8～16）	无	5～7	躯干→四肢	斑点，斑丘疹	12（8～16）	中度	48～72
流行性斑疹伤寒	12（10～14）	无	5～7	躯干→四肢	斑点，斑丘疹，瘀点	14（10～18）	严重	48～72
复发型斑疹伤寒	—	无		躯干→四肢	斑点	7～11	相对较轻	48～72
斑点热群（选择性举例）								
洛矶山斑点热	7（3～12）	无	3～5	四肢→躯干，面部	斑点，斑丘疹，瘀点	16（10～20）	严重	72
埃里希体病	7～21	无	很少？	不详	瘀点	7（3～19）	轻度	72

续表 20.13 重要立克次体病的临床特征

疾病			皮疹				
	通常潜伏期的天数（范围）	焦痂	症状初起时间（d）	分布	类型	疾病通常持续的天数（范围）	严重程度	化疗后发热的时间（h）
南欧斑疹热	5～7	常有	3～4	躯干，四肢，面部，掌，跖	斑点，斑丘疹，瘀点	10（7～14）	中度	—
立克次体痘	？9～17	常有	1～3	躯干→面部，四肢	丘疹水泡	7（3～11）	相对较轻	—
其他								
Q热	10～19	无		无		（2～21）	相对较轻	48（有时慢）
丛林斑疹伤寒（恙虫病）	1～12（9～18）	常有	4～6	躯干→四肢	斑点，斑丘疹	14（10～20）	轻到重	24～36

引用自：Hornick R B 1992 In：Wyngaarden J B，Smith L H，Bennett J C（eds）Cecil textbook of medicine，19th edn. Saunders，Philadelphia.

洲旅行者。其他传报至 CDC 的旅行者立克次体病还有鼠型斑疹伤寒和丛林斑疹伤寒。

立克次体病的诊断通常依赖临床判断（需要经验性的抗生素治疗）、外斐反应（立克次体与奇异变形杆菌含有共同抗原）和特异性血清学检测。治疗包括四环素（2g/d）、多西环素（200mg/d）或氯霉素（1.5～2g/d），通常在退热后还要持续治疗 3～4 天，总疗程至少 1 周。近期研究证据显示喹诺酮类抗生素可以立克次体斑点热的治疗选择，但除外洛矶山斑点热。

蠕虫病

血吸虫病（裂体吸虫病）

血吸虫病是由吸虫引起，通过接触流行地区的疫水而被传染。暴露后 2～10 周可出现片山热，即急性血吸虫病，这种血清病样表现被认为是由于虫卵沉积后产生的抗原—抗体复合物引起的反应所致。这种综合征在感染日本血吸虫后最为严重，因该病虫卵量最大。特征性的临床表现包括发热、寒战、盗汗、头痛、咳嗽、淋巴结肿大、肝脾大和嗜酸性细胞增多。虽然日本血吸虫病有死亡病例的报道，但绝大多数出现片山热的患者病程均为自限性，因此常常未被诊断。旅行者比当地人更容易出现这种综合征。血清学检查对诊断有帮助。推荐的治疗包括吡喹酮和糖皮质激素（见第 44 章）。大量证据表明应该对高危地区归来的无症状旅行者进行筛查［血清学和（或）采集粪便或尿液寻找虫卵，后者可在暴露 6 周后出现］和治疗。

丝虫病

与发热相关的丝虫病（filariasis）包括盘尾丝虫病（河盲征）、淋巴丝虫病（淋巴管炎，常常同时合并有细菌二重感染）、罗阿丝虫病以及由循环系统微丝蚴引起的伴或不伴肺部症状的夜间发热。在这些类型中，罗阿丝虫病在高危地区（非洲中部雨林地区）的旅行者和短期居住者中最为常见。丝虫病的患者常有嗜酸粒细胞增多。诊断主要依靠取皮活检（盘尾丝虫病）或进入血液时引起的症状来判断（注：淋巴丝虫病的微丝蚴在夜间进入循环，罗阿丝虫微丝蚴在傍晚达到血浓度峰值）。血清学试验可以用来诊断疑似患者（见第 42 章）。

类圆线虫病

类圆线虫病（strongyloidiasis）常是通过被幼虫污染的土壤穿入皮肤而感染，较少在旅行者中引起发热性疾病。然而，在免疫缺陷者中可以发展为致命的重度感染综合征，并且常常会并发胃肠道外显著的播散性类圆线虫病（见第 41 章和第 45 章）

旋毛虫病

旋毛虫病（trichinosis）常伴有嗜酸粒细胞增多、肌痛和发热。旅行者可因进食未经充分煮熟的肉类而感染（见第 45 章）。

肺吸虫病

肺吸虫病（paragonimiasis）是由肺吸虫感染引起的疾病，在吸虫移行至肺部过程中或者当吸虫阻塞或破坏肺组织时会表现为发热。由于该病可出现咯血，因此与肺结核表现相似。该病的传播主要是通过食入分布在亚洲、南美洲和非洲的生的淡水贝壳类动物或植物而感染，但在美国也报道过因食入输入性的淡水螃蟹而感染的系列病例。通过检测痰和粪便标本中的虫卵可以帮助诊断，也可采用血清学方法诊断（见第 44 章）。

棘球蚴病

由棘球绦虫引起的棘球蚴病（echinococcosis）主要累及肺或肝。发热少见，只有在棘球包囊二次感染或破裂时出现（见第 42 章）。

原虫病

阿米巴病

溶组织阿米巴病通常是因食入被包囊污染的水或食物而感染，但也可通过性传播。阿米巴痢疾和阿米巴肝脓肿都可引起发热。阿米巴肝脓肿可伴有右上腹不适、肝大、右侧膈肌抬高以及对溶组织阿米巴抗原的高滴度血清学反应。一般来说，在阿米巴脓肿出现临床表现时，还不能从粪便中找到溶组织阿米巴。治疗主要采用甲硝唑联合另一个能清楚腔内包囊的制剂，例如双碘喹啉（见第 28 章）。

美洲锥虫病（Chagas' disease，Chagas 病）

美洲锥虫病（American trypanosomiasis）是由锥虫感染引起，典型的传播途径是因为居住在泥土屋或茅草屋中，被猎蝽叮咬所致。在流行国家往往通过血液传播，在美国也偶有发生。该病有 1～2 周的潜伏期，在感染急性期阶段，可引起发热，持续约 2～4 周。症状可有锥虫接种部位的局部肿胀、淋巴结肿大、肝脾大和流感样症状。在感染急性期阶段，通过血涂片或接触部位的活检可在外周血中找到锥虫。血清学检测对诊断也有帮助。在急性期阶段，采用苄硝唑或硝呋噻氧可以帮助减弱向慢性 Chagas 病的发展。该病在旅行者中少见（见第 25 章）。

非洲锥虫病

非洲锥虫病（African trypanosomiasis，感染冈比亚布鲁斯锥虫或罗得西亚布鲁斯锥虫所致）可因锥虫进入血液循环而出现发热表现。该病的传播是通过非洲地区的采采蝇叮咬而传播。偶尔在急性感染期可在叮咬部位出现下疳。淋巴结肿大较常见，尤其在颈后淋巴结群。病程中，锥虫可侵入中枢神经系统。为了决定采用哪一种治疗方式必须进行腰椎穿刺检查。如果疾病进展到中枢神经系统，推荐采用砷剂或二氟甲基鸟氨酸。除此外，也可使用苏拉明。非洲锥虫病在旅行者中并不常见，虽有不同亚种的报道，主要出现在来自非洲东部的旅行者中（见第 26 章）。

内脏利什曼病

内脏利什曼病（Visceral leishmaniasis），在疾病进展阶段也称为黑热病，特征性表现为肝脾大、严重消瘦和发热。利舍曼原虫是通过白蛉叮咬而传播。黑热病综合征通常由杜氏利什曼原虫引起。内脏利什曼病在旅行者中非常少见。在驻守波斯海湾地区的美国军人中曾报道过由热带利什曼原虫引起的发热综合征。该病的临床表现没有黑热病严重，主要表现为发热，在感染军人的骨髓活检标本中可以找到利什曼菌体。采用五价锑剂治疗可以获得明显疗效。

弓形虫病

弓形虫病（toxoplasmosis）可以引起急性发热综合征，旅行者通过食入未煮熟的肉类而感染。该病的传播也可能出现在意料外的地区，例如法国，由于在当地流行生食肉类的习惯，因此感染鼠弓形虫更为常见。

细菌

结核病

在短期旅行者中结核病并不常见（见表 20.21），高危旅行者主要是那些出国从事医疗服务以及在国外居住了较长时间的旅行者。偶尔，有报道称结核病传播出现在乘坐飞机的旅行者中，这是在机舱中空气流通相对较差，并且同时存在活动性肺结核患者的情况下发生。在普通旅行者中没有相关数据，但大约有 3%～4%的越南驻守步兵可以出现纯蛋白衍生物（purified protein derivative，PPD）皮试的阳转反应，而在美国当地驻守步兵中每年的阳转率小于 1%。在结核病高发地区，需要近距离接触当地居民的医务工作者、传教士、教师以及其他相关人员都应该在旅行前接受 PPD 皮试，从而了解其初始状态，并且在旅行后进行复查（见第 24 章）。

脑膜炎球菌性脑膜炎

脑膜炎球菌感染可以散发的出现在流行地区（次撒哈拉非洲地区和尼泊尔）的旅行者中，在人群拥挤时也可出现流行。后一种情况的典型例子就是麦加朝圣期间曾报道过该病出现较高的发病率。皮肤紫癜和脑膜炎体征可帮助诊断，但有的患者可以只出现发热和呼吸道症状。通过血培养和脑脊液培养可明确诊断，采用静脉青霉素或氯霉素往往有效。已确诊患者的接触者应该采用利福平或环丙沙星进行预防性治疗。对于前往脑膜炎传播高危地区的旅行者应在出发前注射脑膜炎球菌疫苗（见第 4 章）。

钩端螺旋体病

钩端螺旋体（leptospirosis）病通过接触被含螺旋菌的动物尿液污染的水而感染，在热带和亚热带地区较为常见（见第 22 章）。该病较多集中在屠宰场工人、游泳者和野外露营者中。最近的暴发出现在伊利诺伊州的运动员中（98 例）和婆罗洲的游泳竞技者中（70 例）。临床表现从轻症到伴有出血性黄疸热的暴发性肝衰竭（Weil 病）不等。明确诊断依赖血清学检测或在临床体液标本中找到钩端螺旋体。

布氏菌病

布氏菌病（brucellosis）主要是通过未经巴氏消毒的乳制品而感染，也可出现在屠宰场中。该病可表现为无痛的发热性疾病，也可出现暴发性心内膜炎。布氏菌病很少出现在旅行环境中。实验室内感染已被充分证实，所以对在海外从事志愿服务或工作的临床和实验室工作者而言仍然存在一定的危险性。

鼠疫

据报道，鼠疫（plague）在越南的某些地区是人类流行病，而在美国西南部以及世界其他一些地区的啮齿类动物中表现为地方性疾病。1994年在印度曾出现鼠疫大暴发。该病的临床表现主要是局部痛性淋巴结炎，伴有坏死性肺炎和败血症。对前往高危地区的旅行者可采用四环素预防治疗（见第 4 章），目前鼠疫疫苗并非在世界范围内广泛备有。

类鼻疽

类鼻疽（melioidosis）由类鼻疽杆菌引起，可以出现结核病样表现或败血症。该病在东南亚地区甚为流行，尤其在稻田作业人群中更为常见。许多越南退伍军人都在血清学检测中发现曾感染类鼻疽杆菌的证据。和结核病一样，这种细菌在活动和引起疾病前可以潜伏很多年。

回归热

回归热（Relapsing Fever，由疏螺旋体属引起）是一种在世界各地流行的蜱传疾病，但在埃塞俄比亚、苏丹、索马里、乍得、玻利维亚和秘鲁的高原地区也可以出现以虱为媒介在人与人之间传播的病例。诊断依赖于通过血标本和革兰染色找到细胞外螺旋菌。

巴尔通体病

巴尔通体病（bartonellosis）是由杆菌状巴尔通体感染引起，只出现在秘鲁、厄瓜多尔和哥伦比亚的安第斯河谷中海波 2000～8000 英尺（1 英尺＝0. 3048 米）的地区，该病通过白蛉传播。这种感染可以引起急性溶血（例如 Oroya 热），采用病理组织染色［例如吉姆萨染色（giemsa）］可以在红细胞内找到病原体。在慢性血管增生性皮肤病变（例如秘鲁疣，病变可以是无柄的、粟粒状、结节状、有蒂的或者形成融合，大小可有 1～2cm）中也可以找到。最近报道在一名前往秘鲁旅行的美国人体内发现了一种新的巴尔通体种：罗卡利马体菌（*B. rochalimae*），该病原体能引起 Oroya 热样表现，以贫血、发热和脾大为特征（Eremeeva et al，2007）。这名患者曾到巴尔通体流行的地区旅行，但目前传播媒介还不明确。这起病例高度表明随着国际间旅行变得越来越普遍和可负担，发现新的病原体也越来越成为可能。

炭疽

炭疽（anthrax）通常是因为接触了受感染的动物，或被污染的动物皮毛而感染。由于炭疽杆菌的孢子生存的周期很长，因此被污染的动物皮毛始终存在传染性，但这种传播方式在美国炭疽病的传播中并不多见。炭疽病有时可以出现局部焦痂，在皮损部位，细菌繁殖并入侵血管。旅行者如果购买了由污染动物皮毛制作的纪念品或服装产品，在理论上是存在感染炭疽危险性的。狩猎者是另外一组有潜在感染危险的人群。

性传播疾病

淋病、梅毒、衣原体、性病淋巴肉芽肿、单纯疱疹、HIV、腹股沟肉芽肿和软下疳是所有可引起发热的性传播疾病（见第 37～40 章）。

病毒

呼吸道和肠道病毒

常见的呼吸道和肠道病毒感染是旅行者中最常见的发热原因，在大多数报道中占了旅行者发热性疾病的 50%以上。

肝炎

肝炎（hepatitis）病毒感染是旅行者较为常见的发热原因（每 10 万名旅行者中有 100～200 名），在黄疸出现前可以表现为发热的前驱症状。甲肝发生率最高，但超过 90%的病例都可以通过旅行前接种甲肝疫苗而预防。40 岁以上感染甲肝的成年人出现并发症或因病死亡的危险性要大于年轻患者。乙肝和丙型肝炎（译者注：下称丙肝）可以出现在医务工作者、在国外有性接触史的个体以及曾接受过输血的患者中（见第 21 章）。在少数旅行归来者中通过血清学检测发现曾存在戊型肝炎（译者注：戊肝）感染；毫无疑问，旅行会增加感染风险。在前往发展中国家的长期旅行者中，戊肝的血清抗体阳转率约为 5%。

人类免疫缺陷病毒（HIV）

急性 HIV 感染，是通过性行为、输血和静脉吸毒而感染，在归来旅行者中也有报道（见第 14 章和第 37 章）。出现皮疹和淋巴结肿大，结合病史可以帮助诊断疑似初次感染者。血清学检测在感染早期的“窗口阶段”可以是阴性的；与之相比，血浆病毒 RNA 水平测定会更加敏感。

传染性单核细胞增多症

急性 EB 病毒感染可以发生在易感旅行者中，尤其是 15～30 岁的人群。肝脾肿大、淋巴结肿大、黏液脓性咽炎、嗜异性抗体以及在外周血涂片中出现不典型淋巴细胞可以帮助诊断。特异性的 EB 病毒血清学检测可以帮助诊断急性感染患者。旅行者感染巨细胞病毒（CMV）也可以引起传染性单核细胞增多样的临床表现，并且可以通过 CMV 血清学检测而诊断。

麻疹

麻疹（measles）仍然是发展中国家患病和死亡的重要原因，对没有接受足够免疫预防的旅行者而言也存在潜在的危险性。另外，对已经接受了灭活疫苗（1963 年前在美国使用）的个体如果暴露野生病毒也可以引起不典型的麻疹综合征。麻疹并发症包括进展性肺炎（尤其是妊娠或免疫缺陷患者）、肺部细菌二重感染和脑炎。

真菌

地方性真菌病如组织胞浆菌病和球孢子菌病在国际旅行者中越来越多地被认识到，可以出现难以鉴别的发热。在前往马提尼克岛的一队美国旅行者中发现了 13 例急性肺组织胞浆菌病例，这些患者都曾徒步穿越飞满蝙蝠的山间隧道，这是常见的流行病学危险因素。在墨西哥迪卡德市参加一项孤儿院建筑项目的美国人中也相似性地出现了一系列组织胞浆菌病例。旅行者还可能患青霉病。地方性真菌病可表现为系统性的发热或流感样症状，伴或不伴呼吸道、皮肤或关节表现，应该归入旅行归来后发热疾病的鉴别诊断。

发热旅行者的诊断策略

对旅行相关发热性疾病应该进行全面和有针对性的评估，但也应该记住，大部分的发热都是自限性的。应仔细的了解病史，包括旅行前预防、行程安排、旅行方式、明显的潜伏期、热型、症状、以往治疗情况和已用的诊断方法。在诊断方法上应该考虑的实验室检查包括血涂片查疟原虫［还有螺旋体、锥虫和巴贝虫（Babesia）等感染］、全血细胞计数和白细胞分型、嗜酸粒细胞绝对值计数、血电解质、血尿素氮和肌酐、血糖、胆红素、肝转氨酶、尿液分析、胸部 X 射线、PPD 皮试、肝炎病毒血清学、血、尿和粪标本的细菌培养等。在许多病例中，应该慎重的采集和保存患者急性期的血清标本，从而为以后的血清学试验比较提供帮助。对疑似病毒性出血热、严重疟疾和肠热症患者应该立即收治入院。在非洲野外环境中旅行是暴露于病毒性出血热的高危因素（指拉沙热病毒、埃博拉病毒、马尔堡病毒和 Machjupo 病毒等），而其他出血热病毒例如登革热、汉坦、黄热病和刚果—克里米亚出血热出血热在世界各地的分布更广泛和散在（表 20.6）。所有疑似感染出血热病毒的患者都应立即上报当地的卫生部门和 CDC。

对于处于临床稳定期的旅行相关发热的患者，如果病史、体格检查和实验室检测上都没有特别的发现，可以继续观察。这类患者应该指导其记录体温，如果热度不退，应在 2～3 天内就诊；如果症状恶化，应立即就诊。由于大多数旅行相关发热性疾病都表现为普通的自限性的病毒综合征，所以大部分的发热都会自行恢复。如果发热持续，应重复进行疟疾血涂片和血培养。同时应根据患者病史和体格检查的提示，安排可疑疾病的相关血清学检测。影像学检查（例如腹部 CT 或超声）和活检（例如骨髓、肝、淋巴结）也需要有一定的指征。在评估较为复杂的明显与旅行相关的疾病时，临床医生还应考虑到非感染性疾病，例如肺栓塞、潜在的恶性肿瘤、系统性红斑狼疮和颞动脉炎的可能，这些疾病也能出现发热。

对可能的病原体进行经验性的治疗是需要视情况不断调整的，尤其是当无法进行合适的诊断性检查或者患者出现临床恶化时。例如，对疑似感染恶性疟原虫的患者，可使用口服或静脉奎宁；对疑似肠原性发热的患者可采用喹诺酮类或三代头孢菌素；对疑似感染立克次体的患者可使用多西环素；对疑似拉沙热的患者可使用利巴韦林（表

20.2)。早期足量的治疗，对旅行者而言，能显著降低严重发热性疾病的发病率和潜在病死率。

（孟成艳 译 周心 校）

扩展阅读

Abramowicz M (ed.) 2007 Drugs for parasitic infections. Med Lett 47:1

Ackers M L, Puhr N D, Tauxe R V et al 2000 Laboratory-based surveillance of Salmonella serotype Typhi infections in the United States: antimicrobial resistance on the rise. JAMA 283:2668

Bottieau E, Clerinx J, Van den Enden E et al 2006 Etiology and outcome of fever after a stay in the tropics. Arch Intern Med 166:1642

Cairns L, Blythe D, Kao A et al 2000 Outbreak of coccidioidomycosis in Washington state residents returning from Mexico. Clin Infect Dis 30:61

Centers for Disease Control and Prevention 2007 Health information for international travel, 2008 Atlanta: US Department of Health and Human Services, Public Health Service

Centers for Disease Control and Prevention 2006 Chickungunya fever diagnosed among international travelers – United States, 2005–2006. MMWR 55:1040

Cowley R G 1970 Implications of the Vietnam war for tuberculosis in the United States. Arch Environ Health 21:479

El Bashir H, Coen P G, Haworth E et al 2004 Meningococcal W135 carriage; enhanced surveillance amongst east London Muslim pilgrims and their household contacts before and after attending the 2002 Hajj. Travel Med Infect Dis 2:13–15

Eremeeva M E, Gerns HL, Lydy S L et al 2007 Bacteremia, fever, and splenomegaly caused by a newly recognized Bartonella species. N Engl J Med 356:2381

Frame J D 1989 Clinical features of Lassa fever in Liberia. Rev Infect Dis 11:S783

Freedman D O, Weld L H, Kozarsky P E et al 2006 Spectrum of disease and relationship to place of exposure in ill returned travelers. N Engl J Med 354:119

Gear J H 1989 Clinical aspects of African hemorrhagic fevers. Rev Infect Dis 11:S777

Gubler D J 1998 Dengue and dengue hemorrhagic fever. Clin Microbiol Rev 11:480

Hill D R 2000 Health problems in a large cohort of Americans traveling to developing countries. J Travel Med 7:259

Hopkins R S, Jajosky R A, Hall P A et al 2005 Summary of notifiable diseases-United States, 2003. MMWR 52:1

Huggins J W 1989 Prospects for treatment of viral hemorrhagic fevers with ribavirin, a broad-spectrum antiviral drug. Rev Infect Dis 11:S750

Janisch T, Preiser W, Berger A et al 1997 Emerging viral pathogens in long-term expatriates (I): hepatitis E virus. Trop Med Int Health 2:885

Jelinek T, Bisoffi Z, Bonazzi L et al 2002 Cluster of African trypanosomiasis in travelers to Tanzanian national parks. Emerg Infect Dis 8:634

Jenesenius M, Fournier P E, Vene S et al 2003 African tick bite fever in travelers to rural sub-Equatorial Africa. Clin Infect Dis 36:1411
Levy M J, Herrera J L, DiPalma J A 1998 Immune globulin and vaccine therapy to prevent hepatitis A infection. Am J Med 105:416
Lewis M D, Serichantalergs O, Pitarangsi C et al 2005 Typhoid fever: a massive, single-point source, multidrug resistant outbreak in Nepal. Clin Infect Dis 40:554
Liles W C, Van Voorhis W C 1999 Fever in travelers to tropical countries. In: Root RK, Waldvogel F, Corey L, Stamm WE (eds) Clinical infectious diseases – a practical approach. Oxford University Press, New York
Maddison S E 1991 Serodiagnosis of parasitic diseases. Clin Microbiol Rev 4:457
McDonald J C, MacLean J D, McDade J E 1988 Imported rickettsial disease: clinical and epidemiologic features. Am J Med 85:799
McQuiston J H, Paddock C D, Singleton J et al 2004 Imported spotted fever rickettsioses in United States travelers returning from Africa: A summary of cases confirmed by laboratory testing at the Centers for Disease Control and Prevention, 1999–2002. Am J Trop Med Hyg 70:98
Meltzer E, Artom G, Marra E et al 2006 Schistosomiasis among travelers: new aspects of an old disease. Emerg Infect Dis 12:1696
Morgan J, Bornstein S L, Karpati A M et al 2002 Outbreak of leptospirosis among triathlon participants and community residents in Springfield, Illinois, 1998. Clin Infect Dis 34:1593
Newman R D, Parise M E, Barber A M et al 2004 Malaria-related deaths among US travelers, 1963–2001. Ann Intern Med 141:547
Panackal A A, Hajjeh R A, Cetron M S et al 2002 Fungal infections among returned travelers. Clin Infect Dis 35:1088
Raoult D, Weiller P J, Chagnon A et al 1986 Mediterranean spotted fever: clinical, laboratory and epidemiological features of 199 cases. Am J Trop Med Hyg 35:845
Raoult D, Drancourt M 1991 Antimicrobial therapy of rickettsial diseases. Antimicrob Agents Chemother 35:2457
Revak D M, Swain R A, Guthrie R M et al 1989 Brucellosis contracted during foreign travel. Postgrad Med 85:101
Rigau-Perez J G, Clark G G, Gubler D J et al 1998 Dengue and haemorrhagic fever. Lancet 352:971
Ryan C A, Hargrett-Bean N T, Blake P A 1989 Salmonella typhi infections in the United States, 1975–1984: increasing role of foreign travel. Rev Infect Dis 11:1
Ryan E T, Wilson M E, Kain K C 2002 Illness after international travel. N Engl J Med 347:505
Salomon J, Flament Saillour M, De Truchis P et al 2003 An outbreak of acute pulmonary histoplasmosis in members of a trekking trip in Martinique, French West Indies. J Travel Med 10:87
Schwartz E, Shlim D R, Eaton M et al 1990 The effect of oral and parenteral typhoid vaccination on the rate of infection with Salmonella typhi and Salmonella paratyphi A among foreigners in Nepal. Arch Intern Med 150:349
Slom T J, Cortese M M, Gerber S I et al 2002 An outbreak of eosinophilic meningitis caused by travelers returning from the Caribbean. N Engl J Med 346:668
Steffen R, Rickenbach M, Wilhelm U et al 1987 Health problems after travel to developing countries. J Infect Dis 156:84
Suh K N, Kain K C, Keystone J S 2004 Malaria. Can Med Assoc J 170:1693

Tilzey A J, Webster M, Banavala J E 1985 Patients with suspected Lassa fever in London during 1984: problems in their management. BMJ 291:1554

Update 2001 Outbreak of acute febrile illness among athletes participating in Eco-challenge-Sabah 2000 – Borneo, Malaysia, 2000. MMWR 50:21

Warren K S, Mahmoud A A F (eds) Tropical and geographic medicine, 2nd edn. McGraw-Hill, New York

Wilder-Smith A, Schwartz E 2005 Dengue in travelers. N Engl J Med 353:924

Wilson M E 1991 A world guide to infections: diseases, distribution, diagnosis. Oxford University Press, New York

Wilson M E, Weld L H, Boggild A et al 2007 Fever in returned travelers: Results from the GeoSentinel Surveillance Network. Clin Infect Dis 44:1560

第 21 章　旅行者和移民中的病毒性肝炎

Elaine C. Jong，Russell McMullen

病毒性肝炎是旅行者、移民及他们的医生普遍关注的疾病之一（表 21.1）。本章节重点讲述了 5 种肝炎病毒及其引起的疾病：甲型肝炎病毒；乙型肝炎病毒；丙型肝炎病毒；丁型肝炎病毒，原称 δ 因子；戊型肝炎病毒，原称肠道传播的非甲非乙型肝炎（表 21.1）。有证据显示还存在其他类型的病毒性肝炎，但均未被完全确认定性。

表 21.1　肝炎病毒的概况

病毒类型	遗传物质	潜伏期	传播途径	肝炎慢性化的风险	是否可以用疫苗预防
甲型肝炎	RNA	15～45 天，平均 26 天	粪-口传播	无	是
乙型肝炎	DNA	30～180 天，平均 90 天	性传播，血液传播，输血及血制品，外科手术/牙医治疗，母婴传播	大（90%的新生儿感染者会发展成慢性肝炎，5%～10%的成人感染者会发展成慢性肝炎）	是
丙型肝炎	RNA	15～150 天，平均 60 天	血液传播，输血及血制品，性传播	大（85%）	否
丁型肝炎	RNA	30～50 天	性传播，血液传播，输血及血制品，外科手术或牙医治疗，皮肤和黏膜伤口，母婴传播	大（重叠感染时为 79%，共同感染时 <5%）	否

续表 21.1 肝炎病毒的概况

病毒类型	遗传物质	潜伏期	传播途径	肝炎慢性化的风险	是否可以用疫苗预防
戊型肝炎	RNA	28～48天	粪一口传播	无	否
己型肝炎	?	?	非肠道?	不知道	否
庚型肝炎	RNA	?	非肠道	可能小或无	否

甲型病毒性肝炎系经粪—口传播，主要是因摄入甲型肝炎病毒污染的食物和水源而造成感染。乙型病毒性肝炎的传播方式为经血液传播，性生活传播及围产期的母—婴传播。其中血液传播途径指的是输血和血制品，以及皮肤和黏膜微小创伤所致的一种特殊经血传播形式。居住在甲型病毒性肝炎及乙型病毒性肝炎低发病地区的旅行者，如计划去此类疾病高发的地区旅行，他们就是易感者，可以通过注射这两种肝炎的疫苗而获得免疫。(图 21.1)（第 5 章)。丙型病毒性肝炎的传播途径与乙型病毒性肝炎类似，其中输血及血制品、性生活是主要的传播途径。由于目前还没有丙型病毒性肝炎疫苗，因此旅行者应寻求旅行前咨询，了解如何避免患病并采取相应的措施。丁型病毒性肝炎的传播途径类似于乙型病毒性肝炎，但是由于感染乙型肝炎病毒是感染丁型肝炎病毒的前提条件，因此可以采取乙型病毒性肝炎的预防措施来预防感染丁型肝炎病毒。目前尚没有丁型病毒性肝炎的疫苗。戊型病毒性肝炎的传播途径类似于甲型病毒性肝炎，主要是通过粪—口传播。由于尚无戊型病毒性肝炎的疫苗，旅行者需要进行旅行前的咨询，了解如何选择安全的食物和水源从而预防感染戊型肝炎病毒。

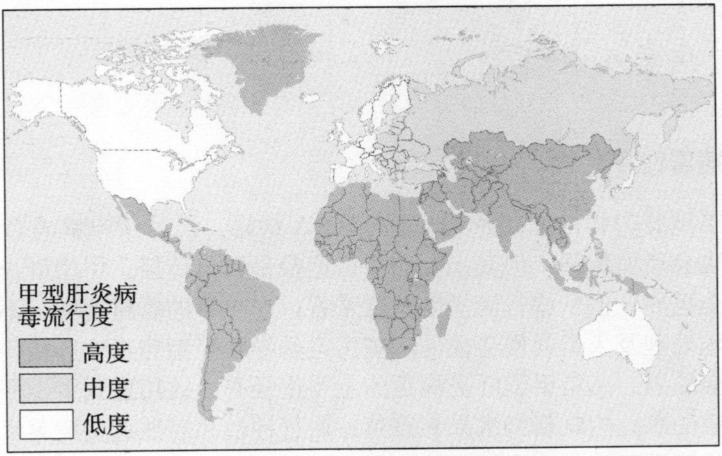

图 21.1 （另见彩图 21.1） 甲型肝炎流行的地理分布

（来自于 2008 CDC 给全球旅行者的健康信息及建议）

根据患者的年龄及免疫功能状态的不同，以及是否存在混合感染及慢性肝病，急性病毒性肝炎的转归是不同的。旅行者多元化现象日益增多，旅行者可能个体本身存在一个或多个危险因素，而这些危险因素会影响急性病毒性肝炎的预后，导致严重并发症的产生，因此做好旅行者获得性肝炎的预防工作是十分重要的。此外，医生不仅在旅行前咨询时需要判断旅行者是否存在患病毒性肝炎的危险因素，而且需要了解各种病毒性肝炎的流行病学、携带者的分布及肝炎的鉴别诊断，这样在旅行者回国后就诊及新入境移民就医时，医生可以准确的诊断疾病。

目前，很多特异性的血清学检测结合肝功能的检测可以确诊病毒性肝炎，并判断肝炎的病程分期。然而，将实验室检测结果与病人临床表现相对应的前提是能够准确的解释实验室检测结果。对于具体病例如何给予最合理的管理和治疗，通常须咨询肝病专家。旅行者在旅行过程中患的一部分感染性疾病的症状，服用一些药物后产生的副作用及摄入肝毒性食物后的反应均可类似于病毒性肝炎的症状，从而增加了急性肝炎诊断的复杂性（表 21.1）。

流行病学及病因学

甲型病毒性肝炎

甲型肝炎病毒是直径 27nm 的 RNA 病毒。虽然甲型病毒性肝炎偶尔也会经血传播，但其主要的传播途径是粪口传播。甲型肝炎病毒遍布全世界，但从旅行医学的角度来看，在热带的农村地区，不恰当的污水处理及人类粪便造成的环境污染是导致甲型病毒性肝炎传播的最主要原因。感染甲型肝炎病毒的主要途径有：饮用遭到甲型肝炎病毒污染的水；生吃新鲜水果和蔬菜，而且种植和清洗这些蔬菜水果的水是受到甲型肝炎病毒污染的。甲型病毒性肝炎疫情暴发的另一常见原因是人们食用了生长在甲型肝炎病毒污染水域内的贝壳。1988 年在上海发生的甲型病毒性肝炎疫情暴发就是一个很好的例子，当时上海有大量市民摄入了甲型肝炎病毒污染的毛蚶，导致了 30 万人发病。

人与人之间的甲型病毒性肝炎传播主要发生在以下 2 种情况：①人们在食品加工处理时不注意卫生（如食品从业人员便后不洗手）；②在卫生条件较差的环境内，人与人之间有密切的接触，主要发生在卫生条件较差的幼托机构、监狱以及残障人员收容所。流行病学数据显示甲型病毒性肝炎的高危人群是男性同性恋者、吸毒人员及凝血因子缺乏的病人。易感染甲型肝炎病毒的职业性危险因素有：与感染甲型肝炎病毒的灵长类动物相接触的工种（如动物饲养员、兽医等），甲型肝炎病毒的实验室研究员。

血清学调查显示 2.5％的北欧年轻士兵曾感染过甲型肝炎病毒，在纽约的中产阶级中，20％～30％的中年人曾感染过甲型肝炎病毒，几乎 100％的东南亚人都曾感染过甲型肝炎病毒，由此可见，甲型肝炎病毒的感染风险在发达国家和发展中国家是不同的。流行病学数据显示随着第三世界国家现代化进程的发展，甲型病毒性肝炎易感人群也发生着变化。生活在泰国城市内的年轻人，仅 50％的年轻人血清甲型肝炎病毒抗体阳性。从 1988 年中国上海甲型病毒性肝炎暴发的案例可以发现（甲型肝炎的发病年龄后移），大量年轻的成年人既往并未感染过甲型肝炎病毒，变成了易感人群。

乙型病毒性肝炎

乙型肝炎病毒是直径 42nm 的 DNA 病毒。Dane 颗粒为乙型肝炎病毒（HBV）的完整病原体，由可辨认的亚病毒片断构成，包括乙型肝炎表面抗原（HBsAg），乙型肝炎核心抗原（HBcAg），DNA 多聚酶和 e 抗原（HBeAg）。乙型肝炎表面抗原是乙型病毒性肝炎感染的主要标志物，而乙型病毒性肝炎患者的血清内存在 e 抗原则提示该病人的传染性强。

乙型病毒性肝炎的易感人群包括：接受输血的人，因血液或血制品内可能含有乙型肝炎病毒（一些国家会筛查血库内的血及血制品是否含有乙型肝炎表面抗原及其他经血传播的病原体，因此在这些国家内，输血后乙型肝炎的患病风险较小。）；器官移植的受者；经常接触血制品的医务人员；血透患者；有多个性伙伴的男性同性恋者；与乙型肝炎表面抗原（HBsAg）携带者有性接触和共同密切生活的人。

旅行者在不同的国家地区旅行，其患乙型病毒型肝炎的风险也是不同的，这反映了世界各地乙型病毒性肝炎的流行情况（图 21.2）。在美国，10%的人口曾感染过乙型肝炎病毒，但乙型肝炎表面抗原的阳性携带率<1%。北欧各国家的乙型病毒性肝炎患病率及乙型肝炎表面抗原的阳性携带率类似于美国。但北非、撒哈拉以南的非洲地区、大洋洲、东亚地区乙型病毒型肝炎的患病率高：这些地区内 70%～80%的人曾感染过乙型肝炎病毒，乙型肝炎表面抗原携带率为 5%～15%。全球估计有 1.7 亿人是乙型肝炎病毒的慢性携带者。围产期传播（母婴垂直传播）是造成乙型病毒性肝炎高发病地区有如此高的乙型肝炎病毒感染率和慢性携带率的一个原因。乙型肝炎表面抗原阳性的孕妇，或孕晚期急性乙型病毒性肝炎的患者中，30%～50%会将乙型肝炎病毒传染给下一代，除非是生于乙型肝炎表面抗原（HBsAg）阳性母亲的婴儿在出生即刻便采取特异性的预防措施（见

下文）。

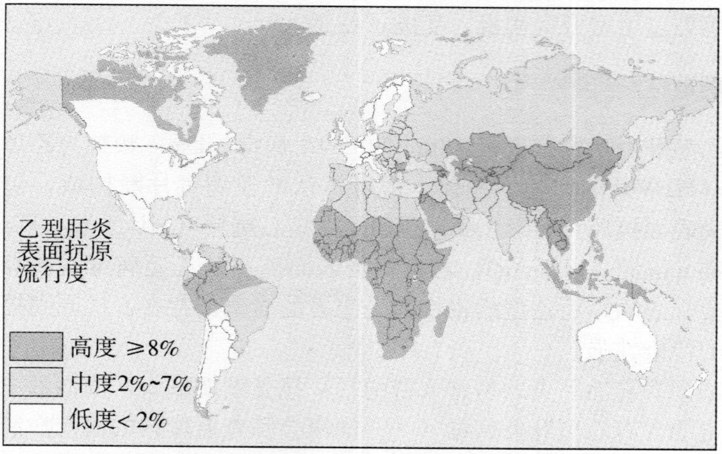

图 21.2 （另见彩图 21.2）乙型肝炎流行的地理分布

（来自于 2008 CDC 给全球旅行者的健康信息及建议）

如旅行者与旅行地的乙型肝炎病毒携带者有性生活或密切的生活接触，则该旅行者就有可能感染病毒乙型肝炎，这种密切接触指的是共用了受到乙型肝炎病毒污染的个人修饰工具，例如：理发、修面、修指甲、修脚、文身、脱毛等。有些旅行者会前往乙型肝炎流行的国家看病或作牙科医疗，而有些旅行者会意外地在旅行地患病，不得不在医疗环境较差的国家内接受紧急医疗救助，这些旅行者均有可能会感染乙型肝炎病毒。目前“医疗旅游”已成为一种新兴的旅游趋势，即前往医疗费用较低的国家去接受医学手术。这就要求全世界的血库均要筛查血源性病原体，如乙型肝炎病毒、丙型肝炎病毒、人类免疫缺陷病毒（HIV）、西尼罗病毒和锥虫（Chagas 病的病原体）。随着医疗旅游的逐渐增多，世界性的血库筛查工作变得越来越重要。

妊娠期乙型肝炎病毒感染

从乙型肝炎流行国家移民到美国的申请人必须接受乙型肝炎表面

抗原的筛查，这已是一般政策，而对孕妇筛查乙型肝炎表面抗原则是更加重要。有大量的难民会从东南亚或其他的乙型肝炎流行地区涌入美国，因此对他们进行筛查乙型肝炎表面抗原是相当重要的（第18章）。

采取以上政策措施的原因是乙型肝炎病毒会经母—婴途径进行传播。e抗原阳性母亲所分娩的婴儿，90%会成为乙型肝炎慢性携带者，并可能会产生远期的并发症且因此而死亡，此外还有可能将乙型肝炎病毒再传给她的下一代。婴儿出生时便注射大剂量（0.5ml）的乙型肝炎免疫球蛋白可以80%降低乙型肝炎病毒感染率。当由乙型肝炎免疫球蛋白产生的机体被动免疫消退时，母亲和婴儿的密切接触又会显著增加婴儿感染乙型肝炎病毒的风险，因此推荐有感染乙型肝炎病毒风险的婴儿在出生时即刻接种乙型肝炎疫苗的第一针。乙型肝炎免疫球蛋白与乙型肝炎疫苗的联合应用可以有效地阻止生于乙型肝炎病毒携带母亲的儿童感染乙型肝炎病毒，其有效率达到90%。

丙型病毒性肝炎

丙型病毒性肝炎原称非甲非乙型病毒性肝炎（NANBH）。自从美国要求所有的献血者筛查乙型肝炎表面抗原后，在输血后肝炎病例中，乙型病毒性肝炎比例下降至10%，而丙型病毒性肝炎成为输血后肝炎最常见的病因。以往的研究显示3%～7%的血制品能传播非甲非乙型肝炎，接受1～5个单位的输血后非甲非乙型肝炎的感染率是5%～15%。丙氨酸氨基转移酶（ALT）及乙型肝炎核心抗体（HBcAb）曾是非甲非乙型肝炎检测的替代指标，当对每个献血者开始筛查这两个指标之后，输血后丙型病毒性肝炎的发病率开始下降。目前由于对献血者常规筛查丙型病毒性肝炎抗体，输血后丙型病毒性肝炎的发病率较以往有10倍的下降。

丙型病毒性肝炎亦可以通过静脉吸毒及其他乙型病毒性肝炎的传播途径来传播。尽管研究显示丙型肝炎病毒通过性接触传播的比例较低，但在男性同性恋者和丙型病毒性肝炎感染者的长期性伙伴中，丙型病毒性肝炎的发病率较高，因此推定黏膜伤口接触含有丙型肝炎病毒的体液也是丙型病毒性肝炎的一种传播途径。医务工作者感染丙型病毒性肝炎最常见的原因是工作中不小心被针刺到，或是皮肤黏膜隐形伤口接触到病人的血液及血制品，但暴露后是否感染丙型病毒性肝炎与病人体内的病毒载量相关。丙型肝炎病毒的传播率是1%～10%，而乙型肝炎病毒的传播率是5%～30%。

全球丙型病毒性肝炎的流行病学尚在研究中。不幸的是，大量丙型肝炎病毒的感染者，无论是在美国还是在其他国家，均没有明确的感染原因，因此在给旅行者作旅行前咨询时，就没有办法告诉他们如何完全避免感染丙型肝炎病毒。有些国家的丙型肝炎抗体阳性率非常高，他们是撒哈拉以南的国家，埃及，阿拉伯半岛的部分国家，泰国和日本。第二血清型的丙型肝炎病毒在日本较为常见，这种病毒的潜伏期比现在美国的主要病毒株的潜伏期要短。

丁型病毒型肝炎

丁型肝炎病毒（HDV），原称δ因子，是一种缺陷病毒，需依赖于乙型肝炎病毒的遗传物质才能复制。仅在乙型肝炎表面抗原阳性的病人体内才能发现活性丁型肝炎病毒，且只有在乙型肝炎表面抗原携带者及那些明确感染过乙型肝炎病毒的患者的血清内才能发现丁型病毒型肝炎抗体。意大利的南部及北非是丁型病毒型肝炎的高发病地区，但中东地区及撒哈拉以南的非洲地区的丁型肝炎病毒的感染率也较高。亚马逊河流域也发生过丁型病毒性肝炎的疫情。丁型肝炎病毒的传播是遵循着乙型肝炎病毒的传播途径而传播的。在美国，丁型病毒型肝炎患者几乎全部是伴有乙型肝炎病毒感染的吸毒者及有多次输血史的乙型肝炎病毒携带者。急性乙型病毒性肝炎的死亡率会因同时感染丁型肝炎病毒而升高，但慢性乙型肝炎病毒携带者感染了丁型肝炎病毒，其死亡率更高。

戊型病毒性肝炎

戊型病毒性肝炎原称肠道传播的非甲非乙型肝炎。戊型肝炎病毒已通过免疫电子显微镜在粪便中被发现，该病毒在传播途径和流行病学特征上均类似于甲型肝炎病毒，但从血清学分析，二者并不相关。

印度、尼泊尔和缅甸曾发生过多次戊型病毒性肝炎的大流行，主要原因是洪水暴发及供水问题。戊型病毒性肝炎曾在非洲的难民营和墨西哥的两个农村内暴发流行，后者是北美地区唯一记录的大规模暴发。随着戊型病毒性肝炎血清学诊断方法的建立，在一些国家和地区内发现存在戊型肝炎病毒散在的频繁的传播，这些国家和地区包括埃及，香港和撒哈拉以南的非洲国家。

近期的研究表明，戊型病毒性肝炎很可能是人畜共患病，猪是戊型肝炎病毒的主要储存宿主。其他的动物也可以是戊型肝炎病毒的储存宿主，它们是鸡、鼠、狗。猪特异性戊型肝炎病毒株可以感染人类。在戊型病毒性肝炎流行地区进行的高危人群血清戊型肝炎抗体检测的研究表明，职业高危人群的戊型肝炎病毒的血清感染率是升高的，其中巴西猪农戊型肝炎病毒的感染率最低，为6%，而意大利屠宰场工人戊型肝炎病毒的感染率最高，为33%，但在上述高危人群中发现的戊型肝炎病毒感染都是无症状的。在美国，戊型病毒性肝炎的病人数量较少，且基本上都是在国外旅行后回国的输入病例，戊型病毒性肝炎的病例主要从墨西哥和印度旅行后回国的旅行者，没有二次传播病例。

总体来说，戊型病毒性肝炎的临床表现类似于甲型病毒性肝炎；可是，急性戊型病毒性肝炎的死亡率高于甲型病毒性肝炎，可能是由于患者营养不良和并发症造成了死亡率上的差别。妊娠晚期的孕妇如患戊型病毒性肝炎，则其死亡率为10%～20%。目前，尚无戊型病毒性肝炎疫苗。在戊型病毒性肝炎低发病区，从混合血清库内提取的免疫球蛋白不能起到预防感染戊型肝炎病毒的作用。

临床症状

各种病毒性肝炎的临床症状既有相同，也有不同，但均分为前驱期、黄疸期和恢复期。重症肝炎及慢性肝炎的预后较差，往往会导致并发症，甚至是死亡。

前驱期

甲型病毒性肝炎的潜伏期是2～6周，平均为3.7周，通常起病急。乙型病毒性肝炎与丙型病毒性肝炎的潜伏期较长，且发病一般比较缓慢，其中乙型病毒性肝炎的潜伏期为2～6月，平均11.8周，丙型病毒性肝炎的潜伏期为6～12周，平均7.8周。丁型病毒性肝炎和戊型病毒性肝炎的潜伏期并没有那么明确，但丁型病毒性肝炎的潜伏期可能是3～6周，戊型病毒性肝炎的潜伏期是2～9周，平均为6周。

虽然各种类型病毒性肝炎的潜伏期和起病快慢不同，但前驱症状类似。初始症状通常为疲劳不适，接着会出现胃肠道症状，有恶心、呕吐及偶见的腹泻，也可出现低热。右上腹压痛是病毒性肝炎最普遍的体征，大多数的病例还会出现肝大。

前驱期内10%的肝炎病例会出现关节痛和荨麻疹，多见于乙型病毒性肝炎的患者，主要是由于乙型肝炎抗原抗体免疫复合物的形成造成的。甲型病毒性肝炎患者很少出现关节痛和荨麻疹，丙型病毒性肝炎患者偶可出现上述两症状。

甲型病毒性肝炎患者大约在临床症状出现前2周便有传染性，在此期间，病人的粪便内含有病毒颗粒。当病人出现黄疸后，排泄在粪便内的病毒量开始下降，在临床症状出现1～2周后病人便没有传染性了，没有甲型肝炎病毒慢性携带者（病人痊愈后不会携带甲型肝炎病毒）。相比之下，乙型病毒性肝炎患者感染乙型肝炎病毒的1～2周之内血液内即可发现低浓度的乙型肝炎表面抗原，理论上便有了传染性，如果患者感染的乙型肝炎病毒数量较少，那么其血清内出现乙型肝炎表面抗原的时间也较晚。丙型病毒性肝炎患者的传染期尚不清楚。

黄疸期

3种主要类型肝炎的绝大多数病例都是亚临床病例。就甲型病毒性肝炎而言，全世界大多数的感染发生在儿童，且一般儿童感染甲型肝炎病毒后出现的症状较轻，而成人感染甲型肝炎病毒后则容易出现黄疸。估计10%～20%的乙型肝炎病毒感染者和30%的丙型肝炎病毒感染者会出现黄疸。在黄疸期，病人最初会察觉到尿色加深，接着是巩膜黄染，最后才是明显的黄疸伴皮肤瘙痒。在这一阶段，甲型肝炎病人的症状开始好转，当病人粪便内没有甲型肝炎病毒，那该病人也就没有传染性了。然而，乙型肝炎和丙型肝炎病人出现黄疸后，症状将持续，且仍有传染性。

恢复期

如果肝炎不进展成重症肝炎，也不发展成慢性携带，那么所有类型的肝炎均会逐渐恢复的。约90%的甲型肝炎病例的肝功能在12周内会恢复正常，有些病例需要更长的时间去恢复，但没有慢性携带者。与此相反，乙型肝炎病毒感染后的恢复期通常为6～20周，治愈的标准是血清内乙型肝炎表面抗原消失，并出现乙型肝炎表面抗体。5%～10%的成人乙型肝炎患者会成为乙型肝炎表面抗原慢性携带者。丙型病毒性肝炎的症状可能会迅速缓解，但也可能会复燃，而后者与慢性丙型肝炎病毒携带密切相关。

重症肝炎

进展成重症肝炎是急性肝炎最可怕的并发症。急性重症肝炎势不可挡，会造成大量肝细胞坏死，胆红素迅速升高，即使肝酶恢复正常后，胆红素仍持续异常。肝功能严重异常从而会出现肝性脑病。

只有少数急性肝炎病例会进展成重症肝炎，但与急性甲型肝炎相比，急性乙型肝炎患者进展成重症肝炎较为常见（1%～3%），而急性甲型肝炎患者很少会发展成重症肝炎（0.5%～1%）。如慢性丙型肝炎患者重叠感染了甲型肝炎病毒，其病程进展成重症肝炎的概率较高。无论是感染了何种肝炎病毒，传染性重症肝炎的预后是很差的：如没有肝移植，其病死率是60%～90%。与单纯的急性重症乙型肝炎的病死率相比，丁型肝炎病毒和乙型肝炎病毒同时感染后造成的急性重症肝炎的病死率较高，而慢性乙型肝炎叠加感染了丁型肝炎病毒后所致的重症肝炎的死亡率就更高了。

携带者

众所周知，人体感染了甲型肝炎病毒和戊型肝炎病毒后是不会出现慢性携带病毒状态的，但感染了乙型肝炎病毒、丙型肝炎病毒或丁型肝炎病毒后是会出现慢性病毒携带状态的。在美国，约5%～10%乙型肝炎病毒感染者会成为病毒携带者。在乙型病毒性肝炎流行地区，乙型肝炎病毒感染者成为病毒携带者的比例就更高了，约为15%～20%，母婴垂直传播是造成乙型肝炎病毒携带的主要原因。乙型肝炎病毒携带者最严重的并发症是肝细胞肝癌，乙型肝炎病毒携带者患肝癌的风险是普通人的300倍。丙型肝炎病毒感染者会发展成慢性丙型肝炎病毒携带者，事实上，慢性丙型肝炎病毒携带较乙型肝炎病毒携带更为常见。慢性丙型肝炎似乎是独立地与肝细胞肝癌相关，且有证据显示，慢性丙型肝炎病毒感染会增加乙型肝炎病毒携带者发生肝细胞肝癌的可能性。

慢性肝炎

乙型病毒性肝炎和丙型病毒性肝炎均可发展成慢性迁延性肝炎或慢性活动性肝炎，但乙型病毒性肝炎和丙型病毒性肝炎病例中发展成慢性迁延性肝炎和慢性活动性肝炎的比例尚不清楚。慢性迁延性肝炎的炎症局限在汇管区，不会进展纤维化或肝硬化。相反地，慢性活动性肝炎的炎症范围广泛，汇管区之间有桥接坏死，最终进展成肝纤维化。慢性活动性肝炎长期潜在的并发症是肝硬化和肝功能衰竭。

肝炎病毒合并感染

慢性乙型肝炎和丙型肝炎患者合并感染了甲型肝炎病毒，肝炎的症状较为严重，且死亡的风险高于单纯的甲型肝炎患者。艾滋病病毒感染者合并感染了甲型肝炎病毒，甲型肝炎病毒病毒血症期会延长（平均为53天，而单纯甲型肝炎病毒感染病毒血症期为22天，$P<0.05$），且肝炎病情较为严重，传染性也增加。

与单纯丙型肝炎病毒感染相比较，乙型肝炎病毒和丙型肝炎病毒合并感染后的并发症更为严重，肝硬化和肝细胞肝癌的风险也更高。

艾滋病病毒感染者中，慢性乙型肝炎的患病率为10%～15%，合并感染丙型肝炎病毒的比例高达30%。艾滋病病毒和乙型肝炎病毒合并感染的男子的死亡风险明显增加。几个国家的报告显示，在用HAART治疗艾滋病的时代中，艾滋病患者因终末期肝病的死亡率明显较不用HARRT治疗时期高，一种假设的原因是慢性乙型病毒性肝炎和（或）乙型肝炎病毒感染会增强抗反转录病毒药物的内在肝毒性。

鉴别诊断

在诊断病毒性肝炎之前，必须排除其他的导致肝细胞损伤的疾病。特别需注意的是旅行者旅行目的地及移民原居住地疾病的流行情况，必须考虑可以引起黄疸的其他异地源性不强的病因（表21.2）。

表21.2　肝炎诊断的线索
近期旅行史
种族背景和出生地（特别是出生或长期生活在亚洲、大洋洲、北非，或是与生活在上述地区的个体有过密切接触的接触者）
性倾向和性交方式
曾暴露于肝炎的致病因子（包括有着高暴露风险的医务工作者）
肝炎疫苗的接种史
疾病过去史及现病史
肝炎病史，包括肝炎的类型（如知道），其他肝疾病
胆道疾病史或胆道疾病的症状
输血及血制品
血液透析

续表 21.2　肝炎诊断的线索

器官移植
手术史（良性病变手术后有无出现黄疸?）
经常出现的黄疸（有无慢性间歇性幼年黄疸?）
妊娠史（妊娠晚期一需考虑胆汁郁积性黄疸或妊娠期急性脂肪肝）
药物史
吸毒（尤其是静脉吸毒）
处方药（包括口服避孕药）
非处方药（包括维生素）
肝毒物的暴露情况
饮酒
感染了人类免疫缺陷病毒（HIV）的病人用高效抗反转录病毒的药物治疗
职业暴露
摄食蘑菇

病毒性疾病

黄热病

黄疸病人，曾去南美洲、中西非等黄热病疫区旅行，患黄热病的可能性大。可是，严重的、黄疸型黄热病的潜伏期是3～6天，如果病人离开黄热病疫区超过1周以后才出现黄疸，可以明确排除黄热病。此外，黄热病发病非常突然，全身症状明显，而典型的病毒性肝炎起病较隐匿。

EB病毒感染

单核细胞增多症的症状有肝酶异常，通常是轻度异常。严重感染会伴有黄疸。

巨细胞病毒感染

巨细胞病毒感染的症状类似于单核细胞增多症。

单纯疱疹病毒感染

单纯疱疹病毒弥散性感染会导致肝坏死，但这种并发症通常只见于免疫力低下的患者。

柯萨奇病毒感染

严重感染会导致肝炎。

非病毒感染性疾病

伤寒

伤寒导致的广泛肝损伤会使病人产生明显的黄疸。伤寒初期，便会出现急性胆囊炎伴胆汁淤积。甲型病毒性肝炎的危险因素与伤寒相同。

疟疾

偶尔会出现肝大和黄疸，一般多见于严重的恶性疟病例中。

肝脓肿

细菌性和阿米巴肝脓肿均可导致肝大，肝区压痛。旅行者去发展中国家旅行需特别警惕阿米巴肝脓肿。

Q 热

肝大和黄疸是 Q 热最突出的症状。当牛、山羊、绵羊分娩时，与上述动物接触是感染 Q 热的主要危险因素。然而，接触上述动物的皮毛也可感染 Q 热。

二期梅毒

二期梅毒引起的肝的炎症，碱性磷酸酶会显著升高。

钩端螺旋体病

肝功能异常见于该病的免疫反应期。

弓形虫病

弓形虫感染在免疫功能正常的个体中通常只造成轻度的肝功能异常。

蠕虫感染性疾病

蛔虫病

病人初次感染蛔虫会出现肝脾大，胆道阻塞是蛔虫病的晚期并发症，可能发生在移民或是长期旅行后回国的旅行者。

血吸虫病

由曼森血吸虫（*S. mansoni*）或日本血吸虫引起的急性血吸虫病可有明显的全身症状，伴有肝大。

吸虫病

一些吸虫感染最终会导致胆道梗阻，它们包括：华支睾吸虫、后睾属吸虫、肝片吸虫，在侵袭期会有急性肝病的表现。

中毒性肝炎

许多毒素，包括处方药、非处方药、脂溶性维生素、烟碱酸、酒精、工业制剂和蘑菇鹅膏蕈毒素，可以引起肝炎。医生必须详细询问和记录黄疸病人的药物史。

胆道疾病

在诊断肝炎时，应注意与胆囊炎、梗阻性胆道疾病相鉴别。

Gilbert 综合征

人体在空腹状态或患轻度疾病时，肝内葡萄糖醛酸转移酶活性会降低从而导致胆红素上升。上升的胆红素几乎全部是非结合（间接）胆红素。

妊娠

在妊娠晚期，可以看到 2 个综合征：妊娠胆汁淤积性黄疸是没有显著肝损害的，但急性脂肪肝会导致肝细胞明显损伤，病死率高。

诊断

一般肝炎的诊断依据是肝功能异常及肝细胞炎症的临床征象。尽管慢性肝炎和携带者的实验室检测数值可能是正常的，但实验室检查通常可以帮助确诊肝炎。

转氨酶：丙氨酸氨基转移酶（ALT）和门冬氨酸氨基转移酶（AST），是肝细胞损伤的主要标志物。急性肝炎时，转氨酶会显著升高，可以高达几千国际单位。慢性肝炎未急性发作时，转氨酶可能正常或仅轻度升高，急性发作时，转氨酶会明显升高。虽然病人患急性重型肝炎后，转氨酶正常可能意味着大量肝细胞坏死，但是通常转氨酶下降的程度是与急性肝炎缓解的程度相平行的。

肝炎时，血清胆红素异常程度直接反映了肝功能损伤程度。胆红素水平通常反映了肝酶升高的程度，除非是大量肝细胞坏死。有时胆红素很高，而转氨酶却是正常的，这是迷惑性的表现，反映了残存的肝实质细胞功能很差。若轻症患者或正常人出现黄疸，可进一步对胆红素进行分析，如果是非结合（间接）胆红素增高，则提示诊断为 Gilbert 综合征，而非肝炎。

遗憾的是，虽然这些一般实验室检查可能有助于发现肝疾病，但并不能帮助确定病人患的是哪些类型的肝炎。为了能够判定为何种肝炎，有必要作更具体的实验室检测。

甲型病毒性肝炎

甲型肝炎病毒抗体的检测试剂可以协助诊断甲型病毒性肝炎。病人患急性甲型病毒性肝炎时，甲型肝炎病毒抗体为 IgM，炎症缓解后的 6 个月内，血清甲型肝炎病毒抗体为 IgG。如在急性黄疸病人的血清中检测到 IgM 型甲型肝炎病毒抗体，则可推定该病人患急性甲型病毒性肝炎（图 21.3）。

甲型肝炎病毒抗体 IgG（anti-HAV）是获得免疫力的标志，一般甲型肝炎病毒感染恢复后终生阳性。研究显示甲型肝炎疫苗接种后保护性抗体持续存在的时间超过 10 年，因此完成 2 剂甲型肝炎疫苗接种后，官方不推荐加强接种。

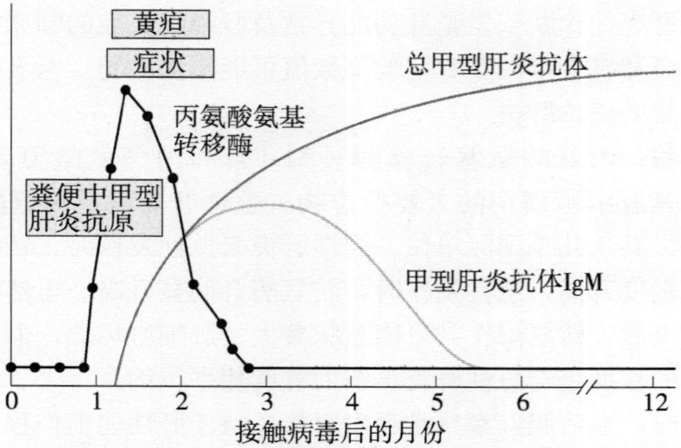

图 21.3　（另见彩图 21.3）甲型肝炎的临床、血清抗体变化曲线
（来自：Hoofmagle J H 1981 病毒性肝炎概论，第 2 卷，第 1 版，Abbott 实验室，Rahway，NJ，第 4 页。出版商允许使用）

乙型病毒性肝炎

乙型病毒性肝炎（hepatitis B）的诊断比较复杂（图 21.4～图 21.6）。很多血清学检测可以协助诊断。在乙型肝炎病毒感染人体的不同阶段，血清学检测结果反映了体内是否存在乙型肝炎病毒和人体对病毒的免疫应答。急性乙型肝炎病毒感染早期，在出现临床症状之前，血清内即可检测到乙型肝炎表面抗原（HBsAg）。患者血清中存在乙型肝炎表面抗原（HBsAg），则说明该患者有传染性，如果患者出现黄疸之后血清内乙型肝炎表面抗原（HBsAg）持续存在 20 周，则可认为该患者为乙型肝炎病毒携带者。

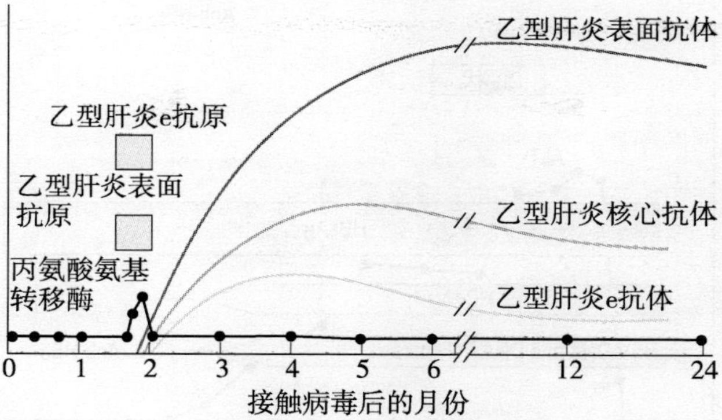

图 21.4　(另见彩图 21.4) 亚临床、无症状的乙型肝炎病毒感染者的临床、血清抗体及生化指标变化曲线

(来自：Hoofnagle J H 1981 病毒性肝炎概论，第 2 卷，第 1 版，Abbott 实验室，Rahway，NJ，第 7 页。出版商允许使用)

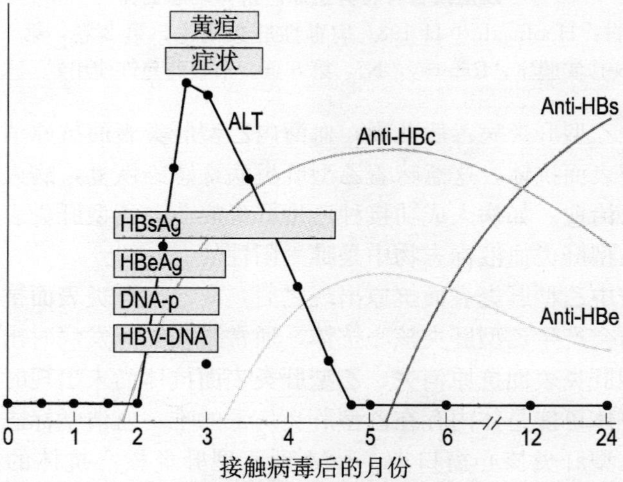

图 21.5　(另见彩图 21.5) 急性乙型肝炎临床及血清各种特异抗原、抗体动态变化

ALT 为丙氨酸氨基转移酶，HBsAg 为乙型肝炎表面抗原，HBeAg 为乙型肝炎病毒 e 抗原，DNA-p 为血清乙型肝炎病毒聚合酶活性，HBV-DNA 为血清乙型肝炎病毒 DNA，Anti-HBs 为乙型肝炎表面抗体，Anti-HBe 为乙型肝炎 e 抗体，Anti-HBc 为乙型肝炎核心抗体。(来自：Hoofnagle J H 1981 病毒性肝炎概论，第 2 卷，第 1 版，Abbott 实验室，Rahway，NJ，第 6 页。出版商允许使用)

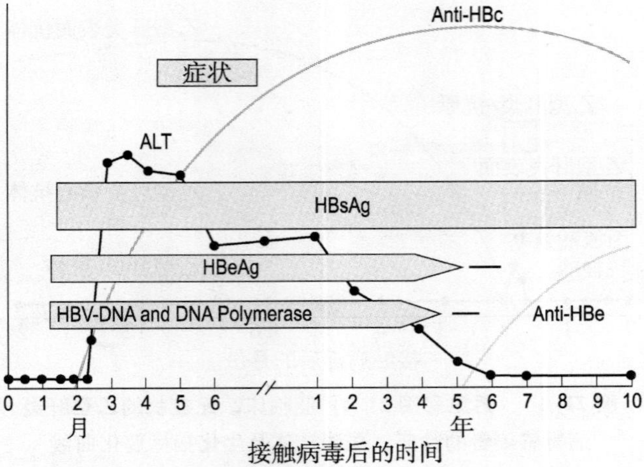

图 21.6 （另见彩图 21.6）慢性乙型肝炎临床及血清各种特异抗原、抗体动态变化

（来自：Hoofnagle J H 1981 病毒性肝炎概论，第 2 卷，第 1 版，Abbott 实验室，Rahway，NJ，第 8 页。出版商允许使用）

感染乙型肝炎病毒后几周，血清内乙型肝炎表面抗原消失，出现乙型肝炎表面抗体，这意味着乙型肝炎病毒感染恢复，病人已没有传染性，已治愈。如病人成功接种乙型肝炎疫苗，乙型肝炎表面抗体在所有的乙型肝炎血液标志物中是唯一阳性的。

血液中乙型肝炎表面抗原出现之后，在乙型肝炎表面抗体出现之前，体内会产生乙型肝炎核心抗体，通常是在临床发病时出现。当血液内乙型肝炎表面抗原消失，乙型肝炎表面抗体尚未出现时，乙型肝炎核心抗体可能是体内存在乙型肝炎病毒的唯一血清学标志，该阶段被称为乙型肝炎核心窗口期。IgM 型乙型肝炎核心抗体的检测可以判定乙型肝炎核心抗体的存在是由于急性感染还是既往感染。

另一个乙型肝炎病毒感染的血清标志物是 e 抗原（HBeAg）。e 抗原是乙型肝炎病毒的核心组分，急性感染时，体内有大量的 e 抗原。如在病人血液内检测到 HBeAg，则提示该病人的传染性强。乙型病毒性肝炎病人渡过乙型病毒性肝炎症状期之后，体内 HBeAg 存在超过 10 周则提示此病人很可能会成为慢性乙型肝炎病毒携带者（25%～50%的乙型肝炎病毒携带者 HBeAg 阳性）。相反地，病人体内产生的 e 抗体（anti-HBe）很可能是乙型肝炎病毒感染恢复的标志（表 21.3）。

表 21.3　乙型病毒性肝炎血清指标的意义

HBsAg	抗- HBs	抗- HBc	临床意义
+	−	−	乙型肝炎病毒感染早期，可能是亚临床期或是早期临床病例。HBeAg/抗- HBe 检测结果提示如下：−/−（e 抗原窗口期）或−/+：可能为恢复期；+/−：高度传染性。 需要随访至抗- HBs 阳性，例如：急性乙型肝炎治愈。
+	−	+	诊断如下： 1. 急性乙型肝炎病毒感染，尚未产生抗- HBs。e 抗原检测结果的提示与上述一致。抗- HBc IgM 型抗体检测可区分是急性感染还是慢性携带。 2. 慢性乙型肝炎病毒携带。如有急性肝炎表现，可能的诊断是乙型肝炎病毒携带者重叠感染了甲型肝炎病毒、丙型肝炎病毒或丁型肝炎病毒。其他的病毒感染或毒素。
+	+	+	急性乙型肝炎病毒感染，非典型的类型，因为通常抗- HBs 出现时 HBsAg 会消失。由于已经出现了抗- HBs，乙型肝炎病毒感染肯定会恢复。
−	+	+	乙型肝炎病毒既往感染。抗- HBs 阳性提示感染恢复。如有急性肝炎表现，考虑可能是甲型病毒性肝炎，丙型病毒性肝炎，其他病毒感染，或其他原因。

续表 21.3 乙型病毒性肝炎血清指标的意义

HBsAg	抗-HBs	抗-HBc	临床意义
−	−	+	乙型肝炎病毒既往感染：①目前体内抗-HBs含量低于检测限；如 HBeAg 是阴性的，推定为既往感染，如病人有急性肝炎的表现，则考虑可能是甲型病毒性肝炎，丙型病毒性肝炎，其他病毒感染，或其他原因。②刚感染过乙型肝炎病毒：核心窗口期，HBsAg 消失，但抗-HBs 尚未出现。HBeAg 阳性提示：由于 HBeAg 阳性，病人仍有传染性，但由于 HBsAg 消失，因此病人处于感染恢复期。需随访至抗-HBs 转为阳性。抗 HBc 抗体类型可以将 1 和 2 区分开来。③低病毒载量的携带者：HBsAg 含量太低以至于检测不出来。如病人有急性肝炎表现，考虑可能为甲型病毒性肝炎，丙型病毒性肝炎，其他病毒感染，或其他原因。
−	+	−	乙型肝炎病毒既往感染：①目前体内抗-HBc含量太低以至于检测不出来。②曾接种过乙型肝炎疫苗：疫苗仅含有低剂量的 HBsAg。如病人呈现出急性肝炎的表现，可能的诊断是甲型病毒性肝炎，丙型病毒性肝炎，其他病毒感染，或其他原因所造成的肝炎。
−	−	−	无乙型肝炎病毒感染的证据。如病人有肝炎表现，需考虑甲型病毒性肝炎，丙型病毒性肝炎，其他病毒感染，或其他原因。

丙型病毒性肝炎

丙型肝炎（hpatitis C）病毒感染的诊断是建立在丙型肝炎病毒标志物检测方法的发展之上的。第一代酶联免疫吸附测定（ELISA），于发病后平均 15 周方能检测出丙型肝炎病毒抗体（anti-HCV），故不利于诊断急性丙型病毒性肝炎，但自从美国开始利用第一代 ELISA 法筛查慢性丙型肝炎病毒携带者后，输血后肝炎的发生率有了明显的降低。第二代 ELISA 法的敏感度和特异度均较第一代明显增高，通常在丙型肝炎病毒感染的早期，有时候在刚出现症状时，便能检测出丙型肝炎病毒抗体。放射免疫印迹分析（RIBA）作为丙型肝炎病毒检测的确认试验，用 ELISA 法筛查出的丙型肝炎抗体阳性者，再用 RIBA 法加以确认。

聚合酶联反应法（PCR）检测血清和血浆中的丙型肝炎病毒 RNA（HCV RNA）是目前丙型肝炎病毒感染检测方法中最敏感的，在感染的早期，便能检测到 HCV RNA。HCV RNA 检测是诊断急性丙型肝炎病毒感染和确诊低病毒血症慢性感染最有效的方法。HCV RNA bDNA 检测法是 HCV RNA 定量检测方法，用于检测病毒载量极高的病人，可以校准至世界卫生组织建立的国际标准。虽然现有的新的 HCV RNA bDNA 检测法敏感度很高，但是阴性结果并不能判定病人一定未感染丙型肝炎病毒。因此需要用更敏感的定性聚合酶联反应（PCR）法来排除 HCV 低病毒血症的可能性。

丁型病毒性肝炎

在丁型肝炎（hepatitis D）病毒急性感染时，检测到的丁型肝炎病毒抗体通常只是暂时阳性的，但在慢性丁型肝炎病毒携带者体内，丁型肝炎病毒抗体是持续阳性的。急性感染时，IgM 型丁型肝炎病毒抗体是阳性的，这有助于区分急性感染与慢性感染。重症肝炎病例，或当乙型肝炎病毒携带者的病情出现急性加重，需考虑丁型病毒性肝炎可能。

戊型病毒性肝炎（hepatitis E）

目前已开发出酶联免疫吸附法（ELISA）技术，用于戊型病毒性肝炎的血清学检测，并已用于实验研究，筛查戊型肝炎流行国家的患病率和发病率。在本书出版之际，美国市场上还没有商业用途的戊型肝炎检测试剂，但在美国疾病预防与控制中心的肝炎科可以做血清的戊型肝炎病毒确认试验。

EB病毒感染和巨细胞病毒感染（Epstein-Barr Virus and Cytomegalovirus）

EB病毒感染和巨细胞病毒感染是最常见的需要与肝炎相鉴别的疾病，应用急性期和恢复期抗体滴度检测可以排除这两种疾病。单斑试验可用来诊断因EB病毒感染造成的单核细胞增多症，但在疾病的早期，它通常是阴性的，并可能在病程进展中持续阴性。

治疗

急性病毒性肝炎没有特异性的治疗。无法自理的和不能进食的急性病毒性肝炎病人需要住院治疗。肝功能衰竭的病人必须住院治疗，因为他们需要深入支持治疗和密切的实验室监测。

原先，肝炎病人治疗期间的饮食是个大问题，但现在普遍认为高碳水化合物低脂肪含量的食物是病人最能耐受的食物。至于肝炎治疗期间病人活动量的问题，一般推荐活动量以病人能够承受的水平为限，通常病人更乐意适量活动，而不是一直躺在床上直至肝功能恢复正常。

急性肝炎的药物治疗是个棘手的问题。一般情况下，明智的做法是如果可能的话，避免应用所有的药物治疗，但如果不能避免用药时，至少应避免使用对肝有害的药物。虽然有些肝炎并不是严重肝病，可能没有必要禁止饮酒12个月（某些要求是禁止饮酒12个月），但在肝炎的急性期，禁饮酒，即便是微量的酒精也不能饮用。

凝血酶原时间的检测是对肝合成凝血因子能力的功能测定。如果急性肝炎干扰了正常凝血因子的产生，可使用小剂量的维生素 K。

有几种抗病毒治疗目前被用于治疗慢性乙型肝炎，患者无论是乙型肝炎 e 抗原（HBeAg）阳性或 e 抗原（HBeAg）阴性，都是接受治疗的潜在候选人。抗病毒药物包括：阿德福韦、恩替卡韦、α-干扰素—2b、拉米夫定、聚乙二醇 α-干扰素 2a。治疗的目的是抑制乙型肝炎病毒复制，减缓慢性乙型肝炎肝硬化，肝功能失代偿的进程，降低慢性乙型肝炎发展成肝细胞癌的可能性。治疗的指针是乙型肝炎病毒 DNA ≥10 4 IU/ml 及丙氨酸氨基转移酶测定值超过正常值上限的 2 倍，或肝组织活检显示肝细胞中度炎症或坏死。干扰素被用于慢性丙型病毒性肝炎的治疗，且已取得初步成功，尽管干扰素治疗的远期效果不清楚，但 25％的接受干扰素治疗的丙型肝炎病人氨基转移酶维持在正常范围。其他的慢性肝炎的治疗方法仍在研究中。

预防

甲型肝炎疫苗

旅行者可以选择灭活甲型肝炎疫苗来预防甲型病毒性肝炎。接种甲型肝炎灭活疫苗 1 月后，血清甲型肝炎抗体阳转率大于 95％。推荐于首剂接种甲型肝炎疫苗后 6～12 月进行加强接种 1 剂，这样可以确保体内甲型肝炎抗体长期维持在较高水平。由于有些旅行者可能曾经感染过甲型肝炎病毒，因此如果旅行者在出发前有充足的时间，为了避免不必要的接种，可以筛查旅行者体内有无甲型肝炎抗体，而且这项检查费用不高。建议进行甲型肝炎抗体检测的人群有：曾有过黄疸病史的个体，甲型肝炎流行区的当地居民，长期居住在甲型肝炎流行区的个体，二战结束前出生的人群（那时候卫生条件比较差）。

不论是否接种过疫苗，合理的预防措施应该是注意饮食卫生，养成良好的卫生习惯。应饮用热的饮料，碳酸饮料，罐装或瓶装饮料；吃热的，煮熟的食物，特别是要避免吃生的，未烧熟的海鲜，另外需避免生吃蔬菜水果，建议水果削皮后食用，因为有些地区是用人的粪便给蔬菜水果施肥的。加热至85℃（185 ℉）1min可以灭活甲型肝炎病毒，在测试情况下，60℃（140 ℉）60min也能部分灭活甲型肝炎病毒。从少数的几次食源性甲型肝炎暴发的疫情中发现，煮熟的食物如表面被污染，用微波炉加热30s或30s以上，其中的甲型肝炎病毒可以被灭活。

甲型肝炎疫苗用于免疫抑制个体

慢性乙型肝炎和慢性丙型肝炎患者接种甲型肝炎疫苗后，甲型肝炎血清抗体转化率与健康人类似。于第一剂甲型肝炎疫苗接种后7个月，即第二剂甲型肝炎疫苗接种后1个月测定血清甲型肝炎抗体转化率，从而发现甲型肝炎疫苗的免疫原性在失代偿肝硬化患者体内比在代偿期肝硬化患者体内差，其中失代偿肝硬化患者血清甲型肝炎抗体转化率为66%，而代偿期肝硬化患者血清甲型肝炎抗体转化率为98%。肝移植术后的病人接种2剂甲型肝炎疫苗后，血清转化率仅为0%～26%。甲型肝炎疫苗在艾滋病病毒感染者体内的免疫原性与病人体内的CD4细胞计数相关。CD4细胞计数＞300的艾滋病病毒感染者注射甲型肝炎疫苗后，血清抗体转化率与健康对照人群类似，CD4细胞计数＜300的艾滋病病毒感染者注射甲型肝炎疫苗后，免疫应答率较差。

免疫球蛋白

有些人无法接种甲型肝炎疫苗，有些病人对甲型肝炎疫苗的应答较差，这些人可通过注射免疫球蛋白来预防甲型病毒性肝炎。注射甲型肝炎免疫球蛋白后，机体被动获得了甲型肝炎抗体，立即可以抵御甲型肝炎病毒的侵袭。建议短期旅行者注射甲型肝炎免疫球蛋白的剂量为0.02 ml/kg（2 ml），打算于旅行目的地停留3月或更长时间的旅行者应注射0.06 ml/kg（4～5 ml）。对于那些长期停留的旅行者，必须每5个月再注射1剂的免疫球蛋白。研究显示甲型肝炎免疫球蛋白的保护有效率（保护性血清抗体阳转率）约为85%，1年之内，约500个采用注射甲型肝炎免疫球蛋白预防甲型病毒性肝炎的人中会有1人患黄疸肝炎。

乙型病毒性肝炎

旅行者暴露于乙型肝炎病毒的风险决定了旅行者是否需接种乙型肝炎疫苗。接触乙型肝炎病毒的高危人群需要接种乙型肝炎疫苗，包括：医务工作者，预期可能会在乙型肝炎病毒流行区看病就医的人，在乙型肝炎病毒流行的国家内，与当地人有性接触或其他密切接触的人。此外，打算在发展中国家领养儿童的家庭也需要接种乙型肝炎疫苗。长期在乙型肝炎病毒流行区旅行的旅行者，即停留超过 6 个月的旅行者，无论有无患乙型病毒性肝炎的危险因素，均需接种乙型肝炎疫苗。如果旅行者既需要预防甲型病毒性肝炎又需要预防乙型病毒性肝炎，那么可以接种甲乙型肝炎联合疫苗（见第 5 章）。

与乙型肝炎病毒携带者有家庭接触和性接触的人需要进行血液检查以筛查是否已感染乙型肝炎病毒，并在适宜的时候接种乙型肝炎疫苗（第 5 章和第 18 章）。慢性乙型肝炎的病人应接种甲型肝炎疫苗以避免重叠感染甲型肝炎病毒致严重的肝功能损害（重症肝炎）。

乙型肝炎疫苗用于免疫抑制个体

乙型肝炎疫苗在慢性丙型肝炎患者体内可以产生免疫应答，接种 3 剂乙型肝炎疫苗后血清保护率（血清 anti－HBs 阳转率，血清 anti－HBs≥10 mIU/ml 为阳性）与健康对照人群类似。可是，一些研究显示，乙型肝炎疫苗的免疫原性在晚期肝病患者和肝移植术后的患者体内是不确定的，不能产生良好的免疫应答。艾滋病病毒感染者对乙型肝炎疫苗的应答率与体内 CD4 细胞计数和 HIV－RNA 水平是相关的，如果艾滋病病毒感染者体内 CD4 细胞计数大于 200/μl 且 HIV－RNA 水平低于检测下限，那么他们对乙型肝炎疫苗的免疫应答较好。有报道显示，CD4 细胞计数大于 500/μl 的艾滋病病毒感染者接种 3 剂乙型肝炎疫苗后，血清阳转率最高可达 87.5%。可是，即使有免疫应答，艾滋病病毒感染者接种疫苗后所产生的抗体滴度是低于艾滋病病毒阴性对照组的。对于 CD4 细胞计数小于 500/μl 的艾滋病病毒感染者，有一项研究建议增加接种剂次以加强免疫效果，给予 1 个月内额外注射 3 剂乙型肝炎疫苗。

丙型病毒性肝炎

虽然有几个候选的丙型肝炎疫苗正在做临床调查，但在编写本书的时候，市场还没有丙型肝炎疫苗。没有可靠的数据可以证明丙型肝炎免疫球蛋白可以避免感染丙型肝炎病毒。预防丙型病毒性肝炎的措施是在丙型肝炎流行地区，避免所有的高危行为，避免输血及血制品。慢性丙型肝炎病毒感染者应接种甲型肝炎疫苗和乙型肝炎疫苗从而避免感染甲型肝炎病毒和乙型肝炎病毒，因为如果慢性丙型肝炎病毒感染者重叠感染了甲型肝炎病毒或乙型肝炎病毒，肝炎的发病率和死亡率均会显著升高。

丁型病毒性肝炎

机体对丁型肝炎病毒的免疫力需参见机体对乙型肝炎病毒的免疫力。那些有可能会感染丁型肝炎病毒的人应接种乙型肝炎疫苗。乙型肝炎病毒携带者预防丁型肝炎的措施是避免接触丁型病毒型肝炎的危险因素。

戊型病毒性肝炎

戊型病毒性肝炎的预防措施是避免危险因素。美国和其他非戊型肝炎流行地区生产的免疫球蛋白不含戊型肝炎病毒抗体，而且有一些证据表明，在戊型病毒性肝炎流行地区生产的免疫球蛋白并不能给予机体良好的保护。妊娠期患急性戊型肝炎是很危险的，应告知孕妇和可能怀孕的女性这一点，建议她们推迟去戊型肝炎流行区旅行。

（周娴　译　周心　校）

扩展阅读

Aach R D, Stevens C E, Hollinger F B et al 1991 Hepatitis C virus infections in post-transfusion hepatitis. N Engl J Med 325:1325–1329

Centers for Disease Control 1987 Enterically transmitted non-A non-B hepatitis – East Africa. MMWR 36:241–244

Centers for Disease Control 1987 Enterically transmitted non-A non-B hepatitis – Mexico. MMWR 36:597–602

Centers for Disease Control 1991 Hepatitis B virus: A comprehensive strategy for eliminating transmission in the United States through universal childhood vaccination: Recommendations of the Immunization Practices Advisory Committee (ACIP). MMWR 40:1–25

Costa-Mattioli M, Allavena C, Poirier A S et al 2001 Prolonged hepatitis A in patients infected with human immunodeficiency virus. Clin Infect Dis 32:297–299

Davis G L, Balart L A, Schiff E R et al 1989 Treatment of chronic hepatitis C with recombinant interferon alfa: A multicenter randomized, controlled trial. N Engl J Med 321:1501–1506

Everhart J E, Di Bisceglie A M, Murray L M et al 1990 Risk for non-A, non-B (type C) hepatitis through sexual or household contact with chronic carriers. Ann Intern Med 112:544–545

Halliday M L, Kang L Y, Zhou T K et al 1991 An epidemic of hepatitis A attributable to the ingestion of raw clams in Shanghai, China. J Infect Dis 164:852–859

Hoofnagle J H 1989 Type D (delta) hepatitis. JAMA 261:1321–1325

Innis B L, Snitbhan R, Hoke C H et al 1991 The declining transmission of hepatitis A in Thailand. J Infect Dis 163:989–995

Lange W R, Frame J D 1990 High incidence of viral hepatitis among American missionaries in Africa. Am J Trop Med Hyg 43:527–533

Laurence J 2005 Hepatitis A and B immunizations of individuals infected with human immunodeficiency virus. Am J Med 118:75S–83S

Lok A S F, Kwan W-K, Moeckli R et al 1992 Seroepidemiologic survey of hepatitis E in Hong Kong by recombinant-based enzyme immunoassays. Lancet 340:1205–1208

McMullen R 1993 Hepatitis and international travel. In: Bia F (ed.) The travel medicine advisor. American Health Consultants, Atlanta, p 28.1–28.17

McMullen R, Jong E C 1989 Incidence of antibody to hepatitis A among employees of a multinational corporation: Implications for immunoglobulin prophylaxis. In: Steffen R, Lobel H O, Haworth J et al (eds) Travel medicine. Springer-Verlag, Berlin, p 265–269

Mishu B, Hadler S C, Boaz V A et al 1990 Foodborne hepatitis A. Evidence that microwaving reduces risk? J Infect Dis 162:655–658

Pierce P F, Cappello M, Bernard K W 1990 Subclinical infection with hepatitis A in Peace Corps volunteers following immune globulin prophylaxis. Am J Trop Med Hyg 42:465–469

Thio C I, Seaber E C, Skolasky R Jr et al 2002 HIV-1, hepatitis B virus and risk of liver-related mortality in the Multicenter AIDS Cohort Study (MACS). Lancet 360:1921–1926

Vento S, Garofano T, Renzini C et al 1998 Fulminant hepatitis association with hepatitis A virus superinfection in patients with chronic hepatitis C. N Engl J Med 338:286–290

Vitral C L, Pinto M A, Lewis-Ximenez L L et al 2005 Serological evidence of hepatitis E virus infection in different animal species from the Southeast of Brazil. Mem Inst Oswaldo Cruz 100: 117–222
Vulcano A, Angelucci M, Candelori E et al 2007 H EV prevalence in the general population and among workers at zoonotic risk in Latium Region. Ann Ig 19:181–186
Winokur P L, Stapleton J T 1992 Immunoglobulin prophylaxis for hepatitis A. Clin Infect Dis 14:580–586
World Health Organization 1999 The First International Standard for HCV RNA Quantification. Vox Sanguinis 76:149–158
Zuckerman J N 2003 Hepatitis E and the traveler. Travel Med Infect Dis 1:73–76

第 22 章　钩端螺旋体病

Vernon E. Ansdell

钩端螺旋体病（leptospirosis）是世界范围内最普遍的人畜共患病，出现在除极区以外的所有地区，尤其是热带和亚热带地区。典型病例表现为突发的高热、寒战、剧烈头痛、肌肉痛和结膜充血。许多病例有非特异性症状，通常会被误诊。前往热带和亚热带地区的探险旅游者有感染钩端螺旋体病的风险，因此在出发前应当接受风险评估和相关建议。钩端螺旋体病不易诊断，使用培养（血液、尿液、脑脊液）和血清试验（急性期和恢复期血清）相结合的办法来帮助诊断。对于疑似病例应尽可能早的使用抗生素治疗。

病原学

钩端螺旋体病是由需氧的、运动活跃的密螺旋体引起，其末端呈钩状，直径为 0.1μm，长度为 6～20μm。由于病原体的特性，它能穿过直径 0.2μm 的薄膜滤过器。对于计划用过滤器净化饮用水的人群需慎重考虑。病原体在温暖潮湿的条件下（最适宜温度 28～30℃），在弱碱性环境中（最适宜 pH 7.2～7.4）生存最佳。钩端螺旋体种属包括 2 类：①问号状螺旋体，具有致病性；②双曲钩端螺旋体，腐生，不具有致病性。问号状钩端螺旋体被分为 23 个血清组和超过 200 个血清型，大部分可以导致人类感染。从普通血清组获得的可以导致人类感染的血清型包括：出血性黄疸型（icterohaemorrhagiae）、犬型（canicola）、哈尔乔型（hardjo）、七日热型（hebdomadis）、感冒伤寒型（grippotyphosa）、波莫纳型（pomona）、南方型（australis）和 ballium 型。

流行病学

钩端螺旋体病在除极区以外的全世界范围存在。人类的感染可以是流行的、散发的或地方性的。钩端螺旋体病在温暖潮湿的热带和亚热带地区最为常见，尤其是在雨量密集区域及中性或碱性的土壤。感染通常在有大量家畜或啮齿类动物的农业地区发生，或者是在有大量野生动植物的地区发生。钩端螺旋体病在热带地区雨季及夏秋季温暖的气候下最为常见，可能与接触疫水的机会增加有关。

钩端螺旋体病是以许多野生动物和家畜作为宿主的人畜共患病，包括大鼠、小鼠、猫鼬、猪、狗和牛。传播图见图 22.1。动物通常将钩端螺旋体储存在肾中，病原体繁殖后，可以从尿液中排出达数月或数年。被感染的动物通常是无临床症状的。钩端螺旋体在淡水、潮湿的土壤、蔬菜和泥土中繁殖。人类被感染是由于直接暴露于被感染动物的尿液或是间接暴露于污染的水或潮湿的土壤。间接接触是最常见的感染途径，可以通过接触污染的泥土或河、湖、溪流的淡水而发生。钩端螺旋体病的发生可以与众多职业有关（例如水稻或甘蔗农场主，污物处理工人或矿工），也与休闲活动的方式（例如漂流、徒步、游泳、钓鱼或游园）有着密切联系。与污染的尿液及被感染动物的组织的直接接触可以出现在猎人、牧民、屠宰场工人或兽医中。感染通过破损的皮肤，例如割伤或擦伤，或者通过暴露的鼻、口腔和眼睛黏膜而获得。其他途径非常罕见，例如：通过实验室意外、动物咬伤（被尿液污染）、输血、器官移植、哺乳、性行为或先天性传播。

普遍的高抗体率已在许多热带和亚热带国家被报道。例如：伯利兹城 37%，塔希提岛 30%，泰国 27%，越南 23%。在热带和亚热带国家的平均每年发病率也很高，例如：塔希提岛 20/100 000，巴巴多斯 123/100 000。相比之下，美国平均每年发病率为 0.02/100 000。典型的，在美国诊断的钩端螺旋体病例至少一半是来自夏威夷，并且在考艾岛平均每年发病率也高达 24/100 000。钩端螺旋体病在夏威夷群岛最常见，这是由于夏威夷群岛（考艾岛和夏威夷岛）雨量最大，

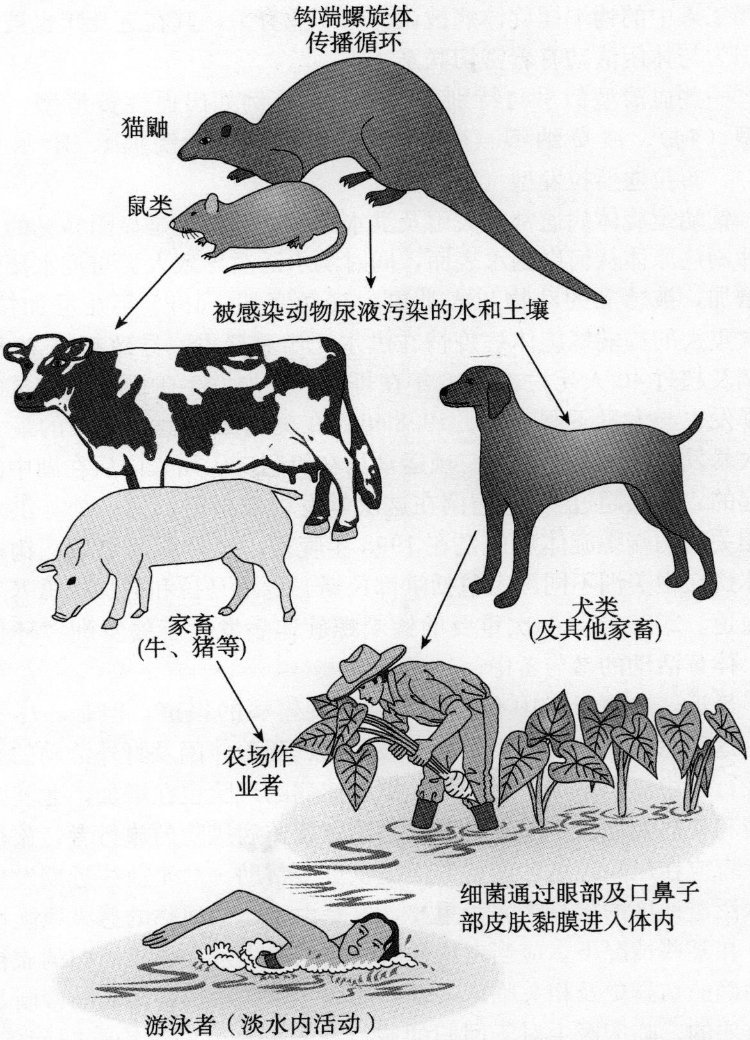

图 22.1　（另见彩图 22.1）钩端螺旋体从动物到人的传播循环

（引自夏威夷卫生局）

尤其是在那些岛屿的迎风面（更潮湿）的地区。曾发生于夏威夷甘蔗农场工人中的钩端螺旋体病被认为与职业有关，其在近几年也被逐步认识为与休闲活动有着密切联系。

一些血清型似乎与特别的动物有关，例如出血性黄疸型（鼠）、犬型（狗）、波莫纳型（猪）、秋令热型（鼠、浣熊）、哈尔乔型（牛）、布拉迪斯拉发型（猪、獾）。

钩端螺旋体病通常在大雨及洪水泛滥之后发生是显而易见的。雨水冲刷病原体从河岸到水表面，同时洪水泛滥导致人类与疫水接触机会增加，被感染的动物与人类更为接触密切。1995 年在尼加拉瓜，一次重大的钩端螺旋体病疫情在洪水泛滥后暴发，导致超过 2000 例病例及超过 40 人死亡。1996 年在哥斯达黎加发生于漂流运动员的一次暴发也与大量下雨有关。1998 年，在美国历史上有记录的最大的一次暴发是由于一组铁人三项运动员在伊利诺伊州大雨后在湖中游泳引起的。总共超过 60 例病例在这次暴发中被报道。另一个与洪水泛滥相关的钩端螺旋体病例是在 1998 年晚期，米奇飓风之后，钩端螺旋体病在中美洲不同国家包括洪都拉斯、危地马拉和尼加拉瓜暴发而被报道。2000 年，一次重要的钩端螺旋体病发生于婆罗洲“环保挑战”体育活动的参与者中。

最近，在旅行者中有一些钩端螺旋体病的报道，但是，尽管这样，这种感染仍然在这类人群中被低估。随着休闲及野外活动的人数在旅行者中逐步增加，感染钩端螺旋体病的风险也在增加，尤其是在热带和亚热带地区。对于有感染钩端螺旋体病风险的旅行者，旅行医学专家应在风险评估和建议方面提供更多帮助。对于前往近期发生过洪水泛滥地区的旅行者尤为重要，这是由于他们面临的感染风险增加了。在某些情况下，应当考虑预防性使用抗生素。如果回归的旅行者有明确的暴露史及相关临床表现，那么考虑钩端螺旋体病的诊断是非常重要的。临床医生对于回归的旅行者需要高度警惕钩端螺旋体病，尤其是要牢记该病有长达 30 天的潜伏期。迅速准确的诊断是尤其重要的，因为抗生素治疗需要早期应用来发挥其最大作用。

临床表现

潜伏期通常是 7～14 天，但也可在 2～30 天范围内。超过 90% 的病例是相当轻微及自限的。其余的病例是严重的，通常伴有黄疸，可能危及生命并且有时涉及 Weil 综合征（以 Adolf Weil 命名，1892 年他是第一位描述钩端螺旋体病严重型的学者）。总体上无临床症状的感染可能是罕见的。

病程可分为 2 个阶段，第一期或螺旋体菌血期，典型的持续3～7天，并且代表病原体出现在血液中的时期；第二期或免疫反应期，可能是临床无症状的或持续 1 月或更长，这与 IgM 抗体的形成是一致的。在人群中，轻型的（无黄疸的）钩端螺旋体病可以临床表现明显，在第一及第二阶段有 1～3 天无症状的间期（图 22.2）。

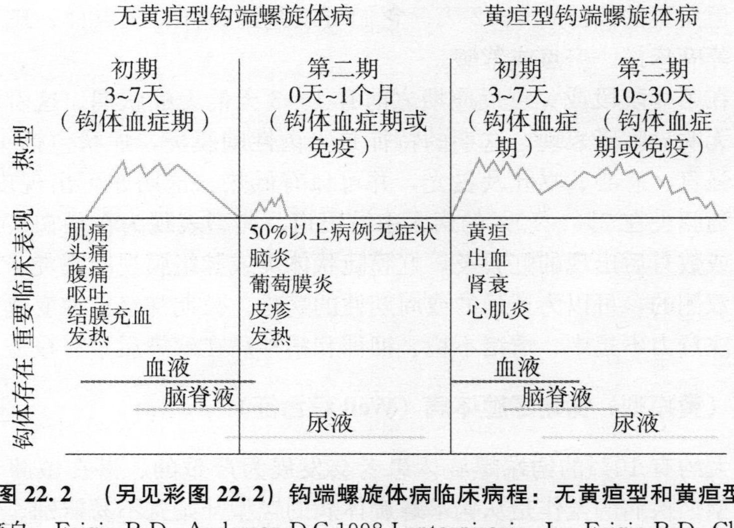

图 22.2 （另见彩图 22.2）钩端螺旋体病临床病程：无黄疸型和黄疸型

（摘自：Feigin R D，Anderson D C 1998 Leptospirosis. In：Feigin R D，Cherry J D（eds）Textbook of pediatric infectious diseases，4th edn，vol 2. Saunders，Philadelphia.）

无黄疸钩端螺旋体病（anicteric leptospirosis）

钩端螺旋体病有多变的临床表现，典型的表现为发热、头痛、肌肉痛和结膜充血。典型发作是突发的高热（通常>39℃）、寒战及严重的前额部疼痛。患者反映这是他们所经历最厉害的头痛。肌肉痛及压痛是常见的，典型的包括小腿、大腿及下背部的肌肉。结膜充血（结膜血管无炎症性扩张，不是结膜炎）在被发现时实际上具有钩端螺旋体病的诊断意义。它通常出现在疾病的第3天或第4天，并且可能非常普遍，如果不仔细观察，它是轻微的且容易被忽视。大量研究发现任何地方的流行都有8%～100%的结膜充血。结膜下出血也通常存在。

胃肠道症状可以包括腹痛、恶心、呕吐及腹泻。肺部症状出现在20%～70%的病例中。呼吸道症状包括咳嗽，有时伴有咯血、呼吸困难、胸痛和咽喉痛。皮疹在疾病的第1周出现在10%～30%的病人中，但典型的仅持续1～2天。它们可以是红斑样、斑点样、斑丘疹样、荨麻疹样、瘀点或紫癜。

在第2阶段或免疫反应期之前有1～3天的无症状期。这阶段通常为无明显临床表现。这期的特征是无菌性脑膜炎，症状包括头痛、颈项强直、恶心、呕吐及畏光，并可伴有低热。这期亦可出现皮疹。前葡萄膜炎在2%～10%的病人中被报道。典型表现为在最初疾病的数周或数月后出现的虹膜炎，虹膜睫状体炎或脉络膜视网膜炎。它通常为双侧的，可以为迁延的或周期性的病程。长期神经精神变化如头痛、注意力不集中、情绪不稳、抑郁和精神病在感染后罕有报道。

重症（黄疸型）钩端螺旋体病（Weil 综合征）

大约有10%的钩端螺旋体患者会发展为严重的、潜在威胁生命的类型。疾病的发作是从钩端螺旋体病的轻型开始且不易辨别。但是在4～9天后，会持续发展至严重阶段，以出现并发症为特征如黄疸、肾衰竭、出血和心肺功能不全或衰竭。黄疸通常出现在疾病的第5～9天，且可以持续数周。黄疸表现显著，但肝功能衰竭是罕见的，因为严重的肝细胞损害并不常见。肝大伴有触痛是常见的，且脾大也可以出现。肾损害也是常见的，在疾病发作的3～4天明显。肾功能不全的发病机制有几个因素包括血容量减少，低血压和急性肾小球坏死。少尿或无尿的肾衰竭通常出现在疾病的第2周。虽然许多病例无需透析治疗，但对于严重的肾功能衰竭腹膜或血液透析是需要的。

出血是由于内皮损伤导致毛细血管破坏引起的严重血管炎的结果。出血表现为瘀点、紫癜、牙龈出血、鼻出血、咯血，胃肠道出血和罕见的蛛网膜下腔出血或肾上腺出血。心脏损害导致包括心肌炎或心包炎和心律失常如心房颤动、心房扑动和各种传导异常。充血性心脏衰竭可以出现，并且心肌炎会导致死亡病例的出现。肺部表现在严重的钩端螺旋体病中是显著的。它可以表现为肺出血、肺实变、胸腔积液或成人呼吸窘迫综合征（ARDS)。严重的钩端螺旋体病，有时是致命的，肺出血在韩国、中国、巴西和尼加拉瓜被报道。在这些病例中未分离出单一的血清型。典型的在这些病例中黄疸是罕见或缺失的，要将它们与传统的Weil综合征相鉴别，并且注意到黄疸在严重的钩端螺旋体病中并不是必须出现的。

总体上钩端螺旋体病死亡率可能<1%。在严重的钩端螺旋体病中，死亡率大约5%～10%，但在透析设置和重症监护通常缺少的发展中国家可以更高。老年人或有严重潜在疾病者，其死亡率较高。钩端螺旋体病可以导致孕妇自然流产，尤其感染发生于妊娠早期。先天性的感染可能是罕见的。

鉴别诊断

钩端螺旋体病的临床表现是多变的且没有特异性。医生应当保持警惕避免误诊。有一些诊断性的线索或指标提示医生警惕钩端螺旋体病的可能（表22.1)。通常有较多的鉴别诊断，尤其是在近期从热带地区回来的旅行者中（表22.2)。例如：钩端螺旋体病可以表现为一种不明原因的发热性疾病、咽炎、无菌性脑膜炎或出血热，或类似于其他感染如登革热、疟疾、病毒性肝炎或斑疹伤寒。

表 22.1　诊断注意事项
淡水或泥浆接触史
动物接触史
皮肤割伤或擦伤史
突然发作的严重头痛
肌肉痛（小腿，大腿，腰部区域）
结膜充血
发热及新出现的房颤
黄疸伴相对轻度转氨酶升高
发热，黄疸及血小板减少
肝炎及中性白细胞增多
发热及肌酸激酶水平升高
发热及淀粉酶水平升高

诊断

培养

培养应在任何时候都能进行，因为它们能诊断出被单独血清学检测所漏诊的病例。在抗生素使用前，血液及脑脊液应在疾病初期约7～10天进行培养。尿液应在疾病第2周进行培养并需长达30天（表22.2）。组织样本及透析液也能在适当条件下进行培养。进行培养应尽早并使用特别的培养基，如费莱彻半固体培养基或吐温80蛋白培养基（EMJH）。血液不能立即进行培养而应先肝素化。如果尿液培养不能及时进行，应使用牛血清蛋白将其碱化。应该强调：在1～6周内任何部位的采样培养都会是阳性的。

表 22.2 鉴别诊断
感冒
链球菌性咽炎
病毒性肝炎
无菌性脑膜炎
急性 HIV
军团菌病
布氏菌病
弓形体病
汉坦病毒
登革热
疟疾
伤寒
立克次体疾病（如斑疹伤寒，Q 热）
出血热
回归热

免疫诊断

IgM 抗体在症状出现后 4 天的早期就出现，但通常不易被测出直至第 2 周。它们通常在第 3 周或第 4 周达高峰。血清抗体的出现由于抗生素或皮质类固醇的使用而缩短或延长。现在的参考标准是显微凝集试验（MAT），它是劳动量大且技术要求高的试验，仅在世界一些专门的参考实验室进行。在疾病的 14～28 天分开抽取双份血清，血清诊断通常是以测出抗体有 4 倍以上的增长或单一 MAT 滴度至少达到 1∶200 为基础。为了诊断钩端螺旋体病，获取恢复期血清尤其重要，这是因为急性期血清抗体通常为阴性。在 10％的培养阳性的钩端螺旋体病患者中，即使双份血清也无法检测出感染。遗憾的是，出现在热带地区的血清型可以不在血清群中出现，以至于从热带地区回来的钩端螺旋体病患者血清检测阴性，因此体现了培养的重要性。

快速血清筛选试验有时也被使用，包括酶联免疫吸附法(ELISA)、斑点酶联免疫吸附试验、间接血凝试验（IHA）、IgM 检测片、乳胶凝集反应及间接荧光抗体试验（IFA）。这些选择性试验由于试验的地点及使用的疾病诊断标准而导致不同的敏感性和特异性。

聚合酶链反应（PCR）提供了快速早期诊断的可能性。遗憾的是，试验不是常规可行的，且其可靠性有待进一步证实。

实验室和影像学检查

白细胞总数是波动的，但在严重病例中通常升高。与病毒性肝炎相比较，中性白细胞（多形核白细胞）增多是常见的。轻至中度血小板下降（血小板计数 50 000～120 000/mm^3）并不多，可以出现在多至 50%的病例中。血小板计数<50 000/mm^3 是更少见的，但可出现在严重病例中。重症钩端螺旋体病人的凝血酶原时间可延长，但可以被维生素 K 所纠正。红细胞沉降率（ESR）通常是增高的，大于 50mm/h。

肝功能异常包括胆红素升高（≥20mg/dl）但碱性磷酸酶及转氨酶水平相对来说轻度升高。血清淀粉酶升高在 47%～80%的病例中被报道，但仅一些患者有胰腺炎的表现。在疾病的第 1 周超过一半的患者有肌酸激酶升高。这有助于与病毒性肝炎相鉴别。

在至少 70%的患者中有尿液异常，在轻度患者中异常是轻微和短暂的。尿液异常包括蛋白尿，透明管型或颗粒管型，脓尿及血尿。

在疾病的第 2 期（免疫反应期）采集的脑脊液呈无菌性脑膜炎的特点。脑脊液细胞计数通常<500/mm^3。多形核白细胞（中性粒细胞）在疾病早期占优势，但随后单核细胞数增加。脑脊液蛋白可以升高（可高达 300mg/dl），但脑脊液中糖通常是正常的。

胸部X片异常在23%～67%的患者中显著。在起病后3～9天异常开始逐步发展。尽管临床检查正常，但X片可以表现为异常。胸片异常包括小结节性致密影，大片融合的实变和弥散影，边界不清，毛玻璃样的致密影。这些异常通常为双侧、非肺叶的，且外周显著。

治疗

当出现钩端螺旋体病疑似病例时，应立即使用抗生素，因为在疾病的最初4天内使用抗生素是最有效的。早期抗生素治疗可以缩短病程及减轻疾病严重程度。然而在重症钩端螺旋体病患者的病程中，即使静脉内使用青霉素治疗相对较晚，仍然发挥一些作用。抗生素应持续使用7～10天。病原体对许多种抗生素敏感。青霉素、氨苄西林、阿莫西林或多西环素是通常被推荐的。红霉素，第三代头孢类抗生素，如头孢曲松、头孢噻肟，及一些氟喹诺酮类药物也非常有效。病原体可能对氯霉素、万古霉素、氨基糖甙类及第一代头孢类抗生素耐药。

在感染的早期，通常不能确定钩端螺旋体病诊断。因此，抗生素应覆盖范围广，足以包括其他可能的诊断。在重症监护室支持治疗是重要的，且密切注意水电解质平衡也是必需的。腹膜或血液透析可以帮助降低钩端螺旋体病死亡率，因为在过去肾衰竭是死亡的重要原因。在使用青霉素治疗钩端螺旋体病后出现雅里希—赫克斯海默反应(jarisch herxheimer reaction)已被报道，但它们与其他螺旋体感染相比更少见。使用皮质类固醇治疗未被证实有任何益处。

预防

具有感染钩端螺旋体病风险的旅行者在出发前应接受风险评估和建议。预防建议包括无论何时应避免接触可能污染的淡水、潮湿的土壤或泥浆，穿着防水服，用防水敷料保护割伤和擦伤伤口。由于病原体能够通过眼、鼻、口腔的黏膜进入人体，所以应避免浸入有可能污染的淡水。饮用水可能被钩端螺旋体污染，应当通过煮沸来净化或用碘剂或氯剂处理。过滤并不能达到预期目的，因为病原体是纤细及活跃运动的能够通过 0.2μm 直径的薄膜滤器。

近期去洪水泛滥地区的旅行者感染的风险增加，需要格外小心。在高风险情况下，他们是预防性使用抗生素的人选。

用于高风险人群预防接种的灭活的全细胞疫苗可以在中国、日本、越南、以色列及一些欧洲国家获得。然而使用的安全性及有效性仍不确定。另外，需要强调的是，疫苗是特异血清型的，即使价格便宜，使用安全有效，且疫苗易获得，但它对于旅行者价值仍是有限的。动物用疫苗是有效且被广泛使用，但仅提供短期、血清型特异的保护。既往感染仅对感染的血清型提供保护。因此高风险人群再次暴露后仍有机会发生再次感染（如水稻农场作业人群）。

化学药物预防可以使用多西环素 200mg 每周一次，在初次暴露前开始，并在末次暴露后结束，在巴拿马的美国军队中用于预防钩端螺旋体病被证明是有效的。短期的高风险旅行者是化学药物预防的合适人选。多西环素 100mg 每日 1 次，可用于预防疟疾也可预防钩端螺旋体病。对于既有感染疟疾又有感染钩端螺旋体病风险的旅行者而言，多西环素作为预防性用药优于其他可选药物，例如甲氟喹。

（钱宇　译　秦佳　校）

扩展阅读

Ansdell V E, Sasaki D M 1993 Leptospirosis in Hawaii: Important implications for the adventurous traveler in tropics. Third Conference on International Travel Medicine, Paris, France

Antony S J 1996 Leptospirosis – An emerging pathogen in travel medicine: A review of its clinical manifestations and management. J Travel Med 3:113–118

CDC1997 Outbreak of leptospirosis among white-water rafters-Costa Rica 1996. MMWR 46:577–579

Edwards C N, Everard C O R 1991 Hyperamylasemia and pancreatitis in leptospirosis. Am J Gastroenterol 86:1665–1668

Faine S 1994 Leptospira and leptospirosis. Florida CRC Press, Boca Raton

Farr R W 1995 Leptospirosis. Clin Infect Dis 21:1–6

Gaynor K, Katz A R, Park S Y et al 2007 Leptospirosis on Oahu: an outbreak associated with flooding of a university campus. Am J Trop Med Hyg 76(5):882–886

Heron L G, Reiss-Levy E A, Jacques T C et al 1997 Leptospirosis presenting as a haemorrhagic fever in a traveler from Africa. Med J Aus 167:477–479

Jackson L A, Kaufmann, Adams W G et al 1993 Outbreak of leptospirosis associated with swimming. Pediatr Infect Dis J 12:48–54

Katz A R, Ansdell V E, Efier P V et al 2002 Leptospirosis in Hawaii 1974–1998: epidemiologic analysis of 353 laboratory-confirmed cases. Am J Trop Med Hyg 66(1):61–70

Katz A R, Ansdell V E, Middleton C R et al 2001 Assessment of the clinical presentation and treatment of 353 cases of laboratory confirmed leptospirosis in Hawaii 1974–1998. Clin Infec Dis 33(11):1834–1841

Korman T M, Globan M S, Smythe L D 1997 Leptospirosis in a returned traveller: Isolation of a new Leptospira Serovar. Aust N Z J Med 27:716–717

Monsuez J, Kidouche R, LeGueno B et al 1997 Leptospirosis presenting as haemorrhagic fever in a visitor to Africa. Lancet 349:254–255

O'Neill K M, Rickman L S, Lazarus A A 1991 Pulmonary manifestations of leptospirosis. Rev Infect Dis 13:705–709

Sasaki D M, Pang L, Minette H P et al 1993 Active surveillance and risk factors for leptospirosis in Hawaii. Am J Trop Med Hyg 48:35–43

Sejvar J, Bancroft E, Winthrop K et al 2003 Leptospirosis in "ECO-challenge" athletes, Malaysian Borneo, 2000 Emerg Infect Dis 9:702–707

Takafuji E T, Kirkpatrick J W, Miller R N et al 1984 An efficacy trial of doxycycline chemoprophylaxis against leptospirosis. N Engl J Med 310:497–500

Trevejo R T, Rigan-Perez J G, Ashford D A et al 1998 Epidemic leptospirosis associated with pulmonary hemorrhage-Nicaragua, 1995. J Infect Dis 178:1457–1463

Van Crevel R, Speelman P, Grevekamp C et al 1994 Leptospirosis in travelers. Clin Infect Dis 19:132–134

Watt G, Padre L P, Tauzon M L et al 1988 Placebo-controlled trial of intravenous penicillin for severe and late leptospirosis. Lancet 1:433–435

第 23 章　莱姆病

David H. Spach

1977 年 Steere 及其同事报道了一种在康涅狄格州 old lyme 村流行的关节炎疾病，由此促成了一系列重要的研究。研究者很快发现，硬蜱是传播媒介，而伯氏疏螺旋体（*Borrelia burgdorferi*）被认定为引起感染的病原体，该疾病具有特征性症候群，被称为莱姆病(Lyme disease)。有趣的是，一些学者过去所描述的欧洲病人的临床表现与莱姆病相似，紧接着欧洲螺旋体病被证实也是由伯氏疏螺旋体感染引起的。现在，莱姆病被视为一种重要的媒介传播疾病在世界各地出现，其在北美和欧洲是最常见的蜱媒传染疾病。

病原体

伯氏疏螺旋体是一种 0.2×25μm 的单细胞螺旋体，内有一个中央原浆柱，被一层含有重要表面蛋白的外膜所包围。1995 年，Schwan 及其同事的报道指出，在未进食的蜱体内出现的伯氏疏螺旋体是被外膜蛋白 A 所覆盖，但是寄生于哺乳动物上的蜱进食数天后，外膜蛋白 C 便取代了外膜蛋白 A。螺旋体外膜蛋白 A 转化为外膜蛋白 C 的这一变化，是外膜蛋白 C 的基因对于蜱在进食过程中体温上升时发生表达增加的结果。外膜蛋白的这种显著变化是螺旋体从中肠向唾液腺移动的前提。现有资料提示，人类的感染是由覆盖着外膜蛋白 C 而不是外膜蛋白 A 的伯氏疏螺旋体所引起的。目前更多研究描述了另外 2 种热敏感的伯氏疏螺旋体外膜蛋白，它们被称作脱核素结合蛋白 A 和 B（DbpA and DbpB)；这些蛋白是作为螺旋体黏附的脂蛋白。用 DbpA 抗原免疫的老鼠产生的抗体能够阻止伯氏疏螺旋体从皮肤叮咬部位的散播，并且长期感染的老鼠产生的抗血清对培养和血浆中的伯氏疏螺旋体有杀灭作用。这些发现提示 DbpA 抗体可用于控制急性或持续感染。

在世界不同地区，有截然不同的伯氏疏螺旋体株存在。调查者已经分析了它们的基因差别，并将其分为 4 类：①狭义的伯氏疏螺旋体；② 嘎瑞尼疏螺旋体（*B. garinii*）；③ 阿弗兹疏螺旋体（*B. afzelii*）；④日本疏螺旋体（*B. japonica*）。在美国至今所有病例都是狭义的伯氏疏螺旋体，然而在欧洲，大部分病例是嘎瑞尼疏螺旋体或阿弗兹疏螺旋体。美国和欧洲病人的临床表现差异是由于不同的伯氏疏螺旋体基因株感染引起。

传播

在美国，伯氏疏螺旋体可能通过 2 种硬蜱中的一种传播给人类——肩胛硬蜱［*I. scapularis*，过去被称为丹明尼硬蜱（*I. dammini*），通常寄居在鹿上］（图 23.1）和太平洋硬蜱（*I. pacificus*，通常作为西部黑腿蜱被提及）。在美国，肩胛硬蜱大部分集中在东北、中大西洋和中北部各州，太平洋硬蜱集中在西海岸各州。在欧洲，蓖麻硬蜱（*I. ricinus*）是伯氏疏螺旋体的原始媒介，但是在亚洲全沟硬蜱（*I. persulcatus*）是主要媒介。在美国东北部及中西部的北部上段地区，白足鼠是伯氏疏螺旋体最普遍的携带者。白尾鹿也扮演了主要角色，这是由于成年肩胛硬蜱喜欢在这些动物身上交配。在美国西部大部分地区，褐足林鼠是伯氏疏螺旋体的主要携带者，但是 2 种硬蜱——林鼠硬蜱和太平洋硬蜱，参与了伯氏疏螺旋体的生命周期。在这个被称为“加利福尼亚双循环”的周期中，林鼠硬蜱扮演的角色是将伯氏疏螺旋体感染林鼠，而太平洋硬蜱扮演的角色是从林鼠获得伯氏疏螺旋体并传播给人类。

这些硬蜱的生命周期包含了 3 个阶段，典型的持续 2 年，每个阶段都需要吸血才能成熟进入下个阶段。当成年雌蜱在春天产卵并孵化出 6 腿幼虫后，周期就开始了。夏天幼虫吸血后，进入秋天的休眠期。下一个春天来临，蜱蜕皮后进入生命周期的第 2 个阶段，演变为

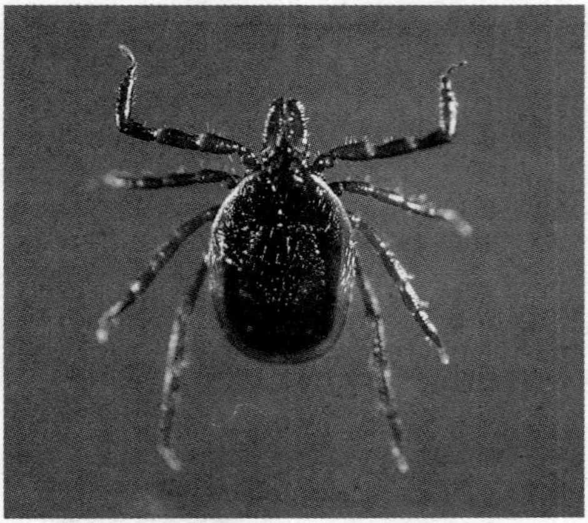

图 23.1 （另见彩图 23.1）成年硬蜱母虫（未吸血状态）

8 腿幼蜱。在新一年的春天或夏天，幼蜱吸血后在秋天蜕皮变为 8 腿的成熟蜱，然后成熟蜱交配，雄性蜱死去，而雌性蜱要在吸血产卵后才死去。虽然蜱在这 3 个阶段中的任何一个阶段都有能力作为媒介将伯氏疏螺旋体传播给人类，但大部分莱姆病病例是由 2～3mm 幼蜱叮咬后引起的。在美国，硬蜱同样可以作为其他感染性病原体的媒介，导致巴贝虫病和人粒细胞无形体病，过去也被称为埃利希体病。而被肩胛硬蜱叮咬后会导致这些病原体中的任何一个的单一感染或协同感染。

硬蜱叮咬后通常是无痛的，仅有＜50％的莱姆病患者能回忆起蜱的叮咬。动物实验研究显示，通过肩胛硬蜱引起的伯氏疏螺旋体的传播需要至少 36～48h 的蜱附着，但是人类病例显然是在蜱更短的附着时间后出现的。虽然如此，总体来说，伯氏疏螺旋体传播给人类可能至少需要 8h 的附着时间。附着时间延长的需要与伯氏疏螺旋体表面蛋白 A（非感染状态）变为表面蛋白 C（感染状态）的变化有关。

流行病学

1982 年，当人们意识到莱姆病作为一种重要的媒介传播疾病在美国出现后，CDC 开始监测莱姆病；1991 年，莱姆病成为一种传报性的疾病，传报限定的条件为：①具有医生诊断的≥5cm的游走性红斑样皮疹；②至少一种客观的晚期临床表现（如：肌内骨骼系统、心血管系统或神经系统），并经实验室检测证实的，在可能暴露于被感染的蜱的人群中有伯氏疏螺旋体感染的依据。

从1982年到现在，尽管莱姆病监测受到上报不足或过度诊断的影响，以及诊断和报告病例活动中的可能变化，莱姆病的报道仍然是逐步上升。1996年，总共16 455例产生于45个州的莱姆病被报告至CDC。2003—2005年，CDC接到了64 382例发生于46个州和哥伦比亚特区的莱姆病病例，大约平均每年20 000例。93%的病例出现在被认为是该病流行的10个州的居民中。这10个州是：康涅狄格州、特拉华州、马里兰州、马萨诸塞州、明尼苏达州、新泽西州、纽约州、宾夕法尼亚州、罗德岛州和威斯康星州（图23.2)。在这10个涉及州的三年时期内的平均年发病率是29.2/100 000，其中2003年为29.1/100 000，2004年为26.8/100 000，2005年为31.6/100 000。莱姆病的高度流行区与这些地区有高密度的硬蜱存在有关。

2006年美国莱姆病报道案例分布情况

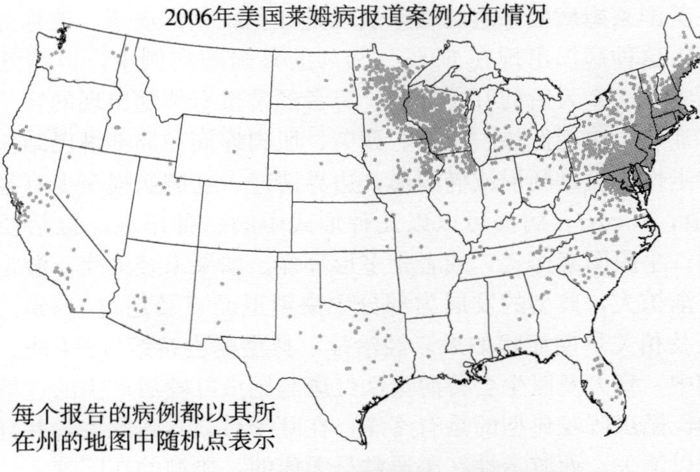

图23.2　美国莱姆病发病分布点图

（来源：CDC 2007 Lyme Disease-United States，2003—2005. MMWR 56：573-576.）

在美国，大部分人感染伯氏疏螺旋体发生在5～8月，这与幼蜱最活跃的进食期和人类最多的户外暴露相一致：在2003—2005年，CDC监测数据报道的疾病发作病人中，在5月为7%，6月25%，7月29%，8月13%。美国西部病例发病的时间通常要比东部晚数周，主要是由于温暖天气的出现要相对晚些。在2003—2005年CDC数据中，男性在报道病例中占54%，而其中61%是5～14岁的儿童。

临床表现

从理论性的观点出发，莱姆病被分为3个不同阶段：①早期——局限性（感染后数天到数周）；②早期——播散性（数天至数月）；③晚期（数月至数年）。从实际来看，大部分病人未经历所有3期，每期的临床表现可以重叠，特殊的临床表现能独立出现，还有一些病人发展为无临床症状的感染。莱姆病在美国的临床表现和欧洲有些不同，游走性红斑和关节炎在美国病人中更常出现，而神经系统及慢性皮肤的表现在欧洲病人中更常见。

在美国莱姆病最普遍的临床表现是红色斑点样皮疹，被称为游走性红斑。这种病损出现在60%～80%的莱姆病病例中，典型的出现在蜱叮咬7～10天后的叮咬部位。患者经常也有伴随出现的轻至中度的躯体症状，包括低热、头痛、疲劳、肌肉疼痛和局部淋巴结病。典型的游走性红斑是圆形或椭圆形，边界清楚，红斑病损至少直径5cm（中间值，15cm）。病损可以以几种形式中的一种出现，包括质地硬的皮损、牛眼图案样式，或者是多形环样。如果未经治疗，游走性红斑会逐渐扩大，典型的发展为部分中央消退而直径超过30cm。游走性红斑及相关早期症状如果未经治疗，典型的会持续3～4周。在一些病例中，病人及医生会将游走性红斑与昆虫叮咬后产生的过敏反应相混淆。昆虫叮咬典型的是有疼痛，在叮咬后24h内发生，并且在数天内可以消失；而游走性红斑通常是无痛的，典型的在叮咬7～10天后才延迟出现，如果未治疗会持续数周。

虽然伯氏疏螺旋体感染开始局限于原始的皮肤叮咬部位，但是感染从叮咬部位向远处播散可以在最初叮咬后的数天至数周内出现。一些患者会提供他们病程中早期播散的证据，如出现多样的、广泛扩散的、继发的环状游走性红斑病变；这些继发的皮损通常小于最初的游走性红斑，并且在数字上可以从1个皮损变化为超过50个。在最初感染的数年后，患者可以出现晚期的皮肤临床表现，称为慢性萎缩性肢端皮炎。这种慢性疤痕性的皮损与硬皮病类似，而且这种皮损在欧洲莱姆病患者中比美国患者更普遍。

最初感染数月后，在美国大约60%莱姆病患者会发展为关节疼痛和关节炎。关节炎典型的是非对称的累及大关节的少发性关节炎的短暂发作，数月后可缓解。仅有约10%未治疗的莱姆病患者会发展为慢性关节炎，而且这些患者通常有HLA-DR4单体型。此外，HLA-DR4单体型的患者通常对抗生素治疗反应较弱。慢性莱姆病关节炎患者的活动性发作在5～6年内好转，并且大部分不会发展为永久性关节损害。关节痛也趋向于大关节，会间歇性复发，并且通常也在5～6年内会好转。

总体上，大约20%的莱姆病患者有一些神经系统的临床表现。在莱姆病的早期，患者可以出现单侧或双侧面瘫。更少数患者在最初感染的数月内出现淋巴细胞性脑膜炎或脑膜脑炎。在病程的晚期（感染后数月至数年），患者可以出现周围性神经病变，如神经根神经炎、多发性单神经炎或者弥漫性周围神经病变。迟发性慢性神经系统临床表现会给诊断带来诸多困难，这是由于这些症状是非特异性的，而且可以与其他疾病的表现部分重叠。莱姆病相关的慢性神经性临床表现包括亚急性脑病、轴突多发性神经病及更少见的脑白质病。目前研究提出亚急性脑病是这些慢性神经性临床表现中最普通的，而且它是以认知缺陷及精神与睡眠困扰为特征。遗憾的是，具有慢性神经性病变的莱姆病患者会长达数年有这些症状，在某些病例中甚至超过10年之久。

虽然心脏临床表现出现在小于10%的莱姆病患者中，但它们会引起可能致命的结果。最常见的心脏异常是房室传导阻滞，发生于5%～8%的莱姆病患者，典型的在最初感染的数周至数月内出现。虽然一些患者由于严重的房室传导紊乱已安装临时心脏起搏器，但是如果患者得到适当的治疗，则无需安装永久心脏起搏器。更少见的心脏临床表现包括心肌炎、心包炎和心内膜炎。罕有报道由伯氏疏螺旋体引起的慢性心肌病的病例。在接受抗生素治疗的莱姆病患者中，以游走性红斑的患者为代表，心脏异常的发生率与无莱姆病病史的人群一样。

除了皮肤、关节、神经及心脏系统的临床表现外，极少有报告描述全身系统都受累及。尽管一些证据提出伯氏疏螺旋体可通过胎盘传播，但事实上患莱姆病的母亲生产后婴儿患病却是罕见的。

诊断

如上所述，CDC 出于监测目的已经明确了莱姆病的疾病诊断标准。然而这个疾病诊断标准并不是一个实际临床中决定是否接受莱姆病治疗的刚性的指南。许多因素在莱姆病临床诊断的决定中起作用。以临床角度来看，莱姆病的诊断应以适当的临床发现为基础，如患者之前有暴露于硬蜱的合理可能性，伯氏疏螺旋体感染的血清学试验依据作辅助判断。大部分实验室用酶免疫分析法（EIA）作为筛选试验，而血清免疫印迹法作为确诊试验。

在 1994 年召开的第二届莱姆病血清学诊断国家会议上，专家组提出了莱姆病疑似病例的血清学试验的建议。这些专家组包括 CDC、州及地方公共卫生实验室协会、FDA，和国家卫生学会。总体来说，这些专家组建议对于疑似病例用两步诊断过程。最初试验用酶免疫分析法（EIA）或者免疫荧光法（IFA）（图 23.3）。如果最初试验是阳性或未定性的，进一步进行确认试验使用标准的免疫印迹法，这是由于初筛试验没有最佳的特异性。如果免疫印迹法是阳性，患者即被考虑为具有莱姆病的实验室依据。由于在感染最初的数周对于伯氏疏螺旋体不能产生足够抗体，在可能感染后小于 4 周的初筛试验阴性的患者应当进行恢复期重复试验。然而如果患者在感染 4 周后进行的初筛试验呈阴性，那么他们没有莱姆病的实验室依据，总体来说不需要进一步确诊试验，这是由于晚期莱姆病患者的试验敏感度是较高的。

相同的专家小组对于免疫印迹法阳性的标准提出了建议。特别的是，他们建议如果以下的条带中至少2个出现时：21/24kDa（OspC），39kDa（BmpA）和41kDa（Fla）免疫印迹，IgM应当被考虑为阳性。建议的阳性免疫印迹IgG的标准是以下10个条带中至少5个出现：18 kDa，21/24kDa（OspC），28 kDa，30kDa，39kDa（BmpA），41kDa（Fla），45 kDa，58 kDa（not GroEL），66 kDa，93 kDa。大部分进行伯氏疏螺旋体免疫印迹试验的商业实验室把这些特别的诊断标准应用于他们的具体试验中。

虽然伯氏疏螺旋体免疫印迹试验的标准已经形成，但与莱姆病血清学试验有关的一些主要问题仍然存在。首先，在疾病的最初4～6周，抗体试验假阴性的现象是普遍的，这段时期大部分患者表现为最初的游走性红斑；其次，早期莱姆病的抗生素治疗能减弱抗体反应，这样会产生假阴性；再次，假阳性结果——这是由于其他感染性病原体和疾病，包括EB病毒、口腔密螺旋体、梅毒、回归热和风湿性关节炎引起；最后，试验结果在不同的实验室会有显著变化，这是由于有大量的实验室在进行伯氏疏螺旋体的血清学试验。

其他的诊断试验，如培养、抗原检测、聚合酶链反应（PCR）及针对伯氏疏螺旋体细胞介导的免疫测定，已在被研究中，但并不推荐作为常规的临床使用。在这些尚处于研究的技术中，PCR方法是最可靠的，尤其是对于早期莱姆病患者和潜在的假阴性的患者。虽然一些研究者已经从临床标本中培养了伯氏疏螺旋体，但进行培养需要特别的培养基（Barbour - Stoenner - Kelly），这种方法即不快速也不广泛可行。一些实验室进行脑脊液中伯氏疏螺旋体抗体测定，但阳性试验的标准还未明确。

由于过度诊断莱姆病，一些研究已经出现明显问题。尤其是2种研究都发现在疑似病例中仅有约1/4被诊断为莱姆病。其中一项研究已经报道了在对抗生素治疗无应答的莱姆病患者中，大约80%的无应答是由于莱姆病的最初诊断未明确所致。

治疗

早期莱姆病患者，尤其是有游走性红斑的，对抗生素治疗反应良好。总体来说，从莱姆病的最初诊断开始，治疗时间越晚，患者对抗生素治疗的效果越差。以下治疗建议是在美国感染性疾病协会（IDSA）的《莱姆病、人粒细胞无形体病和巴贝虫病的临床评估、治疗和预防》（*The Clinical Assessment, Treatment, and Prevention of Lyme Disease, Human Granulocytic Anaplasmosis, and Babesiosis*）的临床实践指南基础上建立的（表 23.1）。治疗早期莱姆病患者的目标是缩短急性临床表现（如游走性红斑）的病程和减少莱姆病晚期后遗症发生的可能性。超过 90%的伴有游走性红斑的患者经过 10～21 天的疗程对口服多西环素（100mg 2 次/日）、阿莫西林（500mg 3 次/日）或头孢呋辛酯（500mg 2 次/日）产生效果。总体来说，多西环素不能用于患病的孕妇、哺乳期妇女或小于 8 岁的儿童。阿莫西林或头孢呋辛酯可取代多西环素用于这些患者中。在儿童中，阿莫西林应当按每日每公斤体重 50mg，分 3 次给药（最多 500mg/剂），头孢呋辛酯应按每日每公斤体重 30mg，分 2 次给药（最多 500mg/剂）。在大于 8 岁的儿童，多西环素应按每日每公斤体重 4mg，分 2 次给药（最多 100mg/剂）。由于大环内酯类抗生素（阿奇霉素、克拉霉素、红霉素）治疗成功率低于多西环素或阿莫西林，所以它们并不被推荐作为莱姆病治疗的一线药物。

多西环素在一些地理区域对伴随有人粒细胞无形体病（HGA）的莱姆病患者的治疗较阿莫西林有优势，因为多西环素对这些蜱传播疾病都有效。多西环素并不推荐用于治疗巴贝虫病，巴贝虫病的首选治疗是使用 7～10 天的“阿托喹酮＋阿奇霉素或克林霉素＋奎宁”。

莱姆病关节炎的治疗采用口服方案与静脉给药有几乎相同的应答率。总体来说应答率在 50%～60%，但在那些之前已经接受关节内皮质类固醇治疗的患者中更低。另外，应答经常会延迟数月。对于周期性关节炎发作的患者在口服治疗后，推荐使用另一疗程的 28 天口服方案或 14 天静脉用药方案。

表 23.1 成人莱姆病患者初次治疗首选方案

临床表现	治疗药物	途径	剂量	疗程（范围）
游走性红斑	多西环素	p. o.	100 mg b. i. d.	14（10～21）
	阿莫西林	p. o.	500 mg t. i. d.	14（14～21）
	头孢呋辛酯	p. o.	500 mg b. i. d.	14（14～21）
关节炎（无神经系统疾病）	多西环素	p. o.	100 mg b. i. d.	28
	阿莫西林	p. o.	500 mg t. i. d.	28
	头孢呋辛酯	i. v.	500 mg b. i. d.	28
心脏				
轻度（PR＜0.3S 房室传导阻滞）	多西环素	p. o.	100 mg b. i. d.	14（14～21）
	阿莫西林	p. o.	500 mg t. i. d.	14（14～21）
	头孢呋辛酯	p. o.	500 mg b. i. d.	14（14～21）
严重	头孢曲松	i. v.	2 g q. d.	14（10～28）
早期神经系统症状				
脑膜炎或神经颅神经麻痹	头孢曲松	i. v.	2 g i. v. q. d.	14（10～28）
	多西环素	p. o.	100 mg b. i. d.	14（14～21）
	阿莫西林	p. o.	500 mg t. i. d.	14（14～21）
	头孢呋辛酯	p. o.	500 mg b. i. d.	14（14～21）
晚期神经系统中枢或周围神经系统疾病	头孢曲松	i. v.		14（14～28）

p. o. 口服给药
i. v. 静脉注射
q. d. 1 次/日
t. i. d. 3 次/日
b. i. d 2 次/日
建议摘自：Wormser G P，Dattwyler R J，Shapiro E D2006 版《莱姆病，人粒细胞无形体病和巴贝虫病的临床评估、治疗和预防》

对于早期有神经疾病的莱姆病患者如仅表现为面瘫，推荐口服治疗，但是如有急性脑膜炎或神经根病需接受非肠道给药治疗。对于晚期有神经系统损害的莱姆病患者推荐方案是非肠道给药治疗。总体来说，约 60%的有神经系统异常的患者在神经系统的临床表现上有显著改善，但是与莱姆病关节炎患者相似，症状的改善往往在治疗后数月才延迟出现。对于慢性神经系统损害的莱姆病患者重复静脉内抗生素治疗的应答效果目前还没有进行研究。

轻度的心脏病患者（无临床症状和 PR 间期≤0.3s）可采用口服治疗。对于其他心脏病患者，应当使用静脉治疗。总体来说，有心脏系统异常的患者应密切观察，并且可能需要安装临时起搏器。

许多莱姆病患者治疗后并没有改善，治疗效果差的原因复杂，包括最初误诊、伴随出现的慢性疾病如纤维肌痛或抑郁、莱姆病迁延不愈、由伯氏疏螺旋体引起的永久组织损伤、莱姆病后自生免疫疾病、伯氏疏螺旋体引起的持久组织感染和由坏死病原体引起的无菌性炎症。对于那些对抗生素治疗无效果及无活动性莱姆病客观依据的患者，重复的抗生素治疗未被证实是有益的，且不被推荐使用。

预防

预防莱姆病主要有 3 方面，避免被蜱叮咬、被蜱叮咬后给予抗生素预防用药、使用疫苗。疫苗在美国已退出市场，无法获取。

蜱叮咬预防

预防莱姆病和其他蜱传播的病原体，最简单首要措施包括减少蜱叮咬的风险及当蜱叮咬出现时尽量减少被叮咬的时间。总的来说，特效的预防措施是当在丛林中穿行时应步行于路的中间，避免高杆草和灌木丛，穿浅色衣服以便于认出爬在衣服上的蜱，穿长裤，将裤腿塞在袜子里，穿鞋或是包住脚趾的凉鞋，并涂抹有效的驱蜱剂（第 1 章）。建议你经常检查身上有无蜱，因为伯氏疏螺旋体通常不会传播给人类，除非蜱黏附了至少 8h。如果发现黏附的蜱，可以用镊子尽可能靠近皮肤抓住蜱，然后慢慢的稳定的从皮肤上垂直拿开。

暴露后抗生素预防

对于被蜱叮咬后的人群是否给予预防性抗生素的建议已经引起争论数年。IDSA 的临床实践指南提出当符合下列全部情况时，单剂量的多西环素可以提供给成人患者（200mg 剂量）和≥8 岁的儿童（4mg/kg，最多 200mg 剂量）：①黏附的蜱可以被认定为成熟的蜱或肩胛硬蜱的幼蜱，且根据充血的程度或暴露时间推算，其黏附时间已经≥36h；②蜱被移开的 72h 内可以开始用预防性药物；③生态信息指出带有伯氏疏螺旋体的蜱的局部感染率≥20%；④多西环素治疗不是禁忌的。指南指出太平洋硬蜱叮咬后通常不需要预防用药，因为这些蜱带有的伯氏疏螺旋体的感染率在几乎整个蜱流行的区域是较低的。

IDSA 关于蜱叮咬后预防性使用抗生素的指南，显然是以纽约莱姆病高度流行区所进行的研究结果为基础的。这个研究发现如果在蜱叮咬后 72h 内给予预防用药，且这些叮咬仅涉及会导致临床疾病（或完全充血）的蜱，那么单剂 200mg 多西环素对于暴露后预防是极其有效的。无论人群是否使用预防性抗生素，他们应当接受早期莱姆病的相关信息指导，并且当他们出现任何莱姆病提示的症状和体征时应当迅速进行评估。

莱姆病疫苗

2 种重组的伯氏疏螺旋体 OspA 莱姆病疫苗已经开发并进行大规模评估：SmithKline Beecham 公司产品（LYMErix）和 Pasteur Merieux Connaught 公司疫苗（Imulyme）。这些技术革新的疫苗刺激人体产生针对 OspA 的抗体，当蜱在叮咬吸血时这些抗体使硬蜱中肠中的伯氏疏螺旋体受抑制。由于蜱长时间进食后其携带的伯氏疏螺旋体改变其外膜蛋白 OspA 为 OspC，如果伯氏疏螺旋体进入人体血液，人类 OspA 抗体将可能不能提供可靠的保护。LYMErix 疫苗在美国 1999 年期间预防接种了 15～70 岁的人群，并接受了 FDA 的评估。

但由于客户需求不大，厂家在2002年早期中断了产品生产。

（钱宇 译 秦佳 校）

扩展阅读

Bunikis J, Barbour A G 2002 Laboratory testing for suspected Lyme disease. Med Clin North Am 86: 311–340

Burgdorfer W, Barbour A G, Hayes S F et al 1982 Lyme disease a tick-borne spirochetosis? Science 216:1317–1319

Campbell G L, Fritz C L, Fish D et al 1998 Estimation of the incidence of Lyme disease. Am J Epidemiol 148:1018–1026

Cassatt D R, Patel N K, Ulbrandt N D et al 1998 DbpA, but not OspA, is expressed by Borrelia burgdorferi during spirochetemia and is a target for protective antibodies. Infect Immunol 66:5379-5387

Centers for Disease Control and Prevention2007 Lyme Disease – United States, 2003–2005. MMWR 56:573–576

Centers for Disease Control and Prevention1997 Lyme disease, 1996. MMWR 46:531–535

Centers for Disease Control and Prevention1995 Recommendations for test performance and interpretation from the Second National Conference on Serologic Diagnosis of Lyme Disease. MMWR 44:590–591

Dattwyler R J, Luft B J, Kunkel M J et al 1997 Ceftriaxone compared with doxycycline for the treatment of acute disseminated Lyme disease. N Engl J Med 337:289–294

Dennis D T, Nekomoto T S, Victor J C et al 1998 Reported distribution of Ixodes scapularis and Ixodes pacificus (Acari: Ixodidae) in the United States. J Med Entomol 35:629–638

Fix A D, Strickland T, Grant J 1998 Tick bites and Lyme disease in an endemic setting. Problematic use of serologic testing and prophylactic antibiotic therapy. JAMA 279:206–210

Logigian E L, Kaplan R F, Steere A C 1990 Chronic neurologic manifestations of Lyme disease. N Engl J Med 323:1438–1444

Massarotti E M 2002 Lyme arthritis. Med Clin North Am 86:297–309

Nadelman R B, Nowakowski J, Fish D et al 2001 Prophylaxis with single-dose doxycycline for the prevention of Lyme Disease after an Ixodes scapularis tick bite. N Engl J Med 345:79–84

Piesman J, Maupin G O, Campos E G et al 1991 Duration of adult female Ixodes dammini attachment and transmission of Borrelia burgdorferi, with description of a needle aspiration isolation method. J Infect Dis 163:895–897

Sangha O, Phillips C B, Fleischmann K E et al 1998 Lack of cardiac manifestations among persons with previously treated Lyme disease. Ann Intern Med 128:346–353

Schwan T G, Piesman J, Golde W T et al 1995 Induction of an outer surface protein on Borrelia burgdorferi during tick feeding. Proc Natl Acad Sci U S A 92:2909–2913

Sigal L H 1994 Persistent complaints attributed to chronic Lyme disease: possible mechanisms and implications for management. Am J Med 96:365–374

Smith R P, Schoen R T, Rahn D W et al 2002 Clinical characteristics and treatment outcome of early Lyme disease in patients with microbiologically confirmed erythema migrans. Ann Intern Med 136: 421–428

Spach D H, Liles W C, Campbell G L et al 1993 Tick-borne diseases in the United States. N Engl J Med 329:936–947

Steere A C, Malawista S E, Snydman D R et al 1977 Lyme arthritis: an epidemic of oligoarticular arthritis in children and adults in three connecticut communities. Arthritis Rheum 20:7–17

Steere A C, Sikand V K, Meurice F et al 1998 Vaccination against Lyme disease with recombinant Borrelia burgdorferi outer-surface lipoprotein A with adjuvant. N Engl J Med 339:209–215

Steere A C, Taylor E, McHugh G L et al 1993 The overdiagnosis of Lyme disease. JAMA 269:1812–1816

Steere A C 1989 Lyme disease. N Engl J Med 321:586–596

Tugwell P, Dennis D T, Weinstein A et al 1997 Laboratory evaluation in the diagnosis of Lyme disease. Ann Intern Med 127:1109–1123

Wormser G P, Dattwyler R J, Shapiro E D et al 2006 The clinical assessment, treatment, and prevention of Lyme disease, human granulocytic anaplasmosis, and babesiosis: clinical practice guidelines by the Infectious Diseases Society of America. Clin Infect Dis 43:1089–1134

第 24 章　旅行者及移民与结核病

N. Jean Haulman, Thomas R. Hawn, Charles M. Nolan

对世界上大多数发展中国家而言，结核病（tuberculosis，TB）是可防可治却又最容易引起发病及死亡的重要疾病之一。全球大约有20亿人口，或者说世界上1/3的人为结核病潜伏感染者，其中绝大部分来自贫穷国家。据世界卫生组织（WHO）估计，全世界每年活动性结核的新发病例达到880万，年死亡病例约为180万。这就要求我们要正确认识结核病，熟悉其症状和诊断，并正确管理出生在美国以外的病人及归国旅行者。此外，发展中国家获得性免疫缺陷综合征（艾滋病）的流行也极大地影响了结核病流行病学，临床表现及公共卫生意义。所有医务工作者都有责任了解 HIV 感染与结核病之间的相互影响，以及这些相互影响在旅行者及移民者结核病的预防、诊断及管理方面的意义。

美国医生在接诊时常常遇见曾到国外旅行的结核病人，即使是来自国外的结核病人，其结核病也未必是新发的或在国外感染的。所有对结核病人监管的基本原则仍然适用。尽管如此，在评估和管理来自外国和旅行情况下感染的结核病方面，有一些特别需要考虑的问题。本章的目的即是阐明这些问题。

在评估有肺结核症状的病人时，医疗保健工作者须记住，结核病容易与很多其他疾病混淆。所有的教科书都指出，肺炎、肺脓肿、肿瘤、真菌及寄生虫感染均与结核病类似。如果病人来自国外或者有国外旅行史，则增加了诊断的难度。例如，在美国西南部人群中，球孢子菌病在来自墨西哥北部的人中普遍存在，也应该被考虑为墨西哥移民肺纤维化、空洞性肺疾病的病因之一。另一方面，深部组织的真菌感染在来自东南亚的难民中很少见。在这些人中，另外一种慢性胸膜—肺感染、肺吸虫病及肺吸虫感染则更易与结核病混淆。肺吸虫病在亚洲国家流行，特别是有生小龙虾食用史时，尤其要考虑到这个疾病。通过痰涂片镜检或肺组织活检可定位寄生虫的感染部位，并做出诊断（见第 44 章）。

在此，有必要将结核感染与结核病加以区别。感染，是指结核病的致病菌在宿主体内处于非活动状态，被称为潜伏结核感染或 LTBI（latent tuberculosis infection，LTBI）。潜伏结核感染的人不具有传染性，不会传播结核病。结核病则意味着感染处于活动期，感染者出现症状。活动性结核病可发生于双肺（肺内结核病）或者肺外（肺外结核病）。

流行病学

世界范围的结核病流行病学受艾滋病全球流行的影响极大。例如，由于 HIV 成为结核病的一个新的危险因素，美国结核病的报告病例在经历了几十年的下降之后，于 20 世纪 80 年代后期大幅增加；影响结核病流行病学的其他因素包括来自高发病率国家移民数量的增加以及控制结核病所必需的公共卫生基础服务的减少。幸运的是，自 1993 年以来，结核病发病率有所下降，病例数和比例均有所降低。2004 年，美国结核病发病率为 4.9/10 万，是历史上的最低纪录。相比之下，非洲的很多国家的发病率超过了 250/10 万，2003 年整个非洲的结核病的发病率为 345/10 万。很多东南亚国家的发病率也很高，其总发病率为 190/10 万。在东南亚国家中，柬埔寨结核感染率（762/10 万）及结核病的发病率（508/10 万）都最高。非洲以外的其他结核病高度流行国家包括（括号中注明的发病率以每 10 万人计）：阿富汗（333）、菲律宾（296）、印度尼西亚（293）、孟加拉（246）、巴基斯坦（181）、越南（178）、缅甸（171）、泰国（142）、俄罗斯联邦（112）、印度（168）、越南（145）（译者著：原著错误）和中国（102）。2000 年，大约 11％的结核病新发病例是 HIV 病毒感染者。一般而言，感染 HIV 病毒的结核病患者比非 HIV 感染的结核病患者的病死率要高。在东南亚，前者的病死率为 25％～40％，比非 HIV

感染者高 5～10 倍。

通过对结核病发病率的研究，我们提高了以下 2 个认识。首先，在高发病率区域，结核病广泛流行，相当一部分人从小就受到结核病的威胁。由于免疫系统发育不成熟，婴幼儿比成人更容易感染结核病。儿童期及青春期是结核病复发的高危时期，所以，如果来自结核病高发病率地区的儿童移民出现类似的症状，应高度怀疑为结核病。

其次，比较重要的一点，移民及难民移居新的国家后，至少在连续的数年内，其结核病感染风险仍与其来源地人群感染风险持平。例如，2004 年，在美国，5 个移民输出国，墨西哥、菲律宾、越南、印度及中国的移民中的结核病例，占了在国外出生人口中结核病例的大多数。因此，在接诊 1 位近期移民自越南的咳嗽且体重减轻的病人时，医生应该考虑结核病感染，在症状相似的情况下，每年像这样的移民中结核病感染的可能性是本土美国人的 35 倍（越南为每年 178/10万，而美国为每年 5/10 万）。自 1993 年以来，美国出生的人群中结核病的发病率已有显著的降低，而国外出生人群的发病率仍保持原有水平。

牛型分枝杆菌及非结核性分枝杆菌感染

牛型分枝杆菌及其他非结核性分枝杆菌感染，于曾在国外居住或旅游的免疫功能正常的病人中很少发生。历史上，牛型分枝杆菌感染是因饮用受感染奶牛的生牛奶引起。在发达国家由于实行了牛奶的巴氏消毒及对奶牛的结核病控制计划，已基本上消灭了人型感染牛分枝杆菌。即使在发展中国家普遍缺乏这两项控制措施，但从这些地区到美国的移民中也很少发现感染牛型结核菌的病例。

在亚洲、太平洋岛屿及非洲，由非结核性分枝杆菌引起肺外感染的患者也很罕见。实际上这一发现的重要性在于，若来自非洲或亚洲的儿童难民或移民出现颈淋巴结炎，若更多地考虑为由结核分枝杆菌而不是其他分枝杆菌引起，那么考虑美国本土儿童的颈淋巴结炎是由结核分枝杆菌所致，也不失为一个合理的推断。

旅行者中的结核病

虽然世界上很多地区的结核病发病率高，但事实上前往这些地区的美国旅行者并不存在很大的暴露风险。原因在于，一般来说，结核病不会通过人际间的偶然接触传播。例如，缜密的流行病学研究表明，与传染性患者的偶然接触通常不会导致感染的传播。传染的最重要因素是与有症状的肺结核病人的持续的密切接触，如发生于家庭成员之间，或孤儿院、营地、监狱、收容所或宿舍等环境，这些环境中人们在生活和工作中相互接触密切，并且他们通常没有在高风险的医疗保健机构才有的个人防护设备。虽然航空旅行中可以发生结核病的传播，特别是长于 8h 的航班中，但是我们认为由此导致的公共卫生风险基本可以排除。因此，旅行者在结核病高度流行地区，如果按照常规的线路，逗留不超过 2～3 周时，是不大可能与传染性结核病人有足够的个人接触而感染结核病的。有国外旅行史的结核病人更多见于在国外旅行或居住超过数月或数年的人，例如学生和侨民。

有慢性健康问题的旅行者日益增多。许多慢性病及治疗会增加潜伏结核感染再活化的风险（见发病机理）。这些慢性病包括：糖尿病、慢性肾病、癌症以及免疫抑制剂如：皮质类固醇、化疗和免疫调节剂的使用。已有报道称使用肿瘤坏死因子（TNF）抑制剂导致潜伏结核感染再活化的病例。可是，将 HIV 感染作为结核感染发展成结核病的潜在危险因素，还没有过这样的历史先例。然而，结核皮肤试验阳性者中患结核病的年平均风险约为 1/1000，HIV 感染者的年发病风险比前者高 50 倍以上，CD4 细胞计数低者（CD4＜100）风险最高。

病因学

结核病是由结核分枝杆菌引起，结核分枝杆菌属于分枝杆菌属，其特征是细胞壁含有脂质成分分枝菌酸。结核分枝杆菌又称“抗酸杆菌”，因为其独特的着色特性：品红染色后，能抵抗强脱色剂酸性乙醇的脱色。

发病机理

人类结核病的发病机理见图 24.1。常见的传播方式是吸入或植入含有结核分枝杆菌的呼吸飞沫，病原微生物停留在呼吸细支气管及肺泡上，当超过呼吸道黏膜纤毛的清除能力时引发感染。随后导致结核感染的致病过程通常不被宿主察觉。细菌可能从肺部的原发病灶，沿淋巴管经血流播散到其他的器官。结核分枝杆菌为一种专性需氧菌，且在氧分压（PO_2）100mmHg 或更高时最易生长。结核病最常累及的器官部位就是那些氧张力最高的部位：肺尖、肾及长骨的生长端。

感染刺激的免疫过程中 90％为播散感染，形成所谓的潜伏结核感染（LTBI）。因此，对大部分病人来说，潜伏结核感染的标志是仅结核菌素皮肤试验阳性。小部分感染者的胸片显示，上部肺野可见纤维化或纤维钙化病变，可能是既往自限性亚临床肺病所致。然而，通过 X 线发现的人群中，结核杆菌被激活的风险性更高，应鼓励其服用治疗潜伏结核感染的药物（见治疗）。

多数活动性结核（病）起因于休眠感染病灶的再活化。导致潜伏结核感染只在少数患者中再活化的因素尚不明确。但目前已知一些因素可增加活化的风险：①近期暴露于感染环境，或者近期结核菌素试验由阴性变为阳性；②矽肺；③糖尿病；④与细胞免疫功能受抑制相关的疾病（如 HIV 感染）或药物治疗（如糖皮质激素，肿瘤坏死因子抑制剂）；⑤与体重减轻相关的因素，如胃切除术及营养不良。人在某些阶段特别是婴幼儿期、青春期及产后期，抗结核病活化的能力会下降。此外，一些证据表明，遗传因素也影响活动性结核病的进展。

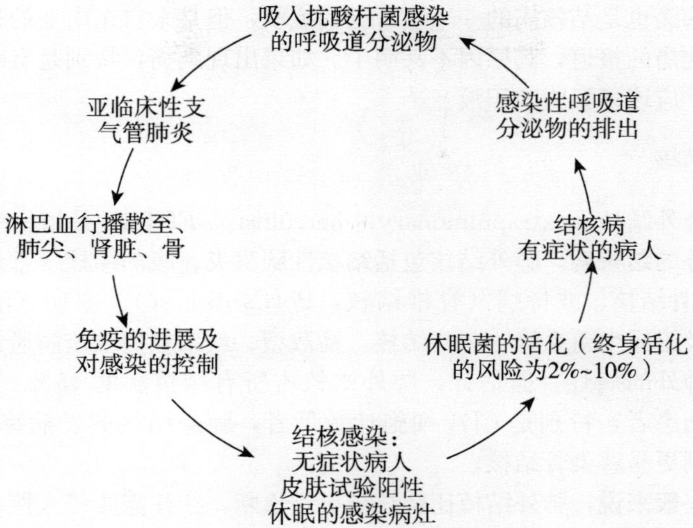

图 24.1　结核病的发病机理

临床表现

肺结核（pulmonary tuberculosis）

结核病发病的症状和体征通常是渐进性的，持续几周或几个月。首发症状多为非特异性，包括倦怠感、厌食、体重减轻、月经不调或低热。肺部症状通常为咳嗽，人常常感觉不到发病，然后在数周或数月内缓慢进展为频繁咳嗽，最终可产生黏液样痰或黏液脓性痰，呼吸困难及胸痛较少见。

外籍病人出现盗汗和咯血这两种症状时易引起误诊。这两种属于肺结核的典型症状，但实际上并不常见。此外，由于语言交流障碍，病人常常难以用其他语言描述相关症状。由于在一些移民中，盗汗和咯血很常见，因此这两种症状实际上几乎失去了对结核病的诊断作用。

胸痛也是结核病的一个不常见的症状，但是来自东南亚的移民中常有胸痛的报道，其原因不甚明了。如果出现胸痛，特别是有呼吸性胸痛，应该怀疑胸腔积液。

肺外结核

肺外结核（extrapulmonary tuberculosis，EPTB）是指发生在肺部以外的结核病。肺外结核包括结核性脑膜炎、腹部结核（常伴有腹水）、骨结核、波特病（脊椎结核，Pott's disease）、瘰疬（淋巴结炎）及泌尿生殖系统（肾）结核。播散型、或粟粒型结核病通常有肺内和肺外的病灶。据估计，肺外结核占所有结核病的 15%～25%。艾滋病患者，特别是 CD4 细胞计数低者，肺外结核的发病率更高。儿童则更易感染骨结核。

一般来说，肺外结核比肺结核更难诊断，往往需要侵入性检查方法以获取组织和（或）体液样本。肺外结核的症状和体征，一般因所累及的器官系统不同而异。淋巴结结核在亚洲人及非洲人群中尤其常见，可累及身体的任何部位的淋巴结，最常累及的是颈部及锁骨上淋巴结（瘰疬）。骨关节结核通常导致持续性的局部剧痛及肿胀。但脊椎结核（Pott's disease）可能是一个例外，它进展隐匿，在诊断前已发展为晚期。

儿童结核病

虽然在美国入学的儿童中只有小部分结核菌素皮肤试验为阳性，但来自结核病流行国家的学童中，结核菌素皮肤试验为阳性的比例与他们来源国的整体比例一致。结核病的成人高发病率直接导致儿童的结核病发病率上升。儿童的结核病通常占该疾病的 10%～20%。儿童很少由痰液排出结核分枝杆菌，所以不是该病主要的传染源。儿童结核病反映出结核病未能在成人中得到有效的控制。美国以外的国家对婴儿常规接种卡介苗。该疫苗的主要好处是预防播散型结核病和（或）结核性脑膜炎，而其对肺结核的预防效果尚无统一的看法（见

第 5 章）。

对来自非英语国家的儿童，结核病的诊断特别困难。肺门淋巴结肿大足以导致右肺中叶综合征，但可能完全没有症状；儿童粟粒性肺结核的早期阶段也可能没有任何特定的症状，特别是在只能通过翻译来获得病史的情况下，诊断尤其不易。5 岁以下儿童一般没有咳嗽、肺尖浸润及痰涂片结核杆菌阳性等典型症状。但是营养不良、HIV 感染的儿童在任何年龄都可能出现严重的典型肺结核。

HIV 感染者的结核病

HIV 感染者的结核病，特别是在 HIV 感染早期，结核病作为初次机会性感染，其发病及临床过程与其他结核病患者类似。另外，结核病的症状与 HIV 感染者容易患的其他呼吸系统疾病难以区别，如肺孢子虫病、细菌性肺炎，以及 HIV 感染本身进展的症状，所以诊断必须十分谨慎。粟粒性结核和结核性脑膜炎在 HIV 感染者中更为常见。如果不能及时的诊断和治疗，这两种结核病都是致命的。因此，当 HIV 感染者出现严重的、突发的非特异性症状、神经系统症状或头痛时，鉴别诊断必须包括这两种结核病。在非洲，很大一部分“消瘦病”即艾滋病导致的消耗综合征的病人，在尸检中发现实际上是漏诊了结核病。

诊断

X 线表现

免疫功能正常的症状明显的肺结核病人，实际上都会有异常的胸部放射学表现。相比之下，艾滋病患者感染肺结核，其胸部 X 片常常只有细微的改变，并且通常呈现出弥漫性改变。在免疫功能正常的成人中，结核病导致的病变通常发生于肺部上叶或下叶上部的尖段及后段，但是，这同样不适用于 HIV 感染者。此类患者中，结核病有着多种多样的 X 线改变，包括肺门或纵隔淋巴结肿大、肺大叶实变、局限性肺炎、播散型粟粒浸润。空洞形成不常见。事实上，有一种说法是，由于 HIV 感染的肺结核病人 X 线表现复杂多样，任何有呼吸道症状的 HIV 感染者都应该被怀疑患有结核病。

肺门和纵隔淋巴结肿大在免疫功能正常的成年肺结核患者中不常见。如果这些表现较显著，则应该考虑其他疾病，如淋巴瘤。然而，儿童的活动性原发肺结核几乎都有肺门或纵隔淋巴结肿大，或者两者兼而有之。X 片显示淋巴结肿大通常为单侧，其中大约有一半的病例有肺实质浸润。

皮肤试验

在对怀疑感染结核的病人的评估中，PPD（纯蛋白衍生物）结核菌素皮肤试验是一种历史悠久的辅助诊断手段，但是我们必须认识其局限性。例如，潜伏结核感染（图 24.1）可以通过对结核菌素皮肤试验的标志性反应来识别，但是这个试验不能区分结核病患者和未发病的潜伏结核感染者。然而，如果使用得当，皮肤试验可以提供有价值的流行病学资料，识别疾病的高危人群。

最近发现，如果将人群对结核感染或结核病患病的风险与试验的阴、阳性分界点的变化呈反比进行考虑（见表 24.1），可提高该试验作为筛查工具的效用。因此，结核菌素试验由阴性变为阳性的感染和/或疾病的高风险人群，如 HIV 感染者，近期感染者（如确诊的传染性病例的接触者），应该选用最低分界点，即直径为 5mm 的硬结。没有任何确定的风险因素者则应该选用最高分界点，即直径为 15mm 的硬结。在解释结核菌素试验的结果时，采用这些指导原则可明显提高试验的效用，以确定最可能有结核病风险并可从预防性治疗中获益的人群。

表 24.1 风险人群结核菌素试验阳性标准

硬结直径≥5mm 出现在以下人群视为有意义	硬结直径≥10mm 出现在以下人群视为有意义	硬结直径≥15mm 出现在以下人群视为有意义
HIV感染者	低收入者，医疗卫生条件不足的人群	无前两列中列出的高危险因素的人群
近期与活动性结核病病例密切接触	高风险机构的居民及员工：监狱、疗养院、长期护理机构、医院、收容所	
X线显示可能为已愈的陈旧性结核病的纤维性病变	地方确认的高风险人群（如流浪者）	
器官移植及其他免疫抑制的病人（用相当剂量为15mg/d泼尼松1个月及以上）	据报告一旦发生了结核感染，以下健康状况会增加发展成为结核病的风险：矽肺、空肠回肠旁路术、慢性肾衰、糖尿病、免疫抑制治疗、某些血液疾病及恶性疾病，及低于理想体重>10%	
正在进行肿瘤坏死因子抑制剂治疗的病人	结核杆菌实验室工作人员	
	<4岁或4岁以上暴露于高风险成人中的儿童	

选自：疾病与死亡周报（MMWR）49期（总6卷）第1～51页之“疾病预防控制中心2000年靶向结核菌素试验及潜伏结核感染的治疗”一文。疾病预防控制中心（Centers for Disease Control and Prevention）、美国胸科学会（American Thoracic Society）及美国传染病学会（the Infectious Diseases Society of America）的官方声明指出：试验通常选前臂内侧，皮内注射含5个结核菌素单位的标准纯化结核衍生蛋白0.1ml，48～72h读取结果（虽然阳性反应可能在1周后仍明显）。测量前臂的硬结，而非红斑。

γ-干扰素释放试验

最近，γ-干扰素（IFN-γ）释放试验（IFGRA）已经发展成为PPD皮肤试验以外的替代方法。最近美国FDA批准了其中一个方法（全血干扰素结核金标试验，QFT-G）用于结核病诊断的检测。此试验可测定在体外活化T细胞产生的IFN-γ，而T细胞由2种结核蛋白ESAT-6（早期分泌性抗原-6）和CFP-10（培养液过滤蛋白）刺激的抗原呈递细胞活化。虽然PPD皮肤试验也可测定T细胞的活化，它与γ-干扰素释放试验的不同之处在于，PPD皮肤试验是通过体内的迟发性超敏反应来测定，并且其刺激物是全部的TB提取物（如PPD）。

与皮肤试验相比，γ-干扰素释放试验有很多优点，包括患者只需就诊1次，而非2次；没有增强效应，不用做2步测试；1天即可获结果及指读差异性较低。此外，ESAT-6和GFP-10抗原不存在于卡介苗及大部分常见的非结核分枝杆菌（M. kansasii、M. szulgai和M. marinum除外）。这个属性表明，该干扰素释放试验比皮肤试验的特异性更高。初步研究表明，在对通过细菌培养确诊的结核病人的检测中，QFT-G与PPD皮肤试验的灵敏度相近。此外，虽然缺少长期观察研究及LTBI检测的金标准，评估还较困难，但是QFT-G也可能有更高的特异性。

γ-干扰素释放试验的主要缺点可能是其适用性（因为要求要有足够多的临床实验室来进行此试验）及成本，虽然正式的成本—效益分析尚未公布。CDC建议，QFT-G试验可在所有目前使用皮肤试验的机构使用。

结核杆菌培养

结核病的确诊及药敏试验中，在培养中重获结核杆菌是至关重要的。因此，根据流行病学信息、体征和症状、PPD结核菌素皮肤试验及胸部X线检查结果，怀疑有分枝杆菌感染的病人，应该采集适当的标本进行细菌培养。大部分肺结核病人的痰液标本经培养可见结核分枝杆菌的生长。用以做细菌培养的痰液标本均应制成痰液涂片，经抗酸染色或荧光抗体染色后，在显微镜下观察结核杆菌。

虽然大部分肺结核患者特别是有晚期症状及X线征象者及几乎所有空洞型肺结核者，抗酸杆菌的痰涂片为阳性，但即使此项结果阴性也不能排除结核病的临床诊断。在痰培养阳性的肺结核病人中，至少有1/3痰涂片为阴性。结核病人的痰涂片为阴性，实际上意味着对他人的传染性较低。

肺结核的诊断并非必须采取侵入性检查方法，如采用支气管镜检查或肺组织活检。一般而言，如果痰液样本采集和培养方法适当，几次痰培养都是阴性，则可以排除TB。但是原发性儿童结核病及HIV感染的结核病患者除外。有肺门或纵隔淋巴结肿大的儿童痰涂片常为阴性，这种情况下，并非一定要有痰培养阳性才能诊断。由于包括结核病在内的一些与AIDS相关的呼吸道疾病，在发病、症状及放射学表现方面有一定相似性，为审慎起见，应采用支气管镜检查，采样进行涂片及培养，以确保诊断的准确性，从而尽快开始适当的治疗。

与大多数细菌相比，结核分枝杆菌生长很缓慢，为18～24h分裂一代。用最新的培养方法，分离及鉴别致病微生物需要10～20天。分离和鉴别需要很长时间这个事实严重影响了疑似结核病人的初步诊断及早期处理。

当临床上怀疑有肺外结核病时，通常需要从感染部位采集组织或其他体液以明确诊断。只要有可能，都应对自开放性或封闭性病灶获得的活体组织及呼吸道冲洗液做细菌培养，此时培养出的细菌或菌落将增加。胸膜及淋巴结核尤其如此，活体组织培养出的细菌/菌落比呼吸道冲洗液多。

核酸扩增技术

传统上，实验室采用生化方法来区别80多种分枝杆菌。核酸技术因其得到结果更快捷，最近已被用于菌种鉴定。核酸杂交探针可区别结核分枝杆菌与其他分枝杆菌，常被用于培养基中培养的病原体的鉴定。染色阳性的标本，在培养前可尝试用扩增技术来确定是否存在结核分枝杆菌。用于临床处理的扩增试验的效用还在确定中。核酸技术也可用于结核病的聚集病例调查，以确定暴发是由单一菌株引起还是由不同菌株引起的散发病例的累积。研究人员和公共卫生官员可使用这些技术管理结核病控制效果。

治疗

TB的治疗目标是①消除TB引起的死亡，减少患病个体的伤残；②防止因接触有传染性病人而引起的结核杆菌的传播。只要有化疗药物，这2个目标都是很容易实现的。但是，在感染性疾病中，TB的治疗是比较独特的，因为其治疗周期不是数天或数周，而是必须长达数月。

表24.2介绍了最常见的5类抗结核药物：异烟肼、利福平、乙胺丁醇、吡嗪酰胺及链霉素。除此以外也可用其他的药物：喹诺酮、卷曲霉素、卡那霉素、乙硫异烟胺和环丝氨酸。然而，在抗结核治疗中若有必要用到这些替代药，需咨询胸科或传染病的专科医生。与表24.2中列出的药物相比，这些药物的抗结核作用较弱，并由于其潜在危险的副作用而难以管理。

必须坚持使用至少2种高效的抗结核药物治疗活动性结核。因此，结核分枝杆菌的药敏试验是确保活动性结核最有效治疗的一个重要组成部分。在美国所有的地方或州卫生部门，结核杆菌的药敏试验都是免费的。

初始的经验性治疗方案是在首2个月用4种药物：异烟肼、利福平、吡嗪酰胺和乙胺丁醇。该治疗方案对肺结核、肺外结核及原发性结核都有极好的效果（见表24.3）。该方案可根据病人的药敏试验结果而做适当调整。若无法做药敏试验，吡嗪酰胺可在8周后停药，而乙胺丁醇、异烟肼与利福平则应持续用药至6个月。

很多因素可影响疗程。如果病人在治疗2个月痰培养为阴性，是敏感菌感染，并且胸片显示无空洞形成，则完整的治疗为6个月（包括2个月初始强化期的及4个月巩固期）。有空洞性病灶及治疗2个月痰培养为阳性的病人，若治疗 6 个月，则复发率较高。因此，这种情况下，建议采用 9 个月的治疗方案。四联疗法后痰培养持续阳性者应怀疑其依从性低或者是耐药性感染。这种情况下要求密切跟进，最少每月做一次痰培养直至阴性。

TB 是在所有与艾滋病相关的机会性感染中最容易治疗的。不过，因为此类病人抵抗力低下。

表 24.2　常用的抗结核化疗药物

药物	每日剂量	副作用	药物相互作用	备注
异烟肼	5～10mg/kg 不超过 300mg 口服	肝炎，周围神经炎，皮疹，头晕	与苯妥英、安塔布司有协同作用	廉价，用于结核感染及结核病
利福平	10～15mg/kg 不超过 600mg 口服	高胆红素血症，发热，紫癜	对许多药物有抑制：口服避孕药，奎尼丁，香豆素药物，地高辛，口服降糖药，HIV 蛋白酶抑制剂，某些非核苷反转录酶抑制剂	尿液呈有色其他身体分泌物呈橙色
乙胺丁醇	15～25mg/kg 口服	视神经炎（15mg/kg 少见），为可逆性改变，皮疹		肾病患者及视力测试无法进行时慎用
吡嗪酰胺	20～25mg/kg 不超过 2g 口服	高尿酸血症，皮疹，肝炎		前 2 个月与异烟肼及利福平联用时，可将总疗程缩短至 6 个月
链霉素	15～20mg/kg 不超过 1g 肌肉注射	第八对颅神经损害及肾毒性	阻断神经肌肉增强效应	老年人及肾病患者慎用

大部分感染结核病的 HIV 感染者对前面所述的常规治疗的反应良好。事实上，可能导致复发，一些机构建议其抗结核治疗要延长 3 个月（总共 9 个月）。任何情况下，HIV 感染者的结核病治疗都应个体化，并应在整个治疗过程中对患者保持密切的监测，确保满意的疗效。

表 24.3 美国胸科学会及疾病预防控制中心推荐的治疗潜伏结核感染的药物

药物	疗程	HIV 阴性	HIV 阳性	评论注释
异烟肼	9 个月，每天用药[a,b]	A（Ⅱ）	A（Ⅱ）	首选方案
异烟肼	9 个月，×2/周[a,b]	B（Ⅰ）	B（Ⅱ）	必须用直接督导治疗
异烟肼	6 个月，每天用药	B（Ⅰ）	C（Ⅰ）	不适用于 HIV+，儿童及有纤维化病变者
利福平	4 个月，每天用药	B（Ⅱ）	B（Ⅲ）	适用于 HIV+，利福布丁可被取代，以避免药物的相互作用
利福平/吡嗪酰胺	2 个月，每天用药	D（Ⅱ）	D（Ⅱ）	由于肝毒性，避免此疗法

（选自疾病预防控制中心 2000 年靶向结核菌素试验及潜伏结核感染的治疗，疾病与死亡周报 49（RR-6）疾病与死亡周报 2003 已修订；52：735－738.）

[a]18 岁以下人群建议使用。

[b]孕妇建议使用。

耐药性

尽管在美国出生的患者中，对表 24.2 中这 5 种主要的抗结核药物的耐药率低于 10％，但世界其他地区的结核分枝杆菌耐药率更高。因此，来自东南亚的移民中，分离的病原体的耐药率为 10％～15％，菲律宾移民中为 15％～25％。异烟肼耐药率比美国高的其他地区有非洲、中南美洲、亚洲及太平洋岛屿国家。

据报道，结核分枝杆菌耐药菌株越来越多，并为其治疗的选择带来困难。多重耐药性结核（MDR-TB）是指对异烟肼和利福平同时耐药。最近，对所有二线药物耐药的结核菌株已有报道，被称为广泛耐药性结核或者 XDR。多重耐药性结核的影响之一是需要使用更贵而疗效较差的二线药物，以及由于疗效不佳而导致死亡率增加。

可能是由于采用的抽样方法不同，各项研究估计的多重耐药性结核发生率各不相同。WHO 一项关于 64 个国家的调查报告显示，MDR 的总发生率为 3.2%，从大多数发达国家低于 1%到爱沙尼亚高于 14%不等。CDC 和 WHO 关于国际结核病参比实验室的一个联合调查显示，在分离的 17 690 株结核菌株中，有 20%为多重耐药性结核，2%为广泛耐药性结核。此次调查耐药率较高可能是因为从参比实验室选择了耐药率更高的菌株。

在应用结核杆菌耐药信息来管理结核病人时，有以下几个重要的治疗原则：

● 如果有证据显示病人可能是在高结核耐药率的国家发生的感染，必须进行药敏试验。

● 在获得药敏试验结果之前（假设诊断后 3～6 周），治疗方案必须包括至少 2 种对感染菌可能敏感的药物进行治疗。在美国，被诊断为结核病的患者中，不论国籍，有 98%以上的患者在等待药敏试验结果时，都会使用 4 种推荐的一线药物即异烟肼、利福平、吡嗪酰胺和乙胺丁醇，进行适当的治疗。

● 若药敏试验结果表明感染菌对异烟肼和利福平敏感，则可停用乙胺丁醇。吡嗪酰胺可在 2 个月后停用，整个疗程应为 6～9 个月。若感染菌对异烟肼耐药，该药应停用，其他的 3 种药——利福平、乙胺丁醇和吡嗪酰胺需继续用至 6～9 个月。在治疗时，应严密监测对异烟肼耐药的结核病患者对治疗的反应。

● 若药敏试验结果表明，对异烟肼和利福平耐药，或者是广泛耐药，建议咨询肺部疾病或传染病专家。

在美国，出生于国外的人群是发生多重耐药性结核和广泛耐药性结核主要的高危人群。如果了解耐药性在全球的分布，这就并不奇怪。因此，旅行医学医师应该充分认识多重耐药性结核和广泛耐药性结核的国际流行趋势。最后，有多重耐药性结核或广泛耐药性结核的移民可能会有导致广泛的肺部病变的慢性感染。这种情况下结核病的治疗极其困难，并且对个人健康及公共卫生都有重大的影响。这类患者应始终由胸科或传染病专家进行会诊。在世界范围内出现多重耐药性结核，尤其是广泛耐药性结核，使得为消除结核病所做的全球公共卫生努力成果受到威胁。由此导致人们不断研究新的抗结核药物治疗方案，提高全球药敏试验的检测水平并促进诊断检测方法的改进。

慎用症及禁忌证

有 3 种抗结核药物在妊娠期使用是安全的：异烟肼、利福平和乙胺丁醇。链霉素可能有肾毒性，有肾疾病的人应禁用。此外，乙胺丁醇是通过肾排泄的，因此，如果有肾疾病的患者必须用的话，可能需要根据血药浓度来确定合适的剂量。有轻度肝疾病的患者一般可以耐受异烟肼、利福平和吡嗪酰胺的治疗。确切地说，无症状的慢性乙肝病毒携带者使用抗结核药物并无额外的风险，慢性丙肝患者使用抗结核药物的安全性尚未可知。

随着艾滋病的高效抗反转录病毒疗法的推广，HIV 感染的结核病人的治疗变得更加复杂。例如，利福平作为结核病治疗的支柱，在病人接受 HIV 蛋白酶抑制剂和某些非核苷类反转录酶抑制剂时必须禁用，因为利福平会加快这些药物的代谢，减弱抗反转录病毒的作用。鉴于 HIV 感染的治疗日趋复杂，最好是由对 HIV 感染和结核病的治疗都精通的医生来实施这类病人的结核病治疗工作。

关于病人依从性的问题

由于治愈活动性肺结核需要长时间的化疗，病人的依从性（即病人遵照医嘱的能力）是一个重要的问题。当基于如前所述的药敏试验的治疗失败，几乎都是因为患者的依从性差，甚至在 HIV 感染的结核病患者中也有这种情况。

尽管有许多试验可以监测依从性，大多数依从性差的病人都是因为他们没有到医院进行随后的回访而被发现的。在对来自世界其他地区的患者进行抗结核治疗时，应该对其依从性进行严密的监测。如果病人是来自对结核病有偏见的少数民族，或有语言障碍时，沟通和对医嘱的理解就变得很困难，就很有可能出现依从差的情况。

病人对规定的抗结核治疗依从性差，对其个人健康和结核病治疗的公共卫生目标都会产生不利的影响。应将依从差的病人向地方卫生部门通报，使其由相应的公共卫生结核病诊所进行评估和管理。美国的大多数公共卫生结核病诊所采用直接督导治疗（DOT）——即对部分或所有的患者，每一次服药，都要在卫生保健人员的直接监督下进行的一种治疗方法。由于化疗在终止结核的传播和预防多重耐药性结核及广泛耐药性结核方面有着关键的作用，直接督导治疗日益成为美国结核病治疗的标准方法。

预防

尽管医疗实践在传统上致力于人类疾病的治疗，目前它也广泛地关注疾病的预防及健康保健工作。从这个角度来说，接诊外籍病人的医生既有机会也有责任在该人群实施关于结核病的预防医学。

回顾结核病的发病机理（图 24.1），结核病的预防有 2 个目标：①预防非暴露人群的潜伏结核感染；②预防潜伏感染者发展为结核病。预防潜伏感染的主要方法是消除传染性病人从痰液中排出结核杆菌。如前所述，通过对肺结核病人实施有效的化疗，这一点很容易做到。从实践的角度来看，一旦传染性病人开始合适的化疗，他或她就不再传播结核病了。

预防结核感染的第二个途径是卡介苗接种，卡介苗是由减毒的牛分枝杆菌制成。几十年来，卡介苗在世界上很多地区被用于婴幼儿以预防结核病。众多试验证据表明，卡介苗可有效地预防部分结核病，尤其是脑膜结核和粟粒性结核。然而，由于卡介苗作用的不确定性，美国的结核病控制程序（见第 5 章）从未选用卡介苗。

第二种预防结核病的方法—预防结核病感染者发展为结核病—在

现代的私人医疗活动中占有一定的地位。美国公共卫生局在20世纪50年代和60年代的一些研究表明，服用为期9个月的异烟肼300mg/d，在预防潜伏结核感染者发展为结核病方面的有效率为50％～80％。异烟肼预防性治疗的保护性被认为是终生有效的。应对以下人群提供治疗：

①近期可能感染结核分枝杆菌的人群。近期结核感染可能发生于结核病传染性病例的接触者、在2年内结核皮肤试验的结果由阴性变为阳性者、近期来自结核高发地区的移民、以及结核皮肤试验阳性的儿童。

②有可能使潜伏结核感染发展成为临床结核病风险增高的健康问题的人群。发展为结核病风险较高的健康问题包括：HIV感染、免疫抑制治疗如皮质类固醇类或肿瘤坏死因子抑制剂、糖尿病、某些恶性肿瘤、与低体重有关的状况如营养不良、胃切除及肠道分流手术以及非活动性的肺结核性纤维化病变。

接受预防性治疗的病人，在治疗期间应每月复查一次；在每月后续的复查中给予1个月的药物处方。每月必须观察病人的依从性和药物的副作用。异烟肼最重要的副作用是肝毒性。虽然这种副作用可能是致死性的，但是其发生频率非常低。应告知所有开始异烟肼预防性治疗的病人肝毒性的症状，并嘱其在这些症状出现时立即停止治疗。能遵循这些指导的病人在异烟肼治疗期间不需要进行肝细胞酶的实验室监测。不过，对于并发慢性肝疾病及对症状无法进行准确自我监测的患者，应对其肝功能及基础进行定期监测和控制。以前曾建议以利福平或吡嗪酰胺的2个月方案替代异烟肼来治疗潜伏结核。然而，由于观察到该组合有显著的肝毒性，已不再推荐用此方案。

（吕志平　译　李微　校）

扩展阅读

CDC 2000 Diagnostic standards and classification of tuberculosis in adults and children. Am J Respir Crit Care Med 161:1376–1395

CDC 2000 Targeted tuberculin testing and treatment of latent tuberculosis infection. American Thoracic Society. MMWR Recomm Rep 49:1–51

CDC 2003 Treatment of tuberculosis. MMWR Recomm Rep 52:1–77

CDC 2003 Update: adverse event data and revised American Thoracic Society/CDC recommendations against the use of rifampin and pyrazinamide for treatment of latent tuberculosis infection – United States, 2003. MMWR 52:735–739

CDC 2005 American Thoracic Society/Centers for Disease Control and Prevention/Infectious Diseases Society of America: controlling tuberculosis in the United States. Am J Respir Crit Care Med 172: 1169–1227

CDC 2005 Reported tuberculosis in the United States, 2004. US Department of Health and Human Services, CDC, Atlanta, GA, September

CDC 2006 Emergence of Mycobacterium tuberculosis with extensive resistance to second-line drugs – worldwide, 2000–2004. MMWR 55:301–305

Colditz G A, Berkey C S, Mosteller F et al 1995 The efficacy of bacillus Calmette-Guérin vaccination of newborns and infants in the prevention of tuberculosis: meta-analyses of the published literature. Pediatrics 96:29–35

Colditz G A, Brewer T F, Berkey C S et al 1994 Efficacy of BCG vaccine in the prevention of tuberculosis. Meta-analysis of the published literature. JAMA 271:698–702

Corbett E L, Watt C J, Walker N et al 2003 The growing burden of tuberculosis: global trends and interactions with the HIV epidemic. Arch Intern Med 163:1009–1021

Dye C, Espinal M A, Watt C J et al 2002 Worldwide incidence of multidrug-resistant tuberculosis. J Infect Dis 185:1197–1202

Espinal M A 2003 The global situation of MDR-TB. Tuberculosis (Edin) 83:44–51

Mazurek G H, Jereb J, Lobue P et al 2005 Guidelines for using the QuantiFERON-TB Gold test for detecting Mycobacterium tuberculosis infection, United States. MMWR Recomm Rep 54:49–55

Nachega J B, Chaisson R E 2003 Tuberculosis drug resistance: a global threat. Clin Infect Dis 36:S24–S30

Nolan C M, Goldberg S V, Buskin S E 1999 Hepatotoxicity associated with isoniazid preventive therapy: a 7-year survey from a public health tuberculosis clinic. JAMA 281:1014–1018

Trunz B B, Fine P, Dye C 2006 Effect of BCG vaccination on childhood tuberculous meningitis and miliary tuberculosis worldwide: a meta-analysis and assessment of cost-effectiveness. Lancet 367: 1173–1180

WHO 2005 World Health Organization: Progress towards the Millennium Development Goals. Online. Available: http://www.who.int/tb/publications/global_report/2005/results/en/

第 4 部分　腹泻

第 25 章　美洲锥虫病

Anne C. Moore，Martin S. Cetron

美洲锥虫病（Chagas' disease）是一种流行于中美洲和南美洲的疾病，最早在 1909 年由 Carlos Chagas 报道。克鲁斯锥虫（*Trypanosoma cruzi*）是该病的病原体。泛美卫生组织（Pan American Health Organization，PAHO）及其他机构估计受染者达 800 万～1000 万人。克鲁斯锥虫是属于动基体目的一种原虫，广泛寄生于昆虫和多种哺乳动物。主要传播媒介——锥蝽在吸血时将感染有克鲁斯锥虫的粪便排到宿主皮肤上，后者在不经意的摩擦或搔抓时使虫体经皮肤创口或黏膜侵入体内。该病的传播主要发生在拉丁美洲的农村地区，那里恶劣的居住环境助长了宿主与媒介昆虫的接触机会。此外，通过输入慢性感染者的血液、器官移植、母婴垂直传播、实验室意外以及罕见的误食被污染的食物或水，均可传染克鲁斯锥虫。如果患者不接受治疗，感染将终生存在。

随着疫区媒介传播和血源性传播的逐渐减少，人群在该病流行国家中和向非流行国家的迁徙，美洲锥虫病的流行病学也在发生改变，它日益成为全球关注的问题。据来自献血者及其他人群的血清阳性率研究的有限数据显示，在美国的常住人口中至少有 10 万人感染克鲁斯锥虫，其中大部分人并未意识到自己被感染且仍未被确诊。

流行病学

寄生虫分布和疾病分布

感染了克鲁斯锥虫的脊椎动物宿主和媒介昆虫广泛分布于从北纬42°到南纬46°的美洲大陆，包括美国的大部分地区，以及从墨西哥和中美洲一直延伸到南美洲的大部分地区。在美国，良好的居住环境和较少的受染昆虫，使媒介传播给人的风险大大降低。然而，罕有的本地传播的病例也有过报道。以墨西哥、中美洲（百里斯、哥斯达黎加、萨尔瓦多、洪都拉斯、危地马拉、尼加拉瓜、巴拿马）和南美洲（阿根廷、玻利维亚、巴西、哥伦比亚、厄瓜多尔、Buayana、苏里南、法属圭亚那、巴拉圭、秘鲁、委内瑞拉）（图 25.1）的疫区为主的各国流行区内均存在经虫媒向人的传播。虽然锥蝽是目前导致人类感染的主要传染源，但通过在南美洲的南锥体地区（Southern Cone）推行成功的措施，这种疾病传播方式已经大大减少。乌拉圭、智利和巴西的部分地区被证实已经消灭媒介昆虫的传播。即使已取得了这些成就，美洲锥虫病仍是拉丁美洲 17 个国家的严重健康问题，有 20%的人群居住在疫区。在拉丁美洲，血清阳性感染者估计有 800 万～1000 万，受威胁人口近 1 亿。受染者出现明显临床症状的慢性美洲锥虫病的发生率为 20%～30%。随着调查的力度、所涉及的地理范围和克鲁斯锥虫株毒力等因素的改变，以上统计数据也会出现很大的变化。

媒介昆虫

克鲁斯锥虫可感染大多数脊椎动物，它们之间通过猎蝽科的锥蝽亚科昆虫相互传播。已知的锥蝽有 100 多种，每一种都有其各自的摄食方式、寄生宿主和地理生态学分布。这些媒介昆虫大多栖息在森林地带，但随着自然栖所被改造成居住场所，它们的生活习性也随之改变。大多数的种类更适应于气温 24～30℃，相对湿度 60%～70%的热带气候。气候因素导致在暖季该病的传播大大增加。

骚扰锥蝽（*Triatoma infestans*）、二分锥蝽（*T. dimidiata*）、大

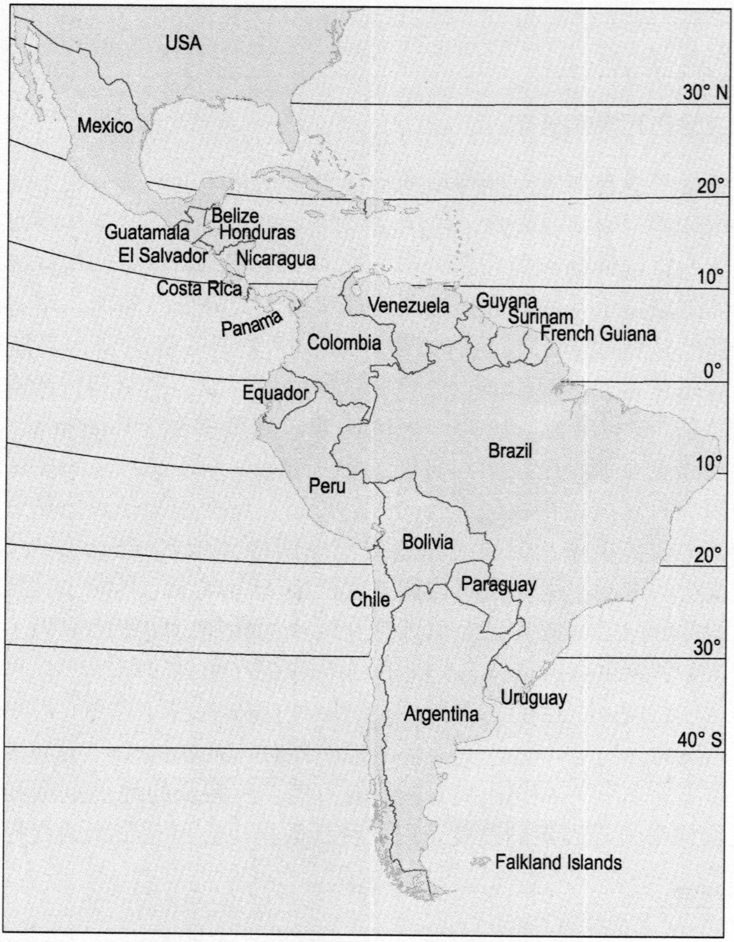

图 25.1 （另见彩图 25.1）克鲁斯锥虫感染的地理分布

锥蝽（*Panstrongylus megistus*）和长红锥蝽（*Rhodnius prolixus*）是在人类中传播的重要媒介昆虫。猎蝽在各流行区的俗名见表 25.1。例如，在巴西东北部，它们被当地人叫做六锥蝽（*barbeiros* 或 *bicudos*）。六锥蝽（*barbeiros*）这个词来自于葡萄牙语的单词

“barber”，因其喜欢叮咬暴露的下巴及颈部而得名。在阿根廷、乌拉圭、玻利维亚和智利，被叫做 vinchucas。在英语中被称为 bed bugs 或 kissing bugs，因它们喜欢在夜间叮刺熟睡儿童面部而得名。

表 25.1 各流行地区锥蝽的名称

名称	国家
六锥蝽，bicudos，chupanca，fincao，percevejo da parede	巴西
Vinchucas	阿根廷、乌拉圭、玻利维亚、智利
Chirimacha or chinchon	秘鲁
Chupasangre	厄瓜多尔
Chinche or chincha	墨西哥、哥伦比亚、委内瑞拉、中美洲
Chinchona，chince picuda，or pik	墨西哥
Chinchorro or chinchorra	厄瓜多尔、危地马拉
Timbuck or chincha-guasu	巴拉圭
Telepate	危地马拉、萨尔瓦多
Bush chinch	伯利兹
Pito	哥伦比亚
Cone nose bugs，kissing bugs，assassin bugs，Arizona tigers	美国

（来源：Garcia-Zapata M T A，Marsden P D 1986 Chagas' disease. Clin Trop Med Commun Dis 1：558.）

储存宿主

克鲁斯锥虫可寄生于多种野生哺乳动物，如猿猴、树懒、啮齿类动物、有袋类动物、野兔、蝙蝠和各种肉食动物。人们在进入克鲁斯锥虫的野外传播带时可受染，但往往在家庭内更易受染，主要是因为猎蝽进入家庭环境使家庭周围的及家养的动物受染所致。在疫区，家养动物的血清阳性率很高，南美洲的研究显示，以下动物中的血清阳性率分别为：狗 80%，猫 60%，绵羊 19%，山羊 9%。豚鼠和兔子是常见的家养动物，它们的血清阳性率分别为 60%和 12%。在啮齿类动物中，小鼠和大鼠的受染率分别为 90%和 60%。大多数情况下，动物通过媒介昆虫的叮咬受染，但也有可能通过食物链受染（如猫吞食受染的老鼠）。

昆虫媒介传播

昆虫媒介传播可同时发生在野外和家庭内，主要通过家庭周围受染的动物如啮齿类动物，尤其是负鼠来完成从野外向家庭的转变，由此导致多种家养动物（如狗）受染率升高，最终使人受染。锥蝽喜欢栖息在老旧原始的居住环境中，故美洲锥虫病往往发生在社会经济相对落后的国家。起初锥蝽寄居在室外，后通过树枝与泥巴做成的墙面进入屋内，并栖息于茅草屋顶。墙面的缝隙和屋顶为它们在白天活动提供了隐蔽的场所，同时使它们得以在夜间吸食屋内动物及人血。

另外，较罕见的是通过食物链传播，从而使某些动物受到感染。尽管如此，人类通过摄入被受染昆虫或其粪便污染的食物或水而引起的该病的暴发也曾有报道。

通过输血及器官移植传播

大多数慢性克鲁斯锥虫感染的病人可不出现临床症状，但他们的血液及其他组织中仍可表现出低水平的锥虫血症。输血传播是第二大常见的传播方式。接受克鲁斯锥虫血清阳性血液的受血者的感染率在 12%～48%之间，主要取决于输血量及种类和供血者体内的锥虫数量。

在过去的 10 年中，许多拉丁美洲国家在提高血制品安全性方面取得了重大进展。在 17 个流行国家中，有 10 个国家至少使用 1 种克鲁斯锥虫抗体检测法对超过 99%的供血进行了初筛。然而，在初筛覆盖率低的国家（如哥斯达黎加、巴拿马）或覆盖率相对较好但尚不完善，以及高发病率的国家（如玻利维亚），通过输血感染克鲁斯锥虫的风险依然存在。

随着拉丁美洲移民美国的人数逐渐增加，人们开始担心美国的血制品中可能存在克鲁斯锥虫。根据血清阳性率数据显示，即使存在地区差异，且某些拉丁美洲人群聚集的地区可能高达1∶3000，但总的感染风险估计为1∶25 000。在美国和加拿大，共报道了7例通过输血传播的病例，均为免疫抑制病人在受到严重感染时被发现的。具有免疫能力的病人在受到急性克鲁斯锥虫感染时往往只感到轻微不适，不易被病人察觉，故可能存在大量已经受染但尚未被发现的病例。美国食品药品管理局最近批准了一项针对献血者的克鲁斯锥虫抗体筛选试验。2007年早期，血站仅对大约70%的供血进行筛选试验，使美国的临床医生可能接触到越来越多的美洲锥虫病疑似或确诊病例。

通过移植慢性感染者捐献的实体器官或骨髓同样可引起美洲锥虫病。在美国，目前尚未对实体器官及组织捐献者进行美洲锥虫病筛查，已报道有5例通过器官移植而感染的病例。由于接受移植的病人免疫力低下，对抗感染的能力有限，故病人新近的克鲁斯锥虫感染应引起重视。

先天性传播

较既往认识而言，目前先天性传播是一个更加严重的问题，尤其在高发地区（如玻利维亚、智利和巴西），血清阳性孕妇子女的患病率为1%～8%。大部分克鲁斯锥虫先天感染的新生儿不出现症状，但可能导致孕妇早产及生出低体重儿。

受染的新生儿可出现锥虫血症、肝脾大、脑膜脑炎、出血性障碍及弥散性皮肤损伤等症状。

关于通过母乳喂养传播的说法尚存在争议。有个别非对照研究的病例报告涉及母乳喂养，但来自巴伊亚（巴西）、哥多华（阿根廷）和圣克鲁斯（玻利维亚）的大量系统性研究都不支持这一说法。目前世界卫生组织（WHO）明确提出“限制克鲁斯锥虫受染的母亲哺乳是毫无根据的”。

临床表现

人感染克鲁斯锥虫有 2 个主要阶段：急性期和慢性期。

急性期

在锥虫入侵处出现局部肿胀，伴有发热，称美洲锥虫肿(Chagoma)。如锥虫自眼结膜或眼睑入侵，则出现典型的单侧眼眶蜂窝织炎和眼睑水肿，称 Romana 征。对于 90%被认定为通过眼部感染的急性病例来说，这是一项可靠的诊断标准。流感样症状（如不适、发热、皮疹、食欲缺乏、腹泻和呕吐等）往往常见，但并非典型性症状。

急性美洲锥虫病通常不易被发现，确诊率只有 1%～2%。如果仔细检查，大约有 30%的急性病例会出现急性心肌炎的心电图改变和放射线改变。重者偶可有全身淋巴结肿大、肝脾大、严重心肌炎和脑膜脑炎的表现，通常需要住院治疗，其死亡率达 5%～10%。患者发病年龄越轻，急性症状越严重，尤其是 2 岁以下的婴幼儿。先天获得性病例具有很高的发病率和死亡率。

在初期感染之后，可出现克鲁斯锥虫的广泛播散，甚至可以终身携带。受血者的潜伏期为 20～60 天。大多数情况下，在 4～8 周内急性症状消失，宿主进入所谓的慢性期。

慢性期

大多数慢性期病人不出现症状，被称为“不确定”感染。在慢性期，对于存在流行病学危险因素的病人，通过病原学检查证实血清阳性反应而发现其受染。所有慢性感染者都存在低水平锥虫血症，采用宿主诊断法（如用人工饲养的猎蝽叮咬病人，同时监测克鲁斯锥虫感染的猎蝽）可发现有 20%～50%的病人存在锥虫血症。到 40 岁时约有 20%～30%的慢性期病人可出现症状。

有症状的慢性美洲锥虫病主要表现为心脏、胃肠道及神经系统疾病。心脏疾病包括传导系统障碍重度心脏传导阻滞或心律失常、进展性扩张性心肌病合并充血性心力衰竭和心壁血栓。常见的消化道症状包括食管扩张（症状类似于原发性失迟缓症）和巨结肠，常引起胃胀气、便秘与腹痛。且可同时出现心脏和消化道症状。神经系统症状涉及中枢、外周及自主神经系统，较罕见。

美洲锥虫病的病理机制尚不清楚，且仍存在争议。过去争论的焦点主要在急性期的病理损伤与临床进展期的自身免疫现象之间的相互作用。慢性期病人的组织内存在少量锥虫及其抗原，提示有活力的锥虫导致的慢性炎症对疾病起着重要作用。

表 25.2　概括了慢性期的三大主要临床特征。

表 25.2　慢性美洲锥虫病的临床特征
“不确定”感染者[a]
占慢性感染者的 50%～80%
感染后 8 周内发生且持续数十年（如果不是终生的话）
克鲁斯锥虫血清学检查呈阳性
敏感的寄生虫检测法（如 PCR 或宿主诊断法）显示低水平的锥虫血症
体格检查、心电图和 X 线检查均正常
无任何症状且能正常活动
1/3 的病人可出现超声心动图或自律试验的轻度异常
病人往往意识不到自身受染而成为传染源
心脏病[b]
常见症状有心悸、头晕、晕厥、呼吸困难、水肿与胸痛
各种类型的心律失常是慢性 Chagas 性心脏病的特点
病程早期常可见多病灶的室性早搏
病态窦房结综合征及窦房阻滞频发
右室传导阻滞和左前分支传导阻滞是典型且常见的传导异常
需安装人工起搏器的全心衰竭并非不常见
由室颤导致的猝死并非罕见
常见心肌肥大及其引起的反流性收缩期杂音
充血性心力衰竭主要由心肌的慢性炎症改变所致，而非冠状动脉病

续表 25.2 慢性美洲锥虫病的临床特征

尸检常可发现心尖左室壁动脉瘤，是造成动脉血栓的主要原因
病理组织切片可见全心炎
胃肠道综合征[c]
常侵犯食管和直肠乙状结肠
支配蠕动自主协调功能的 Auerbach 神经丛出现病理性炎症损伤
食道运动功能障碍导致管腔进行性扩张
出现不同程度的吞咽困难及食物反流
最终的食管病变在放射线检查时可显示出巨食管、收缩异常和食管末端狭窄
结肠运动功能障碍最初可表现为便秘
进行性顽固性便秘导致巨结肠、肠内粪结及严重腹痛
可能发生急性肠扭转

[a]由于不清楚何时及是否会发展成有症状的美洲锥虫病，所以定义了“不确定”这一病程。

[b]若来自疫区（或有输血史）的年轻患者出现不明原因的心肌病、心电图异常或动脉血栓，应考虑 Chagas 性心脏病。

[c]若来自疫区的患者出现巨食管或巨结肠应考虑美洲锥虫病。

单纯的宿主因素并不能完全解释发生于整个拉丁美洲的美洲锥虫病在临床表现上的显著地区差异。在巴西北部地区，心脏病的发病率是肠道病的 2～3 倍。而在阿根廷、智利和玻利维亚的某些地区，胃肠道扩张症是其主要临床表现。这种地理学上的差异可能部分由寄生虫虫株的不同所致，而并非宿主因素。

免疫抑制患者的慢性克鲁斯锥虫感染

感染克鲁斯锥虫的病人若免疫功能受到损害，则感染可复发，其特点是出现高水平的锥虫血症和组织细胞内锥虫的复制增加。发病率目前尚不确定，但常见于大量使用免疫抑制剂的病人，及少数合并 HIV 感染者。美洲锥虫病复发后其临床特征主要取决于免疫抑制者的基本类型（如器官移植病人的表现形式有别于 AIDS 患者）。接受骨髓移植或实体器官移植的病人，其常见表现为皮下结节中含有大量锥虫、炎性脂膜炎及心肌炎，而中枢神经系统受累并不常见。然而，合并 HIV 感染的患者由于其 $CD4^+$ 淋巴细胞数偏低，往往出现脑膜脑炎，以及类似于弓形虫病的中枢神经系统占位病变。具有二重感染的病人还可发生急性心肌炎。

诊断

美洲锥虫病的临床症状很典型，但要明确诊断并不容易。有 2 种基本的诊断方法：寄生虫检测和血清学检查。在某个特定的流行地区采取何种检测方法，必须综合考虑试验方法的敏感性和特异性的差异、检查费用及操作的难易程度等。

寄生虫检查

取急性期病人血液进行克鲁斯锥虫培养，或直接制成薄片、厚片，吉姆萨染色后查锥鞭毛体（敏感性 60%～70%）。较好的检测方法为用外周血血沉棕黄层制片显微镜下观察、培养、PCR 和血清学诊断等方法，在急性期的检出率为 90%～100%。

宿主诊断法

慢性期病人的血液内锥虫数目少，一般需用扩增法使锥虫数达到能检出的阈值。在流行区，使用适当的设备，经过一系列的检查，宿主诊断法的敏感性可达 20%～50%。取 40 只人工饲养的幼虫阶段的猎蝽，分别放在 4 个火柴盒大小的容器内，让其同时叮咬病人的四肢 10～20min。叮咬所吸出的总血量为 4～20ml。1～2 月后取猎蝽的粪便及肠内容物查克鲁斯锥虫的上鞭毛体或发育后期的锥鞭毛体。虽然这种方法没有痛苦，但其缺点是容易造成诊断延误、会产生昆虫设备的维护保养费用和相对较低的敏感性。

血培养

将血液离心后放在肝浸液类胰蛋白酶或脑心浸液培养基内进行培

养，慢性感染者的锥虫检出率约为 30%。培养产物可连续反复使用以提高检出率。在流行区，这种方法被广泛使用，且被认为与宿主诊断法的敏感性相当。

聚合酶链反应

近来出现一种间接的寄生虫检测方法，即采用 PCR 技术对克鲁斯锥虫的 DNA 进行扩增。可用不同方法从血细胞溶解物中提取 DNA，然后在恒温器内对克鲁斯锥虫的特定基因片段进行扩增。PCR 技术在诊断急性感染或监测复发病人方面具有较高的敏感性。对于慢性感染者，因该方法的敏感性高低不一，故主要用来进行流行病学调查。

血清学检查

克鲁斯锥虫感染后，急性期即可出现抗体，且终生存在。慢性美洲锥虫病的确诊依赖于抗体检测法，常用的方法有免疫荧光抗体试验（immunofluorescence antibody assay，IFA）、血细胞凝集试验及酶联免疫吸附试验（enzyme-linked immunosorbent assay，ELISA）。上述方法利用上鞭毛体抗原或重组蛋白来检测克鲁斯锥虫抗体（除了在使用 IFA 方法时可以区分 IgG 及 IgM 抗体，通常为 IgG 抗体）。在可靠的实验室使用标准试剂，引入质量控制流程后，可使试验方法的敏感性达到 98%。利什曼病（一种在拉丁美洲的很多地区同时流行的传染病）或 T. rangeli（一种对人类不致病的动物锥虫）感染患者的血清可能出现假阳性。由于各种试验方法的敏感性存在差异，大部分机构推荐根据不同的抗原（如完整的寄生虫溶解产物和重组蛋白）或试验原理（如 IFA 和 ELISA）对每一位病人必须进行至少 2 种血清学试验。

美国疾病控制与预防中心（Centers for Disease Control and Prevention，CDC）的寄生虫病科可为美洲锥虫病的诊断和治疗提供相关咨询（电话：404 - 488 - 7775；电子邮箱：ncidpdbpi@cdv. gov）。

评估和治疗

评估

诊断慢性美洲锥虫病必须具备完整的病史、体格检查及十二导联静息心电图检查，附加 30cm 长的Ⅱ导联描记。初次评估正常的病人，需每年复查 1 次。有 Chagas 心脏病相关症状或体征的病人必须进行全面的心脏检查，包括二维超声心动图检查、24h 动态心电图监测和运动试验等。有胃肠道症状的病人需行钡餐试验。

抗锥虫药治疗

对急性期或早期先天性美洲锥虫病的病人强烈推荐使用抗锥虫药治疗。在感染病程中，越早治疗，效果越好。它不仅可以减少血液中锥虫的数量，还可以减少锥虫在组织中的播散。历史上，很多权威机构不推荐对慢性期病人使用杀锥虫药，因为几乎没有证据显示这种治疗方法可以阻止慢性期病人出现心脏或消化道症状。然而，有小样本随机临床试验报道称，对于无症状的慢性克鲁斯锥虫感染儿童，此方法具有很高的治愈率。这些研究以及一项临床试验推广项目促使 WHO 推荐对所有受染儿童进行抗锥虫药治疗。最近，一项非盲非随机试验研究发现成年患者使用药物治疗可以减慢 Chagas 性心脏病的进展。目前有许多专家提议对慢性克鲁斯锥虫感染，但尚无进展性心脏病的成年人进行治疗。强烈建议育龄妇女接受治疗，以减少先天性传播的风险。建议那些以前从未治疗过，但预期将来可能出现免疫抑制的患者进行治疗。对免疫抑制患者的复发感染进行抗锥虫药治疗，可以改善临床症状，降低锥虫血症的水平。目前尚未建立对这些病人的二级预防措施。

苄硝唑（Rochagan）和硝呋替莫（Lampit）是两种抗锥虫药，且已证实对治疗美洲锥虫病有效。它们都具有严重的毒性，必须确诊后方可使用。由于苄硝唑的耐受性比硝呋替莫好，前者常作为一线药物。目前这两种药物在美国均未获得注册，但均可通过 CDC 获得，并在指南的指导下使用。

表 25.3 概括了这两种药物的使用方法及注意事项。研究发现氟康唑、伊曲康唑或别嘌呤醇等替代药物对人类只存在有限的抗克鲁斯锥虫活性。

急性美洲锥虫病的治愈标准是锥虫血症的消除和症状及体征的改善。即使不治疗，锥虫血症也会逐渐减轻，所以，察看显微镜下视野足够多，才有可能发现血中锥虫。成功治疗后，利用常规方法检测血清，可能需数年时间才能转阴。开始治疗和血清转阴之间的间隔时间与感染的持续时间有关（急性感染者为 5 年，感染期不足 10 年的病人为 10 年，感染期超过 10 年的病人为 20 年）。PCR 技术有助于监测急性期病人的疗效，但对于慢性期病人存在一定的局限性。

表 25.3　急性美洲锥虫病的药物治疗

药物	用法	不良反应
硝呋替莫	成人 8～10 mg/(kg・d)，每天 3 次或 4 次服用，连续用药 90 天 儿童 (11～16 岁)： 12.5～15 mg/(kg・d)，每天 3 次或 4 次服用，连续用药 90 天 ≤10 岁：15～20 mg/(kg・d)，每天 3 次或 4 次服用，连续用药 90～120 天	1. 厌食及体重减轻：占 50% 2. 多发性神经病 3. 震颤和兴奋 4. 失眠 5. 恶心及呕吐 6. 肌痛
苄硝唑（在巴西作为急性期的一线药物）	成人 5～7 mg/(kg・d)，每天 2 次服用，连续用药 60 天 儿童 5～10 mg/(kg・d)，每天 2 次服用，连续用药 60 天	1. 光敏性皮疹：占 30% 2. 外周神经病：占 30% 3. 厌食及体重减轻 4. 血液异常（骨髓抑制）：罕见

对症治疗

根据疾病的类型和终末器官损伤的严重程度决定治疗方案。Chagas 性心脏病的治疗包括血管紧张素转化酶抑制剂、胺碘酮、安装起搏器或植入心内除颤器。其进行心脏移植的存活率与原发性扩张性心肌病相当或更高。巨食管可施行非侵入性扩张术或手术切除食管狭窄部位。巨结肠可在形成粪结或出现血管并发症之前施行扩张部位的手术切除。术后可能出现胃肠道扩张症复发，需进行多次手术治疗。

预后

慢性美洲锥虫病的预后相当好，70%或以上的病人进入血清学阳性但无任何症状的隐匿期，且与一般人群的生存率相同。根据终末器官损伤的严重程度，有症状的慢性美洲锥虫病的预后存在一定差异。心室传导障碍（典型的右束支传导阻滞或左前分支传导阻滞）是 Chagas 心脏病的早期表现形式，在出现临床症状前可以持续发展数年，从而增加死亡的风险。有症状病人的高危因素包括：充血性心力衰竭（NYHA Ⅲ或Ⅳ级）、心脏肥大、超声心动图显示心室收缩异常、24h 动态心电图监测提示非持续性室性心动过速和低 QRS 波，以及男性。存在这些高危因素的病人，其 10 年生存率只有约 15%。消化道症状相对容易耐受，且发展缓慢。实际上，直接由美洲锥虫病导致的发病率和死亡率很难确定，但是疫区的总体预期寿命估计比非疫区短 9 年。

预防

生活在疫区的人群

在疫区采取何种预防措施是世界卫生组织、泛美卫生组织及许多拉丁美洲国家的卫生部门优先考虑的问题。在缺乏疫苗和有效治疗的情况下，控制的重点主要是卫生监督和媒介防控。以下是常用的几项控制手段：①对血库进行筛查以消除输血相关性传播；②使用杀虫剂喷雾消灭居住区的锥虫；③通过改善居住环境来最大限度得减少媒介昆虫和人类宿主之间的接触。

去疫区旅行的人群

对于前往拉丁美洲的旅行者来说，由于没有预防性药物或疫苗提供，主要通过健康宣教告知如何保护自身避免克鲁斯锥虫感染。必须鼓励旅行者在出发前借助相关参考文献以查看锥虫的图片。典型的旅行者受染率并不高。在 CDC 监督下的 25 年里，前往疫区的美国旅行者中未出现一例急性美洲锥虫病。预防措施主要包括以下几点：

1. 了解每个疫区疾病的传染风险。

2. 熟悉各地区锥蝽的名称和外观。

3. 避免晚上住在条件差的用黏土砖块、泥巴或茅草搭建的屋子里，这些虫子往往栖息在屋子的裂缝里和屋顶上，到晚上就出来觅食。

4. 如果晚上非得住在高危区域，则必须使用有残留作用的杀虫剂喷雾受扰的住处，这也许能起到一定的保护作用。

5. 必须意识到血制品并不一定常规进行美洲锥虫病筛查。

6. 如果出现急性美洲锥虫病的症状或体征，应尽早就医，抗锥虫药是早期美洲锥虫病最有效的治疗方法。

本章节的观点和结论为作者本人所持有，不代表美国 CDC 的意见。

（潘佳鸿　译　孟菁　校）

扩展阅读

Castro A M, Luquetti A O, Rassi A et al 2002 Blood culture and polymerase chain reaction for the diagnosis of the chronic phase of human infection with Trypanosoma cruzi. Parasitol Res 88:894

Chagas C 1909 Nova tripanozomiaze humana. Estudos sobre a morfolojia e o ciclo evolutivo de Schizotrypanum cruzi ajente etiolojico de nova entidade morbida do homen, Mem Inst Oswaldo Cruz 1:159

Coura J R, de Castro S L 2002 A critical review on Chagas disease chemotherapy. Mem Inst Oswaldo Cruz 97:3

de Andrade A L, Zicker F, de Oliveira R M et al 1996 Randomised trial of efficacy of benznidazole in treatment of early Trypanosoma cruzi infection. Lancet 348:1407

de Oliveira R B, Troncon L E, Dantas R O et al 1998 Gastrointestinal manifestations of Chagas' disease. Am J Gastroenterol 93:884

Fiorelli A I, Stolf N A, Honorato R et al 2005 Later evolution after cardiac transplantation in Chagas' disease. Transplant Proc 37:2793

Hagar J M, Rahimtoola S H 1995 Chagas' heart disease. Curr Probl Cardiol 20:825

Leiby D A, Heraron R M Jr, Read E J et al 2002 Trypanosoma cruzi in Los Angeles and Miami blood donors: impact of evolving donor demographics on seroprevalence and implications for transfusion transmission. Transfusion 42:549

Maguire J H 2004 Trypanosoma. In:Gorbach S L, Bartlett J G, Blacklow N R (eds) Infectious diseases, 3rd edn. Lippincott, Williams and Wilkins, Philadelphia, p 2327–2334

Organizacion Panamericana de la Salud 2006 Estimacion cuantitativa de la enfermedad de Chagas en las Americas. Montevideo, Uruguay, Organizacion Panamericana de la Salud, OPS/HDM/CD/425-06

Rassi A Jr, Rassi A, Rassi S G 2007 Predictors of mortality in chronic Chagas disease: a systematic review of observational studies. Circulation 115:1101

Rassi A Jr, Rassi A, Little W C et al 2006 Development and validation of a risk score for predicting death in Chagas' heart disease. N Engl J Med 355:799

Riarte A, Luna C, Sabatiello R et al 1999 Chagas' disease in patients with kidney transplants: 7 years of experience 1989–1996. Clin Infect Dis 29:561

Sartori A M, Ibrahim K Y, Nunes Westphalen E V et al 2007 Manifestations of Chagas disease (American trypanosomiasis) in patients with HIV/AIDS. Ann Trop Med Parasitol 101:31

Sosa Estani S, Segura E L, Ruiz A M et al 1998 Efficacy of chemotherapy with benznidazole in children in the indeterminate phase of Chagas' disease. Am J Trop Med Hyg 59:526

Torrico F, Alonso-Vega C, Suarez E et al 2004 Maternal Trypanosoma cruzi infection, pregnancy outcome, morbidity, and mortality of congenitally infected and non-infected newborns in Bolivia. Am J Trop Med Hyg 70:201

Viotti R, Vigliano C, Lococo B et al 2006 Long-term cardiac outcomes of treating chronic Chagas disease with benznidazole versus no treatment: a nonrandomized trial. Ann Intern Med 144:724

WHO Expert Committee 2002 Control of Chagas Disease. Brasilia, Brazil, World Health Organization, WHO technical report series number 905

第 26 章　非洲锥虫病（非洲昏睡病）

Richard D. Weller

人类非洲锥虫病（human African trypanosomiasis，HAT），又称非洲昏睡病，是一种由布鲁斯锥虫（*Trypanosoma brucei*）感染引起，通过舌蝇叮刺传播的原虫病。对人类致病的有两个亚种，即罗得西亚布鲁斯锥虫（*Trypanosoma brucei rhodesiense*）和冈比亚布鲁斯锥虫（*T. b. gambiense*），它们在形态学上相似而遗传学上不同。每一种亚型都有其特征性的地理分布、临床症状和治疗方法。两种锥虫所致疾病都是一种发热性疾病可呈急性或慢性病程，均可累及中枢神经系统（central nervous system，CNS），并呈进行性恶化，除非得到治疗，否则最终导致死亡。

第三种布鲁斯锥虫只感染动物，但其引起的家畜病（那加那病，"nagana"）可导致食物缺乏，最后影响人类的健康。

流行病学

HAT 主要发生在亚撒哈拉非洲（译者注：又名：次撒哈拉非洲）的乡村地区，与中间宿主和昆虫媒介（多种舌蝇群）的范围相符。世界卫生组织（Wold Health Organization，WHO）估计在流行区大约有 6000 万人患有潜伏性 HAT 病。HAT 具有相当高的发病率，给非洲的医疗和经济造成巨大的负担。

两种不同的锥虫病又称为东非型和西非型锥虫病（图 26.1，表 26.1）。东非型锥虫病（罗得西亚锥虫病）见于非洲东部和南部（到莫桑比克和历史上的博茨瓦纳）的热带草原和森林中。广泛分布于这些乡村地区主要是因为那里有多种狩猎动物，尤其是各种羚羊，它是主要的动物宿主及锥虫耐受者。牛也是常见的宿主，容易被感染，导致家畜繁殖力严重受损。这是一种人畜共患病，人可成为偶然宿主。

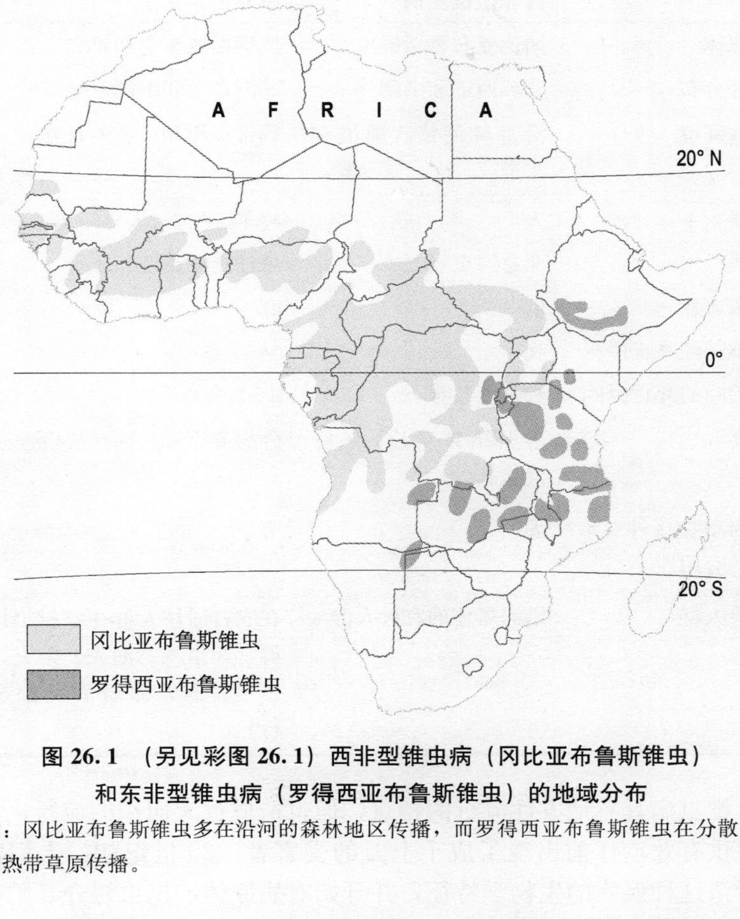

图 26.1 （另见彩图 26.1）西非型锥虫病（冈比亚布鲁斯锥虫）和东非型锥虫病（罗得西亚布鲁斯锥虫）的地域分布

注意：冈比亚布鲁斯锥虫多在沿河的森林地区传播，而罗得西亚布鲁斯锥虫在分散的林地和热带草原传播。

西非型锥虫病（冈比亚锥虫病）见于非洲西部和中部的热带雨林地区。人是主要的受染者（家养的猪和狗偶尔亦会受染）。当人们外出活动如取水及洗衣时，尤其是在干燥季节，在沿河和水道边被舌蝇叮刺而受染。此病为一种无痛性疾病，无症状携带者是其主要传染源，通过舌蝇叮刺进行传播。

表 26.1　西非型和东非型锥虫病的特征比较

	西非型锥虫病	东非型锥虫病
病原体	冈比亚布鲁斯锥虫	罗得西亚布鲁斯锥虫
地理分布	非洲西部和中部	非洲东部和南部
当地环境	沿森林河流、湖泊和水道	热带草原和广袤的森林
主要宿主	人	羚羊、牛、(人)
发病	亚急性至慢性	急性至亚急性
锥虫血症	低	高
中枢神经系统侵犯	晚	早
未治疗的死亡时间	数月至数年	2～9 个月
诊断	淋巴结穿刺液、脑脊液检查	外周血涂片、脑脊液检查
啮齿动物接种对诊断的有用性	无	有
危险人群	沿河居住的农村人群	在农村居住人群在农村工作人群（如猎人、渔夫、柴夫、狩猎监督官）旅行者（长途旅行）

锥虫病具有地方性流行的特点，但也造成过大面积的流行，在无法提供有效治疗前出现了成千上万的受害者。20 世纪初，人们才首次弄清这种疾病的生物学特征，并开始对病原体、昆虫媒介、贮存宿主及有力的控制措施展开工作，包括挑选野生动物宿主、清除舌蝇寄居的植物、捕捉舌蝇、对发现的病例进行筛查监管，最后对受染者进行治疗。所有这些措施使 60 年代早期病例数大大减少，随着防控和监管力度的减弱，舌蝇数量又开始增加，战争和冲突的暴发又导致受染者和易感人群及家畜发生转移，治疗失效。其他因素可能有气候变

化及病原体毒力的改变。70年代，HAT开始死灰复燃；到90年代，据WHO报道每年有超过4万人发病和死亡，未确诊的患者估计达30～50万人。该病主要发生在乌干达、刚果民主共和国（以前的扎伊尔）、中非共和国和苏丹。随着监管力度的加强，对发现的病人进行治疗，至2005年报道的病例数小于2万人，未确诊患者约有5～7万人。

HAT的感染者主要为当地乡村居民，旅游者偶尔受染。从1967年开始的30年里美国总共报道了22例输入性HAT。虽然在非洲大多数病例的致病因素为冈比亚锥虫，但除了其中的4例，其余均为东非型锥虫病。4例西非型锥虫病的受染者均为在美国生活或学习的非洲人。那些长期的旅行者或流行区的居住者，包括传教士、乡村医疗工作者及和平队的志愿者，他们患西非型锥虫病的风险明显增高。另有报道显示曾前往东非野生动物保护区的欧洲旅行者中患东非型锥虫病的比例明显增高。

少数研究发现人类免疫缺陷病毒（human immunodeficien virus，HIV）感染与锥虫病之间存在着一定联系，虽然HIV感染可以削弱锥虫病的治疗效果，但其对昏睡病的发生仍无法起到显著作用。这两种疾病之间的相互影响有待于进一步研究证实。

生活史和传播途径

通过吸取受染动物宿主的血液，有锥鞭毛体便进入舌蝇体内，在肠内繁殖并转变形态，到达唾液腺，经历上鞭毛体的转变，最后演变成具有传染性的循环后期锥鞭毛体。当舌蝇再次吸血时锥鞭毛体又进入动物宿主体内，随后侵入血液淋巴系统及脑脊液，且迅速繁殖，由于表面糖蛋白抗原的周期性变化，尽管宿主存在免疫反应，大量锥鞭毛体仍能在宿主体内生存。

发病机制

感染锥虫的舌蝇在刺吸宿主后，锥虫在局部繁殖，随后进入血液淋巴系统扩散到全身，最后侵入细胞间质导致动脉内膜炎。在疾病早期，淋巴系统及肝脾受累，亦可出现全心炎，通常使心脏传导系统受损，多见于东非型锥虫病。在疾病晚期（东非型锥虫病数周内便可发生），锥虫进入 CNS，引起脑膜脑炎和（或）脊髓脊膜炎，最终导致以“昏睡病”为特征的进行性神经系统衰竭。

锥虫病的确切发病机制目前尚不清楚。锥虫在宿主体内释放蛋白酶及生物活性分子等大量活性因子，但这些毒性产物对组织损伤的作用尚不明确。锥虫家族内的克鲁斯锥虫（美洲锥虫病）和利什曼原虫均为细胞内寄生虫，而布鲁斯锥虫是细胞外寄生虫，通过鞭毛侵入，且有一种叫做可变表面糖蛋白（variant surface glycoprotein，VSG）的保护外壳，促使动物宿主产生抗体反应（尤其是 IgM），形成免疫复合物，杀死体内锥虫。有些锥虫可以通过转变不同的 VSG 来逃避免疫应答，致使锥虫重新繁殖，出现持续波动的情况，临床上出现发热及锥虫血症的“峰—谷”现象。临床症状与病理损害可能与这些免疫机制有关。在血清与受损组织中，免疫复合物与补体结合，产生大量细胞因子，如类风湿因子及抗 DNA 抗体。靶器官最终出现以血管周围浸润为显著特征的动脉内膜炎，对中枢神经系统病变的发生发展起着重要的病理作用，由动脉内膜炎导致的血栓形成可能是疾病恶化的主要原因。

临床表现

HAT 的临床表现不一，主要根据病程不同分为东非型和西非型锥虫病。该病在旅行者中呈暴发出现，因此及时发现、及时治疗显得尤其重要。舌蝇叮咬时疼痛感较强，故病人比较容易记起。被感染的舌蝇叮刺后，经过 5～15 天的潜伏期，叮刺处可出现锥虫下疳，为

2～5cm或以上大小的暗红色硬结，数周后自行消退，常见于东非型锥虫病。

东非型锥虫病（east African trypanosomiasis）

锥虫下疳发生后数小时至数天内出现早期症状，如果没有下疳发生可能需更长时间出现症状。症状及体征包括：

1. 出现高热、头痛及不适，伴肌痛及关节痛，持续数天后症状缓解，若干日后症状又可出现，如此多次反复。有时亦可出现胃肠道症状。

2. 早期可发生全心炎，不管发热与否，均可出现心动过速、心律不齐及心力衰竭。

3. 可出现短暂的皮疹，往往多见于高加索人，且主要发生在躯干部位，约 5～10cm 大小的环形红斑，边界清楚。

4. 有时可出现水肿，往往表现为颜面及关节肿胀。

5. 淋巴结病常不明显，部分病人可出现肝脾肿大。

6. 晚期可出现中枢神经系统损伤，随之迅速恶化，在疾病暴发 6 周后死亡，但也可以持续 6～9 个月。

西非型锥虫病（west African trypanosomiasis）

在叮刺处很少出现锥虫下疳，早期的症状及体征包括：

1. 发病隐匿，病人在持续数月的潜伏期内不出现症状。感染后数周至数月出现间歇热、头痛及不适，持续数日后症状缓解，若干日后症状又可出现，如此多次反复，可长达数月。亦可出现东非型锥虫病的典型临床表现——心动过速。

2. 淋巴结病是其显著特征。淋巴结触之如橡皮感，无压痛，可发生纤维变性。常有颈后三角区淋巴结明显肿大，称 Winterbottom's 征。亦可出现轻度肝脾肿大。

3. 常见全身性皮肤瘙痒、颜面及关节水肿。

4. 早期可见一过性皮疹。

5. 病后数月甚至数年发展至第二阶段（即 CNS 损害期）。可出现细微神经病变体征，包括性格改变、易激惹、表情淡漠及深部感觉过敏（如：挤压软组织后延迟出现明显痛感），即为 Kerandel’s 征）。这些症状往往在脑脊液（cerebrospinal fluid，CSF）变化之前出现。头痛加剧。

6. 晚期 CNS 改变包括双目呆滞，“昏睡病”——白昼嗜睡，夜间却失眠，癫痫发作及体温过低或过高。检查可见视盘水肿，体重减轻明显。

7. 晚期可出现锥体外系征，包括震颤、言语模糊、共济失调、强直及运动不能，许多病人表现为四肢和躯干的舞蹈病样运动。

8. 到终末期，病人意识丧失，从淡漠发展到唤醒困难，不能自主进食，最后进入昏迷状态。

9. 若未采取治疗则最终导致死亡，死因有营养不良、意外伤害或间发性感染等。

诊断

1. 疫区的旅行史至关重要，任何在非洲疫区逗留过的病人都应高度怀疑此病。

2. 实验室诊断依据为从外周血、局部组织（如下疳）、淋巴结穿刺液或晚期脑脊液中检出锥虫。

a. 取下疳渗出液或穿刺液，制片后固定，再用吉姆萨染色，及时检查可见活动的病原体。

b. 血液检查（涂片或染色标本）均可查到锥虫。吉姆萨染色的厚或薄涂片效果最佳，而用 Wright 染色的标准血涂片同样可以诊断。在锥虫侵入血液及淋巴液阶段，血涂片往往呈阳性表现，尤其是东非型锥虫病，其血液中锥虫数量常较多。由于锥虫血症水平可能较低，且存在日间波动，必须进行连续涂片检查（类似疟疾）。对于血涂片阴性的高度怀疑病人，需采取更有效的实验室浓缩技术来寻找锥虫，包括用抗凝全血离心后取血沉棕黄层检查，采用阴离子交换柱或定量血沉棕黄层（quantitative buffy coat，QBC）等方法。

c. 取淋巴结穿刺液，通过显微镜检查寻找锥虫，是西非型锥虫病最有效的诊断方法。因为此类锥虫病的淋巴结病表现很显著，而外周血只有少量锥虫。

d. 锥虫抗体试验有助于诊断，但血清诊断试验阳性，而缺乏直观的病原学检查，仍不能作为诊断依据。疾病控制与预防中心（Centers for Disease Control and Prevention，CDC）的寄生虫病科（见“实验室方法快速指南”）可提供有效的疾病检查方法，如间接免疫荧光抗体试验（indirect immunofluorescent，IF）或酶联免疫吸附试验（enzyme-linked immunosorbent assay，ELISA），用 PCR 技术检测锥虫特异性 DNA，以及诊断和治疗指导。

e. 锥虫病凝集试验（card agglutination test for trypanosomiasis，CATT）被热带病学会所采用，在血清流行病学研究中用来检测冈比亚锥虫抗体，或鉴别患者是否需要进一步的诊断评估。一种用来检测血清或脑脊液中冈比亚锥虫抗体的乳胶凝集测定法（LATEX/Tbg）具有较高的特异性和较低的敏感性。

f. 若干抗原检测系统，包括间接凝集锥虫试验（TrypTect CIATT），尚未广泛应用，敏感度不确定，仍有待于进一步研究。

g. 在小鼠或大鼠腹腔内注入受染的血液或脑脊液，1～2 周内出现锥虫血症，这种方法对罗得西亚锥虫的敏感性很高，但不常采用（表 26.2）。

h. 所有病人必须行 CSF 检查。中枢神经系统损害的早期表现有细胞数＞5（主要是单核细胞，也可见 Mott 桑葚胚浆细胞），蛋白质增加明显，在单份或双份离心脑脊液内可见少量锥虫（行腰穿时要仔细，避免被血液内的锥虫污染，腰穿前需给病人服用苏拉明或喷他脒，防止医源性感染的发生）。CNS 损害晚期 IgM 含量明显升高，腰穿时的开放压力增高。

3. 以下是其他的实验室特征

a. 最典型的特征是血清 IgM 含量明显升高。

b. 以下为偶见，但在罗得西亚锥虫病急性期较为特征性的表现：

i. 贫血（由溶血、血液稀释或红细胞生成障碍引起）

ⅱ. 肝功能异常

ⅲ. 凝血异常，包括血小板减少及弥散性血管内凝血引起的其他表现。

ⅳ. 由单核细胞、淋巴细胞及浆细胞引起的白细胞增多。

表 26.2 西非型和东非型锥虫病的治疗

病原体	病程	药物的选择	替代药
冈比亚布鲁斯锥虫（西非型）	早期	喷他脒	苏拉明
	晚期（CNS受损）	美拉胂醇 依氟鸟氨酸	硝呋替莫-美拉胂醇联合制剂
罗得西亚布鲁斯锥虫（东非型）	早期	苏拉明	
	晚期（CNS受损）	美拉胂醇	

可向CDC寄生虫病科咨询相关治疗方案，所有药物可通过CDC药品服务部获得（联系电话：404-639-3670/2888）。

鉴别诊断

除了舌蝇叮刺处出现明显下疳外，非洲锥虫病的大多数临床表现均无特异性。需排除疟疾，尤其是从非洲乡村旅行回来后出现急性反复发热的病人。对于疟疾和东非型锥虫病，多次血涂片检查是主要的诊断性试验。其他可引起急性或亚急性发热的传染病（有些可出现中枢神经系统症状）也应鉴别，主要有回归热、伤寒、布氏菌病、立克次体和虫媒病毒发热、钩端螺旋体病、急性HIV感染、单核细胞增多症、二期梅毒、结核病、内脏利什曼病，及其他可引起急性至亚急性脑膜炎的疾病。淋巴瘤也有类似临床表现。晚期锥虫病须与一些慢性病鉴别，包括神经梅毒、晚期艾滋病（出现相关的中枢神经系统感染及病变）、中枢神经系统肿瘤及严重的神经精神异常等。

治疗

CDC寄生虫病科的工作人员具有治疗锥虫病的丰富临床经验，可向他们进行咨询。大部分的治疗药物只有获得FDA临床研究新药许可证后，才能从CDC药品服务部（Tel：404－639－3670/2888）获得。实际上，除了喷他脒和依氟鸟氨酸，通过减少商业化生产，其他有效药物均受到严格限制，WHO总部所在地日内瓦保留了这些药物的供给。

治疗方法取决于2个因素。第一个因素是患者属于西非型锥虫病还是东非型锥虫病。由于2种亚型在形态学上不能区别，因此只能通过病人受染的地理位置来辨别属于何种锥虫病。另一个因素是中枢神经系统的侵犯与否（脑脊液检查为必查项目，即使病人未出现神经系统症状及体征）。治疗后需嘱咐患者定期随访及治疗复发，每3～6个月复查脑脊液，持续2年。

对脑脊液检查正常的罗得西亚锥虫病病人，可用苏拉明（拜耳205，Germanin）治疗。很少发生严重异质性反应，但如果同时患有盘尾丝虫病，则发生几率较高。先试用100～200mg静注，如耐受良好即可正式应用。每次用量为1g静注（儿童10～15mg/kg），于第1、3、7、14及21日各1次。在美国，苏拉明未获得许可证，必须通过CDC的药品服务部获得。本品不良反应严重，有发热、瘙痒、皮疹、神经病变及血液异常，更重要的是肾毒性。蛋白尿较常见，故每次用药前常规做尿液检查，若蛋白尿明显或出现管型，应中止用药，另选其他药物治疗。在开始使用美拉胂醇治疗前，苏拉明还可作为晚期病人的预处理用药。

冈比亚锥虫病未出现中枢神经系统病变时，可选择喷他脒β－羟乙磺酸盐（如喷他脒300）治疗，但对罗得西亚锥虫病的疗效差。该药也可用于治疗卡氏肺囊虫性肺炎。每次4mg/kg，每日1次，10次为1疗程。推荐使用肌肉注射，因为静脉注射很可能造成严重低血压，但不管采用何种给药方式，患者均需仰卧，且给药后要进行密切监护。副反应包括肌注局部无菌脓肿、低血糖、腹部绞痛、转氨酶异常、中毒性肾损害、白细胞减少及血小板减少等。

美拉胂醇（Arsobal，Mel B，Melarsen oxide-BAL）是一种三价砷剂，对冈比亚锥虫和罗得西亚锥虫均有效。该药在脑脊液中的有效浓度低、疗效好，常用于有中枢神经系统损害的病人，还可用于苏拉明、喷他脒治疗血液淋巴系统病变后有复发的病例。最近发生的疾病已出现对该药的耐受性，治疗失败率达30%。该药须从CDC药品服务部获得，对晚期病人推荐的标准治疗方案为连续的3个疗程。用法：每次用量从1.5mg/kg逐渐增加至3.6mg/kg，每日1次静脉注射（每日最大剂量为200mg），连用3次为1疗程。各疗程间需间隔一周。有人推荐开始用量可达3.6mg/kg。近来的研究显示，一种短期治疗方案对治疗冈比亚锥虫病更有效，可操作性更强。用法：每次用量2.2mg/kg，每日1次静脉注射，连用10天。

有些病人使用美拉胂醇后可出现雅里希-赫克斯海默样反应（Jarisch-Herxheimer-like reaction），先用苏拉明或喷他脒治疗可减少这种情况的发生。该药物及其代谢产物毒性大，可导致周围神经病变、皮疹、腹痛、转氨酶升高、心脏毒性变及肾病等。一种严重的反应性脑病的发生率高达10%，常见于有进展性中枢神经系统损害的病人，表现有抽搐，并迅速发展至昏迷，或出现坐立不安、攻击等精神异常行为，甚至出现精神病。此并发症的死亡率高，故接受美拉胂醇治疗的病人必须住院治疗。联合应用泼尼松可降低脑病的发生率。

盐酸依氟鸟氨酸（Ornidyl，二氟甲基鸟氨酸，α-二氟基鸟氨酸）治疗由冈比亚锥虫引起的中枢神经系统病变的有效率高于90%。它可替代美拉胂醇，是中枢神经系统病变治疗后复发时的首选药物。但对罗得西亚锥虫引起的中枢神经系统病变无效。该药的商业用途主要是局部使用以去除女性面部多余的汗毛。WHO限制依氟鸟氨酸的供给。在美国，该药已通过食品与药品管理局的认可用于治疗由冈比亚锥虫引起的中枢神经系统病变的病人，但仍作为一种罕用药（www.fda.gov/orphan为罕用药品研发部的网址）。用法：每次剂量100mg/kg，静脉注射，每6h 1次，14日为1疗程。不良反应有腹泻、呕吐、癫痫发作（罕见）及可逆性的骨髓抑制。

硝呋替莫（nifurtimox，Bayer 2502，Lampit）是一种治疗急性期美洲锥虫病的抗锥虫药，对难治的西非型锥虫病病人也有效。本品只能从 CDC 获得，目前仅批准用于治疗美洲锥虫病。单一疗法复发率高，毒性反应明显。不良反应有腹部症状、神经病变及溶血，尤其发生于 6-磷酸葡萄糖脱氢酶缺乏症的病人。近来的药物试验表明，对西非型锥虫病的晚期病人，单独使用硝呋替莫的复发率较高。本品与美拉胂醇联合使用比单独使用后者的疗效更好。用法：美拉胂醇第 1 日用量为 0.6mg/kg，第 2～10 日改为 1.2mg/kg，静脉注射；第 3～10日加硝呋替莫 7.5mg/kg 口服，每 12h 1 次。总剂量比常规方案更小，时间更短，容易被病人接受，且抗药性发生晚。近来有报道显示，依氟鸟氨酸-硝呋替莫联合用药（依氟鸟氨酸每次 400 mg/kg 静注，每日 1 次，连用 7 天；硝呋替莫每次 15mg/kg 口服，每日 1 次，连用 10 天）对治疗冈比亚锥虫病同样具有疗效好、疗程短的特点。

预防

由于国际旅行者患非洲锥虫病的风险相对较低，故大部分人对舌蝇及其引起的锥虫病的风险知之甚少。舌蝇体长而强壮，飞行速度快，叮刺后有痛感，且可穿透轻薄的衣物叮刺人。它们在白天寻找叮刺对象，容易被色彩明亮的衣物和移动的物体所吸引，尤其是与周围环境背景色对比度强的亮蓝色、深湖蓝色及黑色衣物。人们利用舌蝇的这些喜好来制作最佳的防护服，通常选择与环境相一致的颜色较深，如卡其色或深绿褐色，且耐牢抗叮刺的布料，长度以盖住腕部及踝部为标准。规范的防虫措施可能会有帮助，但经常有使用者反映避蚊胺的效果不明显。另外有驱蝇药添加剂，如 di-n-propyl isocinchomeronate（吡啶酸双丙酯，又名丙蝇驱）（MGK 326)，但尚未针对舌蝇做过测试。交通工具的窗户要安装防护装置，在舌蝇栖息地要避免开窗开门。白天休息时可使用蚊帐，这与预防疟疾正好相反，后者是在傍晚及夜间防护更重要。

舌蝇的分布较为广泛，但当地人很清楚它们的聚集地，应尽量避免进入当地人所指的重灾区。舌蝇的侵扰往往会影响当地畜牧业的生产及经济发展。

尽管可以使用喷他脒或苏拉明预防冈比亚锥虫病，但这种预防性用药可产生不良反应及抗药性，且可能掩盖临床症状的发生，直至中枢神经系统受损。目前已不再推荐药物预防。如果可行的话，采用锥虫病凝集试验（CATT）对来自西非型锥虫病高发区的长期居民进行冈比亚锥虫的筛检是值得考虑的。但目前还没有一种检测罗得西亚锥虫的初筛试验。

目前，在非洲针对 HAT 的防控手段主要有改善监管措施，给予确诊病例临床治疗，使用有味有色的捕蝇器减少舌蝇的密度，给动物涂抹杀虫剂，进行杀虫剂喷洒及释放无菌舌蝇竞争野生舌蝇等。由于存在抗原变异的挑战，在可预见的未来尚无法获得有效的疫苗。最近的研究已完成对布鲁斯锥虫基因序列的检测，这将有助于人们更好地了解这种寄生虫，从而有希望研发出更好的免疫诊断方法、新的治疗药物及疫苗。

（潘佳鸿　译 孟菁　校）

扩展阅读

Abramowicz M (ed) 2007 Drugs for parasitic infections. Treat Guidel Med Lett 5 (Suppl):1–15

Asonganyi T, Doua F, Kibona S N et al 1998 A multi-centre evaluation of the card indirect agglutination test for trypanosomiasis (TrypTect CIATT). Ann Trop Med Parasitol 92:837–844

Barrett M P, Burchmore R J, Stitch A et al 2003 The trypanosomiases. Lancet 362:1469–1480

Bisser S, N'Siesi F X, Lejon V et al 2007 Equivalence trial of melarsoprol and nifurtimox monotherapy and combination therapy for the treatment of second-stage trypanosoma brucei gambiense sleeping sickness. J Inf Dis 195:322–329

Blum J, Nkunku S, Burri C 2001 Clinical description of encephalopathic syndromes and risk factors for their occurrence and outcomes during melarsoprol treatment of human African trypanosomiasis. Trop Med Int Health 6:390–400

Bryan R T, Waskin H A, Richards F O et al 1989 African trypanosomiasis in American travelers: a 20-year review. In: Steffen R, Lobel H, Waworth J et al (eds) Travel medicine: Proceedings of the First Conference on International Travel Medicine. Springer-Verlag, Berlin; 384–388

Burri C, Nkunku S, Merolle A et al 2000 Efficacy of new, concise schedule for melarsoprol in treatment of sleeping sickness caused by Trypanosoma brucei gambiense: a randomized trial. Lancet 355:1419–1425
Buscher P, Lejon V, Magnus E et al 1999 Improved latex agglutination test for detection of antibodies in serum and cerebrospinal fluid of Trypanosoma brucei gambiense infected patients. Acta Trop 73:11–20
Chappuis F, Loutan L, Simarro P et al 2005 Options for field diagnosis of Human African trypanosomiasis. Clin Microbiol Rev 18:133–146
Duggan A J, Hutchinson M P 1966 Sleeping sickness in Europeans: a review of 109 cases. J Trop Med Hyg 69:124–131
Gear J H S, Miller G B 1986 The clinical manifestations of Rhodesian trypanosomiasis: an account of cases contracted in the Okavango swamps of Botswana. Am J Trop Med Hyg 35:1146–1152
Haller L, Adams H, Merouze F et al 1986 Clinical and pathological aspects of human African trypanosomiasis (T. b. gambiense) with particular reference to reactive arsenical encephalopathy. Am J Trop Med Hyg 35:94–99
Jelinek T, Bisoffi Z, Bonazzi L et al 2002 Cluster of African trypanosomiasis in travelers to Tanzanian national parks. Emerg Infect Dis 8:634–635
Jones J 2000 African sleeping sickness returns to UK after 4 years. BMJ 321:1177
Kuzoe F A S, Schofield C J 2005 Strategic review of traps and targets for tsetse and African trypanosomiasis control. Special Training for Research and Training in Tropical Diseases (TDR). Online. Available: www.who.int/tdr/publications/publications/pdf/tsetse_traps.pdf
Legros D, Evans S, Maiso F et al 1999 Risk factors for treatment failure after melarsoprol for Trypanosoma brucei gambiense trypanosomiasis in Uganda, Trans R Soc Trop Med Hyg 93:439–442
Lejon V, Boelaert M, Jannin J et al 2003 The challenge of Trypanosoma brucei gambiense sleeping sickness diagnosis outside Africa. Lancet Infect Dis 3:804–808
Lutumba P, Meheus F, Robays J et al 2007 Cost-effectiveness of algorithms for confirmation test of human African trypanosomiasis. Emerg Infect Dis 13:1484–1490
Maudlin I 2006 African trypanosomiasis. Ann Trop Med Parasit 100:679–701
Meda H A, Doua F, Laveissiere C et al 1995 Human immunodeficiency virus infection and human African trypanosomiasis: a case-control study in Cote d'Ivoire. Trans R Soc Trop Med Hyg 89:639–643
Mihok S 2006 Why are traps blue – When there are no blue animals. Online. Available: www.nzitrap.com/Nzi_trap/Farbrics/Visual_Ecology.htm 25 Oct 2006
Milord F, Pepin J, Loko L et al 1992 Efficacy and toxicity of eflornithine for treatment of Trypanosoma brucei gambiense sleeping sickness. Lancet 340:652–655
Moore D A, Edwards M, Escombe R et al 2002 African Trypanosomiasis in travelers returning to the United Kingdom. Emerg Inf Dis 8:74–76
Pepin J 2007 Combination therapy for sleeping sickness: a wake-up call. J Infect Dis 195:311–313
Pepin J, Milord F, Guern C et al 1989 Trial of prednisolone for prevention of melarsoprol-induced encephalopathy in gambiense sleeping sickness. Lancet 1:1246–1250
Pepin J, Ethier L, Kazadi C et al 1992 The impact of human immunodeficiency virus infection on the epidemiology and treatment of Trypanosoma brucei gambiense sleeping sickness in Nioki, Zaire. Am J Trop Med Hyg 47:133–140
Pepin J, Khonde N, Maiso F et al 2000 Short-course eflornithine in Gambian trypanosomiasis: a multicentre randomized controlled trial. Bull World Health Org 78:1284–1295

Priotto G, Kasparian S, Ngouama D et al 2007 Nifurtimox-eflornithine combination therapy for second-stage Trypanosoma brucei gambiense sleeping sickness: a randomized clinical trial in Congo. Clin Infect Dis 45:1435–1442

Schofield C J, Maudlin I 2001 Trypanosomiasis control. Int J Parasitol 31:614–619

Sinha A, Grace C, Alston W K et al 1999 African trypanosomiasis in two travelers from the United States. Clin Infect Dis 30:840–844

Smith D H, Pepin J, Stich A H R 1998 Human African trypanosomiasis: an emerging public health crisis. Br Med Bull 54:341–355

Stanghellini A, Josenando T 2001 The situation of sleeping sickness in Angola: a calamity. Trop Med Int Health 6:330–334

Stuart K, Brun R, Croft S et al 2008 Kinetoplastids: related pathogens, different diseases. J Clin Immunol, in press

Van Nieuwenhove S, Betu-Ku-Mesu V K, Diabakana P M et al 2001 Sleeping sickness resurgence in the DRC: the past decade. Trop Med Int Health 6:335–341

第 27 章　如何解决归来腹泻

Jon E. Rosenblatt

腹泻和胃肠道症状是前往发展中国家的旅行者的常见疾病。旅行者腹泻（traveler's diarnhea，TD），是指每天 3 次或更多次不成形大便，并伴随其他胃肠道症状，尤其多发于幼儿、青壮年及社会经济条件优越者。也许这归因于对冒险行程的偏爱和对外国美食的兴趣。在野外跋涉、露营、探险、狩猎者中呈现高发病率，发病率在以往的 20 年中没有变化。由某些微生物所致的 TD 更常发生于如下人群：胃酸减少者（包括质子泵抑制剂使用者）、血型为 O 型者及免疫力低下者。去热带地区旅行的人群比去温带地区的人更易发生。旅行目的地的地理位置是决定发病率高低最重要的因素，中东、南亚、东南亚、中南美洲，以及非洲贫困地区为高危地区，发病率高达 20%～60%，有的地方甚至更高。

由于大多数 TD 发生在旅行的第 1 个星期（90%在 2 个星期内），而大多数患者至少旅游一个星期，一个典型的 TD 的潜伏期（即使未经过治疗）总共加起来也只有 3～4 天，因此除非是在回来的机场食用被污染的食物，否则医生很少会看到旅行者腹泻的初期症状。因此，医生收治的旅行获得腹泻病例，多数是已经延误和反复发作的。8%～15%的 TD 患者有超过 1 周的症状，5%～10%将持续 2 个星期或更长的时间。因此，本章主要是对那些持续时间更长、危害性更大的腹泻进行评估。而典型的 TD，一般由产毒性大肠杆菌引起，持续时间短暂，经验疗法可治，无需进一步诊治，本章不另赘述。

历史和流行病学

流行病学信息和疾病的严重程度对于腹泻患者的评估和病原体的确

认是非常重要的。TD 患者通常腹泻症状并不严重（平均 4～6 次/天），全身症状以恶心、痉挛性腹痛为主。高热、便中带脓或带血，都提示存在某种侵袭性病原体，如：沙门杆菌、志贺杆菌、弯曲杆菌、埃希大肠杆菌属 O157：H7 型、溶组织内阿米巴等；同时可以排除那些非侵袭性病原体引起的腹泻，如：产毒性大肠杆菌、诺罗病毒（*Norovirus*)、蓝氏贾第鞭毛虫（*Giardia lamblia*）和藻弧菌（*Vibrio sp.*）等。他们引起的水样腹泻和腹痛，并不伴随发热和血便。并不是每个侵袭性致病菌感染的病例都必然发生血便，而一种以上肠道病原体的混合肠道感染也可能发生血便。还应指出，感染了沙门菌、志贺菌或弯曲杆菌可能引发或加剧肠道炎症性疾病，有大于 10%的 TD 患者可能会引起慢性的肠易激综合征。当症状持续 2 个月以上而未进行微生物诊断，这些“感染后症候群”就易于发生。打嗝、胀气、牛奶不耐受等消化不良症状提示蓝氏贾第鞭毛虫感染。不伴发热的持续水样腹泻也提示蓝氏贾第鞭毛虫以及隐孢子虫、微孢子虫或环孢子虫等寄生虫感染。后者往往伴有明显的持久性疲劳症状。由于目前抗生素的使用，增加了另一项鉴别诊断，即由难辨梭状芽孢杆菌（*Clostridium difficile*）引起的“抗生素相关腹泻”。相反，如果使用抗生素进行自我治疗，并显示初步疗效后，若再次出现症状，则提示出现部分耐药菌的再感染，或者是感染了其他相似的病原体。

食用过贝类或海产品的经历可以有助于诊断 TD，但是进食过其他食物或水源的信息则对于诊断 TD 没有太大帮助。生的和未煮熟的贝类和海鲜是副溶血性弧菌及创伤弧菌的常见来源，前者可能引起大量水样腹泻，后者可能引起发热、寒战、恶心、呕吐和腹痛等症状。甲型肝炎通常也是此种感染途径传播，并且早期正传通常伴有腹泻。诺罗病毒已经造成了多起胃肠炎大爆发，包括发生在油轮上的多起案例，该病毒可以从贝类等其他媒介身上分离出来。这已成为一个日益严重的问题。在 2006 年的 3 个月中，7 个欧洲游船报告了诺罗病毒胃肠炎的爆发。这些爆发事件通常是短暂的，应该对那些严重脱水的年老体弱者（见下文）进行紧急医疗处置，但一般无需进行旅行后医学评估。

应该收集患者的生活方式（例如男性的性取向）等信息，以便安排相应的试验来排除诸如生殖器淋球菌感染等其他感染。通过了解饮食历史，发现近期食物中的赋形添加剂，回顾患者的药物使用情况等，都能在病因学方面提供重要的线索。与腹泻的动物接触史会高度提示为弯曲杆菌或蓝氏贾第鞭毛虫感染。最后，必须要充分考虑患者将疾病传播给接触者的可能性。食品加工者及公共机构的看护者不论症状持续时间长短都应进行调查，以作出诊断并给予治疗，或者推迟其恢复工作的时间，以避免潜在的传播。

临床特点

图 27.1 列出了腹泻病的早期评估和治疗方法。首先应判断腹泻患者是否需要住院治疗。如果出现体位性血流动力学变化且无法维持口服补液，就需要静脉补液并住院治疗。明显的中毒或者败血症同样是住院的指征。对于出现全身的中毒症状表现的病例，就需要进行粪便和血液培养，并及早给予抗生素静脉给药。

体格检查通常对于确定旅行腹泻的病因无太大帮助，但是可以用于评估患者的整体健康状况，并排除其他具有腹泻症状的疾病。通常在 TD 病例中，腹部无明显触痛并且肠鸣音亢进。腹部局部的压痛应考虑到与阑尾炎、胆道疾病、消化性溃疡病、胰腺炎、憩室炎及炎性肠病等的鉴别诊断。伴有肝部压痛的旅行腹泻患者需要和急性病毒性肝炎或者阿米巴肝脓肿鉴别。对于老年个体，直肠检查是非常重要的，便于发现另一腹泻原因——粪块嵌塞，这可因先前的脱水和使用止泻剂引起。血便或者隐血便支持侵袭性病原体的诊断，而如果便样中只查到了非侵袭性病原体，临床医师须进一步考虑是否存在直肠痔疮、胃溃疡、肠炎病、憩室炎、恶性肿瘤和近期摄入半熟的肉类等。

实验室检查

腹泻患者是否需要做实验室检查，应主要依据症状的持续时间、

提供初步评估和治疗

根据需要纠正脱水
如果腹泻不属于炎症性或血性，可给予次水杨酸铋和洛哌丁胺对症治疗

↓

依据临床表现和流行病学特征安排进一步的诊治措施

临床表现：伴发热、严重腹泻伴或不伴血性便、伴腹痛
流行病学因素：特定地区旅行史、饮水、食物暴露情况、探险旅行、相关季节

↓

如果腹泻严重，或表现为血性，或腹泻持续不缓解

旅行者腹泻（<7天）	抗菌治疗后的腹泻	持续性腹泻（>7天）	如果病人存在免疫低下情况(特别是HIV感染者)
针对沙门菌、志贺菌和弯曲杆菌的培养检测。如果存在血性腹泻须做针对大肠杆菌O157:H7型的志贺毒素分析。如果腹泻与进食海产品相关须做弧菌培养。白细胞镜检和乳铁蛋白检测。	针对难辨梭菌毒素A和B的免疫学检测和细胞毒性试验	针对贾第鞭毛虫、隐孢子虫和环孢子虫等的虫卵检查和寄生虫相关检测，以及免疫学检测和相关的定型分析	检测微孢子虫

图 27.1　初步评估和治疗腹泻病人的方法

病情严重程度、腹泻的类型，例如：炎症性（血或者白细胞）或非炎症性（主要是水状）（表 27.1）。对于前来寻求医疗帮助的旅行者，如果腹泻病程少于 5 天一般不需要留观，除非伴随明显的发热、腹部疼痛、脱水，或血便黏液便。评估那些伴有长期胃肠道症状的旅行者

需要遵循逐级递进的原则，既要避免不必要的检查，又要防止重要诊断被忽略。表 27.2 列出可以导致 TD 的几种重要病原微生物，以及它们的特点和推荐的治疗方案。

表 27.1　临床症状所提示旅行归来后腹泻病人的潜在病因

临床表现	病因微生物
非炎性腹泻（急性水样腹泻，不伴发热，粪便中无白细胞无血）	可由所有的肠道病原体引起（细菌、病毒、寄生虫），但必伴有以下典型症状： 产肠毒素埃希杆菌 蓝氏贾第鞭毛虫 霍乱弧菌 诺罗病毒和其他肠道病毒 隐孢子虫 环孢子虫
炎性腹泻（侵袭性胃肠炎，严重血便，伴白细胞，可能伴发热）	志贺菌 弯曲杆菌 沙门菌 大肠杆菌 O157：H7 型 副溶血性弧菌 小肠结肠炎耶尔森菌 溶组织内阿米巴
持久性腹泻（≥14 天）	考虑环孢子虫 、隐孢子虫、溶组织内阿米巴和蓝氏贾第鞭毛虫，特别是在那些水处理不恰当的野外生存、登山、徒步旅行者中

对于 TD 的研究表明，最常见的病原体是产毒性大肠杆菌、沙门菌、志贺菌和弯曲杆菌，它们占到了总病例数的 45%～50%。应当认识到，大部分临床试验室几乎无法检测到产毒大肠杆菌菌株。据文献报道 5%～10%的腹泻病例是由病毒和原虫引起，而在约 30%的病例，没有可确定的病原体。应该指导病人如何妥善收集用于实验室检

表 27.2 归来腹泻的病因

病因	潜伏期	症状和体征	病程	相关食品	实验室检测	治疗
空肠弯曲杆菌	2～5d	腹泻、痉挛、发热、呕吐，腹泻可能是血性的	2～10d	未经煮熟的家禽，未经巴氏消毒的牛奶，被污染的水	粪便常规培养；弯曲杆菌需要特殊培养基并且 42℃生长	红霉素、阿奇霉素，或重症使用喹诺酮类药物
难辨梭菌	5 天至 5 周	腹泻、发烧、腹部绞痛	4～7d 到数周	定植，先前抗生素的使用	粪便培养；要求特异测试，细胞毒性及免疫测定法	甲硝哒唑或万古霉素
出血性大肠杆菌（EHEC）包括大肠杆菌 O157：H7 型	1～8d	严重腹泻，往往是血性，腹部疼痛和呕吐	5～10d	未煮熟的牛肉、未经巴氏消毒的牛奶、果汁、生的水果蔬菜和污染的水	粪便培养；要求特异测试，志贺毒素的测试可以使用市售试剂盒。	支持治疗。大肠杆菌 O157：H7 型与溶血尿毒症综合症有关，这可能是抗生素的使用促成的。

续表 27.2　归来腹泻的病因

病因	潜伏期	症状和体征	病程	相关食品	实验室检测	治疗
产毒性大肠杆菌（ETEC）	1～3d	水样腹泻，腹部绞痛，呕吐	3 ～7d	受污染的水或食物	常规粪便培养无用。在爆发时由国家或公共健康实验室来进行特异测试	支持治疗，除严重的情况下，利福昔明，甲氧苄啶/磺胺甲噁唑或喹诺酮类药物可以使用
肠炎沙门菌	1～3d	腹泻、发热、腹部痉挛、呕吐	4～7d	鸡蛋，家禽，牛奶，水果和蔬菜	粪便常规培养	支持治疗
志贺菌	24～48h	腹部痉挛、发热和腹泻，粪便中可有血液和黏液	4～7d	受污染的食物或水。通常人对人的传播，粪口传播	粪便常规培养	发展中国家多使用喹诺酮类药物

续表 27.2 归来腹泻的病因

病因	潜伏期	症状和体征	病程	相关食品	实验室检测	治疗
霍乱弧菌	24～72h	大量水样腹泻和呕吐，可导致严重脱水和数小时内死亡	3～7d	受污染的水，鱼类，贝类，以及街头出售的食品	粪便培养；要求特异测试	补液；成人使用强力霉素，儿童使用甲氧苄啶/磺胺甲噁唑（<8岁）
副溶血性弧菌	2～48h	水样腹泻、腹部痉挛、恶心、呕吐	2～5d	未煮熟或生的海鲜	大便培养	支持治疗。多西环素或庆大霉素，重症使用头孢噻肟
创伤弧菌	1～7d	呕吐、腹泻、腹部疼痛	2～8d	未煮熟或生的海鲜	粪便培养；要求特异测试	支持治疗。多西环素，或头孢他啶

续表 27.2　归来腹泻的病因

病因	潜伏期	症状和体征	病程	相关食品	实验室检测	治疗
小肠结肠炎耶尔森菌	24～48h	阑尾炎样症状（腹泻、呕吐、发热、腹痛）	1～3周	未煮熟的猪肉、牛奶、豆腐、水	粪便或呕吐物培养；要求特异测试，血清学检测可在研究和参考实验室进行	支持治疗。如为侵入性疾病，庆大霉素或头孢噻肟或强力霉素或环丙沙星
诺罗病毒	12～48h	恶心，呕吐，腹部绞痛，腹泻，发热，肌肉酸痛，和头痛	12～60h	贝类，被受感染的食品加工者所污染的现成食物。水	非常规备检项目。在爆发时由国家或公共健康实验室来进行特异测试	支持治疗
隐孢子虫	2～10d	腹泻（通常是水样），胃痉挛	可能数周到数月后复发	受污染的食物或水，包括泳池	粪便抗酸染色或抗原免疫法测定	支持治疗。如果症状严重，考虑巴龙霉素，或硝噻醋柳胺（可用于年龄1～11岁）

续表 27.2 归来腹泻的病因

病因	潜伏期	症状和体征	病程	相关食品	实验室检测	治疗
环孢子虫	1～14d	腹泻（通常是水样）、纳差、体重减轻、胃痉挛、恶心、呕吐、乏力	可能数周到数月后复发	各种新鲜农产品（进口水果、生菜）	粪便番红或抗酸染色测定	甲氧苄啶，磺胺甲噁唑
溶组织内阿米巴	2～3d至1～4周	腹泻（常为血性），频繁排便，下腹部疼痛	可能会拖延数周	受污染的食物或饮水	粪便中寄生虫卵的测试；抗原免疫学，血清学测定	甲硝哒唑，一种苯巴比妥制剂（双碘奎啉或巴龙霉素），或磺甲硝咪唑
蓝氏贾第鞭毛虫	1～2周	腹泻，胃痉挛，胀气	数天至数周	受污染的食物或饮水，可能在日间看护时人对人传播	多个粪便标本种找寄生虫卵；抗原免疫学测定	甲硝哒唑或磺甲硝咪唑

2004年摘自 MMWR；53（NO. RR－4）

查的粪便标本。被尿液污染的或从抽水马桶中取出的粪便标本都是不合乎要求的。表 27.3 列出的诊断测试可能有助于诊断这些感染。粪便标本应直接盛在标准容器或大点的清洁干燥容器中。用一个干净的塑料勺挑出少量放于更小的容器。标本应尽快提交给实验室，最好在 1～2h 内，以确保镜检和培养的准确性。如果送递到实验室过程发生延误，须确保运输过程中合适的细菌培养条件。

对于要检查寄生虫的粪便，可以将少量样本暂存于转运瓶中，方便的时候送到实验室，甚至可以邮寄（如果使用适当的密封容器）。市场上有几种便利的粪便储存盒，配有英文及其他语言的说明书。这些储存盒内传统上会分别装有独立小瓶装的福尔马林和聚乙烯醇（PVA）固定液。然而，由于福尔马林的毒性和聚乙烯醇中的汞，许多实验室已改用酒精类防腐剂，如 Ecofix™。如果使用得当，可以提供满意的结果。保存的粪便可以用来检测肠道原虫和寄生虫的卵及幼虫，但它们不能用于细菌的培养。

表 27.3　归来后旅行者腹泻的粪便检测

步骤	目的
显微镜检新鲜湿润未染色的粪便	检出活的运动的原生动物滋养体（如溶组织内阿米巴，蓝氏贾第鞭毛虫）和寄生虫幼虫（类圆线虫）。寄生虫卵，红细胞和白细胞也可能观察到
显微镜检新鲜湿润未染色的粪便寻找白细胞，使用亚甲基蓝（区分细胞的类型）或检测乳铁蛋白（Leuco-Test™，TechLab）	大量的白细胞提示细菌感染
显微镜检浓缩粪便的沉淀物（在大多数实验室此过程是包含在常规“寄生虫及卵”检测中的）	检出寄生虫卵和幼虫以及原生动物包囊

续表 27.3 归来后旅行者腹泻的粪便检测

步骤	目的
显微镜检三色染色的粪便涂片（在大多数实验室此过程是包含在常规“寄生虫及卵”检测中的）	检出原生动物包囊和滋养体（见下文；通过染色是无法区分致病性和非致病性阿米巴的）
特殊染色后的显微镜检，包括：改良抗酸染色、三色蓝染色及番红特殊染色	检出隐孢子虫，微孢子，环孢子（这些生物通过常规的“寄生虫及卵”的检测或三色染色是很难检测到的）
粪便抗原检测采用酶联免疫法或荧光抗体法，显微镜检蓝氏贾第鞭毛虫、隐孢子虫、溶组织阿米巴（用以区别不同的阿米巴）	特异区分这些病原体，用常规显微镜检可能很难确定（蓝氏贾第鞭毛虫除外）
粪便琼脂培养或贝尔曼法	增强了类圆线虫幼虫的检出
大便细菌培养	检测肠道致病菌包括沙门菌、志贺菌、弯曲杆菌。弧菌和出血性大肠杆菌的培养需要特殊处理。

理想的寄生虫检测需要对多个（至少 3 个）标本进行检查，因为许多寄生虫是间歇排出的，一个或两个标本无法检测到多重的寄生虫感染。尤其是类圆线虫可能需要多达 7 种检测方法，如贝尔曼或琼脂平板培养等特殊方法。而且每天采集粪便的次数不应多于 1 次。研究表明，在检测寄生虫卵和寄生虫方面，对 3 个样本进行混合后检测，与对单个样本分别检测是同样有效的；但这种做法可能延误第一样本就能作出的诊断。此外，混合后就无法检测到新鲜的标本，无法观察到原虫滋养体和幼虫的活力。

腹泻的实验室调查应该先从粪便目测开始。血便表明炎症性过程，脂肪便或泡沫便提示吸收不良（可能发生在贾第虫病、感染后状态或热带口炎性腹泻）。寻找长期腹泻病原体的方法应包括对便样做革兰染色。在大多数情况下，对便样做革兰染色并无特别的诊断价值。但在诊断弯曲杆菌肠炎时能观察到逗号形或“海鸥翼”的特有生物形态。在显微镜下检测粪便中的白细胞可以采用革兰染色或对新鲜便样载玻片做亚甲兰染色。一种用乳铁蛋白标记嗜中性粒细胞的免疫测定法，已经进入市场。排泄物中的粒细胞检测对于提示炎性腹泻的敏感度和特异度分别是73%和84%，与之相对应，乳铁蛋白检测的结果分别是92%和79%。需要明确的是，无论粪便里是否存在白细胞，都不是某种病原学的特定诊断。阳性的检测结果提示即便在早期的评估中没有发现病原体，仍须持续寻找病因。显微镜检那些未污染未防腐的新鲜粪便样本，对于检测出活动的原虫和类圆线虫幼虫是十分有价值的，但是前提是粪便必须在1～2h送到实验室。

在使用选择性培养沙门菌和志贺菌的培养基进行细菌培养时，会遗漏某些细菌。因此培养特定的细菌时，需要提出选择特殊的培养基，如：弯曲杆菌、弧形杆菌、耶尔森菌和出血性埃希大肠杆菌（大肠杆菌O157∶H7型）。伤寒杆菌可在起病的第1周里，从伤寒病人的血液培养中分离出来。此后，还可以用特定营养培养基从粪便中培养出伤寒杆菌。常规用于检测寄生虫和卵的显微镜镜检，无法检测到微孢子虫、隐孢子虫和环孢子虫。因此如果需要使用特殊的染色技术，就需要特别提出来。酶联免疫法（EIAs）和荧光抗体试验可用于检测粪便中蓝氏贾第鞭毛虫和隐孢子虫的抗原。有些实验室可能发现用这些方法更有效率，特别是在自动分析仪上运行的大批量EIAs。同时也可用于检测埃希大肠杆菌O157∶H7型的志贺毒素，溶组织阿米巴的乙酰氨基半乳糖抗原（用以区分形态学上相同的非致病阿米巴，*E. dispar*），和共同抗原（谷氨酸脱氢酶），和（或）难辨梭菌的A和B毒素。共同抗原的检测可以证明难辨梭菌的存在，但不表明其生产毒素，作用大致等同于培养，但培养过于复杂不推荐常规使用。也可以采用组织培养细胞毒性实验检测到A和B毒素。

在疾病预防控制中心和一些专业实验室有能力进行溶组织阿米巴、类圆线虫和血吸虫的血清学检测。阳性抗体结果提示当前或过去感染，但无法证实是目前活动性感染。诺罗病毒及A型肝炎病毒感染也可以通过血清学检测来诊断。

腹泻综合征（diarrhea syndromes）

产毒大肠杆菌、伤寒和各种寄生虫感染引起的综合症已在其他章节详述，此处不另赘述。还应该指出的是，一种肠道不吸收的抗生素——利福昔明，最近被证实能有效预防旅行者腹泻，并且可以抑制产毒性大肠杆菌的活性。但是，不建议用于治疗由沙门菌、志贺菌或弯曲杆菌引起的痢疾。

初步评估

初步评估（图 27.1）应注重纠正脱水及电解质异常，维持充足的补液。如果单纯只是水样便（粪便中无白细胞或血），可给予次水杨酸铋和易蒙停对症治疗。是否需要进一步的实验室检测项目可依据流行病学和临床的症状和体征而定。一些情况下，依据症状或病因学推断，可能仅需要经验性疗法或特定的抗菌药物治疗，但患者仍须接受医学观察，防止并发症的发生。

沙门菌

沙门菌（*Salmonella*）是无处不在的革兰阴性杆菌，引起人类感染一系列的疾病。急性小肠结肠炎、伤寒和副伤寒是在回归的旅行者中最常见的感染性疾病。后面两者将在其他章节讨论，我们的讨论重点将是由沙门菌引起的食物传播性腹泻。受感染者可能成为无症状携带者，并通过不良卫生行为而进行长达数年的传播。

病因与传播

在沙门菌属有 3 种类型：伤寒沙门菌、猪霍乱沙门菌和肠炎沙门菌。后者对于沙门菌引起的旅行腹泻具有重要意义。菌属可进一步分为血清组和血清型。以菌体的 O 抗原为基础，血清组分为 5 组，

A～E，可以在大多数的临床微生物实验室进行识别。依据菌体的 O 抗原和鞭毛的 H 抗原而进行的血清分型，对流行病学分析沙门菌的爆发是很有用的。

当摄入受污染的水和食物后，就可能造成沙门菌感染。吃生的水果蔬菜、未煮熟的牛肉、家禽和鸡蛋，未经巴氏消毒的奶制品尤其危险。在牛和鸡中沙门菌的感染率很高，并且超级市场中的家禽产品经常会被沙门菌（和弯曲杆菌）污染，即便在美国这样的发达国家也是如此。动物中携带沙门菌的还包括其他家禽（火鸡、鸭）、家畜（猪、马、羊）、狗、猫、鼠类和爬行类（蛇、蜥蜴、龟）。人类感染沙门菌可以通过直接接触这些动物和它们的排泄物，或是食用在污染水域生长的牡蛎、贝类。曾有一次沙门菌感染的暴发和受污染的大麻相关。

如果厨房里的砧板、刀具、盛器和台面等操作不卫生，则任何食物在准备过程中都会被污染。带菌者在制备食物时也会造成污染。虽然高温烹煮可以杀死细菌，但某些沙门菌株相对耐热，即使暴露于能杀灭其他细菌的高温下，他们仍能存活。沙门菌相对耐冻、耐干燥和适应其他环境条件的特性也促使其易于通过冰、尘埃和水的供应得到传播。

感染取决于摄入细菌的数量、传播的媒介以及宿主的易感性。口服 10^6 个细菌或更多，摄取了受污染的富含蛋白质和脂肪的食物（冰淇淋、乳酪和汉堡包），和受损的宿主状态（超低龄、超高龄、糖尿病、镰状红细胞病和血吸虫病等）都会促进感染。某些菌株在毒力方面的差异，似乎也造成了感染模式的差异。

临床特点

肠炎

沙门菌肠炎作为腹泻性疾病，其表现可以从轻微到严重，伴随症状可有绞痛、恶心、呕吐和发热。潜伏期通常为 1～3 天。急性期通常持续 1～2 周，未经治疗的病人在 4～6 周的时间内从粪便中排出沙门菌，而一些服用抗生素治疗的病人则可能排菌持续到数月之后。慢性携带者是指在最初感染后的 1 年甚至更长时间内，从粪便排出的同一种沙门菌，且多为伤寒沙门菌。

菌血症和败血症

单纯的沙门菌肠炎可导致暂时性菌血症，通过监测血培养可以检测出。如果伴有高热寒战等败血症表现，可导致并发症产生，甚至死亡，而这多见于存在基础疾病，如：恶性肿瘤或免疫力异常的病人。鼠伤寒沙门菌是从血液中分离出的最常见的血清型。

局灶性感染

局灶性感染是由菌血症或者是胃肠道相邻的器官受侵袭所致。累及胆囊、阑尾、腹膜、泌尿道、骨、脑、脑膜、心脏、主动脉、肺、脾和皮肤的局灶性感染已经被报道过。该疾病的严重性和感染的预后与感染的部位、基础疾病和器官损伤程度有关。

实验室检查

粪便样本中的黏液通过革兰染色或赖特染色可以看见粒细胞，并且使乳铁传递蛋白试验呈阳性。粪便标本或直肠拭子可以用一些选择性的培养基来培养沙门菌，例如：亮绿、亚硫酸铋、沙门—志贺琼脂或者木糖赖氨酸脱氧胆酸盐琼脂制剂。血液及组织样本同样可以用标准的方法培养。

治疗

一般来讲，沙门菌引起的小肠结肠炎并非使用抗生素治疗的指征；但对于那些严重症状者，以及可能导致严重感染的高危人群，如：新生儿、高龄及免疫力低下者，是可以考虑使用抗生素的。不过，抗生素治疗有时候可能会延长沙门菌携带的时间。由于沙门菌株普遍对多种抗生素耐药，因此，应该依据耐药试验来进行治疗。抗生素可选喹诺酮类或第三代头孢菌素，或者较新的大环内酯类，如：阿奇霉素（表 27.2）。现在在许多非洲、亚洲、南美洲国家，对氨苄西林、阿莫西林、甲氧苄啶、磺胺甲噁唑有较高的耐药性。来自几个发展中和发达国家的报道称有对喹诺酮类和第三代头孢菌素耐药的散发病例。胃肠炎的治疗需要持续 2～3 天，或者直到患者体温正常为止。

志贺菌

病因与传播

志贺菌（*Shigella*）病是一种急性胃肠道感染，是由志贺菌属中的痢疾、福氏、鲍氏、宋内氏志贺菌这 4 个群菌之一引起。它们是各不相同的血清群（A～D），并在 4 个血清群中有超过 30 个的血清型。志贺菌是革兰阴性杆菌，可以在环境中附着于无生命物体存活长达数周，并且相对较低的数量就可以引起感染（约 200 个细菌）。临床疾病的范围从较轻的非特异性腹泻到严重的炎性腹泻（出血、黏液、里急后重），伴有全身中毒症状（腹部疼痛、发热），即通常称之为细菌性痢疾。

志贺菌病是专属的人感染疾病，该疾病的爆发与粪口传播途径的条件有关。例如较差的卫生条件、供水不足、污染的食物、拥挤的居住条件和苍蝇出没的环境。因此，在那些从发展中地区回来的游客和工作在难民营、公立机构（例如日间护理中心、监狱和残障福利社）的人群中，志贺菌病是很常见的。

临床特点

志贺菌病的潜伏期通常是 24～48h，以发热、腹部绞痛和水样腹泻为特征症状。疾病可进一步发展进入更严重的状态，出现脓血黏液便、里急后重伴随左下腹疼痛（远端结肠和直肠）以及其他一些紧急的症状。志贺菌就是在这个阶段入侵到结肠的黏膜和黏膜下层。这些症状持续时间通常是一个星期或更少，而在症状消除之后的 1～3 个月内志贺菌仍可能随粪便排出。

实验室检查

通过分离常规培养的粪便或肛拭标本上的致病细菌来进行诊断。样本中含有黏液或脓血的部分会有较高的培养检出率。革兰染色或亚甲基蓝染色的粪便涂片见中性粒细胞，或者乳铁传递蛋白测定阳性都将支持炎症感染的诊断，但并不是志贺菌病的特异性诊断。

治疗

来自发展中国家的大多数志贺菌属对氨比西林、甲氧苄啶、磺胺甲噁唑和四环素是耐药的。环丙沙星（或其他一种喹诺酮类药物）、阿奇霉素或头孢三嗪的 5 天治疗可缩短病程和终止带菌状态（表 27.2）。

弯曲菌属（*Campylobacter*）

空肠弯曲菌是一种短的、逗号形的革兰阴性杆菌，在世界范围内已被公认为传染性细菌性腹泻的常见病原体，其作为急性传染性腹泻的病原体可能已经超过了沙门菌和志贺菌。

病因与传播

弯曲杆菌广泛的分布于全世界。虽然与患病者或动物（牲畜、小狗）密切接触者可直接感染弯曲杆菌病，通常的感染途径是因摄入受污染的食物（鸡蛋、家禽、牛奶）或水。胎儿弯曲菌亚型的感染相对少见，但对于免疫力受限患者，会导致严重的全身性感染。

临床特点

空肠弯曲菌是肠炎的常见原因。先是 2～4 天的潜伏期，然后腹部绞痛、发热、水样腹泻，病程通常小于 1 周，而在那些未经治疗的个体中会反复发作。在某些情况下，以结肠炎的症状为主，伴有下腹部疼痛和血便。结肠溃疡和全身感染（菌血症）较少见。

胎儿弯曲菌亚型常常与全身感染相关，只有 1/3 的患者出现腹泻。婴儿和免疫力低下的病人似乎更容易合并严重的并发症，如暴发性败血症、心内膜炎、脑膜炎和血栓性静脉炎。

实验室检查

从粪便、血液和其他组织标本中分离细菌可用来诊断。从粪便标本中分离弯曲杆菌需要特殊的培养方法。

治疗

严重或长期胃肠道疾病应予以抗生素治疗，特别是孕妇或免疫抑制患者。一般来说，弯曲杆菌对大环内酯类、喹诺酮类、硝基呋喃类和氨基糖苷类抗生素敏感。口服红霉素（或阿奇霉素，一种较新的大环内酯类药物），喹诺酮类药物，或者四环素，可以作为早期治疗的方案（表 27.2）。在一些发展中国家，如泰国，那里对环丙沙星耐药十分明显，阿奇霉素应该作为首选。

小肠结肠炎耶尔森菌（*Yersinia Enterocolitica*）

人们日益认识到小肠结肠炎耶尔森菌是引起人类细菌性肠炎的原因之一。这种微生物引起的疾病不仅存在于美国，也在世界各地发生。

病因与传播

这种细菌似乎是在自然界中无处不在，人类通过污染的食物（牛奶、肉类、贝类、豆腐）和地表水体（被人类或动物的粪便污染）感染该病菌。人际间传播也会发生。这种细菌能够在室温下繁殖并且在低温（4℃）的各种环境下存活数月。

临床特点

摄入相对大量的细菌（10^9 个细菌）可以引发感染，并且病原体聚集于回肠末端，随后侵犯肠系膜淋巴结。患者表现为腹部绞痛、发热和腹泻，这可能会持续 1～3 周。有时，由回肠炎及肠系膜淋巴结炎引起的局限于右下腹的疼痛，程度较严重而且类似于阑尾炎症状，通常在进行阑尾炎手术时，才能诊断为耶尔森菌属感染。

感染后并发症，主要见于成人，包含自身免疫性疾病。在美国有约1%～5%病人出现有关节炎、结节性红斑、赖特综合征、强直性脊柱炎等并发症。具有 HLA－B27 组织相容性组织型的病人更容易发生严重的感染后关节炎并发症。

实验室检查

从粪便标本中分离革兰阴性耶尔森杆菌的过程是十分复杂的。目前的实验室技术涉及到冷凝集和选择性培养基。在临床症状消失后耶尔森氏菌仍可在粪便中存在数周。

治疗

小肠结肠炎耶尔森菌引起的小肠结肠炎和肠系膜淋巴结炎在大多数情况下是一个自限的过程，而且抗菌治疗作用并不确定。有效的口服抗菌药物包括甲氧苄啶、磺胺甲噁唑、多西环素和喹诺酮类药物。在严重病例和全身感染时，应适当的予以注射喹诺酮类药物、头孢曲松和头孢唑肟（经常与氨基糖甙类合用，如庆大霉素）等。进一步的治疗选药应参照分离出的致病菌所进行的体外抗生素敏感性测试。

弧菌（*Vibrio*）

与人类感染有着密切联系的 4 种弧菌是：霍乱弧菌、副溶血弧菌、创伤弧菌、和溶藻弧菌。前两种弧菌引起肠胃炎。创伤弧菌可引起肠胃炎、败血症或伤口感染。而溶藻弧菌只与伤口和耳部感染有关。

病因与传播

弧菌是革兰阴性杆菌，广泛分布于海洋和入海口环境中，霍乱弧菌可在淡水中找到。所有 3 种可导致肠胃炎的弧菌均可从沉积物、鱼类、贝类和浮游生物中分离出来。从西方国家来的游客很少感染霍乱，因为他们并不暴露于污染的食物和水、以及当地人所处的不良卫生条件。因为霍乱弧菌对胃酸十分敏感，因此正常人必须有相对较多的（10^{10}或更多）霍乱弧菌摄入才能引起感染。患者因为疾病或服药而引起胃酸减少，则只需很低的感染量（$\leqslant 10^{6}$）就可致病。

副溶血性弧菌是引起急性肠炎的常见病原体，尤其是在食用了生的和未经煮熟的，以及储存和烹饪不当的海鲜时。在日本、美国，以及游船和飞机上都有副溶血性弧菌暴发的报道。寿司、预熟螃蟹、虾、龙虾和生蚝都与疫情有关。

创伤弧菌引起胃肠炎的报道与食用贝类，特别是生蚝有关。除了造成呕吐和腹泻，创伤弧菌可成为侵袭性病原体，并由革兰阴性脓毒症继发败血症和顽固性休克。报道的败血症患者中有大于75%存在肝脏基础疾病，因此，肝脏疾病患者食用生蚝时须谨慎。

临床特点

弧菌相关疾病的潜伏期持续时间从不到1天至数天。返回的西方游客不表现为严重水样腹泻（米泔水样粪）和腹部绞痛，恶心，呕吐的典型霍乱症状。副溶血性弧菌可因不耐热溶血素引起自限性（72h）霍乱样胃肠炎。然而也有报道，因细菌的侵袭性特性，其可侵入到回肠固有层，引起细菌性痢疾，表现类似于志贺菌痢。创伤弧菌可引起急性肠胃炎、腹泻和呕吐，也可能导致高风险病人发生败血症，如前所述。

实验室检查

弧菌是革兰阴性杆菌，可以使用一系列选择性微生物培养基进行粪便、组织或血液的培养。它们可以耐受低温（4℃），如果在海鲜中含有较高浓度的弧菌，则可耐受15min传统烹煮温度（60～80℃）的烹饪。

治疗

肠胃炎治疗的基础是补充由于腹泻而失去的液体和电解质。四环素治疗（表 27.2）可通过消灭粪便中的病原体缩短弧菌的感染的时间，但在抗生素治疗后症状可能仍会存在，因为毒素早已经黏附在黏膜表面。喹诺酮类药物也可以对抗霍乱弧菌和副溶血性弧菌的活力。

难辨梭菌

虽然难辨梭菌引起的结肠炎（伪膜性肠炎，抗生素相关性结肠炎）不是旅行获得性腹泻中的主要疾病，但是如果患者在旅行后出现腹泻，并在已经使用一种或多种抗生素治疗（在许多国家不需要处方就可以购买抗生素，这是一个普遍现象）的情况下仍持续腹泻，需要考虑是难辨梭菌感染。临床特征包括持续和大量的水泻，有时含有血液和黏液。重症患者可出现发热和全身乏力等中毒表现。诊断通常是用免疫或细胞毒力的组织培养法从粪便中检测难辨梭菌毒素（A 或 B）。除非临床提示超产毒素流行株或 BI 株的存在，否者不必要从机体培养分离梭菌。目前，这些菌株必须送到研究实验室进行分型鉴定。治疗同大多数典型的难辨梭菌感染没有太大区别，包括停止先前的抗生素治疗和启动口服万古霉素或甲硝唑（表 27.2）。

诺罗病毒（*Norovirus*）

诺罗病毒是通过受污染的供水和食物，如色拉、蛤蜊和牡蛎来进行传播的。一项报道称因食品加工者感染该病毒从而污染了面包制品引起了大暴发。近年来，在游船上发生的多起胃肠炎大暴发就是由于该病毒引起的。诺罗病毒引起的胃肠炎特点是腹泻、痉挛性腹痛和呕吐，极少出现发热症状。该病为自限性，胃肠道症状持续 1～4 天。抗原免疫和血清学试验可用于临床诊断，但一般只能从国家和公共健康实验室得到检测。治疗方法包括补充液体和电解质，如果可能的话可以口服补液。

慢性腹泻

相当数量的旅客在旅行结束的数周甚至是数月里仍会有持续腹泻和持续性胃肠道不适。他们不是那些因发生急性 TD 而向医师求助的人群。这类病人的鉴别诊断很广泛，但大多数很可能是与未确诊的感染、吸收不良综合症或既往未确诊的胃肠道疾病有关。最初在明尼苏达州布雷纳德的生牛奶饮用者中发现了一种独特的慢性腹泻，后来又在那些去过加拉帕戈斯群岛等地的旅客中被发现本病。这种腹泻可以持续长达 2 年，致病因子不详，也未找到有效的治疗方法。

未确诊的感染

那些早先被实验室评估所忽略的肠道病原体所引起的进行性感染，可以在发作时应用前面所述的合适的粪便培养和寄生虫诊断方法予以排查。某些感染，例如沙门菌和志贺菌所引起的，可以在携带者中复发，而那些由贾第虫引起的，可以首先出现不明确的上消化道症状。由难辨梭菌引起的结肠炎，有时会发生于那些曾用过抗生素或抗疟疾药物的旅行归来者中。

吸收不良

急性腹泻后发生短暂性吸收不良并不少见，且多归因于双糖耐受不良所致的分泌性和渗透性腹泻。因感染引起肠黏膜及其酶（特别是双糖酶乳糖酶）的损伤和缺失，可能需要几个星期才能恢复。因此建议患者应遵循无乳糖（或无果糖）饮食并且避免进食过度营养性口香糖和糖果，因为这些可能包含一种不易消化的糖类替代品。

慢性吸收不良可因蓝氏贾第鞭毛虫或环孢子虫感染所致，也可能与小肠细菌过度增殖、乳糜泻或热带口炎性腹泻相关联。乳糜泻可能提示有抗麦胶蛋白组织谷氨酰胺转移酶抗体存在，通常可以通过无麸质饮食证明。在某些情况下小肠活检可能是必需的。热带口炎性腹泻无典型特征，表现为与持续性腹泻和脂肪泻相关的综合症，且肠道症状不断加重。该病曾在某些地理区域的长期（大于1年）国外移居者中被报道。它很少发生于单次TD之后或短期旅行者中。虽然病因不明，但四环素250mg每日4次，叶酸5mg/d对其是有效的。

未明确病因的胃肠道疾病

当医生看到伴有慢性胃肠道症状的病人时，不要轻易诊断为“未明确病因的胃肠道疾病”。肠易激综合征是这类患者中最常见的疾病，他们表现为在旅行后出现突发的间歇性痉挛、腹胀和胀气。旅行后6个月内多达4%～14%的腹泻患者已被诊断为肠激综合征。如果有血性腹泻，并伴有全身症状，如体重下降，口腔及肛周病变，以及关节和眼部等肠外症状，应怀疑由溃疡性结肠炎或克罗恩病引起的炎性肠病。老年患者伴有排便习惯改变和隐血，应该进行必要的结肠镜检查，用以排除肿瘤。最后，旅行归来后表现出胃肠道症状的患者，也可能提示感染了人类免疫缺陷病毒。

诊断方法

经过上述的临床检查和实验室研究，通常我们可以寻找到持续腹泻和进行性胃肠症状的原因。然而，仍会有少数病例无法确诊，需要进一步诊断评估及咨询胃肠病专家。对于这类病人，可以通过全血计数来排除全身感染、由持续失血或吸收不良造成的贫血或嗜酸细胞增多症。如果鉴别热带口炎性腹泻和其他吸收不良综合征可以考虑用乳糖耐受试验和右旋木糖吸收试验。对于迁延的炎症性腹泻，下一步可做的检查项目就是乙状结肠镜检查。检查结肠黏膜并对异常部位采样活检有助于诊断克罗恩病、溃疡性结肠炎、血吸虫病和阿米巴病等。最后，食管胃十二指肠镜检的抽吸物可以用来检测蓝氏贾第鞭毛和隐孢子虫（虽然这种方法并不比多次粪便检测敏感），而小肠活组织检查，可以排除乳糜泻。

治疗方法

这里讨论的针对进行性胃肠症状的首要治疗是特异性治疗。但是，在某些情况下，当粪便中没有发现白细胞、血液、肠道病原体，这些患者又排除了其他胃肠道疾病，就可能得益于经验性治疗。这种“试验性治疗”应安排在所有针对具体诊断的合理性尝试之后进行。此类病人常用的抗生素包括喹诺酮类药物、阿奇霉素、甲硝唑（甲硝哒唑）、替硝唑（磺甲硝咪唑）、甲苯哒唑（丙硫咪唑），主要取决于对致病菌的推测，是细菌还是寄生虫。其他措施也可以尝试，但最好听从胃肠病专家的建议。不含乳糖、果糖或麸质的饮食可能会有一定的好处。解痉药物可以使用，尤其是出现肠易激综合征的时候。最后，使用一些膳食补充剂（如消化酶）、膳食纤维成形剂（如欧车前或甲基纤维素）或益生菌（如乳酸菌等）可以改善患者症状。

（黄晶　译　周心　张明　校）

第 28 章　阿米巴病、贾第虫病和肠道其他原生动物感染

Abinash Virk

溶组织内阿米巴（*Entamoeba histolytica*）和蓝氏贾第鞭毛虫（*Giardia lamblia*）是人胃肠道中最常见的病理性原生生物。两者都是寄生虫，遍布全世界的城市和乡村。最新统计认为，在美国，排泄物检测中找到溶组织内阿米巴或贾第虫包囊和滋养体的比率分别约为4%左右。虽然目前可供参考的数据极少，但我们确信绝大多数发展中国家感染率更高；来自这些地区的技术移民、定居移民和难民经常被查出携带这些病原体。尽管如此，这些原生物均非旅行者常见致病原因。在各类旅行者腹泻（travelers' diarrhea）病例中贾第虫仅占病因的 1%～4%，致病性溶组织内阿米巴小于 1%，侵袭性阿米巴病亦很罕见。但是，这两种疾病的迁延病程和潜在严重并发症使得快速诊断和有效治疗变得尤其重要。

溶组织内阿米巴

发病机理

原生动物可依据其运动方式分为四级。溶组织内阿米巴是肉足纲亚门下唯一公认的的人肠道致病病原体，其成员根据伪足的运动特征加以区分。溶组织内阿米巴仅以两种形式存在——包囊（感染型）和滋养体（侵入型）。包囊为圆形，直径 10～15μm，有 4 个核及一个折光壁。滋养体要大些，直径 10～50μm，能运动，多形性。包囊通过人与人直接接触传播或摄入被包囊污染的食物和水均可引起感染。性接触性传播（口—肛—生殖器接触或创口感染）和灌肠设备污染引起的暴发都可造成本病的传播。人和部分灵长类动物是溶组织内阿米巴

自然界唯一的宿主。

滋养体极其不稳定且易被胃酸破坏。与滋养体不同，包囊可在潮湿的环境中存活数周，并能抵御胃酸和通常净化水时所使用的低浓度氯。

肠阿米巴病（intestinal amebiasis）

溶组织内阿米巴于小肠内脱囊后，阿米巴感染的病变部位常起始于盲肠和结肠。滋养体附于结肠黏膜后侵袭黏膜，引起浅表和深层结肠溃疡。溃疡的进展情况取决于阿米巴溶解宿主细胞，并在回避宿主免疫系统的同时造成细胞外基质的蛋白质水解以增强组织侵袭的能力。研究显示溶组织内阿米巴毒性菌株可产生细胞毒素、蛋白水解酶、跨膜离子通道蛋白（孔蛋白）。在阿米巴感染过程中，这些细胞产物可导致宿主组织和白细胞的细胞裂解。来自世界不同地区不同人群的菌株其毒力相差极大。特定同工酶型作为不同毒力菌株的标记物，可根据这点进行鉴别。毒力的快速检测将会有显著临床意义，因为临床无毒菌株，如：共栖型的迪斯帕内阿米巴（E. dispar）和莫氏内阿米巴（E. moshkovskii）在形态学上与具有毒力的菌株无法鉴别，但是无毒的菌株感染是不需要治疗的。例如，调查发现美国和英国男同性恋人群中分离出来的溶组织内阿米巴，绝大多数是无毒力的同工酶型，这与该人群中阿米巴痢疾和侵袭性阿米巴病的低发病率有相关性。结肠中存在其他细菌、年龄过大或过小、免疫功能不全、妊娠和病人的营养情况都影响着阿米巴的毒力。

肠外阿米巴病（extraintestinal amebiasis）

一旦结肠发生局灶感染和侵袭，阿米巴可进入门静脉系统，产生转移感染灶。粪便中持续排出包囊的无症状的溶组织阿米巴病人中有10%可出现有症状的侵袭性阿米巴病。阿米巴脓肿最常见位置是在肝，也可发生在肺、脑及其他罕见部位。这些转移性脓肿内含坏死碎片，少有白细胞或滋养体。在脓肿周边的组织内最易找到滋养体。除血行传播，结肠内感染的局部扩散可造成皮肤阿米巴病或称作阿米巴囊肿的结肠旁炎性包块。

免疫

感染者会对溶组织阿米巴产生体液免疫和细胞免疫。特异的免疫球蛋白应答在流行地区有助于诊断（见稍后讨论），但它人体内的重要性不确定。细胞免疫对于疾病控制特别是侵袭性阿米巴病非常重要，不过初次感染康复后，只能获得部分免疫。宿主反应决定了疾病的严重度和复发。获得性感染抵抗力被认为是与肠道 IgA 抗溶组织阿米巴半乳糖 N-乙酰-D-半乳糖胺凝集素的糖识别域相关联。宿主人类白细胞抗原（HLA）Ⅱ型限制的免疫反应也参与了抗溶组织阿米巴感染。

流行病学

目前没有公认的溶组织阿米巴动物宿主。人是溶组织阿米巴的主要宿主。因此，群体中地方病的持续存在取决于人口密度和水的净化、食品制备以及废物处理的卫生标准。

在非洲、南美、东南亚和印度次大陆等许多地区，阿米巴病是严重的健康问题。在美国，收容机构内的弱智个体、男性同性恋（仅次于性传播）和前往高发病率国家的旅行者都被认为是高危人群。在纽约、旧金山、西雅图治疗性传播性疾病的专科诊所，男性同性恋者中溶组织内阿米巴的流行率为 25％～30％。

前往任何发展中国家的旅行者，必须被认定有获得阿米巴病的风险，而实际上前往墨西哥或前往亚洲偏远阿米巴病的感染率为 0.3％。

出人意料的是，在东南亚难民中阿米巴病不常见，8/10 已发表的研究报告阿米巴病流行率为 2％甚至更低（美国人口流行率为 2％～4％）。

临床表现

肠阿米巴病

溶组织内阿米巴感染通常无症状。包囊排泄可为自限性或迁延数年。症状出现时可从轻微腹泻至重度痢疾不等。通常情况下，先出现渐进性下腹绞痛和腹泻（尽管与其他结肠感染相比较，粪便量较少）、黏液、里急后重、发热、腹痛通常伴随着腹泻。粪便常为血便，严重病例可伴有低血容量体征。轻症未治疗病例通常在1～4周后自愈，有时会持续无症状排泄包囊，但持续性病情并不罕见。慢性病症可表现为周期性复发和类似肠道炎症疾病的缓解。慢性阿米巴结肠炎可引起厌食、体重下降、间歇性腹痛。

阿米巴痢疾或病变广泛累及整个结肠的病人可发生数种严重并发症。结肠阿米巴脓肿穿孔可引起继发性腹膜炎，脓肿侵蚀动脉会导致肠出血，以上情况预后较差，因为此时结肠通常多已弥漫性坏死，增加了手术难度。暴发性阿米巴性结肠炎（可进展至中毒性巨结肠）是少见的，需要手术治疗。这种情况多见于婴儿、孕妇和正在接受皮质类固醇治疗的病人。在流行地区阿米巴痢疾患者之中这些并发症的发生率约为5%。阿米巴瘤是炎性肿块病变，最常见于盲肠、升结肠和降结肠，多为单发，在放射影像上与结肠肿瘤或肠结核难以区分。影响盲肠时还可引起阿米巴阑尾炎。

肠外阿米巴病

迄今为止肠外阿米巴病最常见发生部位是肝。阿米巴肝脓肿（ALA）可与痢疾同时发病，亦可在痢疾后数年发病。83%的脓肿单发，75%脓肿位于肝右叶。脓肿好发于肝右叶取决于肝内门静脉的血液流向。3%～9%的肠道阿米巴病例可并发阿米巴肝脓肿。然而，只有14%的阿米巴肝脓肿（ALA）病人在诊断时有活动性肠道疾病，67%的病人既无活动性肠道疾病，也没有痢疾腹泻史。高发年龄组为20～50岁，男女比例为3∶1。

大多数病例在发病前表现出的各种症状其持续时间不超过2周。几乎100%患者表现为疼痛，通常局限在右上腹。25%患者表现右下胸部疼痛（可能是胸膜炎）。其他症状包括上腹部肿胀、体重下降、全身乏力、食欲减退、皮肤瘙痒和咳嗽（10%～50%）。膈肌刺激可引起右肩放射痛。也可出现高热寒战和大量盗汗。检查发现80%患者有肝大，有时有压痛点。近半数病人检查时发现右肺底部异常（啰音或浊音），黄疸罕见。

肺、脑原发性阿米巴脓肿与这些器官的化脓性脓肿很难鉴别。阿米巴肝脓肿破裂入腹膜，胸膜腔，或心包也可引起肠外阿米巴病。

诊断

肠阿米巴病

非致病性阿米巴　通过检出新鲜粪便中滋养体和包囊即可诊断肠阿米巴病。但由于粪便中非致病性迪斯帕内阿米巴更为常见，其形态与致病性阿米巴相似，但遗传基因明显不同，因此建议运用溶组织阿米巴原虫特异性实验来确诊。溶组织阿米巴滋养体在37℃仅能生存2～5h，25℃存活6～16h。所以必须快速检测标本或进行冷藏（可存活48～96h）。感染活动期，包囊和滋养体均可在粪便显微镜下找到。如找到被吞噬的红细胞（噬红细胞现象）即可确诊阿米巴感染。但多数情况是，病原体数量较少而且零散排泄，导致单次样本检出率仅为33%～50%。虽然是侵袭性疾病，但由于阿米巴细胞溶解酶活性较强，粪便中没有白细胞。近70%病人有镜下隐血或肉眼便血。

鉴别非致病性阿米巴或粪便白细胞比较困难，实验室假阳性和假阴性误差很常见。因此除了临床与流行病学相关性，还建议使用溶组织阿米巴特异性测试明确诊断。特异性测试可用来检测和区分致病性溶组织阿米巴和共栖型的迪斯帕内阿米巴。相比粪便培养，致病性阿米巴Ⅱ型抗原检测盒可以测试粪便中致病性阿米巴病特异抗原，其敏感性为87%特异性＞90%。粪便体外培养是有效的手段，但对于溶组织阿米巴是非选择性的。同工酶分析是特异的，但需时1～2个星期才能完成。分子生物学方法如聚合酶链反应也可用来区分致病性溶组织阿米巴（*E. histolytica*）和共栖型迪斯帕内阿米巴（*E. dispar*），但这种方法尚未普及。

结肠镜检查　结肠镜检查优于乙状结肠镜，因为阿米巴结肠炎病变常见于盲肠和升结肠，乙状结肠镜是无法检查到的。内窥镜检可为正常或仅显示非特异性水肿和黏膜炎症。典型溃疡发现几率只有25%，而多次刮过或刷过直肠黏膜或溃疡边缘，滋养体检测多为阳性（因为阿米巴可附着在棉签纤维上，必须用玻璃吸管或金属器具提取样本）。从溃疡边缘用内窥镜刷取或活检比排泄物检查更容易确诊阿米巴性结肠炎。

放射线检查　放射检查不能确诊。尤其不推荐钡餐检查，因为钡剂会影响粪便中的原虫检测。

血清学　在所有的阿米巴病血液测试试验中，间接血凝试验最常用。侵袭性肠道疾病约80%的病例滴度升高，但无症状包囊传播者中只有≤50%抗体滴度升高。其他测量抗阿米巴抗体的免疫检测包括凝胶扩散、免疫电泳、乳胶凝集和酶联免疫吸附试验（ELISA），其中ELISA可能是感染初期检测低水平抗致病性溶组织内阿米巴抗体最敏感的方法。ELISA阳性结果与侵袭性阿米巴病（肝脓肿和痢疾）的进展有密切相关性，特别是较高的血清滴度。对来自流行区域的人使用血清学检查需谨慎评估，因为首次感染后抗阿米巴抗体升高可保持数年。血清学检测有助于在开始类固醇治疗前排除阿米巴感染引起的慢性肠道炎症，特别是对于非流行国家的人群。

肠外阿米巴病（特别是肝脓肿）

血液检查　大部分阿米巴肝脓肿病人都有中等程度的白细胞增多，以中性粒细胞为主。急性阿米巴肝脓肿其碱性磷酸酶正常，转氨酶可能略有上升。然而慢性阿米巴肝脓肿有20%的病人的碱性磷酸酶、转氨酶和胆红素均升高。

放射线检查　大多数病例胸部放射线检查异常，右肺底部肺不张、右侧横隔膜抬高及运动减弱最为常见。即使脓肿未直接破裂进入胸膜腔，也可能会出现胸膜积液。放射线性核酸肝扫描大于2cm的脓肿敏感度约为80%～95%，但基本已被超声波扫描和计算机X线断层摄影技术（CT）等更敏感的方式取代。后两项技术其敏感性和特异性接近，所以应根据当地条件、技术水平和费用来决定首选哪项检查。

特殊诊断　上述检测均无法将阿米巴肝脓肿与化脓性肝脓肿或有中央坏死的肿瘤准确区分。91%～98%阿米巴肝脓肿病人的抗阿米巴抗体血清学试验阳性，因此在非流行地区进行这些检测很有意义，因为这些地区抗体水平很低。一项针对血清中致病性溶组织阿米巴Gal/GalNAc凝集素研究发现，德卡实验室的致病性溶组织内阿米巴Ⅱ型检测诊断阿米巴肝脓肿敏感性达96%，且有助于治疗后随访。在流行地区，可能必须进行甲硝唑治疗性诊断或脓肿穿刺诊断才能诊断。阿米巴脓肿的脓液通常稀薄、褐色、无味，但是不对脓肿壁进行活检是很难检出阿米巴原虫。活检标本中，找到滋养体即可诊断侵袭性致病性阿米巴感染。应尽可能避免吸出脓液或手术切除脓肿，因为有脓腔继发感染等并发症的风险存在，而且单纯的化疗便可获得良好的治疗效果。

其他器官的阿米巴脓肿或阿米巴腹膜炎通常需要血清学依据，以及腹腔或脓肿中抽取液的检测结果来诊断。

治疗

感染致病性溶组织内阿米巴的各种临床症状的治疗方案列于表28.1。抗菌药物及其常见副作用列于表28.2。无论活动性肠道疾病还是肠外感染的病人都需治疗。对于排泄包囊而无症状的个体治疗仍有争议，区分致病性溶组织内阿米巴与共栖型迪斯帕内阿米巴有助于选择治疗方案。共栖型迪斯帕内阿米巴病人不需治疗。建议对粪便中有致病性溶组织内阿米巴与共栖型迪斯帕内阿米巴混合感染（无法区分），或仅有致病性溶组织内阿米巴的高风险病人进行治疗。对于无症状的致病性溶组织内阿米巴可单用腔内药物治疗。然而，有症状病人尤其是伴高风险严重并发症的病人（应用免疫抑制剂或年龄很大很小）应采用组织药剂加腔内药剂治疗。反之，在再感染几率较高的地区，治疗无症状的个体性价比较低。治愈测试（Test-of-cure）即疗程结束后的粪便检查很重要，因为所有推荐方案都有一定的失败率。

表 28.1 致病型溶组织内阿米巴治疗方案

药物	成人剂量	儿童剂量
无临床症状包囊携带者		
双碘喹啉	650mg 每天 3 次，连用 20 天	30～40mg/kg · d 分 3 次服用，连用 20 天
二氯沙奈	500mg 每天 3 次，连用 10 天	20mg/kg · d 分 3 次服用，连用 10 天

续表 28.1 致病型溶组织内阿米巴治疗方案

药物	成人剂量	儿童剂量
巴龙霉素	25～30mg/kg·d 分 3 次服用，连用 7 天。可用于孕妇	25～30mg/kg·d 分 3 次服用，连用 7 天
侵入性肠炎		
甲硝唑[a]	750mg 每天 3 次，连用 10 天，2.4 g 每天 1 次，连用 2～3 天	35～50mg/kg·d 分 3 次服用，连用 10 天
替硝唑[a]	2g 口服每天 1 次，连用 3 天	50mg/kg·d（可用至 2g/d），连用 3 天（>3 岁儿童）
去氢依米丁[a]	1～1.5mg/kg·d 分 2 次服用，连用 5 天	
肝脓肿		
甲硝唑[a]	750mg 每天 3 次，连用 10 天。2.4mg 每天 1 次，连用 2～3 天	35～50mg/kg·d 分 3 次服用，连用 10 天
替硝唑[a]	2g 口服每天 1 次，连用 3～5 天	50mg/kg·d（可用至 2g/d），连用 3～5 天（>3 岁儿童）
去氢依米丁[a]	1～1.5mg/kg 每天 1 次，肌肉注射，连用 5 天	1～1.5 mg/kg·d，分 2 次肌肉注射，连用 5 天
氯喹	600mg 每天 1 次，连用 2 天，然后 300mg 每天 1 次，连用 14～21 天（可附加于其他疗法）	

[a] 腔内药物（巴龙霉素、二氯尼特、双碘喹啉）必须用于甲硝唑、替硝唑或依米丁的后续治疗

肠阿米巴病

甲硝唑因其有效和低毒性已成为主要的治疗药物。不过由于组织从内腔吸收甲硝唑的能力很强，约10%～15%病例甲硝唑无法根除腔内感染。一种新的抗原生动物药物——替硝唑，最近被美国食品和药物管理局（FDA）批准用于治疗滴虫病、贾第虫病、阿米巴病和阿米巴肝脓肿，该药物有着类似甲硝唑的结构，在欧洲和发展中国家已被长期使用。替硝唑适用于治疗肠内阿米巴感染。但不用于治疗无症状的包囊传播者。在4个小型肠内阿米巴感染随机临床试验中，替硝唑被指出与甲硝唑相比较疗效相同或更有效且副作用更小（1项试验）。奥硝唑同样有效，但美国没有该药物。另一项新型噻唑烷类（thiazolide）抗寄生虫的药物硝唑沙奈（nitazoxanide）已经被证实在体外可以对抗共栖型迪斯帕内阿米巴。在临床试验中，其寄生虫学治愈率为69%～96%，不过目前FDA尚未核准用于治疗肠道阿米巴病。以下介绍的药物主要适用于腔内感染。在美国只能通过疾病控制和预防中心（CDC）获得二氯沙奈。尽管美国FDA已批准双碘喹啉（抗阿米巴药）用于治疗肠内阿米巴感染，但很难获等，且因可能会引起视神经炎而需关注。巴龙霉素和四环素对腔内感染有效，但尚无严格临床对照试验和足够的随访监测。目前合理的治疗方案是单独使用甲硝唑或替硝唑一种药物治疗各类肠道感染，保留其他药物作为上述两种药物治疗失败后的备选方案。所有使用甲硝唑或替硝唑治疗侵袭性阿米巴病的病人，作为后续治疗，应接受腔内杀阿米巴药物如巴龙霉素或双碘喹啉以消除结肠上的包囊。无症状仅排泄包囊的病人仅使用腔内药剂治疗。无论选择哪种方案，都应该进行记录。如果用组织药剂治疗而未用腔内药剂追踪会有10%的复发率。

表 28.2　治疗肠内原生动物感染的药物副作用

药物	常见	不常见
甲硝唑	恶心、呕吐、腹胀、口中金属异味	头晕眼花、共济失调、口腔炎、周围性神经病、戒断反应

续表 28.2 治疗肠内原生动物感染的药物副作用

药物	常见	不常见
替硝唑	恶心、呕吐、腹胀、口中金属异味	皮疹、血清病、周围性神经病
硝唑沙奈	腹痛、腹泻、头痛、恶心	
二氯沙奈	胃肠胀气	恶心、呕吐、腹泻、风疹
双碘喹啉	皮疹、痤疮、甲状腺增大、恶心、腹泻、肌肉痉挛	视神经萎缩
巴龙霉素	恶心、呕吐、腹泻	第八对脑神经-位听神经损伤，神经毒性
去氢依米丁	恶心、呕吐、腹泻、心律不齐、心前区痛、肌无力（需住院并检测心电图）	头晕、发力、心力衰竭、低血压
米帕林	呕吐、腹泻、头晕、头痛、腹部痉挛	中毒性精神病、肝坏死、恶病质
呋喃唑酮	恶心、呕吐	过敏反应、多神经炎、发热、溶血性贫血

所有用于治疗阿米巴病的药物均未证实可安全用于怀孕妇女。每个病例都必须权衡治疗指征和对胎儿的潜在风险。

肠外阿米巴病

甲硝唑不仅可以单独或联合用药治疗腔内感染，也可治疗各种肠外阿米巴病。替硝唑同样被美国 FDA 批准用于治疗 ALA。病例总数达 133 例的 7 项随机研究表明，替硝唑治疗 ALA 与甲硝唑效果相同。治愈率为 86%～93%。在一项小样本（n=18）随机前瞻性实验中，替硝唑（81%）比甲硝唑（33%）对于 ALA 更有效。去氢依米丁（疾病预防控制中心提供）有剧毒所以很少使用。依米丁毒性更大应禁用。氯喹单独使用有较高的失败率，但是与甲硝唑联合使用时可起一定的作用。

对一系列用甲硝唑治疗阿米巴肝脓肿的病人用超声波随访，显示治愈时间 2～20 个月不等。治愈后肝超声波影像是正常的。但是不推荐超声波作为常规随访检查，因为经过适当治疗后，脓肿腔可能持续数月或数年。

除治疗开始就病情危重的患者外，单纯化学疗法对绝大多数阿米巴脓肿都有效且预后良好。针穿刺或吸引对于某些选择性病人可能有效，如为缓解症状、左叶肝脓肿、脓肿即将破裂或对药物保守治疗无效的脓肿。在紧急情况下例如 ALA 脓肿破裂流入心包或腹膜内，应考虑手术。阿米巴病痊愈后机体对再感染并无免疫力。

预防

根除地方性阿米巴病的基本手段是通过改善废物处理系统和水净化、消除排泄物造成的食物和水污染。对于旅行者，避免生食不削皮水果和蔬菜（尤其是绿叶蔬菜），避免饮用未经处理的饮用水，虽然上述措施尚未证明其有效性。充分的水处理包括水煮沸［超过 14 000 英尺（1 英尺＝ 0.3048 米）的高海拔地区，水必须煮沸 10 min］、过滤或用高浓度的碘化物处理。氯处理效果不佳（见第 8 章）。不推荐预防性化学疗法。一些国家用于治疗阿米巴病的药剂——氯碘羟喹，又名喹诺仿（Entero-Vioform），可能会导致不可逆转的视神经炎。在性传播阿米巴病风险的人群中，改变性行为方式以避免粪口传播，可降低阿米巴及其他肠道病原菌的传播风险。此外，应努力减少包囊携带者传输给家庭成员或接触者。致病性溶组织内阿米巴患者的家庭成员和接触者都应进行筛查。

蓝氏贾第鞭毛虫

发病机理

蓝氏贾第鞭毛虫是 Anton van Leeuwenhoek 于 1681 年首次发现的鞭毛原生动物。蓝氏贾第鞭毛虫（*G. lamblia*）又称做十二指肠贾第虫（*G. duodenalis*）或肠贾第虫（*G. intestinalis*）。摄入包囊即可感染本病。滋养体在自然环境中更不稳定，极易被胃酸杀死，所以自由生活滋养体传染性较低。包囊可在4℃水中存活3个月。即使吞食的包囊数目较少，约10～100个包囊，宿主也可受到感染。包囊在十二指肠和空肠上端脱囊，此区域是感染的好发部位。潜伏期为3～25天（平均为7～10天），随后可以在粪便中查到包囊。

关于贾第虫病的发病机制，目前还不完全清楚。滋养体有一个突出的“腹吸盘”，我们还不知道这个结构是否涉及滋养体吸附于人肠道（细胞）刷状缘。症状的严重程度与上皮细胞（通常限于刷状缘破坏）形态上的损害程度或病原体的数量不相关。病原体偶尔会穿透肠壁进入黏膜下层，但这种侵袭能力似乎并不致病。贾第虫不会产生肠毒素。

血中丙球蛋白贫乏和常见免疫缺陷的患者易感慢性贾第虫病，这说明免疫系统对于贾第虫病非常重要。观察得知，体液免疫系统是宿主免疫系统最重要的组成部分，既可修复初期感染，还可防止再次感染。在小鼠贾第虫病模型上进行的研究则证明细胞免疫也起作用。贾第虫病愈后的免疫仅仅是部分保护而且持续时间不定。

流行病学

贾第虫病（giardiasis，蓝氏贾第鞭毛虫病简称贾第虫病）不仅是地方病，也通过水介传播的流行大暴发。在发展中国家，贾第虫病的感染率约为7%～10%，主要发生于儿童。在美国科罗拉多州、犹他州、华盛顿州、俄勒冈州、新罕布什尔州、纽约都有疫情暴发的报道，主要是从地表水获取的被污染饮用水而引起。蓝氏贾第鞭毛虫是美国公共卫生实验室最常诊断的肠道寄生虫。历史上认为每一个宿主类型都有不同的蓝氏贾第鞭毛虫种属，但现在已经明确，感染人类的贾第虫对于其他哺乳动物有交叉致病性，反之亦然。水生动物如海狸和麝鼠被指出是一些暴发的贾第虫病污染源。

人与人之间的密切接触是传播贾第虫病的重要途径。非常少的病原体（<100个包囊）即可传播。这种传播途径在发展中国家无疑是非常重要的，而且在美国，也导致了日托中心贾第虫病高罹患率。性

行为活跃的男性同性恋和长期居住于福利机构的病人也是高风险人群。偶有食源性传播的报道。

贾第虫病是美国难民群体中常见的寄生虫病之一。一项研究表明来自中美洲国家的难民中 20%的儿童可检出包囊。中东南亚难民的发病率，从来自城区的越南人中约有 7%，到来自农村的老挝人和苗族人中约 12%～15%不等。移民中贾第虫病总体感染率是 10 万人中有 1180 人，来自阿富汗和伊拉克移民的感染率最高。

即使在美国或其他工业化国家，所有旅行者都有感染贾第虫病的风险。瑞典近期一项关于输入性贾第虫病研究表明，在旅行过程中获得贾第虫病的总体风险为 5.3/100 000，前往印度次大陆（每 10 万人中 628 人）、东非和西非旅行的风险最高。那些回国访问其朋友和家人的移民占输入性贾第虫病的比例最大。但总体而言，贾第虫病引起的旅行者腹泻所占比例很小。远足者饮用未经处理的地表水，感染贾第虫病风险的可能性最高。

美国无旅游史的病患者中，贾第虫病在 0～5 岁儿童和 31～40 岁成年人中更常见。此外贾第虫病有季节性变化，通常发生在夏末和秋初，与亲水户外活动增多成正相关。估计每年美国有 10 万～250 万例感染。

临床特征

贾第虫病急性期的病情非常多变，但典型症状是摄食包囊 7～21 天后发生突发性腹泻。解中等至大量恶臭软便并伴有腹胀、胀气、中上腹绞痛，这有助于区别其他感染性腹泻。小肠的细菌性病原体，例如产毒性大肠杆菌和霍乱弧菌往往会导致水样腹泻，少有腹胀和肠胃胀气。继发于阿米巴病或志贺菌感染的感染性肠炎通常大便量少、弥漫性痉挛严重、腹部胀气少。痢疾在贾第虫病中很少见，一旦发生则应立即查找其他病原体。急性贾第虫病的其他症状还包括恶心、厌食、呕吐、低烧和头痛。急性期通常持续 7～14 天，但可以转化为慢性传染。

慢性贾第虫病的症状可以持续也可反复发作，伴有大量恶臭软便、腹胀、臭屁、便秘及胸骨下灼烧感。疾病可引起营养吸收不良，导致体重明显减轻。营养不良是由于滋养体在小肠上皮细胞和肠道内腔之间形成物理屏障，干扰了肠道吸收营养。虽然慢性贾第虫病可自发性缓解，但感染可持续多年。患有免疫球蛋白低下或血中缺乏丙种球蛋白的人感染贾第虫后通常会发展为慢性感染。此外，有些病人是慢性无症状包囊传播者，成为该寄生虫传染给其他人的重要传染源。

诊断

对于任何营养吸收不良或腹泻超过 1 周以上的病人都应考虑贾第虫病。因为贾第虫病在美国地区流行，散发病例并不少见，所以流行病学资料可供参考但不能用于排除诊断。在腹泻粪便中包囊和滋养体都可查到，但是在成形粪便中滋养体少见。因为包囊排泄不稳定，而且数目可能很少，检测至少需要 3 个标本。单一标本检出率为50%～75%，但 5 天内隔天收集 3 个样本可将检出率提高到 90%～95%。现在许多诊断实验室已使用可检测粪便标本中贾第虫抗原的 ELISA 法，它比依据粪便标本中寄生虫的形态来诊断更为灵敏。

如果多个粪便标本经过仔细检查仍为阴性，可选择抗生素治疗试验，或选择其他侵入性方法检查十二指肠液。我们可以通过内窥镜抽取十二指肠液或进行十二指肠活检，也可通过吞线试验完成（即肠内试验法 Entero-Test，Hedeco，Palo Alto，CA）。吞线试验由一个内含尼龙线的白凝胶胶囊组成（图 28.1）。尼龙线的游离端保留在口外，将胶囊吞下，胶囊由于小金属球重量可穿越胃进入到十二指肠，从孔内将最近端的尼龙线自然松展。白凝胶胶囊溶解后，尼龙线的远端留在十二指肠内。4h 后再拉回，含有贾第虫滋养体的肠液可浸透并附于上，可用于检测贾第虫（图 28.2）。

小肠活检对评估慢性吸收不良评价最有意义，慢性贾第虫病是引起慢性吸收不良的原因之一。而对于诊断急性贾第虫病，小肠活组织检查几乎没有帮助。贾第虫病人的小肠组织病理学检查通常正常，但可看到绒毛变钝等非特异性现象。由于滋养体存活于覆盖在

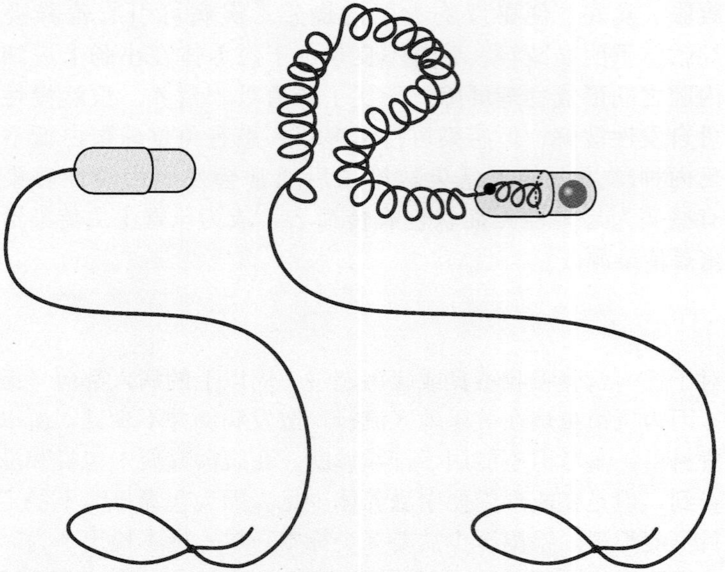

图 28.1 吞线试验胶囊

上皮细胞表面的黏液层中，必须将活检组织制成涂片标本才能发现滋养体。

病人常规血液生化检查是正常的，针对贾第虫病特殊血清学抗体诊断分析仍处在实验阶段。射线检查同样没有帮助。由于会干扰粪便中包囊的检测，应当避免钡餐检查。

治疗

治疗贾第虫病的药物和常用剂量见表 28.3。药物的常见或严重副作用见表 28.2。

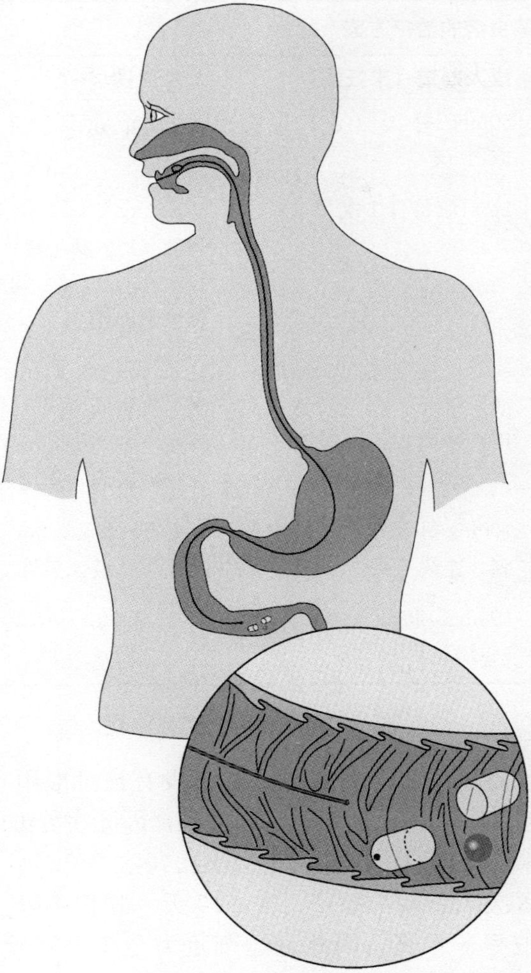

图 28.2 （另见彩图 28.2）吞线试验胃肠道路径

表 28.3 贾第虫病的治疗方案		
药物	成人剂量（未妊娠）	儿童剂量
甲硝唑	500mg 每天 3 次，连用 5～10天	5～7mg/kg 每天 3 次，连用 5～10 天
替硝唑	2g 口服每日 1 次	50mg/kg・d（可用至 2 g/d）单一剂量（>3 岁儿童）。片剂（250mg 或 500mg 规格）可碾碎后混入樱桃糖浆服用
硝唑沙奈	500mg 片剂或 25 ml 混悬液，每天 2 次与食物同服用，连用 3 天（>12 岁）	1～3 岁儿童 100mg（5ml）每天 2 次与食物同服用，连用 3 天 4～11 岁儿童 200mg（10ml）每天 2 次与食物同服用，连用 3 天
米帕林	100mg 每天 3 次，经皮穿刺，连续 5 天	2mg/kg 每天 3 次，经皮穿刺，连续 5 天（最大剂量 300mg/d）
呋喃唑酮	100mg。每天 4 次，连用 7～10天	1. 25mg/kg・d，每天 4 次。连用 7～10 天

甲硝唑

甲硝唑（商品名又称 Flagyl），虽然没有被批准用于治疗贾第虫病，但由于它随处可得，医生对它很熟悉，因此在美国已成为标准疗法。轻症贾第虫病推荐甲硝唑治疗方案由每次 250mg，每天 3 次，5 天一疗程至每次 750mg，每日 3 次，10 天一疗程不等。研究表明以上方案的失败率非常高，因此合适剂量为至少 500mg，每天 3 次，5～7天为一个疗程。亦有尝试甲硝唑做短期治疗，但失败率也很高，如 2.0g 单次剂量法（有 40%～50% 的治疗失败）和两次剂量法（2.0～2.4g 每日 1 次，2 天）方案（有 20%～25% 的失败率）。2.4g/d×3d 的方案成功率为 91%，但胃肠毒性很大，因此不推荐替代低剂量、长疗程的方案。

替硝唑

FDA 批准替硝唑用于治疗贾第虫病。替硝唑（商品名又称 tindamax）作为第二代硝基咪唑类抗原虫剂，已被证明在体外有临床活性可抑制耐甲硝唑的贾第虫菌株。系统评价数据库显示：替硝唑单次剂量治疗副作用少且临床治疗更好：用单一 2.0g 剂量治愈率可达 92%，比甲硝唑胃肠道毒性更小。

硝唑沙奈（nitazoxanide）

2002 年，硝唑沙奈（alinia；勒马克实验室，立法会，佛罗里达州）被批准用于治疗≥1 岁患有贾第虫病的人群。硝唑沙奈是近 40 年治疗贾第虫病第一种新药。硝唑沙奈干扰贾第虫或隐孢子虫丙酮酸盐：铁氧还蛋白—氧化还原酶依赖的电子传递反应。其代谢产物替唑沙奈（tizoxanide）对甲硝唑敏感贾第虫的治疗活性是甲硝唑的 8 倍，对耐甲硝唑菌株的治疗活性是甲硝唑的 2 倍。在临床试验中，硝唑沙奈寄生虫敏感率约 64%～94%。

米帕林

米帕林（quinacrine）是官方选择治疗贾第虫病的药物，因有严重肠胃道副作用而限制了病人的医从性。针对甲硝唑和米帕林的对照试验很少。虽然这些研究针对晚期复发的随访检测并不完善，但大部分数据表明这两种药物的治愈率没有什么区别，均可达 90%左右。在美国米帕林供应量很少，但可在某些大药房根据个案方式获得。

特殊治疗注意事项

儿童

在硝唑沙奈和替硝唑被批准之前，由于米帕林或甲硝唑无液体制剂，儿童治疗非常困难。但现在儿童治疗的选择已有改进：替硝唑被批准用于 3 岁以上（儿童片可以粉碎后与樱桃糖浆混合）；硝唑沙奈被批准用于＞ 1 岁，而且是悬浮制剂。另一种药物呋喃唑酮，美国 FDA 批准用于治疗贾第虫病。可惜呋喃唑酮抗贾第虫病活性稍低，治愈率通常在 70%～80%。

治疗失败

急性贾第虫病的治疗成功率高于亚急性或慢性贾第虫病。耐药性不是治疗失败的主要因素，同一药剂的第二阶段可能会成功转变成另一种药物。复发性感染可能与 IgA 低下有关，需要进一步研究。之前已经提及甲硝唑的耐药菌株。针对耐药贾第虫病治疗方案包括使用不同类型的药物如硝唑沙奈。替硝唑可能仍然有效，但因为替硝唑有相近的作用机理因此它未必有效。还可以选择使用更大的剂量、延长疗程或联合使用不同作用机制的药物如甲硝唑和阿苯哒唑等方法。

孕妇

目前没有治疗贾第虫病的药物被批准用于孕妇。除非出现严重症状，否则治疗应延迟至分娩后进行。CDC 建议孕妇可使用巴龙霉素治疗贾第虫病，该氨基糖苷类药物不会被吸收。

慢性胃肠道症状

有多达 5% 贾第虫病病人看似治疗成功后，可出现以下症候群——持续性腹胀、胀气、上腹部绞痛。“贾第虫病后综合征”患者粪便检查和小肠吸引活检无法检测到持续感染，尽管反复治疗但是贾第虫病样症状往往仍然存在。黏膜双糖酶的破坏可能会引起上述症状，但黏膜上皮恢复后症状仍持续。3～24 个月后症状可慢慢消失。如果没有持续感染的证据存在，应避免重复使用抗菌药物。对于难治病例或慢性症状的病人出现活动性感染征象时，甲硝唑 750mg 每日 3 次加米帕林 100mg 每日 3 次，连续 14 天的联合用药可能会更有效。

预防

水源污染是贾第虫病传播的主要方式。煮沸（海平面煮沸 30s；在高海拔需要更长时间）和过滤都很好的净化技术（见第 8 章）。氯化灭活或用碘灭活效果较差，因为这两种方法依赖于 pH 值、温度、水的浊度，从而降低了该纯化方法的可靠性。旅行者也应尽量避免生食，因为食物可能是经自来水或未经处理的地表水清洗。在北美山区徒步者应将所有的地表水视为可能受到污染。没有哪种抗生素或药物被证实有安全有效的预防作用。此外，病人也应尽量避免粪便暴露

（粪便无公害）接触和性行为传播。

托儿所内贾第虫病暴发可能难以根除。对托儿所工作人员和感染儿童家庭成员进行流行病学筛查或治疗的有效性尚未证实。尽管对裹尿布婴儿进行筛查和治疗是合理的，因为该人群内部或从该人群向外发生粪口传播的可能性较大，但筛查和治疗托儿所内无症状儿童的必要性目前尚不清楚。

其他原生动物

隐孢子虫病（cryptosporidiosis）

隐孢子虫（Cryptosporidium）属原生动物，广泛分布在哺乳动物，但在最近十年中隐孢子虫才被看作重要的人类病原体而被人认识。摄入包囊可致感染，主要累及小肠并集中在空肠。即使摄入少量包囊如30个就可能引起感染。对免疫完整的宿主来说，隐孢子虫病是一种自限性疾病，经过7～21天便可自行痊愈。在个别病例中隐孢子虫病与贾第虫病很难区分。免疫力低下的宿主，尤其是获得性免疫缺陷综合征（艾滋病）患者，隐孢子虫感染可导致顽固性水样腹泻，病程时好时坏伴有厌食和体重下降。人类免疫缺陷病毒（HIV/AIDS）患者中，隐孢子虫还可引起胆管、胆囊、胰腺、肝或肺部感染。细胞介导免疫和体液免疫似乎在发病中发挥作用。

在发展中国家隐孢子虫可造成高达5%～7%的小儿腹泻，而在美国只有0.3%～1.0%的门诊腹泻病例由此引起。发达国家HIV/AIDS患者中隐孢菌病流行率为14%而发展中国家HIV/AIDS患者中隐孢子虫病流行率为24%。旅行者略有增加感染的风险，该病曾在托儿所暴发，与贾第虫病相似。兽医和畜牧民也是高危人群。

改良抗酸粪便直接涂片染色或浓集粪便涂片可做出形态学诊断，能替代小肠活组织检查和更复杂的粪便净化技术。如果患者的临床症状与贾第虫病一致，但多次粪便检测阴性，则应进行隐孢子虫病检测。市售粪便抗原酶联免疫测定剂具有与粪便抗酸染色一样的敏感性和特异性，适用于实验室大样本量粪便检测且技术难度比显微镜检低。

抗隐孢子虫治疗的有效性仍然存在问题。2002年FDA批准将硝唑沙奈用于治疗隐孢子虫病，对56%～88%的免疫健全的病人有效。在营养不良的儿童中，用硝唑沙奈治疗隐孢子虫病有显著临床、寄生虫学优点，并能提高生存率。然而，硝唑沙奈对免疫缺陷如HIV/AIDS患者的疗效仍有待验证。在美国，FDA批准硝唑沙奈用于1～11岁免疫功能健全儿童的隐孢子虫病免疫治疗。最近的一项安慰剂对照研究表明，对超过12岁以上的人使用3天为一疗程的硝唑沙奈治疗隐孢子虫病是有效的（96%的临床疗效）。巴龙霉素联合高剂量阿奇霉素对于免疫缺陷患者慢性感染有一定疗效。皮下注射奥曲肽有助于改善部分艾滋病毒感染者的腹泻。完全恢复依赖于纠正免疫缺陷。如果可能的话，对隐孢子虫病患者应予以推迟（启动）免疫抑制化疗或暂时降低免疫抑制剂的使用。

预防粪—口传染的隐孢子虫卵囊，应严格个人卫生、吃熟食、避免生水果和蔬菜、避免口—肛门的性接触、避免直接触摸动物（尤其是犊牛和羔羊）。值得注意的是氯化处理不足以杀死隐孢子虫的卵囊。将水煮沸1min可能是净化水的最好方法。此外使用1μm或更小孔径过滤器可有效去除卵囊。

小袋纤毛虫病（balantidiasis）

结肠小袋纤毛虫（*Balantidium coli*）是人唯一的纤毛虫原生动物病原体。这种寄生虫非常大（100μm），在粪便标本很容易鉴定它。与猪密切接触可获得本病，罕见于弱智长期护理机构内传播。它能侵入结肠，引起肠炎和痢疾等症状。四环素、双碘喹啉和大剂量甲硝唑都能有效治疗小袋纤毛虫病。

其他原生动物病原体

贝氏等孢球虫

有报道贝氏等孢球虫（*Isospora belli*）是引起肠炎的罕见病因。

全世界范围内散发，但多在南美洲和非洲地区流行。其临床症状与贾第虫病相近，可因接触污染的水或食物而感染本病。艾滋病患者感染贝氏等孢球虫可出现持续性腹泻。改良抗酸粪便涂片上找到特征性卵囊具有诊断意义。甲氧苄啶—磺胺甲噁唑就是可选药剂；乙胺嘧啶可用于对磺胺类药物过敏的艾滋病患者。目前有两例报道使用硝唑沙奈清除贝氏等孢球虫（不在美国 FDA 批准的用药指征范围内）。

环孢子虫

环孢子虫（*Cyclospora cayetanensis*）是近年来发现原生动物肠道病原体，无论是在发达国家还是在发展中国家都可引起腹泻。这种生物体曾被称为类蓝藻体或类双孢子球虫体（CLBs）。食用被污染的水或食物可感染本病，但是人与人之间是不传播的。它具有明显的季节性变化，多发生在春末和夏季。卵囊藏在感染病人的粪便中，可通过改良抗酸（抗酸检测）染色或自体荧光紫外线显微镜检出。这种球形包囊样的生物体直径 8～10μm，比隐孢子虫的卵囊（抗酸染色也可检测到）大。

免疫功能健全的患者感染环孢子虫后可出现迁延但自限性水样腹泻（可长达 10 周）。在急性期有上腹部症状、恶心、发烧伴腹泻，继之以厌食体重减轻和疲倦。症状可能时好时坏迁延 4～8 周。免疫缺陷患者感染环孢子虫后症状缺乏特异性，但其临床表现类似隐孢子虫感染。对于艾滋病患者，环孢子虫可能会引起胆道疾病。两种原生动物病原体之间的诊断学差异非常明显，有报道，连续服用≥3 天时标准治疗剂量的甲氧苄啶可治疗环孢子虫感染（成人，甲氧苄啶 160mg 和磺胺甲噁唑 800mg，每天 2 次；儿童，甲氧苄啶每公斤体重 4mg 和磺胺甲噁唑每公斤体重 20mg，每天 2 次），而对隐孢子虫感染无效。对环孢子虫无效或效果有限的抗生素包括：阿苯哒唑、甲氧苄啶、阿奇霉素、萘啶酸、诺氟沙星、替硝唑、甲硝唑、米帕林、四环素和糠酸二氯尼特。根据一项对感染环孢子虫或等孢子球虫的艾滋病人的随机对照试验，磺胺过敏的病人可进行磺胺脱敏或采用环丙沙星治疗。硝唑沙奈体外试验也显示有抗孢子活性，但还需临床验证。

类似于隐孢子虫，环孢子虫耐氯化处理。因此，建议旅行者注意水质预防措施。环孢子虫感染可以通过喝开水或瓶装水、避免生食蔬菜和水果、坚持严格洗手来预防。

脆双核阿米巴

脆双核阿米巴（*Dientamoeba fragilis*）是一种鞭毛状的原生动物，可引起轻微非特异性肠炎综合征。双碘喹啉是治疗的首选，四环素和巴龙霉素可作为替代药物。

可能的病原体

人芽囊原虫

人芽囊原虫（*Blastocystis hominis*）是人粪便中常见的共生体（在美国有多达19%的正常人群大便中可见）。有证据表明，严重感染的宿主伴有腹部绞痛、呕吐、脱水、腹部疼痛、疲劳、恶心、体重减轻、不能工作、疲乏、头晕、排气、食欲缺乏、瘙痒症和里急后重等。

灵长类动物感染人芽囊原虫，可用甲氧苄啶—磺胺甲噁唑治疗。体外药敏试验表明下列药物是有效的（降序排列）：依米丁、甲硝唑、硝唑沙奈、呋喃唑酮、甲氧苄啶—磺胺甲噁唑、氯碘羟喹、喷他脒。也有报道氯喹和双碘喹啉有治疗效果。

人芽囊原虫作为人病原体仍然是有争议的。一些基于临床和实验室研究的报道指出，伴腹泻的芽囊原虫人感染在治疗后好转，其实可能是药物对那些未被检测到的病原体有效。

非致病原生动物

在人类粪便中可以发现许多其他类型的原生动物，包括结肠内阿米巴（*Entamoeba coli*）、布氏嗜碘阿米巴（*Iodamoeba bütschli*）、微小内蜓阿米巴（*Endolimax nana*）和哈特曼内阿米巴（*Entamoeba hartmanni*）等。在特定环境下，这些非致病体也可能引起疾病。但是目前在粪便中找到这些生物体，将其作为排泄物污染食物或水源的标记，更有意义。它们的存在可促使进一步寻找其他病原体，例如可能以很少数量存在于粪便中的贾第虫或溶组织阿米巴。

（张 琳 译 王宇鹏 校）

扩展阅读

Adams E B, MacLeod I N 1977 Invasive amebiasis. I. Amebic dysentery and its complications. II. Amebic liver abscess and its complications. Medicine 56:315–334

Ahmed L, Salama Z A, el Rooby A et al 1989 Ultrasonographic resolution time for amebic liver abscess. Am J Trop Med Hyg 41:406

Ali S A, Hill D R 2003 Giardia intestinalis. Curr Opin Infect Dis 16:453–460

Anonymous 2004 Tinidazole (Tindamax) – a new anti-protozoal drug. Med Lett Drugs Ther 46:70–72

Calderaro A, Gorrini C, Bommezzadri S et al 2006 Entamoeba histolytica and Entamoeba dispar: comparison of two PCR assays for diagnosis in a non-endemic setting. Trans Roy Soc Trop Med Hyg 100:450–457

Centers for Disease Control and Prevention 2004 Outbreak of cyclosporiasis associated with snow peas – Pennsylvania, 2004 [see comment]. MMWR 53:876–878

Ekdahl K, Andersson Y 2005 Imported giardiasis: impact of international travel, immigration, and adoption. Am J Trop Med Hyg 72:825–830

Faubert G 2000 Immune response to Giardia duodenalis. Clin Microbiol Rev 13:35

Fox L M, Saravolatz L D 2005 Nitazoxanide: a new thiazolide antiparasitic agent. Clin Infect Dis 40:1173–1180

Fung H B, Doan T L 2005 Tinidazole: a nitroimidazole antiprotozoal agent. Clin Ther 27:1859–1884

Gardner T B, Hill D R 2001 Treatment of giardiasis. Clin Microbiol Rev 14:114–128

Haque R, Mollah N U, Ali I K et al 2000 Diagnosis of amebic liver abscess and intestinal infection with the TechLab Entamoeba histolytica II antigen detection and antibody tests. J Clin Microbiol 38:3235

Haque R, Mondal D, Duggal P et al 2006 Entamoeba histolytica infection in children and protection from subsequent amebiasis. Infect Immunol 74:904–909

Herwaldt B L 2000 Cyclospora cayetanensis: a review, focusing on the outbreaks of cyclosporiasis in the 1990's. Clin Infect Dis 31:1040

Madico G, Gilman R H, Miranda E et al 1993 Treatment of Cyclospora infections with co-trimoxazole (letter). Lancet 342:122

Ortega Y R, Sterling C R, Gilman R H et al 1993 Cyclospora species-a new protozoan pathogen of humans. N Engl J Med 328:1308

Petri W A Jr, Singh U 1999 Diagnosis and management of amebiasis, Clin Infect Dis 29:1117

Pillai D R, Kain K 1999 Entamoeba histolytica and Entamoeba dispar: epidemiology and comparison of diagnostic methods in a setting of nonendemicity. Clin Infect Dis 29:1315

Ribes J A, Seabolt J P, Overman S B et al 2004 Point prevalence of Cryptosporidium, Cyclospora, and Isospora infections in patients being evaluated for diarrhea. Am J Clinical Pathology 122:28–32

Rossignol J F, Ayoub A et al 2001 Treatment of diarrhea caused by Cryptosporidium parvum: a prospective randomized, double-blind, placebo-controlled study of Nitazoxanide. J Infect Dis 184:103–106

Rossignol J F, Kabil S M, el-Gohary Y et al 2006 Effect of nitazoxanide in diarrhea and enteritis caused by Cryptosporidium species. Clin Gastroenterol Hepatol 4:320–324

Sohail M R, Fischer P R 2005 Blastocystis hominis. Trav Med Infect Dis 3:33–38

Verdier R I, Fitzgerald D W, Johnson W D Jr et al 2000 Trimethoprim-sulfamethoxazole compared with ciprofloxacin for treatment and prophylaxis of Isospora belli and Cyclospora cayetanensis infection in HIV-infected patients. A randomized, controlled trial. Ann Int Med 132:885–888

Wright J M, Dunn L A, Upcroft P et al 2003 Efficacy of antigiardial drugs. Exp Opin Drug Saf 2:529–541

Zaat J O M, Mank T G, Assendelft W J J 2005 Drugs for treating giardiasis. The Cochrane Library CD000217

第 29 章　食物中毒：中毒综合征

Elaine C. Jong

食用未适当烹制、贮存或保存的食物可发生食源性中毒或“食物中毒”。致病可因直接摄入食物中的细菌生成的毒素而引发，或者摄入的细菌在肠道繁殖产生肠毒素，通过小肠吸收而致病。可引起食物中毒的公认的细菌有产气荚膜梭菌（*Clostridium perfringens*）、金黄色葡萄球菌（*Staphylococcus aureus*）、蜡状芽孢杆菌（*Bacillus cereus*）及肉毒梭菌（*Clostridium botulinum*）（毒素 A、B、E），这些细菌在自然环境中普遍存在。

直接摄入金黄色葡萄球菌、蜡状芽孢杆菌生成的肠毒素引起的疾病表现为急性胃肠道疾病，A 型产气荚膜梭菌也表现为急性胃肠道疾病，但是其肠毒素是在细菌进入宿主体内产生的。“猪痢”（Pig Bel）是由 C 型产气荚膜梭菌引起的严重坏死性肠炎，在临床上通常表现为神经系统症状而非胃肠道症状。婴儿肉毒中毒与 C 型产气荚膜梭菌中毒相似，毒素都是在宿主摄入受污染的食品后产生，但婴儿肉毒中毒是肠道内的芽孢繁殖产生细菌，细菌生长增殖时产生内毒素所致。

表 29.1 总结了食物中毒的病原体，包括潜伏期、临床症状及常见的相关食物。表 29.2 列出了一些提供食品安全的重大疫情和信息的网站。

表 29.1　引起食物中毒的常见病原体

病原体	潜伏期	常见食物	主要症状	致病机制
产气荚膜梭菌	6～24h	肉类、禽类	腹痛、腹泻、呕吐，发热少见	体内形成肠毒素

续表 29.1 引起食物中毒的常见病原体

病原体	潜伏期	常见食物	主要症状	致病机制
金黄色葡萄球菌	30min～8h；通常为2～4h	奶油甜点、牛奶沙司及沙拉、碎火腿及肉类、烘焙食品	呕吐[a]、腹痛、腹泻	预先形成的肠毒素
蜡状芽孢杆菌（呕吐综合征）	1～6h	米饭、蔬菜、肉类（炒饭综合征）	呕吐[a]、腹泻；发热少见	？预先形成的肠毒素
蜡状芽孢杆菌（腹泻综合征）	6～24h	牛奶沙司、谷类食品、布丁、酱汁、肉饼	腹泻[a]、腹痛、呕吐；发热少见	？预先形成的肠毒素，与产毒性大肠杆菌不耐热肠毒素中毒相似
肉毒梭菌	2h～8d；通常为12～48h	A、B型：未适当腌制（腌制、腊制、熏制）或罐装的肉类及蔬菜；E型：熏鱼、腊鱼	复视[a]、视力模糊[a]、畏光[a]；发音困难、构音障碍、舌头无力；恶心、呕吐；可能进展迅速的对称性下行性运动神经及呼吸肌麻痹	预先形成的毒素

[a]为主要的鉴别症状（选自：CDC-EIS 2003 急性食源性及水源性疾病摘要。可在线查阅 http：//www.cdc.gov 9 Sept 2007。）

食物中毒的胃肠道表现

中毒症状通常在食用被污染的食物后数小时出现。轻微中毒者的呕吐、腹泻及腹痛持续时间短，并可在患者就医前消失。

病原学

产气荚膜梭菌

A 型产气荚膜梭菌感染是发达国家食源性疾病的常见病因之一，也是美国食物中毒的首要病因，大约 14%的食物中毒与它有关。烹制好的卤菜、汤、肉汁及其他禽、肉类食品，长时间地置于室温冷却时，其中的产气荚膜梭菌芽孢在 12～24h 开始发芽增殖。人体摄入细菌后，生长活跃的（滋养期）细菌在小肠中开始繁殖并形成芽孢。芽孢形成阶段，产气荚膜梭菌产生肠毒素，可被人体吸收。

表 29.2　关于食品安全及疫情信息的网站

（美国）疾病预防控制中心（CDC）	http://www.cdc.gov.foosafty http://www.cdc.gov/botulism
美国农业部食品安全监督服务局	http://www.fsis.usda.gov
美国食品及药品管理局	http://www.cfsan.fda.gov
世界卫生组织，区域性食品安全简讯	http://www.who.int

由 A 型产气荚膜梭菌导致的成人坏死性肠炎引起的死亡病例报道很少。在报道的死亡病例中，有一部分是由于药物导致便秘，使结肠黏膜组织与产气荚膜梭菌 A 型毒素的接触时间延长，从而导致病情进一步加重，但也有一些病例在中毒之前是健康者。

金黄色葡萄球菌

金黄色葡萄球菌可产生肠毒素，细菌通常由被感染的携带者的手带入食物（甜点、沙拉、烘烤食品、肉类）。细菌在室温或冰箱温度及其他适宜条件下增殖，产生毒素（细菌通常通过感染者的手污染食物（如甜点、沙拉、烘烤食品、肉类），不管是室温下或冰箱内，只要条件适合食物中的金黄色葡萄球菌就可繁殖产生毒素）。金黄色葡萄球菌肠毒素（A、B、C、D、E）受热较稳定，食物被污染后再加热也不一定能破坏它们。

蜡状芽孢杆菌

蜡状芽孢杆菌广泛存在于土壤中，可污染大米、蔬菜及一些肉类。食用被蜡状芽孢杆菌污染的食物而导致的疾病有“炒饭”综合征的谑称，因为与其相关的首例暴发是由于吃炒饭引起的（因为该菌是在一次因吃炒饭而暴发的疫情中首次被辨识的）。若炒饭长时间在室温存放，其配料及烹饪方法便成了疾病产生的最佳条件。烹饪过程中的热量促使食物中的芽孢发芽，细菌在室温下增殖，释放肠毒素。而食物被污染后，食用前快速翻炒或短时间的再加热既不足以灭活毒素，也不足以杀灭细菌。潜伏期较短的中毒症状发生于进食后 2～9h，与食品中已存在的毒素有关。潜伏期较长的中毒症状则发生于进食后 6～14h，与蜡状芽孢杆菌在胃肠道中增殖产生的毒素有关。

诊断

以进食后较快（1～2 天内）出现症状为特点的胃肠道疾病，很可能就是食物中毒。腹痛是产气荚膜梭菌所致食物中毒的特征，剧烈呕吐则是金黄色葡萄球菌所致食物中毒的特征。蜡状芽孢杆菌可产生两种毒素，其中一种导致的胃肠道疾病会出现严重呕吐（与金黄色葡萄球菌、大肠杆菌类似），另一种则可导致水样便（与产毒性大肠杆菌不耐热肠毒素类似）。若能获取剩余可疑食物进行实验室检验则可确定诊断。对病人的粪便、呕吐物及血清标本进行实验室检测费时费力，但在重大疫情暴发期间，可由国家公共卫生部门实施。

治疗

抗生素对治疗食物中毒无明确的疗效，因为症状的发作是与肠道中肠毒素的水平有关。毒素一旦产生，不管细菌是否继续存活，毒素都将独立发挥生物学作用。

治疗主要是对症处理，减轻恶心、呕吐症状，对水样便、呕吐病人进行补液治疗。口服补液在第 7 章已有叙述。发生极严重的恶心、呕吐及腹泻的情况较少，这种情况则有必要进行胃肠外补液。婴幼儿、老年人及体弱者，在普通食物中毒时最易出现并发症。

猪痢（坏死性肠炎）

猪痢是一种由C型产气荚膜梭菌引起的坏死性肠炎，在巴布亚新几内亚高地流行。产气荚膜梭菌通过被污染的猪肉及其他食物感染人体，当地似乎70%普通村民的肠道都有该细菌寄居。

人类食入肉类和（或）其他高蛋白食物后，产气荚膜梭菌在肠道里迅速繁殖并产生β毒素。如果一个人的肠道蛋白酶水平不足以破坏β毒素，就会发生坏死性肠炎。

由于儿童长期低蛋白饮食而导致肠道蛋白酶水平较低，并且他们对β毒素的免疫力较低，所以似乎特别容易出现猪痢。甘薯是乡村的一种主食，它含有胰蛋白酶抑制剂，所以也是发生猪痢的一个原因。

大多数情况下，β毒素导致的肠细胞病变在产气荚膜梭菌增殖的早期出现。坏死性肠炎的症状（发热、腹痛、肠道梗阻）可能在数日后才比较明显，到此时，用外源性抗毒素来中和β毒素已为时过晚，无法改善疾病的临床进展。在巴布亚新几内亚的疫苗试验中，有种用C型产气荚膜梭菌β毒素研制的猪痢疫苗似乎可对受种者提供保护。

肉毒中毒

肉毒梭菌可产生极强的毒素导致人类的肉毒中毒。多种食品可引起食源性肉毒中毒，包括家庭自制的罐装食品、低酸性食品如蔬菜，或简易加工食品如发酵食品、腌制食品或熏制的鱼、肉制品。导致中毒的食品在各国之间各不相同，这反映了各地饮食习惯、食品保存技术的区域性及文化性差异。市售的罐头食品也偶尔可引起肉毒中毒的暴发。导致肉毒中毒暴发的食物有低酸的保鲜蔬菜，如青豆、菠菜、蘑菇、甜菜及竹笋；鱼类，如金枪鱼罐头；及肉制品，如火腿、鸡肉及香肠。

病原学

肉毒梭菌的芽孢广泛存在于土壤、水体淤泥及鱼类。肉毒梭菌芽孢耐热性强，但在热刺激或其他刺激下芽孢可发芽，生长阶段的细菌在厌氧环境及较高 pH 值（>4.6）下增殖，产生毒素。肉毒梭菌毒素有 8 种不同的免疫原型，其中，A 型与 B 型是报道的大多数食源性疾病的病因，E 型与熏鱼有关。动物中可分离出 C_{α}、C_{β}、D 型，而人类病例中则很少分离到 F、G 型。

临床表现

主诉往往不是胃肠道症状，而是视觉模糊、吞咽困难及言语困难。颅神经麻痹、下行性的运动神经和自主神经弛缓性麻痹是肉毒中毒的特征。应考虑及排除其他原因导致的与肉毒中毒类似的神经功能障碍，如中风，格林-巴利综合征及重症肌无力。

诊断

由于从食用被污染食物到出现诊断性症状之间的时间差异很大，肉毒中毒的诊断极其困难。潜伏期一般为 12～48h，但症状可能在进食后 2h 内就出现，也可在 1 周后才出现。应调查发病前 2 周内的详细进餐史。根据相应的临床表现、可疑食物的食用史，在并排除其他可能的病因的基础上，可做出假设诊断。

若能获得可疑食物则可确诊肉毒中毒。可用实验动物对患者血清或粪便中的毒素做生物学测定。小鼠生物学测定是最敏感且被广泛认可的肉毒梭菌神经毒素测定方法，完成这个测定需 4 天时间。快速、敏感的体外测定方法尚在研发中。

治疗

一旦做出肉毒中毒的临床诊断，应尽早使用马多价血清抗毒素（A、B、E 型），对严重呼吸肌麻痹者提供呼吸支持可能是至关重要的。马多价血清抗毒素的成分很少引起过敏反应。在对假设诊断为肉毒中毒的病人进行治疗的同时，应与当地或国家公共卫生部门联系以获取指导，根据报告的暴露情况进行相应的处理及治疗。

暴发处理

对传染源已明确的疫情，公共卫生部门的追踪及宣传有助于预防中毒人数及死亡病例的增加。曾有一起报道，在旅行者中因食用饭店食物而引发的肉毒中毒中追踪非常困难，因为病例分散在 2 个国家，而且食用的是普通食物。

2006 年 3 月在泰国北部发生的一起家庭自制罐装竹笋引起的肉毒中毒暴发，这起事件揭示了为肉毒中毒大暴发提供医疗处理所面临的诸多挑战。此次事件中有 209 人发生中毒，其中 134 人住院，42 人使用呼吸机。虽然最终从众多国际捐助及商业途径获得的肉毒抗毒素足以治疗 90 位病人（103 瓶），但是由于缺少一个全球动员的抗毒素应急预案，致使获得和运输这些药品延迟了 5～9 天。该次暴发未出现死亡病例，泰国当局调动了 42 台呼吸机及相应人力以处理最严重的病人，防止了重大死亡，为获得抗毒素赢得了必不可少的时间。

关于肉毒抗毒素储备的最佳信息来源是国家机构及国际机构（亚特兰大的疾病控制中心、伦敦的国家实验室，东京的国家传染病院、日内瓦的世界卫生组织等），但是在笔者撰稿之时尚无关于抗毒素全球动员的正式预案。

肉毒中毒的预防

可通过高温烹饪灭活毒素：煮沸至 100℃（212 ℉）10min，或加热至 80℃（176 ℉）30min。但肉毒梭菌芽孢在 100℃（212 ℉）的条件下仍可存活数小时。芽孢偶尔可在人的胃肠道增殖并释放肠毒素，人吸收肠毒素后出现症状。该机制可解释长潜伏期的肉毒中毒及婴儿肉毒中毒。

婴儿肉毒中毒

婴儿肉毒中毒通常发生于6个月以下的婴儿。肉毒梭菌被食入后，细菌芽孢在肠道内发芽、繁殖并产生毒素，被人体吸收。中毒的婴儿可表现出便秘、食欲缺乏、虚弱、哭声改变、颈软不能抬头。预防婴儿肉毒中毒的方法是要对家庭自制的婴儿食品进行适当的灭菌处理。生蜂蜜中含有肉毒梭菌芽孢，母亲需注意不要给婴儿喂食生蜂蜜。

给旅行者的建议

因为旅行者在家庭外接触不明条件下烹制及贮存的食物的机会较多，所以他们感染包括食物中毒在内的食源性疾病的风险很高。预防食源性疾病的一般建议包括选择新鲜的、彻底煮熟的、滚烫的，或烹制好1min以内的食物。为安全起见，鸡肉应该被加热至74℃（165 ℉)以上，猪肉及牛肉糜加热至68℃（155 ℉）以上，不要吃生的或半生的禽、肉类食品。可用新型的即时读数的食物电子温度计来测量煮熟的肉类及煲类的内部温度。预先做好的温热食物或来自火锅的食物需重新加热并保持在66℃（150 ℉）以上。在欠发达地区，应尽可能避免食用在室温条件下供应的预先做好的食物、全天在餐车供应的冷食和含有乳酪的烘焙食品。冷食及剩余食物在食用前应置于7℃（45 ℉）以下冷藏。一般来说，旅行中应避免食用发酵、腌制、熏制的鱼、肉类食品，除非了解其来源可靠。因为被污染的食物在外观、味道及气味上可能与安全可食用的食物没什么区别，所以仔细选择食物是唯一避免食物中毒的方法。

（刘君　译　李微　校）

扩展阅读

Bos J, Smithee L, McClane B et al 2005 Fatal necrotizing colitis following a foodborne outbreak of enterotoxigenic Clostridium perfringens type A infection. Clin Infect Dis 40:78–83

Cai S, Singh B R, Sharma S 2007 Botulism diagnostics: from clinical symptoms to in vitro assays. Crit Rev Microbiol 33:109–125

Case Records of the Massachusetts General Hospital 1980 Rapidly progressive neurologic disorder following gastrointestinal symptoms (Case 48-1980.). N Engl J Med 303:1347–1355

Centers for Disease Control and Prevention 2007 Botulism associated with commercially canned chili sauce-Texas and Indiana, July 2007. MMWR 56:767–769

Davis M W 1984 More on necrotizing enterocolitis: Pigbel in Papua New Guinea (letter). N Engl J Med 311:1126

Holmberg S D, Blake P A 1984 Staphylococcal food poisoning in the United States: New facts and old misconceptions. JAMA 251:487–489

Hughes J M, Blumenthal J M, Merson M H et al 1981 Clinical features of types A and B food-borne botulism. Ann Intern Med 95:442–445

Shandera W X, Tacket C O, Blake P A 1983 Food poisoning due to Clostridium perfringens in the United States. J Infect Dis 147:167–170

Shapiro R L, Hatheway C, Swerdlow D L 1998 Botulism in the United States: a clinical and epidemiologic review. Ann Intern Med 129:221–228

Sobel J, Mixter C G, Kohe P et al 2005 Necrotizing enterocolitis associated with clostridium perfringens type A in previously health North American adults. J Am Coll Surg 201:48–56

Terranova W, Blake P A 1978 Bacillus cereus food poisoning. N Engl J Med 298:143–144

Ungchusak K, Chunsuttiwat S, Braden CR et al 2007 The need for global planned mobilization of essential medicine: lessons from a massive Thai botulism outbreak. Online. Available: http://www.who.int/bulletin/volumes/85/3/06–int/bulletin/volumes/8539545. Accessed 09/08/2007

World Health Organization 2007 Fact Sheet No. 270. Botulism. Online. Available: http://www.who.int/mediacentr/factshets/fs270. Accessed 09/08/2007

第 30 章　鱼贝类中毒：中毒综合征

Elaine C. Jong

有毒海鲜食品可导致多种胃肠道疾病和神经系统疾病。过去，这些疾病主要见于特定的地理区域，因跟当地的海产品有关，故在当地人群中多发，而其他地方则少见。然而，随着过去 20 年国际旅游及新兴的鱼类全球贸易的不断发展，归国旅行者及非流行区的海鲜食用者中，海鲜食品中毒的报告有所增加，并多表现为本地不常见的中毒综合征。因此，对全世界所有的医护人员，特别是急诊和初级卫生保健工作者而言，熟悉常见海鲜食品中毒的临床表现、中毒机制及目前常规的治疗是非常重要的。

本章主要阐述人类因误食被毒素污染的鱼贝类而引起的中毒综合征，由细菌、病毒、原虫污染的食物引起的感染性疾病在第 27～29 章中阐述。

海洋生物毒素可能集聚在鱼类的皮肤、肌肉组织及内脏（如肉毒鱼类），生殖器官（如有毒鱼类）或血液中（如血毒鱼类）。在 9 种鱼类中毒中（根据鱼种分类），最重要的是鲭鱼中毒、雪卡毒素中毒及河豚（河豚毒素）中毒。肉毒毒素 E 中毒将在鱼类中毒的鉴别诊断中简要叙述。食用双壳贝类可影响健康，并造成经济损失，根据中毒症状主要可分为以下 4 类：麻痹性贝类中毒、神经性贝类中毒、腹泻性贝类中毒及失忆性贝类中毒。病人特定的海鲜进食史在鱼贝类中毒的确诊中至关重要：但病人通常很难准确的回忆起具体是那餐引起的，因为在进食和症状出现之前，被污染的海鲜与安全的海鲜在外观、气味和味道上并无明显的差别。

鲭鱼中毒

鲭鱼中毒（scombroid fish poisoning）是指因食用金枪鱼及鲭科的相关鱼类而偶尔导致的类组胺反应。这些红肉鱼类包括金枪鱼（正鲣），鲣鱼（狐鲣）、鲭鱼（鲐鱼）及长鳍鲔（长鳍金枪鱼）。非鲭科鱼类如鲯鳅鱼（鬼头刀）也可能有毒，事实上它是引起美国组胺中毒暴发的常见鱼类。2006 年年底，（美国）疾病预防控制中心报告了两起鲭鱼中毒暴发，一起在路易斯安那州，一起在田纳西州。该两起暴发均因食用自印度尼西亚和越南进口的金枪鱼排引起，只是分别在路易斯安那州和田纳西州食用。

鱼类被捕获后，若运输及贮存过程中的冷藏方法不适当，细菌便有了繁殖的条件，从而使鱼变得有毒。这些细菌（主要是摩根菌属，也包括其他细菌，如埃希菌属、变形杆菌、沙门菌属及志贺菌属）将鱼肉中的组氨酸降解为耐热的组胺及一种被称为秋刀鱼素的类组胺物质。研究表明，大部分症状是由秋刀鱼素引起，因为组胺在口服时吸收很少，并且会在胃肠道被化学灭活。正在使用异烟肼进行结核病治疗的患者则例外，因为该药物可抑制肠道的组氨酶，从而可能造成病人对中毒鲭鱼中的组胺更敏感，使其症状和体征更严重。

引起鲭鱼中毒的鱼一般看来是正常的，但是如果鱼变得有“胡椒或辛辣”的味道，则应怀疑其有毒。中毒者在食用了有毒鱼类后 30min 内就会出现全身类组胺反应。中毒表现包括头痛、面色潮红、口感辛辣味道、腹痛，伴恶心、呕吐、腹泻、心动过速、口干，偶伴荨麻疹、血管神经性水肿及支气管痉挛。症状多为一过性，很少持续超过 8～12h，死亡罕见。诊断主要根据临床症状，但可通过测定可疑鱼类的组胺含量来确诊，有毒的鱼肉中组胺含量一般不低于 20mg/100g 鱼肉（正常组胺含量为＜1mg/100g 鱼肉）。治疗包括催吐及抗组胺治疗。除可他敏（苯海拉明）以外，也可使用 H_2受体拮抗剂如西咪替丁（300mg，静脉注射），或雷尼替丁（50mg，静脉注射）以缓解症状。如果症状严重，则需静脉补液，可用类固醇、氨茶碱及肾上腺素来处理类过敏样反应。

预防方法包括：鱼类从捕获到食用需始终储存在不高于 40 ℉（≤4.4℃）的温度环境，并遵循有关食品安全方面的建议。

雪卡毒素中毒

雪卡毒素中毒（ciguatera poisoning）是在进食礁石鱼类后出现的急性胃肠道及神经系统症状，食用这些鱼通常情况下并不引起中毒。有毒的鱼含有由单细胞的海洋双鞭藻——岗比毒甲藻（*Gambierdiscus toxicus*）产生的雪卡毒素。大部分的暴发发生在加勒比海、印度洋—太平洋地区的岛屿，及北纬 35°和南纬 35°之间的印度洋区域。已知可能偶尔有毒的鱼类超过 425 种，较常见的包括长梭鱼（鲐科）、红鲷鱼（白斑笛鲷）、石斑鱼、琥珀鱼（红鲉）、黑鲈（鳍科）、刺尾鱼（刺尾鱼科）及海鳗（海鳝科）。以前，非热带国家出现雪卡毒素中毒的情况很少见，但是随着每年国际旅行者数量的增加，这种情况越来越多，警惕性低的旅行者在流行区食用被污染的鱼类后，回国时症状还可持续存在。由于在雪卡毒素中毒流行区捕捉的礁石鱼类出口到遥远的非流行区，雪卡毒素中毒已成为一个世界性的健康问题。

雪卡毒素［ciguatoxin，又称岗比毒素（gambiertoxin）］是一种非蛋白的聚醚类毒素，包括水溶性成分和脂溶性成分（后者的分子量为 1500～1800Da）。雪卡毒素及其代谢产物聚集于草食性鱼类的肌肉组织、肝及内脏，并通过肉食性鱼类吃小的草食性鱼类的食物链蓄积。经过氧化代谢和食物链，毒素的极性增强。极性增强意味着毒性增强，而人类则处在这一食物链的最末端。在肉食性鱼类的鱼肉中，若主要为太平洋雪卡毒素（太平洋雪卡毒素 1 型，P－CTX－1），其含量达到 0.1μg/kg 鱼肉即可导致中毒，而主要为加勒比海雪卡毒素（加勒比海雪卡毒素 1 型，C－CTX－1）时，其极性则较弱，故毒性是 P－CTX－1 的 1/10。雪卡毒素可提高神经细胞膜的电压依赖性钠离子通道的通透性，从而导致部分细胞膜的去极化。近期有一份报告表明，雪卡毒素和短裸甲藻毒素（见神经性贝类中毒）可能对 TRPV1 通道有潜在的影响，可改变热觉和痛觉。雪卡毒素对热、冷、干燥稳定，且含有毒素的鱼类有正常的味道、肉质和气味。症状在食用有毒鱼类后 2～6h 出现，持续大约 1 周，偶尔可长达数月甚至数年。病人通常会出现胃肠道症状，如恶心、水样腹泻、腹痛或呕吐。持续数天的持续性心动过缓亦有报道。末端感觉异常较常见，可有牙齿麻木感或松弛感。大部分患者会表现出独特的冷/热温度感觉倒错，在接触到冷的物体时感觉到“发烫”。虚弱及关节痛常见，有 10%～45%的患者有皮肤瘙痒，一般在食用有毒鱼类后 1～3 天出现。多达 20%的患者会出现皮肤红疹，可能伴有水泡或脱皮。严重病例可出现共济失调、局部麻痹、瘫痪或短暂性失明，一般伴有窦性心动过缓及低血压。死亡一般发生于呼吸抑制、昏迷及惊厥病例。

诊断主要根据临床症状，但可通过测定相关鱼类的毒素含量来确诊，如生物学测定（鼠、猫、猫鼬或盐水虾）、酶联免疫吸附试验及放射性免疫测定。

治疗为支持性治疗，包括催吐，针对血容量不足的静脉输液，及必要的呼吸支持。据报道，使用大剂量甘露醇（1g/kg）静脉注射可减轻神经系统症状。其他对症治疗的药物亦有报道，包括阿密曲替林（50mg/d），妥卡尼（400mg，每日 3 次）及硝苯地平（10mg，每日 3 次）。近期有报道称用加巴喷丁成功治疗了雪卡中毒，该药在结构上与 γ-氨基丁酸相似，常被用作抗癫痫药。报道称，即使在中毒症状出现一个月后才开始治疗，连续 5 周口服加巴喷丁（400mg，每日 3 次）仍可缓解雪卡中毒引起的神经系统症状、瘙痒及腿部刺痛。

河豚中毒（河豚毒素中毒，tetrodotoxin poisoning）

河豚、刺鲀、翻车鲀及鲀形目的相关鱼类通常是有毒的，人在食用后可出现严重的神经系统疾病。这种中毒是日本、中国台湾及东南亚地区等将河豚烹饪为佳肴的地区特有的情况，而在美国则鲜有报道。

河豚鱼的毒性是由于河豚毒素在鱼类的卵巢、肝、肠道，及少部分在肌肉组织的蓄积。人们认为这种毒素来源于河豚摄食的某些食物，并试图找出相关的海藻、水母、海绵动物等的特定种类，但尚未能确定。然而，河豚鱼的繁殖季节与其带毒几率明确有关。

河豚毒素是一种非蛋白的含杂环结构的氨基全氢喹唑啉型化合物，分子量为319Da。毒素为水溶性，耐热，且不改变鱼类的味道及外观。它与加利福尼亚蝾螈体内的蝾螈毒素和哥斯达黎加的斑蟾皮肤中的一种毒素即使不相同，也是类似的。在生理学方面，河豚毒素与蛤蚌毒素（见下文）类似，可阻滞神经及肌肉细胞膜的电压门控型钠离子通道，阻断动作电位的产生，但对钾电导无影响。

大部分河豚毒素中毒者在进食鱼类后6h内出现症状及体征，但是少数可在长达20h才出现延迟性发作。中毒表现包括盗汗、流涎、体温低、头痛、心动过速及低血压。可以出现恶心、呕吐、腹泻或腹痛等胃肠道症状，也可能不出现。神经系统症状是河豚毒素中毒的特征性症状：感觉异常，通常发展为感觉麻木、共济失调、震颤及颅神经和周围神经麻痹。可导致呼吸抑制及心律失常。患者偶尔可出现完全的弛缓性麻痹，角膜反射缺失，瞳孔放大，但意识尚清，这种情况需要提供呼吸支持，包括气管插管和机械通气。病死率可达60%，但发病24h后仍存活者预后良好，可痊愈。

诊断主要根据临床。尚无有效的解毒剂。如果患者在进食后3h内就医，可用2L 2%的碳酸氢钠溶液洗胃，再用含有活性炭的70%的山梨醇混悬液灌入，以清除胃肠道的毒素。应对患者进行支持治疗，并需特别注意其肺功能状态。应进行持续的肺活量测试，若出现通气障碍，建议尽早施行气管插管。曾有一些用依酚氯铵、解磷定、阿托品改善病情的报道。

日本采取了一系列措施以预防河豚中毒，包括要求烹制售卖河豚鱼的餐厅及厨师均需取得特殊的执照。只能售卖河豚鱼肉，并只能在发生中毒的可能性最小的非繁殖季节（如冬季）售卖。亚洲及东南亚的钓鱼爱好者应接受辨识河豚及相关鱼类的宣教，并认识其潜在的毒性。

肉毒毒素 E 中毒

肉毒梭菌可分泌肉毒毒素 E（botulism toxin type E），一直被列为不当加工或熏制鱼及鱼卵的污染物。中毒者大约在食用受污染的海鲜 24～36h 后出现胃肠道症状，随后在 3～7 天内出现颅神经功能障碍及进行性共济失调。肉毒毒素 E 能抑制神经肌肉接头乙酰胆碱的释放。可根据临床表现及腌鱼、鱼卵的进食史做出诊断。治疗为支持治疗；应尽早使用 3 价抗毒素。

麻痹性贝类中毒

食用贝类食物后出现的独特的神经系统疾病被称为麻痹性贝类中毒（paralytic shellfish poisoning，PSP）。该病主要由食用双壳贝类引起，如蛤蜊、蚌类和牡蛎，也有因食用腹足类、多板类、海星、甲壳类引起 PSP 的报道。蟹、鲍鱼、有鳍鱼类似乎与 PSP 无关。这种疾病主要限于温带，大部分暴发发生于北美、欧洲及日本，也有少数发生在南非、巴布亚新几内亚及新西兰。

PSP 的毒性是由于蛤蚌毒素及相关化合物在贝类的蓄积。蛤蚌毒素有一个四氢嘌呤结构，分子量为 299Da。它不影响海洋软体动物的外观或味道，也不能通过烹饪来有效灭活。蛤蚌毒素与河豚毒素一样，可阻滞神经及肌肉细胞膜的钠离子流动，阻断动作电位的产生。

蛤蚌毒素源自一种叫做膝沟藻的单细胞甲藻。双壳贝类为滤食者，其消化腺（肝胰腺）会从膝沟藻中聚集这些毒素。阿拉斯加奶油蚌（房蛤）的虹吸管也会聚集蛤蚌毒素。贝类中毒与这种甲藻大量繁殖并形成“赤潮”有关，通常于五月至十月发生在太平洋沿岸。毒力随着甲藻的数量减少而减弱，但是贝类的完全脱毒则需要长达 1 年的时间。

症状通常在食用受污染的贝类后 30min 以内发生，包括肢端及口腔感觉异常，可进展为麻木感。也可出现身体漂浮感、严重运动失调、麻痹及呼吸抑制。病死率为8.5%。

与其他鱼类中毒一样，诊断根据临床症状，治疗为支持治疗。可通过小鼠生物学测定对可疑贝类进行分析。有毒贝类的蛤蚌毒素在鲜肉中含量超过4MU/g（1MU是指对体重为20g的小鼠腹腔注射贝类的酸提取物，致使小鼠在15min死亡所需的蛤蚌毒素的剂量）。在海产品安全及监测项目中，液相色谱质谱法越来越普遍的应用于海洋生物毒素的检测，可对有毒样本进行更快的分析。

PSP的预防，需要一系列公共卫生措施，包括对毒素进行日常监测及在检测到一定毒性水平的蛤蚌毒素时迅速对海岸进行暂时性封闭。美国赤潮热线电话（1-800-562-5632）会在全天24h就普吉特海湾及太平洋海滩的赤潮情况发布信息。

神经性贝类中毒（非麻痹性）

神经性贝类中毒（NSP）发生在食用佛罗里达沿海赤潮中的软体动物的人群中。受污染的贝类含有来自赤潮中的短裸甲藻的短裸甲藻毒素。中毒症状出现在食用受污染的贝类1～6h后，包括感觉异常、冷热温度觉倒置、共济失调、恶心、呕吐及腹泻。如上所述，雪卡毒素与短裸甲藻毒素都可作用于神经细胞膜的TRPV1通道，影响温度觉及痛觉。治疗为对症治疗与支持治疗。海涛汹涌时可形成毒素的气溶胶，暴露于海水者可发生结膜炎、流鼻涕及干咳综合征。

腹泻性贝类中毒

腹泻性贝类中毒（DSP）可在人食用受污染的贝类后数小时至数天后发生。2000年，希腊北部暴发了一次较大的腹泻性贝类中毒，此次暴发是因食用刚发生过赤潮的亚得里亚海中的贻贝引起，共累及120人。与其他双壳贝类一样，贻贝也为滤食者，可获得一种来自有毒甲藻渐尖鳍藻的鳍藻毒素-1——冈田酸（okadaic acid，黑软海绵素a）。腹泻型贝类中毒综合征以恶心、呕吐、腹泻和腹痛为特点。

治疗为对症治疗和支持治疗。

失忆性贝类中毒

失忆性贝类中毒（软骨藻酸中毒，蛤贝中毒）是一种中毒性脑病，首次有记载的是1989年发生于加拿大的中毒事件，该中毒是因食用爱德华王子岛养殖的蛤贝引起。该蛤贝中含有一种由海洋硅藻菱形藻产生的海洋毒素——软骨藻酸。特定海域的海藻繁殖等环境因素使得该毒素在蛤贝体内蓄积。自最初有中毒记载以来，美国华盛顿州奥林匹克半岛的蛏子和太平洋大蟹中也偶尔检测出软骨藻酸。

软骨藻酸在结构上与兴奋性氨基酸性神经递质谷氨酸相关。人们在摄入毒素后24h内出现胃肠道症状（恶心，呕吐，腹部绞痛及腹泻），在48h内出现明显的神经系统症状（头痛、癫痫、偏瘫、眼肌麻痹，由不安至昏迷等程度不等的觉醒异常，及进行性记忆丧失）。在加拿大的暴发中，肠胃道症状在1～2天之后消退。然而，经过最初广泛的神经功能障碍后，幸存者遗留下了持久的记忆缺失和运动神经病。治疗为对症治疗和支持治疗。

（刘君　译 李微　校）

扩展阅读

Auerbach P S, Yajko D M, Nassos P S et al 1987 Bacteriology of the marine environment: Implications for clinical therapy. Ann Emerg Med 16:643

Bagnis R, Kuberski T, Langier S 1979 Clinical observations on 3009 cases of ciguatera fish poisoning in the South Pacific. Am J Trop Med Hyg 28:1067

Blakesly M L 1983 Scombroid poisoning: Prompt resolution of symptoms with cimetidine. Ann Emerg Med 12:104

Centers for Disease Control and Prevention 2006 Ciguatera fish poisoning – Texas 1998, and South Carolina 2004. MMWR 55:935–937

Centers for Disease Control and Prevention 2007 Scombroid fish poisoning associated with tuna steaks – Louisiana and Tennessee 2006. MMWR 56:817–819

Chew S, Chew L, Wang K et al 1984 Anticholinesterase drugs in the treatment of tetrodotoxin poisoning. Lancet 2:108

Cuypers E, Yanagihara A, Rainier J D et al 2007 TRPV as a key determinant in ciguatera and neurotoxic shellfish poisoning. Biochem Biophys Res Commun 361:214–217
Davis R T, Villar L A 1986 Symptomatic improvement with amitriptyline in ciguatera poisoning. N Engl J Med 315:65
De Haro L, Pommier P, Valli M 2003 Emergence of imported ciguatera in Europe: report of 18 cases at the Poison Control Centre of Marseille. J Toxicol Clin Toxicol 41:927–930
Dickey R W, Fryxell G A, Granade H R et al 1992 Detection of the marine toxins okadaic acid and domoic acid in shellfish and phytoplankton in the Gulf of Mexico. Toxicon 30:355–359
Economou V, Papadopoulou C, Brett M et al 2007 Diarrheic shellfish poisoning due to toxic mussel consumption: the first recorded outbreak in Greece. Food Addit Contam 24:297–305
How C K, Chern C H, Huang Y C et al 2003 Tetrodotoxin poisoning. Am J Emerg Med 21:51–54
Hughes J M, Merson M 1976 Fish and shellfish poisoning. N Engl J Med 295:1117–1120
Hughes J M, Potter M E 1991 Scombroid-fish poisoning, from pathogenesis to prevention. N Engl J Med 324:766
Hung Y M, Hung S Y, Chou K J et al 2005 Short report: persistent bradycardia caused by ciguatoxin poisoning after barracuda fish eggs ingestion in southern Taiwan. Am J Trop Med Hyg 73:1026–1027
Johnson R, Jong E C 1983 Ciguatera: Caribbean and Indo-Pacific fish poisoning. West J Med 138:872–874
Kanchanapongkul J 2001 Puffer fish poisoning: clinical features and management experience in 25 cases. J Med Assoc Tai 84:385–389
Laird M A, Gidal B E 2000 Use of gabapentin in the treatment of neuropathic pain. Ann Pharmacother 34:802–807
Lange W R, Kreider S D 1988 Potential benefit of tocainide in the treatment of ciguatera: Report of three cases. Am J Med 84:1087–1088
Lehane L, Lewis R J 2000 Ciguatera: recent advances but the risk remains. Int J food Microbiol 61:91–125
Morrow J D, Margolies G R, Rowland J et al 1991 Evidence that histamine is the causative toxin of scombroid-fish poisoning. N Engl J Med 324:716–720
Palafox N A, Jan L A, Pinano A Z et al 1988 Successful treatment of ciguatera fish poisoning with intravenous mannitol. JAMA 259:2740–2742
Perl T M, Bedard L, Kosatsky T et al 1990 An outbreak of toxic encephalopathy caused by eating mussels contaminated with domoic acid. N Engl J Med 322:1775–1780
Rakita R M 1995 Ciguatera poisoning. J Travel Med 2:252–254
Sims J K, Ostman D C 1986 Puffer fish poisoning: Emergency diagnosis and management of mild human tetrodotoxication. Ann Emerg Med 15:1094–1098
Teitelbaum J S, Zatone R J, Carpenter S et al 1990 Neurologic sequelae of domoic acid intoxication due to ingestion of contaminated mussels. N Engl J Med 322:1781–1787
Viviani R 1992 Eutrophication, marine biotoxins, human health. Sci Total Environ Suppl:631–662

第 5 部分　皮肤损害

第 31 章　热带皮肤病学概述

Sidney N. Klaus

热带皮肤病包括了一些在一定程度上为热带地区所特有的皮肤病，相对而言，这些特有皮肤病在热带地区并不常见，当然也有少数例外。而许多在热带地区常见的皮肤病（如皮炎、疥疮、表皮真菌感染以及细菌感染等）在温带地区也很常见，但其症状可因气候、地理、社会经济条件的不同而有所变化。对在热带地区所患的皮肤病，评估时要遵循一般的皮肤病学原则，也要适当考虑热带病病原学。

许多热带皮肤病是由特定病原体引起的，如 Buruli 溃疡（第 32 章）、潜蚤病（第 34 章）、洛博芽生菌病（第 34 章）等。热带环境因素如高温高湿会导致痱子，过量暴露于日晒（第 32 章）、节肢动物叮咬，接触新的过敏原或刺激因子（第 32 章）等也容易诱发皮肤病。体外寄生虫病和皮肤蝇蛆病见本书第 33 章有关内容。

本章重点探讨适用于热带地区或从热带地区返回的皮肤病患者的基本诊治方案，也简要介绍了有关的局部治疗方法。

临床方法

对以皮损或皮疹为主诉的病人进行评估时应采取系统性的方法，包括体格检查、询问病史和适当的诊断试验。与大多数普通医生不同的是，皮肤科医生主要依靠视诊，即观察皮损的形态和分布进行诊断，询问病史和实验室检测通常是为了证实诊断或在体格检查的基础上进一步缩小鉴别诊断范围。

进行皮肤检查时要求光线良好。应尽可能检查病人所有的皮肤表面，包括头发、头皮、指甲和黏膜，有时还要注意检查患者的淋巴结和脏器是否肿大。

应精确描述检查结果，以便于将皮疹按照常见种类进行分类，缩小诊断范围。还要注意区分原发性损害和继发性损害，前者是由疾病过程直接导致的，后者则是摩擦、抓挠或继发细菌感染等外部因素作用一段时间所致，包括鳞屑、结痂、表皮脱落以及苔藓样硬化。常见原发性损害包括以下几种：

- 斑疹（macules）：局灶性皮肤颜色改变，直径＜10mm，无结构和厚度的改变。
- 斑片（patches）：不高出皮肤，颜色改变直径＞10mm。
- 丘疹（papules）：直径＜10mm 的硬的隆起性皮肤损害。
- 斑块（plaques）：直径＞10mm 的硬的隆起性皮肤损害。
- 结节（nodules）：直径＞10mm 的皮肤硬质肿块。
- 水疱（vesicles）：直径＜10mm 的内含清澈液体的水泡。
- 大疱（bullae）：直径＞10mm 的内含清澈液体的水泡。
- 脓疱（pustules）：充满不透明的，脓性物质的疱。
- 糜烂（erosions）：上皮组织缺损而露出的浅的湿润面。
- 溃疡（ulcers）：上皮组织缺失而导致的深层缺损。
- 鳞屑（scale）：肉眼可见的角质层脱屑，可能是原发性的也可能是继发性的。

表 31.1 列出了不同类型的原发性损害的部分鉴别诊断。此表并未列出所有病变，而一些疾病则在不同的地方多次出现，这是因为这些疾病的皮损形式表现多样。

询问病史应重点了解病人所旅行的国家，在每一地区停留的时间，住在城市还是乡村，有无从事钓鱼、野营等特殊活动。描述皮肤问题的具体细节时应包括皮损发生和发展情况、伴随症状以及包括使用非处方药在内的所有治疗措施。还要注意了解既往外伤史、昆虫叮咬、可疑诱发因素、接触动物情况、同伴有无类似皮疹、个人或家族有无类似的或其他的皮肤病史等。

表 31. 1 皮肤损伤的鉴别诊断
斑疹
花斑癣
白色糠疹[a]
白癜风
Hansen 病
盘尾丝虫病
品他病
黑色小孢子菌病，黑糠疹
丘疹和斑块
皮炎
痱子
疥疮
昆虫咬伤
细菌感染
药疹
皮肤真菌感染
Hansen 病
潜蚤病
盘尾丝虫病
蝇蛆病
皮肤幼虫移行病
尾蚴性皮炎
品他病
结节
Hansen 病
疖性蝇蛆病
疖
着色真菌病

续表 31. 1 皮肤损伤的鉴别诊断
孢子丝菌病
盘尾丝虫病
足分枝菌病
洛博芽生菌病
皮下接合菌病
水疱和大疱
皮炎
日晒伤
药疹
多形红斑[a]
大疱性脓疱疮
昆虫咬伤
病毒疹[a]
天疱疮、类天疱疮[a]
风团
火蚁蛰
膜翅目昆虫蛰刺
刺胞动物蛰刺（如海蜇）
溃疡和糜烂
深脓疱疮
利什曼病
热带溃疡
Buruli 溃疡
皮肤白喉
皮肤土拉菌病
皮肤炭疽
皮肤类鼻疽
孢子丝菌病
细菌感染
昆虫叮咬
[a]本书未涉及

在体格检查的基础上，通常还需要诊断试验来辅助诊断。这些试验包括革兰染色、赞克试验（Tzanck test）、疥癣液状石蜡试验、氢氧化钾试验以及皮肤活检。氢氧化钾试验是检测真菌感染的一种快速、简便、经济的方法（第 34 章）。赞克试验是在上皮细胞中快速查找多核巨细胞，后者是疱疹病毒感染的一种特异性细胞病变。革兰染色对诊断皮肤细菌感染和一些真菌感染（如糠秕孢子菌属）很有价值。

皮肤活检是明确某些皮肤病诊断的必要手段，活检时应选取新鲜皮损，以将继发皮损对诊断的影响控制在最低程度。在皮损活动区或其边缘取材。活检前应对皮肤进行消毒，用利多卡因麻醉。大多数皮肤科医生选择 3mm 或 4mm 的活检穿孔器进行活检，也可采用切开式活检，尤其对于一些深部损伤。许多皮肤科医生还选择用非吸收性缝线缝合活检伤口，但这不是绝对必要的。如果疑为罕见的感染因子，应通知病理医生对活检标本进行特殊染色。可另取一份标本，用消毒纱布包裹送往微生物实验室进行细菌培养，纱布应用盐水浸湿，并且不能含有抗生素。

一般治疗方法

对各种皮肤病实施特异性治疗需要有特异性的诊断，这些内容将在各种皮肤病对应的章节中专门讨论。本章主要讨论两种对症支持疗法：使用敷布和局部使用类固醇药物。

敷布可以非特异性地缓解皮肤的炎性病变，并可轻柔去除渗出性皮损表面的结痂。敷布由数层棉布组成，在溶液中浸泡后稍微拧干后待用。多数情况下，敷布溶液使用的是水，也常常会加入抗生素或干燥剂，如次醋酸铝（Burow 液）。将敷布放置在患处 10～15min 后移开，再次浸泡和拧干，交替使用。敷布短时间放置在皮损处能够通过蒸发降低患处皮肤温度，并去除一些渗出物。敷布每次使用 15～20min，一天数次，对渗出性皮损应适当增加使用次数。湿敷料不宜在皮肤上放置过长时间，以免周围健康组织浸水软化。

局部类固醇药物可高效缓解皮肤免疫反应，因而被广泛用于治疗多种皮炎。类固醇药物品种多，药效及副作用大小不一。根据药物载体不同，可分为乳剂、软膏、洗剂、溶液、凝胶和喷雾剂。不论是乳剂或软膏，都可以很容易地知道该产品药效为低效、中效或是高效，这可以满足有效治疗许多炎性皮肤病变的需要。对局部类固醇药物的副作用比较敏感的部位，如脸、腋窝、腹股沟以及生殖器，应选用低效类固醇药物。局部类固醇药物的副反应包括组织萎缩、毛细血管扩张、皮肤萎缩纹以及诱发红斑痤疮。中效类固醇药物可用于其他大部分的身体部位，严重的或难治性的皮肤病则需要用高效类固醇药物。

一般来说，皮肤越干燥，则应使用亲脂性越高的类固醇药物载体。各种载体按亲脂性递减的顺序排列依次为：软膏、乳剂、洗剂和溶液。凝胶、喷雾剂和溶液的油脂含量很低或没有。溶液类可用于头皮炎症。表 31.2 按药效大小列出了类固醇制剂的简要目录。

表 31.2 局部类固醇药效分组

低效	1%氢化可的松乳膏或软膏
中效	0.1%曲安奈德乳膏或软膏
	0.01%氟轻松乳膏或溶液，0.025%软膏
	0.1%戊酸倍他米松乳膏或软膏
高效	0.05%氟轻松乳膏或软膏
	0.25%去羟米松乳膏

掌握局部类固醇药物的处方剂量也很有用处。此类药物应谨慎使用，通常 1 天 2 次。30g 剂量可基本满足一个成年人全身一次用药，据此可粗略估算处方所需剂量。常用定型包装有 15g、30g、60g、120g、240g，某些配方也有 1 磅和 1kg 的包装。不推荐给病人开出大剂量高效局部类固醇药物。

（徐翩飞　译　杨清双　校）

扩展阅读

Freedberg I M, Eisen A Z, Wolff K et al 2003 Fitzpatrick's dermatology in general medicine, 5th edn. McGraw-Hill, New York

Tyring S K, Lupi O, Hengge U R 2005 Tropical dermatology. Elsevier, New York

第 32 章　急性皮肤反应和细菌感染

Sidney N. Klaus

急性皮肤反应通常很有症候性，是旅行者皮肤不适的主要原因。短期暴露于环境有害因素或者服用药物，有可能引起日光性灼伤（sunburn）和其他的紫外线反应、药疹、皮炎、害虫叮咬或者蜇伤等，但在大多数情况下都是可以预防的。细菌感染也是皮肤病的一个主要原因，儿童更加易感。据估计，一些地区儿童皮肤细菌感染的发病率高达 15%～30%，成人可达 10%。本章主要探讨当地居民和旅行者比较经常遇到的急性皮肤反应和细菌感染等问题。

日光性灼伤和其他紫外线反应

太阳发出的紫外线（UV）辐射强度与季节和纬度有关。在热带地区，抵达地表的紫外线数量要高得多，这不但能引起日光性灼伤，还可诱发或加重感光性疾病（photosensitive disease），如日光性荨麻疹（solar urticaria）、多形性日光疹（polymorphous light eruption）、卟啉症（porphyria）、盘状系统性全身红斑狼疮（discoid and systemic lupus erythematosus）、皮肌炎（dermatomyositis）等。一些药物与紫外线协同作用，能导致人体发生光源性药疹（photosensitive drug eruptions）。紫外线还能诱发复发性单纯疱疹（herpes simplex）。长期遭受紫外线照射可导致皮肤早衰和皮肤癌症。

病因

除了与热量相关的各种因素外，引发日光性临床问题的是波长处于光谱中紫外部分的那些日光。其中，波长为 290～320nm 的中波紫外线（UVB）和波长为 320～440nm 的长波紫外线（UVA）起关键作用。日光性灼伤主要由中波紫外线引起。个体对日光暴露的耐受性取决于构成性皮肤色素沉着功能，以及由基因主导的、在表皮中合成和加工黑色素以应对紫外线照射的能力。

与日光性灼伤的病因不同，大部分感光性疾病和药物诱发的光源性皮疹都由长波紫外线（UVA）诱发。因此在考虑采取预防措施时，应注意针对性。UVA 能穿透大部分玻璃窗，包括汽车风挡，而 UVB 不能。

预防

避免日光直射是防止日光性灼伤和其他紫外线反应的最佳方法。日照强度最高的时段是 10～16 点，在这段时间内限制紫外线曝露最具保护作用。通过使用遮阳物或者在身体局部涂抹遮光剂，可以防止日光性灼伤和日光暴露的远期效应。宽檐帽能有效遮挡脸部和颈部，长袖衬衫和长裤能保护大部分暴露的皮肤。能过滤紫外线的太阳镜可减少眼睛受到日光伤害。针对热带地区的旅行者，一些公司设计了轻便的、含紫外线防护剂的衣物，目前市场已有销售。

遮光剂（sunscreens）含有的化学成分能吸收或者分散照射到皮肤表面的紫外线，从而减少紫外线穿透皮肤的量。随着人们对紫外线辐射危害的认识日益加深，目前市场上已有数百种遮光剂可供选购。这些遮光剂的活性成分不同，防护效果也有差别。常见的化学成分包括对氨基苯甲酸（PABA）、对氨基苯甲酸酯、水杨酸盐、肉桂酸、邻氨基苯甲酸甲酯、苯甲酮以及阿伏苯宗（别名巴松 1789）。后三种化学成分既能防护中波紫外线，又能防护长波紫外线，但只有阿伏苯宗能防护接近长波紫外线波长的光波。越来越多的数据表明，长波紫外线是导致皮肤早衰和皮肤癌变的一个原因。由于对氨基苯甲酸容易污染衣物，引起接触性超敏反应的发生率太高，因此现在很多遮光剂都不含对氨基苯甲酸。防晒乳（sun blocks）或者物理性遮光剂（physical sunscreens）之类的产品含有氧化锌或者二氧化钛，这些成分能够分散紫外线，减小其吸收程度。防晒乳对长波和中波紫外线都有防护作用。现有配方中含有微粒氧化锌和钛，这使得这些产品如化妆品般为人们所接受。

防晒系数（SPF）是紫外线剂量的一个比值，即使用防晒剂情况下导致最轻微皮肤红斑的紫外线量，与不使用情况下导致同样皮肤损伤的紫外线量的比值。因此，SPF 是一个衡量 UVB 防护性能的参数。SPF 通过人造光源和预设的防晒剂量来测定，但实验室设定条件和现场实际条件可能存在差异。防晒剂的 SPF 值的范围从 2～50。衣服的质地和纤维编织结构不同，所能提供的 SPF 值也不同。典型的轻质棉布能提供大约 5～7 的 SPF 值。衣服变湿通常会使其丧失1/3的日光防护能力。织物纤维相同的情况下，深色衣服较浅色衣服有较高的 SPF 值。特制的防日光衣服能提供超过 30 的 SPF 值，而且保护能力在衣服洗涤后仍能保持稳定。

建议使用 SPF 值 15 以上的遮光剂和防晒乳，浅色皮肤的人则使用 SPF30 以上的产品。应在暴露前 20～30min 使用。所有的裸露皮肤都应充分涂抹。许多产品有防水功能，在水中最多可持续 80min。建议每天多次涂抹防晒剂，特别是游泳后或者大量出汗后。专门的防紫外线唇膏可提供对口唇的保护。

标有“tan”（日晒色）的涂抹产品并不影响黑色素的合成，本身也不属于防晒剂。这类产品不能提供额外的紫外线防护，因此不应用于日射防护。

旅行前通过人造光源或日光紫外线把皮肤晒黑来防止热带日光灼伤的做法一直存有争议。晒黑的皮肤有助于防止日光灼伤，但旅行前的紫外线曝露和“保护性”晒黑后可能允许接受的更高强度紫外线曝露也对使用者不利，因此应权衡两者之间的利弊。避免日晒、遮挡以及使用遮光剂可以防护紫外线的短期和长期效应，是推荐使用的预防措施。

治疗

因防晒措施无效导致发生日光性灼伤时，可供选择的治疗措施稍显有限，主要是用前列腺素抑制剂类药物减少皮肤炎性介质产生，缓解局部症状。不严重的日光性灼伤可通过服用阿司匹林、非甾体类抗炎药（NSAIDs）和冷敷来治疗。使用局部类固醇药物效果有限，应考虑其副作用。皮肤开始剥落时使用润滑剂能减轻痛楚。

如果发生严重的日光性灼伤，上述方法就无效了。有报道称，发生严重日光性灼伤后尽快使用0.1%～2.5%浓度的吲哚美辛（消炎痛）局部涂抹，能有效减轻红斑发生和疼痛，但这种药在美国市场已经买不到。一次使用该药物能持续缓解症状达24h。口服类固醇用药依然存在争议，研究表明效果有限，但晒伤后迅速服用泼尼松（每天40～60mg，持续3～4天）进行短期治疗有一定作用。

旅行者皮炎

皮炎是指由细胞介导的皮肤炎症的总称。根据病因和临床表现可以将皮炎分为不同种类。通常的分类包括异位性皮炎、接触性皮炎、钱币状皮炎、脂溢性皮炎、手部皮炎（即出汗障碍性皮炎）等。尽管高湿环境和紫外线照射通常有利于皮炎康复，但热带气候可能会加重之前已经发生的皮炎。

旅行者皮炎通常以接触性皮炎为代表。接触性皮炎可进一步分为刺激性接触性皮炎和超敏反应性接触性皮炎。刺激性接触性皮炎是指当接触到某种物质（比如强碱溶液）后导致大多数人群乃至全部人群产生的皮肤损伤和炎症。而超敏反应性接触性皮炎是指敏感个体接触到特定的某种抗原（如毒葛或者毒栎）后产生的皮炎反应，非敏感个体接触同样的物质则往往无反应。

病因

刺激性接触性皮炎（irritant contact dermatitis）由肥皂、溶剂、洗涤剂、去污剂、切削油以及酸或强碱溶液等物质引起。“洗碗手”就是慢性刺激性接触性皮炎的一个例子，它是因为经常接触肥皂和皮肤频繁浸湿所致。个体对不同刺激物的易感性差别很大。大多数职业性皮炎都属于刺激性接触性皮炎。

超敏反应性接触性皮炎（allergic contact dermatitis）可因接触多种化学物质所致，但需要有特定的致敏作用。最常见的致敏剂有镍、铬酸盐、橡胶、甲醛、对苯二胺、乙二胺、硫柳汞钠和新霉素。应引起重视的是，目前市场上用于皮肤的产品中很多都含有致敏剂，比如新霉素、苯佐卡因、乙二胺、芳香剂和羊毛脂等。

一些局部用的制剂能与紫外线协同作用导致日光性皮炎。香水和化妆品中的常用成分麝香可导致日光性皮炎。具有讽刺意味的是，有些遮光剂如对氨基苯甲酸和氧苯酮也能导致日光性皮炎。

植物性皮炎（phytodermatitis）是接触性皮炎的一个亚类，对那些要去乡村地区旅行的人来说，它有着特殊的重要性。隶属于许多不同科别的多种植物都能合成化学致敏剂。毒葛、毒栎和毒漆树都属于漆树科，它们能合成一种含有3-十五烷基邻苯二酚物质的树脂，后者是一种强感光剂，可使70%的人群致敏。含有交叉反应原的相关植物有日本漆树（*Rhus verniciflua*）、印度斑纹坚果树、野生腰果树（*Apacardium occidentale*）、芒果皮（*Mangifera indica*）和银杏果实（*Ginkgo biloba*）。植物性皮炎与当地植物分布密切相关。在夏威夷，最常见的植物性皮炎是芒果性皮炎；在印度，黄檗是植物性皮炎最常见的病因；在欧洲，报春花则是很常见的致敏物。

植物日光性皮炎是一种日光诱发的植物性皮炎。芹菜、酸橙、柠檬、欧芹、无花果和其他一些植物含有天然补骨脂素，接触这些植物后如果继发日光曝露，便可激发日光毒性反应。已有一些食用上述植物后经日光照射而发生全身性日光毒性反应的病例报道。

临床表现

皮炎病变主要表现为红斑丘疹和小泡。严重病例可形成大疱，丘疹融合成斑块。慢性病变表现为鳞片状病变，随之继发苔藓样变或伴发细菌重复感染。瘙痒是皮炎最典型的临床表现。接触性皮炎按接触部位分布，形状多不规则。手掌和脚底的皮肤较厚，对刺激物的耐受更强，这些地方的皮肤很少发生接触性皮炎。但致敏物可以通过手触摸身体其他部位如脸部、眼睑和生殖器等而致其发生过敏反应。植物性皮炎通常表现为接触植物部位的线状分布的小泡或者大疱。

诊断

形态学诊断是皮炎的主要临床诊断方式。活组织检查通常用于可疑病例诊断，但不能明确具体的致病因子。要通过详细问诊病人的接触史来查找发病原因，如植物、肥皂、化学物、局部用药以及与皮炎有关的活动等。斑贴试验对诊断过敏性接触性皮炎作用很大。

皮炎的鉴别诊断包括疥疮、昆虫咬伤、药疹、游泳者瘙痒症（尾蚴性皮炎）、牛皮癣和盘尾丝虫病。

治疗

各类皮炎的治疗方式基本类似。就接触性皮炎病例而言，治疗中最重要的是脱离接触刺激物。在必须继续从事与皮炎发生有关的活动的情况下，应当使用防护服和防护手套。过度洗手也是一种刺激，它会削弱皮肤的屏障功能。同样的道理，皮肤轻度发炎时，单独使用润肤霜则能促进改善症状。

对轻度的丘疹或小泡，可在病变部位使用合适的局部类固醇类药物来治疗。对渗出性损皮伤可用自来水或 Burrow 液（醋酸铝溶液）湿敷，每次 15～30min，每天 4 次，随后局部使用类固醇类药物。

重症接触性皮炎病例最好用泼尼松进行治疗，每天 40～60mg（成人用量），随后的 2～3 个星期内剂量递减。治疗过敏性接触性皮炎不宜过早停用泼尼松，否则易导致皮疹复发。具有过敏体质的人接触已知过敏原后应立即使用肥皂或者清水清洗皮肤，去除所有可能的过敏原。

如果有继发细菌感染存在，应使用能有效杀灭葡萄球菌和链球菌的抗生素进行治疗。

药疹

药物引起的皮肤反应很常见，有时会非常严重。药疹有很多不同类型，因致病药物和对药物的免疫反应而异。旅行者出于预防疾病或者治疗疾病症状的需要经常服用各类药物，因此可能发生药物不良反应。另外，长期服用的药物也会产生新的不良反应，例如在强烈的热带阳光下导致的日光性皮疹。药物不同，其不良反应发生率也有很大差异。

临床表现

发疹型药疹（exanthematous eruptions）是最常见的临床类型，约占所有的药物不良反应的一半。皮疹多从发生于躯干和头部的红斑或丘疹开始，呈离心性扩散，并可互相融合，在关联区域还可发生瘀斑。皮肤症状有时缺如，但往往存在瘙痒。发疹过程持续 3～5 天，在停止接触刺激原后的 1～3 个星期内症状消失。这类药疹通常也称作麻疹样药疹，因为它们与麻疹病毒引起的发疹症状非常相似。其免疫机理仍不清楚。有时尽管致敏药物持续存在，药疹也会自发痊愈。再次接触也可能不会复发。几乎所有药物都存在引发药疹的可能性，一般在用药后 4～7 天内发生。最常见的致病药物是氨苄西林、甲氧苄啶或磺胺甲唑。

荨麻疹型药疹（urticaria）的发生率仅次于发疹型药疹。它是肥大细胞脱颗粒作用的一种表现，通常由特异性免疫球蛋白 IgE 介导的速发型超敏反应所致。可待因等药物也可引起非免疫性脱颗粒作用。该型药疹起病急骤，通常在用药后 15min 到 12min 内发病。

该类荨麻疹通常表现为瘙痒和红色斑块。斑块无鳞屑，通常中央处呈灰白色，外周有一圈淡白色的血管收缩环。典型的药物荨麻疹都是一过性的。如果用墨水标记皮损边界，经过几个小时后可以观察到风团的消退或者从标记处向外转移。这一特征可与荨麻疹型血管炎或多形性红斑造成的皮损进行区别，后两者皮损位置相对固定。更严重的速发型超敏反应还包括血管性水肿、支气管痉挛和过敏反应。青霉素、血液制品和麻醉剂通常是药物性荨麻疹的常见病因。可对青霉素进行皮肤过敏试验。

药物诱发的光感性药疹（photosensitive eruptions）包括两种不同类型：光毒性和光敏性。光毒反应在日光暴露后 3～6h 内发生，是对日晒的过度反应。光毒反应的个体差异比较大，但它是非免疫性的，反应过程中不会发生过敏反应。红斑和灼伤感是其典型特征。光敏性皮疹则发生于敏感个体，一般在日光暴露后 24～48h 内会发生。皮疹呈瘙痒性皮炎表现，可能发展为水泡样，并可累及未被日光照射的区域。表 32.1 列出了能导致光敏性皮疹的一些常见旅行药物和热带地区常用药。

表 32.1　能导致光敏性药疹的旅行常用药和热带地区常用药

光毒药物	光敏药物
抗生素：喹诺酮类，磺胺类，四环素类，(多西环素＞四环素＞米诺环素)，甲氧苄啶	抗生素：磺胺类
抗疟药：氯喹，奎宁	抗疟药：奎宁，奎宁丁
抗真菌药：灰黄霉素	抗真菌药：灰黄霉素
止吐药：丙氯拉嗪	
利尿药：呋塞米，噻嗪	利尿药：噻嗪
非甾体类抗炎药：萘普生，吡罗昔康	非甾体类抗炎药：吡罗昔康

诊断光感性药疹可依据皮疹的分布特征。皮疹发生在皮肤裸露处，通常有清楚的衣服轮廓线。上眼睑、鼻唇部和下颌等有天然遮挡的部位不会发生皮疹。导致皮疹的相关光波主要是长波紫外线。

药疹还可表现为固定性药疹、史—约综合征（Stevens-Johnson syndrome)、中毒性表皮坏死松解症、脓包性皮疹、血管炎和药物性狼疮等其他多种类型，本章不作一一讨论。

诊断

诊断药疹的关键是详细询问服药史，包括病人服用的所有处方药和非处方药，同时要注意开始服药的时间。组织活检对多形性红斑和血管炎具有诊断意义，但对发疹型药疹和荨麻疹型药疹则无特异性。

鉴别发疹型药疹与病毒性皮疹可能存在一定困难，但发疹型药疹很少有全身症状，在时间上与开始服用某种新药有关，这些有助于鉴别诊断。荨麻疹可以由食物、寄生虫感染、病毒感染或者物理因子引起，常突然发生。应注意区分药物引发的光感性药疹与其他一些光感光性皮疹，比如多形性光感性皮疹、系统性红斑狼疮和卟啉症。

治疗

总的原则是，应当停止使用所有非必需的药物，这在治疗荨麻疹反应中尤为重要，否则可能导致症状加剧出现全身症状和过敏反应。

相对而言，抗组胺药是治疗荨麻疹的特效药。常用疗法是每 4～6h 口服羟嗪 20～50 mg，或者每 4～6h 口服苯海拉明 25～100mg。白天应服用镇静作用较低的抗组胺药，如西替利嗪每天 10～20mg，但相对而言其价格较高，药效较低，应综合考虑。

对进展迅速的性荨麻疹反应，治疗时除应用抗组胺药外，还可皮下注射 0.3～0.5 mg 的肾上腺素。抗组胺药对发疹型药疹的过程没有特异性作用，但类似的剂量可以非特异性地缓解瘙痒。局部使用类固醇类药物也有助于缓解药疹和轻度光敏性药疹的瘙痒。

泼尼松治疗药疹的疗效尚未得到证实。但根据经验，可给予重症病例每天 40～60mg 的剂量，持续 1～2 个星期。

如果处方中含有可能导致光感性药疹的药物（例如用于疟疾预防的多西环素），医师可建议旅行者进行一段时间的居家治疗试验以观察其副作用。

节肢动物叮咬和刺蜇

昆虫是疾病的传播媒介，这是热带医学的常识，但它们所直接引起的症状和损伤也应当重视，热带地区旅行者最常见的皮肤问题就是节肢动物叮咬和刺蜇。尽管大多数咬伤反应都是自限的，但危重病例和死亡病例仍时有发生。

病因

能叮咬和刺蜇人类的节肢动物在世界范围内广泛分布。患者的临床症状多是由于对节肢动物抗原产生超敏反应所致，或者是毒液的毒性效应，或是二者共同作用的结果。叮咬时能分泌毒液的节肢动物包括某些种类的蜘蛛、膜翅目昆虫（如蜜蜂和黄蜂）、蚂蚁、蜈蚣和蝎子。单纯叮咬而不分泌毒液的节肢动物包括某些种类的苍蝇、蚊子、臭虫、螨和虱。

有很多种蜘蛛会叮咬人类，其中有一些值得一提。黑寡妇蜘蛛包括红斑寇蛛（*Lactrodectus matans*）和寇蛛属的其他一些蜘蛛（*Lactrodectus spp.*），在全球都有分布。红斑寇蛛的主要鉴别特征是其腹部腹面的红色沙漏形状。它们所致的咬伤多是无痛性，但是其分泌的神经毒素——α-乳毒素能导致全身症状。包括棕隐士蛛在内的斜蛛属蜘蛛（*Loxosceles spp.*）主要分布于北美洲和南美洲，头胸部呈小提琴状，分泌的毒液中含有鞘磷脂酶D，能引起局部皮肤和软组织广泛坏死。黑腹栉足蛛（*Phoneutria nigriventer*）即巴西漫游蜘蛛，是生活在南美洲的一种大型蜘蛛，体长达3cm，能合成强大的神经毒素。狼蛛包括很多种蜘蛛，不像传言中的那么可怕，通常仅导致一个局部的叮咬反应，轻的痛如蜜蜂叮咬，重的或可出现下肢水肿或麻木。

膜翅目类昆虫包括蜜蜂、黄蜂、马蜂、雀蜂和蚂蚁，它们通过尾部的刺注射毒液产生疼痛反应。根据个体反应的不同，有时也会导致严重的反应。在美国，有一半的致死性毒液反应是因为膜翅目昆虫叮咬所致。蜜蜂分泌的毒素中含有组胺、磷脂酶A、透明质酸酶和其他成分。红火蚁（*Solenopsis invicta*）是一种输入性生物，目前已在美国南部、阿根廷、乌拉圭和巴西都有分布。

在热带和亚热带的干燥地区分布有很多种类的蝎子。产毒类的蝎子能合成神经毒素，在儿童中常会引起致死性蜇伤。在夏威夷和美国西部地区有蜈蚣属（*Scolopendra*）的蜈蚣分布，其毒刺蜇伤能引起局部疼痛反应。

双翅目叮咬昆虫的口器适于刺穿皮肤。重要的有马蝇、黑蝇、蚋、采采蝇、蠓和蚊。它们不合成毒素，但是它们分泌的唾液蛋白能引发超敏反应。黑蝇叮咬引发的反应能持续数月。

人蚤、致痒蚤、猫蚤和鼠蚤等蚤类能对人类产生影响。穿皮潜蚤（*Tunga penetrans*）将在第34章讨论。

隶属于臭虫科的几种吸血性臭虫在世界范围内都有分布。它们体长 3～4mm，卵圆形，在家庭、宾馆和公共场所内的墙缝内寄居，夜间活动进食。在温带，除了一些年久失修或者无人居住的房屋外，臭虫大量滋生侵扰的情况较为少见。但是在热带地区，这种情况往往常见。臭虫受宿主的体温吸引，移动至宿主外露的皮肤上，吸血 5min 后离开。尚无证据表明臭虫是何种疾病的媒介。

人体体外寄生虫诸如疥螨和虱等，将在第 33 章讨论。

临床表现

大多数的叮咬仅表现为轻微的过敏反应，典型可见一个或多个瘙痒的斑丘疹，中央可能会有一个刺点。刺蜇的疼痛感可能更剧烈，多伴有水肿。叮咬和刺蜇所导致的损伤大多能自愈，所需时间从几个小时到几天不等，但也有一些例外的情况，这些将在后面的内容中讨论。

黑寡妇蜘蛛叮咬后的局部反应通常很轻，临床上主要表现为毒液所致的全身性反应。叮咬后数小时后可出现肌肉抽搐、腹痛、恶心、血压降低，最终能发展为休克和死亡。

隐居褐蛛叮咬后，大多数情况下仅导致轻微的局部荨麻疹反应。也有一些病例出现严重局部反应，特征为外周苍白的大疱，被咬后 48～72h 继发紫绀和坏死。全身性反应有弥散性血管内凝血、溶血和肾功能不全，一般较为少见，但一旦发生可能是致命性的。

火蚁叮咬能引起过敏，但通常是局限性反应，叮咬后能立即导致风团，12～24h 后产生小疱，随后进展为无菌脓疱。

膜翅目昆虫叮咬后通常导致一个疼痛的风团，几小时后消失。过敏个体由于Ⅰ型超敏反应，会发生全身症状，包括荨麻疹、喉头水肿、支气管痉挛和过敏反应。其他的全身性反应主要包括遭受大量叮咬后所致的毒性反应，或叮咬数日或数星期后发生的血清病样综合征，但这类症状较为少见。

蝎子叮咬后可导致局部疼痛，有时伴坏死。有些种类的蝎子能产生毒液，可诱发拟交感神经、拟副交感神经和神经症状。偶有死亡病例的报道，尤其是在婴儿和儿童中间。

臭虫叮咬通常为无痛性，大多发生在脸部、胳膊、脚踝或者臀部。通常 2～3 处叮咬点成一小团或一小列排列。叮咬所致的皮损外观存在个体差异，可能是微小出血点，也可能是持续数天的丘疹性荨麻疹。

诊断

节肢动物刺蜇时会马上引起疼痛，并将人们的注意力吸引到被刺蜇的区域，此时便可看到该节肢动物，因此诊断上一般没有问题。蜜蜂刺蜇后，蜂刺通常留在皮肤里，并且可以看到。但如果叮咬是无痛性的，或者是在人熟睡时发生的，诊断可能会比较困难。叮咬后的典型症状是瘙痒性丘疹，这与荨麻疹、皮炎等其他超敏反应的症状相似。大疱样或者坏死性反应则可能和多形性红斑、疱疹样皮炎、血管炎以及其他皮疹混淆。只有直接观察到叮咬才能确诊。组织活检有助于持续性病例的诊断。

治疗

大部分丘疹和轻微的大疱样反应都是自限性的，可用敷料和局部类固醇用药来治疗，如有瘙痒可以用抗组胺药物。对所有穿透性的皮肤损伤，如果病人的破伤风免疫已超过有效期限，应给予破伤风免疫。

被黑寡妇蜘蛛咬伤后应住院治疗，治疗措施包括给予镇痛剂、肌肉松弛剂、静脉注射钙剂和支持疗法。现在有些国家已有特异性的马血清抗毒素可供治疗。

棕隐士蛛咬伤大多预后良好，可以进行相应的对症治疗。坏死性反应的治疗尚存在争议。冰敷和抬高患处可能有助于治疗。使用氨苯砜也有一定效果。过去所推荐的全身类固醇用药对皮肤坏死性病变无效，但有助于缓解全身性的棕斜蛛咬中毒症状（译者注：由棕隐士蛛或褐皮斜蛛叮咬所引起的症状，叮咬初期疼痛，红斑性水疱，继成坏疽性腐烂）。后期切除病损组织有利于形体美观和功能康复，但早期切除坏死的皮损并不一定可行。全身性棕斜蛛咬中毒可危及生命，需要入院接受支持治疗。在美国尚没有相应的抗毒素。

治疗蝎子蜇伤可采取局部伤口护理、冰敷和应用抗组胺药物等措施。严重中毒反应导致拟交感神经反应或出现神经系统症状时，应分别予以抗高血压药物或抗惊厥药物进行治疗。在墨西哥等国家可以买到治疗全身反应的抗毒素，但是在美国尚没有经 FDA 批准的抗毒素可供使用。亚利桑那州立大学抗毒素生产实验室提供的一种抗毒素可治疗树皮褐蝎（*Centruroides sculpturantus*，是在亚利桑那州发现的一种有毒蝎子）咬伤。

膜翅目昆虫叮咬比较常见，可根据机体的具体反应选择治疗方法。如果刺针依然附在皮肤上，应用镊子小心将其移除，注意不要挤压昆虫的毒囊。轻度的局部反应采取湿敷法。轻度荨麻疹反应用抗组胺药治疗。较重的荨麻疹反应或者血管性水肿用泼尼松治疗，每天30～40mg，持续数天。较重的全身性荨麻疹反应或者过敏反应应立即用肾上腺素治疗，必要时每 15～20min 反复皮下给药 0.3～0.5min，同时采取补液支持、应用抗组胺药和全身类固醇用药等措施。在采取了上述治疗措施的情况下，如果低血压持续未改善，可能必须静脉滴注肾上腺素。

预防

对膜翅目昆虫叮咬有速发型超敏反应史的人，应考虑进行强制脱敏治疗。这类人群还应携带治疗叮咬的工具包，包括抗组胺药和一支肾上腺素注射器。肾上腺素自动注射器现已有售（如美国华盛顿州斯波坎市 Hollister-Stier 实验室生产的 ANA-kit 产品，以及马里兰州哥伦比亚市 Meridian Medical Technologies 公司生产的 Epipen 产品）。穿防护服也有一定效果。

使用防护服或昆虫驱避剂可有效防范蝇、蚊、蜱和蚤等的叮咬。避蚊胺（DEET）是最有效的驱避剂。该药物可对涂抹的皮肤起到防护作用，使用时应足量用药。鉴于药物挥发或被刮擦掉的影响，有必要每隔 1～2h 重新用药一次。目前该药物的长效配方已经有售（见第 1 章）。昆虫驱避剂对蜜蜂和蜘蛛无效。其他驱避剂还有邻苯二甲酸二甲酯、乙基二醇和碳甲基避蚊酮类。

控制臭虫的方法包括向墙壁、家具缝隙内喷洒杀虫剂，如0.5%的林旦或者2%的马拉硫磷，或者向蚊帐上喷洒含扑灭司林的杀虫剂。

皮肤细菌感染

皮肤细菌感染是热带地区的常见疾病。对不同人群进行的调查结果表明，儿童估计患病率为15%～30%，成人11%。高患病率与高温高湿环境、贫穷、拥挤和卫生条件不良等有关。昆虫叮咬、皮损创伤、接触性皮炎和疥疮等其他皮肤病也常会继发细菌感染。肾原性链球菌感染发生率通常较温带地区高。需要强调的是，在热带地区，由葡萄球菌和链球菌引发的感染比那些外来的“热带病”要高得多。

脓皮病

脓皮病（pyoderma）是指一组涉及皮肤和毛囊结构的表面细菌感染综合征。包括接触性传染性脓疱病、大疱性脓疱疮、深脓疱、毛囊炎、疖病、急性甲沟炎、丹毒和蜂窝组织炎。这些感染都是热带地区最常见的皮肤病。

病因

金黄色葡萄球菌（*S. aureus*）和甲型链球菌（GAS）是脓皮病的常见病原。过去认为接触性传染性脓疱病是由甲型链球菌引起的，现在看来很多病例实际上是由金黄葡萄球菌引起的。金黄色葡萄球菌或甲型链球菌可能是某个具体临床表现的主要病原体，但这并不绝对，其他脓皮病也有类似情况。

临床表现

接触性传染性脓疱病（*impetigo contagiosa*），也称为寻常型脓疱疮、非大疱性脓疱疹，或简称脓疱疹，是一种特别常见的病症，多见于儿童。皮肤上的小伤口常会被致病性金黄色葡萄球菌或者甲型链球菌入侵。起病常见一个单独的红斑丘疹或者脓疱，往往不被患者注意。病灶很快发展成糜烂，上覆琥珀样或“蜂蜜样”结痂，伴或不伴红色斑状边缘，常伴有瘙痒。在迁延性病例中常见局部淋巴结病变。常见发病部位是鼻孔和嘴唇周围的脸部中心区域，也可以发生在身体任何部位。

大疱性脓疱疮（bullous impetigo）由嗜菌体Ⅱ组金黄色葡萄球菌感染所致，后者可产生表皮松解毒素，引起浅表性皮肤水疱。本病好发于儿童，近一半的病人鼻腔或咽部可培养出产毒性金黄色葡萄球菌。大疱性脓疱疮表现为多个松弛的、界限清楚的大疱，外周无环绕红斑。往往由皮肤摩擦部位的小疱迅速发展而来。一两天后大疱自发破裂，留下一个浅表性的糜烂，上覆浅棕色的清漆样结痂。

化脓是指在原有皮肤病所致皮损的基础上又继发金黄葡萄球菌或者甲型链球菌感染。过敏性皮炎、接触性皮炎、昆虫叮咬、皮肤霉癣菌感染和螨虱滋扰是常见的原发病变。病灶表现为聚集性或播散性的丘疹或斑块，外覆蜂蜜色结痂。仔细从皮损外周观察，可发现原发皮肤病的病损。

毛囊炎（folliculitis）是毛囊感染，多由金黄色葡萄球菌引起。表皮毛囊炎表现为发生在毛囊部位的脓包，直径1～2mm，基底呈红斑状，脓包中央通常可见伸出的毛干，好发于头皮、大腿、臀部、脚踝、腋下和男性的胡须区。须疮是感染部位更深的毛囊炎，发生在男性胡须区内，表现为明显的毛囊周炎症。

疖病是指单个或者多发的、以毛囊为中心的皮肤深部感染，通常由较浅的表皮感染进一步加重所致。好发于身体摩擦区域和（或）出汗区域，如腋下和臀部。疖病表现为疼痛性的红斑状丘疹或结节，伴或不伴有明显的中央毛囊小孔。几天后病损处集中到一个点，并可排出脓液。痈是指几个连通的疖融合形成的硬斑状物。疖和痈经常被病人们说成“疮”（boils）。

深脓疱疮（ecthyma）通常是因未治疗的脓疱疹或毛囊炎进一步向深部发展所致，表现为5～15mm大小的冲压式糜烂，边界呈红斑状突起。典型外观是每个病损处都覆盖着一层厚厚的、浓密黏连的血清结痂，常伴局部淋巴结病变。病损通常从独立的红斑样丘疹或小疱发展而来，不经治疗的情况下可持续数月。病损常分布于臀部和腿部，但是全身各部位皆可发病。

急性甲沟炎（acute paronychia）是指（趾）甲一侧或双侧甲沟之近端的化脓性感染。多继发于外伤所致皮肤创口。手部反复受伤或长期处于潮湿环境易诱发本病。急性甲沟炎的常见致病菌是金黄色葡萄球菌，但链球菌等也可致病。症状为剧痛，灼烧感，甲褶红肿，伴或者不伴有脓肿形成。

丹毒（erysipelas）是皮肤及表皮淋巴管的感染，通常由甲型链球菌感染所致。典型症状为发生于脸面和下肢的斑块，斑块界限清楚，颜色鲜红，质地坚硬，发热伴触痛。病原微生物通过皮肤微小伤口或者业已存在的皮炎进入皮肤。蜂窝组织炎是发生在皮肤组织和皮下组织深部、浅筋膜面以上的感染，通常直接发病，也可由未治愈的丹毒引起。蜂窝组织炎与丹毒的区别在于前者没有清晰的边缘，水肿也较少发生。值得一提的是，有的学者不主张对这两种疾病进行区分，在临床上它们也的确难以区分。

诊断

诊断各型脓皮病主要依据临床表现，一般不需做细菌培养。接触性传染性脓疱病和渗出性皮炎可能难以鉴别，后者也可有结痂。大疱性脓疱病应注意与其他的水疱性疾病如虫咬性大疱、寻常型天疱疮、急性水泡性皮炎、多形性红斑和药物性大疱反应进行鉴别。毛囊炎通常是革兰阳性球菌感染所致，但也有其他很多种致病因素，如化学刺激物、酵母菌（假丝酵母菌和马拉色菌）、革兰阴性菌（如假单胞菌感染，俗称热浴缸假性毛囊炎）、皮霉癣菌、单纯疱疹病毒、须部假性毛囊炎和各种药疹。如果疖状病变发生在腋窝、腹股沟和臀沟等处，应考虑化脓性汗腺炎。如果患者曾去过蝇蛆病流行地区，应考虑到蝇蛆病的可能（见第 33 章）。下肢部位的蜂窝组织炎与静脉淤血性皮炎所致的炎症常难鉴别，尽管前者很少出现双侧病变和对称性病变。

治疗

大多数脓皮病都可选用耐青霉素酶青霉素的一种（氯唑西林、双氯西林、纳夫西林、苯唑西林或者阿莫西林克拉维酸汀）进行治疗，全身用药，疗程通常是10～14天，或者直到活动性感染消退。替代药物包括第一代头孢菌素、克林霉素、左氧氟沙星等。如有明显渗出或者结痂时，可使用敷料进行治疗。热敷有助于疖的出头和排脓。任何局部化脓都应切开引流。对于继发的化脓病灶，使用抗生素治疗的同时还应对原发病变进行治疗。局部涂抹莫匹罗星软膏或乳液，每天3次，对脓疱病（如果不是大范围的）、毛囊炎和湿疹感染都有一定效果。

预防

葡萄球菌感染所致的复发性脓皮病多与金黄色葡萄球菌的隐性感染有关，金黄色葡萄球菌最常见于人的鼻腔中，也可存在会阴部和趾蹼间隙。普通人群中鼻腔葡萄球菌的携带率高达30%，可通过鼻拭子采样做细菌培养证实。对鼻腔葡萄球菌的治疗能有效降低皮肤反复感染葡萄球菌的风险。在鼻腔前部涂抹莫匹罗星软膏或者乳液，每天2次，连续10天，可消除鼻腔内葡萄球菌。有报道称每月连续5天涂抹莫匹罗星，有效减轻了皮肤葡萄球菌感染。

脓肌炎

脓肌炎（pyomyositis）也称热带脓肌炎，是发生于骨骼肌的细菌感染。

病因

85%～90%的病例由金黄色葡萄球菌引起，10%由链球菌引起，还有一小部分由厌氧菌和结核杆菌引起。脓肌炎的致病机理不明。大部分病例都与皮肤表面感染有关，细菌从皮肤病灶入侵，但通常不伴菌血症或者细菌感染转移灶。正常健康的肌肉对细菌感染有很强的抵抗力。多达 50%的病例有骨骼肌外伤的病史。

流行病学

本病在热带地区如非洲、亚洲、南美洲、加勒比海岛国、太平洋岛国等比较常见，少见于温带地区。大多数病人频繁发生脓皮病，但身体其他方面状况良好。在热带地区，发病人群大多为年轻的成年人，但各年龄层病例均有报道。是青壮年发病，但是其他年龄的个体也有发生。温带地区的病例则多为儿童。男性发病率是女性的 2 倍。

临床表现

典型临床表现为相应肌肉疼痛、触痛、发烧和白细胞增多。起病急骤，在开始的几天进展迅速，但往往迁延数周。最常发病的肌肉位于大腿、小腿、三角肌、臀部、髂腰肌、胸肌和背阔肌。在少数热带病例中可见多个肌肉被累及的情况。体格检查可见发烧、受累肌肉肿胀、触痛，有典型的硬木样硬结，表面可有微小红斑。后期病变可能有所起伏，或通过皮肤自发排脓。

诊断

应注意与肌血肿、深部静脉血栓形成、血栓性静脉炎、肿瘤和镰状细胞危象鉴别诊断。髂腰肌脓肌炎与阑尾炎很像。脓肌炎的确诊依据是在病灶肌肉处发现脓液，可通过穿刺（通常在 CT 引导下）或者外科手术探查来寻找。磁共振成像、CT、超声和标记白细胞扫描多种影像方法有助于诊断。

治疗

脓肌炎的治疗包括外科引流和全身抗感染治疗，早期病例可单用抗感染治疗。应根据药敏试验选用合适的抗生素，在试验结果尚未知晓的情况下，应经验性地选用对金黄葡萄球菌有效的药物，如氯唑西林等。

皮肤溃疡

热带地区的皮肤溃疡可能是由温带地区不常见的细菌感染所致。有些皮肤溃疡呈地方行分布，有些则分布广泛。下面将讨论由 6 种不同细菌引起的皮肤溃疡。

Buruli 溃疡

Buruli 溃疡（也称 Bairnsdale 溃疡）是由溃疡分枝杆菌引起的一种无痛性皮肤溃疡。溃疡分枝杆菌是一种生长缓慢的抗酸杆菌，也是唯一营细胞外寄生的人类分枝杆菌病原体，它能合成一种或多种细胞毒素和免疫抑制物，从而导致相应临床反应。在人类分枝杆菌感染疾病中，Buruli 溃疡居第 3 位，仅次于结核病和麻风。据估计，它对人类健康的危害程度将很快超过麻风。

流行病学

Buruli 溃疡多见于热带临水的沼泽环境中。最早在澳洲发现，相继在中非和西非也有报道，该病目前在墨西哥、秘鲁、玻利维亚、西太平洋地区、印度和撒哈拉以南非洲的大部地区呈现地方性流行。美国、日本、比利时和北爱尔兰等地有旅行者患病的报道。在某些流行地区，人群患病率可高达 16%～22%。在疫区接触被污染的土壤、水可能是本病唯一的传播方式，但目前仍未能从这些环境中分离到溃疡分枝杆菌。尚无明确宿主，仅有一例报道称从考拉身上发现该病原体。本病好发于年轻人，发病年龄多见于 4～22 岁。尚无证据表明免疫缺陷病人的易感性和病情严重程度与常人有所不同。

临床表现

Buruli 溃疡好发于四肢，早期病损为质地坚硬、能移动的无痛性皮下结节，一般在局部创伤后发生。早期病损常伴瘙痒，这与该病的当地俗称（痒石）相吻合。感染后 1～2 个月内，分枝杆菌合成的毒素引起硬结及其底部组织的坏死，开始形成慢性无痛性溃疡，其边缘硬化破损，伴有大量脂肪组织坏死。靠近溃疡的骨骼可能被感染，但肌筋膜平面以下的软组织很少受累。致死性病例极少见。数月或者数年后溃疡可自愈，但会产生伤疤、萎缩和肢体畸形。全身症状和局部淋巴结病很少见。

诊断

诊断时可在溃疡的破损边缘实施拭子采样或者组织活检，并用齐一内染色法（Ziehl - Neelsen staining）查找抗酸分枝杆菌。拭子或者活检标本可在 33℃的条件下，在勒一詹二氏培养基（Löwenstein-Jensen medium）上生长。但最长需要 8 个星期才能显示阳性。

需要与其他感染引起的溃疡，如皮肤结核、麻风、利什曼病、真菌感染（见第 34 章）等进行鉴别诊断。其他一些非感染性的溃疡情况，如坏疽性脓皮病、静脉高压症和动脉供血不足等也应该考虑。

治疗

早期病损主要通过切除坏死组织、缝合伤口或加植皮术进行治疗。药物疗法（利福平、氯法齐明、氨苯砜和复方磺胺药）和物理方法（高压氧和热疗法）对本病疗效有限。最近有报道称对 3 例病人采用局部苯妥英钠进行治疗，效果显著，但尚无对照实验证实。为保存肢体功能，可能还需要实施外科重建手术。

热带溃疡

热带溃疡也称热带崩蚀性溃疡或者 Malabar 溃疡，是一种进展迅速的大面积疼痛性溃疡，好发于易受外伤的皮肤部位，95％发生在腿部。病因不明，但最新研究结果认为多种厌氧菌（梭形杆菌属）和螺旋体的多重感染导致本病。有可能是一些发病机制不同的过程导致了临床症状相似的热带溃疡性疾病，这类疾病便统称为热带溃疡。

流行病学

本病常见于世界上大多数的炎热潮湿地区，包括非洲、印度和西太平洋地区。好发于儿童和青壮年，特别是那些接触泥浆、静止水体或缓慢流水的人。许多病人在溃疡发生前有轻微外伤史。

临床表现

病损最常见于下肢，通常是单侧。起病时患处出现红色斑丘疹或出血性大疱，伴周边组织炎症。病损部位在 7～10 天内很快破溃，形成一个界限清楚、茶杯状的大溃疡，边缘硬化破损，有疼痛感，伴恶臭，基底呈颗粒状，常覆盖有一层浅黄色膜状物。溃疡可深入侵及骨膜。病人可有发热等全身症状，局部淋巴结受累少见。溃疡逐渐痊愈后会留下明显的疤痕，通常还会导致受累部位的结构和功能性障碍。有些病例，溃疡迁延不愈可长达 10 年以上。

诊断

诊断本病时要与本章所提到的其他皮肤感染相鉴别，还要排除皮肤结核、利什曼病、静脉淤血、坏疽性脓皮病甚至癌症等。详细询问病史和采样活检有助于排除其他疾病。细菌培养虽不能确诊，但能提示主要致病菌是梭菌和其他厌氧菌。有些病例中，通过暗视野照明可检出梭菌。

治疗

由于致病机理不明，关于本病的治疗尚有许多争论。适当的营养被认为十分重要，可对溃疡处采取局部护理措施，包括休息、抬高患处、用绷带或敷料处理伤口等。抗生素治疗常用青霉素、甲硝唑或者四环素，疗程持续到治愈。必要时行外科重建术，早期移植也有一定作用。

皮肤白喉

皮肤白喉（cutaneous diphteria）也称草原疮（Veldt Sore），在温带地区少见，但在热带地区仍然呈地方性流行。皮肤白喉是除呼吸道白喉外最常见的白喉棒状杆菌感染。

病因

本病多见于儿童，通常与皮肤外伤和被感染的害虫叮咬有关。在一些病例中，皮肤白喉作为一个传染病灶，接触后可引起呼吸道白喉或其他位置的皮肤白喉。多为散发病例，但也有局部暴发的报道。在有些疫情中，经皮肤接触继发传播的重要性已经超过经呼吸道传播的方式。该病原体也存在于灰尘和污物中。

临床表现

皮肤白喉起病时多为小丘疹或者小水泡，位置多在皮肤微小伤口附近。2～5 天后，小水泡破裂，形成一个界限分明的浅表性溃疡，有疼痛感。溃疡边缘隆起，周围有一圈红斑。溃疡基底有一层灰黑色黏膜覆盖。溃疡会随时间进展逐渐增大并变麻木，但直径很少超过 3cm。

诊断

诊断主要依据临床症状，从溃疡基底处拭子采样培养后如果发现棒状白喉杆菌，则可确诊。慢性病例经常存在混合感染，细菌培养经常能发现葡萄球菌。

治疗

治疗皮肤白喉应使用白喉抗毒素，并全身应用抗生素（红霉素或者克拉霉素）2 周。

皮肤土拉菌病

皮肤土拉菌病（cutaneous tularemia）也称为溃疡淋巴结型土拉菌病，是土拉热弗朗西丝菌（*Francisella tularensis*）所引起的6种临床病症中最常见的类型。土拉热弗朗西丝菌为多形性革兰阴性球杆菌，毒力很强。皮肤土拉菌病通过节肢动物叮咬被感染的动物宿主（通常为家兔或野兔）后再叮咬人来传播，人可以通过直接接触感染动物的血液或组织而被感染。实验表明本病可通过多达50种的生物进行传播。

流行病学

本病在北半球的许多地方如美国、加拿大、北极地区国家和日本呈现地方性流行，在墨西哥和中美洲也有发现。多数病例报告见诸于猎人，一般是在给受到感染的家兔或者野兔剥皮时被感染。

临床表现

本病潜伏期1～10天。起病高热、头痛、寒战、肌痛和倦怠，1～2天后叮咬处出现一个疼痛的小红结节，数天后结节迅速发展为脓疱，随后破溃形成一个界限分明的溃疡。溃疡通常会自愈，仅留下微小疤痕。发病后数天内出现局部淋巴结肿大和触痛（溃疡淋巴结型土拉菌病），病人往往因此而就医。

诊断

如果发现皮肤上有小溃疡伴局部淋巴结肿大触痛，结合家兔或者野生啮齿动物的暴露史或蜱叮咬史，诊断时应考虑土拉菌病的可能。微量血清凝集试验阳性或者溃疡基底组织涂片（通过荧光标记抗体法）检出兔热病杆菌可确诊。鉴于该菌毒性强，培养的危险性高，需要特殊的处理方法和培养介质以保证安全。培养前应事先告知实验室人员相关注意事项。

治疗

溃疡淋巴结型土拉菌病的推荐治疗方案是链霉素每公斤体重7.5～10mg，每12h 1次，皮下注射，连续10天；或者庆大霉素每公斤体重5mg，每天1次，静脉注射，连续10天。

皮肤炭疽

炭疽（anthrax）是由炭疽杆菌——一种革兰阳性芽孢杆菌引起的人畜共患病。临床上分为皮肤炭疽、肺炭疽和胃肠炭疽3种主要类型，其中皮肤炭疽是最常见的类型。皮肤炭疽通常是在对绵羊或者其他家畜剥皮时，细菌通过皮肤小伤口侵入人体所致。全身性炭疽常可致死，而皮肤炭疽如果治疗得当，病死率不足1%。

流行病学

处于热带和亚热带地区的非洲、中南美洲、加勒比群岛和菲律宾都有皮肤炭疽病例的报道。大部分患者都是牧民或者从事直接接触动物毛皮的人。

临床表现

细菌或者芽孢通常自皮肤微小创口侵入机体，1周内在皮肤上形成微小的无痛的结节，并就此起病。病损常见于头、颈和上肢。2～3天内，结节发展成为水疱，水疱破裂形成一个无痛性的浅表溃疡，边缘水肿。此时，溃疡基底开始形成特征性的黑色焦痂。皮肤炭疽一般不产生全身症状，常见局部淋巴结肿大。未经治疗的病例2～3个星期后焦痂开始脱落，溃疡愈合，一般不留疤痕。

诊断

临床上根据皮肤的外观，尤其是溃疡表面的典型黑色焦痂，应考虑皮肤炭疽。如果从痂下溃疡组织的涂片或组织活检中发现革兰阳性芽孢杆菌，则可确诊。也可进行实验室细菌培养，用免疫组织化学染色法鉴定炭疽芽孢杆菌。

治疗

皮肤炭疽对大多数抗生素敏感。可选用氧氟沙星 500mg，每天 2 次，疗程 7～10 天；或多西环素 100mg，每天 2 次，疗程 7～10 天。

皮肤类鼻疽

类鼻疽（melioidosis）也称 Whitmore 病，临床上可主要表现为皮肤损害。它是由类鼻疽假单胞菌——一种多形性革兰阴性杆菌感染所致。临床上可分为 3 个不同类型：局部型、败血症型和肺型。皮损是败血症型和急性局部型类鼻疽共有的临床表现。

类鼻疽假单胞菌可从土壤、淤泥和地表水分离到，在稻田和沼泽地里亦大量存在。环境中的类鼻疽假单胞菌可能通过皮肤微小创口或者擦伤处进入人体导致感染。也有证据表明狗和猫可以传播该病，但它们本身很少出现症状。

流行病学

类鼻疽在东南亚许多国家流行，在热带地区如中南美洲和加勒比岛国、澳洲、非洲和中东都广泛分布。类鼻疽对野外旅游者，如背包族或生态游者的威胁正日渐增长。

临床表现

类鼻疽的皮损表现多样，轻微的有如皮肤接种后产生的局限性溃疡，严重的如败血症型，可发生大面积的多发性脓疱或者干酪样结节。本病潜伏期变化较大，似乎与入侵的细菌数量有关，大部分在感染后 2～21 天发病。

局限型类鼻疽的皮损多呈现为体表裸露部位的溃疡样硬块，多呈慢性病变，常有血清样液体渗出。败血症型类鼻疽通常表现为粟粒状的脓疱。类鼻疽的皮损也可表现为深部皮下脓肿，但很罕见。

诊断

皮肤类鼻疽的皮肤症状无特异性，诊断时应与土拉菌病、土壤丝菌病和炭疽等其他感染性疾病进行鉴别。如果病人出现慢性硬化性渗出性皮肤溃疡，特别是有相应的暴露史时，应考虑类鼻疽的可能。

溃疡或脓肿的涂片可见革兰阴性杆菌，经瑞氏染色（Wright's stain）呈现典型的双极安全别针形状。类鼻疽假单胞菌可在培养基上生长，在呈现地方性流行的国家还可通过间接血凝实验进行诊断。

治疗

类鼻疽假单胞菌通常对大多数抗生素敏感，但有报道称治疗过程中出现了耐药性，因此建议针对个体进行特异性药敏试验。在首次入院治疗期间用头孢他啶或者亚胺培南，然后在门诊使用氯霉素、甲氧苄啶—磺胺甲噁唑合剂和多西环素继续治疗，整个疗程最长持续 20 周。该治疗方案可使本病的死亡率降低 50%。

（吕昆仑　译　杜　辉　校）

扩展阅读

Adjei O, Evans M R W, Asiedu A 1998 Phenytoin in the treatment of Buruli ulcer. Trans R Soc Trop Med Hyg 92:108

Anonymous1999 Sunscreens: are they safe and effective? Med Lett Drugs Ther 41:43

Chauhan S, Jain S, Varma S et al 2004 Tropical pyomyositis (myositis tropicans): current perspective. Postgrad Med 80:267–270

De Benoist A C, White J M, Efstratiou A et al 2004 Imported cutaneous diphtheria, United Kingdom. Emerg Infect Dis 10:511–513

Dobos K M, Quinn F D, Ashford D A et al 1999 Emergence of a unique group of necrotizing mycobacterial diseases. Emerg Infect Dis 5:367

Elston D M 2004 Prevention of arthropod-related disease. J Am Acad Derm 51:947–954

Godyn J J, Siderits R, Dzaman J 2004 Cutaneous anthrax. Arch Pathol Lab Med 128:709–710

Gould J W, Mercurio M G, Elmets C A 1995 Cutaneous photosensitivity diseases induced by exogenoı agents. J Am Acad Dermatol 33:551

Hay R J, Adriaans B M 1998 Bacterial infections. In: Champion R H, Burton J L, Burns D A et al. (eds) Textbook of dermatology, 6th edn, vol 2. Blackwell, London
Kemp E D 1998 Bites and stings of the arthropod kind. Treating reactions that can range from annoying to menacing. Postgrad Med 103:88
Lee P K, Zipoli M T, Weinberg A N et al 2003 Pyodermas: Staphylococcus aureus, Streptococcus, and other gram-positive bacteria. Freedberg I M, Eisen A Z, Wolff K et al. (eds) Fitzpatrick's dermatology in general medicine, 6th edn. McGraw-Hill, New York
Naafs B 2006 Allergic skin reactions in the tropics. Clin Derm 24:158–167
Prussick R, Knowles S, Shear N H 1994 Cutaneous drug reactions. Curr Probl Dermatol 6:81
Rietschel R L, Fowler J F 1997 Fisher's contact dermatitis, 4th edn. Williams & Wilkins, Baltimore
Robinson D C, Adriaans B, Hay R J et al 1988 The clinical and epidemiologic features of tropical ulcer (tropical phagedenic ulcer). Int J Dermatol 27:49
Senol M, Ozcan A, Karincaoqlu Y et al 1999 Tularemia: a case transmitted from a sheep. Cutis 63:49–51
Sissolak D, Weir W R 1994 Tropical pyomyositis. J Infect Dis 29:121
Sizaire V, Nackers F, Comte E et al 2006 Mycobacterium ulcerans infection: control, diagnosis and treatment. Lancet Infect Dis 6:288–296
Skin Cancer Foundation. Online. Available: website: www.skincancer.org
Thng T G, Seow C S, Tan H H et al 2003 A case of nonfatal melioidosis. Cutis 72:310–312
Wilson D C, King L E 1999 Arthropod bites and stings. In: Freedberg I M, Eisen A Z, Wolff K et al (eds) Fitzpatrick's dermatology in general medicine, 5th edn. McGraw-Hill, New York
Wright S W, Wrenn K D, Murray L et al 1997 Clinical presentation and outcome of brown recluse spider bite. Ann Emerg Med 30:28
Zhu Y I, Stiller M J 2002 Arthropods and skin diseases. Int J Derm 41:523–549

第 33 章　体外寄生虫、皮肤寄生虫和刺胞动物的螫刺毒作用

Sidney N. Klaus

本章主要讲述螨、虱子和蜱等体外寄生虫所引起的常见滋扰，以及由不常见的皮肤寄生虫引起的潜蚤病（tungiasis）、疖性蝇蛆病（furuncular myiasis）、皮肤幼虫移行症（cutaneous larva migrans）等疾病，也论及游泳者搔痒和刺胞动物的螫刺毒作用（cnidarian envenomation）。如果旅行者旅行期间在世界各地的发展中地区进行过户外活动、露营或在自然条件下生活，那么与按照正常路线旅游的旅行者相比，他（她）回到美国时更有可能出现上述问题。

体外寄生虫

虱子或疥疮侵扰皮肤可引起剧烈的皮肤瘙痒损伤。这类皮肤问题通常是因为与被感染人员密切共同生活（包括性接触）而获得。

疥疮

疥疮（scabies）是由人类疥螨（学名人疥癣虫，*Sarcoptes scabiei var. hominis*）引起的，这种螨虫生活在皮肤表面，仅能在显微镜下看到。在皮肤表面上，雄性疥螨使雌性疥螨受孕后随即死亡，雌性疥螨在角质层挖掘隧道，并沿路产卵，然后死亡。卵在 3～4 天内孵化，新生的幼虫离开隧道，移行至皮肤表面，在这里它们渡过幼虫期和若虫期，并发育为成螨，然后重复上述的循环。大多数健康人群在 3～4 周内对疥螨侵扰产生免疫应答，这与症状的出现相关。通常情况下仅能找到少数的螨虫，有广泛体表皮肤损害的病例也是如此。目前未发现有人类之外的宿主。离开宿主后疥螨的生存即受到限制。

流行病学

疥疮在全世界广泛存在，但更常见于热带地区、人口密集地区以及贫困区。疥疮流行于许多发展中国家。在中美洲的农村地区，局部患病率可超过 90%。在学校、疗养院、监狱以及其他机构，疥疮暴发很常见。疥疮具有高传染性，主要通过皮肤与皮肤的接触传播。污染物在疾病传播中的作用（如果有的话）可能很小。各年龄段的人群皆可被感染。结痂性疥疮（crusted scabies）或挪威疥（Norwegian scabies）的临床表现不同于一般疥疮，且可发现成千上百万的疥螨。该型疥疮具有很强的传染性，被认为主要发生在小孩以及患有免疫缺陷、认知缺陷或因身体障碍而无法抓挠的病人身上。

临床特点

关于疥疮的典型描述系指在温带气候的条件下而言，在热带地区，其临床表现有一定的差别。疥疮的特点是剧烈瘙痒，通常夜晚更加严重。主要损害表现为直径 2～3mm 的红斑性丘疹或小疱，但临床上观察到的大多数损害都有皮肤破损伴中央有结痂。可分布在指蹼、手腕的屈面、腋下、胸部、脐、生殖器、臀部和脚等部位。隧道为 3～5mm 的线状损害，主要可见于指蹼、手腕及阴茎头。继发细菌感染很常见，上述区域出现脓疱疹时提示疥疮的可能。

在温带地区，除了婴儿和老人外，脸部和头皮一般不会发生皮损。而在热带地区，不仅脸部和头皮可能发生皮损，继发感染也更常见，但通常没有隧道。

结痂性疥疮通常分布于肢端，但也可能出现在体表的任何位置。绝大多数表现为角化过度的斑块和结痂，由于有痂块覆盖在上面，因此隧道一般不明显。本型的瘙痒症状一般轻微或无。

诊断

在皮屑中找到螨虫、虫卵或排泄物可确诊疥疮。如有典型皮损和暴露史，也可以在临床上确诊为疥疮。

如有可能，皮屑应从隧道处刮取，或取自双手或生殖器处的皮损。在解剖刀涂上矿物油或显微镜浸渍用油，然后足够用力地刮取皮损，直至轻微出血。刮取下来的皮屑放在载玻片上，覆以盖玻片，然后用显微镜的低倍物镜观看。发现螨虫、虫卵或排泄物小球即可确诊疥疮。

如有诊断上的困难，在可疑位置局部应用四环素或钢笔墨水可以帮助有效发现隧道：先将可疑区域干燥，然后用肥皂和水进行清洁，用四环素处理过的隧道会在伍德灯下发出荧光，而残留在隧道中的墨水会使隧道更容易被辨别出来。

治疗

治疗疥疮可在局部使用扑灭司林、林旦（γ-六氯环已烷）、克罗米通（巴豆酰甲苯胺）及沉淀硫。近来，口服依维菌素因其便利性和有效性已被广为接受。即使没有出现症状，患者所有的家庭成员和密切接触者也应同时接受治疗，以避免重复感染。应当对病人进行详细的指导，并在配药时仅给予治疗所需的必要剂量，这两点对防止错误使用都很重要。每人每次应使用大约 30～50ml 的局部外用制剂。

5%扑灭司林乳膏是治疗首选，这得益于它的高治愈率和低毒性。一般认为它对 2 月龄以上的婴儿是安全的。乳膏应涂抹在脖子以下的全身各部位，作用 8～12h 后再行清洗。

1%林旦也是有效的杀疥剂，使用方法与扑灭司林相似。但是人体可经皮吸收林旦，目前已有因反复使用导致神经毒性的报道。本药不得应用在 6 个月以下的婴儿身上。在大多数的病例中，使用一个疗程的扑灭司林或林旦就能达到效果，但一般建议在 5～7 天内再次进行治疗。

依维菌素是一种广泛使用的兽药，它最初作为人类治疗用药是用于治疗盘尾丝虫病。近来，它已被作为一种有效的口服或局部杀疥剂使用，1 次口服剂量为每公斤体重 200μg。

可供治疗疥疮之用的药物还包括硫黄软膏（6%沉淀硫与凡士林组成），一般连续使用 3 个晚上，并在最后一次用药的 24h 后清洗。一般认为局部使用硫黄制剂对婴儿、孕妇或哺乳期的妇女都是安全的。

治疗期间，患者的衣物应在热水中清洗。不能洗涤的衣服要停穿 3～5 天，即应长于螨虫在没有接触人体的情况下所能存活的时间。

不一定要采取住家熏蒸或其他的管理措施。如有继发细菌感染，还应使用适当的抗生素。

虱病

病因

头虱病（pediculosis capitis）和体虱病（pediculosis corporis）是由人虱（*Pediculos humanus*）的不同亚种引起的疾病，这两个亚种在外观上几乎一样，但它们的危害方式却截然不同。人虱为体长2～4mm的淡灰色昆虫，以吸血为生。虱子在世界范围内广泛存在，但其危害多见于贫穷、人口密集和卫生条件差的环境下。

头虱仅能在头皮上生活，并将虫卵堆放在头发上。头虱的总数一般少于10只，在以枕骨部为中心的周围孳生。虫卵为直径约0.5mm的白色椭圆形卵，牢固地附着在头发毛干凸出于头皮的点上，并随同头发一同生长。与头皮的距离超过7mm的卵已经孵化，无法继续生长。

体虱栖息及产卵于衣缝间，仅在摄食时短暂移行到皮肤上。离开人类宿主，体虱仅能存活几天的时间。

阴虱病（pediculosis pubis）是由阴虱（*Phthirus pubis*，也称蟹虱）引起的。阴虱体长1～2mm，体棕色，通常通过性接触传播。主要见于阴毛中，但也可见于眼睫毛、腋毛、腹毛或身体其他部位的毛发。

流行病学

头虱好发于儿童，但也可发生于各个年龄段。体虱主要见于卫生状况差的环境，特别是在一些没有定期更换和清洗衣物的地方。体虱主要通过密切的身体接触或共用被侵染的衣物进行传播。体虱可以在衣服或被褥上生存数天，但日常洗烫即可杀灭之。阴虱主要见于处于性活跃期的成年人。

体虱可传播斑疹伤寒、战壕热和回归热。研究也表明头虱可传播葡萄球菌和链球菌引起的感染。虽然已有从人虱中发现人类免疫缺陷病毒（HIV）的报道，但目前尚未发现人虱与HIV传播之间存在流行病学关联。

临床特点

头虱引起头皮瘙痒，抓挠可导致表皮脱落，病情常常因为并发疖病或脓疱病而复杂化。头发常常蓬乱无光泽，局部淋巴结可能肿大。通常很容易看见虱子或虫卵，但有时也要仔细寻找才能发现。如有发生在头皮的脓皮症，应检查有无头虱。

体虱会引起普通瘙痒，伴有表皮脱落，通常在后背、肩膀和手臂等处更为严重。头部、双手和双脚不会发生体虱，这点与头虱、疥疮有明显不同。典型的皮损表现为有表皮脱落的丘疹，有时伴有继发细菌感染。一般不会在体表找到体虱及其虫卵，但可于衣缝间发现。

阴虱可引起从脐部到两腿之间区域的瘙痒，尤以阴部最为严重。一般需要仔细查找才能发现细小的虫体及虫卵。通常没有皮肤损害，但偶尔可见表皮脱落或略带蓝色的小斑丘疹（称为“青斑”），后者系虱子的唾液腺排出物使宿主血红蛋白变性引起的。有时在毛发的基部可发现一些混合着皮屑的红棕色物质，或在白色内裤的胯部上可见一些铁锈色的斑点，这些即为阴虱的排泄物。

诊断

发现虱子或虫卵即可确诊。头虱和阴虱在皮肤上生活，并分别将其虫卵堆放在头皮和阴部的毛发上。使用放大镜可有助于诊断。体虱不在皮肤上生活，可在衣物缝间发现。

治疗

用含有1%林旦的洗发水洗头4min，连续使用5～7天，可有效治疗头虱。用1%扑灭司林洗发乳液洗头10min，或按照产品包装上的说明使用其他除虫菊酯类产品，也能达到治疗效果。用醋冲洗以及用细密的篦子梳头可能有助于将虫卵从头发中“逐出”。治疗结束后，应连续数周检查头皮上是否存在新虫卵或存活的虱子。如有继发细菌感染，还应用抗生素进行治疗。床上用品和帽子等应当洗熨或干洗。

通过杀灭衣服上的虱子可达到治疗体虱的效果，可采取的方式包括洗熨、干洗、或在衣服的内表面施用杀虫剂药粉，DDT粉或1%马拉硫磷都有效果。如有细菌重复感染，应使用抗生素。没有必要进行局部治疗。

治疗阴虱可一次使用1%的林旦洗发水清洗双腋到两腿之间的毛发4min。用1%林旦溶液作用1整个晚上也是有效的方法。也可以使用除虫菊酯类产品。个别病例在1周之后还需要再次用药。性伴侣也应同步进行治疗，防止重复感染。眼睫毛的阴虱感染在治疗上存在一定困难。通用的治疗方法是在眼睫毛上涂上厚厚的凡士林，每天两次，连续8天，最后还需用机械方法去除虫卵。

皮肤幼虫移行症

皮肤幼虫移行症（cutaneous larva migrans）是指各种线虫（nematodes）的幼虫侵入皮肤所引起的一组临床症状。

病因

皮肤幼虫移行症最常见的病因是寄生于猫和狗的钩虫——巴西钩口线虫（*Ancylostoma braziliense*）的幼虫侵入人体。虫卵通过粪便排出，并在土壤中发育为感染期幼虫。后者穿透表皮，在皮肤中挖掘隧道，并形成匍行皮损。如果未经治疗，幼虫通常在2～8周内死亡，亦有报告称一些慢性病例病程可长达1年。十二指肠钩虫（*Ancylostoma duodenale*）、美洲钩虫（*Necator americanus*）、粪类圆线虫（*Strongyloides stercoralis* ）等也可引起类似的皮疹。出现在肛周的皮疹称为肛周匍行疹（larva currens），通常是由粪类圆线虫引起的，参阅第40章。

流行病学

本病在世界范围内广泛存在，但跟幼虫生长发育所需的温湿度有关。皮肤暴露于被狗或猫的粪便污染的沙质土壤是最重要的风险因素。就旅行者而言，这种情况通常见于在海滩上赤脚走路，因此，虽然全身体表的皮肤都可能受到影响，但以足部最常见。也有一些病例报告了发生在生殖器和臀部等位置的病损，主要见于常去天体浴场的旅行者。

临床特点

幼虫侵入后，患者可能出现轻微瘙痒和非特异性丘疹，并可自行消退。经过 1～7 天的延迟期，幼虫开始移行，形成不规则的线状路径，伴有瘙痒和红斑。皮损每天进展在几毫米到几厘米之间，路径中的较陈旧部分可能会消退。常见表皮脱落和继发细菌感染。多发皮损很普遍。身体的任何区域都可能受影响。在肛周匍行疹病例中，肛周皮损进展迅速，最快可达每小时 10cm。

诊断

通常根据典型皮损和个人暴露史可在临床上做出诊断，活组织切片检查可能有助于诊断，但由于幼虫通常处于离路径前沿的 1～2cm 的地方，因此切片检查常常无法找到虫体。

治疗

几十年来，皮肤幼虫移行症的标准疗法一直是噻苯唑每天每公斤体重 20～25mg，分 2 次口服，持续 2 天。常见的副作用有厌食、恶心和头晕等。

鉴于口服噻苯唑产生的副作用，目前已有一些关于单独使用外用噻苯唑，或与低剂量的口服用药相结合用于治疗的研究。将 10％干悬混剂配制成洗液，外用于皮损处，每天 4 次，直到皮损停止活动——通常是 2～7 天内。可能出现的副作用包括局部红斑和烧灼感。近来，口服依维菌素也作为噻苯唑的替代用药得到有效的应用。一般按每公斤体重 150μg 一次性给药，另加阿苯达唑 200mg，每天 2 次口服，持续 3 天。发热是主要的副作用。

蝇蛆病

蝇蛆病（myiasis）是指苍蝇幼虫的感染。根据皮肤的形态可分为 3 种：伤口蝇蛆病、皮肤蝇蛆病和疖性蝇蛆病。伤口蝇蛆病较为普遍，当苍蝇在开放性伤口或溃疡上产卵，并在伤口表面发育成幼虫时，便形成伤口蝇蛆病。皮肤蝇蛆病主要分布在中美洲和南美洲，是皮肤幼虫移行症的一种变型，由腐败金蝇（*Chrysomyia macellaria*）或伏蝇（*Phormia regina*）的幼虫引起。疖性蝇蛆病主要分布在中美洲、南美洲以及非洲，从这些地区返回的旅行者可能发生这种疾病。

病因

流行于中美洲和南美洲的疖性蝇蛆病由人肤蝇（*Dermatobia hominis*）引发，这种马蝇在半空中捕捉其他的叮咬昆虫，并将卵附着在被捕昆虫的虫体上。当叮咬昆虫摄食时，虫卵孵化成幼虫，并通过溃破的伤口进入皮肤。幼虫在皮肤里发育，通过皮肤表面的一个开口（气孔）呼吸。大约 30 天之后离开宿主。

北美疖性蝇蛆病很少见，主要与当地特有的某些种类马蝇（黄狂蝇属的某些种类）有关。

非洲疖性蝇蛆病则由盾波蝇——嗜人瘤蝇（*Cordylobia anthropophaga*）传播，在本型疾病中，虫卵在地面或脏衣服中发育为幼虫，一旦接触宿主，幼虫便穿透皮肤进入宿主体内。经过 6～7 天后，幼虫成熟并离开宿主。

临床特点

由马蝇引发的疖性蝇蛆病可能发生于任何暴露的皮肤表面，但多见于头皮，主要表现为单个圆屋顶形状的红斑疹，中央有一个气门。患者常感觉患处内有移动感。可能出现继发细菌感染。

盾波蝇引发的蝇蛆病多表现为大腿、臀部和阴囊的多发性皮损，这些皮损常见红斑，但较少发生继发感染。

诊断

典型皮损结合患处内有移动感的症状，一般不难诊断。如用凡士林将气孔堵塞，幼虫可能从隧道中爬出。有报道称用生咸肉也可奏效。在气孔开口处剪开一个小切口，就可用镊子把幼虫取出。也可用较温和的方法去除幼虫：在每个皮损处贴上一小片不透气的胶贴，3～4天后取下，此时幼虫已窒息而死，可从隧道中取出。对有多发皮损的患者尤其推荐用此方法。

治疗

按上述方法去除幼虫，皮损即得到治疗。如有继发细菌感染，应及时予以治疗。预防措施有：防止暴露的体表被昆虫叮咬；在热带地区穿鞋；在盾波蝇蝇蛆病流行区，所有衣服都应烫熨。

潜蚤病

病因

潜蚤病（tungiasis）是由穿皮潜蚤（*Tunga penetrans*）引发的皮肤病，穿皮潜蚤是一种体长约 1mm 的沙蚤，可寄生于猪、人和其他哺乳动物宿主。受精的雌蚤钻入宿主的表皮之下，在角质层中吸血为生，并逐渐长大如豌豆大小。蚤体的后端与空气保持接触，借以呼吸和排卵。蚤卵掉落地面并发育成幼虫，后者进一步发育成蛹，10 天之后破茧而出，发育为成虫。在大约几个星期的时间内，雌蚤会产下 100 个或更多的卵，随后雌蚤死亡，并与宿主的角质层一起脱落。

流行病学

潜蚤病主要见于赤道非洲、中美洲和南美洲，有时亦可见于美国南部。在被污染的沙地或土壤中赤足行走或躺卧，即有可能感染本病。

临床特点

潜蚤病的皮损表现为瘙痒和红斑疹，中央有 1 个黑色的点，为雌蚤的后端。皮损通常发生于足部和踝部，特别是足底、脚尖和脚趾甲下等处。随着皮损的进展，患处更觉疼痛并可能发生继发感染，亦有可能出现广泛的溃疡。

诊断

通过检查从皮损中发现病蚤即可明确诊断。

治疗

治疗时可使用解剖刀片切开皮损，用镊子或刮匙取出病蚤。据报道，局部使用4%甲醛溶液、DDT、氯仿或松节油，以及全身应用尼立达唑也是有效的治疗方法。如有继发细菌感染，应予以适当的抗菌治疗。防止本病的最佳方式就是穿鞋和定期检查足部，另外也提倡使用杀虫剂。

蜱叮咬

蜱是吸血害虫，并在许多人类疾病的发生中起到重要作用（虽然人类是机会宿主）。它既可导致明显的局部叮咬反应和全身反应，同时还是许多病毒性疾病、细菌性疾病、立克次体病和螺旋体病的传播媒介。

病因

蜱隶属于蛛形纲，可分为两科：一是硬蜱科（*Ixodidae*），二是软蜱科（*Argasidae*）。蜱是皮外寄生虫，生活史包括卵、幼虫、若虫和成虫四期。蜱在世界范围内广泛存在，目前已发现800多种。蜱摄食时会将其口器部分固定在皮肤上，然后将中空的喙刺入浅表血管吸血。

软蜱和硬蜱在宿主的选择和摄食习性上有根本的不同。硬蜱栖息在森林和草地中，黏附在温血动物宿主的身上，并在皮肤上停留几天到数周不等，直到最终从宿主身上掉下。硬蜱是莱姆病（见第23章）、埃立克体病、落基山斑疹热、巴贝斯虫病、科罗拉多蜱热、蜱源性脑炎和其他许多传染病的传播媒介。

软蜱主要寄生在鸟类的巢穴，夜间摄食，摄食速度快，可连续在几个宿主身上摄食。软蜱是回归热和其他传染病的传播媒介。

临床特点

蜱叮咬可造成一系列的局部或全身反应。口器和喙刺入皮肤时通常不会引起疼痛的感觉。硬蜱常常仅引起轻微的组织反应，蜱体在皮肤上呈现为黄豆大小的肿物，并可能仅是在偶然间被发现。出现荨麻疹和瘙痒症状时要警惕蜱叮咬的可能。将蜱去除后的几天内，皮疹会逐渐消退。软蜱常常导致更多的炎性反应或皮疹，并可能经历数周才消退。至少有一种钝缘蜱（*Ornithodoros tholozani*）可导致深红色斑点或丘疹，在叮咬处中央有 1 个细小的孔。

蜱叮咬导致的肉芽肿是出现在蜱叮咬附着处的一种持续瘙痒反应。在一些病例中，这种反应与蜱的口器滞留在皮肤中有关，但后者并非必要条件。这些肉芽肿质地坚硬，呈红斑结节状，可持续存在几个月或长达数年。

蜱热是一种全身性反应，伴有发热、头疼、呕吐和腹痛的症状。这种反应一般在蜱叮咬附着的几天后出现，并在将蜱去除后的 12～36h 内逐渐消退。

蜱瘫痪是一种罕见的、可能致命的全身性反应，由几种特定的蜱叮咬所致，在美国西部、加拿大西部和澳大利亚存在地方性流行。蜱分泌的毒素所导致的神经肌肉阻滞似乎是导致瘫痪的原因。这种反应在蜱叮咬附着的 5～6 天后出现，伴有易激惹症状，有时还有低热。上行性的下运动神经元瘫痪迅速进展，并可能产生延髓性麻痹或呼吸衰竭，最终导致死亡。将蜱去除后，症状会迅速缓解。

诊断

如果在皮肤上发现有蜱附着即可确诊。蜱叮咬引发的大多数反应可能与其他害虫叮咬的症状在鉴别上存在一定的困难。蜱叮咬导致的肉芽肿因其剧烈的瘙痒而有别于许多其他的肉芽肿过程，但确诊可能需要进行活组织切片检查。蜱热和蜱瘫痪的诊断则需要考虑相应的情况，并要对包括头皮在内的全身皮肤进行仔细检查。

治疗

在有蜱滋扰的地区旅行时，应穿着浅色衣服，并将裤脚扎进袜子内。这些措施有助于发现觅食的蜱，防止其附着在皮肤上。涂擦蚊虫驱避剂（特别是含有 DEET 的）以及在衣服上喷洒扑灭司林可以加强防护。

如果在皮肤上发现有蜱附着，应将其去除，口器部分要从皮肤中剥离。通过采取以下方法，可从皮肤上顺利去除大多数的蜱：用小镊子尽可能地贴近皮肤，夹住蜱体，在与皮肤表面垂直的方向稳定地用力拉拽。如果蜱体已被扯下但口器部分残留在皮肤里，则可用钻取活组织检查的方式进行剥离。使用氯仿、汽油、氯乙烷、矿物油或利多卡因凝胶常常有助于使蜱松开抓附。

治疗蜱热和蜱性麻痹一要去蜱，二要采取支持措施。在病损局部使用类固醇对蜱咬肉芽肿有一定作用。在蜱源性细菌感染性疾病流行地区，被蜱叮咬之后是否有必要预防性地使用抗生素则仍然存在争议（参见第 20 章和第 23 章）。

尾蚴性皮炎

尾蚴性皮炎（cercarial dermatitis），也称为游泳者瘙痒，是一种常见的自限性寄生虫感染。人类是机会宿主。

病因

禽类或啮齿动物血吸虫的幼虫——尾蚴侵入人体皮肤所引起的疾病，即称为尾蚴性皮炎。感染了血吸虫的蜗牛将感染性尾蚴排入水中，随后这些尾蚴可侵入温血动物潮湿的皮肤中。人类偶然与污染水体接触而获得机会性感染，成为机会宿主和终宿主。禽类或啮齿动物血吸虫的幼虫可以侵入人类皮肤的上层，但无法进入循环系统，很快就会死亡。相反，人类血吸虫的尾蚴可以侵入皮肤并进入循环系统，在此血吸虫可发育为成虫并引起全身性疾病（参见第 44 章）。

流行病学

尾蚴性皮炎可见于世界各地，主要发生在被啮齿动物或禽类粪便严重污染的淡水或海水中。在被污染水体中游泳或涉水即可能感染本病。多次浸水并且没有迅速用毛巾擦干已暴露的皮肤区域会增加感染的风险。

临床特点

尾蚴性皮炎的临床表现可分为两个阶段：一是短期症状，在暴露后很快出现；二是迟发症状。尾蚴吸附在皮肤的暴露区域，并随着水分的蒸发逐渐侵入皮肤，期间伴有刺痛感和短暂的荨麻疹风团。这些症状逐渐消退。但多个时辰后，在同一个位置会出现发痒的斑疹、丘疹、或水疱，这些皮损在 48～72h 内发展到最高峰，并在 1～2 周内逐渐消退。表皮溃破的皮损可能继发细菌感染。如尾蚴再度侵入，症状可能更加严重。尾蚴性皮炎通常不会发生在衣物覆盖的皮肤区域，这点有别于海水浴皮疹（见后）。

诊断

根据污染水体暴露史和典型的临床表现，一般可以确诊。目前没有特异性的检测方法可用于辅助诊断，活组织切片检查很难发现病原生物。要注意与蚊虫叮咬、接触性皮炎、疥疮等进行鉴别诊断。

治疗

预防是最有效的治疗手段。如果皮肤暴露于污染水体，则离开水体后，应立即用毛巾擦干皮肤，这样有助于去除黏附的尾蚴。一旦有皮炎发生，对轻症病例可以用敷布和局部外用类固醇治疗，症状严重的则需要短期内全身应用类固醇治疗。有继发感染的病例应当使用适当的抗生素治疗。

刺胞动物（腔肠动物）的螫刺毒作用

在海水中游泳或涉水时有被刺胞动物螫刺毒作用的危险。螫刺毒作用引起的症状一般比较轻微，但有时也很严重，甚至有生命危险。

病因

刺胞动物门（前称腔肠动物门）包括9000多种无脊椎生物，多数生活在热带地区的水体。具有医学意义的腔肠动物主要有僧帽水母、水母、海葵和多孔螅。

腔肠动物体内有1个细胞器官称为刺丝囊，其中装满毒液，是其造成危害的“武器”。刺丝囊在显微镜下呈球形，内含有一盘旋的丝状管，末端有刺。如遇适当的刺激，丝状管从刺丝囊内弹出，插入皮肤里并释放毒素。与人体接触后，吸附在皮肤上的刺胞动物触手通常含有大量仍未释放的刺丝囊，后者在压力下或在淡水中就会释放。可以用5%乙酸、异丙醇和蛋白水解性嫩肉粉使之灭活。不同种类的刺丝囊所含有的毒素不尽相同，后者可导致各种症状。

在可导致人类健康问题的水母中，僧帽水母（*Physalia physalis*）可能是最有名的。这种可自由浮动的大型水母主要生活在大西洋的暖洋中，它有1个长约30cm的充满气体的“帆”，覆盖着刺丝囊的触手拖曳在后，可延伸长达10m。僧帽水母蜇伤很常见并且非常疼痛，但通常不会致死。

蓝瓶僧帽水母（*Physalia utriculus*）是僧帽水母的近亲，主要生活在太平洋，其蜇伤引起的疼痛比僧帽水母轻微，体型也更小，体长很少超过4～5cm。

箱型水母（*Chironex fleckeri*）俗名海黄蜂，主要生活澳大利亚北部沿海一带。20%的箱型水母蜇伤最终导致死亡，因刺胞动物所致的死亡病例中大多数系因箱型水母蜇伤所致。

刺螫水母（sea nettle）隶属于金水母属（*Chrysaora*）和霞水母属（*Cyanea*），可造成频繁的、但不太严重的蜇伤。

水螅珊瑚隶属于多孔螅属（*Millepora*），是其中具有刺螯功能的成员。它不是真正的珊瑚，而是固着的刺胞动物。

海水浴皮疹是刺胞动物螫刺毒作用的一种形式，一般认为是由顶针水母（*Linuche unguiculata*）的幼虫或海葵（*Edwardsiella lineata*）造成。

裸腮动物（*Nudibranch*）皮炎是刺胞动物螫刺毒作用的另一种形式，它是因接触海蛞蝓（*Glaucus atlanticus*）或海神鳃（*G. Glaucilla*）而致。这两种裸腮动物捕食僧帽水母的触手和刺丝囊，并将尚未消化的刺丝囊存放在自身的背乳突上。

流行病学

出于工作或休闲的目的与海水接触是本病的危险因素。在岸上冲洗后刺丝囊仍可保存其活性，因此，海滩上的流浪汉如与水母接触，也可能罹患本病。本病可发生于各年龄段的人群，但儿童的症状最为严重，有时可危及生命。海葵所致的皮炎是采海绵的潜水员的职业性疾病。

临床特点

刺胞动物的刺螯可在临床上引发多种疾病，既有皮肤症状，也有全身性的症状。一次刺螯所致损害的严重性与注入皮肤的刺丝囊数量、毒素的性质以及受害者的易感性有关。大多数的病例症状轻微，但箱型水母等一些种类的毒素常可致命。

患者一般在接触后立即或很快出现症状，包括可能非常剧烈的刺痛或烧灼样疼痛。荨麻疹反应常伴有瘙痒。皮肤损害表现为荨麻疹，并可能变成水泡或出血。皮损发生在暴露的皮肤区域。由僧帽水母属生物或水母刺螯所引起的皮损常呈线状分布，犹如鞭痕。全身反应包括非特异性的荨麻疹、肌肉痉挛、过敏反应和心血管衰竭。

诊断

接触海水的过程中，无论何时出现疼痛或瘙痒症状，都应怀疑刺胞动物螫刺毒作用。患者具体的活动史有助于鉴别自由浮动刺胞动物或固着刺胞动物引起的螫刺毒作用。在未能看到病原生物的情况下，通过观察皮肤损害的模式也有助于识别。僧帽水母或水母的触手可导致外观呈特征性的鞭痕皮损，触手的片段也可能吸附在皮肤上。在显微镜下检查刺丝囊可对不同种类的生物进行鉴别。

治疗

治疗上首先不能破损皮肤上的刺丝囊，防止毒液进一步注入，还要对现有症状进行治疗护理。必须采取措施消除尚未释放的刺丝囊的作用，很关键的是，不可摩擦受染区域或用淡水清洗。治疗可选用5%的乙酸（醋），也可用40%～70%的异丙醇、乙醇、或硫酸铝溶液（Stingose）。轻轻刮削受染区域可去除触手。如无法采取上述治疗措施，则用海水冲洗受染区域，然后用塑料信用卡的一边轻刮皮肤，可有一定效果。局部反应可以用敷布、镇痛药等治疗，如果瘙痒剧烈，则用抗组胺药。一些病例因过敏反应导致严重的皮肤疼痛和水肿，可能需要短期的全身皮质激素治疗。溃破的皮损可能导致继发感染，需要用抗生素治疗。荨麻疹反应用抗组胺药治疗，过敏反应或休克则应采取标准的支持措施。有时可用葡萄糖酸钙或地西泮治疗肌肉痉挛。当前已有专用于箱型水母蜇伤的抗毒素（由位于澳大利亚墨尔本的联邦血清实验室提供）。

预防

计划在未知水体中从事显著暴露于水的活动的人员，如佩戴水肺的潜水员，应当事先了解当地的有害物种。不要触摸被冲洗在岸上的刺胞动物。游泳者、潜水员以及在可能存在刺胞动物螫刺毒作用风险的水体中从事相关活动的其他人，应当穿戴防护手套、防护鞋和其他防护衣。

（杨清双　译 孟菁　校）

扩展阅读

Anderson J F 2002 The natural history of ticks. Med Clinics N Am 86:205–218

Blackwell V, Vega-Lopez F 2001 Cutaneous larva migrans: clinical features and management of 44 cases presenting in the returned traveler. Br J Derm 145:434–437

Burke W A 2002 Cnidarians and human skin. Dermatol Therapy 15:18–25

Dehecq E, Nzungu P N, Cailliez J C et al 2005 Cordylobia anthropophaga outside of Africa: a case of furuncular myiasis in a child returning from Congo. J Med Entomol 42:187–192

Fisher A A 1987 Toxic and allergic reactions to jellyfish with special reference to delayed reactions. Cutis 40:303

Francescone F, Lupi O 2006 Myiasis. In: Tyring S K (ed.) Tropical dermatology. Elsevier, New York

Horak P, Kolarova L 2001 Bird schistosomes: do they die in mammalian skin? Trends Parasitol 17:66–69

Macias P C, Sashida P M 2000 Cutaneous infestation by Tunga penetrans. Int J Dermatol 39:296–298

Mashek H, Licznerski B, Pincus S 1997 Tungiasis in New York. Int J Dermatol 36:276–278

Meinking T L 1999 Infestations. Curr Prob Dermatol 11:73

Mulvihill C A, Burnett J W 1990 Swimmer's itch: a cercarial dermatitis. Cutis 46:211

Tamir J, Haik J, Orenstein A et al 2003 Dermatobia hominis myiasis among travelers returning from South America. J Am Acad Dermatol 48:630–632

第34章　皮肤真菌感染

Sidney N. Klaus

热带地区天气炎热，湿度大，当地居民及旅行者易患各种浅表性皮肤真菌感染。与温带地区的同类疾病相比，这些感染在症状的表现形式和程度上可能不同。而且，热带地区的农业工作者通过接触泥土、木材和农作物反复暴露于当地流行的真菌病原体，可引起皮肤深部真菌感染和皮下组织感染。儿童感染的风险更大。

真菌感染亦称真菌病（mycoses），根据真菌入侵的深度可分为以下3类：浅表皮肤真菌感染、皮下真菌感染和系统性（深部）真菌感染。系统性真菌感染可进一步分为2类，即免疫功能正常者的地方性呼吸系统真菌病和免疫功能低下者的机会性真菌感染，均不在本章的讨论范围内。

浅表皮肤真菌感染

浅表真菌感染指包括外层皮肤（角质层）、毛干、毛囊以及指甲在内的皮肤角质结构受到各种真菌感染。宿主对病原体入侵的免疫反应有个体差异，取决于入侵病原体的种类及宿主的免疫状态。本章主要讨论包括脚癣在内的皮肤癣菌病、糠秕马拉色菌（卵圆形糠秕孢子菌）引起的感染、皮肤念珠菌病、黑色小孢子菌病和毛结节菌病等5种浅表皮肤真菌感染。

皮肤癣菌感染（皮肤癣菌病）

皮肤癣菌病由隶属于毛癣菌属、小孢子癣菌属和表皮癣菌属的真菌引起。从全球范围看，红色毛癣菌是皮肤癣菌感染最常见的病原体。本章描述的每种临床症状均可由几种真菌引起，除非有特别说明。皮肤癣菌感染来源根据病原菌的种类不同而异，可包括土壤、动物宿主或其他人。

皮肤癣菌感染主要侵犯皮肤、毛发和指甲。活表皮不受侵犯。非免疫性机制和细胞介导的免疫机制似乎都是个体易感性的重要决定因素。初次暴露之后机体形成迟发型超敏反应，使大部分个体感染后获得免疫力。小部分人群处于慢性感染状态。

流行病学

皮肤癣菌感染的流行病学特点因临床症状和地理区域而异。例如，脚癣和指甲癣在青春期前很少见，而头癣主要发生在幼年时期。温带地区以擦烂性感染和脚癣多见，而在热带地区头皮感染更为常见。接触感染的动物会增加感染的几率，但大多数病例可通过人—人直接传播。皮肤癣菌感染在湿热环境中发病率增高，而原有真菌感染的旅行者到热带地区后感染可能会加重。

临床表现

头癣（tinea capitis）好发于儿童。在一些热带地区，10 岁以下儿童的感染率高达 30%～40%。头癣的病原体包括几乎所有小孢子菌属（*Microsporum*）或毛癣菌属（*Trichophyton*）真菌，以奥杜安小孢子菌（*M. audouinii*）、犬小孢子菌（*M. canis*）、断发毛癣菌（*T. tonsurans*）和紫色毛癣菌（*T. violaceum*）最为常见。

由奥杜安小孢子菌、犬小孢子菌引起的头癣在头皮上表现为补丁样皮损，其上有断发，并覆盖白色鳞屑，表现类似溢脂性皮炎。而断发毛癣菌和紫色毛癣菌引起的头癣，头皮上有特征性黑点状，头发刚出头皮即折断，类似秃头症的黑头粉刺。

炎性头癣（inflammatory tinea capitis）由疣状毛癣菌（*T. verrucosum*）和须癣毛癣菌（*T. mentagrophytes*）引起，表现为膨大的炎性斑块（脓癣），往往伴有全身性疾病症状，如发热、疼痛和局部淋巴结病变。永久性脱发是这种头癣的后遗症。

黄癣（*Tinea favosa*）是炎性头癣的特殊类型，由 *T. schoenleinii* 感染引起。黄癣一度流行于欧洲，目前局限于非洲、中东和南美洲的一些贫穷和营养不良地区，儿童和成年人皆可患病。其特点为脱发和头皮炎症，头皮上覆盖黄色的毛囊结痂，联合成片，还有恶臭味。

体癣（tinea corporis）亦称“圆癣”，可发生于所有年龄段人群，其特点为平坦的环状斑片，有红斑或鳞屑，尤以不断扩展的边缘最为明显。皮损从中心向外不断扩展，中心则趋于消退。可能会有多个斑块，但通常少于6个，斑块的直径大小可从几毫米到几厘米不等。瘙痒的程度也不同。最常见的病原菌是红色毛癣菌和须癣毛癣菌。感染儿童或青少年的常见病原菌则是犬小孢子菌，通过狗或猫传播。

体癣需与银屑病、钱币状湿疹、玫瑰糠疹、二期梅毒相鉴别。偶见一些麻风病例与本病表现相似，应注意鉴别。

叠瓦癣（tinea imbricata）由同心性毛癣菌引发，是较少见的体癣变型。本病在西太平洋群岛、东南亚、墨西哥和南美洲等热带地区呈地方性流行。临床上表现为多个松散黏附的大片鳞屑覆盖于大面积的体表区域，并接合形成多环形花纹状病变。叠瓦癣病程呈慢性化，并有个体遗传倾向。

股癣（tinea cruris），好发于成年男性，可伴发足癣。股癣由絮状麦皮癣菌、红色毛癣菌（*T. rubrum*）或须发癣菌（*T. mentagrophytes*）感染引起。感染的始发症状为一个红色鳞斑，发生在皮肤易擦烂的区域如腹股沟褶皱和大腿内侧。之后皮损会逐步发展到阴囊和臀皱褶。症状轻微的红斑，边缘与周围皮肤有明显的界线。股癣需与脂溢性皮炎、红癣、擦伤、念珠菌病、银屑病鉴别。

脚癣（tinea pedis），或“运动员脚”，在温带和热带地区是一种常见的疾病，患者通常为成年人。临床上脚癣可有不同的表现，如趾间隙的浸渍和脱屑；足部轻微的分散性红斑和脱屑，如拖鞋形状分布；以及脚底面发生水泡型炎症等。足癣的病原菌与股癣相同。足癣需与接触性皮炎和银屑病相鉴别。

甲癣（onychomycosis），或称甲真菌感染，多见于温带地区，热带地区相对少见。其特点为一个或多个指甲出现甲板变厚、萎缩、甲板下甲碎屑堆积。脚趾的感染比手指常见。多种病原菌可引起甲癣，但最为常见的是毛癣菌属和表皮癣菌属。鉴别诊断包括银屑病、扁平苔藓、念珠菌病、遗传性指甲营养不良。

手足综合征（one hand-two foot syndrome）是脚癣的一种独特变型。这种脚癣表现为一只手上有鳞屑和红斑，通常指甲上也有，双足有拖鞋型的癣菌感染。临床上若发现该类体征，医生应检查病人脚部和实施氢氧化钾（KOH）试验。

诊断

依据临床表现可以初步诊断头癣，确诊需采集病变部位的毛发做 KOH 试验检测真菌。由奥杜安小孢子菌和犬小孢子菌引起的头癣，在伍德光（wood's light）下产生绿色荧光。所有皮肤癣菌病确诊需通过皮肤刮片做 KOH 试验或培养检查真菌。KOH 试验是一种简单快速的诊断方法。检测样本取自受损皮肤的活动边缘皮屑、甲癣的甲下碎屑、或头癣的毛发。样本放置在显微镜的载玻片上，滴上10％～20％的 KOH，覆以盖玻片，然后快速加热以溶解角质细胞，并观察抗 KOH 的真菌细胞结构。用低倍光圈的 10 倍物镜查找菌丝。

皮肤真菌可以在沙保罗培养基（Sabouraud's media）中培养，生长 2～6 周后可鉴定真菌的种属 。

治疗

局部治疗　足癣、体癣和有限的几种体癣通常可采取局部治疗。局部治疗药物包括唑类抗真菌药（克霉唑、咪康唑、酮康唑、益康唑)、烯丙胺类抗真菌药特比萘芬、其他药物（环吡酮、盐酸萘替芬、托萘酯等)。以上药物通常制成乳膏，每天施用 2 次，症状消除之后继续用 2 周，以减少复发。

全身治疗　灰黄霉素用于治疗头癣已有 40 年。用法为超细粉末剂型 500～1000mg/d，小孩每天每公斤体重 10～15mg，一次或分次给药。疗程通常为 6～12 周。副作用有头痛和呕吐。

新型抗真菌药特比萘芬、伊曲康唑、氟康唑安全有效，可替代灰黄霉素，且副作用小和疗程短。

以下治疗方案已证实有效：

1. 特比萘芬：体重＞40kg，250mg/d，疗程 2～4 周；体重 20～40kg，125mg/d，疗程 2～4 周；体重＜20kg，62.5mg/d，疗程 2～4

周。

2. 伊曲康唑：每天每公斤体重 3～5mg，治疗 4 周；或者服用脉冲剂量每天每公斤体重 5mg，治疗 1 周，间隔 3 周后再服用 1～3 个脉冲剂量。

如果是犬小孢子菌感染，以上药物的治疗的疗程需延长。另外还可以加上用抗真菌洗发水（硫化硒和酮康唑），可以缩短治愈的时间，并预防传播。

顽固的或大范围感染的体癣、股癣和足癣也适用系统性治疗。治疗方案（成人剂量）如下：

1. 特比萘芬：250mg /d，治疗 2 周；

2. 氟康唑：50～100mg/d 或每周 150mg，治疗 2～3 周；

3. 伊曲康唑：100mg/d，治疗 2 周；或 200mg/d，治疗 1 周；

4. 酮康唑：200mg/d，治疗 4 周。

甲癣应采用系统性治疗方法，以下治疗方案已证实有效：

1. 特比萘芬：体重＞40kg，250mg/d，治疗 2～4 周。体重 20～40kg，125mg/d；体重＜20kg，62.5mg/d，脚趾甲癣治疗 3 个月，手指甲癣治疗 2 个月。

2. 伊曲康唑：脚趾甲癣用 200mg 口服，一天 2 次，每月连服 7 天，连续 3 个月；手指甲癣用 2 个脉冲剂量。或者每天口服 200mg，连续 3 个月。

3. 氟康唑：脚趾甲癣每周口服 150～300mg，连续 6～12 个月，手指甲癣治疗 3～6 个月。

系统性使用唑类药物（如酮康唑、伊曲康唑和氟康唑）可产生显著的药物协同作用。每种抗真菌药物的协同作用特性不同，如果病人正在服用其他药物，包括非处方药，医生在开处方时务必参考药物使用说明或查阅医生桌面手册。

辅助治疗 水泡、渗出或奇痒的感染除了抗真菌药物治疗外还应使用外敷治疗。如继发细菌感染的征象，应考虑使用抗生素治疗。

掌黑癣

掌黑癣（tinea nigra）是一种罕见的浅表真菌病，通常归为皮肤癣菌病，由可产生黑色素的二相真菌—威尼克暗色环痕菌（*Phaeoannellomyces werneckii*）引起。这种真菌可在土壤、污水和腐烂的蔬菜中生存，在淋浴间等潮湿的环境中也可发现该菌。

流行病学

掌黑癣是一种罕见的疾病，多见于温暖和潮湿的气候中。一般认为患者通过接触土壤或腐败的蔬菜感染。掌黑癣的报道多见于中南美洲，现在美国南部、非洲和东南亚均有发现。将该菌接种于有轻微伤口的皮肤里可产生实验性感染，一般认为这可能是自然感染的机制。掌黑癣病程发展缓慢，皮损可持续多年，旅行者进入掌黑癣流行区可能感染该病。

临床表现

典型的损害为手掌或脚底皮肤出现棕色至黑色的斑块，斑块界限清晰，很像一块硝酸银污渍，无自觉症状。这种皮损与结合痣或肢端雀斑样黑色素瘤相似，但刮掉皮肤的角质层可祛除部分色斑。

诊断

经 KOH 处理过的皮肤刮片可观察到菌丝。皮肤活组织检查可在皮肤角质层可观察到着色的真菌菌体。

治疗

掌黑癣的局部治疗可用锐器刮除角质层。也可用角质松解剂进行治疗，如 10％水杨酸。

马拉色菌病

糠秕马拉色菌［*Malassezia furfur*，也称卵状糠秕孢子菌（*Pityrosporum ovale*）或环状糠秕孢子菌（*P. orbiculare*）］为嗜脂性酵母菌，是正常人类皮肤菌群之一。一般认为糠秕马拉色菌可引起多种皮肤病，包括脂溢性皮炎、花斑癣（花斑糠疹）和马拉色菌（即皮屑芽孢菌）毛囊炎。后两种糠秕马拉色菌病在本节讨论。

花斑癣

花斑癣（tinea versicolor）又名花斑糠疹，是常见的一种无症状浅表真菌感染疾病，在热带地区流行率最高。在温暖、湿度变大和皮肤脂肪酸复杂改变的条件下，酵母菌转化为菌丝，引发临床症状。

流行病学　花斑癣好发于青少年和年轻人，但可感染任何年龄组人群。易感因素包括湿热环境、怀孕、皮质类固醇激素治疗以及库欣病（Cushing's disease）。在一些热带地区的年轻人群中，感染率超过50%。一般认为花斑癣感染是宿主菌群失调的表现，所以不会通过人与人之间传播。热带地区的旅行者可能会出现该病的第一次发作，并因此以为该病是在热带地区感染的。

临床表现　花斑癣的损害表现为圆形或椭圆形的斑丘疹，并融合为更大的斑块。斑块上有细小的鳞屑，有时难以察觉，仅能在体检时刮取皮损部位才会发现。如果患者为未晒黑的白种人，皮损可能呈现轻微浅褐色，不易察觉。经紫外线照射后，皮损颜色一般不会变深，因此患者在热带地区旅行期间或之后，皮损可显示出更为醒目的皮肤色素减退斑点。如果患者肤色较深，斑点表现为轻微的色素减退。皮损一般分布在肩膀、胸部和后背，偶尔可见于颈部。皮肤摩擦区域的皮损少见。面部和阴茎感染罕见，主要发生在婴儿或免疫功能不全者。通常无瘙痒感。

诊断　依据临床表现通常足以诊断花斑癣。从皮损部位刮取鳞屑实施 KOH 实验常常能发现病原体，可对临床可疑病例进行确诊。镜下可见卷曲的短菌丝和球状的酵母菌，外观呈现出特征性的“通心粉和肉丸”状。

花斑癣易于诊断，鉴别诊断意义不大。在热带地区，出现色素减退的皮肤损害可能需考虑麻风（见第 36 章），麻风皮肤受损部位麻木，或呈白斑，但色素缺乏区域没有鳞屑。

治疗

局部治疗：多种局部治疗药物对花斑癣有效，但治疗后常复发（治疗后 1 年的复发率为 60%，2 年复发率为 80%）。即便成功治愈后，通常也还需几个月的时间，色素沉着功能才能恢复正常。以下局部治疗方案已被证实有效：

1. 锌羟基吡啶硫酮洗发水：感染区域使用 15min，然后用水冲洗干净。每天使用 1 次，连续 1 周，之后每月 1 次以预防复发。

2. 抗真菌乳剂或霜剂，包括酮康唑、咪康唑、益康唑、联苯苄唑和克霉唑：每天 2 次，连用 2 周。

3. 特比奈芬：1%特比奈芬乳膏每天 1 次，连用 4 周，或 1%特比奈芬喷雾剂每天 2 次，连用 1 周。

全身治疗：全身治疗适用于顽固性病例，或感染面积广泛、无法实施局部治疗的病例。以下 3 种口服抗真菌药对马拉色菌感染有效：

1. 酮康唑：400mg 顿服

2. 伊曲康唑：每天 400mg，治疗 3～7 天

3. 氟康唑：400mg 顿服，1 周后同样剂量顿服，可提高疗效。

局部治疗药物每月可用 1 次以预防复发。

糠秕孢子菌（马拉色菌）毛囊炎

糠秕孢子菌毛囊炎（pityrosporum folliculitis）是由糠秕马拉色菌引起的、以瘙痒和滤泡疹为主要症状的皮肤病。本病在温暖潮湿的气候环境中很常见，特别好发于穿戴不透气衣物的身体部位。由于糠秕马拉色菌发酵增殖，组织活检可见明显囊泡膨胀和炎症反应。

流行病学　本病通常发生于十几岁的青春发育后期年轻人至 30 多岁的成年人，但儿童和老年人感染也有报道。易感因素包括免疫抑制、皮质类固醇激素治疗、糖尿病、抗生素治疗以及皮肤闭塞不透气。

临床表现　在温带气候条件下，糠秕孢子菌毛囊炎临床特点表现为多发的、单一形态的瘙痒性滤泡疹和脓疱，分布在胸部、上背部，偶尔可见在四肢近端。皮损外观类似传染性软疣，中心呈脐状凹陷。

诊断　最好的诊断手段是用 10%～20%的 KOH 或革兰染色处理，通过显微镜直接观察滤泡疹中的酵母菌。钻取活组织系列切片进行真菌染色也可在膨胀的毛囊中观察到大量酵母菌，但这种方法很少用。

鉴别诊断包括其他各种类型的毛囊炎，如细菌性（葡萄球菌）和念珠菌毛囊炎，以及痤疮。将角栓挤除后对脓疱进行革兰染色可与其

他毛囊炎鉴别。痤疮很少伴有糠秕孢子菌毛囊炎的明显瘙痒症状，可以此鉴别。

治疗　尽管复发率高，但患者通常对治疗十分敏感。临床上已有多种局部治疗方法，但目前没有公认的首选方案。局部治疗联合口服用药通常用于感染面积广泛或局部治疗效果不佳的病例。一些研究表明单纯口服药物不如局部治疗或联合口服治疗效果好。不管最初选用哪种治疗方案，为取得持久的治疗效果，通常还要求局部使用下列药物之一进行预防，每周 2 次。

下列治疗方案已在临床上成功应用。

1. 50%的丙二醇：涂擦感染皮肤，并用纱布片包覆，每天 2 次，使用 3 周。

2. 益康唑：1%益康唑乳膏，每晚 1 次，使用 1 周。

3. 5%硫化硒洗发水：沐浴后用 2.5%硫化硒擦洗 30min，连续 3 天。

4. 酮康唑：每天 2%酮康唑洗发水擦洗感染皮肤，并口服酮康唑 200mg，使用 4 周。

口服治疗方案包括氟康唑（150mg，每周 1 次），服用 2～4 周，或伊曲康唑（200mg 每天 1 次），服用 2 周。

皮肤念珠菌病

白念珠菌是一种二相型真菌，是人体黏膜表面正常的腐生菌。在特定的条件和各种易感宿主因素下，白念珠菌及其他较少见的念珠菌可成为致病菌，引起几种独特的临床疾病。念珠菌病除了可表现为黏膜感染外，还可表现为单纯皮肤感染或伴皮肤感染的全身感染。本节主要讨论黏膜和皮肤念珠菌病（cutaneous candidiasis）。

流行病学　皮肤念珠菌病的各种临床表现都很常见，新生儿和老年人患病率是最高的。易感宿主因素有很多种，可以粗略地分为 3 类：

1. 皮肤屏障功能受损：伤口、烧伤、浸渍、皮肤封闭、身体异物（如义齿、导尿管）以及抗生素引起的有益皮肤菌群改变。

2. 免疫功能改变：获得性免疫缺陷综合征、器官移植后免疫抑制、中性粒细胞减少症/白细胞减少症以及其他各种获得性和先天性免疫缺陷病。

3. 其他：营养不良（包括特定的维生素和微量元素缺乏）、怀孕（口服避孕药）、内分泌疾病（如糖尿病、甲状腺机能减退和甲状旁腺功能减退）、恶性肿瘤（白血病、淋巴瘤和胸腺瘤）和药物（皮质类固醇激素、抗生素、免疫抑制药物、细胞毒药物和抗代谢药物）。

在热带地区，闷热潮湿的气候环境以及穿戴透气性不好的衣服使旅行者容易发生皮肤念珠菌感染。

临床表现　口腔念珠菌病最常表现为急性假膜念珠菌病，或称鹅口疮，好发于面颊口腔黏膜、上颚、舌头或牙龈表面，其损害呈白色至灰色的凝乳状伪膜，膜下为发亮的黏膜表面，有鲜红色斑块和疼痛感。应与黏膜白斑病进行鉴别诊断，后者的黏膜白斑不能揭除并能粘住食物颗粒，黏膜下无触痛和红斑，也可通过氢氧化钾实验查找真菌进行鉴别。

较少见的口腔症状包括以下几种：

● 急性萎缩性舌炎（acute atrophic glossiti）：舌头背侧表面正常的舌乳头萎缩，出现有触痛感的鲜亮红斑，通常发生于进行抗生素或皮质类固醇激素治疗的病例。

● 口角唇炎（angular cheiliti）（又称传染性口角炎）：双唇接合处有裂缝和红斑，疼痛明显，通常是装配义齿不当后引起。

念珠菌性阴道炎（candidal vulvovaginitis）通常发生在成年妇女，白带黏稠，伴有外阴瘙痒、灼痛和小便困难。外阴皮肤通常出现融合成片的鲜亮的红斑，红斑上有鳞屑、卫星样分布的丘疹和脓疱。阴道窥器检查发现阴道黏膜的鲜亮红斑上有棉絮状阴道分泌物。外阴阴道感染可扩展到会阴部和大腿根部褶皱处，导致念珠菌性间擦疹。念珠菌龟头炎（candidal balanitis）好发于未切除包皮的男性，包皮和龟头出现融合的潮湿鲜亮的红斑，可伴脱屑。感染可扩散至阴囊和腿部褶皱处。

念珠菌性间擦疹（candidal intertrigo）好发于紧密并列的皮肤褶皱部位，这些区域可形成一个温热、潮湿和摩擦较多的微小环境，因而容易发生本病。病变部位呈潮湿的鲜红色红斑样斑块，外围通常有轻微的鳞屑和卫星状的丘疹和脓疱，对称均匀分布在腋窝、乳房下部、腹部血管翳下方和臀间的皮肤褶皱或腿部皮肤皱褶，亦可见于婴儿的颈前褶皱部位。易感因素包括肥胖、皮肤封闭和糖尿病。念珠菌性间擦疹需与银屑病和脂溢性皮炎相鉴别，后两者在身体其他部位也可见到同样病变。癣菌感染虽能波及腿脚部皮肤褶皱，但通过 KOH 试验可发现长的带隔膜的菌丝，无酵母形态，可以此鉴别。红癣是一种由极小棒杆菌引起的细菌感染，表现为暗淡、棕红色界限清晰的斑块，并有细小的鳞屑，没有卫星样损害。KOH 刮片检查没有发现真菌成分，但在伍德灯（Wood's lamp）的照射下可见珊瑚红样特异性荧光。

慢性甲沟炎（chronic paronychia）是念珠菌属增殖或感染所致的甲沟炎症，好发于手经常浸泡在水里的看护人员、渔民和厨师。临床表现为甲沟近端表皮明显萎缩，肿胀的甲沟有压痛和红斑。甲沟可见脓液或血清渗出液并可见甲板病变。常见合并细菌感染并致诊断复杂化。

诊断　依据临床表现通常可作出诊断，而黏膜或皮肤刮片的 KOH 试验可检出特征性发芽菌丝和假菌丝。很少需要进行细胞培养。

治疗　所有单纯性皮肤念珠菌病对多数局部治疗药物敏感，包括制霉菌素和唑类抗真菌药物。治疗上用的有溶液、洗液、乳膏、粉剂、片剂和锭剂等多种剂型。乳膏和粉剂对擦烂型效果好，保持创面开放和减少摩擦有助于预防复发。片剂和锭剂最适合用于治疗口腔念珠菌病。局部治疗药物对念珠菌性阴道炎效果甚佳，但医生通常给予氟康唑口服，以方便患者服用，用量为 1 次口服 150mg。溶液和乳液对慢性甲沟炎效果优于乳膏，通常在溶液或乳液中加入局部治疗的干燥剂如乙酰磺胺或 4%麝香草酚氯仿。另外，减少浸渍并保持手部干爽等常规措施也有利于治疗。

发现和治疗潜在的疾病很重要。患有鹅口疮但其他方面表现正常的个体应做 HIV 危险因素的检查，必要时应实施适当的检测。

毛发孢子菌病

毛发孢子菌病（piedra）是一种毛干浅表性真菌感染，热带地区最常见。临床上分为 2 种截然不同的类型：黑色毛发孢子菌病和白色毛发孢子菌病，分别由何德毛结节菌属和毛孢子菌属引起。

流行病学　黑色毛发孢子菌病发生在美洲和东南亚的热带地区。白色毛发孢子菌病分布较广，包括非洲、欧洲和日本。两种毛发孢子菌病感染的年龄和性别分布相似。有证据显示一些白色毛发孢子菌病例可通过性传播。

临床表现　黑色毛发孢子菌病临床上没有自觉症状，显微镜下可见头发的发干上有 1mm 或稍大的、黑色黏连的石块状凝固物，有时可见于胡须上。白色毛孢子菌病亦无自觉症状，在发干有凝固物或小结节，但与黑色毛发孢子菌病不同的是，凝固物或小结节颜色较浅（白色至浅棕色），且容易剥离。白色毛发孢子菌病最常发生于面部和生殖器的毛发，头发次之。两种毛发孢子菌病都可使发干变脆，容易断裂。

诊断　通过检查发干和 KOH 实验查找真菌可诊断这两种类型的毛发孢子菌病。真菌培养也可用于鉴别诊断，但通常很少需要用到；毛孢子菌属在有环己酰亚胺的条件下生长抑制，当怀疑有毛发孢子菌感染时做菌丝培养需去除培养基中的环己酰亚胺。

本病需与体虱（见第 33 章）、脂溢性皮炎和逆向型牛皮癣鉴别。腋毛癣是由棒状杆菌属引起的腋毛和阴毛良性感染，受感染毛发的毛干上形成黄色至棕色的沉积物。该病从肉眼上难以与白毛孢子菌病相鉴别，但通过 KOH 试验可从白色毛孢子菌病的毛发沉积物中发现毛孢子菌属菌丝。

治疗　剪除或剃除感染的毛发可有效治疗毛孢子菌病，可酌情使用抗真菌洗发水。有报道口服特比萘芬对个别病例有效。用过氧化苯甲酰清洗或涂擦对腋毛癣有效。

皮下组织真菌感染

皮下组织真菌感染（subcutaneous mycoses）是一组不常见的局部皮下组织真菌感染疾病的总称，由几个种类的真菌感染所致。本病主要发生在热带地区，一般认为皮肤被刺伤或发生磨损后，当地流行的真菌生物可直接植入皮肤而引发该病。皮下真菌感染包括着色芽生菌病、足分支菌病、孢子丝菌病、罗伯芽生菌病、皮下接合菌病。

着色芽生菌病

着色芽生菌病（chromoblastomycosis）是一种慢性皮肤及皮下组织真菌感染，由几种通常存在于土壤或木头中的着色芽生菌引起，包括裴氏着色霉（*Fonsecaea pedrosoi*）、紧密着色芽生菌（*F. compactum*）、皮炎着色芽生菌（*F. dermatitidis*）、播水喙枝孢（*Rhinocladiella aquaspersa*）、卡氏枝孢霉（*Cladosporium carrionii*）和疣状瓶霉（*Phialophora verrucosa*）。这些病原体感染可引起相同的临床症状，在组织切片下显示大小为4～6μm，呈褐色球状，因此命名为着色芽生菌病。根据培养中产生的分生孢子梗类型可以鉴别这几种着色芽生菌。

流行病学

着色芽生菌病分布全球，但在非洲、南亚和菲律宾群岛最常见。大部分病例是农村的男性农民。各年龄段的人群均可感染，但成人多见。

临床症状

典型的损害开始为单个疣状的结节，好发于小腿或脚的一侧，逐渐扩大，发展为肿瘤样斑块，并有溃疡。之后在原发损害部位周围出现卫星样损害并沿淋巴管发展。皮损经常呈外生性生长，质地脆，表面角化，呈小叶状。本病发展缓慢，可迁延多年并侵及整个肢体。肢体局部水肿常见，并有继发性细菌感染和淋巴结炎。若无细菌感染，疼痛少见。本病不经治疗，病程可达 20 余年之久。偶见一些病例出现感染波及中枢神经系统和内脏器官的情况。

诊断

根据组织切片发现病原体和致病菌培养可确诊着色芽生菌病。组织活检和致病菌培养时应从病变的活动边缘采集标本。组织活检显示非特异性的肉芽肿和嗜中性粒细胞反应，通常可见着色的病原体（“铜钱状”的 Medlar 体），具有诊断意义。培养需 2～4 周。血清学检测对诊断意义不大。

本病需与其他肉芽肿疾病相鉴别，如孢子丝菌病、利什曼病、芽生菌病和麻风，还需与鳞状细胞癌相鉴别。

治疗

不是所有治疗措施对着色芽生菌病均有效。据报道两性霉素 B、氟胞嘧啶、伊曲康唑、特比萘芬对本病有效。最有效的治疗方案是单独使用氟胞嘧啶，或联合使用两性霉素 B。氟胞嘧啶药量通常为 150～200mg/d。通常需治疗 6 周直至康复。据报道伊曲康唑 100mg/d，治疗 18 个月对着色芽生菌病有效，且副作用小。研究结果显示特比奈芬也有较好疗效。

早期小范围的损害可用外科切除和冷冻治疗。大范围的损害可能需要施行截肢。

足菌肿

足菌肿（mycetoma）亦称马杜拉分支菌病或马杜拉足，是一种侵犯皮肤、皮下组织和肌肉的慢性感染性疾病，并且感染会逐渐扩大。本病由多种腐生真菌（真菌性足菌肿）或丝状菌（放线菌性足菌肿）引起。感染偶尔也会侵犯骨骼。足分支菌病有 3 种特征性表现：肿块形成、瘘管和颗粒状分泌物（谷粒状）。

真菌性足菌肿（eumycetoma）由隶属于马杜拉分支菌属、丝孢菌属、小球腔菌属、假霉样真菌属和支顶孢属的真菌生物引发。放线菌性足菌肿（actinomycetoma）则由需氧性放线菌感染所致（如巴西诺卡菌、豚鼠诺卡菌、星形诺卡菌、索马里链霉菌、马杜拉放线菌、白乐杰马杜拉放线菌、以色列放线菌）。

流行病学

足菌肿是病原体通过外伤进入皮肤引起感染所致的一种罕见疾病。除以色列放线菌外，其他病原体均可在热带或亚热带地区的土壤中发现。该病最初在印度发现，现在非洲、墨西哥、中南美洲和东南亚均可见。足菌肿主要发生于在土壤和草木里光脚工作的人群，若有碎片或荆棘刺破皮肤，病原真菌可通过伤口进入皮肤，引起发病。该病主要发生在成年男性。

临床表现

本病好发于足部，但手及其他部位也可能感染。经过一至几个月的潜伏期之后，出现无痛性皮下结节并慢慢扩大。皮损慢慢进展形成大肿块，表面呈结节状，并有多个瘘管形成，其中流出血性和脓性物质。皮损在局部进展可慢慢侵袭筋膜、肌肉，最终可波及骨骼。疼痛和系统症状少见。

典型的瘘管引流液可见 0.1～0.5mm 大小颗粒，有白色、粉红色、黄色、棕色和黑色，视致病菌的性质而定。皮损可迁延多年，晚期并发症包括淀粉样变和败血症。

诊断

临床上依据肿胀、瘘管形成和颗粒物等典型表现可作出诊断。特异性诊断需用颗粒物培养。颗粒物应从瘘管排出物或活体组织采集，最适合用于培养真菌和放射菌的颗粒物应取自组织样本的基底部。还可将颗粒物压碎做 KOH 试验。由于放线菌性足菌肿的细丝与真菌性足菌肿的真菌菌丝不同，可以此区分。

损害部位的组织切片检查可见病原体，可用于临床上鉴别诊断瘤等赘生物。肢体放射性检查有助于发现骨髓炎。近年来，B 超检查被认为是诊断足菌肿病的敏感和特异的方法，并可确定感染的范围。CT 和核磁共振检查有助于评估头部足菌肿病。

治疗

真菌或放线菌病原体种类、感染部位和侵犯的程度不同，治疗的方法也不一样。早期通常建议手术切除或烧灼方法；由于复发风险大，并可能引起更大范围的肢体切除，因此采取上述两种方法的同时应配合进行化疗。放线菌性足菌肿复发的概率低于真菌性足菌肿。诺卡尔菌属引起的放线菌性足菌肿可用磺胺类药物、米诺环素及其他抗生素治疗。放线菌属引起的放线菌性足菌肿对青霉素、氨苄西林、头孢曲松钠等敏感。伊曲康唑和手术治疗对波氏假霉样真菌（*Pseudallescheria boydii*）引起的真菌性足菌肿疗效显著，咪康唑静脉给药也有效。

孢子丝菌病

孢子丝菌病（sporotrichosis）是由申克孢子丝菌引起的皮肤、淋巴和皮下组织的真菌感染，弥漫性感染少见。在温带和热带地区的土壤和植物残骸中可发现申克孢子丝菌。

流行病学

孢子丝菌病呈世界范围分布，但在温暖潮湿的环境更常见。感染率最高的是墨西哥、巴西和南非。病菌通过受伤的创面进入机体，多数病例往往是劳作时被污染物刺伤而感染（如园艺师、花匠和农民）。南非报道过该病的一次暴发流行，有 3000 名矿工因被污染的木料擦伤而感染。在美国，病例多数发生在玫瑰园艺师和处理水藓的苗圃工人。

临床表现

初期损害出现在受伤位置，表现为无痛性皮肤结节，后者通常破裂形成粗糙的溃疡。初期损害持续几周到几个月，或经治疗后消失，继之以后期损害症状。在大多数病例中，沿着局部淋巴管会出现暗红色无痛性的细小结节，持续几周至几个月不等，可形成溃疡和瘘管。偶尔，初期损害并不会沿淋巴管扩散。这些单一的损害可形成肉芽肿块，通常发展成为较小的外周卫星样损害。如果不经治疗，损害可持续多年。感染偶见波及肺、骨骼、中枢神经和皮肤，通常见于免疫缺陷病患者。

诊断

临床表现为手部的无痛硬性溃疡，续发损害沿着局部淋巴管分布，这种特征可有力支持孢子丝菌病的诊断。确诊需分离出病原体，通常取自组织活检样本。病变部位的组织活检显示混合性的肉芽肿反应，但很少检出病原体。组织活检样本培养是最可靠的诊断方法，还需同时进行其他培养以排除前述各类真菌感染。

非结核性分枝杆菌也可导致淋巴结肿大，尤其是海分枝杆菌病、诺卡菌病和兔热病。单一的病变需与皮肤结核、其他深部真菌感染、炭疽、兔热病和肿瘤相鉴别。

治疗

一些病人可以自愈；多数患者需经治疗才能根除。伊曲康唑100～200mg/d，治疗6个月，随后用200mg口服，每天2次，长期用药，临床证实有效。碘化钾饱和溶液（SSKI）也可作为替代药物。标准治疗开始用0.5～1mg/d，逐渐增加到有效剂量4～6mg/d。尽管SSKI经济有效，但患者经常因服用后频繁流涎和恶心而无法接受。两性霉素B静脉用药（0.5mg/kg/d），或口服氟康唑也可用于治疗本病。还可用高温疗法治疗局灶性病变。不管用什么治疗方案，临床症状消失后治疗仍需维持至少4周。

罗伯芽生菌病

罗伯芽生菌病（lobomycosis）（瘢痕疙瘩性芽生菌病）是一种罕见的皮肤局部感染，由罗伯菌（*Lacazia loboi*）感染所致。该病原菌尚未培养成功，但其分子结构与巴西类球孢子菌相似，在皮肤里呈球状的细胞内酵母形态。

流行病学

洛博芽生菌病最常见于巴西亚马孙河流域地区，尤其是在马托格罗索州。在其他中美洲和南美洲国家以及墨西哥也个别病例报道。(目前也有从大西洋瓶鼻海豚中发现该病的报道)。

临床表现

洛博芽生菌病起病通常表现为下背部、肢端、脸和耳朵处出现的小疣状斑块。早期损害逐渐发展为光亮瘢痕疙瘩状的结节，通常没有症状或有轻微的瘙痒。可能累及邻近的淋巴结节。该病呈慢性发展。最终的皮肤损害类似麻风结节或肉瘤。

诊断

可根据临床表现进行诊断，组织活检发现组织细胞和巨细胞肉芽肿中含有特征性真菌可以确诊。这种真菌形成圆形或柠檬形的球体，呈单个分散或链状排列。

治疗

治疗通常需要采取大范围的外科切除。可用氯法齐明长期治疗（初始药量 300mg/d，之后 100mg/d，连续用药 2 年）。其他抗真菌药，包括酮康唑、伊曲康唑和两性霉素 B 还未证实有确切疗效。

皮下接合菌病

皮下接合菌病（subcutaneous zygomycosis）亦称皮下藻菌病，是发生在热带地区的一种罕见的真菌病，可引起肢体近端慢性渗透性病变，好发于儿童。本病由蛙粪霉菌属感染所致。

流行病学

皮下结合菌病在东部和西部非洲、印度尼西亚、中东和印度均有报道。几乎所有的患者都是儿童或年轻人。引起该病的真菌（蛙粪霉菌属）主要存在于土壤、腐败的水果和蔬菜中，最有可能通过微小的皮肤伤口或磨损进入皮肤。

临床表现

起病通常为单个局部皮肤斑块，一般发生在大腿或臀部，有时也出现在躯干和手臂。斑块通常为无痛性，边界清晰。皮损逐渐扩大，经过几周或几个月的时间，渐渐发展为坚硬的“木质样”斑块。致病真菌也侵犯皮下组织甚至肌肉。最终在斑块的表面出现溃疡，但通常不会像足菌肿病一样形成引流窦道。

诊断

依据特征性的临床表现可作出诊断，病原菌培养和组织切片检查可以确诊。组织切片可见宽大的薄壁分支菌丝，菌丝包含在特征性嗜酸性细胞鞘膜里（Splendore-Hoeppli phenomenon）。斑块的边缘清晰，可与丝虫病、或肉瘤和淋巴瘤等恶性生长物相鉴别。

治疗

皮下接合菌病通常很难治疗。口服饱和碘化钾溶液（每次 10ml，每天 3 次，治疗 3 个月）、复方新诺明（每公斤体重 14mg，每日 2 次）或口服伊曲康唑可能有效。对久治不愈的患者，必要时可考虑截肢。

（胡慧宁　译　卜宏磊　校）

扩展阅读

Abdel-Razek M, Fadaly G, Abdel-Raheim M et al 1995 Pityrosporum (Malassezia) folliculitis in Saudi Arabia: diagnosis and therapeutic trials. Clin Exp Dermatol 20:406

Brun A 1999 Lobomycosis in three Venezuelan patients. Int J Dermatol 38:298–305

Elewski B E 1998 The superficial mycoses, the dermatophytoses, and select dermatomycoses. In: Elewski B E (ed.) Cutaneous fungal infections, 2nd edn. Blackwell, Malden, MA

Elgart M L 1998 Subcutaneous and miscellaneous mycoses. In: Elewski B E (ed.) Cutaneous fungal infections, 2nd edn. Blackwell, Malden, MA

Faergemann J 1998 Pityrosporum infections. In: Elewski B E (ed.) Cutaneous fungal infections, 2nd edn. Blackwell, Malden, MA

Fahal A H, Sheik H E, Homeida M M et al 1997 Ultrasonographic imaging of mycetoma. Br J Surg 84:1120

Gip L 1994 Black piedra: the first case treated with terbinafine. Br J Dermatol 130:26

Gueho E, Boekhout T, Ashbee H R et al 1998 The role of Malassezia species in the ecology of human skin and as pathogens. Med Mycol 36:S220

Gupta A K, Hofstader S L, Adam P et al 1999 Tinea capitis: an overview with emphasis on management. Pediatr Dermatol 16:171

Gupta G, Burden A D, Shankland G S et al 1997 Tinea nigra secondary to Exophiala werneckii responding to itraconazole. Br J Dermatol 137:483

Hay R J 1999 The management of superficial candidiasis. J Am Acad Dermatol 40:S35

Hay R J, Moore M 1998 Mycology. In: Champion R H, Burton J L, Burns D A et al (eds) Textbook of dermatology, 6th edn, vol 2. Blackwell Science, London

Jacinto-Jamora S, Tamesis J, Katigbak M L 1991 Pityrosporum folliculitis in the Philippines: diagnosis, prevalence, and management. J Am Acad Dermatol 24:693

Lesher J L 1999 Oral therapy of common superficial fungal infections of the skin. J Am Acad Dermatol 40:S31

Martin A G, Kobayashi G S 1999 Superficial fungal infection: dermatophytosis, tinea nigra, piedra. In: Freedberg I M, Eisen A Z, Wolff K et al (eds) Fitzpatrick's dermatology in general medicine, 5th edn. McGraw-Hill, New York

Martin A G, Kobayashi G S 1999 Yeast infections: candidiasis, pityriasis (tinea) versicolor. In: Freedberg I M, Eisen A Z, Wolff K et al (eds) Fitzpatrick's dermatology in general medicine, 5th edn. McGraw-Hill, New York

Mathew R, Kumaravel S, Kuruvilla S et al 2005 Successful treatment of extensive basidiobolomycosis with oral itraconazole in a child. Int J Dermatol 44:572–575

Pappas A A, Ray T L 1998 Cutaneous and disseminated skin manifestations of candidiasis. In: Elewski B E (ed.) Cutaneous fungal infections, 2nd edn. Blackwell, Malden, MA

Rivitti E A, Aoki V 1999 Deep fungal infections in tropical countries. Clin Dermatol 17:171

Rodriguez-Toro G 1993 Lobomycosis. Int J Dermatol 32:324–332

Sivaraman D, Thappa D M, Karthikeyan H et al 1999 Subcutaneous phycomycosis mimicking synovial sarcoma. Int J Dermatol 38:916–925

Talhari S, Cunha M G, Schettini A P et al 1988 Deep mycoses in the Amazon region. Int J Dermatol 27:481–484

Vermeer B J, Staats C C 1997 The efficacy of a topical application of terbinafine 1% solution in subjects with pityriasis versicolor: a placebo-controlled study. Dermatology 194:S22

第35章　利什曼病

Eli Schwartz

几种寄生虫病原体可以引起显著的皮肤病变以及全身性疾病。利什曼病（leishmaniases）即是一组由不同种别利什曼原虫感染所致的皮肤、黏膜皮肤及内脏病变的慢性疾病。锥虫科（Trypanosomatidae）利什曼属（*Leishmania*）为专性细胞内寄生原虫，虫体狭长，长10～15μm，寄生在白蛉体内有鞭毛的利什曼原虫称为前鞭毛体。受感染的白蛉叮咬哺乳类宿主时，可将前鞭毛体连同唾液经叮咬的破损处注入宿主体内。其后，组织中的巨噬细胞将前鞭毛体吞噬入胞，病原体转变为一种直径2～3μm的圆形或卵圆形小体，鞭毛消失，即为无鞭毛体。无鞭毛体在巨噬细胞内以无性分裂方式繁殖，胞内原虫不断增多直至细胞破裂，释出大量无鞭毛体，后者再次侵入巨噬细胞内，重复上述增殖过程。当白蛉叮咬受感染的哺乳类宿主时，可将含有大量无鞭毛体的巨噬细胞连同血液一起吸入，尔后无鞭毛体转变为前鞭毛体并在白蛉的消化道内繁殖，再移行并聚集在白蛉的口腔及喙，随下一次的叮咬侵入宿主体内。

通过吸血传播利什曼原虫的白蛉有东半球的白蛉属（*Phlebotomus*）雌性嗜血白蛉和西半球的罗蛉属（*Lutzomyia*）及毛蛉属（*Psychodopygus*）。在不同地区，除人类之外，家犬、野犬等哺乳动物和各种啮齿动物也是特定种别利什曼原虫的宿主。

在过去的10年间，随着各种分子和生化技术的发展，对利什曼属下新种别和亚种别的原虫逐渐有了认识，然而这也使得目前利什曼属的分类仍然不甚清晰。目前，研究者已发现数十余种利什曼原虫，其中一些因种别非常相近而可归为利什曼种群（如西半球的墨西哥利什曼种群和viannia利什曼种群）。

临床表现

有以下 3 种主要临床表型：

- 皮肤利什曼病（cutaneous leishmaniasis，CL）
- 黏膜皮肤利什曼病（mucocutaneous leishmaniasis，MCL）
- 内脏利什曼病（visceral leishmaniasis，VL）

依据地域分布特点，皮肤利什曼病又分为东半球皮肤利什曼病（包括南欧、中东、部分西南亚和非洲地区）和西半球皮肤利什曼病（从美国南部经拉丁美洲至阿根廷高地）。上述地域分布与临床特点紧密相关，因为东半球各种利什曼原虫多引起良性和自限性的皮肤疾病，而西半球各种利什曼原虫所致疾病的表现更多样，良性或恶性病变均可产生，还可累及黏膜。

皮肤利什曼病

皮肤利什曼病（CL）由几种不同的利什曼原虫感染引起，表现为慢性皮肤溃疡性病变，通常可自行愈合，分为东半球型和西半球型（或称美洲型）（见图 35.1）。该病因发生地区的不同而被当地居民冠以多种名称（见下述）。因感染原虫的种类不同，病原体可经直接扩散或转移的方式侵袭上呼吸道黏膜（即黏膜皮肤利什曼病），导致疼痛性的气管毁形，甚至造成死亡。

东半球皮肤利什曼病（Old World Cutaneous Leishmaniasis，OWCL）

通用名有东方疖（Oriental sore）、Jericho 玫瑰疹（Rose of Jericho）、德里疖（Delhi boil）和阿勒颇疖（Aleppo boil）。

病因学和流行病学

病原体为硕大利什曼原虫（*L. major*）、热带利什曼原虫（*L. tropica*）、埃塞俄比亚利什曼原虫（*L. aethiopica*）和婴儿利什曼原虫（*L. infantum*）。

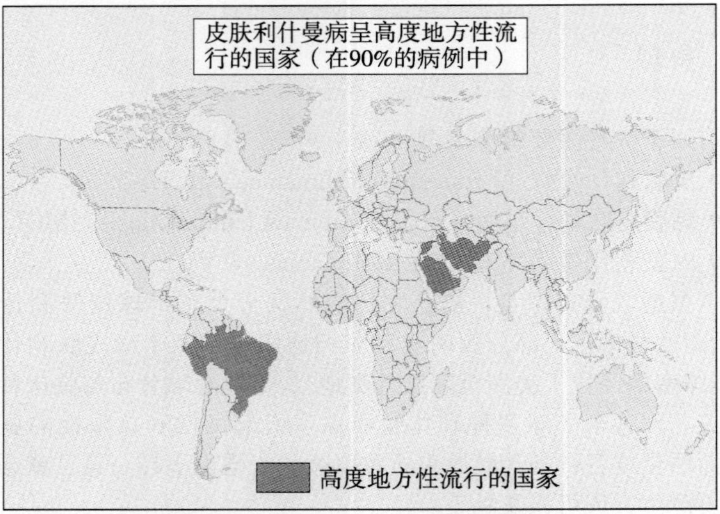

图 35.1 （另见彩图 35.1）皮肤利什曼病全球分布图（来自 WHO 的统计数据）

硕大利什曼原虫感染引起湿性皮肤损害（病灶湿润，伴坏死和渗出），为人畜共患病，也称“农村”利什曼病。动物宿主为沙漠啮齿动物。该病在北非、中亚、苏丹和中东的沙漠地带呈现地方性流行。在某些聚居地中，居民感染率可达100%，旅行者亦可患病。

热带利什曼原虫感染引起干性皮肤损害（病灶很少出现坏死和渗出），为人类皮肤利什曼病，也称“城镇”利什曼病。专家们目前认为在某些地区（如阿富汗），人是传播该病的首要宿主，同时也可成为储存宿主。在以色列的最近一次暴发流行中，发现岩狸（蹄兔）为储存宿主。地方性流行区包括地中海盆地、中亚和中东的城镇地区。

埃塞俄比亚利什曼原虫主要存在于埃塞俄比亚和肯尼亚的农村山区。储存宿主是岩狸（蹄兔），该动物在物种起源上与象为远亲。

婴儿利什曼原虫存在于地中海盆地、中国、中亚和中东。成人感染后病情轻微，表现为自限性的皮肤病，而婴幼儿则倾向发展为内脏利什曼病。储存宿主包括家犬和野生犬科动物。

临床特点

白蛉叮咬皮肤注入原虫后，典型皮损常在6周内出现，但也可延迟出现，这与叮咬处注入的原虫数量有关。病变初始为红斑性小丘疹，伴有瘙痒，其后缓慢增大、溃烂形成小溃疡，有时或为结节改变。病变出现在皮肤暴露部位，可单发也可多发（见图35.2）。溃疡存在的时间长短不一，最终缓慢愈合并形成瘢痕。

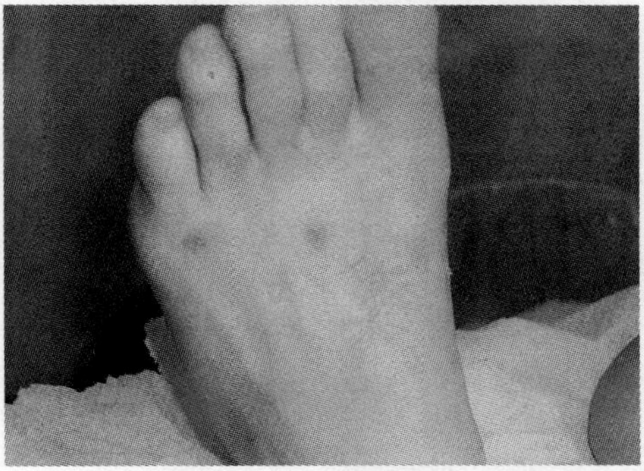

图35.2 （另见彩图35.2）硕大利什曼原虫感染患者的多发皮肤病变

硕大利什曼原虫感染常引起多发性溃疡，溃疡基底有渗出物。病程相对较短，皮肤病变可在6个月内愈合，很少累及局部淋巴结。

热带利什曼原虫感染引起孤立溃疡，演变较慢，自行愈合需要1年以上的时间。该原虫也可侵犯内脏器官（亲内脏性感染），在6名海湾战争期间被长期派驻中东地区的美国士兵中就证实了这一特点。

埃塞俄比亚利什曼原虫感染形成的溃疡演变更为缓慢，可持续存在数年。在近20%的地方性埃塞俄比亚利什曼原虫感染者中，可表现为无反应性皮肤利什曼病，因患者体内既无有效的体液免疫反应，又无有效的细胞介导的免疫反应，故形成广泛的皮肤浸润，酷似瘤型麻风，称为弥漫性皮肤利什曼病。

西半球皮肤利什曼病（New World Cutaneous Leishmaniasis，NWCL）

通用名有美洲皮肤利什曼病、糖胶树胶工人溃疡（Chiclero's ulcer）、espundia、bush yaws、uta 和 picatura de pito。

病因学和流行病学

该病见于大部分中南美洲的农村森林和热带丛林地区。森林工人、农业工作者及其他在农村、森林地区工作的人员具有首要风险。白蛉虽不轻易叮咬人类，但上述人员的工作特性使其被受感染的白蛉叮咬的几率大大增高。病原体为隶属于 viannia 利什曼种群和墨西哥利什曼种群的利什曼原虫（见表 35.1）。任一种群中的利什曼原虫在某一特定地区都可成为最主要的病原体。在西半球，上述 2 个种群中的原虫都能引起皮肤利什曼病，除了在南部德克萨斯州和多米尼加共和国，因这两个地区目前只发现有墨西哥利什曼原虫。动物宿主有狐狸、树獭和森林啮齿动物。

表 35.1 西半球皮肤利什曼病

亚属	共同种
Viannia 利什曼原虫（*L. viannia*）	巴西利什曼原虫（*L.*（*V.*）*brasiliensis*）
	圭亚那利什曼原虫（*L.*（*V.*）*guyanensis*）
	巴拿马利什曼原虫（*L.*（*V.*）*panamensis*）
	秘鲁利什曼原虫（*L.*（*V.*）*peruviana*）
墨西哥利什曼原虫（*L. mexicana*）	墨西哥利什曼原虫（*L. mexicana*）
	亚马逊利什曼原虫（*L. amazonensis*）
	委内瑞拉利什曼原虫（*L. venezuelensis*）

临床特点

皮肤病变可与东半球皮肤利什曼病相似，但也有一些明显差异，如皮损面积更大，直径可达 7cm，边缘隆起僵硬，多有溃烂。此外，可出现类似孢子丝菌病分布的皮下结节和局部淋巴结肿大（见图

35.3)。皮肤病变的愈合相当缓慢，并且可扩展至口咽部黏膜而引起黏膜皮肤利什曼病（MCL）。

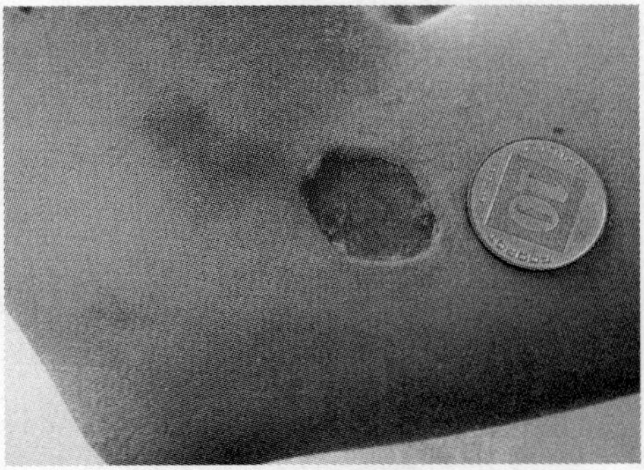

图 35.3 （另见彩图 35.3）旅行者感染巴西利什曼原虫出现的皮肤病变

注意溃疡远端的皮下结节

糖胶树胶工人溃疡（Chiclero's ulcer）特指墨西哥利什曼原虫感染引起的皮肤病，见于墨西哥尤卡坦地区、伯利兹和危地马拉。最常见的发病部位为耳部，多为孤立病灶。耳部溃疡在愈合前持续存在数年，可导致耳部结构的毁损。其他部位的皮肤病变多在 6 个月内愈合。黏膜受累者罕见。

黏膜皮肤利什曼病主要由巴西利什曼原虫感染引起。皮肤病变的特点类同孢子丝菌病，沿淋巴管走行的方向扩展，5%～10%的病例可出现黏膜病变。皮肤感染灶通过转移的方式使黏膜受累，在初始皮肤病变后的数月至数年才出现黏膜病变。最初为鼻中隔黏膜组织的红斑、水肿及溃疡形成，逐渐累及腭部及咽喉部，偶尔累及肛门等其他部位的黏膜。这种软组织的肉芽肿性病变具有毁损性，可使软骨受累，但不会累及骨组织。鼻中隔穿孔和鼻梁骨塌陷十分典型，并形成所谓的“貘鼻”（tapir nose）。黏膜病变具有进展性，可毁损面容，甚至可致命。严重的黏膜皮肤利什曼病即称为 espundia。

弥漫性皮肤利什曼病较少见，其特点类同东半球的此型。

皮肤利什曼病的诊断

如能在病变组织涂片、活检或培养中证实病原体的存在，即可诊断该病。病变处有数量不一的无鞭毛体，也称利—杜小体（Leishman-Donovan body），但该小体在涂片或活检中可能难以准确识别。从活动性的病变组织处取材进行培养，通常可查见前鞭毛体。目前有几种可用的培养系统，但都多需 1 周至数周的时间才能取得阳性结果。

利什曼原虫素试验（Montenegro test）可用以明确是否存在既往感染或现症感染，该试验通常在病变出现后的 3 个月呈现阳性结果，但弥漫性病变时则不然。方法为皮下注射定量灭活的前鞭毛体，48h 后判读结果，若皮试处硬结直径大于等于 5cm 则可视为阳性反应。

尽管血清学试验可行，但其在诊断皮肤利什曼病中的价值非常有限。

上述检测方法都具有属特异性，即可确认患者是否感染了利什曼原虫。然而，由于该病临床表现类型多样，不同种利什曼原虫感染的治疗疗效也不一，故具体到为何种原虫感染的诊断是非常必要的。在过去，从培养物中分离出前鞭毛体后，可送至特殊实验室使用同工酶电泳法以确定利什曼原虫的种类。因培养病原体需要时间，这种方法比较耗时，如今已少有实验室开展此项检测。

目前聚合酶链式反应（polymerase chain reaction，PCR）法是公认的首选检测方法。该法特异性强，能快速鉴别东半球和西半球利什曼病，且能进一步鉴别引起西半球利什曼病的病原体是属于 viannia 利什曼种群抑或墨西哥利什曼种群。此外，该法具有较高的灵敏度，仅需极少量来自病变处皮肤刮屑的 DNA 即可进行检测，灵敏度为 89%～100%。

治疗

治疗皮肤利什曼病应权衡利弊。从一方面来说，若感染较轻且呈自限性，则治疗的优势就需与药物的潜在毒性进行权衡。从另一方面来说，若感染后出现显著的皮肤病变并伴有扩展的可能性，或已经出现黏膜病变时，治疗就显得十分必要了。另外还需要考虑的一点就是应采用局部治疗还是全身治疗。全身治疗的指征见表 35.2。

表 35.2　全身治疗的指征
Viannia 利什曼原虫所致病变（尤指巴西利什曼原虫）
病变转移扩展至淋巴结
面部定位病变
多发病变
慢性耳部感染（见于墨西哥利什曼原虫感染所致糖胶树胶工人溃疡）

多种治疗方法都主张使用，包括全身治疗和局部治疗，如使用 5 价锑剂、两性霉素 B、喷他脒、冷冻疗法、外科手术、热疗及其他多种方法。但其中很多方法尚缺乏系统性的验证（见表 35.3）。

表 35.3　皮肤利什曼病的治疗（按利什曼原虫种类）

种	药物	剂量	证据的分级[a]
墨西哥利什曼原虫	局部使用药膏：成分为 15%巴龙霉素与 12%氯化甲苄乙氧胺	每天 2 次，疗程 20 天	B
	酮康唑	每天 600mg，疗程 28 天	B
巴拿马利什曼原虫	酮康唑	每天 600mg，疗程 28 天	A
	5 价锑剂	锑剂每天 20mg/kg，疗程 20 天	A

续表 35.3 皮肤利什曼病的治疗（按利什曼原虫种类）

种	药物	剂量	证据的分级[a]
	或		
	5 价锑剂联合别嘌呤醇	锑剂每天 20mg/kg，疗程 15 天；别嘌呤醇每天 20mg/kg，分 4 次给予，疗程 15 天	A
圭亚那利什曼原虫	羟乙磺酸戊氧苯脒	每天 3mg/kg，分 4 次注射，隔天使用	C
巴西利什曼原虫	5 价锑剂	锑剂每天 20mg/kg，疗程 20 天	A
硕大利什曼原虫	局部使用药膏：成分为 15%巴龙霉素与 12%氯化甲苄乙氧胺	每天 2 次，疗程 10～20 天	A
	局部热疗	2 组（5min 内保持局部温度为 55℃）	C
	或		
	冷冻疗法	2～3 组，局部使用液氮	C
	使用锑剂局部浸润	葡萄糖酸锑纳或葡甲胺锑酸盐浸润至病变处完全变白为止每处浸润量最多为 5ml，锑剂总量为 20mg/kg 每周 1～2 次 1～5 处浸润点	A
	氟康唑	每天 200mg，疗程 6 周	A

续表 35.3 皮肤利什曼病的治疗（按利什曼原虫种类）

种	药物	剂量	证据的分级[a]
热带利什曼原虫	使用锑剂局部浸润	葡萄糖酸锑钠或葡甲胺锑酸盐浸润至病变处完全变白为止每处浸润量最多为 5ml，锑剂总量为 20mg/kg 每周 1～2 次 1～5 处浸润点	D
婴儿利什曼原虫	局部使用药膏：成分为 15%巴龙霉素与 12%氯化甲苄乙氧胺	每天 2 次，疗程 10～20 天	D
	冷冻疗法	2～3 组，局部使用液氮	C
	局部热疗	2 组（5min 内保持局部温度为 55℃）	D
	5 价锑剂	锑剂每天 20mg/kg，疗程 10～20 天	D
	氟康唑	每天 200mg，疗程 6 周	D

[a]证据的分级-推荐级别：A. 在具代表性样本中进行的随机对照试验；B. 在具部分代表性（患者数量少，包括不同类别）样本中进行的随机对照试验。在具代表性样本中进行的队列研究或病例对照研究；C. 在具部分代表性样本中进行的队列研究或病例对照研究，代表性样本中的一系列病例；D. 部分代表性（患者数量少，包括不同类别）样本中的一系列病例，未证实的专家意见及其他结论。（摘自：Blum J，Desjeux P，Schwartz E et al 2004 Treatment of cutaneous leishmaniasis. J Antimicrob Chemother 53：158－166.）

东半球皮肤利什曼病的治疗

局部用药治疗硕大利什曼原虫感染通常已经足够，在以色列进行的几项研究中证实，外用含 15%巴龙霉素和 12%氯化甲苄乙氧胺软膏是有效的（见表 35.3）。另外一种十分有效的治疗方法为使用葡萄糖酸锑钠在病变处进行局部浸润。该法在欧洲和以色列已开展使用，但在美国尚未获得批准。

使用药膏或局部浸润治疗多发性病变不太可行，因某些患者病变数量可多达 30～40 个。此类患者推荐静脉使用葡萄糖酸锑钠，其剂量与治疗西半球皮肤利什曼病相同（见下述），疗程 10 天，通常可达到较好疗效。

目前有关热带利什曼原虫感染的循证治疗方法还较少。这种原虫似乎对治疗有更强的抵抗性，对巴龙霉素药膏的反应也相对较差。因此，可采用经静脉或直接在病灶内注入葡萄糖酸锑钠的方法来治疗此类患者。

西半球皮肤利什曼病的治疗

通常需全身治疗，尤其是高度怀疑或已证实为巴西利什曼原虫感染，因病变具有毁损性以及可向黏膜部位转移扩展（见表 35.2）。

治疗方法因感染的原虫种类不同而有其特异性（见表 35.3）。巴西利什曼原虫具侵袭性，且对治疗的抵抗性较墨西哥利什曼原虫更强，故治疗上更加困难。治疗时需采用全身疗法，首选药物为葡萄糖酸锑剂。该药可通过美国疾病预防和控制中心（Centers for Disease Control and Prevention，CDC）的药品服务部（Drug Service）来获取（使用剂量见表 35.3）。治疗中的一个问题就是药物的不良反应多，如乏力、出现骨骼肌肉疼痛及胃肠道症状。实验室检查的异常也十分常见，包括肝酶升高、胰酶升高（尽管总是表现为无症状性胰腺炎）及血液学异常，如白细胞减少和血小板减少。此外，30%～60%的患者可出现心电图的可逆性改变（如 T 波改变），但同时缺乏心肌损伤的表现。

在疗程结束后 6 周应对患者治疗后的状况重新进行评估，若病变的改善程度没有达到 75%，则应考虑开始另一疗程的治疗或是换用其他治疗方案。治疗结束后，应持续监测病变 1 年以观察有无复发。在旅行者中，该病复发率约为 25%。

黏膜病变的推荐治疗方案同上（葡萄糖酸锑钠每天 20mg/kg，

疗程 28 天)，治愈率可达 60%。最近一项在旅行者中开展的研究表明，静脉注射脂质体两性霉素 B 每天 3mg/kg，连用 5 天，在第 10 天再使用 1 次，其疗效是非常满意的。这种治疗方案最初仅用于葡萄糖酸锑剂治疗失败的患者，但随后即作为首选治疗。因治疗的不良反应微乎其微，甚至可以忽略，目前为止还没有治疗失败的病例报道。该药尽管费用昂贵，但从成本—效益的角度来核算（至少在西方国家中），因使用后可显著缩短住院周期，故有其使用价值和优势所在。在当地患者中，采用每间隔 1 天使用 1 次两性霉素 B，共使用 20～30 次的治疗方法，其治愈率报道为不低于 75%。初次治疗的反应应在疗程完成后 3 个月进行评估。因黏膜病变复发的潜在可能性很高，建议患者在药物治疗结束后还需定期随访几年。

内脏利什曼病

内脏利什曼病（VL）又称黑热病。在非洲和印度，该病因感染杜氏利什曼原虫（*L. donovani*）引起；而在地中海盆地和西半球，病原体分别为婴儿利什曼原虫（*L. infantum*）和恰加斯利什曼原虫（*L. chagasi*）。同皮肤利什曼病，该病也是经由白蛉的叮咬吸血而获得感染。动物宿主包括各种啮齿动物、家犬或野犬，但在印度只有人类是唯一已知的宿主。

在来自该病流行区的居民或近期曾前往流行区的旅行者中，若出现间歇热、贫血和显著肝脾肿大等表现时，都应怀疑是内脏利什曼病（流行区见图 35.4）。该病偶尔可在军队里造成流行，如驻扎在印度的英国士兵中就曾出现过黑热病。参加过海湾战争的美国退伍老兵中也有内脏利什曼病的报道，但绝大部分病例可能是由于热带利什曼原虫的感染所致。在地方性流行区，短时间暴露后即可被感染。

临床特点

临床症状和流行病学特点可因地域的不同而表现各异。在非洲和中亚地区的感染者中，常在寄生虫进入体内的皮肤处出现一个结节，

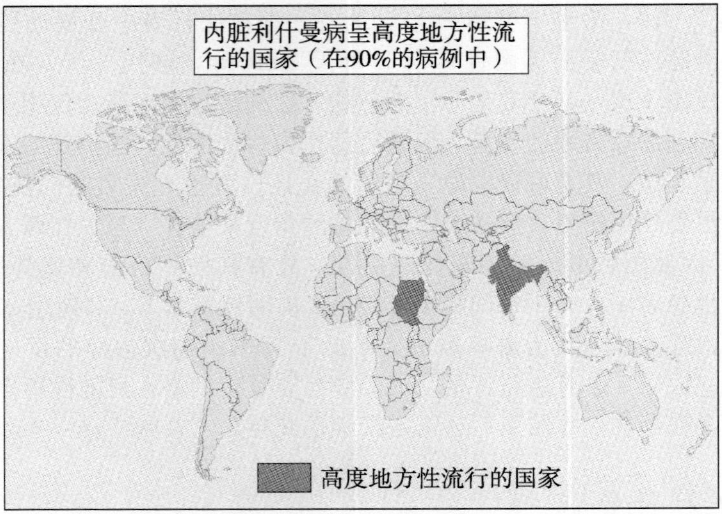

图 35.4　(另见彩图 35.4) 内脏利什曼病全球分布图

（来自 WHO 的统计数据）

该结节多在临床病变进一步发展前就会消失。经过 2～6 个月的潜伏期，全身症状可在患者未察觉的情况下逐渐发展，但临床表现偶可突然出现。发热为最早出现的症状。查体时可发现肝脾肿大，质地坚实，无压痛。淋巴结肿大更常见于地中海国家、东非和中国等地的感染者中。在巴西和地中海地区，黑热病的患者多为儿童。在苏丹、东非和印度等地，患者偶可出现口和鼻咽部病变。

发病机制是由于利什曼原虫侵袭进入脾、肝、骨髓和皮肤等部位的网状内皮细胞，以及随后无鞭毛体在这些细胞中的大量倍增。如未治疗，感染将转为慢性化，患者除上述症状和体征外，常变得极度虚弱衰竭。肤色浅淡的患者可出现土灰色的皮肤色素沉着，在印度语中称为“kala-azar”，意即为“黑热”。

未治疗的患者可并发间发感染，如肺炎、肺结核和痢疾，这些感染性疾病常可致患者死亡。部分患者死于消化道大出血。

艾滋病患者若合并内脏利什曼病，其临床表现应与不伴 HIV 感染的患者相似。常见有发热、脾肿大和全血细胞减少。胃肠道受累更多见于艾滋病患者中。从食管到直肠的黏膜下层组织中，可查见含有大量无鞭毛体的巨噬细胞。这类患者的典型特点就是对治疗的反应差，病死率高。

在印度和东非，部分患者在治愈后经过较长时间可出现黑热病后皮肤利什曼病（post-kala-azar dermal leishmaniasis），其特征表现为色素脱失斑或皮肤结节病变，酷似麻风。

诊断

来自流行区的移民或曾在流行区停留过的旅行者若出现特征性的症状和体征，则应怀疑患有内脏利什曼病。

实验室检查可发现贫血、白细胞减少、中性粒细胞减少和少见的血小板减少。嗜酸性粒细胞计数也偏低。此外，高球蛋白血症非常突出，因 IgG 明显增多。

骨髓抽吸物的显微镜检和培养是确诊的最佳方法，而通过检测脾穿刺抽吸物做出诊断被证实可能还要更好。血清学检测后监测该病的治疗反应可能也有助于诊断。

采用 PCR 法检测骨髓或脾穿刺抽吸物使该病的诊断能力得以提高。最近的研究显示，PCR 法检测外周血的灵敏度同检测骨髓抽吸物，可达 98％。

治疗

治疗内脏利什曼病的首选药物是葡萄糖酸锑纳或葡甲胺锑酸盐。目前 CDC 推荐治疗方案为每天 20mg/kg，疗程 28 天。经静脉用药的耐受性更好，但也可经肌肉注射。已在几个国家中发现锑复合物存在临床耐药性，尤其在印度。典型者在开始治疗后的 1 周内就感觉病情好转，但实验室检查指标需数周时间恢复正常，而脾肿大消失则需数月的时间。要准确评估是否痊愈，必须在至少 1 年的时间内定期频繁随访。

另外可使用脂质体两性霉素 B，该法疗效显著且疗程较短。患者对治疗的反应率接近100%。缺点在于治疗费用昂贵。在锑剂广泛耐药的印度，两性霉素B是治疗内脏利什曼病的标准方案，方法为每间隔1天静脉输注1次，每次1mg/kg，疗程30天。但因该法为静脉用药，且疗程较长，需住院才能完成，所以许多地方性流行区的患者可能没有条件进行治疗。米替福斯（miltefosine）是一种新型的抗利什曼原虫口服药，该药疗效好，治愈率为94%。近来印度的一项研究显示，肌注巴龙霉素（一种更便宜的药物）每天11mg/kg，疗程21天，此法与两性霉素B疗效相当，治愈率可达95%。

（孟菁　译　杨清双　校）

扩展阅读

Antinori S, Calattini S, Longhi E et al 2007 Clinical use of polymerase chain reaction performed on peripheral blood and bone marrow samples for the diagnosis and monitoring of visceral leishmaniasis in HIV-infected and HIV-uninfected patients: a single-center, 8-year experience in Italy and review of the literature. Clin Infect Dis 44:1602–1610

Aronson N E, Wortmann G W, Johnson S C et al 1998 Safety and efficacy of intravenous sodium stibogluconate in the treatment of leishmaniasis: recent US military experience. Clin Infect Dis 27:1457–1464

Ballou W R, McClain J B, Gordon D M et al 1987 Safety and efficacy of high-dose sodium stibogluconate therapy of American cutaneous leishmaniasis. Lancet 2, 13–16

Berman J D 1996 Treatment of New World cutaneous and mucosal leishmaniases. Clin Dermatol 14: 519–522

Blum J, Desjeux P, Schwartz E et al 2004 Treatment of cutaneous leishmaniasis. J Antimicrob Chemother 53:158–166

el On J, Halevy S, Grunwald M H et al 1992 Topical treatment of Old World cutaneous leishmaniasis caused by Leishmania major: a double-blind control study. J Am Acad Dermatol 27:227–231

Faris R M, Jarallah J S, Khoja T A et al 1993 Intralesional treatment of cutaneous leishmaniasis with sodium stibogluconate antimony. Int J Dermatol 32:610–612

Herwaldt B L 1999 Leishmaniasis. Lancet 354:1191–1199

Herwaldt B L, Berman J D 1992 Recommendations for treating leishmaniasis with sodium stibogluconate (Pentostam) and review of pertinent clinical studies. Am J Trop Med Hyg 46:296–306

Herwaldt B L, Stokes S L, Juranek D D 1993 American cutaneous leishmaniasis in U.S. travelers. Ann Intern Med 118:779–784

Jones T, Johnson W, Barreto A 1987 Epidemiology of American cutaneous leishmaniasis due to Leishmania braziliensis braziliensis. J Infect Dis 156:73–83

Magill A J, Grogl M, Gasser R A Jr et al 1993 Visceral infection caused by Leishmania tropica in veterans of Operation Desert Storm. N Engl J Med 328:1383–1387

Marfurt J, Niederwieser I, Makia D et al 2003 Diagnostic genotyping of old and new world leishmania species by PCR-RFLP. Diagn Microbiol Infect Dis 46:115–124

Roberts L J, Handman E, Foote S J 2000 Leishmaniasis. BMJ 321:801–804

Salman S M, Rubeiz N G, Kibbi A G 1999 Cutaneous leishmaniasis: clinical features and diagnosis. Clin Dermatol 17:291–296

Schonian G, Nasereddin A, Dinse N 2003 PCR diagnosis and characterization of leishmania in local and imported clinical samples. Diagn Microbiol Infect Dis 47:349–358

Schwartz E, Hatz C, Blum J 2006 New world cutaneous leishmaniasis in travellers. Lancet Infect Dis 6:342–349

Scope A, Trau H, Anders G et al 2003 Experience with New World cutaneous leishmaniasis in travelers. J Am Acad Dermatol 49:672–678

Scope A, Trau H, Bakon M et al 2003 Imported mucosal leishmaniasis in a traveler. Clin Infect Dis 37:e83–e87

Solomon M, Baum S, Barzilai A et al 2007 Liposomal amphotericin B in comparison to sodium stibogluconate for cutaneous infection due to Leishmania braziliensis. J Am Acad Dermatol 56:612–616

Sundar S, Jha T K, Thakur C P et al 2002 Oral miltefosine for Indian visceral leishmaniasis. N Engl J Med 347:1739–1746

Sundar S, Jha T K, Thakur C P et al 2007 Injectable paromomycin for visceral leishmaniasis in India. N Engl J Med 356:2571–2581

Wortmann G, Miller R S, Oster C et al 2002 A randomized, double-blind study of the efficacy of a 10- or 20-day course of sodium stibogluconate for treatment of cutaneous leishmaniasis in United States military personnel. Clin Infect Dis 35:261–267

第 36 章　麻风（Hansen 病）

M. Patricia Joyce

麻风（leprosy）是一种侵犯皮肤、外周神经、眼球和睾丸的慢性感染性疾病。本病表现复杂，由于感染和宿主免疫系统之间的相互作用，可在不同患者身上表现出不同的临床症状。

Ridley-Jopling 分类系统很好地解决了以往麻风临床分类混乱的问题。该系统以光谱概念为基础，将麻风分为 5 型。光谱的两极分别是结核样型麻风（宿主免疫力强，表现为局部性疾病）和瘤型麻风（宿主免疫力低，表现为播散性疾病）。2 个极型之间为 3 个中段光谱型（界线类麻风）。换句话说，在麻风中，细胞免疫反应程度与疾病的程度（或者麻风杆菌负荷）呈反比关系。

就某个患者而言，麻风的治疗、并发症和预后取决于其临床类型。病人的免疫系统与感染之间的相互作用是动态的，并且受到治疗措施、怀孕和特定药物等诸多因素的影响。界线类麻风患者最终会发展为结核样型麻风或瘤型麻风，这是必然的趋势。

在所有的传染病中，麻风几乎是唯一一种备受社会歧视的疾病。由于对其传染性的恐惧，几个世纪以来，麻风病人一直受到社会的排斥，甚至被限制在特定的隔离区内生活。很多患有其他皮肤病（比如牛皮癣）的病人也因此遭受不公正的对待。甚至在今天某些麻风高发地区，具有麻风明显症状的人（比如皮肤损害、手部肌肉损害或眉毛缺失）还有可能遭到社会的排斥。很多病人出于对病情为人所知的恐惧，宁愿掩饰疾病、拒绝就医。这种态度在从麻风高发地区移民到美国的人群中可能普遍存在。

今天，由于治疗方法的改进，病人不再需要彻底隔离，因病致残的情况大多也能够避免。通过加强公众教育，可消除人们对麻风病人的歧视。在达到这个目标之前，许多当局还主张放弃使用“麻风”和

“麻风病人”这类术语，转而采用更加中性化的以人名命名的“Hansen 病”和“Hansen 病病人”代替。

病因

麻风的病原体是麻风分枝杆菌，1873 年由 Hansen 发现，为弱嗜酸性杆状细菌。麻风分枝杆菌在人造培养基上无法生长，但是能在老鼠的脚垫和犰狳体内增殖。在老鼠脚垫中，该病原体倍增时间长达 13 天，选择性地侵害末梢神经，最适生长温度为 33～35℃。麻风分枝杆菌本身不产生任何已知毒素，组织损伤系宿主的免疫反应或大量的细菌感染所致。

麻风分枝杆菌可以经 Fite 染色法（一种改良的嗜酸性快速染色法）识别。活的病原体被染色为均匀的棒状结构。经过治疗，大多数的病原体会很快失去棒状结构，呈现串珠或碎片状，且在老鼠脚垫中无法存活。

流行病学

麻风在世界大部分地区都有流行，但大多数的病例出现在热带地区。在全球大约 1000 万～1500 万的麻风病人中，一半以上集中在非洲和印度，东南亚地区也有大量病例。欧洲约有 5 万例，美国 6000 例以上。

最近几年美国每年新发病例数呈下降趋势。1983 年报告的发病例数最高，达到 447 例，最近 10 年每年大约报告 150 例新发病例。事实上全部新发病例均为来自墨西哥、菲律宾和东南亚的移民。在美国德克萨斯、路易斯安那、夏威夷和佛罗里达州也有麻风病例，呈现低水平的地方性流行。

麻风病例中男性多于女性，不同的调查系列中男女比例可从 1.6∶1 到 3∶1。在儿童中，男女比例为 1∶1。各种族人群均可受到麻风的侵害，但临床分型的比例在各种族中并不相同。在非洲，90％以上的病例为结核样型麻风，但在亚洲南部，这个比例低于50%。菲律宾人则以瘤型麻风为主。据称纯正的美国原住民——印第安人对麻风具有先天免疫力。双生子研究表明，无论病程还是分型都具有高度的一致性。所有的年龄段都可患病，但是多数集中在青壮年。

麻风传播的确切模式目前尚未明确。研究工作受到多种因素的影响，包括缺乏培养体系、没有血清学标记物、疾病发作前长达2～15年的潜伏期，以及多数人群对于麻风较高的先天免疫力。流行病学研究发现，只有3%～5%的人在迁延暴露后获得感染。然而，一次麻风杆菌的小剂量接种，就可以导致实验动物感染。如果迁延暴露是获得感染的必需条件，其造成感染的原因可能与接种的时机相关，与接种次数无关。麻风病人家居接触传染的研究发现，感染的危险性为2%～4%，也就是说，每1000人年有4例家居接触感染。

目前尚无证据表明结核样型麻风病人的分泌物含有病原体，因此，尽管仍未经证实，但一般认为该类病人不具有传染性。未经治疗的瘤型麻风病人则每天排出数以百万计的活体病菌，主要是通过鼻腔和口腔，但也可能在皮屑、汗液、血液、母乳和创伤渗出液中被检出。未经治疗的麻风病人有明显的菌血症，而且在叮咬此类病人的昆虫肠道内也可以检出活菌，但麻风经媒介生物进行传播的途径仍未得到证实。已有大量报告表明加工或食用南美犰狳可致感染，证实可能存在动物—人的传播途径。

各种感染控制措施中也包括一些可防止体液传播的简单做法，特别是要注意洗手、在打喷嚏时遮盖口鼻等。应用多种药物联合治疗（包括每天服用利福平）至少1周后，瘤型麻风病人分泌物中活菌数量会迅速减少，几周后即使将病原体接种于试验小鼠尾部，也不会引起感染。

临床特点

麻风的临床特点是其临床表现游行于结核样型麻风和瘤型麻风间，不同类型的麻风在症状上也有交叉重叠。为明确诊断，需要严谨的临床评估和组织病理学评价。麻风的主要临床评估要点包括：①皮肤损害的数量；②皮肤损害的大小和形态；③是否存在神经系统疾病；④是否出现由免疫应答改变引发的反应状态，这在下一节会详细阐述。

临床检查必须结合组织活检和皮肤涂片。Ridley-Joplin 组织病理学分类系统把麻风分成 6 种类型，有利于预测风险因素和并发症。另外，临床上还将麻风被分为含菌量较少的类型（未定类麻风、结核样型和界线类偏结核样型麻风）和含菌量较多的类型（中间界线类、界线类偏瘤型、瘤型麻风），有利于以此为依据采取针对性的治疗措施。这种相对简单的分类方式对于确定适宜的抗菌治疗措施具有重要意义。表 36.1 概括了 Ridley-Joplin 分类系统中的各型麻风的主要特征。

未定类麻风（I）：短暂而不稳定的感染状态，是麻风的早期表现，此时尚无法确定疾病最终将发展为光谱上的哪种类型。因此未定类麻风并不常见。

结核样型麻风（TT）：是在免疫力较强的宿主身上发生的局限性感染。通常只有单处皮肤损害，最多出现几处皮肤损害。皮肤损害通常表现为大而平坦的丘疹，界限清晰、外形不规则、具有红斑、边缘隆起、中心萎缩呈鳞片状。常见色素减退，且常导致感觉麻痹和排汗障碍。丘疹经常出现在脸部及肢端。神经受累范围通常为皮损区域，伴有明显的神经末梢肿大以及运动、感觉、自主神经功能缺失。在结核样型麻风中有一种亚型叫做单纯神经损害（pure neuritic），表现为神经损害的不断进展，但不伴有皮肤损伤。虽然神经疾患导致角膜去神经化、眼睑闭合不全、暴露性角膜炎，但是不出现睾丸、眼球的浸润。反应状态不会出现。

界线类偏结核样型麻风（BT）：患者的临床表现可能与结核样型麻风患者非常相似，但是宿主免疫反应水平相对较低且携带较多的杆菌。皮损通常有几个，相对于结核样型的皮损，本型皮损较小，表面相对不平坦。皮损通常呈不对称分布，往往存在明显的麻痹。可能有 1 个以上的区域存在神经受累现象。活检可以发现少量的麻风杆菌，而单纯的结核样型麻风几乎或根本没有杆状细菌特征。皮肤组织涂片很少检出麻风杆菌，可能出现逆转反应。

表 36.1 麻风 Ridley-Joplin 分类法对应的临床表现

表现	结核样型	界线类偏结核样型	中间界线类	界线类偏瘤型	瘤型
皮损数量	一个或几个	几个	通常几个到大量	大量	全部皮肤受累，呈现皮疹形态
皮损的大小和形态	大而扁平，边缘不规则，鳞屑状且呈低色素性	大多数大而扁平，鳞屑状且呈低色素性	大小不一，表面隆起，一般为边缘不规则的环形	大小不一的丘疹或斑疹，少数呈不规则环形，大多数小而规则	小而光滑，红斑或低色素性斑疹/丘疹，弥散性渗出
皮损的分布	不对称分布	不对称分布	不对称分布	不对称分布，也可能对称分布	对称分布
皮肤麻痹等级	明显	中等程度到明显	反复不定	始终非常轻微	始终无麻痹
神经受累情况	很早出现，累计1～2种神经	很早出现，累及少数几种神经	反复不定，累及少数几种神经	出现较晚，累及少数几种神经，呈现穿戴手套或袜套的感觉	出现较晚，经常发生广泛性的感觉缺失，呈现穿戴手套或袜套的感觉
一般反应	无	逆转反应	逆转反应或降级反应	逆转反应或ENL	50%出现ENL，极少数会出现Lucio脉管炎

续表 36.1 麻风 Ridley-Joplin 分类法对应的临床表现

表现	结核样型	界线类偏结核样型	中间界线类	界线类偏瘤型	瘤型
其他特点	10％患者出现角膜感觉障碍或兔眼症；有发生暴露性角膜病或失明的危险。	同结核样型	不稳定的疾病形态，由于存在继续进展的危险，应当按瘤型麻风治疗。	同瘤型。	眼、鼻、耳、睾丸等处浸润；眉毛缺失和鞍状鼻提示存在慢性感染。
涂片麻风杆菌数量	无或极少量	较少	中等	大量	数量极大
活检结果	通常无特异性病理改变，只表现为肉芽肿性皮炎	通常有病理改变	呈现明显特异性病理特征	呈现明显特异性病理特征	呈现明显特异性病理特征

ENL：麻风结节性红斑

中间界线类或双态性麻风（BB）：被认为是一种不稳定的、可能向任一种极型发展的麻风类型。病人皮损数量通常>10，形态呈多样性。一些皮损较大、不规则且较为平坦，类似结核样型麻风；另外一些则比较小而且出现浸润或隆起。损害分布不对称，典型外观呈环形或戒指形。神经损害发生的有早有晚，涉及多个神经，而且可能较为严重。在针对麻风杆菌抗原的细胞免疫反应发生变化的时候可能会发生逆转和降级反应；它们提示疾病正向结核样型麻风或瘤型麻风发展。中间界线类麻风的神经损害最为严重，不仅累及多个神经，并且神经炎有出现反应的趋势。通过皮肤组织活检和涂片可以发现一定量的麻风杆菌。

界线类偏瘤型麻风（BL）：本型临床表现与瘤型麻风类似，只是相对而言携带更少的麻风杆菌且具有较强的免疫反应。皮损数量通常很多，呈斑、丘疹、扁平状或结节状。

一些斑块呈现外边缘倾斜内边缘陡峭的凿除状。神经受累发生较晚，但通常不会发生感觉缺失。

瘤型麻风（LL）：麻风杆菌在瘤型麻风患者的皮肤、末梢神经、眼球和睾丸中无限制的增殖。皮损数量极多，面积小，呈对称斑点状，具有色素沉着，呈斑疹、丘疹或结节状。在耳朵、上嘴唇和前额等体表温度较低的部位呈现明显的浸润，背部中线不会发生皮损。但不管是否有皮肤损害，所有皮肤区域都有大量的麻风杆菌增殖。面部可能出现弥漫性浸润，导致典型的狮子样面容和侧向眉毛缺失。

瘤型麻风患者的末梢神经被浸润和发生肿大的可能性较低，麻痹在稍后发生，或可能不太明显。当麻痹发生时，可见弥漫性损害而不是中央神经元损害；病人自我感觉像是戴上了手套或穿上了袜子。累及鼻黏膜时可以导致鼻腔堵塞、鼻出血，还可能导致鼻中隔穿孔甚至塌陷。累及睾丸可导致不育、阳痿和男性乳房发育。累及眼球时导致包括角膜炎、巩膜炎和角膜神经控制缺失。多达50%的瘤型麻风患者可出现麻风结节性红斑（ENL），这是一种以柔软的皮肤结节和多系统症状为特征的明显的免疫复合物损害，通常在治疗的最初几年出现。ENL可以是麻风的一个慢性症状，或者也有可能直到治疗结束才出现。逆转反应很少发生于单纯的瘤型麻风病人身上。

未定类麻风是所有可识别的麻风类型中最早期的一种疾病形态，诊断上可能非常困难。典型的情况一般呈现低色素性或红斑性斑丘疹，但没有不正常的感觉或出汗。这一时期组织切片无特异性改变，难以发现或没有病原体检出。本型麻风的进展变化不定，一些损害会自然愈合，不再呈现进一步的疾病症状；有些则在长达数月至数年的时间里保持稳定；还有一些更发展成为“定型”的持久性麻风。

麻风神经系统损害主要是由麻风原体在外周浅表神经中的选择性增生引发。神经的破坏可能系炎症所致，也可能是大量的感染性病原体浸润造成。强烈免疫反应引发的炎症破坏了神经组织，这是结核样型麻风和中间界线类麻风的特征，也是活动性神经炎过程（如 ENL 和逆转反应，特别是后者）的重要特征。瘤型麻风和界线类偏瘤型麻风患者存在大量的麻风杆菌浸润神经组织的现象，它们逐渐破坏神经。主要累及浅表神经（因为温度较低），包括手肘部的尺神经、手腕部的桡神经和正中神经、较大的耳神经、嗅神经、三叉神经、面神经、小腿侧和后面的胫骨神经和腓神经。感觉、运动、自主神经的症状一起或先后出现。最早出现的感觉缺失就是辨别冷热障碍，继而是轻触觉和痛感缺失。中枢神经系统不被累及。

眼球受累在各类型麻风中都有发生，但是受累的形式与疾病类型有关。在“光谱”一端的结核样型麻风中，最典型的症状是因去神经损害所导致的角膜感觉缺失和兔眼症，最终可因暴露性角膜炎致盲。瘤型麻风和界线类麻风患者的眼球前部发生麻风杆菌浸润，可导致结节性角膜炎和外层巩膜炎。ENL 可引起虹膜睫状体炎并继发青光眼，并最终致盲。出现眼部感觉神经去神经化后，尽管患者眼部损害呈渐进性发展，但患者并无自觉症状，因此可最终导致失明。这类患者应该由一个了解麻疯并发症的眼科医师进行评估和跟踪治疗。对已经出现角膜麻痹的患者，应该为其提供咨询，并告知应采取的措施，以防止角膜暴露损害。对兔眼症患者可采取手术治疗。与反应状态有关的炎症可使用类固醇激素进行控制。

反应状态

宿主免疫力发生变化时，便可出现反应状态（也称麻风反应）。反应状态对于辨别和治疗麻风都是非常重要的，因为它们能够导致不可逆的组织损害。要注意区别一些性质不同的反应类别。

逆转反应（或I型反应）：表现为细胞免疫反应增强，疾病朝着结核样型麻风这一极进展。这种反应常见于界线类麻风中，在结核样型和瘤型麻风这两个极型中并不出现。

1. 肉芽肿区域中活化的淋巴细胞增多，导致原有的皮损向红斑和水肿发展。如果程度较为严重，可能出现溃疡。

2. 末梢神经肿大和触痛。

3. 严重的神经炎可能导致感觉、运动功能的迅速缺失。

4. 通常没有全身症状，而且实验室检测对于疾病诊断作用不大。

应实施活组织检查和神经传导研究以明确疾病诊断和跟踪神经炎进展情况。应尽快对患者进行治疗，以避免发生永久性的神经损害。逆转反应一般持续几个星期，但也可能持续好几个月。

降级反应是指细胞介导的免疫反应水平下降所致的反应，也就是说，疾病向瘤型麻风方向发展，出现新的皮肤损害。末梢神经水肿可能导致突然发生的功能缺失。

麻风结节性红斑（ENL或第II类反应）：多达50%的瘤型麻风或界线类偏瘤型麻风患者在其病程中可出现ENL，并可能呈慢性发展。ENL的免疫学机理尚未完全明了，但目前普遍认为与麻风杆菌抗原形成的免疫复合物介导的过程有关。

1. ENL是一个以发热、关节痛、体重下降、神经炎、虹膜睫状体炎、附睾睾丸炎和不断发作的伴有疼痛的皮肤损害为主的全身性反应。

2. 皮肤损害表现为红色斑丘疹和结节，类似结节性红斑或多形性红斑。

3. 损害通常出现在外观正常的皮肤上，而不是发生在已经产生麻风丘疹的皮损上，而且一般在大腿、前臂和面部。

4. 实验室研究显示白细胞增多，血沉增快，而且通常血液循环中的免疫复合物增多。

5. 组织活检显示急性炎性脂膜炎，伴有标志性的多核性白细胞浸润。

6. 慢性ENL与淀粉样变性和肾小球肾炎有关，可因肾功能不全导致死亡。

Lucio现象（坏死性红斑）是一种罕见的反应状态，主要见于墨西哥、古巴、巴西或哥斯达黎加等国那些长期患有弥漫性瘤型麻风的患者。组织病理学检查显示，组织承载大量的细菌并伴有血管内浸润、脉管炎和血管内血栓。坏死性皮损皮肤起初表现为不规则或星状的斑疹或斑丘疹，继而变紫斑状和形成溃疡。可能会形成大范围的皮肤坏死，导致继发感染、败血症、甚至死亡。使用类固醇激素、针对大量杆菌感染进行治疗以及采取支持性护理措施可改善预后。

诊断

麻风的诊断应该综合考虑临床症状和体征，以皮肤涂片和活检作为支持。在医疗条件较差的地区，如病人具有典型皮肤损害并伴有麻痹症状，可据此诊断为麻风，准确性据称可以到达70%。世界卫生组织亦认为，经验丰富的医生足以凭此做出诊断。发达国家和地区的临床医生在处置来自麻风高发地区的患者时应保持高度的警觉性。

通常情况下，从患者开始寻医问药到确定麻风的诊断之间，会历时1年左右。皮肤损害和神经疾病相结合可以支持最终的诊断，但是神经系统的损害很多时候较为轻微，难以发现。

对病人进行评估时应该包括下列各项：

1. 应该对照损害图表对皮肤进行一次仔细检查。

2. 记录无汗症的区域，因为这与保护性感觉的缺失相关联。

3. 进行皮肤触诊以确定浅表神经是否肿大和触痛。

4. 进行详细的感觉测试以确定感觉缺失情况，绘制感觉缺失的分布图有助于对神经系统疾病的过程进行跟踪随访。

5. 进行运动测试和神经传导研究。

6. 对感觉障碍的肢端，检查其是否存在外伤或压力性损伤区域十分重要，评估麻风患者穿着的鞋子是否合适时也应如此。

7. 对所有病人进行眼科方面的评估。

鉴别诊断包括皮肤结节病、梅毒、蕈样肉芽肿、白癜风、牛皮癣、深在性痱子、白色糠疹、体癣和链尾线虫病以及其他分枝杆菌感染如结核分枝杆菌，海洋分枝杆菌，溃疡分枝杆菌等。

诊断的研究

确诊麻风应以在组织中检出麻风杆菌为依据。对所有病人都应进行活检和皮肤组织涂片。

活检组织应取自皮损的活动边界，并在常规染色的基础上再进行Fite染色。

皮肤组织涂片主要用于疾病诊断、评估细菌负荷量以及对治疗反应进行跟踪随访。所采取的方法是从真皮层获取组织液和细胞标本，进行Fite染色，分析麻风杆菌的数量和形态（图36.1）：

1. 紧捏标准部位（两侧耳垂、手肘和膝盖）的皮肤皱褶以减缓血液流动。

2. 用一把手术刀或剃须刀刀刃切开一个较浅的切口，长5毫米，深3毫米。

3. 用刀片在伤口内旋转90°，刮取伤口各边缘，并将收集到的组织涂在玻片上进行染色。

4. 每高倍视野下微生物的数量以对数标度进行划定，称之为麻风细菌指数（BI）。

5. 被完整染色的细菌（即活的病原体）所占的百分比，称为细菌形态指数（MI）。

虽然细菌可以在组织中存活许多年，但在治疗开始后的6个月内，被完整染色的细菌（即活的病原体）所占百分比（MI）应该降到0。MI没有下降提示患者未按疗程规范治疗或麻风杆菌产生了抗

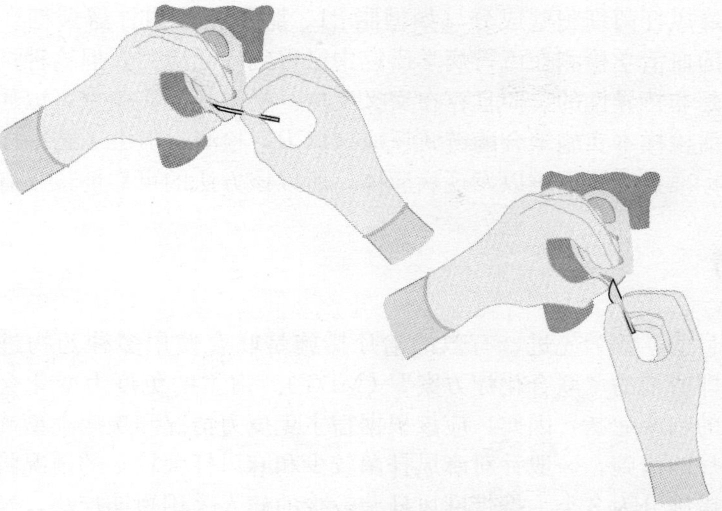

图 36.1 （另见彩图 36.1）获取皮肤组织涂片材料用于诊断麻风

（操作时必须带保护手套）

药性。麻风细菌指数（BI）大约每年下降 0.5～1 个对数级，但即便是在疾病得到成功治疗的多年后，该指数可能仍无法降低到 0。

神经组织活检有助于诊断结核样型麻风，特别是在皮肤活检未检出病原体或患者没有皮肤损害的时候。通常选择有神经疾病的区域内的皮肤感觉神经进行组织活检，查看是否存在病原体和典型肉芽肿。

麻风菌素检测目前在美国并未普遍使用，但已被用于对已确诊麻风的病人进行分类。皮内注射通过人类或犰狳制备的麻风杆菌抗原，可以对特异性细胞免疫反应进行评估。患有结核样型麻风的病人对麻风杆菌具有较强细胞免疫能力，皮内注射 48～72h 后可出现类似结核菌素反应的反应，称为 Fernandez 反应。如果使用的是完整的麻风菌素，则几周后会出现一种迟发型肉芽肿反应，称之为 Mitsuda 反应。细胞免疫反应较弱的瘤型麻风患者可能对麻风菌素试验没有反应。麻风菌素试验为非选择性的、非特异性的检测手段，对诊断麻风的作用不大。

麻风杆菌细胞壁成分（如糖脂-1、脂质阿拉伯甘露聚糖）对应抗体的血清学检测在流行病学研究中已得到广泛应用，但这种抗体检测也是非特异性的，而且存在交叉反应。受委托的实验室可以通过对组织活检样本实施聚合酶链式反应（PCR）检测，但由于结核样型麻风在标准显微镜下难以发现病原体，所以该方法的可靠性也很有限。

治疗

目前，较为先进、有效的治疗措施是联合使用多种药物进行治疗，即所谓的“联合化疗方案”（MDT）。宿主的免疫力变化会影响疾病的临床症状，因此，应该根据宿主免疫力情况和疾病类型确定抗菌治疗的措施。一般针对麻风杆菌较少和麻风杆菌较多的情况将治疗推荐措施分为 2 类。携带麻风杆菌较少的病人采用短期疗法，经治疗最后能够停止用药。携带较多病原体的病人则需要长期治疗，如果原来采用的是单一药物的治疗方案，甚至可能需要终身治疗。因为氨苯砜抗药性的出现，目前在确定治疗方案时已经不再单独使用氨苯砜，但是许多老病人将终生维持这种单一药物治疗方案。美国国家 Hansen 病项目和世界卫生组织推荐的治疗方案详见表 36.2。

表 36.2 目前 Hansen 病采取的治疗方案

疾病类型	NHDP 方案	WHO 方案
麻风杆菌较少： 未定型 结核样型 界线类偏结核样型	氨苯砜 100mg/d，利福平 600mg/d，连续用药 12 个月。	氨苯砜 100mg/d（无需监督），加利福平 600mg，每月 1 次（监督服用），持续 6 个月。
单一皮损；麻风杆菌较少	与麻风杆菌较少的类型治疗方案相同，连续用药 12 个月	ROM 治疗方案一次性给药：利福平（R）600mg，氧氟沙星（O）400mg，和米诺霉素（M）100mg

续表 36.2　目前 Hansen 病采取的治疗方案		
疾病类型	**NHDP 方案**	**WHO 方案**
麻风杆菌较多： 中间界线类 界线类偏瘤型 瘤型	1. 氨苯砜 100mg/d，氯法齐明 50mg/d，利福平 600mg/d，联合用药，持续 2 年； 2. 采用 WHO 针对麻风杆菌较多类型的标准治疗方案，连续用药 2 年；（可以日服米诺环素替代氯法齐明）	氨苯砜 100mg/d，加氯法齐明 50mg/d（都不需监督），加利福平 600mg 和氯法齐明 300mg 每月 1 次，监督服用，持续治疗 12 个月

治疗麻风所使用的主要抗菌药物是氨苯砜、利福平和氯法齐明。目前较为先进的联合化疗方案一般在一段疗程内先同时使用氨苯砜和利福平两种药物，继而单独使用其中一种。还有其他许多种抗菌药物也能有效抑制麻风杆菌，在患者出现药物不耐症或文献有记录的抗药性时可以作为二线治疗方法用于麻风的联合化疗（表 36.3）。

表 36.3　针对麻风杆菌的化疗药物	
杀菌剂	**抑菌剂**
利福平	氨苯砜*
米诺环素	氯法齐明*
乙硫异烟胺	
丙硫异烟胺	
氧氟沙星	
左氧氟沙星	
克拉霉素	
阿米卡星	
链霉素	
卡那霉素	

* 氨苯砜与氯法齐明联合使用可作为杀菌剂

1. 氨苯砜

通常患者对该药物耐受性较好，但可能产生许多的潜在副作用。所有用氨苯砜治疗的病人都存在轻微的高铁血红蛋白血症和溶血。6-磷酸葡萄糖脱氢酶缺乏的病人可能会出现严重的溶血，不能使用氨苯砜。极少数患者可出现粒细胞减少和“砜类化合物综合征”。

2. 利福平

可能引起肝功能异常、骨髓增生抑制和间质性肾炎。利福平可以导致尿液和其他体液变色。而且利福平可以影响许多药物在肝的代谢，包括肾上腺皮质激素和口服避孕药。

3. 氯法齐明

多用于患者对氨苯砜出现抗药性时。该药物对 ENL 有直接的治疗效果，但至今机理不明。（参见有关氯法齐明可用性的章节）

物理疗法

应当为肢端感觉障碍的患者提出相应的医疗建议，以防止由此引发的外伤。麻风病人失去手指或脚趾是感觉障碍的肢端反复遭受外伤和感染所致，而这是可以避免的。烹饪和洗涤等普通的家庭活动会给麻风患者带来烧伤或烫伤的危险。刀子应该谨慎使用，使用时还应戴上保护手套。如果使用不当，即使是钥匙、螺丝刀和其他看上去没有什么危险的工具都有可能导致外伤。经常检查患者的肢端非常重要，这有利于及时发现受伤的征象。

病人穿着的鞋子一定要谨慎选择，新鞋只能短期穿着，并及时检查是否有对脚造成刺激的迹象。如果患者脚部已经发生压力性损伤，就需要穿着特制的鞋以便重新分配脚部所承受的重量。

对已确定的运动神经障碍区域，应进行全范围关节运动练习或使用夹板，以防止挛缩。使用未受侵犯的肌腱组织实施腱转移重建术，可在一些病例中达到重建功能的效果。发生外伤或溃疡的区域应该积极采取固定、局部包扎和抗菌治疗。

心理社会治疗

应该通过教育，使所有麻风患者认识到这种疾病的本质特点。在移民病例中，翻译人员的作用是非常大的。应该正视患者害怕疾病传染和受到社会排斥这个问题并着力解决。要使病人坚信通过治疗可以使他们不再具有传染性，而且家庭和社会关系不会发生变化。在许多情况下，最好建议病人不要将其病情告诉临时接触者。保持开放和乐观的心态十分重要。与其他慢性疾病一样，最好由一个或几个专业人员与麻风患者之间建立起固定的联系。

反应状态的治疗

治疗急性麻风反应首选泼尼松。大剂量、短时间使用泼尼松可达到控制炎症反应以及防止造成神经破坏等终生性后遗症的目的。需要注意的是，利福平可以改变泼尼松的代谢。如果病人正在服用利福平，则如要取得可比效果，泼尼松的用量必须翻倍；或者也可以暂停服用利福平，或把用法用量调整成每月 1 次 600mg。对长期使用皮质激素的患者，应嘱其同时服用钙和维生素 D。

治疗急性逆转反应应从一开始就迅速使用足够剂量的泼尼松，以控制神经炎和防止神经损害。用药剂量应维持在 30～100mg/d，直到神经炎彻底治愈，然后在 4～6 个星期内逐渐减低药量。对麻风杆菌较少的麻风类型，如果患者出现累及神经的症状，可增加使用氯法齐明，每天 50mg，在出现活动性神经疾患的情况下，这种方案可提供额外的抗菌保护。

治疗急性 ENL 首选沙利度胺。但由于该药物具有致畸性和神经毒性，所以使用时应严格管控。在耐受沙利度胺之前，病人可能会感觉到它的镇静作用。男性及没有怀孕的女性患者一般使用沙利度胺控制病情，剂量为 100～400mg/d。治疗新发 ENL 时，应将沙利度胺的用量逐步调整到最低的有效剂量。在美国，目前已无法通过 NHDP（美国国家 Hansen 病项目）取得沙利度胺，现在该药物一定要通过 Celgene S. T. E. P. S. 项目（1－800－4 CELGENE）才可获得。其他治疗措施还包括使用皮质激素和氯法齐明。

对急性或慢性的 ENL 患者，氯法齐明 100～300mg/d 有一定的疗效。这种疗法大约需要 6 个星期才能到达完整效果。副作用包括可逆性的皮肤和巩膜红褐色色素沉着，大剂量长期服药可能发生恶心呕吐甚至肠梗阻。慢性 ENL 可使用氯法齐明与沙利度胺治疗。

接触者的治疗

目前尚无可用于管理家庭密切接触者的妥善方法。卡介苗试验表明防护效果很小。氨苯砜预防性服药可能导致耐药性的发展，并且只是推迟而不能避免发病。现在的做法主要是对所有家庭密切接触者实施早期检查，包括进行合适的组织活检和周期性复查。

复杂病例的管理

要取得与麻风管理有关的咨询信息，可联系美国国家 Hansen 病项目（NHDP）。联系电话：（800）642－2477，或访问网站 http://bphc. hrsa. gov/nhdp/。还可以通过世界卫生组织网站 http://www. who. int/lep/获得相关信息。

氯法齐明的可用性

在 Novartis 可持续发展基金会的资助下，世界卫生组织在全球范围内提供氯法齐明。美国从 2004 年 11 月起停止该药物的商业销售，通过 NHDP 可从 Novartis 取得该药物用于治疗麻风，但必须在一个研究协议的框架下实施。可致电（800）642－2477 联系 NHDP，咨询有关获取氯法齐明用于治疗麻风的相关信息。

（马赛　译　李磊　校）

扩展阅读

Boggild A K, Keystone J S, Kain K C 2004 Leprosy: a primer for Canadian physicians. CMAJ 170:71–78

Bryceson A, Pfaltzgraff R E 1990 Leprosy, 3rd edn. Medicine in the tropics series. Churchill Livingstone, Edinburgh

Britton W J, Lockwood D N 2004 Leprosy. Lancet 363:1209–1219

Hartzell J D, Zapor M, Peng S et al 2004 Leprosy: a case series and review. South Med J 97:1252–1256

Jacobson R R 1994 Treatment. In: Hastings R C (ed.) 1994 Leprosy, 2nd edn. Churchill Livingstone, Edinburgh

Jacobson R R, Krahenbuhl J L 1999 Leprosy. Lancet 353:655

Lockwood D N J 1992 Contributions of laboratory research to current understanding and management of leprosy. Trop Doct 22:S22

Lumpkin L R, Cox G F, Wolf J E 1983 Leprosy in five armadillo handlers. J Am Acad Dermatol 9:899

Marlowe S N, Lockwood D N 2001 Update on leprosy. Hosp Med 62:471–476

Moschella S L 2004 An update on the diagnosis and treatment of leprosy. J Am Acad Dermatol 51: 417–426

Ramos-e-Silva M, Rebello P F 2001 Leprosy. Recognition and treatment. Am J Clin Dermatol 2: 203–211

Rea T H, Levan N E 1978 Lucio's phenomenon and diffuse non-nodular lepromatous leprosy. Arch Dermatol 114:1023

Ridley D S 1969 Reactions in leprosy. Lepr Rev 40:77

Ridley D S, Jopling W H 1966 Classification of leprosy according to immunity. A five group system. Int J Lepr 34:255

Sasaki S, Takeshita F, Okuda K et al 2001 Mycobacterium leprae and leprosy: a compendium. Microbiol Immunol 45:729–736

Scollard D M, Adams L B, Gillis T P et al 2006 The continuing challenges of leprosy. Clin Microbiol Rev 19:338–381

WHO Study Group on the Chemotherapy of Leprosy 1994 WHO Technical Report Series. No. 847: Chemotherapy of leprosy. Geneva: World Health Organization

WHO 2005 Global leprosy situation 2005. WHO Weekly epidemiological record 80:289–296

第6部分　性传播疾病

第37章　性传播传染病和国外旅行

Jeanne M. Marrazzo

性传播传染病（sexually transmitted infections，STIs）指人和人之间通过性活动导致的感染。旅行中易于接触到新的性伴，容易导致性传播传染病的发生。随着近年来国际旅行者的不断增多，到STIs流行地区的人也不断增加，而有些STIs在美国已少见，如软下疳和性病淋巴肉芽肿（lymphogranuloma venereum，LGV）。此外，某些常见的STIs如淋病和衣原体感染，其在部分旅行地的发病率也明显高于美国大部分地区。如果跟那里的感染者发生性接触，则有可能被感染。而那些把性活动作为旅游目的之一的旅行者，选择的性伙伴往往就是当地STIs的高危人群。某些STIs，如梅毒，社会经济状况不良时尤其高发。如果旅行地正经受战争或社会经济的动荡，则旅行者感染STIs的风险更高。STIs的跨国传播还存在另一种方式：来自STIs流行区的移民和难民进入美国时，同时也可能把STIs输入美国，尤其是那些没有临床症状的感染，如潜伏梅毒。

旅行者需要了解旅行中的STIs风险和预防措施，保护自己和当地性伴侣的安全。

旅行中的随意性行为

长途旅行或经常旅行的人群是STIs的传统高危人群，包括长途汽车司机、海员和军人。但随着越来越多的人从事商务旅行和旅游度假，STIs的易感人群构成越来越复杂，数量越来越大，根据职业和旅游目的甄别风险已不可靠。从国外旅行和STIs暴露风险的关系来看，个人行为起决定性作用。

尽管调查结果受到调查人群数量和调查对象性别的影响，但通过这些调查仍能看出旅行者在旅行期间发生性活动的频率颇高。例如，在挪威的性病门诊中，发现高达41%的患者在最近的5年中曾在国外与新性伴发生过性关系。对丹麦到格陵兰岛的男性旅行者调查发现，他们终生的性伴数比非旅行者高出2倍，商业性交易的次数和STIs的感染次数也会增多。对996名瑞典女性旅行者的调查显示，28%的人在旅行中发生过随意性行为。对瑞典和澳大利亚的短期旅行者调查则显示，不论男女，60%的人在旅行中有过随意性行为（指与以前不认识的性伴发生性关系）。女性旅游者倾向于选择本国的性伴，而男性旅游者更喜欢在当地寻找性伴或性工作者（commercial sex workers，CSWs）。在国外发生随意性行为的诱因包括年轻人、独自旅行、长期在国外居住等。

对长期在国外生活或工作，特别是驻发展中国家的人群进行了几项研究来调查他们在当地发生性行为的可能性，研究对象包括企业驻外管理人员、海外劳务人员和军人。一项对荷兰派驻柬埔寨半年时间的2289名海员和军人进行的调查显示，虽然对他们开展了STIs的风险教育并提供免费的安全套，45%的人跟当地性工作者发生过性关系，只有89%的人坚持使用安全套。另一项研究在荷兰的海外劳务人员中进行，他们在非洲次撒哈拉地区平均工作时间长达3.7年。调查显示，31%的男性和13%的女性曾跟当地人发生过性关系。发生性关系的诱因包括缺乏生活伴侣、既往STIs感染的病史。在非洲的停留时间在某种程度上跟是否存在暂时伴侣有关。第三项研究在中非工作的比利时男性劳务人员中展开，51%的人与当地女性有过婚外性活动，其中31%是跟性工作者。

尽管意识到安全套有预防STIs的保护作用，但几项研究表明旅行者的使用率仍然不高。1993年对伦敦的757名门诊病人调查显示，超过 2/3 的人在国外与新性伴发生性关系时不是一直使用安全套，而且往往是商业性行为。

性旅游

许多发展中国家把发展旅游产业作为重要的经济支柱。特别是在认识到人类免疫缺陷病毒（human immunodeficiency virus，HIV）流行以前，性旅游的诱惑——既包括同性也包括异性——被众多的国际旅行社包装起来并进行推销，不管是公开的还是在所谓的“健康疗法”的掩盖之下。有些甚至有意弱化当地的 HIV 流行严重状况。随着艾滋病（acquired immunodeficiency syndrome，AIDS）死亡率的不断累加，性旅游和 HIV 感染之间的关系越来越明显。但许多地方的旅行社仍然不愿透露当地 HIV 及其他性病的流行信息，更不用说向旅游者提出警示了，因为他们担心吓走潜在的游客。

性旅游的专业调查资料不足，而许多研究显示 HIV-1 感染在性工作者中非常普遍。非洲和泰国的城市性工作者中有 50%～85%受到感染。风险意识的提高导致的一个悲剧性结果就是雏妓的增多，因为人们相信性工作者越年轻越安全。然而这种推断并非事实，一项调查显示接近 50%的泰国儿童性工作者都感染了 HIV。相较成人性工作者而言，他们容易暴露于相同的 STIs 风险中，同时因性交中产生的生殖器部位破损而更可能患上性传播疾病。

HIV 的跨国传播

在过去的 10 年中，HIV-1 的感染首先在非洲暴发流行，在东南亚和南美洲快速传播，主导因素是这些地区有大量的性工作者和生殖器溃疡病（genital ulcerative disease，GUD）发病率很高。其他可能的促进因素有：黑种人相对白种人含有较少量的趋化因子受体 CCR-5，而该因子可阻断 HIV-1 的感染；2 型单纯疱疹病毒的生殖器感染（译者注：该感染会促进 HIV 的传播）居高不下。北美、西欧、澳大利亚、新西兰的 HIV-1 的感染主要发生在同性恋人群和静脉注射吸毒人群（intravenous drug users，IDUs），而非洲次撒哈拉地区、加勒比海和亚洲部分地区，异性传播率占到 70%。在拉丁美洲，性传播方式经历了从同性、双性恋人群到以异性为主的传播方式。可以看出异性传播一直是发展中国家的主要传播方式。主要途径是男性 HIV 感染者（包括 IDUs 和国际旅行者）传染给女性性工作者，后者又传染给她们的男性伴，男性伴再传染给家庭配偶，这些妇女往往只有丈夫一个性伴，受到感染的配偶通过怀孕生产再将 HIV 传播给孩子。

工业化国家中，通过异性传播传染病的 HIV-1 的比例正在增加，尤其是在内陆城市的 IDUs、性工作者以及来自高发区的移民中。通过国际旅行者输入的 STIs 将可能继续加剧这种趋势。男性之间无保护的性交依然是高危行为，在美国的一些城市，在男—男性行为人群中（其中许多是 HIV-1 感染者）无保护性交有重新抬头趋势，导致该人群的 HIV-1 流行水平居高不下。在许多欧洲的大城市，特别是阿姆斯特丹和伦敦，早期梅毒（包括一期、二期和早期潜伏梅毒）的患病率处于近 20 年来的最高水平。

旅行期间感染性病和 HIV 的风险

旅行者应该意识到跟同行伙伴进行无保护的性交很可能感染在本国流行的传染病，如生殖器疱疹、人类乳头状瘤病毒、衣原体和淋病，根据具体性行为方式，还有可能感染 HIV-1。跟发展中国家的当地人发生无保护的性交则可能导致感染梅毒、软下疳、性病性淋巴肉芽肿，腹股沟肉芽肿等这些在工业化国家不常见的性病。

生殖器疱疹、梅毒、软下疳、性病性淋巴肉芽肿，腹股沟肉芽肿都可导致生殖器溃疡病（GUD）。除了生殖器疱疹，其他都是细菌性感染，因此可用抗生素治愈。抗病毒治疗可减轻生殖器疱疹的临床症状，减少病毒数量。但未经治愈的生殖器溃疡将会增加性交过程中感染和传播 HIV 的风险，其他病毒感染几率也会增加。除了 HIV-1，经性传播的 HIV-2 和其他病毒（乙型肝炎病毒、丙型肝炎病毒、人类T细胞白血病病毒）也是发展中国家的高风险感染因素。除了生殖器溃疡是感染HIV-1的高危因素外，其他因素也会促进感染，如非溃疡性病变（常见的如滴虫病）、宫颈上皮外移、某些性方式（肛交、经期性交、使用阴道干燥剂）和经常使用杀精剂（如壬苯聚醇-9，N-9，见下文）。对男性而言，未进行包皮环切和生殖器溃疡都可增加HIV的感染机会。

阴道用杀精剂N-9既不能防止HIV也不能防止非HIV性病的传播，实际上，在内罗毕性工作者中进行的一项研究表明，经常使用含高剂量N-9的阴道海绵剂会增加阴道溃疡的风险。因此，不推荐使用N-9杀精剂。

安全套

在不知道性伴是否感染HIV或其他性病的情况下，不管何种性交方式都强烈建议使用安全套。不幸的是，即使是在最理想的状况下，安全套也不能提供100%的保护。即使在正确使用美国生产的优质安全套的情况下，阴道性交过程中安全套的正常破损率也会达到2%，而使用中完全滑脱的概率是1%。肛交也存在相近的概率，有报道说男—男肛交的安全套的失败率达到5%。美国以外地区生产的安全套破损率可能更高。保存条件不当（高热、潮湿）或油性润滑剂（矿物油、凡士林、按摩油、护肤油、起酥油、食用油）可使橡胶变脆导致破损率增加。过期安全套破损的风险更高。

橡胶安全套防止STIs传播的效果最可靠。对橡胶过敏的人（估计占美国人口的1%～3%）可选择聚氨酯（塑料）类产品，其厚度比橡胶安全套薄但据说强度更高，而且与橡胶类相比，不存在因使用油性润滑剂而造成保护率下降的问题。但其价格却高出2倍，而且可能需要使用更多的润滑剂。此外，天然膜安全套（常被误称为“羊皮”安全套）一般由绵羊的盲肠制成，其纤维膜上的孔径约1500nm，可阻止精子通过，但却比HIV的直径大10倍以上，比乙型肝炎病毒（HBV）的直径大25倍以上。实验室研究表明，天然膜安全套无法阻挡病毒通过，目前临床研究的证据又不足，因此一般不应推荐使用该类安全套。并且其价格也远远高出橡胶类安全套。

安全套预防 STIs 的效果显著但不是绝对有效，禁欲仍是最可靠的预防措施。在对配偶一方是 HIV 感染者的人群调查中，几项研究都说明使用安全套可以有效防止 HIV-1 在夫妻间的传播（传染性可降低 10 倍）。

全球范围内女性用安全套的供给和使用都在增长。虽然价格稍高，但它却为女性提供了一种可主动选择的保护措施。与男用安全套相比，女用安全套避孕效果稍逊；但小范围的临床研究表明，女用安全套可防止滴虫病感染复发，估计对其他性病也有类似保护作用。有关这方面的研究正在开展中。

还应该提醒旅行者减少饮酒和服用禁药，因为这可能影响使用安全套的决定。

给旅行者的建议

部分调查资料显示，大部分国际旅行者和企业驻外管理人员都声称清楚 STIs 的风险，也明白安全套的保护作用，而且，大多数旅行者声称他们在随意性行为中会一直使用安全套。正如调查所示，旅行者，尤其是长期旅行者容易发生随意性行为，但实际上在高风险的性行为中坚持使用安全套的不足 25%。女性旅行者往往难以要求男性规范使用安全套，此时如能获得女用安全套也许是一种不错的选择。旅行者实际上可能不清楚 STIs 的风险，或者即使明白风险却不能、或不愿严格遵守安全性行为。旅行卫生工作者应努力改变旅行者漠视性安全的观念和不遵守安全性行为的做法。除了告知旅行者可能感染 STI 的风险，还要让他们知晓必要的防护措施及其正确使用方法。关于安全套使用的资料信息见表 37.1。

表 37.1 有关避孕套使用和有效性等信息的资源*

资源	内容
消费者报告：安全套可靠吗？ 消费者报告，1999 年 7 月刊 再版来源：消费者协会 散装重印	采用水试验和空气爆裂试验 设定对照级别进行评估 测定了个别品牌和受访读者选择的品牌的质量参数
（美国）疾病预防控制中心 最新报告：针对 HIV 感染和其他性病的保护措施（MMWR 1993；42：589－591，597）来源： 美国 CDC 国家艾滋病信息交换	安全套的有效率和失败率的最新研究资料 杀精剂在疾病预防上的有效性 如何正确使用安全套 关于女性安全套
家庭健康国际组织“橡胶安全套：新特性与未来趋势” 来源：www.fhi.org 或家庭健康国际组织 HIV/AIDS 部	专题讨论了安全套的正确使用方法，概述了橡胶安全套的有效性和替代产品

*除了这里提到的信息资源，有些因特网网站不同类型避孕套的消费者使用比率、市场供货情况等多种信息。

综上所述，对旅行者的建议应包括：①讨论在国外发生随意性行为的可能性；②强调选择性伴的重要性；③不鼓励参加性旅游活动；④推荐在旅行药箱中准备高质量的安全套；⑤注意避免醉酒、服用禁药等行为，防止酒后乱性；⑥旅行前加强免疫，防止性途径感染乙型肝炎（参见第 5 章）。旅行者还应意识到当地的性伴可能因文化背景的不同而不愿意使用安全套的情况。

（卜宏磊 译 马赛 校）

扩展阅读

Artenstein A W 1995 Multiple introductions of HIV-1 subtype E into the western hemisphere. Lancet 346:1197–1198

Arvidson M, Hellberg D, Mardh P A et al 1996 Sexual risk behavior and history of sexually transmitted diseases in relation to casual travel sex during different types of journeys. Acta Obstet Gynecol Scand 75:490–494

Bellis M A, Hughes K, Thomson R et al 2004 Sexual behaviour of young people in international tourist resorts. Sex Transm Infect 80:43–47

Centers for Disease Control and Prevention 2006 Sexually transmitted disease treatment guidelines. MMWR 51:(RR-11)

Hawkes S, Hart G J, Johnson A M et al 1994 Risk behavior and HIV prevalence in international travellers. AIDS 8:247–252

Hawkes S, Hart G J, Bletsoe E et al 1995 Risk behaviour and STD acquisition in genitourinary clinic attenders who have travelled. Genitourin Med 71:351–354

Hopperus Buma A P, Veltink R L, van Ameijden E J et al 1995 Sexual behavior and sexually transmitted diseases in Dutch marines and naval personnel on a United Nations mission to Cambodia. Genitourin Med 71:172–175

Kahn R H, Heffelfinger J D, Berman S M 2002 Syphilis outbreaks among men who have sex with men: a public health trend of concern. Sex Transm Dis 29:285–287

Kreiss J, Ngugi E, Holmes K K et al 1992 Efficacy of nonoxynol-9 contraceptive sponge use in preventing heterosexual acquisition of HIV in Nairobi prostitutes JAMA 268:477–482

Laga M, Manoka A, Kivuvu M et al 1993 Non-ulcerative sexually transmitted diseases as risk factor for HIV-1 transmission in women: Results from a cohort study. AIDS 7:95–102

Leigh B C 2002 Alcohol and condom use: a meta-analysis of event-level studies. Sex Transm Dis 29: 476–482

MacLean J D 1998 Screening returning travelers. Infect Dis Clin North Am 12:431–433

Matteelli A, Carosi G 2001 Sexually transmitted diseases in travelers. Clin Infect Dis 32:1063–1067

Melbye M, Biggar R J 1994 A profile of HIV-risk behaviours among travellers – a population-based study of Danes visiting Greenland. Scan J Social Med 22:204–208

Mulhall B P 1996 Sex and travel: studies of sexual behaviour, disease and health promotion in international travellers – a global review. Int J STD AIDS 7:455–465

Mulhall B P 1999 Sexual behaviour in travellers. Lancet 353:595–596

Obbo C 1993 HIV transmission through social and geographic networks in Uganda. Soc Sci Med 36: 949–955

Perrin L, Kaiser L, Yerly S 2003 Travel and the spread of HIV-1 genetic variants. Lancet Infect Dis 3:22–27

Plummer F A, Simonsen J N, Cameron D W et al 1991 Co-factors in male-female transmission of HIV. J Infect Dis 163:233–239

Reynolds S J, Shepherd M E, Risbud A R et al 2004 Male circumcision and risk of HIV-1 and other sexually transmitted infections in India. Lancet 363:1039–1040

Roddy R E, Zekeng L, Ryan K A et al 2002 Effect of nonoxynol-9 gel on urogenital gonorrhea and chlamydial infection: a randomized controlled trial. JAMA 287:1117–1122

Rogstad K E 2004 Sex, sun, sea, and STIs: sexually transmitted infections acquired on holiday. BMJ 329:214–217

Sanders S A, Graham C A, Yarber W L et al 2003 Condom use errors and problems among young women who put condoms on their male partners. J Am Med Womens Assoc 58:95–98

Thorpe L, Ford K, Fajans P et al 1997 Correlates of condom use among female prostitutes and tourist clients in Bali, Indonesia. AIDS Care 9:181–197

Tveit K S, Nilsen A, Nyfors A et al 1994 Casual sexual experience abroad in patients attending an STD clinic and at high risk for HIV infection. Genitourin Med 70:12–14

Wald A, Corey L 2003 How does herpes simplex virus type 2 influence human immunodeficiency virus infection and pathogenesis? J Infect Dis 187:1509–1512

Wasserheit J N 1994 Effect of changes in human ecology and behavior on patterns of sexually transmitted diseases, including human immunodeficiency virus infection. Proc Natl Acad Sci USA 91:2430–2435

Weller S, Davis K 2002 Condom effectiveness in reducing heterosexual HIV transmission. Cochrane Database Syst Rev CD003255

World Health Organization 2002 The safety and feasibility of female condom reuse: Report of a WHO Consultation, Geneva

第38章　生殖器淋球菌、衣原体感染与盆腔炎

Jeanne M. marrazzo

淋球奈瑟菌（*Neisseria gonorrhoeae*）和沙眼衣原体（*Chlamydia trachomatis*）感染是最常见的细菌性性传播传染病（STIs）。1995年，在美国生殖器衣原体感染成为报道最多的细菌感染。本章综述了这两种病原体的全球流行情况、相关临床表现和当前的防治原则。

流行病学

在美国20世纪80年代初淋球菌年感染率是100万，到1996年降到65万，但是到1998年又开始上升，自此居高不下。最近报道美国西部地区其感染率又开始上升（2001—2005年增加了35%），这可能不完全是由耐药淋球奈瑟菌的流行引起的。据报道15～19岁的女性和20～24岁的男性淋球菌感染率最高。由于HIV感染的蔓延，男同性恋者（men who have sex with men，MSM）采取了更安全的性行为方式，使淋球菌的感染率明显降低。但在某些地区最近又有所上升，这可能与男性间无保护的肛交行为有关。淋球菌感染多发于宫颈和尿道，有时也会侵害直肠和咽喉，这些部位的感染多是无临床症状的隐性感染，这有助于性传播的发生。

在美国，每年衣原体新感染的人数估计约为200万人，在欧洲约为300万。1995年，世界卫生组织估计全球大约会有8900万新增病例，和淋球菌感染相比，衣原体感染在世界范围内流行更广，发病年龄更小——至少在女性中是这样，因为男性感染者流行病学资料尚不明确。生理和社会因素（即女性的生殖结构和性伴侣的选择）很可能是青少年女性成为衣原体感染高发人群的一个主要原因。美国自20

世纪 80 年代开始普及的衣原体筛查使某些地区发病率显著降低，不过，如今这种趋势也许会逆转，很多没有开展例行筛查的地区依然保持很高的发病率，在青少年中接近甚至超过了 15%～25%。

虽然来自某些地区的调查数据不全，但可以看出如其他性病一样，淋球菌和衣原体的感染率发展中国家要高于美国。这两种疾病的影响不仅涉及治疗和经济负担，还会导致一些公认的后遗症（包括异位妊娠、输卵管不孕和慢性的盆腔痛等）。但它们的影响不止这些。淋球菌和衣原体可增强 HIV 的致病性，还可提高机体对 HIV 的易感性。淋球菌引起的尿道感染使 HIV 感染者的精液中 HIV 病毒的数量增加了 8 倍。一项对肯尼亚性工作者的前瞻式研究表明，宫颈衣原体感染者染上 HIV 的几率较常人增加 2.5 倍。因此，这两种病原体感染连同其他因素如难民的迁移，农村人口向城市流动，性工作者的职业化和非法药物的滥用一起，加速了 HIV 在非洲、亚洲和拉丁美洲的蔓延。关于 HIV 感染在发展中国家的蔓延，本书第 14 章将进行更为详细的讨论。

尿道炎

尿道炎（urethritis）是全球最常见的男性性病综合征，其典型表现是由淋球菌感染引起的尿道脓液分泌。但是在美国，大部分的尿道炎属于非淋球菌性尿道炎（non-gonococcal urethritis，NGU），30%～40%是由沙眼衣原体引起的，其余的则是由诸如生殖支原体、阴道毛滴虫、单纯疱疹病毒、腺病毒等病原体引起。解脲支原体（*Ureaplasma urealyticum*）在尿道炎中所起的作用至今仍不明确（见下文）。

这种情况与发展中国家的情况显著不同，在那里 80%的尿道炎是由淋球菌感染引起的。对于导致这种差异的原因目前仍不明了，部分原因是由于对引起尿道炎的其他因素缺乏明确诊断。目前许多发展中国家的研究报告表明他们没有采取适宜的方法来检测沙眼衣原体，从而导致其感染情况被低估。如能采用核酸扩增法（nucleic acid amplified assays，NAATs）检测淋球菌和衣原体（见下文），将有助于明确这两种细菌的感染分布情况。还有非淋球菌性尿道炎的症状相比淋球菌性尿道炎较轻，这些发展中国家可能有不同的临床诊断标准，尤其是在医疗卫生不受重视的国家。

大多数男性淋球菌性尿道炎患者都存在尿道脓性或黏性分泌物、排尿困难的症状，程度可能因感染时间和感染亚型有所不同。并发症包括附睾炎和尿路狭窄，在发达国家少见而发展中国家相对多见。98%的患者的尿道分泌物可检出革兰染色阴性、肾形的细胞内双球菌，诊断特异度达到 99%。除了涂片染色，还常用淋球菌培养明确诊断及做药敏试验。NAATs 包括聚合酶链式反应（polymerase chain reaction，PCR）和转录介导法（transcription mediated assay，TMA），在保持特异度不变的基础上增加了培养的灵敏度（5%～8%）。重要的是，NAATs 对尿液样本可直接取样（不需要清洁尿或是中段尿），且无需用拭子进行尿道采样。

在美国和欧洲，沙眼衣原体感染引起的非淋球菌尿道炎曾经占 40%～60%，但这个比例最近已经降低，在一些衣原体总体感染率降低的地区，衣原体所致尿路感染甚至降到了 15%。30%～40%的非淋球菌尿道炎患者样本中发现有解脲支原体，但解脲支原体是否导致感染仍有争论。有研究表明，解脲支原体也以同样的比例存在于没有患尿道炎的男性的标本里。除了淋球菌和衣原体外，迄今所知的能导致尿道炎的病原体还有阴道毛滴虫、单纯疱疹病毒（尤其导致原发感染）、腺病毒和生殖支原体。在发展中国家，非淋球菌尿道炎的病原学和流行病学研究的更少。

通常而言，非淋球菌性尿道炎比淋病症状相对较轻，脓性分泌物少，但两者可有类似的临床表现。尿道炎必须进行病原学诊断，不管是淋球菌还是支原体感染，只要有条件就应行病原学检查明确病因。发现具有诊断意义的多形核白细胞（polymorphonuclear leukocytes，PMNs）（每高倍镜视野大于 5 个）、无细胞内革兰染色阴性双球菌，便可诊断为非淋球菌性尿道炎。淋球菌在巧克力琼脂中很容易培养，相反，沙眼衣原体的培养由于技术限制未能广泛采用。基于酶免疫测定法（enzyme immunoassy，EIA）和直接荧光抗体检测法（direct fluorescent antibody，DFA）的各种抗原检测作为非扩容性的 DNA 检测（检验学称为 GenProbe 检测方法）都可用于衣原体的检测，一些快速检测试验方法由于特异度或灵敏度不高不推荐使用。最近，出现了一种对沙眼衣原体感染者的结膜样本进行快速免疫检测的方法，这种方法与 PCR 相比，具有 84%的灵敏度和 99.4%的特异性。只要有条件，在各类方法中应首选核酸扩增法（LCR，PCR，TMA）检测衣原体，其灵敏度更高，对尿液样本可以直接取样而不需要尿道拭子采样。

沙眼衣原体会直接感染女性患者的尿道，导致类似细菌性膀胱炎的排尿困难。但其镜检典型特征是尿中存在多形核白细胞（PMNs）而非细菌，并且通常这类患者近期都有新性伴。接近 50%的女性患者也会同时发生宫颈感染，所以对女性患者也应检查宫颈。由于可作尿培养，这种情况下对尿液进行核酸扩增法检测更加有效。

宫颈炎

淋球菌感染导致的宫颈炎（cervicitis）通常都是无症状的，仅有 10%的患者宫颈会出现粘脓性分泌物、易出血和水肿等病变，如有症状多表现为阴道分泌物增多、异常的经期流血、性交痛和（或）腹痛。接近 50%的宫颈炎患者可能同时合并尿路感染，部分出现排尿困难，但更多地表现为无症状的尿路感染。在美国，尽管侵蚀皮肤和关节（导致皮疹和关节炎）的播散性淋球菌感染（disseminated gonococcal infection，DGI）的发生率有所降低，但由于性活动感染淋病后导致的孤立性腱鞘炎或急性关节炎依然时有发生。在发展中国家，DGI 的流行病学尚不明确。女性患 DGI 的情况更常见。

淋球菌性宫颈炎可以通过取宫颈或尿液样本做细菌培养和 NAATs 或采用非扩增 DNA 探针来确诊。尿检不仅能检测到常伴发的尿路感染，还能检测尿道口附近的宫颈和阴道分泌物，所以它对于检测宫颈炎非常灵敏。取得肛门和咽部样本可以增加检出率，尤其是对于那些接受口交和肛交的患者来说。对宫颈分泌物进行革兰染色，如果细胞内可见革兰染色阴性双球菌，则可初步诊断为淋球菌感染。但这种情况只见于半数患者中，灵敏度不高，所以不能作为确诊的唯一依据。对疑似 DGI 者，应该做生殖道、血液以及关节腔抽吸物的病原体培养或者 NAATs。

和淋球菌一样，90％的女性衣原体性宫颈炎患者通常也都是无症状的。由于宫颈炎的临床表现没有特异性，淋球菌性宫颈炎和衣原体性宫颈炎的临床表现可能完全一样。它们同样表现为有 10％的患者出现症状，包括宫颈粘脓性分泌物、宫颈出血和宫颈水肿等。发现其中任何一种病变都应用上面提到的方法明确诊断，而 NAATs 明显较其他方法的检出率更高。鉴于衣原体感染具有很高的发病率，尤其是在青少年女性中，因此建议对疑似患有性传播疾病的年轻女性都应进行例行筛查。这十分重要，因为未经治疗的无症状衣原体感染可能导致输卵管病变，从而引发不孕、异位妊娠和慢性盆腔痛等。

盆腔炎

淋球菌和衣原体感染可引发多种疾病，最常见的是盆腔炎（pelvic inflammatory disease，PID）。但最近几年由厌氧菌、革兰阴性杆菌和生殖支原体导致的盆腔炎也在不断增加，提示 PID 通常是由多重菌株共同作用的结果。严重的 PID 表现包括不孕症、异位妊娠、输卵管—卵巢脓肿、慢性盆腔痛和盆腔黏连等。

PID 的临床诊断标准还不明确，在双手盆腔触诊中如果发现子宫移位、子宫附件或下腹有压痛，应该考虑 PID。在排除妊娠的情况下，这些患者都应当进行淋球菌和衣原体筛查。对这部分疑似 PID 的患者，都应采取对淋球菌和衣原体有效的广谱疗法。因篇幅有限，不在此对 PID 诊断及治疗做深入讨论，最新的治疗方案总结如下（见表 38.1）。

表 38.1　盆腔炎推荐治疗方案，1998
门诊治疗
方案 A
头孢曲松 250mg 肌肉注射 1 次
或
头孢西丁 2g 肌肉注射＋丙磺舒 1g 单次口服
或
其他三代非口服头孢菌素类
加
多西环素 100mg 口服 1 天 2 次 14 天
加
甲硝唑 500mg 口服 1 天 2 次 7 天
方案 B
氧氟沙星 400mg 口服 1 天 2 次 14 天
加
甲硝唑 500mg 口服 1 天 2 次 14 天
住院治疗
方案 A
头孢替坦 2g/12h 静脉注射
或
头孢西丁 2g/6h 静脉注射
加
多西环素 100mg/12h 口服
方案 B
克林霉素 900mg/8h 静脉注射
加
庆大霉素负荷剂量（2mg/kg）静脉注射
之后
庆大霉素 1.5mg/kg/8h（或每日单次剂量）

淋球菌和衣原体感染的治疗

耐药的淋球菌菌株最初是由 70 年代中期由东南亚回国的军人传播到美国的。1994 年，美国约有 16%的淋球菌对青霉素耐受，其耐受性或由质粒介导或由染色体决定的。它们被命名为产青霉素酶淋球菌（penicillinase-producing *N. gonorrhoeae*，PPNG）。在一些城镇，PPNG 的比例接近 60%～75%。而那些具有质粒介导式四环素耐药性的淋球菌则被命名为耐四环素淋球菌（tetracycline-resistant *N. gonorrhoeae*，TRNG），1994 年的数据表明这类菌群占耐药菌群的 22%。还有一些多重耐药的淋球菌既有青霉素耐药性又有四环素耐药性。其他 10%～15%的淋球菌具有染色体介导的多重耐药性（青霉素、四环素、二代头孢菌素和红霉素）。最近，淋球菌又产生了对氟喹诺酮类药物的耐药性（包括环丙沙星和氧氟沙星），而且已经波及世界各地，为此，美国疾病预防控制中心（CDC）于 2007 年 4 月从推荐用药列表中删除了氟喹诺酮类药物。

在表 38.2 和表 38.3 中列出了药物治疗方案。其中对淋球菌有效的口服疗法比较廉价并且更易被患者接受。阿奇霉素单次剂量疗法治疗衣原体感染依从性比较好，常作为首选方案。女性妊娠期衣原体感染的治疗方案推荐阿奇霉素或阿莫西林。但无论选择何种抗生素，妊娠期女性都应在整个疗程结束 3 周后做判愈试验，其他患者可不做。此外，由于 10%～30%的淋病患者合并衣原体感染，所以应在治疗淋球菌感染的同时进行衣原体治疗。

直肠淋球菌感染、儿童淋球菌感染、新生儿淋球菌感染、淋球菌性结膜炎以及复杂或弥散性淋球菌感染的推荐治疗方案详见美国疾病预防控制中心（CDC）的性传播疾病治疗原则。

表 38.2 成人单纯淋球菌和衣原体感染治疗方案

淋球菌感染治疗方案[a]

以下任选其一：

头孢克肟 400mg 口服 单次剂量[b]

头孢曲松 125mg 肌肉注射（单次剂量）

衣原体感染治疗方案

以下任选其一：

阿奇霉素 1g 口服 单次剂量（优选）

多西环素 100mg 口服 1 天 2 次 7 天

氧氟沙星 300mg 口服 1 天 2 次 7 天

[a] 合并淋球菌感染的患者应与衣原体一同治疗（同时经验性治疗衣原体感染）

[b] 在美国可能没有头孢克肟片剂，可以采用口服悬混剂（200mg/5ml）

表 38.3 妊娠期女性淋球菌和衣原体感染治疗方案

单纯淋球菌感染治疗方案

以下方案任选其一：

头孢曲松 250mg 肌肉注射（单次剂量）

头孢克肟 400mg 口服 一次[b]

大观霉素 2mg 肌肉注射（单次剂量）

单纯衣原体感染治疗方案[a]

以下方案任选其一：

阿莫西林 500mg 口服 1 天 3 次 7 天

阿奇霉素 1g 单次口服

红霉素 500mg 口服 1 天 4 次 7 天[c]

[a]应按常规做判愈试验（治疗 3 周后）

[b]在美国可能没有头孢克肟片剂，可以采用口服悬混剂（200mg/5ml）。

[c]依托红霉素妊娠期禁用

（李磊 译 卜宏磊 校）

扩展阅读

Black C M 1997 Current methods of laboratory diagnosis of Chlamydia trachomatis infections. Clin Microbiol Rev 10:160–184

Centers for Disease Control 2007 Update to CDC's sexually transmitted diseases treatment guidelines, 2006: fluoroquinolones no longer recommended for treatment of gonococcal infections. MMWR 56:332.

Centers for Disease Control and Prevention 2006 Sexually transmitted disease treatment guidelines, 2006. MMWR 51(RR-11)

Fox K K, del Rio C, Holmes K K et al 2001 Gonorrhea in the HIV era: a reversal in trends among men who have sex with men. Am J Public Health 91:959

Fox K K, Knapp J S, Holmes K K 1997 Antimicrobial resistance in Neisseria gonorrhoeae in the United States, 1988–1994: the emergence of decreased susceptibility to the fluoroquinolones. J Infect Dis 175:1396–1403

Holmes K K (ed.) 2007 Sexually transmitted diseases, 4th edn. McGraw Hill, New York

Newman L M, Moran J S, Workowski K A 2007 Update on the management of gonorrhea in the United States. Clin Infect Dis 44:S84

Peipert J 2003 Clinical Practice. Genital chlamydial infection. New Engl J Med 349:2424–2430

Workowski K A, Berman S M 2006 Sexually transmitted diseases treatment guidelines, 2006. Centers for Disease Control and Prevention. MMWR Recomm Rep 55(RR-11):1

World Health Organization1995 Sexually Transmitted Diseases. Press release WHO/64; 25 August 1995

第39章 梅 毒

Jared Baeten, *Connie Celum*

梅毒（syphilis）是由梅毒螺旋体感染导致的性病，以性接触传播为主，还可通过母婴和输血方式传播。梅毒螺旋体（*Treponema pallidum*）可导致机体产生强烈的体液免疫和细胞免疫反应，如不经治疗，感染可持续数10年。

流行病学

梅毒螺旋体只感染人类，不存在动物或者环境宿主。世界卫生组织（WHO）估计，1999年全球成年人中共有1200万梅毒新发病例。虽然梅毒感染呈全球分布，但由于贫困地区医疗资源不足，防控工作滞后，90%的病例发生在发展中国家。

梅毒曾经在美国广泛传播，上世纪40年代末期由于青霉素的广泛应用以及公共卫生防控措施的改进，梅毒发病率迅速下降。但最近几十年来，北美地区早期梅毒病例又有上升趋势，主要集中在男性同性恋群体中。20世纪90年代初以来，俄罗斯、东欧、中国的梅毒发病率大幅增加。在非洲次撒哈拉地区、南亚和东南亚地区，梅毒病例占了全球总数的绝大部分，先天性梅毒感染和梅毒死胎率居高不下。在梅毒高发地区，HIV感染率也可能随之增加，因为梅毒等性病导致的生殖器溃疡增加了HIV传播的风险。

其他螺旋体感染所致的地方性传染病，例如雅司病、品他病，存在于热带非洲、拉丁美洲和东南亚，是当地因病致残的因素之一。由于20世纪50—60年代青霉素的广泛使用，这些传染病的全球发病率显著降低，但仍未根除，部分贫困和边远地区的情况依然严峻。

临床表现

已有众多文献论述了梅毒复杂的临床表现，最新研究资料可在主要的医学和传染病文献中查到。本章将重点讨论与旅行者和流行区居民有关的专题内容，便于了解情况并促进治疗。

一期梅毒

一期梅毒（primary syphilis）的典型症状是硬下疳，为感染后2～3周出现的边缘清楚，周边隆起、基底平坦的无痛性溃疡（见图39.1）。常为单发，个别有多处损伤。硬下疳可能不会引起患者注意，特别是在肛周或阴唇等不易觉察的部位。出现在宫颈、肛门或直肠的皮损更不易发觉。硬下疳较少继发细菌感染。70％～80％的病例在出现硬下疳一段时间后，单侧或双侧的腹股沟淋巴结会出现无痛性非化脓性肿大。硬下疳和淋巴结肿大通常在6周内自愈。由于梅毒性溃疡的表现形式多样，因此仅靠皮损就诊断为一期梅毒是不可靠的。研究表明，即使是临床经验十分丰富的医生，也常常在生殖器溃疡的病因上发生误诊，因此实验室诊断十分重要。在资源匮乏的条件下，只要有可能，应对生殖器溃疡病进行综合处理，包括软下疳和梅毒的治疗。

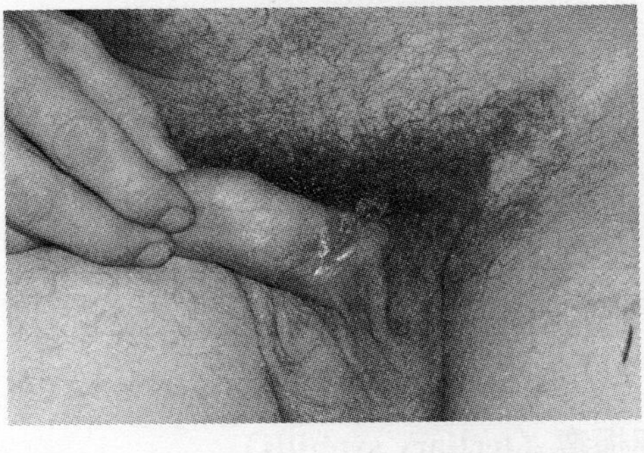

图 39.1 （另见彩图 39.1）一期梅毒硬下疳

二期梅毒

二期梅毒（secondary syphilis）的损伤是由螺旋体菌血症引起的，通常在硬下疳出现4～10周后发生。有时一期梅毒和二期梅毒的症状会出现重叠。二期梅毒的皮肤损害表现多样，包括斑疹、斑丘疹、结节、脓疱、滤泡皮疹、扁平湿疣（无触痛、表面湿润、疣状丘疹，出现在生殖器区域）、口腔黏膜斑以及不常见的秃发等。丘疹、色素沉着病变常见于黑皮肤的人。虽然二期梅毒皮疹有可能较少累及或不累及掌跖部位，但是一旦发现掌跖皮损则表明处于二期梅毒（见图 39.2）。斑疹一般无自觉症状，有些病人会感觉瘙痒并有表皮剥脱现象。二期梅毒的皮疹应与其他全身性皮肤斑疹进行鉴别诊断，包括病毒疹、药物疹、HIV 初期感染等。

二期梅毒皮损出现之前或皮损出现时会出现轻微的全身症状。二期梅毒可累及中枢神经系统，但常常无症状。有时表现为头痛、乏力和疲劳。全身无痛性淋巴结肿大和肝脾肿大在二期梅毒常见。如不经治疗，约 25％的二期梅毒病人会在 1 年内复发。

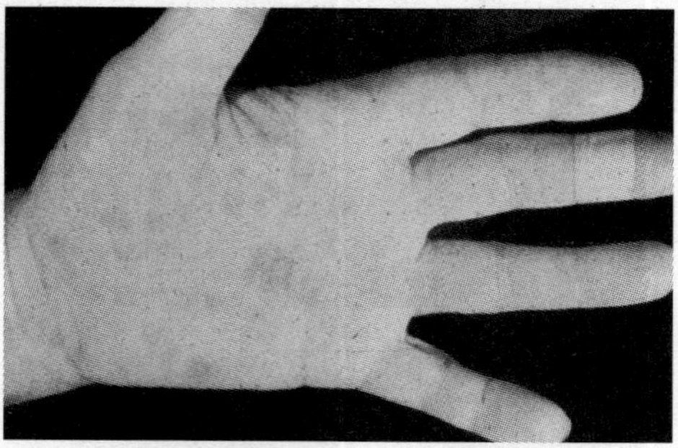

图 39.2 （另见彩图 39.2）二期梅毒掌部皮疹

潜伏梅毒及三期梅毒（tertiary syphilis）

二期梅毒不经治疗可在 3～12 周后自行消退，形成潜伏的无症状的梅毒。潜伏梅毒（latent syphilis）指血清学检测阳性而无临床体征的梅毒。在地方性密螺旋体感染流行的地区，血清学交叉反应可能会影响梅毒检测，使潜伏梅毒的诊断很难确定。

约 1/3 的晚期潜伏梅毒患者最终会出现神经梅毒、心血管梅毒、树胶肿等临床症状。由于抗生素广泛应用于潜伏梅毒的治疗，出现这些症状的几率有可能下降。潜伏梅毒的孕妇可感染胎儿，因此对孕妇进行梅毒血清学筛查仍然是全球公共卫生的重要策略。

诊断

梅毒螺旋体无法培养，一期、二期梅毒的诊断是通过暗视野显微镜的鉴定或皮损处刮取的碎屑或浆液性渗出物来获得荧光单克隆抗体。口咽部和肠道的共生螺旋体与梅毒螺旋体从形态学很难区分，因此对这些部位的病变进行暗视野检查不可靠。暗视野显微镜需要专门的设备和训练，灵敏度有限，并只能用于梅毒患者的皮肤或黏膜有病变时。因而，大部分梅毒的诊断需要通过血清学检测。

非特异性的非梅毒螺旋体血清学试验［如性病研究实验室试验（venereal disease research laboratory，VDRL），快速血浆反应素试验（rapid plasma reagin，RPR）］和特异性的梅毒螺旋体血清学试验都用于梅毒的诊断（见表 39.1）。非梅毒螺旋体血清学试验相对灵敏和廉价，所以，性病研究实验室试验（VDRL）和快速血浆反应素试验（RPR）一般用于筛查试验。梅毒螺旋体血清学试验相对非梅毒螺旋体试验特异性高，主要是用于在非梅毒螺旋体试验后的确诊。生物学假阳性反应在非梅毒螺旋体和梅毒螺旋体试验中都存在，但很少 2 个试验同时呈假阳性。有很多原因可能导致假阳性结果出现，例如非性病螺旋体可引起两类检测方法同时出现假阳性，还有一些在热带地区的常见病如疟疾、麻风和自体免疫性疾病等也会产生干扰（见表 39.2）。但应明确，假阳性反应在阳性反应中出现比率很低（1%左右）。

大约 80%的一期梅毒病人性病研究实验室试验（VDRL）或者

快速血浆反应素试验（RPR）为阳性。在一期梅毒，荧光密螺旋体抗体吸附试验（FTA-ABS）或者梅毒螺旋体抗体微量血凝试验（MHA-TP）阳性出现早于VDRL或者RPR，可以用于有可疑损伤组织但非梅毒螺旋体抗原血清试验为阴性的检测。事实上所有二期梅毒病人的VDRL或者RPR都呈阳性反应，测试的滴度通常也高于其他分期的梅毒（通常≥1∶32)。非梅毒螺旋体血清学试验检测出的抗体水平在治疗后会缓慢下降，连续定量监测VDRL或者RPR滴度变化可用于评估治疗效果。但是，即使不经过治疗，上述滴度也会随时间慢慢降低，因此在那些没有经过治疗的潜伏梅毒患者中，只有约70％的人非梅毒螺旋体血清学试验检测结果为阳性（见表39.3)。

表 39.1 梅毒血清学试验

非梅毒螺旋体血清学试验	
VDRL	性病研究实验室试验
RPR	快速血浆反应素（卡片）试验
梅毒螺旋体血清学试验	
FAT-ABS	荧光密螺旋体抗体吸附试验
MHA-TP	梅毒螺旋体抗体微量血凝试验

表 39.2 梅毒检测出现生物学假阳性原因

螺旋体病	其他热带传染病	其他感染	其他原因
雅司病[a]	麻风	水痘	结缔组织病
非性病性梅毒[a]	软下疳	传染性单核细胞增多症	老年
钩端螺旋体病	性病性淋巴肉芽肿	其他病毒感染	妊娠
鼠咬热	锥虫病	免疫接种	恶性肿瘤
回归热	立克次体感染	支原体肺炎	肝硬化
莱姆病	肝炎		

[a]非性病密螺旋体

相比而言，不管治疗与否，用特异性梅毒螺旋体检测方法，梅毒感染者通常终身都会呈阳性反应。然而15%～25%的一期梅毒患者治疗后2～3年会转阴。因此，早期治疗可以阻止梅毒螺旋体血清学试验长期阳性的情况发生。

中枢神经系统梅毒

梅毒感染早期中枢神经系统就会受侵。但是，大多数免疫力正常的一期或二期梅毒感染者都对治疗反应良好，不会出现神经后遗症。腰椎穿刺行脑脊液检查（cerebrospinal fluid，CSF）有助于神经系统梅毒的诊断。没有一个试验能独立诊断神经梅毒。脑脊液性病研究实验室试验（CSF VDRL）有高度的特异性但不灵敏。脑脊液淋巴细胞增多和蛋白升高是常见的情况。监测脑脊液细胞计数变化常常用来评估神经梅毒治疗效果。

对一期梅毒和二期梅毒不推荐进行脑脊液检查。疾病控制和预防中心（CDC）推荐有下列情况之一的梅毒病人做脑脊液检查：①神经系统或眼科症状或体征；②活动性三期梅毒（例如并发主动脉炎，树胶肿）；③非神经性梅毒治疗无效；④晚期潜伏梅毒或合并HIV感染的不明分期的梅毒。一些专家认为所有潜伏梅毒和伴HIV感染的梅毒不管处于哪一期都应该进行腰穿。另外，潜伏梅毒和非梅毒螺旋体血清学试验呈现高滴度（≥1∶32）的病人或者不用青霉素治疗的病人也应该考虑脑脊液检查。重要的是，缺少临床症状和体征并不能排除中枢神经系统感染梅毒的可能性。神经梅毒的诊断需要临床医生对血清学和脑脊液检测结果与临床症状和体征进行综合考量后才能做出。神经梅毒方面的专家的参与有利于正确诊断。

表 39.3 梅毒血清学试验的灵敏度和特异度

	未经治疗梅毒不同分期的灵敏度				特异度[a]
	一期	二期潜伏	早期潜伏	晚期	
非梅毒螺旋体血清学试验					
VDRL	78%	100%	96%	71%	98%
RPR	86%	100%	98%	73%	98%
梅毒螺旋体血清试验					
FTA-ABS	84%	100%	100%	96%	97%
MHA-TP	76%	100%	97%	94%	99%

[a]可能不适用于来自非性病螺旋体流行的国家的病人。

（经过许可引用于 Larsen S，Hunter E，Kraus S（eds）1990 A manual of tests for syphilis. American Public Health Association，Washington，DC）

居住在非性病螺旋体感染流行区的病人，可能会因感染此类螺旋体后血清呈阳性反应。在过去，因为脑脊液检查的检出率低，对这些患者不进行腰穿检查曾引起争论。但是，阳性反应的病人并不绝对意味着一定是非性病螺旋体感染，尤其是对性病和 HIV 流行区的国家的性活跃人群而言。对移民或长期定居于螺旋体感染流行地区的血清学反应呈阳性的个体，在综合考虑其年龄、性生活史、临床检查和 HIV 感染情况等因素下，应考虑做腰穿确诊。

治疗

梅毒螺旋体对青霉素异常敏感，注射给药是各类型梅毒首选疗法。美国和世界卫生组织（WHO）目前推荐用药见表 39.4。

表 39.4 成人梅毒的治疗

分期	治疗方案
一期、二期或早期潜伏梅毒[a]	推荐：肌肉注射苄星青霉素 G 240 万单位，单剂量。 备用方案：普鲁卡因青霉素，肌肉注射 120 万单位，1 日 1 次，连续 10 日。 对青霉素过敏且未怀孕的病人：口服多西环素 100mg，1 日 2 次，连续 14 日。或者口服四环素 500mg，1 日 4 次，连续 14 日。
晚期潜伏梅毒、不明分期梅毒、无神经侵害的三期梅毒	推荐：肌肉注射苄星青霉素 G 240 万单位，1 周 1 次，连续 3 周。 备用方案：普鲁卡因青霉素，肌肉注射 120 万单位，1 日 1 次，连续 20 日。 对青霉素过敏未怀孕的病人：口服多西环素 100mg，1 日 2 次，连续 30 日。或者口服四环素 500mg，1 日 4 次，连续 28～30 日。
神经梅毒[c]	水剂青霉素 G 每日 1800～2400 万单位，每 4h 分剂量静脉注射或者持续输注，连续 10～14 日。 备用方案：普鲁卡因青霉素 G 每日 120～240 万单位肌肉注射加口服丙磺舒[b] 500mg，1 日 4 次。均连续 10～14 天。 提示：某些专家在上述用药基础上增加苄星青霉素 G 240 万单位，肌肉注射，1 周 1 次，连续 3 周。 青霉素过敏的患者，包括过敏的孕妇病人，应该先进行青霉素脱敏，随后实施以上其中一种方案。 WHO 指导方针建议：对青霉素过敏且未怀孕的患者可以使用如下方案：多西环素口服 200mg，1 日 2 次，连续 30 日或四环素口服 500mg，1 日 4 次，连续 30 日，可是这些治疗方案尚未经过系统研究评估。许多专家不支持对神经梅毒的患者进行这种疗法，因为临床经验不足，病人的依从性也不理想。

[a]潜伏梅毒是指只有血清学反应而无临床症状的梅毒。早期潜伏梅毒（WHO 指导手册中定义为 2 年内的感染，CDC 指导手册中定义为 1 年内的感染）必须符合以下一条：①在定义的时间段内有血清转化现象；②在此时间段内有明确的一期或二期梅毒症状；③在此时间段内其性伴患有一期、二期或早期潜伏梅毒。

[b]对磺胺类药物有严重过敏反应者不能使用丙磺舒进行治疗。

[c]一些专家推荐使用神经梅毒的用药方法来治疗心血管梅毒。

部分研究报告显示，单剂量口服阿奇霉素 2g，对治疗一期和二期梅毒有效。但是，由于某些地区阿奇霉素治疗无效或抗药性报道，限制了该药作为早期梅毒的常规治疗用药。

部分临床研究和药物动力学显示，头孢曲松对治疗早期梅毒和潜伏梅毒以及神经梅毒有效。对早期梅毒，头孢曲松每日 1 g，肌肉注射或静滴，8～10 天为一个疗程。对神经梅毒，推荐每日 2g，肌肉注射或静滴，10～14 天为一个疗程。但应注意，头孢曲松最理想的剂量和疗程仍未明确。对青霉素过敏的部分病人对头孢曲松也存在交叉过敏反应，可考虑青霉素脱敏疗法。

对晚期潜伏梅毒、神经梅毒、心血管梅毒的最佳疗法仍在争论之中，推荐疗法主要基于临床经验而不是对照实验。

通常，青霉素治疗孕妇的各期梅毒与常人用法一样。WHO 对于青霉素过敏且不伴神经系统损伤的梅毒孕妇，给出了红霉素的治疗方案，但是红霉素对治疗胎儿感染效果并不可靠。因此推荐对孕妇实施青霉素脱敏后采用青霉素治疗。用红霉素治疗的孕妇，其所产婴儿应首选青霉素治疗。具体内容建议进一步咨询有关专家，或参阅有关孕妇梅毒和先天性梅毒的详细资料。

最后，所有梅毒患者应进行 HIV 和其他性病（例如淋病和衣原体感染）的检查。

疗效评价

不论梅毒处于哪一分期、选用哪种治疗方案，都可能出现治疗失败。所有病人在治疗后 6 月、12 月都应该进行临床和血清学复查，而对潜伏梅毒则需要随访 24 个月。治疗失败是指在症状或体征持续存在，或非梅毒螺旋体试验滴度出现 4 倍增加或原先高滴度未出现 4 倍下降（相当于 2 个稀释度的改变）。大约 5％～15％的一期或二期梅毒患者在经过首次治疗后血清学滴度降低达不到要求，而需要重新治疗。

无论早期还是晚期潜伏梅毒，患者 VDRL 或 RPR 试验会在数年内持续保持低滴度水平（1∶1～1∶8）。这类患者需要定期复查，一旦出现滴度 4 倍增加则意味着治疗失败或再感染。

综上所述，建议早期梅毒治疗后血清滴度下降不足的患者行腰椎穿刺脑脊液检查。神经梅毒患者治疗后 3～6 个月应再行脑脊液检查，并且每 6 个月检查 1 次，直到脑脊液正常。如果 2 年后脑脊液细胞计数仍不正常，应考虑立即重新治疗。

性伴管理

皮肤黏膜损伤时梅毒可经性行为传播，持续 1 年以上未经治疗的梅毒患者传播的危险性较低。尽管如此，处于梅毒任何分期的患者的性伴均应进行梅毒临床及血清学评估。与一期、二期或早期潜伏梅毒患者发生性关系的人在 90 天内血清学结果可能不是阳性，但仍建议其接受预防性治疗。

HIV 和梅毒

HIV 和梅毒的传播危险因素均为性行为。此外，梅毒等溃疡性病变的性病，更容易感染和传播 HIV，对 HIV 的易感性和传染性有协同作用。因此所有梅毒感染者和疑似感染者均应进行 HIV 检测。

病例报告显示，患有早期梅毒合并 HIV 感染的患者，可能会出现一系列侵袭性或非典型性症状。但是，大多数研究表明，在那些感染 HIV 的梅毒病例中最显著的特征是早期中枢神经系统的受侵，或者是早期中枢神经系统感染后难以控制。

一般而言，合并 HIV 感染的梅毒患者，其治疗方案与未感染 HIV 的梅毒患者的方案是一样的。一些专家将苄星青霉素单剂量疗法延长，即每周 1 次，连续 3 周用于治疗合并 HIV 感染的早期梅毒患者。这种用药方式仍有争议，尚未被正式接受。合并 HIV 感染的梅毒患者应该在治疗结束后进行临床和血清学严密监测，CDC 指导手册建议在治疗结束后的第 3、6、9、12 和 24 个月时进行监测。对所有合并 HIV 感染的梅毒患者来说，无论处于感染的哪个阶段，都应及早进行脑脊液检查并采取适当治疗措施，并且应在治疗后 6 个月进行脑脊液检查以评估疗效。对于合并感染 HIV 和梅毒患者的临床治疗方案的细节讨论已超出本章讨论范围，读者可参考扩展阅读部分或咨询当地具有此方面经验的临床医生。

（卞志伟　译　徐翮飞　校）

扩展阅读

Centers for Disease Control and Prevention 2006 Sexually transmitted disease treatment guidelines, 2006. MMWR 55(RR-11):1–94

Chen Z Q, Zhang G C, Gong X D et al 2007 Syphilis in China: results of a national surveillance programme. Lancet 369:132–138

Golden M R, Marra C M, Holmes K K 2003 Update on syphilis: resurgence of an old problem. JAMA 290:1510–1514

Larsen S, Hunter E, Kraus S (eds) 1990 A manual of tests for syphilis. American Public Health Association, Washington, DC

Lukehart S A, Hook E W III, Baker-Zander S A et al 1988 Invasion of the central nervous system by Treponema pallidum. Ann Intern Med 109:855–862

Lukehart S A, Godornes C, Molini B J et al 2004 Macrolide resistance in Treponema pallidum in the United States and Ireland. N Engl J Med 351:154–158

Musher D M 1999 Early syphilis. In: Holmes K K, Sparlin P F, Mårdh P -A (eds) Sexually transmitted diseases, 3rd edn. McGraw-Hill, New York, p 479–485

Rolfs R T, Joesoef M R, Hendershoot E F et al 1997 A randomized trial of enhanced therapy for early syphilis in patients with and without human immunodeficiency virus infection. N Engl J Med 337: 307–314

Sparling P F 1999 Natural history of syphilis. In: Holmes K K, Sparlin P F, Mårdh P -A et al (eds) Sexually transmitted diseases, 3rd edn. McGraw-Hill, New York, p 473–478

Stoner B P 2007 Current controversies in the management of adult syphilis. Clin Infect Dis 44:S130-S146

Swartz M N, Healy B P, Musher D M 1999 Late syphilis. In: Holmes K K, Sparlin P F, Mårdh P -A et al (eds) Sexually transmitted diseases, 3rd edn. McGraw-Hill, New York, p 487–509

Tichinova L, Bonshenko K, Ward H et al 1997 Epidemics of syphilis in the Russian Federation: trends, origins and priorities for control. Lancet 350:210–213

Wasserheit J 1992 Epidemiological synergy. Interrelationships between human immunodeficiency virus and other sexually transmitted diseases. Sex Transm Dis 19:61–77

WHO 2003 Guidelines for the management of sexually transmitted infections. WHO, Geneva. Online. Available: http://www.who.int/reproductive-health/publications/rhr_01_10_mngt_stis/guidelines_mngt_stis.pdf

Zetela N M, Klausner J D 2007 Syphilis and HIV infection: an update. Clin Infect Dis 44:1222–1228

第 40 章　生殖器溃疡病

Elizabeth L. Brown, Carey Farquhar

引言

生殖器溃疡即发生在生殖器、会阴或邻近组织部位的黏膜或皮肤缺损病变，这些病变散在分布于正常皮肤或黏膜中。生殖器溃疡病（genital ulcer disease，GUD）已成为通过性接触方式感染和传播 HIV－1 的一个重要危险因素，此外，各种原因所致的生殖器溃疡病均可能出现严重的长期后遗症。该病的病因因地域而异，并与行为学、人口学和社会经济学因素以及 HIV 感染的流行程度密切相关。在全世界范围内，由 HSV－1 和 HSV－2 感染所致的生殖器疱疹是生殖器溃疡病的最常见病因，其次分别为梅毒、软下疳、性病性淋巴肉芽肿（lymphogranuloma venereum，LGV）和腹股沟肉芽肿［杜诺凡病（donovanosis）］。上述各种病因中，梅毒已在本书第 39 章进行了详细描述，本章将重点讨论其余几种疾病。

在发达国家和发展中国家中，HSV－2 被认为是导致生殖器溃疡病的首要病因，在非洲次撒哈拉许多地区中，超过 70％的性行为活跃成年人体内该病毒抗体呈阳性。尽管梅毒和软下疳仍是资源匮乏地区中生殖器溃疡病的重要病因，但在非洲和亚洲，这两种疾病已远不如 10 年前那样流行。这一病因学的重大转变，即从细菌性病因转变为病毒性病因，可能与生殖器溃疡病综合治疗水平的提高、抗生素的大量使用、行为学特点的改变以及高危人群中 HIV 感染相关的死亡率等因素有关。此外，实验室检测技术的进步也使从前可能无法检测的病毒性病原体得以检出。

归来的旅行者若诊断为生殖器溃疡病，且在旅行中有不洁性交史，在病因方面不仅要考虑发达国家中罕见的导致生殖器溃疡病变的病原体，HSV-1和HSV-2更是不可忽略的。查体时，生殖器疱疹的典型体征为多发疱疹或溃疡病变，若表现为单个溃疡，则在检测HSV的同时，要及时制订计划寻找其他病因。然而上述典型临床表现并不常见，但通过详细的病史调查，包括了解不洁性交史发生的时间和地点，可以为某种特殊病原体感染的诊断提供线索。潜伏期因病因不同而长短不一，软下疳和HSV感染可短至数天，而性病性淋巴肉芽肿可长至数周。某些溃疡性疾病如杜诺凡病具有地域好发性，即在某些地区很常见，而在其他地区则极为罕见（见表40.1）。原发性HSV感染、梅毒、软下疳、性病性淋巴肉芽肿和杜诺凡病患者可出现发热和不适等全身症状，而上述症状在生殖器疱疹和二期梅毒患者中更为常见。腹股沟淋巴结病变可见于本章讨论的各种生殖器溃疡病，同时也见于一期梅毒。另外，临床症状持续时间长短对指导诊断也有一定意义，如细菌性生殖器溃疡病临床经过历时数周至数月不等，而病毒性感染的生殖器疱疹可以自愈，但数周至数月后又可复发（见表40.1）。

生殖器溃疡病的临床表现多种多样，而各种症状又十分类似，所以临床诊断的灵敏性和特异性都不强。正因如此，诊断性实验室检查与临床病史和体格检查互为补充就显得尤为重要，特别是在诊断合并有HIV-1感染的患者时（见表40.2）。然而，即使经过这样全面的评估后，在多达25%的病例中仍无法确诊，因为目前缺乏灵敏度和特异度均高的实验室检查。生殖器溃疡病与所有性传播疾病的主要危险因素都相同（多个性伴侣，与新性伴或高危性伴发生性关系及未使用安全套），故在对旅行者进行生殖器溃疡病的常规检查时，还应包括其他性传播疾病的实验室检查。其中，HIV检测在性传播疾病的常规检查中尤为重要，因为在HIV-1感染的人群中患软下疳及合并HSV-2感染的比例更高，而后2种感染又与HIV-1的传播和感染紧密相关。

表 40.1　各种生殖器溃疡病特点一览表（梅毒详见第 39 章）

	地域分布	潜伏期	生殖器病变表现	是否伴有全身症状	病程
单纯疱疹病毒	全世界范围	3～5 天	多发小水疱、脓疱或溃疡；小的病变融合形成大的溃疡；原发性感染常出现淋巴结病	原发性感染者有，复发性感染者无	终身复发者，每次发作持续 5～10 天；原发性感染为 2～6周
软下疳	非洲次撒哈拉地区、亚洲	丘疹为 3～5 天，溃疡为 1～2 周	单个或多发溃疡	有	溃疡可存在数周；淋巴结病变可持续 1～3 个月
性病性淋巴肉芽肿	非洲、东南亚、南美洲、加勒比海地区、荷兰（限男同性恋者中）	溃疡为 3～12 天；淋巴结病为 10～30 天	无痛性水疱（单个或多发），其后形成溃疡；腹股沟淋巴结肿大伴压痛；直肠炎/直肠结肠炎	有	数周至数月
腹股沟肉芽肿（杜诺凡病）	巴布亚新几内亚、南非、印度、巴西和加勒比海地区	4～6 周	单个或多发易出血溃疡，有压痛；可有腹股沟感染	罕见	数月

表 40.2　性行为活跃的生殖器溃疡病患者的实验室检查方案

典型生殖器疱疹病变（如一组水疱样或脓疱样病变，或多发浅表溃疡）
病毒培养、DFA 或 PCR 法检查是否存在 HSV 感染
其他 STD 的筛查试验（如梅毒、HIV 感染、衣原体感染和淋病）
其他生殖器溃疡
病毒培养、DFA 或 PCR 法检查是否存在 HSV 感染
能鉴别 HSV 各型的血清学检查
暗视野镜检或 DFA 检查是否存在梅毒螺旋体感染
梅毒血清学检查
选择性病例
细菌培养或 PCR 法检查是否存在杜克雷嗜血杆菌感染（如果可行）
血清学检查和 PCR 法检查是否存在沙眼衣原体（LGV 的病原体）感染（如果可行）
化脓性细菌培养

DFA（direct fluorescent antibody）：直接荧光抗体试验；PCR（polymerase chain reaction）：聚合酶链式反应；HSV（herpes simplex virus）：单纯疱疹病毒；STD（sexually transmitted disease）：性传播疾病；HIV（human immunodeficiency virus）：人类免疫缺陷病毒；GUD（genital ulcer disease）：生殖器溃疡病；LGV（lymphogranuloma venereum，LGV）：性病性淋巴肉芽肿

单纯疱疹病毒（herpes simplex virus，HSV）

流行病学

由 HSV－1 或 HSV－2 感染所致的生殖器疱疹是目前全世界范围内生殖器溃疡病的最常见病因。HSV 感染后无法治愈，将持续终身，患者被认为永久对其性伴具有传染性。生殖器 HSV 感染可使感染 HIV 的风险增加，可能与 HSV 感染后导致局部黏膜和上皮出现破损以及 $CD4^+$ T 细胞在生殖器部位的募集有关。在全球范围内，HSV－2 是引起生殖器疱疹的最常见病原体，其血清阳性率从 20%（美国和部分西欧地区的普通成人中）到 50%～70%（非洲次撒哈拉

地区的普通成人中）不等。在部分非洲和东南亚地区的性工作者中，HSV－2 的血清阳性率可高达 90%，而在南美洲的男同性恋者中，60%没有感染 HIV－1 者其 HSV－2 血清学检查可能都为阳性。

感染 HSV－1 后也可出现口唇疱疹（也称唇疱疹），但在美国和北欧的部分人群中，该病毒已经逐渐成为生殖器疱疹的常见病原体，这可能与儿童期 HSV－1 感染率的降低有关。目前在某些人群中，绝大多数原发性生殖器疱疹都是因感染 HSV－1 所致。在发达国家中，HSV－1 的血清阳性率大于 50%，而在发展中国家中接近 100%。尽管如此，在世界绝大部分地区中，生殖器 HSV－1 的感染率仍不得而知，因为血清学指标与 HSV－1 的感染部位并无任何关联。

大多数生殖器疱疹患者其本人并不知情。HSV－2 血清学检查阳性，同时知晓自身曾患生殖器疱疹的人群比例在一般人群中仅为 9%，而在性病门诊就诊的女性人群中为 34%。正因如此，绝大多数生殖器疱疹患者都是从已经患有该病但自身并不知情的性伴处获得感染。女性生殖器部位感染 HSV 的风险较男性更高，可能与女性生殖器黏膜面积更大有关，另外不可忽略的是，年轻女性频繁更换比她们年长的男性性伴，从而使得感染 HSV－2 的风险更高。

发病机制

HSV 经由生殖器黏膜或生殖器皮肤破损处侵入人体。在原发性感染时，病毒侵入感觉神经元，其后移行至骶背根神经节并在此潜伏，病毒也可扩展至局部淋巴结。细胞毒性 T 淋巴细胞介导的免疫反应可使原发性感染得到控制，同时也可能阻止病毒的播散。若机体免疫功能受到抑制，存在某些激发因素如紫外线照射、发热及在压力状态时，潜伏的 HSV 可被激活，病毒经轴突下行并在上皮细胞内倍增繁殖，表现出与原发性感染相类似的皮肤黏膜改变，但病变程度有所减轻。

临床表现和诊断

生殖器 HSV 感染分为原发性、非原发性初次发作和复发性 3 型。原发性感染时，在生殖道中可检出任意一种 HSV，而血清学检查呈阴性。在非原发性初次发作时，可在生殖道中检出 HSV－2，而血清学检查 HSV－1 呈阳性，或是生殖道中检出 HSV－1，血清学检查 HSV－2 呈阳性，但后者较少见。复发性感染时，生殖道中检出的 HSV 亚型与血清学检查呈阳性的 HSV 亚型一致。既往感染后存在于体内的 HSV－1 抗体并不能显著降低感染 HSV－2 的风险，但若一旦感染了 HSV－2，出现明显症状的可能性会降低。

原发性生殖器 HSV 感染的典型表现为双侧多发小水疱或小脓疱，可融合成大片溃疡性皮损，4～15 天后结痂。超过 75％的患者可在病程第 4～10 天出现新一轮的皮肤病变。各种皮损完全消退的平均时间因性别而异，男性平均为 16.5 天，女性平均为 19.5 天。伴随的局部症状也较常见，包括瘙痒、疼痛、排尿困难、腹股沟淋巴结肿大压痛以及尿道和（或）阴道分泌物增多等。70％～90％的女性患者可在原发性感染时出现 HSV 相关的宫颈炎。接近 70％的女性患者和 40％的男性患者可出现各种全身症状，如发热、不适、肌肉疼痛和头痛等。无菌性脑膜炎和（或）弥散性 HSV 感染可以出现，但相对少见。HSV 也可导致直肠炎和肛门直肠感染，尤其是在男同性恋患者中。

复发性生殖器疱疹的临床表现一般局限于黏膜或皮肤组织。大多数患者都或多或少会有一些前驱症状，如局部针刺感、烧灼感和（或）疼痛。病变通常为单侧，范围较原发性感染时小，病程为 4～5 天。几乎所有曾出现过症状的生殖器 HSV－2 感染患者在复发时也会表现出相应临床症状。HSV－2 感染后第 1 年的复发次数在男性患者中平均为 5 次，女性患者中平均为 4 次，其后每年的复发次数平均减少 1 次。生殖器 HSV－1 感染的复发就相对较少，每年平均仅有 1 次，且只有 60％的患者在感染后的第 1 年内出现复发。

生殖器感染 HSV 后出现不典型的临床表现是比较普遍的。患者可以没有水疱和溃疡病变，取而代之的是细小裂隙、疖、红斑或疼痛。HSV感染所致的皮肤病变可被误认为是由其他原因所引起的病变，如因感染了其他感染性病原体（如念珠菌）、创伤、昆虫叮咬、过敏反应、皮肤应激反应或痔疮等，且皮肤病变还可出现在大腿处等非典型部位。因此，凡是生殖器部位的皮肤病变，尤其是出现在骶2或骶3神经节支配皮肤区域的病变，都应评估是否为HSV感染所致。

依据临床表现来诊断生殖器疱疹既缺乏灵敏性，也欠缺特异性，所以但凡生殖器部位有病变的患者都应进行病毒学检查以明确诊断（见表40.2）。值得一提的是，若临床症状或病史特点与生殖器疱疹的特征相吻合，建议在等待实验室检查结果的同时就按照HSV感染的推断进行相应治疗。直接免疫荧光（direct fluorescent antibody，DFA）试验通过检测疱液涂片或溃疡基底面涂片中的病毒抗原来确诊HSV感染，该法具有较高的灵敏度和特异度。病毒培养也是一种可行的检测方法，但在起病后数天内随着病变的愈合可致检测的灵敏度迅速下降。聚合酶链式反应（polymerase chain reaction，PCR）法的灵敏度是病毒培养法的4倍，且该法逐渐普及，费用也不再昂贵。Tzanck法可观察到与疱疹性病变相关的细胞病理学改变，但因缺乏可信度故不建议使用。特异性抗体在HSV感染后数周出现，并永久存在，故可检测出病毒型的血清学检查对于HSV感染的确诊是非常有价值的。所有新发生殖器疱疹的患者都应进行HIV检测，同时也应考虑是否进行其他性传播疾病的病原学检测。

治疗和预防

为了降低严重局部扩散的风险和出现全身症状的可能性，所有初发生殖器疱疹的患者都应使用口服抗病毒药物进行治疗（见表40.3）。分次抗病毒治疗可缩短症状持续的时间，而抑制疗法用于频繁复发的患者时，可使复发率降低70%～80%。生殖器HSV感染的治疗方法详见表40.3。

表 40.3　生殖器 HSV 感染的治疗方案

初发生殖器溃疡

阿昔洛韦 400mg 口服，每天 3 次（或 200mg 口服，每天 5 次），疗程 7～10 天

或

泛昔洛韦 250mg 口服，每天 3 次，疗程 7～10 天

或

伐昔洛韦 1.0g 口服，每天 2 次，疗程 7～10 天

严重感染需胃肠外给药

阿昔洛韦 5～10mg/kg 静脉注射，每 8h 1 次，疗程 2～7 天，或延长至直到症状有所改善时停止，继以口服抗病毒药物，总疗程不少于 10 天

复发性疱疹发作时的治疗

阿昔洛韦 400mg 口服，每天 3 次，疗程 5 天（或 800mg 口服，每天 2 次共 5 天，也可 800mg 口服，每天 3 次共 2 天）

或

泛昔洛韦 125mg 口服，每天 2 次，疗程 5 天（或 1.0g 口服，每天 2 次共 1 天）

或

伐昔洛韦 500mg 口服，每天 2 次，疗程 3 天（或 1.0g 口服，每天 1 次共 5 天）

抑制疗法[a]

阿昔洛韦 400mg 口服，每天 2 次

或

泛昔洛韦 250mg 口服，每天 2 次

或

伐昔洛韦 500mg 口服，每天 1 次（每年发作次数＜10 次）或 1.0g 口服，每天 1 次（每年发作次数＞10 次）

[表中内容节选自药物的说明书、成人（除孕妇外）生殖器疱疹的标准治疗指南以及美国 CDC2002 年性传播疾病治疗指南 2002. MMWR 51（RR－06）：11－12.]

[a]是否需要继续进行抑制疗法应定期评估（如每年 1 次）

正确使用避孕套、采用抗病毒抑制疗法治疗已经感染的性伴等可

以预防生殖器 HSV 感染。不论男女，避孕套的使用，即使在没有坚持的情况下也能使感染 HSV-2 的几率降低一半。此外，在单一性伴的情侣中，已感染 HSV-2 的性伴接受每日 1 次的抗病毒抑制治疗后，可使 HSV-2 传染的风险降低接近一半。即使在没有临床症状的情况下，患者体内的病毒通过脱颗粒机制使其性伴受到感染也是十分普遍的。

软下疳（chancroid）

流行病学

在资源匮乏的国家中，软下疳仍是导致生殖器溃疡的重要病因。然而，近 10 年该病的发病率已经显著下降，使其在生殖器溃疡病致病因素中所占的重要性有所降低。在博茨瓦纳开展的哨点监测研究显示，软下疳导致生殖器溃疡病的比例从 1993 年的 25%下降至 2002 年的不到 1%，类似的情形也见于其他非洲次撒哈拉地区和亚洲地区。软下疳在发达国家中较少见，美国 2000—2003 年间仅报告有 218 例，这些病例的共同点是限于频繁更换性伴的人群中，并呈现出局部流行的趋势。软下疳与从事性工作、物质滥用以及经济状况窘迫等因素紧密相关，具有这些特点的核心人群在该病病原体的传播和持久存在上具有十分重要的意义。其他危险因素包括男性，未行包皮环切术和 HIV-1 血清学检查阳性。合并 HIV-1 感染的软下疳患者其临床症状持续时间更长，治疗效果可能较差，从而进一步增加了这些患者将 HIV-1 或软下疳，或同时将两者传染给其他人的风险。

发病机制

病原体为杜克雷嗜血杆菌（*Haemophilus ducreyi*），是一种革兰染色阴性的短棒状杆菌，尽管属于嗜血杆菌属，但核糖体分型特点显示其与放线杆菌属的关系更为密切。该菌对周围环境的营养要求很高，且生长缓慢，即使是在专业实验室中使用增菌培养基进行培养，通常也难以分离出菌群。病原体经由性交产生的黏膜磨损处进入体内后，感染上皮细胞而形成炎性小丘疹，随后迅速变成脓疱，最终产生溃疡。感染后引起的主要免疫应答由 Th1 淋巴细胞介导，溃疡处可见 $CD4^+$ T 细胞的浸润。细菌的几种外膜蛋白可刺激机体产生相应的抗体，但这些抗体的特异度高低以及是否能使机体由此而获得免疫力仍不清楚。

临床表现和诊断

潜伏期多为 3～5 天，最长可达 2 周。初起典型表现为单个丘疹或脓疱，伴压痛，数天或最长 2 周后形成溃疡。此阶段患者可能已具传染性。溃疡可单个出现也可多发，为红斑性病变，直径多为 1～2cm。溃疡的形态可多种多样，尤其在合并有 HIV 感染的情况下。软下疳与梅毒螺旋体感染产生的硬下疳相比，因前者形成的溃疡边缘组织没有僵硬改变，故由此得名。溃疡可呈圆形、卵圆形，或不规则形，基底面通常覆盖有脓性分泌物，但部分病情轻的病例缺乏这种特异性的皮肤改变。在男性中，溃疡好发于阴茎，在未行包皮环切术患者中尤多见于包皮下，而女性则好发于阴道口。溃疡也可出现在肛周或直肠。杜克雷嗜血杆菌所致感染常伴有疼痛，但女性患者可没有症状或没有痛感，从而延误诊断和治疗。

接近 50%未进行治疗的男性患者将会在溃疡形成后的 1～2 周出现腹股沟淋巴结病变，多见于单侧腹股沟。病变淋巴结表面皮肤红肿及皮下波动感有助于鉴别软下疳与梅毒或疱疹，因后两者缺少这种特征性的腹股沟淋巴结炎的表现。若腹股沟淋巴结炎未及时治疗，则淋巴结可自行破溃引流，形成有创面的溃疡疮。尽管感染具有局部侵袭性，但发热和感染扩散却十分少见。若未经治疗，溃疡病变可持续数周而不消退，淋巴结病变则可持续 1～3 个月。生殖器溃疡和腹股沟淋巴结炎的并发症包括包茎、部分阴茎组织缺失、腹股沟瘢痕形成以及淋巴结破溃后形成瘘管。

软下疳的诊断具有相当难度，因杜克雷嗜血杆菌的培养需依赖特殊培养基，同时检测的灵敏度也较低，不到 75%。新研发的多重 PCR 法可同时检测杜克雷嗜血杆菌、梅毒螺旋体和 HSV，但该法主要用于疾病监测和科研目的，还没有被广泛应用。通过细菌涂片革兰染色识别病原体的灵敏度从 10%至 90%不等，涂片中可查见革兰阴性的多形性短小杆菌。血清学检查无法区分既往感染或现症感染，且通常未开展，故在大多数病例的诊断中价值不大。

治疗和预防

近 10 年的几项研究已经证实，单剂量使用头孢曲松或阿奇霉素，环丙沙星或其他氟喹诺酮类 3 日疗法可有效治疗软下疳。美国 CDC 2006 年的推荐治疗方案详见表 40.4。红霉素具有较好疗效，但疗程较长需连续使用 7 天。青霉素、氨苄西林及四环素已出现耐药性，而合并 HIV 感染的患者对药物治疗的反应都有减弱。若淋巴结已出现波动感，则应尽可能彻底抽脓和完全引流，以防自发性破溃。治疗后 7 天应及时复查以评估疗效，若病情没有明显改善，需考虑诊断是否正确，是否可能为其他疾病。在所有病例中，建议在溃疡形成时及 3 个月后都进行梅毒螺旋体和 HIV-1 的检测。正确使用避孕套，性暴露后及时用肥皂和清水清洗局部等良好个人卫生习惯都是控制软下疳传染的方法。然而，软下疳可侵犯的部位并不限于安全套可保护的部位，所以安全套的保护作用不是绝对的。如果软下疳患者与其性伴在该患者出现症状前的 10 天内发生过性关系，则该性伴无论有无症状都应进行治疗。

表 40.4　软下疳的推荐治疗方案
单剂量阿奇霉素 1.0g 口服
单剂量头孢曲松 250mg 肌肉注射
环丙沙星 500mg 口服，每天 2 次，疗程 3 天
红霉素 500mg 口服，每天 3 次，疗程 7 天
摘自：美国 CDC2006 年性传播疾病治疗指南 2006. MMWR 55 (RR-11.)

性病性淋巴肉芽肿

流行病学

性病性淋巴肉芽肿（lymphogranuloma venereum，LGV）是一种通过性接触传播的慢性全身性疾病。该病呈地方性流行，见于非洲局部、东南亚、南美洲及加勒比海地区。患者多为社会经济阶层较低的人群以及有多个性伴的人群。本病在北美洲、欧洲及澳大利亚极为少见，但近来在荷兰和其他欧洲城市里，性病性淋巴肉芽肿直肠炎在男同性恋者中出现过暴发流行。在美国，性病性淋巴肉芽肿直肠炎患者多为感染 HIV-1 的男同性恋者。

发病机制

病原体为 L1、L2 和 L3 血清型沙眼衣原体，其与流行更广泛的致眼及生殖器感染的菌株（见第 38 章）相比生长较快，在细胞培养时溶细胞作用更强。尽管体液免疫和细胞免疫均参与了感染后的免疫应答，但既往感染过的患者仍可以再度患病。迟发型超敏反应是导致慢性复发性淋巴结病和淋巴管阻塞的原因，这 2 种临床表现在未进行治疗的患者中最具特征性。

临床表现和诊断

临床表现有急性和慢性之分。初次暴露后的 1 周至数月，生殖器黏膜和皮肤上出现小水疱或小丘疹，并可扩展至腹股沟或肛门，形成类似软下疳、梅毒或生殖器疱疹的溃疡性病变。随着感染的进一步发展，不适感越发明显，但皮损处常没有疼痛感。原发性感染可致尿道炎或宫颈炎，正如其他血清型沙眼衣原体所致的感染。感染扩散可引起局部淋巴结肿大，常有压痛和波动感，其上皮肤出现红斑病变，同时可伴发热和持续 2～4 周的其他全身症状。男同性恋和女性患者可出现急性出血性直肠结肠炎，表现为发热、直肠疼痛、里急后重和血性黏液脓性分泌物自肛门流出。

大部分患者可自愈，但部分患者若未予以抗生素治疗则可转为慢性感染。晚期并发症包括化脓淋巴结与周围组织黏连伴窦道形成、溃疡愈合不佳、脓肿和直肠狭窄。鳞状细胞癌和淋巴管阻塞所致的生殖器或下肢象皮肿较为少见。血清学检查可用于诊断性病性淋巴肉芽肿。采用 PCR 法检测尿液、淋巴结脓液或直肠分泌物，若 L1、L2 或 L3 血清型沙眼衣原体呈阳性则可确诊。然而 PCR 法并未广泛使用，故通常在排除其他原因所致的腹股沟淋巴结病变后，作出该病的临床诊断。

治疗和预防

推荐治疗方案为多西环素 100mg 口服，每天 2 次，疗程共 3 周。此外，可选用红霉素 500mg 口服，每天 4 次共 3 周，或阿奇霉素每周 1 次口服共 3 周，但关于阿奇霉素的疗效目前尚无定论。溃疡在治疗后的 1 周内逐渐开始愈合，3～5 周内则可完全愈合。患者的性伴若出现症状而没有超过 30 天，则应进行有关检查，明确是否为衣原体尿道炎或宫颈炎，并及时给予恰当的治疗。

腹股沟肉芽肿

流行病学

腹股沟肉芽肿（granuloma inguinale）又称杜诺凡病，是一种罕见的性传播疾病。该病主要见于印度次大陆、巴布亚新几内亚、澳大利亚的偏远地区、南非、巴西和加勒比海部分地区。美国报道的大多数病例很可能都是来自上述流行区的输入性病例，在上世纪 90 年代每年报道的病例平均仅有 11 例。

发病机制

病原体为肉芽肿荚膜杆菌，是一种革兰染色阴性的多形性短球杆菌。该菌若出现在巨噬细胞内，则形成典型的杜诺凡小体（Donovan bodies）。组织学特点提示临床表现的产生主要是由细胞免疫应答所致。

临床表现和诊断

腹股沟部位可出现一个或多个无痛，但有轻微压痛的溃疡性病变。典型病变可见增生性肉芽样组织和血管，有接触性出血。腹股沟肿块的产生多因炎性病变组织的皮下扩散所致，而非局部淋巴结的肿大。罕见的是，病变能以鳞状细胞癌的侵袭方式进一步发展，从而造成生殖功能残疾。尽管全身症状缺如，但可见散在的溶骨性病变。活检组织中若查见有深染的杜诺凡小体则可确诊。肉芽肿荚膜杆菌日前首次经培养而在体外存活，这将有助于进一步认识这种病原体。

治疗和预防

推荐治疗方案为多西环素 100mg 口服，每天 2 次，疗程共 3 周，或 1 片复方新诺明增效片，每天 2 次共 3 周。此外可选用环丙沙星、红霉素或阿奇霉素，疗程均为 3 周。因治疗完成后的数月可出现复发，故病情严重者可适当延长疗程，并监测治疗效果直到临床症状消失。性伴同时治疗的效果尚不明确，故目前建议，若在临床症状出现前的 60 天内有过性接触者，应进行相关检查，必要时予以治疗。

（孟菁 译 杨清双 校）

扩展阅读

Ashley R L, Wald A 1999 Genital herpes: review of the epidemic and potential use of type-specific serology. Clin Microbiol Rev 12:1–8

Centers for Disease Control and Prevention 2004 Lymphogranuloma venereum among men who have sex with men: Netherlands, 2003–2004. MMWR 53:985–988

Centers for Disease Control and Prevention 2002 Sexually Transmitted Diseases Treatment Guidelines-2002. MMWR 51(RR-6)

Corey L, Wald A, Patel R et al 2004 Once-daily valacyclovir to reduce the risk of transmission of genital herpes. N Engl J Med 350:11–20

Corey L, Wald A, Celum C L et al 2004 The Effects of Herpes Simplex Virus-2 on HIV-1 Acquisition and Transmission: A Review of Two Overlapping Epidemics. J Acquir Immune Defic Syndr 35:435–445

Holmes K K (ed.) 1998 Sexually transmitted diseases, 3rd edn. McGraw Hill, New York

Lewis D A 2003 Chancroid: clinical manifestations, diagnosis, and management. Sex Transmit Infect 79:68–71

O'Farrell N 2002 Donovanosis. Sex Transmit Infect 78:452–457

Paz-Bailey G, Rahman M, Chen C et al 2005 Changes in the etiology of sexually transmitted diseases in Botswana between 1993 and 2002: Implications for clinical management of genital ulcer disease. Clin Infect Dis 41:1304–1312

Steen R 2001 Eradicating chancroid. Bull World Health Organ 79:818–826

Wald A, Langenberg A G, Krantz E et al 2005 The relationship between condom use and herpes simplex virus acquisition. Ann Intern Med 143:707–713

第 7 部分　蠕虫感染

第 41 章　常见肠道线虫感染

Christopher Sanford，Elaine C. Jong

虫儿进，虫儿出，虫儿在你的鼻尖玩游戏。

（儿歌）轶名

概述

蠕虫（worms）寄生在人消化道，属于线形动物门（线虫），在医学上有重要地位。据估计，全世界有 60%的人被至少一种肠道寄生虫感染。感染途径通常是进食受污染的食物（特别是生的或者未煮熟的蔬菜）、皮肤接触受污染的泥土，以及直接接触受感染者或其污染物。

有以下情况的人容易感染肠道线虫：①在不发达地区旅行或居住；②从不发达地区移民；③住在乡村地区；④进食有机蔬菜；⑤农业生产中使用没处理过的废水；⑥异食癖。不发达地区指卫生设施未达标或者根本没有的地区。在美国，不发达地区包括东南、西南部以及温带进行农业生产的区域。

不发达地区的市场上出售的产品往往被寄生虫卵污染。一项在加纳的研究显示，市场上出售的莴苣、卷心菜、小洋葱平均每盎司分别带有 31 个、11 个、77 个寄生虫卵，这些虫卵包括似蚯蚓蛔线虫、十二指肠钩虫、鞭虫以及埃及血吸虫。

在萨尔瓦多，人们发现，相对于使用坑式厕所或者不使用厕所，使用粪尿分集式无水厕所更不易感染肠道寄生虫。在墨西哥，肠道寄生虫病患儿的母亲往往是低收入、无业的或者低文化程度的。在埃及的亚历山大有人发现，将有叶蔬菜浸泡在含醋、柠檬汁或盐等物质的水中，可以降低通过蔬菜传播蛔虫等寄生虫的风险。然而，只有9.6%的家庭主妇这么做。

总体说来，乡村地区的肠道寄生虫患病率较高。有项针对在国外工作的孟加拉国人的研究表明，市区居民土源性蠕虫感染率为5.2%，郊区居民为27.6%。在印度有一项研究比较了贫民窟、郊区、市区3个地方的寄生虫感染率，发现贫民区的感染率最高，达19%。

异食癖或食土癖者并不少见。在肯尼亚的一项研究中，77%的小孩每天进食泥土。通过接触受污染泥土传播的肠道线虫，已经被公认为土源性蠕虫，也称为土传播蠕虫，包括似蚯蚓蛔线虫、毛首鞭虫、十二指肠钩虫及美洲板口线虫。

病因

能够感染人类的线虫（nematodes）种类包括：似蚯蚓蛔线虫、豚蛔虫、十二指肠钩虫、美洲板口线虫、毛首鞭虫、粪类圆线虫及蠕形住肠蛲虫。人肠道海生异尖线虫病也会在本章谈到。

注：似蚯蚓蛔线虫又称普通蛔虫，豚蛔虫即猪蛔虫，十二指肠钩虫和美洲板口线虫即钩虫，毛首鞭虫又称鞭虫，蠕形住肠蛲虫即蛲虫。

临床表现

1. 肠道线虫感染的病人通常没有症状。

2. 据报道，轻度到中度感染有时仅以不明确的腹部不适为唯一表现。

3. 慢性、严重的感染常常导致儿童发育障碍。

4. 偶尔会有无症状的病人排出肉眼可辨的蠕虫，这也是他们感染肠道寄生虫最早发现的征象。

5. 有时，诊断或者疑似诊断基于常规血白细胞分析中发现嗜酸性粒细胞增多或者粪便筛查中发现寄生虫或者虫卵。

总之，症状体征的严重程度与被感染的强度（即蠕虫负荷）有关。儿童与生活在同一地区的成人相比，往往会感染更多的寄生虫，可能因为免疫防御机制不成熟，也可能因为有不良的卫生习惯，比如把脏的手指或者其他东西塞进口腔，在户外赤脚跑步等。

在不发达地区，蛔虫病（ascariasis）是导致腹泻的常见原因。在莫桑比克的一项研究显示，从粪便里分离出来的所有病原体中，蛔虫占第2位，9.3%，仅次于致泻性大肠杆菌，22.6%。大约有10亿人感染钩虫。人感染钩虫的标志是缺铁性贫血。现在有一种针对犬类钩虫的疫苗；抗人钩虫疫苗正处于观察阶段。肠道线虫感染的主要特征见表41.1。

诊断

血象

嗜酸性红细胞绝对计数正常或者增高（$>450/mm^3$）。

微生物学

分别取3次不同的粪便样本，每次间隔2～3天，用这种标本检测虫卵和寄生虫是有效的诊断方法。对于类圆线虫和蛲虫来说，经常无法从粪便里检出典型虫体。

在坦桑尼亚桑吉巴进行的一项关于土源性蠕虫患病率的流行病学调查发现，如果只用威斯康星浮选法（Wisconsin flotation）或单纯重力沉淀法（simple gravity sedimentation）其中的一种，虫卵最高检出率为89.6%。如果两种方法联合应用，无论是加藤卡茨技术（Kato-Katz）与单纯重力沉淀法联用还是威斯康星浮选法与单纯重力沉淀法联用，最高检出率都是99.0%。

血清学

血清免疫荧光法（IFA）和酶联免疫吸附法（ELISA）对诊断曾有高发地区暴露、外周血嗜酸性粒细胞增多而粪检虫卵和寄生虫虫体

表 41.1 肠线虫感染特征

病原体	代表	地理分布	感染途径	临床特征	诊断	治疗指征
普通蛔虫 猪蛔虫	似蚯蚓蛔线虫 猪蛔虫	全世界	生的蔬菜水果 接触污染泥土	肺炎，上腹部绞痛，恶心呕吐 排出铅笔大小的成虫[a]	粪便中找到虫卵或者成虫	单一蠕虫持续感染，多重蠕虫感染，内脏梗阻，合并需要治疗的其他寄生虫感染
钩虫（旧大陆） 钩虫（新大陆）	十二指肠钩虫 美洲板口线虫	全世界	经皮肤感染或口周感染，通过污染泥土或者蔬菜	着地痒，肺炎，腹痛，腹泻 贫血（与蠕虫负荷重，饮食缺铁有关）[b]	粪便中找到虫卵	严重感染（虫卵数 > 2000/g 粪便） 出现贫血、营养不良
类圆线虫属	粪类圆线虫	全世界	皮肤接触潮湿、受污染的泥土	臀部、腿部皮疹，腹痛，恶心呕吐 体重下降，嗜酸性粒细胞增多， 免疫缺陷病人出现反复胃肠道菌群导致的全身性感染	粪便或者空肠抽吸物中找到杆状蚴，血清学诊断	已证实的感染

续表 41.1　肠线虫感染特征

病原体	代表	地理分布	感染途径	临床特征	诊断	治疗指征
鞭虫	毛首鞭形线虫	全世界	接触生的蔬菜水果，食物上的苍蝇	中度贫血，血便，严重感染者可有直肠脱垂	粪便里找到虫卵	出现严重感染（虫卵数＞3000/g粪便）的症状，虫卵计数低者无需治疗
蛲虫	蠕形住肠线虫	全世界	肛门—手指—口腔循环感染，或者接触衣物、被褥、尘土	肛周瘙痒、烦躁、多动、失眠	通过胶带拭子在肛周皮肤发现虫卵	有症状的感染，社会心理学原因

[a]罕见：胆管阻塞，急性胰腺炎，阑尾炎

[b]十二指肠钩虫比美洲板口线虫导致的贫血更严重

阴性的类圆线虫病人非常有帮助。这个实验可以在商业性的实验室进行，或者经过洲医疗机构安排后在亚特兰大和佐治亚州疾控中心的寄生虫血清实验室进行。如果与蛋白印迹法（Western Blot）联合，酶联免疫吸附法的敏感性和特异性都将得到提高。所有类圆线虫病的血清学诊断试验都与丝虫抗原有交叉反应。

吞线试验（string test）

对近端空肠的分泌物采用“肠内实验”采样是类圆线虫病的有效诊断方法（见第 28 章　贾第虫的诊断部分）。

胶带试验（adhesive tape test）

诊断蛲虫的最好方法是用胶带把有黏性的一面粘在肛周皮肤，然后把有黏性的一面朝下放在载玻片上直接计数。粪便里几乎找不到特征性虫卵。

贝尔曼漏斗法（baermann funnel gauze method）

类圆线虫的幼虫在高张生理盐水里不能漂浮，此法通常用来浓缩其他虫卵。贝尔曼漏斗法利用纱布、温水进行采样，幼虫将会沉降在漏斗颈部。

治疗

对于无严重并发症的常见肠道线虫感染病人，治疗见表 41.2。

如果有蛔虫病，即使还要治疗其他的寄生虫感染，也应该在第一轮用药中进行抗蛔虫治疗。因为蛔虫成虫如果被药物、发热甚至宿主饥饿所刺激但是未被杀死时，会迁移到体内其他部位。迁移的蛔虫可导致腹部内脏穿孔、阑尾炎、胆道阻塞、胰腺炎或者肠梗阻。治疗蛔虫的抗寄生虫药可以与治疗其他感染的抗生素同时使用。

表 41.2　驱虫药		
肠虫	初次治疗	后续治疗
似蚯蚓蛔线虫	阿苯达唑 甲苯咪唑	双氢除虫菌素 硝唑沙奈
钩虫（十二指肠钩虫和美洲板口线虫）	阿苯达唑 甲苯咪唑	双羟萘酸噻嘧啶
毛首鞭形线虫	阿苯达唑	甲苯咪唑
粪类圆线虫	伊维菌素	阿苯达唑
蠕形住肠线虫	阿苯达唑 甲苯咪唑	双羟萘酸噻嘧啶
单纯形异尖线虫	（物理移除）	

特殊情况的治疗

蛔虫引起的肠梗阻

需留置胃肠减压管，计量引流液，缓慢灌入适量枸橼酸哌嗪(Antepar 75mg/kg·d，最多不超过 3.5g)。枸橼酸哌嗪可以麻痹蛔虫，这样蛔虫可以随宿主肠道的蠕动排出体外。如果肠梗阻不能在1～2天内缓解，就需要手术治疗，由蛔虫迁移导致的其他并发症也应如此。每年大概有 2 万人死于蛔虫感染，但假如全球有 1/4 的人，也就是 15 亿人感染蛔虫，病死率只有 1.3/10 万。

手术

蛔虫在麻醉剂的刺激下可以迁移到气管导致呼吸道阻塞，由于这种很小的可能，如果蛔虫病人需要被麻醉，需告知麻醉师病人有蛔虫感染。

怀孕、哺乳期妇女

怀孕、哺乳期妇女的抗寄生虫用药数据非常有限。甲苯咪唑和阿苯达唑在动物模型里都显示有潜在致畸危险。谨慎的做法是在妊娠的前 3 个月停止治疗，把治疗尽量延迟，最好是到分娩以后。目前没有证据证明人类的线虫感染可以经胎盘传播给婴儿。如果无意间给妊娠头 3 个月以内的孕妇用药了，在药物对胎儿的可能作用方面，须提醒孕妇目前还没有统一的意见。妊娠期使用抗寄生虫药导致胎儿发生不良反应很少见，但是有可能发生。

如果考虑给哺乳期妇女用药，谨慎的做法是让病人在治疗期间及抗寄生虫用药后的48h内用机械的方法挤掉乳汁。关于本章有些药物致畸和其他副作用，包括恶心、呕吐、全身乏力、斯一约氏综合征(Stevens-Johnson syndrome)，见第13章。

婴儿

2岁以下的婴儿的抗寄生虫用药数据非常少。在感染严重到已经导致并发症的患儿，比如蛔虫导致肠梗阻，钩虫导致严重贫血等等，需要衡量用药的副反应和感染未治疗的后果，而且用药剂量需根据体重调整。

免疫缺陷状态

在有些存在慢性基础疾病的病人身上会有重度感染综合征（播散性类圆线虫病，disseminated strongyloidiasis)，一种无法治疗的致命疾病。这些基础疾病包括：糖尿病、酗酒、人类T细胞白血病1型病毒感染、使用免疫抑制剂（皮质激素、肿瘤化疗药）或者放疗、恶性肿瘤，尤其是白血病和淋巴瘤病人。类圆线虫可以广泛播散到所有重要的器官，包括肝、肺、心脏以及中枢神经系统。一个病人如果考虑肺包子虫病和弓形虫感染的诊断，播散性类圆线虫感染也需考虑，特别是有双肺浸润性病变的免疫抑制病人。

诊断出来自感染类圆线虫（*Strongyloides*）高危区域的无症状病人是非常重要的，并应及时治疗粪检阳性或者有无其他原因的嗜酸性粒细胞增高并伴血清学检查阳性的病人。高危病人可以在使用皮质激素、肿瘤化疗或者放疗开始前进行经验性抗类圆线虫治疗。如果寄生虫已经在免疫力低下的宿主体内播散（通常通过组织穿刺活检或者痰涂片诊断)，用合适剂量的噻苯达唑，疗程可以延长到5天以上。

在免疫抑制病人中还有一个现象，就是反复发生多种肠道细菌引起的菌血症。这些细菌黏附在蠕虫的表皮，当类圆线虫的幼虫迁移出肠道时便得以进入血液循环。

慢性类圆线虫感染

由于存在自体感染的循环，感染可以持续30年以上。在自体感染的循环中，近端小肠的成虫产的虫卵随着肠内容物移行并孵化，孵化出的杆状幼虫慢慢变成熟，到达直肠时变成有感染性的丝状幼虫。幼虫可以从肛门爬出，刺穿肛周、臀部、大腿根部的皮肤，开始新的感染周期。这时，病人可能有局部的皮疹（肛周匍行疹）和肛周瘙痒。西班牙的一项调查中，咳嗽是最常见的症状。二战时在缅甸至泰国的铁路上工作的同盟国战俘 30～40 年之后的类圆线虫感染率在 21%～37%之间。这些战俘 2/3 的人有断断续续的、反复发作的症状。慢性类圆线虫感染的诊断和治疗与急性感染相同。

蛲虫

蛲虫（pinworm）可能是美国最常见的蠕虫感染，主要发生在学龄期的儿童，通过肛门—手指—口腔的方式传播，他们的家庭成员通过灰尘和患儿的排泄物导致家庭内传播。蛲虫感染提高了年轻女性泌尿道感染的风险。在少见的情况下，蛲虫感染可以导致阑尾炎或者腹膜炎。除了抗寄生虫治疗（表 41.3）外，通过彻底清洁房屋、在热肥皂水里清洗贴身衣物、被褥也有助于破坏感染的循环。

表 41.3　乡村地区的肠道线虫患病率（%）

	似蚯蚓蛔线虫	毛首鞭形线虫	钩虫
越南（Needham 1998）	83	94	59
中国（Changua 1999）	63	60	87
马达加斯加（Kightlinger 1998）	93	55	27
委内瑞拉（Morales 1998）	27	33	6
埃塞俄比亚（Jemaneh 1998）	29～38	13	7～24
巴西（Saldiva 1999）	41	40	
马里（Behnke 2000）			53（美洲板口线虫）
巴拉圭（Labiano Abello 1999）			59

另外，研究发现在坦桑尼亚的奔巴岛和印度尼西亚的苏拉威西的巴鲁区，居民同时感染 3 种寄生虫的患病率分别是 58%（Booth et al 1998）和 17. 4%（Toma et al 1999）

其他蛔虫

豚蛔虫，即猪蛔虫，对人具有感染性，而且很难与感染人的蛔虫即人蛔虫区分开。对于没有明确旅行史的患者，猪粪便对环境的污染可能是导致感染的原因。异尖线虫病（海生线虫）将在接下来单独介绍。

其他钩虫

除了十二指肠钩虫和美洲板口线虫（通常是巴西钩口线虫和犬钩口线虫）之外，皮肤钩虫感染是不发达地区最常见的传染性皮肤病。皮肤幼虫移行症在第 34 章讲述。

混合感染

一项在孟加拉国线虫高危区域进行的研究显示，间隔 18 个月的群体性阿苯达唑疗法比包括健康宣教的两次疗法效果好。

异尖线虫病

异尖线虫病（anisakiasis）是一种人类被海生蛔虫或者属于异尖族的线虫（通常是单一异尖线虫和假新地线虫）的幼虫感染时发生的胃肠道疾病。幼虫在很多市场上出售的鱼肉里都有，包括鲑鱼、大马哈鱼、鲭、鳕鱼、青鳕、鲱鱼、牙鳕、鲣、鳎目鱼、梭子鱼和乌贼。人因为吃了生的、醉制的或者未充分腌制的鱼而被感染。幼虫（第 3 期）存在于在鱼的肌肉和脏器里，在醋里可以存活 51 天，2℃存活 50 天，室温下 10%的甲醛 6 天，－20℃大约 2h，60℃时几秒钟内就被杀死。幼虫大约 18～36mm 长，0.24～0.69mm 宽。

流行病学

本病第一次被认识是在 1950 年的荷兰，发生在那些吃生的（绿鲱鱼）或者稍微醉制的鲱鱼人群中，被称为“绿鲱鱼”病。在日本也有成千上万的病例报道，因为在日本也吃生的或者醉制的鱼（比如寿司、生鱼片、日本黄瓜沙拉、醋沙拉）。美国或者其他国家几乎没有病例报道。在日本，胃异尖线虫病最为常见，而在欧洲和其他地区，肠异尖线虫病最常见。

异尖线虫的终宿主是海生哺乳动物：海生异尖线虫感染鲸类（鲸鱼、海豚），假新地线虫感染鳍脚亚目（海豹、海狮、海象）。成虫在这些动物的胃里生长并产卵，卵随排泄物排出并在海水里孵化。幼虫被乌贼、甲壳类动物及其他大型无脊椎动物吞食，这些动物再被鱼类吞食。海生哺乳动物进食鱼类后，完成寄生虫的生活史。如果人吃了鱼类或者乌贼，幼虫不能达到性成熟，永远不能产卵。

异尖线虫病有 2 种形式：

胃异尖线虫病是一种急性病，发生在进食生的海产品后 1～12h，表现为突发胃痛、恶心呕吐。一半以上的病人有外周血嗜酸性粒细胞升高，幅度可达 40％，而且白细胞总数没有明显增多；70％的病人胃液和粪便有隐血。类过敏反应较常见，关节痛、关节炎很少发生。未经治疗的感染常常转变为慢性，类似的表现可以持续 1 年以上。在幼虫附着的胃壁可有穿透性病变，脓肿形成，或者肉芽肿形成。

肠异尖线虫病是一种相对慢性过程的病。在进食生的海产品 1～5 天出现严重下腹痛、恶心呕吐、发热、腹泻、粪便出现隐血。白细胞计数可以有明显升高，嗜酸性粒细胞不多或者轻度增多。感染几个月，偶尔是几年时，肠道可以发生浸润性和占位性病变，导致持续的腹部绞痛、腹泻、肠蠕动障碍。在感染部位可能发生肠穿孔，脓肿形成，肉芽肿形成。

诊断

进食过生鱼是最重要的既往史依据。免疫学方法测定抗异尖线虫的特异性抗体（用单一异尖线虫的提取液做皮试以及 ELISA）可以支持异尖线虫病的诊断，但确诊通常靠上消化道内镜对病变部位进行穿刺或者切除，切片病理具有特征性：嗜酸性粒细胞肉芽肿性炎症，组织中找到特征性幼虫的横切面可以确诊。

胃异尖线虫病经常被误诊为溃疡，癌症，肿瘤，息肉或者食物中毒，而肠异尖线虫病曾被误诊为节段性回肠炎或者阑尾炎。

治疗

抗寄生虫药似乎无效。如果在胃镜下看到幼虫，可以直接移除。在慢性异尖线虫病中，可能有必要把被感染部位手术切除。

预防

急慢性异尖线虫病人都可能感染新的幼虫。最好的预防方法就是避免吃生的、未煮熟的、或者轻醉的海鱼和乌贼。如果吃生鱼，需要在-20℃冷冻至少24h，否则，要在60℃煮透。

（陶锶　译　周心　校）

扩展阅读

Albonico M, Stoltzfus R J, Savioli L et al 1998 Epidemiological evidence for a differential effect of hookworm species, Ancylostoma duodenale or Necator americanus, on iron status of children. Int J Epidemiol 27:530–537

Amoah P, Drechsel P, Abaidoo R C et al 2006 Pesticide and pathogen contamination of vegetables in Ghana's urban markets. Arch Environ Contam Toxicol 50:1–6

Behnke J M, De Clercq D, Behnke J M et al 2000 The epidemiology of human hookworm infections in the southern region of Mali. Trop Med Int Health 5:343–354

Blumenthal D S, Schultz M G 1975 Incidence of intestinal obstruction in children infected with Ascaris lumbricoides. Am J Trop Med Hyg 24:801–805

Booth M, Bundy D A, Albonico M et al 1998 Associations among multiple geohelminth species infections in schoolchildren from Pemba Island. Parasitology 116:85–93

Corrales L F, Izurieta R, Moe C L 2006 Association between intestinal parasitic infections and type of sanitation system in rural El Salvador. Trop Med Int Health 11:1821–1831

Changhua L, Xiaorong Z, Dongchuan Q et al 1999 Epidemiology of human hookworm infections among adult villagers in Hejiang and Santai Counties, Sichuan Province, China. Acta Trop 73:243–249

Fawzi M, El-Sahn A A, Ibrahim H F et al 2004 Vegetable- transmitted parasites among inhabitants of El-Prince, Alexandria and its relation to housewives' knowledge and practices. J Egypt Public Health Assoc 79:13–29

Foy H M, Maier R V, Jordon D et al 1984 Granulomatous peritonitis secondary to pinworm infection. Infect Surg January:15–28

Goodman D, Haji H J, Bickle Q D et al 2007 A Comparison of methods for detecting the eggs of Ascaris, Trichuris, and hookworm in infant stool, and the epidemiology of infection in Zanzibari infants. Am J Trop Med Hyg 76:725–731

Geisslet P W, Mwaniki D, Thiong'o F et al 1998 Geophagy as a risk factor for geohelminth infections: a longitudinal study of Kenyan primary schoolchildren. Trans R Soc Trop Med Hyg 92:7–11
Gotuzzo E, Terashima A, Alvarez H et al 1999 Strongyloides stercoralis hyperinfection associated with human T-cell lymphotropic virus type-a infection in Peru. Am J Trop Med Hyg 60:146–149
Jackson T F, Epstein S R, Gouws E et al 1998 A comparison of mebendazole and albendazole in treating children with Trichuris trichiura infection in Durban, South Africa. S Afr Med J 88:880–883
Jemaneh L 1998 Comparative prevalences of some common intestinal helminth infections in different altitudinal regions in Ethiopia. Ethiop Med J 36:1–8
Khatun M, Naher A 2006 Prevalence of soil transmitted helminthes infections among Bangladeshi males seeking job abroad. Mymensingh Med J 15:159–162
Khurana S, Aggarwal A, Malla N 2005 Comparative analysis of intestinal parasitic infections in slum, rural and urban populations in and around union Territory, Chandigarh. J Commun Dis 37:239–243
Kightliner L K, Seed J R, Kightlinger M B 1998 Ascaris lumbricoides intensity in relation to environmental, socioeconomic, and behavioral determinants of exposure to infection in children from southeast Madagascar. J Parasitol 84:480–484
Labiano Abello N, Canese J, Velazquez M E et al 1999 Epidemiology of hookworm infection in Itagua, Paraguay: a cross sectional study. Mem Inst Oswaldo Cruz 94:583–586
Mandomando I M, Macete E V, Ruiz J et al 2007 Etiology of diarrhea in children younger than 5 years of age admitted in a rural hospital of southern Mozambique. Am J Trop Med Hyg 76:522–527
Mascie Taylor C G, Alam M, Montanari R M et al 1999 A study of the cost effectiveness of selective health interventions for the control of intestinal parasites in rural Bangladesh. J Parasitol 85:6–11
Morales G, Pino L A, Artega C et al 1998 Relationships in the prevalence of geohelminth infections in humans from Venezuela. Bol Child Parasitol 53:84–87
Nacher M, Gay F, Singhasivanon P et al 2000 Ascaris lumbricoides infection is associated with protection from cerebral malaria. Parasite Immunol 22:107–113
Needham C, Kim H T, Hoa, N V et al 1998 Epidemiology of soil transmitted nematode infections in Ha Nam Province, Vietnam. Trop Med Int Health 3:904–912
Pelletier L L Jr 1984 Chronic strongyloidiasis in World War II Far East ex-prisoners of war. Am J Trop Med Hyg 33:55–61
Pinkus G S, Coolidge C, Little M D 1975 Intestinal anisakiasis. First case report from North America. Am J Med 59:114–120
Quihui L, Valencia M E, Crompton D W et al 2006 Role of the employment status and education of mothers in the prevalence of intestinal parasitic infections in Mexican rural schoolchildren. BMC Public Health 6:225
Reynoldson J A, Behnke J M, Gracey M et al 1998 Efficacy of albendazole against Giardia and hookworm in a remote Aboriginal community in the north of Western Australia. Acta Trop 71:27–44
Rodriguez Calabuig D, Oltra Alcaraz C, Igual Adell R et al 1998 30 cases of strongyloidiasis at a primary care center: characteristics and possible complications. Aten Primaria 21:271–274
Sacko M, De Clercq, Behnke J M et al 1999 Comparison of the efficacy of mebendazole, albendazole and pyrantel in the treatment of human hookworm infections in the southern region of Mali, West Africa. Trans R Soc Trop Med Hyg 93:195–203
Saldiva S R, Silveira A S, Philippi S T et al 1999 Ascaris-Trichuris association and malnutrition in Brazilian children. Paediatr. Perinat Epidemiol 13:89–98
Toma A, Miyagi I, Kamimura K et al 1999 Questionnaire survey and prevalence of intestinal helminthic infections in Barru, Sulawesi, Indonesia. South-west Asian J Trop Med Public Health 30:68–77

第 42 章　绦虫：肠内外绦虫感染，包括棘球蚴病和囊虫病

Douglas W. MacPherson, Rose McQueen

人是唯一一个以身上寄生虫的胃口和数量来衡量自己有多富有的动物。

萧伯纳（1856—1950）

在某些寄生虫病低发地区，例如在北美以及西欧地区，人绦虫病（tapeworm）的患病率低，很多病人是没有症状的，或者症状缺乏特异性，临床医生往往难以明确诊断。医生对疾病分布特点的敏感和对小概率事件的高度警觉，都有利于绦虫病人得到更有效、更合理的诊治。

虽然在美国、加拿大以及其他发达地区也有感染人绦虫病的病例，但其发病与年龄段、高危地区、暴露行为、移民或其他本土居民中不常见的风险因素高度相关。对于非地方流行的绦虫感染，易患因素包括国际旅行、移民以及其他形式的输入性感染。也有零星的报道称，在较差的卫生环境里从事食品加工、生产的工人感染并造成了当地的传播。表 42.1 列出了可感染人类的常见绦虫的一般分布情况和临床特征。

具有感染性的幼虫或者虫卵能进入人体是由于人类食入受污染的泥土或食物，偶尔是因为无意间吞食了中间媒介，比如跳蚤或者甲虫。常见的寄生在人胃肠道的绦虫包括肥胖带绦虫（*Taenia saginata*，牛肉绦虫），链状带绦虫（*Taenia solium*，猪肉绦虫）及阔节裂头绦虫（*Diphyllobothrium latum*，鱼绦虫）。牛肉绦虫、猪肉绦虫、鱼绦虫这些称谓会引起歧义，因为人类才是这些绦虫的终宿主。微小膜壳绦虫（*Hymenolepis nana*）、缩小膜壳绦虫（*Hymenolepis diminuta*），这些绦虫正常的终宿主是小鼠或者大鼠。犬复殖孔绦虫（*Dipylidium caninum*），

表 42.1 人类感染绦虫的分布情况及常见临床特征

寄生虫	分布情况	常见临床特征
肥胖带绦虫	肥胖带绦虫（牛肉绦虫）在全世界饲养牛的区域很常见，人是终宿主，牛是中间宿主。患病率最高的地区（>10%）是中亚、接近东亚的地区、中非和东非。低患病率（1%）的地区包括东南亚、欧洲、中美和南美。 感染后至排出卵囊期：3～5个月 生存周期：可达25年 虫体长度：4～8m	成年绦虫寄生在人的胃肠道，虫卵和能动的节片都能从粪便中排出。牛肉绦虫在人类并不导致侵袭性疾病，而猪肉绦虫能导致肠外组织感染，因此在两者都流行的区域必须区分开。所有年龄、种族和性别都易感。通常通过进食被幼虫感染的未煮熟的牛肉被感染。
链状带绦虫	链状带绦虫（猪肉绦虫）在中美、南美、东南亚、印度、菲律宾、非洲、东欧及中国很流行。人是终宿主，猪是中间宿主。 高患病率的区域包括拉丁美洲和非洲。在墨西哥的某些地区，感染率可以到达总人口的3.6% 感染后至排出卵囊期：3～5个月 生存周期：可达25年 虫体长度：3～5m	成年绦虫寄生在人的胃肠道。虫卵和能动的节片都能从粪便中排出。猪肉绦虫在人类能导致侵袭性疾病，影响软组织和脑部（囊虫病）。所有年龄、种族和性别都易感，通过进食被幼虫感染的未煮熟的猪肉或猪肉绦虫卵被感染。

续表 42.1　人类感染绦虫的分布情况及常见临床特征

寄生虫	分布情况	常见临床特征
阔节裂头绦虫	在北美，曾有来自北美五大湖的鱼感染阔节裂头绦虫（鱼绦虫）的报道。有 6 种裂头属的寄生虫生活在阿拉斯加的湖泊和河流中，有些海生的种类在北美也可以看到。裂头属的感染没有种属特异性，大部分的报道都是描述北美食鱼鸟类和哺乳动物的感染情况。人类是终宿主，甲壳类和接下来的鱼是中间宿主。 美国的发病率最近有所下降。白斑狗鱼、鲈鱼和大马哈鱼都是最常见的受感染的鱼类。报道通常都是关于生活在欧洲，非洲及远东地区受感染的人群。 感染后至排出卵囊期：3～5 周 生存周期：可达 25 年 虫体长度：4～10m	成年绦虫寄生在人的胃肠道。虫卵和能动的节片都能从粪便中排出。鱼绦虫并不导致侵袭性的疾病，但由于它的长度及潜在的干扰维生素 B_{12} 吸收的原因会导致一系列非特异性的症状。所有年龄、种族和性别都易感，通常通过进食未煮熟的、受感染的鱼肉得病。加工新鲜鱼类者，接触用来处理鱼的工具（比如刀、案板）以及生的或者未煮熟的鱼做成的食物（比如寿司、生鱼片、酸橘汁腌鱼）可能与感染的高风险有关。
犬复殖孔绦虫	犬复殖孔绦虫是一种世界性的感染狗的绦虫，人类通过食入其中间宿主不经意被感染。中间宿主是一种以动物皮毛或者狗粪为食的跳蚤，这些食物可能已被虫卵污染。人感染犬绦虫在欧洲、菲律宾、中国、日本、阿根廷和北美被报道过。 感染后至排出卵囊期：3～4 周 生存周期：<1 年 虫体长度：10～70cm	人类通常不经意受感染，成年绦虫寄生在人类，通常是小孩的胃肠道。当运动的节片排出时可能有肛周刺激，也可以在粪便里看到小的“米样谷物”的能动的节片。节片通过时是能动的，可能被误认为蛆或者其他昆虫幼虫。

续表 42.1 人类感染绦虫的分布情况及常见临床特征

寄生虫	分布情况	常见临床特征
微小膜壳绦虫	微小膜壳绦虫（短小绦虫）是一种世界性的肠道绦虫，通常感染啮齿类动物、小鼠或者大鼠。它的中间宿主是甲壳类，但是不经过中间宿主也能在终宿主体内完成生活史。绦虫卵被包括人类在内的终宿主食入后，可以导致成虫反复感染。 感染后至排出卵囊期：2～3周 生存周期：由于自体感染可以持续多年 虫体长度：2.5～4cm	短小绦虫的感染通常与卫生条件差有关，导致非特异性腹部症状、大便松软、肛周刺激等很少的临床表现。可能在粪便或者内衣里看到小的能动的节片。
缩小膜壳绦虫	缩小膜壳绦虫（鼠绦虫）需要谷粒甲虫作为中间宿主，因此在世界上种植谷物的地区，或者在储藏谷物及其他干燥的食物的地区最常见。人感染鼠绦虫不常见。 感染后至排出卵囊期：3周 生存周期：<1年 虫体长度：20～60cm	缩小膜壳绦虫的感染通常与卫生条件差有关，它很少感染人类，感染后导致非特异性腹部症状、大便松软、肛周刺激等很少的临床表现。可能在粪便或者内衣里看到小的能动的节片。

续表 42.1　人类感染绦虫的分布情况及常见临床特征

寄生虫	分布情况	常见临床特征
细粒棘球蚴绦虫和伏氏棘球蚴绦虫	细粒棘球蚴绦虫是感染犬类的绦虫，以其他脊椎动物（以绵羊最为常见）作为中间宿主。病犬粪便里排出的虫卵被人食入而感染人类。绦虫感染曾经在所有饲养绵羊的国家（亚洲、欧洲、美洲、非洲、大洋洲）非常常见，在大多数疫区，畜牧业培训可以有效控制疾病的传播。	绦虫幼虫感染人类后导致棘球蚴病，产生多个大的囊性肿块，导致肿块效应。囊肿在肝最常见，但可以感染任何器官。囊肿可以破裂导致过敏反应及过敏性休克，也可能继发细菌感染。肺部囊肿可以自发破裂，囊液从口腔流出。如果有一个囊肿在腹膜内破裂，腹腔内可有多个囊肿继发性破裂。
多房棘球蚴绦虫	多房棘球蚴绦虫是感染犬类的绦虫，狐和狼是特别重要的终宿主，其他脊椎动物，小的啮齿类动物比如田鼠、旅鼠及老鼠则是中间宿主。人通过食入病犬粪便里带有的虫卵致病。这种少见的包虫病主要发生在欧洲和北美的北极区域。可以通过仔细清洗草莓、酸果蔓、蓝莓及其他可能被犬粪便污染的食物而预防本病。	绦虫幼虫感染人类后导致泡状棘球蚴病，产生多个大的，有外生芽的囊性肿块。囊肿在肝最常见。由于它的快速增长和芽殖的特点，这种包虫病的行为更像肝恶性肿瘤，而不像惰性感染，比如囊性积液。

是一种犬绦虫，也是一种也能寄生于人体消化道的成年绦虫，但是不常见，临床病例不多。

棘球蚴绦虫是一种感染食肉哺乳动物的绦虫：通常的终宿主是犬类，偶尔是猫。棘球蚴绦虫的肠外幼虫可以导致囊性占位，通常长在绵羊、麋或鹿的肝，事实上可以长在所有的器官。人类感染棘球蚴通常是偶然的，成为“断端”的中间宿主，除非犬类捕食者吞食了那些幼虫，寄生虫才能完成生活史。

囊虫病（cysticercosis）是一种由猪肉绦虫的肠外幼虫导致的绦虫病，正常的中间宿主是猪。它在人体内和在猪体内都可以形成组织囊肿。囊虫病虽然可以感染所有器官，但组织囊肿位于人中枢神经系统的时候最受临床关注。

人类也能成为某些假叶目绦虫的第二中间宿主。在这种情况下，在人体期的绦虫被称为全尾蚴或者裂头蚴，因此感染成为裂头蚴病。裂头蚴病通常表现为人组织占位性病变。

发达地区人感染绦虫的人口统计数据

肠内绦虫病

在美国和其他发达地区，绦虫感染在总体人群里是不常见的，但是在移民、特定人种及有特殊风俗的人群里比较常见。因为这些人有特殊的暴露风险，比如暴露在绦虫流行区域、移民，以及特殊的饮食习惯，包括食物的选择和加工方法。职业性的暴露包括兽医和动物监管者。人是牛肉绦虫、猪肉绦虫、鱼绦虫的终宿主，雌雄同体的成虫在人体内繁殖后代。人通常通过食入各种动物的肉而受感染，而这些动物之前已经被感染，肌肉里含有包蚴。人也可能通过食入绦虫卵而受感染，猪肉绦虫和棘球蚴绦虫将导致囊性组织病，微小膜壳绦虫则成长为成虫导致特征性感染。

在绦虫感染的典型生活史中，包含绦虫囊包的肉被人食入，并在人类胃肠道释放具有感染性的幼虫。幼虫利用头部或者头节附着于小肠的黏膜层，头节可能有吸盘、小钩、沟槽或棘刺中的一种或几种。

绦虫从头节开始以形成节片的方式延伸，节片是菱形的扁平的片段，同时含有雄性和雌性的生殖器官。成年绦虫（猪肉绦虫、牛肉绦虫、鱼绦虫）可以达到 4.5～10m 长。节片可以脱落形成短链状的片段（链体），里面包含受精卵，这些片段和受精卵都从粪便里排出。如果绦虫的头节和颈部还是附着于宿主的消化道黏膜，它还能在许多年里继续产生更多的节片。绦虫没有口腔和消化道，直接通过体表吸取营养，而且可以防止自身被宿主的酶消化。

牛肉绦虫（肥胖带绦虫）的感染，常发生于进食生的或者未煮透的牛肉，比如鞑靼牛排，这些牛肉可能已被幼虫感染的。最近来自流行地区的移民者是北美感染牛肉绦虫风险最高的人群。流行地区包括非洲的饲养牛的部分区域，比如埃塞俄比亚；拉美饲养牛和骆马的区域；北半球饲养驯鹿的区域。

猪肉绦虫成虫和囊虫形式的感染发生于在接触未煮熟猪肉或者接触排出虫卵的病人的人群。感染多发生于来自不发达地区的移民者和难民，但是在美国也有人与人之间的传播记录。

鱼绦虫，阔节裂头绦虫以及其他裂头属的绦虫感染发生于吃生鱼、熏鱼、醉制鱼的人群。高风险人群包括因纽特人、渔民、家里烧饭的犹太人（接触生的鱼丸）、寿司、生鱼片、酸橘汁腌鱼、鱼子酱（如果由受感染淡水鱼鱼卵制成）的爱好者也有潜在感染风险。感染裂头绦虫风险最高的鱼类是溯河产卵鱼（即逆河而上产卵的鱼），包括美国西鲱、夏花西鲱、短鼻鲟鱼、斑鲈、虹鳟。在欧洲，感染风险最高的鱼包括梭子鱼、鲈鱼、比目鱼。

微小膜壳绦虫和缩小膜壳绦虫是典型的感染啮齿类动物的绦虫，在发达国家很少有人感染。人类被感染的方式是包括误食含有虫卵（微小膜壳绦虫）的啮齿类动物粪便，以及当含有幼虫的跳蚤和甲虫（微小膜壳绦虫和缩小膜壳绦虫）污染格兰诺拉麦片（granola）和其他生的谷物时被误食了。住在啮齿类动物大批出没的环境里的小孩因为容易食入受感染的啮齿类动物的体液，特别容易感染微小膜壳绦虫。微小膜壳绦虫也可以通过粪口途径发生人与人之间的传播，因此在卫生条件差的地区的小孩中，或者卫生管理失控的高危人群环境，比如难民营和孤儿院中都很常见。

犬复殖孔绦虫感染一般发生在家庭里与狗接触的小孩身上，因为小孩意外食入已被感染的跳蚤而患病。当跳蚤在狗嘴里被咬碎时，可以释放出类似囊尾蚴的虫子然后经唾液传播给人类宿主。

肠外组织绦虫病

细粒棘球绦虫在美国的流行区域是加利福尼亚州和犹他州养羊的地区，以及阿拉斯加州，在那里狗、狼及其他犬科动物经常被感染。来自地中海区域、中东地区及南美的移民者也可能暴露于绦虫并被感染。由多房棘球绦虫引起的泡型棘球蚴病在阿拉斯加州、北极区域，北美洲中部包括加拿大和美国的其他区域，中欧、西伯利亚及日本北部都有流行。

猪囊尾蚴病（cysticerus cellulosae）指链状带绦虫的幼虫感染所导致的组织损害。本病在墨西哥、中美洲、南美洲、非洲、印度、中国、东欧及印度尼西亚经常发生。在从拉美移民到美国的人群中，中枢神经系统囊虫病是导致癫痫的常见原因。

寄生虫卵从受感染者的粪便中排出，随污染的水或食物被食入导致人类感染链状带绦虫；在非地方流行区域曾发生家庭成员之间的传播。消化道内的链状带绦虫卵反流导致的自体感染被认为是幼虫感染人体的方式之一。幼虫最常出现在皮下结缔组织，第二位是眼球，然后依次是脑部、肌肉、心脏、肝、肺。囊虫可以对视网膜、虹膜、葡萄膜、脉络膜产生不可修复的损害，在这些地方，随着囊尾蚴的长大，可能会被误认为恶性肿瘤。囊虫组织一旦钙化，手术修复的机会是很少的。

裂头蚴病（sparganosis）在世界上很多国家都有报道，但在东亚最常见，其他地区很少见。由于很难确定裂头蚴的种属，所以不清楚究竟是哪种假叶目绦虫感染人类。在流行区域吞食带有裂头蚴绦虫的第一中间宿主桡足虫的饮用水；进食生的或者未煮透的两栖动物，爬行动物或者哺乳动物等都将导致人类的感染。在人体内，裂头蚴可以移行到身体的任何部位，可以长到6cm长。裂头蚴导致的危害和病变取决于它们的数量、大小及所处的位置。最常见的可能是无症状的软组织或者肠内感染。临床表现通常是肿块导致的疼痛，破坏周围正常的组织，有时临床表现类似其他的肿瘤。一般的处理是必要时手术切除。

临床表现

肠道绦虫感染经常是无症状的，虽然可能会有非特异性腹痛，痛性痉挛，腹泻。恶心和呕吐可能是由于寄生虫运动导致的肠道扩张或痉挛。通常由于大便时排出一段或者一长条绦虫片段，或者内衣里发现很典型的蠕动的节片而发现感染；肛周或者阴道刺激也是特征性表现。

通常情况下，绦虫感染被确诊是因为在做粪便的寄生虫检查时，发现有节片释放出的虫卵，或者在便样中发现绦虫节片。在阔节裂头绦虫感染过程中，绦虫可与人体竞争吸收维生素 B_{12}，导致人体发生维生素 B_{12} 缺乏引起的巨幼红细胞性贫血，而鱼绦虫很少引起这种贫血。

组织感染棘球蚴绦虫导致棘球蚴病，通常表现为缓慢增大的包囊导致的肿块效应。包囊通常发生在肝，但是达到引起症状的尺寸需要几十年。原发的包囊可以达到直径 25cm 或者更大。由于右上腹有肿块或者压迫，病人需要经常就诊。包囊破裂会在人体内释放过敏原导致急性过敏反应。肝包囊继发细菌感染可以与肝脓肿有类似表现。原发的肝包囊内液体渗漏到腹腔后可导致整个腹腔多发的继发性包囊形成。肺包囊通常没有症状，但如果破裂到支气管树里可导致咯血，咳出像葡萄皮一样的棘球子囊。在其他器官（皮肤、骨骼、脑部、眼睛、内脏）的包囊曾被误认为是囊性肿块或者肿瘤。

滤泡棘球蚴感染通常表现为肝进展迅速的实体占位。由于它们的侵袭性表现，临床表现上非常像恶性肿瘤。

链状带绦虫的囊尾蚴感染即使在颅内也通常没有症状。在墨西哥、中美和南美地区、非洲、印度、中国、东欧和印度尼西亚，神经系统囊虫病是癫痫的常见病因。有种很少见的中枢神经系统感染的形式，被称作葡萄状囊虫病，是包囊在颅内像葡萄一样的生长，导致梗阻性脑积水，蛛网膜炎和小脑炎。

诊断

单单通过一般史、体检或者肉眼检查排出的绦虫节片不能做出绦虫病的临床诊断。病人统计学数据结合临床表现对诊断非常有提示性，但确诊需要专门的寄生虫学实验室检测，放射影像学，有时需要病理检查找寄生虫组分。

寄生虫学检测

注意：当处理新鲜粪便、绦虫片段或者节片时要戴手套，因为链状带绦虫卵在粪便里具有传染性。

1. 粪便样本：绦虫属、裂头属、犬复殖孔绦虫、膜壳绦虫属的虫卵可以在经浓缩的新鲜粪便或者10%的甲醛溶液或醋酸钠醋酸甲醛（SAF）保存的粪便标本中被找到。表 42.2 列出了绦虫头节、节片和虫卵的形态。肥胖带绦虫卵和链状带绦虫卵在形态上难以区分，如果条件允许，可行对头节和节片的检查以作为鉴别的依据。绦虫卵也可以在肛周粘贴的胶带标本上被发现。现在有种酶联免疫吸附试验（ELISA），用于检测粪便内的绦虫抗原。还有一种聚合酶链反应（PCR）的检测方法，它是种高敏感性和高特异性的检测肥胖带绦虫 0.55kb DNA 片段的简便技术。

2. 绦虫节片：节片可以在新鲜粪便或者10%的甲醛液或醋酸钠醋酸甲醛（SAF）保存的粪便标本中通过显微镜检被找到，节片也可以装在干净的容器或者10%的甲醛液里。如果寄生虫头部被找到，就可以通过头节的特征性大小，形状，小钩，吸盘和刺鉴定种属。通过观察孕节的大小和形状（长、窄、宽），子宫孔的位置（腹面或者侧面），每个孕节子宫孔的数量，子宫的形状（盘绕的或者分枝的），计数侧面子宫枝的数量也能鉴定绦虫种属。寄生虫学实验室的印度墨汁染色可以突出这些特征。节片也可以送到病理科做组织包埋、切片，然后 HE 染色。

3. 包囊液：手术或者抽吸得到的包囊液可以检出含有棘球蚴小钩或者原头蚴的“棘球蚴砂”。包囊液是否需离心进行浓缩取决于得

表 42.2 绦虫头节，节片及虫卵的外形

寄生虫	头节	子宫孔	子宫	节片形状	虫卵（μm）
链状带绦虫（猪肉绦虫）	不可伸缩 有直径 1mm 的球形顶突 4 个吸盘 2 排长度 130～180μm 的钩子	位于侧面	7～13 个分支	长大于宽 12mm（长）×5mm（宽） 通常有 5～6 个节片形成链状 没有阴道括约肌	31～43μm 球形，黄褐色 厚的带有放射状条纹的卵壳 内含有六钩蚴
肥胖带绦虫（牛肉绦虫）	类似立方形 直径可达 2mm 4 个吸盘 无钩	位于侧面	15～20 个分支	长大于宽 16～20mm（长）×5～7mm（宽） 常常一个节片单独出现 有阴道括约肌	
阔节裂头绦虫（鱼绦虫）	竹片状的 3×1mm 无顶突，2 个小钩 有吸槽	位于顶部	卷曲成花丛状	宽大于长 2～4m（长）×10～12mm（宽） 通常出现由一串节片组成的几厘米到几米长的片段	58～75×40～50μm 卵圆形的，有卵盖 黄褐色虫卵，盖子的一端有圆形突出物

续表 42.2　绦虫头节，节片及虫卵的外形

寄生虫	头节	子宫孔	子宫	节片形状	虫卵（μm）
微小膜壳绦虫（短小绦虫）	旋钮状顶突 有钩子 4个吸盘	位于侧面	二裂片 粗颗粒状 肉眼不可见 充满虫卵	宽大于长 0.22～0.3mm（长）×0.8～0.9mm（宽）	直径30～47μm 接近圆形 灰白色薄壳 胚膜两端略凸起，并由该处各发出4～8根丝状物，延伸在卵壳和胚膜之间，胚膜内含有1个六钩蚴
缩小膜壳绦虫（鼠绦虫）	旋钮状顶突 无钩 4个吸盘	位于侧面	二裂片，粗颗粒状 肉眼不可见 充满虫卵	宽大于长 0.7～0.8mm（长）×3～4mm（宽）	70～85×60～80μm 大的卵圆形的淡黄色 中等厚度的壳 胚膜内含有1个六钩蚴，卵壳和胚膜之间没有丝状物

续表 42.2 绦虫头节，节片及虫卵的外形

寄生虫	头节	子宫孔	子宫	节片形状	虫卵（μm）
犬复殖孔绦虫（犬绦虫）	0.2～0.5mm 有伸缩自如的锐利的顶突，上有 4～7 排小钩	有 2 个孔，中线两端各有一个	2 套生殖器官	长大于宽 8～12mm（长）×2.7～3.0mm（宽） 当被排出时非常活跃 长椭圆形南瓜子状，在狗粪便里经常被误认为吸虫	20～33μm 有六钩蚴 被分隔成 1～63 个虫卵的簇状 单个的类似绦虫属的虫卵也可被见到
细粒棘球蚴绦虫只在终宿主（狗、小狼、狼）中可见	不能伸缩顶突 两排 28～40 个钩子 4 个吸盘	位于侧面接近中线	12～15 个外侧的分支	整个虫体 3～6mm 长 共 3～4 个节片	30～36×25～30μm 球形，黄褐色 放射状条纹的厚壳 像绦虫属一样内含六钩蚴
多房棘球绦虫，只在终宿主（狗，北极狐，红狐，猫）体内可见	和细粒棘球蚴绦虫相似，20～36 个钩	位于侧面在中线靠前	中心柱没有侧面分枝	整个虫体 1.2～3.7mm 长 共 3～5 个节片	

到的量，无论是否浓缩，都可以用来制作显微镜湿片和涂片并进行抗酸染色。棘球蚴涂片 HE 染色镜检可见外层是一个被宿主的组织细胞包裹形成的囊壁，中间是薄的无细胞层，里面是有核的产生生发囊的生发层。生发囊可以退化，也可以形成含有许多活原头节的棘球子囊。

4. 寄生虫血清学：链状带绦虫和棘球属感染的血清学检测由疾病预防控制中心（见 CDC 网站 http://www.dpd.ced.gov/dpdx/）完成。

ELISA 检测特异性的 IgG 是诊断棘球蚴病敏感性最高的方法（在一项研究中达 83.5%）。尽管 5%～25%囊虫病人的血样也可以呈现阳性反应，棘球蚴特异性"arc－5"抗原仍然是诊断的有力证据。除免疫电泳外，在所有血清标本中，假阳性最常见于伴有囊尾蚴感染的链状带绦虫和肥胖带绦虫病人，以及淋巴瘤和白血病病人。间接血凝试验（IHA），间接荧光抗体（IFA），电泳免疫测定（EIA）敏感性 60%～90%，高低取决于囊包的位置。上述检测方法在一些肿瘤和慢性免疫功能紊乱的病人中也可以出现假阳性。当囊虫死亡或者钙化时会有假阴性。

囊虫病的血清学实验包括酶联免疫电转印（EITB）、ELISA、补体结合试验、间接血凝试验。抗体可以在血清或者脑脊液里被发现。囊尾蚴与其他蠕虫有抗体交叉反应。CDC 是采用纯化的猪肉绦虫抗原进行免疫印迹检测。这种方法已被世界卫生组织（WHO）和全美洲卫生组织所采用。这种方法有 100%的特异性，还有很高的敏感性。敏感性在多发性病变的病人中大于 95%，在单个实质性尾蚴并经穿刺确诊的病人中小于 50%，在临床诊断但未穿刺的单个尾蚴的病人中是 70%。抗体阳性率在尾蚴钙化病人的血清中是 82%，脑脊液中是 77%。血清学实验不能区分感染是否为活动性，因而不能用于评估临床上接受治疗的病人的疗效和预后。

当不能获取猪肉绦虫和牛肉绦虫的节片和头节，或者怀疑两者混合感染时，ELISA 和 PCR 的方法可以用来区分二者的虫卵。

影像学检查

肠道钡剂摄影可以看到长带状的绦虫成虫引起的充盈缺损，但无法确切鉴定绦虫的种属。任何影像学技术（超声、CT、MRI）都可以显示出棘球蚴病的典型特征，包括原发棘球蚴和多发的子囊，因此很少会和内脏其他的囊性疾病混淆。与肝棘球蚴不同，肺棘球蚴可能没有可辨认的子囊，外膜很少发生钙化。肝泡型棘球蚴病表现为一个实质性肿块，并向外延伸到邻近器官，导致它很难和肝的侵袭性肿瘤区分。软组织内的囊尾蚴表现为小的钙化灶。颅内囊尾蚴影像学上表现出典型的病灶，对诊断非常有提示性。颅内的葡萄状囊虫病很难单靠影像学诊断。

病理学检查

在肠道绦虫感染中，病理学检查并非指征，除非要求染色检查粪便里排出的节片（见上述绦虫节片）。

组织学上观察棘球蚴及其内容物时，棘球蚴往往呈现出圆形或者椭圆形。囊壁是由宿主组织组成的纤维囊，里面是坚韧有弹性的层状的无细胞层，内核是产生生发囊的生发层。囊内的液体或者“沙子”包括原头蚴、棘球子囊和变性的生发囊，这个变性的生发囊已经释放出原头蚴和小钩。在泡型棘球蚴病中，薄片层具有侵袭性，广泛分布在组织中，没有生发囊。

弥散性猪肉绦虫感染的诊断一般不需要脑组织或者肌肉活检。神经系统囊虫病的病理学特征是 5～15mm×4～12mm 的圆形或者狭长的囊。上述特征在皮下和肌肉组织感染中也很典型，在这些部位中，囊被包裹，最终死亡、钙化。在眼睛和中枢神经系统中，葡萄状的囊可以达到直径 4～5cm，容量 60ml，而且囊尾蚴不被包裹。囊内有 1 个套叠的猪肉绦虫头节，有 4 个吸盘和 26 个钩子。葡萄状囊尾蚴可以是很大的圆球或者像一串葡萄。在组织切片中，囊尾蚴有 1 个深染的蜗螺旋管和 1 个浅染的囊壁包裹的头节。如果 CT 显示 1 个充满液体的囊腔，内含 1 个头节，无需进一步检查就可以诊断囊虫病。

临床处理

治疗

抗蠕虫药和治疗绦虫感染时的剂量在表 42.3 列出，吡喹酮和阿苯达唑是多数肠道绦虫感染治疗首选用药。吡喹酮副作用包括腹痛，神经紧张和体重减轻。氯硝柳胺片必须空腹服用，而且要完全嚼碎吞下。药物通过直接与绦虫接触杀死寄生虫，如果头节上有黏液层保护使之不与药物接触，可能产生耐药。这个问题可以通过吃药前 30min 饮用橙汁、柠檬水或者类似的酸性黏液溶解剂解决。

考虑到肠道绦虫感染在高危人群的高患病率，假设性群体治疗可以比个人评估优先选择。

手术切除是治愈棘球蚴病的唯一可靠方法，也是泡型棘球蚴病的基本治疗方法。有报告显示，在不可手术切除的比例中，阿苯达唑或者甲苯咪唑可能使感染趋于稳定，有时甚至治愈感染。棘球蚴病用阿苯达唑长期治疗（1～6 个月），可以取得良好临床效果。被感染者也可以通过手术切除病灶或经皮穿刺引流得到改善。超声引导下经皮抽吸—注射—再抽吸加上阿苯达唑对治疗肝棘球蚴病有效。吡喹酮一般应用在术前或者术中棘球蚴内容物外漏时。

对有中枢神经系统实质炎症的囊虫病人的最初治疗应注重对症治疗，使用抗癫痫药物。对上述病人使用抗寄生虫药（阿苯达唑或吡喹酮）仍然有争议，因为大脑对死亡和濒死的寄生虫比对囊虫的炎症反应可能更为剧烈。抗寄生虫治疗时，有活动性脑实质囊肿和癫痫的病人需联合用药，比如，阿苯达唑联用糖皮质激素（每天 6mg 地塞米松或者 40～60mg 泼尼松）加上抗癫痫药。对于复杂的肠外组织幼虫感染病人（包虫病和有症状的囊虫病）或者成人耐药绦虫感染，需咨询经验丰富的专家。

公共卫生和筛查的作用

确认的首例肠道绦虫感染病可能对社会或者公共卫生产生影响，这要取决于绦虫的种类、社会经济和地理条件，以及集中化的照管本身是否就是一个潜在的发病因素。胃肠道猪肉绦虫感染与幼虫感染向社区传播有关，通常与猪肉产品的消费无关。当一个代表着不同地域、文化高危因素的个人跨越了现存的流行和暴露的屏障时，感染即会传播。临床诊断医师可能希望向地方的公共卫生机构咨询有关报告和监督、调查异常寄生虫学发现的建议。由于与棘球蚴病、泡型棘球蚴病、神经系统囊虫病相关的较长的潜伏期，绦虫的社区感染风险极低。但对于首发病例的家庭成员，和有相关时段类似暴露经历的文化团体或其他群体，做相应筛查和随访，仍是积极而有益的。

表 42.3　人类绦虫感染的治疗

寄生虫	药物	剂量
牛肉绦虫	吡喹酮 可用来替换的药物：氯硝柳胺	5～10mg/kg 顿服 2g（50mg/kg）顿服
猪肉绦虫（肠道）	吡喹酮 可用来替换的药物：氯硝柳胺	5～10mg/kg 顿服 2g（50mg/kg）顿服
猪肉绦虫（幼虫组织感染）	控制癫痫 可用来替换的药物：阿苯达唑 吡喹酮	见特殊的抗惊厥药或咨询专家 400mg（15mg/kg，最大 400mg 每天 2 次）口服，每天 2 次，连服 8～30天，必要时重复疗程 50～100mg/kg/天，分成 3 次，连服 30 天
阔节裂头绦虫	吡喹酮 可用来替换的药物：氯硝柳胺	5～10mg/kg 顿服 2g（50mg/kg）顿服
犬复殖孔绦虫	吡喹酮 可用来替换的药物：氯硝柳胺	5～10mg/kg 顿服 2g（50mg/kg）顿服
细粒棘球蚴绦虫	见手术指征或者经皮穿刺引流。阿苯达唑	400mg（15mg/kg/d，最大 400mg 每天 2 次）每天 2 次×1～6 个月
多房棘球绦虫	见切除术的指征	阿苯达唑或者甲苯咪唑可以用于辅助手术治疗，或者不能手术时支持治疗

续表 42.3 人类绦虫感染的治疗

寄生虫	药物	剂量
微小膜壳绦虫	吡喹酮 可用来替换的药物：氯硝柳胺	儿童和成人：25mg/kg 顿服 500mg×3 天（1～3 岁：100mg 每天 2 次×3 天，4～11 岁：200mg 每天 2 次×3 天）
缩小膜壳绦虫	吡喹酮 氯硝柳胺	儿童和成人：5～10mg/kg 顿服 500mg×3 天（1～3 岁：100mg 每天 2 次×3 天，4～11 岁：200mg 每天 2 次×3 天）
所有的处理，包括原因和剂量都必须在处方前确认		

预后

未经治疗的肠道和肠外组织绦虫感染可以持续多年，而且可能与宿主外周血嗜酸性粒细胞中度增高有关。维生素 B_{12} 缺乏导致的巨幼细胞性贫血是慢性阔节裂头绦虫感染的少见并发症。猪肉绦虫感染可以导致播散性的幼虫肠外感染，叫做囊尾蚴病，之前已经讨论过了。

对于神经系统囊虫病来说，受感染者所需的治疗是处理囊虫病引起的癫痫发作。很少发现成人持续感染猪肉绦虫，但在治疗前应该和专家商讨这个诊断的可能，因为如发生漏诊，即有加重中枢神经系统幼虫感染的可能性。

随着现代手术、经皮治疗和药物治疗的发展，棘球蚴病和泡型棘球蚴病的预后都已大大改善。长期随访是必需的，可以监测临床进展及观察复发。

（陶锶　译　周心　校）

扩展阅读

Andreassen J 1998 Intestinal tapeworms. In: Cox F E, Kreier J P, Wakelin D (eds.) Topley and Wilson's microbiology and microbial infections – parasitology, 9th edn. Vol 5 Arnold, London p 521–537

Del Brutto O H 2005 Neurocysticercosis. Semin Neurol 25:243–251

Flisser A 2006 Where are the tapeworms? Parasitol Int 55:S117–S120

Mayta H, Talley A, Gilman R H et al 2000 Differentiating Taenia solium and Taenia saginata infections by simple hematoxylin-eosin staining and PCR-restriction enzyme analysis. J Clin Microbiol 38:133

Medical Letter 2007 Drugs for parasitic infections. Online. Available: http://www.medicalletter.org/parasitic

Miller J M, Boyd H A, Ostrowski S R et al 2000 Malaria, intestinal parasites, and schistosomiasis among Barawan Somali refugees resettling to the United States: a strategy to reduce morbidity and decrease the risk of imported infections. Am J Trop Med Hyg 62: 115–121

Moore A C, Lutwick L I, Schantz P M et al 1995 Seroprevalence of cysticercosis in an Orthodox Jewish community. Am J Trop Med Hyg 53:439–442

Orhiel T C, Ash L R 1995 Cestoda. Parasites in Human Tissues. ASCP Press, Chicago, p 293–325

Schantz P M 2006 Progress in diagnosis, treatment and elimination of echinococcosis and cysticercosis. Parasitol Int 55:S7–S13

第 43 章　丝虫感染

Thomas B. Nutman

丝虫是寄生在淋巴系统或皮下组织的线虫。共有 8 种丝虫能够感染人类而致病，但绝大部分的病例是由马来布鲁线虫（*Brugia malayi*）、班氏吴策线虫（*Wuchereria bancrofti*）和旋盘尾丝虫（*Onchocerca volvulus*）感染所致。各种感染人类的丝虫的地理分布和传播媒介如表 43.1 所示。

表 43.1　感染人类的丝虫

种类	分布	传播媒介	主要病理改变
马来布鲁线虫	东南亚	蚊	淋巴系统、肺部
帝汶布鲁线虫	印度尼西亚	蚊	淋巴系统
班氏吴策线虫	热带地区	蚊	淋巴系统、肺部
旋盘尾丝虫	非洲、中美洲和南美洲	蚋	皮肤、眼睛、淋巴系统
链尾曼森线虫	非洲	库蠓	皮肤
罗阿罗阿线虫	非洲	斑虻	过敏
常现曼森线虫	非洲、南美洲	库蠓	可能为过敏
欧氏曼森线虫	中美洲和南美洲	库蠓	不明确

总的来说，每一种丝虫都通过节肢动物叮咬人进行传播。丝虫的生活史复杂，包括寄生在昆虫体内的感染期幼虫以及寄生在人体内的成虫（微丝蚴）。在人体内寄生的部位包括淋巴结或附近的淋巴组织，或皮下组织。成虫产下微丝蚴（长 200～250 μm，宽 5～7 μm），微丝蚴可以进入血循环或游移至皮肤。微丝蚴被吸血节肢动物吸食入体内后，在 1～2 周后可以发育为感染期幼虫，又开始了新的循环。如图

43.1 所示。

成虫可以存活很久，不同种类微丝蚴的寿命则可从 3 个月～3 年不等。通常只有在暴露于感染期幼虫的强度和时间长度达到足够的水平时，感染才会发生；而且这些疾病的临床表现进展缓慢。

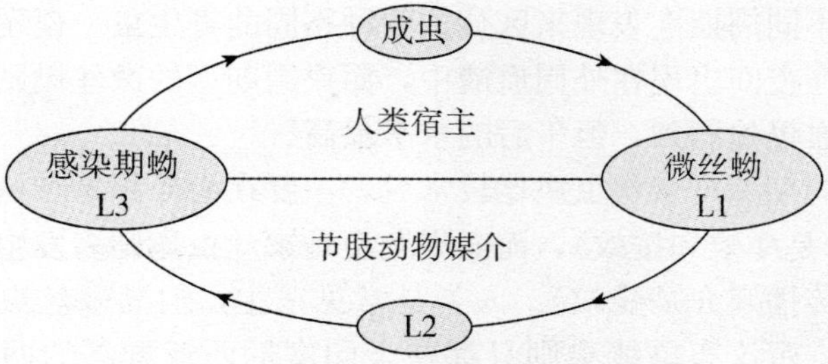

图 43.1 丝虫在人体内寄生的生命周期

微丝蚴（L1）由成熟丝虫所产，L2 和 L3 是在节肢动物媒介体内发育的丝虫幼虫。L3 是对人体具感染性的幼虫

丝虫病的临床表现在疫区本地居民和新进入该疫区的人或旅行者身上差异很大，至少是在获得感染所需的时间长度上有显著差别。很有特点的是，如果患者以往从未暴露过，则其临床表现会比本地患者更加急骤和剧烈；另外，在早期将新感染的患者迁移出疫区有助于加快消除临床症状，或者至少可使疾病停止进展。

淋巴丝虫病

可以寄生在人类淋巴系统的丝虫主要有 3 种：马来布鲁线虫（*B. malayi*）、帝汶布鲁线虫（*Brugia timori*）和班氏吴策线虫（*W. bancrofti*）。成虫一般寄生在输入淋巴管或淋巴结部位，可在人体内存活几十年之久。

流行病学

马来布鲁线虫和帝汶布鲁线虫

马来丝虫病由马来丝虫和帝汶布鲁线虫感染所致，主要分布在中国、印度、印度尼西亚、韩国、日本、马拉西亚和菲律宾。可以通过微丝蚴的不同周期性表现来区分这两种不同的寄生虫。夜现周期型的微丝蚴仅在夜间出现在外周血液中，而亚周期型的微丝蚴则全天都可以在外周血里检测到，但午后的水平最高。

夜现周期型马来丝虫病比较常见，主要在沿海稻米种植区里传播（传播媒介是曼蚊和按蚊），而亚周期型马来丝虫病则多发生于沼泽森林地带（传播媒介是曼蚊）。人类是常见宿主，但马来丝虫也可以自然感染猫，帝汶布鲁线虫则只存在于印度尼西亚群岛的两个岛屿上（包括东帝汶）。

班氏吴策线虫

班氏吴策线虫病存在于热带和亚热带地区，包括亚洲、太平洋群岛、非洲、南美洲部分地区和加勒比海盆地。人类是班氏吴策线虫感染的唯一自然宿主和终末宿主。与马来丝虫病相似的是，致病寄生虫也有夜现周期型和亚周期型两种类型。一般而言，亚周期型仅出现于太平洋诸岛（包括库克群岛、埃利斯群岛、斐济、新喀里多尼亚岛、马克萨斯群岛、萨摩亚、社会群岛），在其他地区班氏吴策线虫则呈现夜现周期型。在城市里，班氏吴策线虫的自然媒介是致倦库蚊，在郊区则是按蚊和伊蚊。

病理学

班氏吴策线虫病和马来丝虫病引发的病理改变大部分只局限于淋巴系统。淋巴系统受损首先表现为可逆性的淋巴水肿，然后进展成慢性阻塞型病变（主要发生在四肢、胸部、外生殖器，或出现乳糜尿）。淋巴系统受损的位置决定了病变的类型和部位。

本病的发病机制尚不十分明确，一般认为是寄生于淋巴结或邻近淋巴组织的成虫导致局部的炎性反应或（和）淋巴功能改变。只要成虫还存活，淋巴管一般不会发生阻塞，但上述这些病变最终仍会导致淋巴管扩张和管壁增厚。但虫体一旦死亡，就会在虫体周围形成局部坏死和肉芽肿反应，进而形成纤维化和淋巴系统阻塞。虽然有些淋巴管会再通或有侧支循环建立，但淋巴系统的功能损害仍然存留。

疫区本地居民患者的临床表现

淋巴丝虫病最常见的 3 种临床表现是：无症状微丝蚴血症、淋巴结炎症和淋巴系统阻塞。

1. 患无症状微丝蚴血症的病人很少主动就医，除非是在丝虫病疫区普查时，偶然在外周血里发现了微丝蚴；或因为血嗜酸性粒细胞增多，而进行了淋巴丝虫病的诊断评估。这类病人没有自觉症状，临床上也没有被丝虫感染的阳性体征，但对他们进行淋巴影像学检查评估时，普遍都能发现有淋巴管功能障碍（以及曲张），在班氏吴策线虫感染的男性患者身上则常见阴囊淋巴管扩张（超声可以检测得到）。

2. 急性丝虫性淋巴结炎的主要临床特点有高热（以及寒战）、淋巴炎症（淋巴管炎和淋巴结炎症）和短暂的局部水肿。淋巴管炎呈逆行性发展，一般从成虫寄生部位的引流淋巴结开始逐步向外周扩展。局部淋巴结通常肿大，整个淋巴管道可能硬化、发炎，还可能伴有局部的血栓性静脉炎。沿着马来丝虫病患者受累淋巴管的走行区域有时可见单一的局部脓肿，脓肿最终在体表处破溃。马来丝虫病和班氏吴策线虫病皆可见发生于四肢的淋巴管炎和淋巴结炎，但生殖系统的淋巴炎则几乎仅见于班氏吴策线虫感染。生殖系统受累的表现包括精索炎、附睾炎、阴囊痛和触痛。

在地方性流行区还存在另外一种类型的急性疾病——皮肤淋巴管炎（DLA），一般认为该病是与高热、寒战、肌肉痛和头痛有关的综合征。可在患者皮肤上观察到与正常皮肤分界清晰的水肿性炎性斑块，偶尔还可见水疱、溃疡和色素沉着。患者通常有外伤、烧伤、放射伤、虫咬、点状皮损、或化学物灼伤的病史。入侵部位皮损很常见，特别多见于指（趾）间区域。

3. 感染丝虫的人群中只有一小部分人会发展为淋巴丝虫病慢性

期病变。如果淋巴管的损伤持续进展，暂时性的淋巴水肿会发展成淋巴阻塞并形成不可逆的象皮肿。早期会出现压陷性水肿，继而发展为非压陷性水肿，并出现皮下组织增厚、过度角化、皮肤开裂及增生性改变等现象。这些组织的血供很差，如果发生重叠感染，将是一个棘手的问题。班氏吴策线虫病患者的生殖系统明显受累及时，会出现阴囊水肿或阴囊积液。如果再严重，发生了腹膜后淋巴阻塞，局部肾淋巴系统压力就会增大并超过临界点，导致淋巴液渗入肾盂或肾小管产生乳糜尿。患者乳糜尿呈现间歇性，晨起时更为严重。

新进入疫区的患者的临床表现

如前所述，丝虫病的临床表现在疫区本地居民和新进入该疫区的人（旅行者或移民）身上差异很大，至少是在出现症状的时间长度上有显著差别。

如果新进入疫区的人暴露于传播媒介的时间足够长（一般为 3～6 个月），则患者通常会出现急性淋巴炎或阴囊炎的症状和体征。常见风疹或局部血管性水肿。肱骨内上髁，腋窝、大腿、腹股沟等处的淋巴结炎一般都会逆行性地发展成淋巴管炎。

本病急性发作期短，与本地患者出现的丝虫性淋巴结炎不同的是，本病并不伴有发热症状。如果持续慢性暴露于受感染的蚊媒，疾病的发作将愈发严重，并快速进展（相对于本地居民）成不可逆的淋巴炎症和淋巴阻塞。然而，需要指出的是，如果能将患者及时移出持续重复暴露的环境，则患者的临床症状会加速消失。

诊断

丝虫病的诊断往往比较棘手，因为需要依靠一定的寄生虫学技术才能查找到丝虫体。另外，在无微丝蚴时期，要找到满意的确诊方法也非常困难。应充分利用丝虫的周期性和形态学特征来制订诊断程序。图 43.2 和表 43.2 对这些问题进行详细说明。以下方法可以用来检测血液或其他体液，如乳糜尿或阴囊积液。

表 43.2　感染人类的丝虫微丝蚴特征

种类	寄生位置	周期性	鞘
马来布鲁线虫	血液	夜现周期，亚周期	有
帝汶布鲁线虫	血液	夜现周期	有
班氏吴策线虫	血液，鞘膜积液	夜现周期，亚周期	有
旋盘尾线虫	皮肤	无	无
链尾曼森线虫	皮肤	无	无
罗阿罗阿线虫	血液	昼现周期型	有
常现曼森线虫	血液	无	无
欧氏曼森线虫	血液	无	无

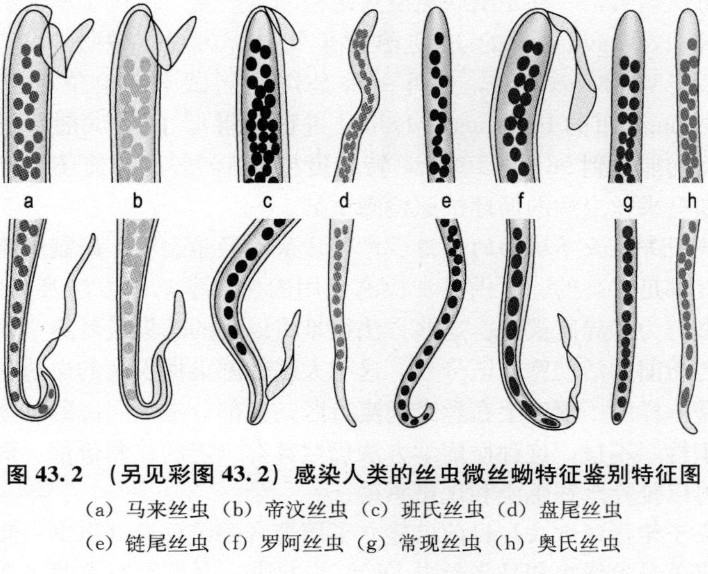

图 43.2　（另见彩图 43.2）感染人类的丝虫微丝蚴特征鉴别特征图

（a）马来丝虫（b）帝汶丝虫（c）班氏丝虫（d）盘尾丝虫

（e）链尾丝虫（f）罗阿丝虫（g）常现丝虫（h）奥氏丝虫

直接检测

将少量液体涂于干净的载玻片上，自然干燥后进行吉姆萨染色，镜下观察。

Nuclepore™过滤　一定体积的抗凝血经 3μm 孔径的聚碳酸酯膜（Nuclepore™）过滤后，用大量（50ml）蒸馏水（或过滤水）冲洗滤膜（水可以溶解红细胞或使其破裂，留下完整的丝虫，便于观察），将滤膜自然干燥，用瑞氏染液或吉姆萨染液进行染色，然后在镜下观察。进行该领域的研究时，可以先将 1ml 抗凝血加入 9ml 的 2%甲醛溶液或 10%Teepol 溶液中，以备过滤和检测，该混合液最长可存放 9 个月。

Knott 浓集法　将 1ml 抗凝血加入 9ml 2%甲醛溶液中，1500 转离心 1min，沉渣涂于载玻片上彻底晾干，用瑞氏染液或吉姆萨染液进行染色后，镜下观察。

间接检测

丝虫循环抗原检测法　班氏吴策线虫循环抗原检测法可以对微丝蚴和丝虫隐性感染（无微丝蚴期）进行诊断。目前美国市场上有两种试剂可供购买，一种是酶联免疫吸附检测试剂盒（由位于澳大利亚昆士兰州 Townsville 市的 JCU 热带生物技术私人有限公司生产的 Trop-Ag W. bancrofti），另外一种是快速测试卡（由位于缅因州 Scarborough 市的 Inverness Medical 进行销售）。两种试剂所报告的敏感度均能达到 96%～100%，特异度接近 100%。目前还没有可用于诊断马来丝虫病的循环抗原检测试剂。

使用寄生虫萃取物的血清学诊断方法　经验表明，研制敏感度和特异度都足够高的、可供日常检测使用的血清学诊断方法甚为困难，主要是因为特异度很差。这些方法很难将以往的感染或暴露（顿挫感染）与当前的活动感染区分开，这与大多数感染性疾病的血清学诊断情况是一样的。事实上在丝虫病流行区，大部分本地居民的抗体检测都呈阳性。不过，这种血清学方法仍然具有一定的诊断价值，即阴性结果可以排除既往感染和现患感染。

分子学诊断方法　目前已建立了用聚合酶链反应（PCR）测定血液中班氏吴策线虫和马来丝虫 DNA 的方法。大量研究表明，在敏感度方面，PCR 检测法与寄生虫学检测法相同甚至更高，可检出几乎所有特异性感染因子。

影像学检查　对淋巴丝虫病的疑似病例，使用多普勒高频超声对

阴囊或女性胸部进行检查，可发现淋巴管扩张，其中有活动的成虫。在感染班氏吴策线虫的男性患者中，多达80%可以在精索的淋巴中发现成虫。淋巴管内活动的成虫具有独特的运动方式（被称做“丝虫舞征”）。通过影像学技术观察丝虫舞征是否消失，有助于监测抗丝虫药物治疗的效果。

肢体放射性核素淋巴闪烁显像技术能可靠地反映出广泛的淋巴异常，既适用于因淋巴病理改变而出现临床症状的患者，也适用于无临床症状的微丝蚴期患者。本技术可用来描述因感染所致的解剖学改变，但通常不作为疑似丝虫感染诊断评估的首选。

鉴别诊断

由于很多淋巴丝虫病患者体内并没有微丝蚴，通常必须结合临床才能诊断丝虫病。在丝虫病的急性发作期，需要与血栓性静脉炎、感染、外伤等进行鉴别诊断。慢性丝虫病引起的水肿等病变应注意与恶性肿瘤、手术后疤痕、外伤、充血性心力衰竭以及较少见的先天性或原发性淋巴系统异常等引起的类似改变进行鉴别。还要考虑伴有嗜酸性粒细胞增多或IgE升高的多种疾病。

治疗

目前已采用新的定义对淋巴丝虫病所致的各种临床综合征进行界定，并采用一些新技术（如超声、淋巴闪烁显像术、循环丝虫抗原检测）对淋巴丝虫病的临床状态进行评估，随着这些进展，现在多提倡采取基于感染状态和致病机制的治疗方案。

微丝蚴阳性病例

越来越多的证据表明，尽管本类患者可能无临床症状，但实际上所有被班氏吴策线虫微丝蚴和马来线虫微丝蚴感染的人都有不同程度的亚临床症状（血尿、蛋白尿、淋巴闪烁造影提示异常）。因此，对无症状的患者进行早期治疗，有助于防止淋巴系统损害进一步加重。乙胺嗪是既能杀灭成虫，也能杀灭微丝蚴，是治疗首选药物。

微丝蚴检测阴性，抗原检测阳性的病例　淋巴系统的病变主要与丝虫成虫有关，因此建议使用乙胺嗪对微丝蚴阴性的成虫携带者（如

微丝蚴检测阴性，但是丝虫抗原检测阳性或超声诊断阳性）进行治疗。

淋巴丝虫病急性期

丝虫性淋巴结炎（ADL）

建议采取支持疗法，包括休息、体位引流（特别是下肢有相应症状时）、在炎症部位进行冷敷以及使用解热镇痛药物来缓解症状。在急性发作期，不推荐使用抗丝虫药物，因为此类药物可能会杀死更多的丝虫，进而激化炎症反应。急性发作期结束后，如果病人血液微丝蚴或抗原检测仍呈阳性，则可以使用乙胺嗪来杀灭剩余的丝虫成虫。

对于继发细菌或真菌感染的急性淋巴结炎患者，推荐使用冷敷和解热镇痛疗法。患者应静卧，并将患肢置于高位。在等待血液或组织抽取液培养结果的同时就应及时使用抗生素。急性发作期间分离出的细菌对包括青霉素在内的大多数全身性抗生素敏感。

淋巴丝虫病慢性期

淋巴丝虫病慢性期的临床表现包括淋巴水肿和泌尿生殖系统症状。抗丝虫药物疗法很少成为（如果曾经是）治疗这些状况的确定疗法，但如果病人有活动性感染的证据（如血液中检测出微丝蚴或丝虫抗原，或超声检查发现丝虫舞蹈征），则该疗法仍然适用。药物治疗后会使丝虫成虫大量死亡，并引发炎症反应，从而加重慢性丝虫病的症状，这种情况亦不少见。

淋巴水肿

一旦发生淋巴水肿就应特别注意护理。抬高患肢、穿有弹性的袜子和实施局部脚部护理可以改善淋巴水肿所致的一些症状。资料表明：如能在治疗方案中注重患者护理、强化物理疗法以及防止继发感染，丝虫病所致的象皮肿和淋巴水肿可以部分好转。这种治疗方案与目前推荐用于治疗大多数非丝虫性淋巴水肿的方案相似，但目前没有统一的命名，众多的名称中包括复合性降低充血理疗和复合性淋巴水肿疗法。施行淋巴静脉分流减压手术可能改善重症病例的症状；积水可行反复引流或外科手术治疗。

治疗方法和用量

标准的乙胺嗪（DEC）治疗（总剂量 72mg/kg，疗程 12 天）已经沿用了很多年；资料表明，乙胺嗪（DEC）单次剂量 6mg/kg 也同样有效。12 天疗法对微丝蚴具有更加快速的短期抑制作用。

在单次剂量联合使用的情况下，无论乙胺嗪（DEC）与阿苯达唑，或依维菌素与阿苯达唑，都已被证实具有持续杀灭微丝蚴的疗效。有趣的是，每天使用多西环素，连续 8 周（200mg/d）（一种治疗细胞内寄生的类立克氏体微生物——沃尔巴克氏内共生体的方法），或者阿苯达唑和乙胺嗪（DEC）联用 7 天，既可显著杀灭成虫，还具有持续杀灭微丝蚴的效果。

乙胺嗪（DEC）治疗的副反应包括发热、寒战、关节痛、头痛、恶心、呕吐等。上述症状的进展和严重程度与血液循环中微丝蚴的数量直接相关，也可能与死亡或垂死的成虫释放出的抗原所引起的急性超敏反应有关。要避免上述副反应，可以采取开始治疗时先小量使用乙胺嗪（DEC），逐渐增加用量，几天后使用全量的方法，或让病人使用皮质激素。依维菌素用于治疗淋巴丝虫病时也有类似副反应，阿苯达唑则相对较少（单次剂量使用的情况下）。

在美国，目前无法通过商业途径购得乙胺嗪（DEC），只能从疾病和预防控制中心（CDC）获得。阿苯达唑、依维菌素、多西环素则可以在市场上购买到。

预防和控制

在疾病流行地区生活的当地人很难绝对避免被蚊虫叮咬，但旅行者则应当使用蚊帐和昆虫驱避剂来预防蚊虫叮咬。药物浸泡过的蚊帐防护效果非常好。实践证明，乙胺嗪（DEC）是有效的预防药物，可以杀死各个生长期的丝虫。

社区水平的干预是目前用于消灭淋巴丝虫病的主要方案。其主要原则是每年大规模发放治疗微丝蚴血症的化学药物，包括阿苯哒唑和乙胺嗪（DEC）的联合使用（适用于除存在旋盘尾线虫病共同流行区之外的其他所有区域）或阿苯哒唑和依维菌素的联合使用，这种做法可极大抑制微丝蚴血症的流行。如果干预措施能起到持续抑制的作用，就能阻断丝虫病的传播。这种干预措施还具有额外的效果——可以控制肠道蠕虫病。对出现淋巴丝虫慢性期症状的患者进行社区教育和临床护理是控制与消除丝虫病活动中很重要的一个环节。

热带性嗜酸性粒细胞增多症

热带性嗜酸性粒细胞增多症，也称热带性肺嗜酸性粒细胞浸润症（TPE），20 世纪 50 年代末或者 60 年代初，人们发现本病患者血液内的丝虫抗体滴度特别高，且抗丝虫药物乙胺嗪（DEC）治疗本病有效，才认识到本病与丝虫感染有关。目前还没有从患者循环血中检出微丝蚴的报道，偶尔会在肺或淋巴结活检中发现被困的微丝蚴。

患者以男性为主（男女比例约为 4∶1），而且很有特点的是，都是 30～40 岁的人。大部分病例都出现在印度、巴基斯坦、斯里兰卡、东南亚、圭亚那和巴西。

临床特点

患者一般有丝虫病流行区生活史，除此之外，临床上还有阵发性咳嗽和哮喘（通常见于夜间）、偶发的体重减轻、低热、腺体疾病和外周血嗜酸性粒细胞显著增多（$>3000/mm^3$）等特点。胸部影像学检查一般显示支气管血管纹理增多、弥漫性粟粒状病变、或斑驳状的阴影，主要出现在中、下部肺野，但也可能没有异常。肺功能测试一般显示限制性异常，可能伴有阻塞性病变。

本病一般有血液中丝虫抗体水平升高以及全血 IgE（10 000～100 000 ng/ml）显著升高的情况。如果不及时治疗，可发生不可逆的肺部损害（间质纤维化）。

病理学

目前认为本病是一种隐匿性丝虫病，可能是由于宿主免疫系统对丝虫的高应答性，微丝蚴在体内被快速清除。清除过程发生在肺部，患者的临床症状可能是因被清除的寄生虫体引发的过敏或炎症反应所致。在一些病例中，清除微丝蚴的过程发生在网状内皮组织系统的其他脏器中（肝、脾、淋巴结），患者则相应地出现肝大、脾大或淋巴结疾病。

鉴别诊断

TPE 应与过敏性肺炎（Löffler's syndrome）、慢性嗜酸粒细胞性肺炎、过敏性支气管肺曲霉病、一些血管炎、特发性嗜酸粒细胞增多综合征、药物过敏以及其他一些蠕虫感染进行鉴别。目前还没有可用于鉴别 TPE 与上述疾病的临床或实验室标准，但患者如有丝虫病流行区生活史、血液中含有高滴度的微丝蚴抗体、临床上对乙胺嗪（DEC）的使用迅速产生反应等，则支持 TPE 的诊断。

治疗

乙胺嗪（DEC）是治疗 TPE 的首选药物，通常使用剂量为每天 6 mg/kg，连续服用 14 天。一般在治疗的第 4～7 天之间症状就会缓解。用药后呼吸系统症状很快消失是本病治疗上的一个特征。按照传统使用乙胺嗪（DEC）进行治疗后，患者起初会迅速好转，但大约有 20％的病人在治疗后 12～24 个月内症状会复发，而大部分病人在临床上、影像学检查上以及功能上一直都有轻微的异常。如果不进行处理，TPE 可能最终导致严重后遗症——肺纤维化，因此可能有必要重复进行治疗。

旋盘尾线虫病

流行病学

旋盘尾线虫病，也称河盲症，因感染旋旋盘尾线虫——一种寄生于皮下的丝虫所致。全世界大约有 1800 万人被感染，大部分生活于赤道非洲、撒哈拉地区、也门、中美洲和南美洲的部分地区（危地马拉、委内瑞拉、墨西哥、厄瓜多尔、哥伦比亚和巴西）。本病经蚋属黑蝇叮咬传播给人类，这种黑蝇主要孳生在上述热带地区急流的小河里。

病理学

旋盘尾线虫病的病变主要局限于皮肤、淋巴系统和眼睛。

旋盘尾线虫病是一种蓄积性感染。高强度感染是感染性幼虫反复入侵的结果，有可能导致最严重的并发症。

皮肤

皮肤对成虫的应答反应以肉芽肿和纤维化反应为主。同样的，皮肤内的微丝蚴死亡后会引起局部嗜酸性粒细胞浸润，进而导致肉芽瘤。年复一年后，成虫就被宿主组织包裹，形成了特征性的皮下结节（旋盘尾线虫瘤）。

淋巴结

旋盘尾线虫感染所致的淋巴结病理改变有两种，一种是淋巴区域瘢痕，见于非洲；另一种是滤泡增生，见于也门。在发生旋盘尾线虫性皮炎的淋巴引流区域可见囊性纤维化、滤泡萎缩、囊膜下血窦和淋巴管扩张。

眼睛

目前还不能很好地解释发生在眼部组织的病理过程。在结膜处可见浆细胞、嗜酸性粒细胞和肥大细胞的浸润。角膜处发生点状角膜炎，一般认为这与变性中的微丝蚴周围的炎症有关。患者还可能发生前眼色素层炎和脉络膜视网膜炎，一般认为这是低水平炎症反应所致，与宿主的自身免疫反应也有一定关系。

临床特征

旋盘尾线虫病的临床症候主要局限在皮肤、淋巴结、淋巴管和眼部。

皮肤

旋盘尾线虫性皮炎以瘙痒为主要表现，在局部区域可伴有特征性的易消退水肿或红斑。如果感染持续存在，则可能发生皮肤苔藓样变或色素改变（色素沉着不足或过度），最终可导致皮肤萎缩、“蜥蜴样皮肤”和皮肤斑纹化。皮肤也可能发生重叠感染，特别是在有表皮脱落或外伤存在的情况下更容易发生。本病还可表现为局限型旋盘尾线虫性皮炎（亦称为 Sowda），这是一种免疫反应性皮炎，临床上以受染皮肤颜色变深为特征，系因皮肤内微丝蚴被杀灭时引发深度的炎症反应所致。

皮下小结中包含有旋盘尾线虫的成虫。在中美洲地区的病例，皮下小结多分布在躯干上部，特别是头部、颈部和肩部。非洲病例的旋盘尾线虫结节则易发生在骨头的突起部位，如尾骨、股骨头、髂骨嵴、膝盖或肘关节侧面以及头部。有趣的是，一般认为，对应每一个可明显触及的结节都至少还有 5 个位于更深处的结节。

淋巴结

淋巴结病变很常见，特别易发于腹股沟和大腿骨区域。随着腺体不断增大，可以进入附近皮肤松弛的区域，出现所谓的“悬垂性腹股沟”，患者因此易发疝气。淋巴结形成瘢痕化后可导致局部淋巴水肿。

眼睛

旋盘尾线虫性眼病可以有多种形式，并且大多都会导致严重视力减退或失明。本病通常发生于中度或重度感染的患者中，眼球的各个部分都会受到影响。可见结膜炎、前葡萄膜炎、虹膜睫状体炎（进而导致继发性青光眼）、硬化性角膜炎、视神经萎缩以及视神经萎缩。

诊断

将结节切开发现旋盘尾线虫成虫即可确诊，更常见的确诊手段是从皮肤小片中检出微丝蚴。

皮肤小片

用针尖或者皮肤钩将一小块皮肤平行提起，用剃刀或手术刀片将针上面的皮肤切下（如图 43.3 所示）；也可以用角巩膜咬切器获得一块无血的圆形皮肤样本。

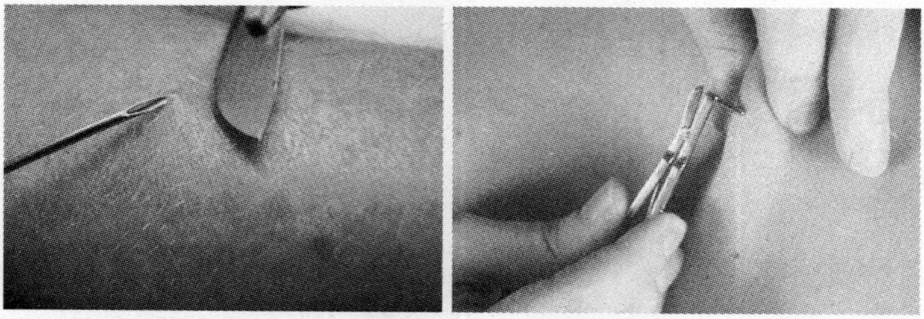

图 43.3 （另见彩图 43.3）左图示用针和手术刀取下皮肤小片，注意针尖所挑起的皮片；右图示使用角巩膜咬切器钻取皮肤小片

对于非洲病例，可以从病患皮肤区域或肩胛骨、臀部、小腿区域获取皮肤小皮；对于中美洲病例，则从肩胛骨、三角肌和臀部区域获取样本。剪下的皮肤小片应浸泡培养在生理溶液里（如生理盐水），2～4h后显微镜镜下观察，可见微丝蚴出现。对于一些轻度感染病例，偶尔需要培养过夜后再行观察。

马佐蒂试验

部分学者主张在无法检测出微丝蚴时采用马佐蒂试验（Mazzotti test），即给病人 1 次口服 50mg 的乙胺嗪（DEC）后，出现皮肤瘙痒和丘疹的即为阳性反应。虽然本试验敏感度很高，但假阴性率亦较高，且可导致严重的治疗后遗症，因此并不作为一种常规诊断方法。

目前已有多种血清诊断类及抗原类的皮肤测试方法可供使用，最近还研制出几种重组旋盘尾线虫特异性抗原，其中之一可制成快速检测试剂卡。

分子诊断技术

对于镜检阴性的皮肤小片，目前已有特异性和敏感性都很高的PCR方法可以检测样本中旋旋盘尾线虫的DNA。这种方法可检测出感染程度很轻的病例，但所需的设备和试剂都很昂贵，而且对实验的质控和培训要求也比较严格。

鉴别诊断

本病应与疥疮、接触性皮炎、链尾曼森线虫病（特殊情况下）进行鉴别诊断。

治疗

治疗的主要目的是防止发生不可逆损害以及缓解麻烦的症状。如果头部出现结瘤，建议施行手术切除，因为结瘤里可产生微丝蚴的成虫可能累及邻近的眼部。不过主要的治疗方法还是化学药物治疗。

依维菌素是一种半合成的大环内酯类药物，也是治疗旋盘尾线虫的一线药物。治疗剂量是1次口服150 μg/kg，通常半年或一年服用1次。治疗过程中大部分病人无副反应或仅有轻度副反应。约1%～10%的病人会发生瘙痒、皮肤水肿、斑丘疹等副反应。眼部并发症极少见，低血压也不多见（发生率约1/10 000）。孕妇、哺乳期及5岁以下儿童禁用。如患者同时罹患中枢神经系统疾病（如脑膜炎），依维菌素可能过多地渗透进入中枢神经系统，因此也禁用本药物。

使用依维菌素治疗后血液中微丝蚴密度会显著下降，但其作用效果可能比较短暂（部分病例的疗效远低于6个月）。因此，对具有顽固性症状的病例，有时需要增加依维菌素的给药频次。

链尾曼森线虫病

链尾曼森线虫（以前也称作链尾棘唇线虫，*Tetrapetalonema streptocerca*）广泛存在于加纳到扎伊尔之间的非洲热带森林区域。

本病通过蠓（库蠓）的叮咬传播给人。

链尾曼森线虫病的病理改变包括皮肤和淋巴系统两方面。皮肤可见低色素斑（偶见丘疹），一般认为系微丝蚴周围的炎症反应所致。寄生虫在人类宿主皮肤上多分布于肩膀和躯干上部。患者淋巴结可呈现慢性炎症，伴有瘢痕化。

主要的临床表现为皮肤瘙痒、丘疹以及色素沉着改变。大部分患者会有腹股沟淋巴结病的表现，不过还有很多病人根本无任何临床表现。

在皮肤小片检查中发现特征性的微丝蚴可确诊。应注意与麻风和多形性肉芽肿进行鉴别诊断。

无论对成虫还是微丝蚴型的感染，乙胺嗪（DEC）治疗都非常有效。推荐治疗剂量为每天 6 mg/kg，分次服用，连续 21 天。和旋盘尾线虫病一样，治疗后常见荨麻疹、关节痛、肌肉痛、头痛、腹部不适等副反应。使用 150 μg/kg 的依维菌素似乎能有效地杀灭微丝蚴，并且疗效至少可持续到治疗后的 1 年。

罗阿丝虫病

罗阿丝虫主要分布在西非和中非的热带雨林地区。虻（斑虻）是中间宿主，成虫主要寄生于人类的皮下组织，微丝蚴呈日现周期性，白天进入血液循环。

病理学

罗阿丝虫病的病理特点主要包括特有的“卡拉巴肿”（局部区域不稳定的血管性水肿），大多发生在四肢；肾病变，有假说认为系免疫复合物介导所致；脑部病变，一般认为继发于急性大脑水肿或亚急性、慢性脑炎；心肌病变，可能与患者嗜酸性粒细胞明显增多有关。

临床表现

罗阿丝虫病可能仅表现为无症状的微丝蚴血症，患者仅是在出现结膜下游移的成虫（即所谓的“眼虫”）后才被发现受感染。部分病人会出现片断式的“Calabar 肿”。如果炎症扩展至附近的关节或外周神经，就可能发生相应的症状（嵌压性神经病变或关节炎）。偶见肾、脑部和心肌病变。

疾病流行区本地居民患者和外来人员患者的临床表现似乎差异很大。后者更多地表现为过敏症状。他们很少发生微丝蚴血症，但是却易发“Calabar 肿”，身体表现更虚弱。除此之外，非疾病流行区本地居民患者血液中嗜酸性粒细胞的数量非常之多，丝虫抗体滴度显著升高。

诊断

通过寄生虫学检测手段可确诊本病，如在外周血里检出微丝蚴，在眼部分离出成虫，或治疗后在皮下组织活检出成虫。也可以借助 PCR 等分子学诊断方法来确诊。但是，通常必须根据临床证据才能做出诊断，对疾病流行区外来人员患者（通常无微丝蚴血症）的诊断更必须如此。

治疗

推荐治疗方法为乙胺嗪（DEC）每天 8～10 mg/kg，疗程 21 天。该药对成虫和微丝蚴都很有效，但根治疾病需要几个疗程的治疗。严重微丝蚴血症病例可能发生过敏或其他炎性反应；最严重的病例可出现累及中枢神经系统的情况，患者可发生昏迷或脑炎。治疗重症病例时应该从小剂量乙胺嗪（DEC）（每天 0.5～1.0 mg/kg ）用起，并同时使用皮质激素。

阿苯哒唑和依维菌素都能有效减少血液中微丝蚴数量（不过美国 FDA 并未批准这两种药物用于该用途），也有资料显示依维菌素在治疗重度罗阿丝虫微丝蚴血症患者时可能诱发严重的（危及生命的）副反应。每周服用 300 mg 乙胺嗪（DEC）是预防罗阿丝虫病的有效方法。

常现曼森线虫病

常现曼森线虫（以前学名为常现唇棘线虫或 *Acanthocheilonema perstans*）分布在非洲中部和南美洲的东北部，感染通过蠓（库蠓属）叮咬人传播。成虫寄生在体腔（心包腔、胸膜腔、腹膜腔）、肠系膜以及肾周和腹膜后组织。微丝蚴在血液循环中的出现并无周期性。本病的致病机制尚不明确。

大部分患者似乎没有临床症状，临床上可表现为手臂、面部或身体其他部位出现一过性的血管性水肿（与罗阿丝虫感染引起的卡拉巴肿不无相似之处），瘙痒，发热，头痛，关节痛，神经或心理症状、右上腹痛等。偶见心包炎及肝炎。

借助寄生虫学方法在血液或其他体液（浆膜渗出液）中发现微丝蚴即可确诊本病。常现曼森线虫病通常伴有外周血嗜酸性粒细胞和丝虫抗体水平升高的情况。乙胺嗪（DEC）一直用于治疗本病，不过疗效并不明显。病人痊愈后症状消失，血液中嗜酸性粒细胞也随之恢复正常水平。实践表明，频繁使用同一剂量的依维菌素可以有效降低血液中微丝蚴水平。偶有报道称甲苯咪唑（100 mg 每天 2 次，连续 30 天）和阿苯哒唑（400 mg 每天 2 次，连续 10 天）都有一定疗效。

欧氏曼森线虫感染

欧氏曼森线虫仅分布在中南美洲和一些加勒比海岛屿。感染通过蠓（毛库蠓）和黑蝇（亚马逊蚋）叮咬传播给人类宿主。截至目前只在两个病例中发现了成虫，但研究表明其微丝蚴在血液中循环，并且几乎没有周期性。本病的病理改变几乎没有特异性。甚至很多人认为欧氏曼森线虫并不致病。但欧氏曼森线虫感染可以引起头痛、关节痛、发热、肺部症状、腺体疾病、肝大和瘙痒，也常伴有嗜酸性粒细胞增多。在外周血中找到特异性微丝蚴可确诊本病。乙胺嗪（DEC）对治疗本病效果很差或无效，依维菌素则可有效缓解症状和降低血液中微丝蚴水平。

（张明　译　杨清双　校）

扩展阅读

Adolph P E, Kagan I G, McQuay R M 1962 Diagnosis and treatment of Acanthocheilonema perstans filariasis. Am J Trop Med Hyg 11:76

Boggild A K, Keystone J S, Kain K C 2004 Tropical pulmonary eosinophilia: a case series in a setting of nonendemicity. Clin Infect Dis 39:1123

Clark Vde V, Haarwin R M, MacDonald D D F et al 1971 Filariasis Dipetalonema perstans infections in Rhodesia. Cent Afr J Med 17:1

Eberhard M L, Lammie P J 1991 Laboratory diagnosis of filariasis. Clin Lab Med 11:977

Gardon J, Gardon-Wendel N, Demanga- Ngangue et al 1997 Serious reactions after mass treatment of onchocerciasis with ivermectin in an area endemic for Loa loa infection. Lancet 350:18

Gyapong J O, Kumaraswamy V, Biswas G et al 2005 Treatment strategies underpinning the global programme to eliminate lymphatic filariasis. Expert Opin Pharmacother 6:179

Hoerauf A, Mand S, Volkmann L et al 2001 Depletion of wolbachia endobacteria in Onchocerca volvulus by doxycycline and microfilaridermia after ivermectin treatment. Lancet 357:1415

Klion A D, Massougbodjii A, Sadeler B C et al 1991 Loiasis in endemic and non-endemic populations: immunologically mediated differences in clinical presentation. J Infect Dis 163:1318

Marinkelle C J, German E 1970 Mansonelliasis in the Comisar'a del Vaupes of Colombia. Trop Geogr Med 22:101

McCarthy J S, Ottesen E A, Nutman T B 1994 Onchocerciasis in endemic and nonendemic populations: differences in clinical presentation and immunologic findings. J Infect Dis 170:736

Meyers W M, Connor D H, Harman L E et al 1972 Human streptocerciasis: a clinicopathologic study of 40 Africans (Zairians) including identification of the adult filarial. Am J Trop Med Hyg 21:528

Nutman T B (ed.) 2000 Lymphatic filariasis. Imperial College Press, London

Nutman T B, Miller K D, Mulligan M et al 1988 Diethylcarbamazine prophylaxis for human loiasis: results of a double-blinded study. N Engl J Med 319:752

Omura S, Crum A 2004 The life and times of ivermectin – a success story. Nat Rev Microbiol 2:984

Ottesen E A, Nutman T B 1992 Tropical pulmonary eosinophilia. Annu Rev Med 43:417

Taylor M J, Makunde W H, McGarry H F et al 2005 Macrofilaricidal activity after doxycycline treatment of Wuchereria bancrofti: a double-blind, randomised placebo-controlled trial. Lancet 365:2116

Tisch D J, Michael E, Kazura J W 2005 Mass chemotherapy options to control lymphatic filariasis: a systematic review. Lancet Infect Dis 5:514–523

Walther M, Muller R 2003 Diagnosis of human filariases (except onchocerciasis). Adv Parasitol 53: 149–193

第 44 章　吸虫病

Thomas R. Hawn，Elaine C. Jong

吸虫是由几种能在人体内长期生存并引发疾病的寄生虫组成的，它通过在靶器官诱发炎症应答和造成机械阻塞而致病（见表 44.1）。血吸虫（裂体吸虫属）、肝胆管吸虫（华支睾吸虫、后睾吸虫属和肝片吸虫）和肺吸虫（并殖吸虫属）可引发系统性疾病，而肠吸虫（横川后殖吸虫、异形异形吸虫、布氏姜片吸虫和棘口吸虫属）通常只有在重度感染的情况下才能引发腹泻、食欲缺乏、腹痛等消化道症状。

表 44.1　吸虫感染的位置、感染源及临床特点

种类	位置	感染源	临床特点
血吸虫			
曼氏血吸虫	非洲，加勒比地区、南美洲、中东	淡水，尾蚴离开受感染的钉螺并穿透宿主皮肤	皮炎、腹痛、便血、肝硬化
日本血吸虫	中国，东南亚		同上
湄公血吸虫	柬埔寨，老挝		同上
埃及血吸虫	非洲，中东		血尿
肝胆管吸虫			
麝猫后睾吸虫	泰国，老挝	淡水鱼	腹痛或无症状
猫后睾吸虫	东欧，越南	同上	
华支睾吸虫	远东	同上	
肝片吸虫	世界范围分布，主要见于牛羊牧区	生蔬菜，特别是豆瓣菜	无症状或腹痛、肝大、发热

续表 44.1　吸虫感染的位置、感染源及临床特点

种类	位置	感染源	临床特点
肺吸虫			
卫氏并殖吸虫	世界范围分布	淡水甲壳类动物，如螃蟹和蝲蛄	咯血、咳嗽 累及或不累及肺外周
异盘并殖吸虫	泰国、老挝、中国		
斯氏并殖吸虫（四川并殖吸虫）	中国	同上	同上，并且有皮肤结节
肠吸虫			
横川后殖吸虫	亚洲、俄罗斯、西班牙	淡水鱼	无症状或腹泻伴腹痛
异形异形吸虫	中东、埃及	淡水鱼	
棘口吸虫	亚洲	淡水螺、鱼类和蔬菜	
布氏姜片吸虫	亚洲	淡水生植物	

血吸虫病

血吸虫病是由血吸虫引发的吸虫感染。德国医生 T. Bilharz 首先记述了这种临床疾病是由寄生虫引起的，所以在非洲，人们还经常把血吸虫病称作“Bilharzia”。可引起人类疾病的血吸虫主要有曼氏血吸虫（*S. mansoni*）、日本血吸虫（*S. japonicum*）、湄公血吸虫（*S. mekongi*）和埃及血吸虫（*S. haematobium*）。人类发生非致病性的禽类血吸虫急性感染可导致过敏性皮肤反应，被称作“游泳者瘙痒”（见第 33 章）。

全球约 2 亿人受到血吸虫病威胁，在热带和亚热带的农村地区有

很高的患病率和死亡率。日本血吸虫主要分布在菲律宾和中国；湄公血吸虫主要在湄公河流域流行；曼氏血吸虫则主要分布在中东、非洲、南美洲东部和加勒比部分地区；埃及血吸虫则在中东和非洲流行。

传播

钉螺是血吸虫生活史中必要的中间宿主，当人体皮肤接触或浸泡于被感染的钉螺所生存的淡水环境时，血吸虫尾蚴便可穿透人体湿润的皮肤造成感染。感染后，尾蚴在人体内转化成血吸虫童虫，4～6周后发育为成虫。在这个生长过程中，血吸虫童虫会移行穿过肺部到达特定的靶器官，具体取决于吸虫的种类。成熟的雌雄血吸虫结对后，每天产出成百上千的卵。吸虫移行到特定解剖位置似乎是一种具有种类特异性的现象。日本血吸虫和湄公血吸虫会成对移行到肠系膜上静脉；曼氏血吸虫移行到肠系膜下静脉；埃及血吸虫则移行到膀胱周围的静脉丛。

雌性血吸虫成虫产卵于肠道或膀胱的腹膜一侧，虫卵穿透这些器官的外壁进入尿液或粪便中，并被排出体外。当患者排出的粪便或尿液进入淡水后，血吸虫卵孵化为可游动的毛蚴，并感染特定种类的螺，这就是血吸虫完整的生活史。

成虫可以在人体内寄生几十年。一个人在热带地方性流行区获得感染，可能多年后他移居到寄生虫并不常见的北方温带地区后才出现症状，这种情况在临床上可能令人费解。

临床特征

无症状感染

当患者仅与血吸虫病流行区内的淡水环境进行有限接触，可能会获得轻度感染（低虫量负荷），此时患者可能毫无临床症状。

片山热

感染发生后的4～6周，吸虫开始产卵，此时病人可能出现严重发热性疾病，称作片山热。这种全身反应的病因可能是人体对血吸虫卵相关抗原产生了过敏反应，主要见于曼氏血吸虫和日本血吸虫感染。该发热性综合征主要表现为发热、头痛、咳嗽、荨麻疹、淋巴结病、肝脾大触痛和外周血嗜酸性粒细胞增多。

血性腹泻和顽固性便秘

曼氏血吸虫、日本血吸虫、湄公血吸虫的雌虫将卵排到结肠的腹膜一侧，虫卵会穿透肠壁，并在腔内侧造成组织损伤和炎症。本过程为急性，常引起痉挛性腹痛和血样腹泻。

随着感染的进展，一些虫卵被阻留在肠壁里，刺激产生肉芽肿反应，并最终导致纤维化。不断进展的纤维化组织取代正常的肠壁组织后，就会引起结肠收缩功能障碍而导致顽固性便秘。

肝脾疾病

在曼氏血吸虫、日本血吸虫和湄公血吸虫的慢性感染过程中，一些虫卵并未穿过肠壁，而是随门静脉血流方向进入肝，虫卵在肝门三角区形成肉芽肿，并可不断进展导致广泛的肝纤维化（干线型纤维化）。最终造成肝门静脉高压，导致脾被动性积血、腹水以及食管静脉曲张。在血吸虫流行地区，因食管静脉曲张破裂后大量失血致死的病例并不少见，多为年龄在20～30岁的重度感染患者。

尿路疾病

埃及血吸虫的虫卵会穿透膀胱壁，可以导致肉眼血尿或镜下血尿。膀胱上的肉芽肿性病变，特别是三角区域的肉芽肿可造成尿路阻塞，随后可继发尿液倒流、输尿管积水和慢性细菌性肾盂肾炎。在流行区域，埃及血吸虫感染还与膀胱癌的发生有关。

肺部疾病

进入体循环的血吸虫卵阻留在肺泡毛细血管处，可以引发嗜酸性粒细胞性肺炎。

皮肤疾病

尾蚴急性侵入皮肤时可引发短暂的瘙痒性皮疹。曼氏血吸虫慢性感染病例中，进入体循环的虫卵可在皮肤驻留，引发慢性虫卵性皮炎。

中枢神经系统疾病

有报道称被曼氏血吸虫和埃及血吸虫感染的病人在经过4～6周

潜伏期后，可以发生急性横贯性脊髓炎。致病机制可能是卵或成对的血吸虫经下腹部静脉引流系统进入脊髓，并在驻留部位引起急性炎症反应。血循环中的日本血吸虫卵到达脑部后可引发癫痫，一般认为这是远东地区癫痫病例的重要病因。

孕妇血吸虫病

驻留在胎盘的血吸虫卵可造成胎盘发育不良和胎盘过早剥离（见第 13 章）。

实验室检查

在送检的粪便或尿液样本中找到血吸虫卵可明确血吸虫病的诊断。不同种类的血吸虫卵其形态特征也不相同，可用于相互鉴别。曼氏血吸虫卵生有明显的侧突，埃及血吸虫卵生有端刺，日本血吸虫卵和湄公血吸虫卵侧突短小。

临床早期可能出现外周血嗜酸性粒细胞增多，但在慢性感染后期则不常见。

在血吸虫病流行区旅行或旅居的人员回国时如有中枢神经系统异常症状，应进行 CT 或核磁共振检查。即使患者没有典型的急性血吸虫病临床表现，甚至尿样和粪便检测都为阴性，都应考虑神经系统血吸虫病的可能。

在美国疾病控制和预防中心（CDC）寄生虫防控部，目前可以通过使用灵敏的快速酶免测试法和特异的蛋白印记法等血清学方法来检测血吸虫病。可以通过美国当地的州立卫生行政部将样品送交 CDC，同时提交一份 CDC 专用的病史调查表。对尿检和粪检呈阴性，但在血吸虫病流行地区有淡水接触史的旅行人员、旅居人员和国外移民等轻度感染病例，这些检测方法很有助于诊断。

如果患者的临床表现和疫区接触史都支持血吸虫病的诊断，但尿液检查和粪便检查未能发现虫卵，可采集直肠或结肠（乙状结肠镜或结肠镜检查）或膀胱（膀胱镜检查）的炎症部位组织进行活检，可以找到组织内残留的血吸虫卵。可能从作为活检标本的碎片组织湿片或组织染色片中发现虫卵。

治疗

吡喹酮为口服药物，也是唯一一种可有效治疗所有类型血吸虫病的药物。奥沙尼喹也是口服药物，仅对治疗曼氏血吸虫感染有效，有癫痫病史的患者禁用。美曲膦酯也是口服药物，用于治疗埃及血吸虫感染。不过目前在美国无法购买到奥沙尼喹和美曲膦酯。

青蒿素除了具有抗疟疾功效，在抗血吸虫方面也显示出一定效果。在临床前研究中，对单独感染曼氏血吸虫的实验鼠和柏氏疟原虫（*P. berghei*）与曼氏血吸虫混合感染的实验鼠按疟疾治疗剂量分别给予蒿甲醚治疗，结果显示药物抗疟效果非常好，而且两组实验鼠的寄生虫负荷都显著下降。进一步的流行病学研究表明：在疟疾和血吸虫病同时存在流行的地区，使用青蒿素复方疗法（ACT）控制疟疾流行的同时，可能也“附带”控制了血吸虫病和其他人类吸虫病的流行。

对于急性超敏综合征（片山热、急性横贯性脊髓炎）的严重病例，目前主要采用全身性支持疗法。必要时可以使用皮质激素来减轻寄生虫抗原引发的炎性反应。

预防

在血吸虫病流行区避免接触或浸泡于疫水。如果不小心接触了疫水，应迅速用毛巾擦干皮肤以防止尾蚴进入皮肤。

血吸虫流行地区的居民无法避免接触水体，为降低血吸虫病的发病率和罹患率，多种防控项目必须同步进行，包括每年实施吡喹酮群体治疗（mass drug administration，MDA）措施，以及控制钉螺生长、对人类排泄物实施卫生处理等环境整治措施。在一些资源匮乏而又有各种传染病交叉流行的地区，应通过同步使用安全的口服驱虫药（吡喹酮、伊维菌素和阿苯哒唑），尽量将血吸虫病的大规模治疗项目与盘尾丝虫病、淋巴丝虫病的相应项目整合，这有利于最大限度地利用卫生服务基础设施。

在非洲，人们将一种牛血吸虫的尾蚴经过辐照后制备成牛血吸虫病疫苗，在牛身上使用后已经获得了一定成功。但截止至本书发稿为止，还没有能有效预防人类血吸虫病的疫苗面世。

肝胆管吸虫：支睾吸虫属和后睾吸虫属

华支睾吸虫和后睾吸虫属所造成的胆管吸虫感染常见于来自老挝、柬埔寨、中国南部地区、中国香港、韩国、日本和原苏联远东地区的人员中。

传播

人类主要是通过食用生的、未煮熟的、腌制的或熏制的鱼类而感染肝吸虫。肝吸虫卵通过粪便排出体外，并在淡水中孵化。螺类是肝吸虫的第一中间宿主，被感染后释放出可在水中自由游动的尾蚴。尾蚴入水后感染鱼类，并在鱼的肌肉里形成囊蚴。当人类食入被感染的鱼后，幼虫（囊蚴）沿着胆管向上移行并发育为成虫。除了人类外，狗、猫、猪、獾和鸭子也可能成为肝吸虫的终宿主，在肝吸虫流行地区它们同时也是储存宿主。

肝吸虫在肝胆管内发育为成虫。虽然成虫能导致肝内胆管增生和纤维化，但病人也可能没有任何临床表现。虫卵随胆汁进入消化道后随粪便排出。

临床特征

大多数的慢性感染病例并无临床症状，重度感染患者可能出现右上腹痛和黄疸。

急性胆管阻塞

感染晚期的一大特征是体内有大量寄生虫，进而导致胆管阻塞，此时应尽快实施外科手术。这种情况可能与大量吸虫所致的机械阻塞以及继发于胆道纤维化的胆管狭窄有关。如果没有必要实施紧急外科手术或借助内窥镜进行疏通，服用吡喹酮也能有效治疗。

急性胰腺炎

偶然的情况下，吸虫可进入胰腺管中并造成阻塞和炎症。

复发性脓性胆管炎

本病是以发热、右上腹疼痛、黄疸和肝内胆管结石为主要临床表现的综合征。一般认为在胆道内有异物并出现纤维化的情况下，如再发生细菌感染，就可能会继发本综合征。虽然目前对于支睾吸虫和后睾吸虫造成的复发性脓性胆管炎尚无定论，但已有一些流行病学和解剖学证据表明这两种吸虫和本病有关联。

胆管癌

原发性胆管癌是比较罕见的恶性肿瘤。研究表明本病在胆道吸虫感染流行区域的发病率较高，并可能与胆道的慢性炎症有关。

实验室检查

在粪便检查中发现特征性的虫卵可确诊本病。这类吸虫卵是体型最小的寄生虫卵之一，通过粪便浓集法可以更加容易检测到虫卵。

肠道吸虫（后殖吸虫属和异形吸虫属）的虫卵与支睾吸虫和后睾吸虫的虫卵很难区分。幸运的是，治疗肠道吸虫的首选药物同时也是治疗胆道吸虫的推荐药物（见表 44.2）。

对于发生胆道阻塞的疑难病例，可以施行内镜逆行胰胆管造影术，在手术过程中可直接从胆汁中找到成虫和虫卵。

表 44.2　人类吸虫感染的药物治疗

寄生虫	首选药物	替代药物
血吸虫		
日本血吸虫	吡喹酮 60mg/kg 分 3 次口服，1 天内每 4～6h 服用 1 次。	
曼氏血吸虫	吡喹酮 40mg/kg，1 天内分 2 次口服。	
埃及血吸虫	吡喹酮 40mg/kg，1 天内分 2 次口服。	

续表 44.2 人类吸虫感染的药物治疗		
寄生虫	首选药物	替代药物
肝胆管吸虫		
华支睾吸虫 麝猫后睾吸虫	吡喹酮 75mg/kg 分 3 次口服，每 4～6h 服用 1 次。	阿苯哒唑 10mg/kg，服用 7 天
肝片吸虫	硫氯酚每天 30～50mg/kg 隔天口服，总共 10～15 次。	** 三氯苯达唑10mg/kg，服用 1 次或 2 次。
肺吸虫		
并殖吸虫属（卫氏并殖吸虫、异盘并殖吸虫、斯氏并殖吸虫）	吡喹酮每天 75mg/kg，分 3 次口服，每 4～6h 服用 1 次。连续服用 2 天。	
肠吸虫		
横川后殖吸虫 异形异形吸虫 棘口吸虫 布氏姜片吸虫	* 吡喹酮 75mg/kg 分 3 次口服，1 天内每 4～6h 服用 1次。	

* 被视为治疗该类疾病的研究型药物

** 美国市场没有销售

治疗

为了防止长期感染后可能出现的严重后遗症，即使对于无临床症状的感染者，一经确诊也应进行治疗。吡喹酮是治疗本病的首选用药，90%以上的患者在一个治疗剂量后即可治愈（见表 44.2）。肝吸虫所致的急性胆管阻塞必须采用外科手术疏通和引流。不吃未煮熟的鱼类可有效避免被这类吸虫感染。目前还没有能预防本病的疫苗面世，而且本病可发生二次感染。

肝胆管吸虫：肝片吸虫

肝片吸虫是体型较大的肝吸虫，寄生于牛、羊等哺乳动物宿主的胆管中。其流行区域包括欧洲、北非、亚洲、南美和西太平洋地区的40多个国家。

传播

粪便中的肝片吸虫卵孵化成毛蚴后，可感染淡水螺。6～7周后，尾蚴从螺内逸出，以囊蚴形式附着在水生植物上。在养殖牛羊的地区，当人们食用了豆瓣菜等受染的水生植物后就可能感染本病。

临床特征

急性期

急性期是指肝片吸虫从十二指肠经腹膜腔移行到肝时引发的临床症状。典型的临床症状和体征包括右上腹痛、发热和肝大。

慢性期

肝片吸虫到达肝管系统后即为本病慢性期的开始。此时病人可并发胆管炎和胆囊炎，但发病比例还不十分清楚。与支睾吸虫和后睾吸虫感染不同的是，肝片吸虫感染和胆管癌的发生没有关联。

实验室检查

在粪便样本或十二指肠液中发现特征性的肝片吸虫卵可确诊本病。本方法的灵敏度从0～100％不等，与显微检测技术、感染强度和感染期（在急性移行期，肝片吸虫并不排卵）有关。也可以使用血清学检测方法。通过超声或CT扫描可以发现肝内线管病变和被膜下的病灶。

治疗

硫氯酚作为肝吸虫病的一线治疗药，每天30～50 mg/kg，隔日服药，共服用 10～15 次（见表 44.2）。在美国，目前硫氯酚只是研究性用药，因此只能从 CDC 处获取本药物。遗憾的是，目前该药已经停产，因此只能限量供应。吡喹酮对大多数吸虫感染有效，但用于治疗肝片吸虫感染却只是部分有效。硫氯酚的研究性替代药物包括硝噻醋柳胺、吐根碱（有心脏毒性）、三氯苯达唑、联硝氯酚、甲硝唑和阿苯达唑。目前世界上很多地区已经开始选用三氯苯达唑来治疗肝片吸虫。三氯苯达唑在美国市场上没有销售。

肺吸虫

卫氏并殖吸虫等吸虫所引起的肺部慢性感染与肺结核有相似之处。在治疗“非典型”肺结核病例时，如发现标准化疗方法没有效果（参见第 24 章），应考虑肺吸虫感染的可能性。

在喜欢吃生的、腌的或未煮熟的淡水螃蟹、蝲蛄和河虾的地区，肺吸虫病容易流行。本病呈全球性分布，在亚洲、南美洲和非洲都有报道。在美国的中南部，曾经有一个年轻男子因为生吃蝲蛄而患肺吸虫病的病例报道，但北美大陆的大部分病例报道都是输入性病例，主要来自亚洲和东南亚移民或难民群体。

传播

肺吸虫成虫寄生在人类和猫、狗、水貂、负鼠等其他哺乳动物的肺部。成虫产下的卵可经痰液咳出体外，或被吞咽进入消化道，并经粪便排出。卵在淡水中孵化成毛蚴后感染淡水螺。感染后的螺可以释放出尾蚴，其后尾蚴可感染淡水中的蟹、蝲蛄。在此阶段，寄生虫以包囊的形式存在于肌肉、内脏和鳃中，称之为囊蚴。当人类或其他哺乳动物食用生的或未煮透的蟹、蝲蛄后，幼虫进入小肠内，脱囊，穿过肠壁，移行经过腹膜、膈、胸膜到达肺实质。在肺部，幼虫发育为成虫后又开始新的生活史。

临床特征

肺部表现

典型临床表现为咯血、呼吸困难和胸痛，但轻度感染者可以毫无临床症状。从感染到症状出现常可长达6个月至几年。胸部X光检查可见肺实质损害，包括片状或弥散性浸润、结节、空洞、或环状影。少数可见胸膜腔积液。常见外周血嗜酸性粒细胞增多。

肺外表现

大约30％的病人可出现肺部之外的临床表现，一般认为这是在肠道脱囊后的幼虫发生异位移行所致，可能发生在皮肤、肝、肾、腹膜、附睾、脊髓和脑部。脑部受损可导致癫痫、头痛、运动缺陷、视觉障碍等严重的并发症。中国曾报道过斯氏并殖吸虫感染的病例，其显著临床特征是皮下结节。结节大小从几毫米到几厘米不等，并且可以移行。

实验室检查

在痰液或粪便样本中找到具有特征性卵盖的肺吸虫卵即可确诊。如果随机取痰法检测肺吸虫的结果呈阴性，可采取24h痰浓集法提高虫卵检出率。革兰染色和抗酸染色可破坏痰液中虫卵的完整性，因此，对送交实验室进行寄生虫学检测的样本，应提醒实验室工作人员注意这一点。

如果痰液或粪便样本所送达的实验室并没有常规开展寄生虫学检测，就可能把并殖吸虫的虫卵被误认为是阔节裂头绦虫的虫卵。因此如果痰检报告结果为阔节裂头绦虫感染，且患者为国外移民或难民时，临床医生应该要求由寄生虫学咨询专家重新复核该样本。

如果患者来自肺吸虫病流行地区且放射性检查提示有肺部病变，但是痰检结果为阴性，可通过补体结合试验和免疫印迹法来辅助诊断。

治疗

吡喹酮是治疗本病的首选用药，总治疗剂量为 150 mg/kg，在连续的两天内分次口服（每天 75 mg/kg）（见表 44.1）。药物治疗副反应包括服药治疗当天可出现恶心，以及治疗后一周可出现荨麻疹（可能是死亡或濒死的寄生虫释放出的抗原引发超敏反应所致）。以前硫氯酚也曾作为本病的治疗药物，但该药在美国仅作为研究性药物，因此只能从 CDC 处获取。另外，在东南亚也有报道硫氯酚治疗肺吸虫感染失败的案例。

肠道吸虫

横川后殖吸虫和异形吸虫所致的肠道吸虫病主要流行于远东地区（日本、中国、中国台湾、东西伯利亚、韩国、菲律宾和泰国），人因为进食生的或未煮熟的鱼类而感染。以色列、罗马尼亚和西班牙曾报道过后殖吸虫感染的病例；印度、埃及和突尼斯则报道过异形吸虫感染。肠道吸虫的生活史与华支睾吸虫和后睾吸虫类似，只是成虫的寄生部位由胆道变成了肠道。

布氏姜片吸虫是体型较大的肠道吸虫，主要流行于远东地区。被感染的哺乳动物（猪、人）排出的粪便可污染荸荠等水生植物，人类因进食有寄生虫囊蚴附着在表面的植物而获得感染。人感染棘口吸虫病例见于印度尼西亚、菲律宾、中国台湾、泰国等地，该病主要通过进食被感染的螺类、鱼类或蔬菜而传播。

临床特征

轻微的肠道吸虫感染常常无临床表现。重度感染患者可出现腹痛、慢性腹泻、食欲缺乏、恶心、消瘦等症状。临床偶见因为脱囊幼虫异位移行或虫卵进入血循环并移行至其他部位而产生的肠道外损伤。

实验室检查

在送检的粪便样本中找到特征性虫卵即可确诊。目前没有血清学实验可以辅助诊断。

治疗

首选治疗药物为吡喹酮（见表 44.2）。发展中国家常常选用价格低廉的四氯乙烯作为治疗药物，但在美国该药不能用于治疗人体疾病。

（张明　译　杨清双　校）

扩展阅读

Arjona R, Riancho J A, Aguado J M et al 1995 Fascioliasis in developed countries: a review of classic and aberrant forms of the disease. Medicine 74:13–23

Chen M S, Mott K E 1990 Progress in assessment of morbidity due to Fasciola hepatica infection: a review of the recent literature. Trop Dis Bull 87:R1–R38

El Kholy A, Boutros S, Tamara F 1984 The effects of a single dose of metrifonate on Schistosoma haematobium infection in Egyptian school children. Am J Trop Med Hyg 33:1170–1172

Fenwick A, Webster J P 2006 Schistosomiasis: challenges for control, treatment and drug resistance. Curr Opin Infect Dis 19:577–582

Goldsmith R S 1973 Chronic diarrhea in returning travelers: Intestinal parasite infection with the fluke Metagonimus yokogawai. South Med J 71:1513–1515

Harinasatu T, Pungpak S, Keystone J S 1993 Trematode infections: opisthorchiasis, clonorchiasis, fascioliasis, and paragonimiasis. Inf Dis Clin N Am 7:699–716

Harinasuta T, Bunnag D 1987 Intestinal trematodiasis. In: Weatherall D J, Ledingham J G G, Warrell D A (eds) 1987 Oxford textbook of medicine. Oxford University Press, New York

Johnson R J, Jong E C, Dunning S B et al 1985 Paragonimiasis: Diagnosis and the use of praziquantel in treatment. Rev Infect Dis 7:200–206

Jong E C, Wasserheit J N, Johnson R J et al 1985 Praziquantel for the treatment of Clonorchis/Opisthorchis infections: Report of a double-blind, placebo controlled trial. J Infect Dis 152:637–640

Kilpatrick M E, Farid Z, Bassily S et al 1981 Treatment of Schistosomiasis mansoni with oxamniquine – five years' experience. Am J Trop Med Hyg 30:1219–1222

Lucey D R, Maguire J H 1993 Schistosomiasis. Inf Dis Clin N Am 7:635–653

Medical Letter 2007 Drugs for parasitic infections. The Medical Letter 5:e1–e15

Olsen A 2007 Efficacy and safety of drug combinations in the treatment of schistosomiasis, soil-transmitted helminthiasis, lymphatic filariasis and onchocerciasis. Trans R Soc Trop Med Hyg 101:747–758

Richards F O Jr, Eigege A, Miri E S et al 2006 Integration of mass drug administration programmes in Nigeria : the challenge of schistosomiasis. Bull World Health Organ 84:673–676

Schwartz D A 1986 Cholangiocarcinoma associated with liver fluke infection: A preventable source of morbidity in Asian immigrants. Am J Gastroenterol 81:76–79

Shim Y, Cho S, Han Y 1991 Pulmonary paragonimiasis: a Korean perspective. Sem Resp Med 12:35–45

Shu-Hua X, Utzinger J, Chollet J et al 2006 Effect of artemether administered alone or in combination with praziquantel to mice infected with Plasmodium berghei or Schistosoma mansoni or both. Int J Parasitol 36:957–964

Upatham E S, Viyanant V, Kurathong S et al 1982 Morbidity in relation to intensity of infection in Opisthorchis viverrini: study of a community in Khon Kaen, Thailand. Am J Trop Med Hyg 31:1156–1163

Utzinger J, Xiao S H, Tanner M et al 2007 Artemesinins for schistosomiasis and beyond. Curr Opin Investig Drugs 8:105–116

第 45 章　疑似寄生虫感染的嗜酸性粒细胞增多症病例

Martin S. Wolfe

很多疾病可以引起外周血中的嗜酸性粒细胞绝对计数增多（>450 /mm^3），如寄生虫感染、过敏反应、胶原血管疾病、嗜酸性粒细胞增多综合征以及其他一些异常情况（表 45.1）。在 Weller 所著的文献中详细阐述了嗜酸性粒细胞增多的免疫生物学机制。与嗜酸性粒细胞相对计数增多（嗜酸性粒细胞百分比增多，正常值<6%）相比，绝对计数增多是诊断嗜酸性粒细胞增多症（eosinophilia）更为可靠的指标。例如：如果白细胞计数为 4000/mm^3，即使嗜酸性粒细胞的相对计数增多到 9%，其绝对计数也只有 360/mm^3，并没有增多。

表 45.1　引起嗜酸性粒细胞增多的其他少见病因

罕见的寄生虫
肝毛细线虫
布斯克姜片虫
螺旋绦虫（裂头蚴病）
尖线虫（鲱鱼虫病）
皮肤病
湿疹
疱疹性皮炎
嗜酸性蜂窝织炎（Well's 综合征）
恶性肿瘤
嗜酸粒细胞性白血病
骨髓性粒细胞性白血病
霍奇金病和其他淋巴瘤
肠道、卵巢、肺、胰腺和其他实质性脏器肿瘤

续表 45.1　引起嗜酸性粒细胞增多的其他少见病因
胶原血管性疾病
结节性多动脉炎
皮肌炎
风湿性关节炎
高嗜酸性粒细胞增多症
Löeffler's 心内膜炎
Löeffler's 肺炎
肺部嗜酸性粒细胞浸润症
嗜酸性粒细胞胃肠炎
嗜酸性粒细胞肉芽肿
其他病因
药物反应
过敏反应
过敏性肺炎
恶性贫血
炎症性肠病
恶性贫血
嗜酸性粒细胞增多-肌痛综合征
类肉瘤病
肾上腺机能减退
资料来源：Elaine C. Jong et al. 1999 Medical Clinics of North America：Travel Medicine 83：4，July 1999，Saunders，Oxford.

临床特点

长期在发展中国家生活或访问的归国旅行人员，或者来自热带地区的移民和难民，如果嗜酸性粒细胞增多，应首先考虑蠕虫感染的可能性。嗜酸性粒细胞增多对寄生虫感染特别有提示意义，但即使嗜酸性粒细胞不增多，也不能排除寄生虫感染的可能性。但也一些值得注意的例外情况，如原虫和其他一些感染就很少出现嗜酸性粒细胞增多，并且如上所述，任何情况下都应考虑到非感染性因素致使嗜酸性粒细胞增多的可能性。

蠕虫感染急性期的嗜酸性粒细胞计数总体上高于慢性期，这种现象在对蠕虫无免疫力的初次感染者身上尤为明显。而且即使是被同一种蠕虫感染，不同个体的反应差异也相当大。蠕虫感染所致的嗜酸性粒细胞增多被认为是一种人体功能上的适应性反应，增多的嗜酸性粒细胞可以杀灭这些寄生虫。此外，这种变化还可能与嗜酸性粒细胞本身的性质改变有关。

在寄生虫感染中，寄生虫与宿主组织的关系越密切，组织和血液中嗜酸性粒细胞增多的情况就越明显，感染过程中宿主组织里有幼虫游行或被寄生虫生活史中的某个形态广泛驻留的，其嗜酸性粒细胞增多的情况最突出。蛔虫性肺炎、类圆线虫病、丝虫病、热带性肺嗜酸性粒细胞浸润症、急性血吸虫病所致的嗜酸性粒细胞增多尤为明显。另外一种可导致嗜酸性粒细胞明显增多的情况是当人偶然感染了某种寄生虫，而人类又不是该寄生虫的终宿主（寄生虫在其体内发育成熟并繁殖）。“迷失”的幼虫在人体组织内移行，直至死亡或形成包囊，比如旋毛虫病和内脏幼虫移行症（由感染猫和狗的线虫引发的弓蛔虫病）。仅在肠道内生活且不侵袭肠黏膜的肠道寄生虫（如蛔虫和绦虫的成虫）不会导致嗜酸性粒细胞增多或只是轻度增多。但是在应用治疗药物后，寄生虫被药物杀死破坏，嗜酸性粒细胞便开始逐渐增多，需要几个月的时间才能降至正常的水平。

诊断

常见的肠内蠕虫感染是以在粪便镜检时发现特征性虫卵或幼虫为诊断依据的。临床上诊断肠外或播散型寄生虫感染比较困难。在对疑似寄生虫感染的患者实施诊断检查时，如果粪便检查不支持寄生虫感染的诊断，建议参考以下方案：

1. 嗜酸性粒细胞增多症患者的地域生活史或旅行史，可提示病人既往寄生虫暴露的可能。当病人正处于寄生虫感染后的组织反应阶段时，此时病人既可以有多种全身性症状，也可以少有临床症状，在粪便中又常常查不到寄生虫或虫卵，这时询问地域生活史就显得尤为重要。比如如果患者在非洲、南美洲、亚洲等血吸虫流行区的旅行时有在淡水湖泊或河流中游泳的经历，就应该考虑感染血吸虫的可能性。

2. 免疫力低的人员如果出现发热、肺炎或中枢神经系统的症状，即使没有嗜酸性粒细胞增多，也应该考虑类圆线虫感染。

3. 在乡村地区与宠物、家畜、野生动物的接触史，或有被蚊虫叮咬的经历，可为潜在的寄生虫暴露（如丝虫病、弓蛔虫病、皮肤幼虫移行症、包虫病）提供有价值的线索。

4. 如果食用过那些非本地的食物、生的或未煮熟的、用烟熏或酒腌制的食物，也是既往可能发生过寄生虫暴露（例如肝吸虫、肠吸虫、肺吸虫、旋毛虫、异尖线虫、血管圆线虫、颚口线虫等）的线索。

查明导致患者嗜酸性粒细胞增多的病因是否为寄生虫感染非常重要，这是因为：

1. 可以提示选用特定的抗寄生虫药物进行治疗。

2. 迁延不愈的嗜酸性粒细胞增多症可能继发非常难受的，甚至危及生命的后遗症（皮肤瘙痒和皮疹、皮下疼痛肿胀、心内膜心肌纤维化等）。

3. 如果排除寄生虫感染，就可以迅速筛查其他的可引起嗜酸性粒细胞增多的病因（例如过敏反应、隐匿性肿瘤、白血病、结缔组织病、肉样瘤病、高嗜酸性粒细胞综合征等）。

嗜酸性粒细胞增多的实验室研究

很多蠕虫感染都有一个较长的潜伏期，随后虫卵和幼虫才开始出现在粪便、体液和组织中。对这一特性的了解是极为重要的，因此，对于肠道蠕虫和原虫感染，需要连续做 3 次粪便检查（隔日 1 次）。

粪便样本添加防腐剂处理后，可以做直接镜检，富集镜检或染色涂片镜检。必要时可实施经内窥镜或鼻胃管抽取小肠引流液检查、肠内试验法或小肠组织活检，以确诊类圆线虫、钩虫、肝吸虫、毛圆线虫、贝氏等孢子球虫（原虫）的感染。直肠活检可以诊断包括埃及血吸虫在内的一些血吸虫种类所致的隐匿性血吸虫病。

检查血液中的丝虫要在中午时段采集血液，并通过浓集法或微滤法进行检查诊断。班氏吴策线虫有夜现周期性，最佳的采血时机是在晚上午夜时段；也可以让患者在白天服用 100mg 乙胺嗪，1h 后采血，由于药物的刺激，其血液中班氏吴策线虫微丝蚴的数量会增多到与夜间数量大体相当的水平。对于皮肤丝虫病患者，皮肤小片检查或皮肤活检时常可检查到微丝蚴（见第 43 章）。

通过痰检可以查到肺吸虫卵，有时也可找到类圆线虫或蛔虫的幼虫。痰检中如果发现嗜酸性粒细胞和夏科—莱登结晶（Charcot-Leyden crystal），可能提示肺部有蠕虫幼虫移行、哮喘、其他非寄生虫因素引起的过敏反应或高嗜酸性粒细胞综合征。胸膜腔积液中出现嗜酸性粒细胞，提示肺部有寄生虫感染，或是其他原因所致的系统性或肺部嗜酸性粒细胞增多症。

脑脊液中出现嗜酸性粒细胞很罕见，最常见的原因是中枢神经系统被某些种类的蠕虫感染。从热带地区归来的旅行者如有上述异常，应考虑颚口线虫、脑囊虫、血吸虫、肺吸虫、包虫、血管圆线虫感染的可能性。另一方面，即使脑脊液中没有嗜酸性粒细胞也不能排除中枢神经系统蠕虫感染的可能。非寄生虫性的脑脊液嗜酸性粒细胞增多也可出现在结核病、梅毒、球孢子菌病、病毒感染、恶性肿瘤、药物过敏及其他的疾病中。

在寄生虫和非寄生虫引起的肠道疾病中，粪便中可检查出夏科—莱登结晶（Charcot-Leyden crystal），这种结晶是与嗜酸性粒细胞相关的组织反应的标志。在阿米巴痢疾的诊断中，检查出夏科—莱登结晶（Charcot-Leyden crystal）尽管不能确定诊断，但也是一个有意义的指标。另外，在患有鞭虫感染、贝氏等孢子球虫感染、溃疡性结肠炎、结肠癌以及与组织侵袭性蠕虫有关的肉芽肿等疾病的病人粪便中也会出现夏科—莱登结晶（Charcot-Leyden crystal）。

放射性检查有辅助诊断作用。对蛔虫和类圆线虫幼虫移行、肺吸虫病、急性血吸虫病、包虫囊、热带性肺嗜酸性粒细胞浸润症等肺部侵袭性感染，胸部放射性检查可发现相应的异常。肝B超和CT扫描能够发现可能由处于潜伏期的肝吸虫和肝包虫囊所致的病损。软组织的放射性检查会发现钙化的囊尾蚴，脑部放射性影像检查（CT、MRI）会发现脑囊虫、包虫囊、肺吸虫和血吸虫等寄生虫侵袭所致的脑部病变。

血清学检查可以为某些蠕虫感染提供诊断依据，但目前有些试剂还不是完全市场化。美国疾病预防和控制中心开展的寄生虫血清学检测项目可用于检测类圆线虫病、旋毛虫病、囊虫病、血吸虫病、肺吸虫病、弓蛔虫病和包虫病。送检的血清和组织样本要经过州立公共卫生部转送或直接向美国疾病预防和控制中心寻求寄生虫学咨询（http://www.cdc.gov）。丝虫血清学检查可在美国国立卫生研究所寄生虫病实验室实施。肝片吸虫血清学检查可在波多黎各大学实施，颚口线虫血清学检查则可在泰国曼谷的Mahidol大学的热带医学部实施（表45.2）。

表45.2　可用于评估嗜酸性粒细胞增多症的寄生虫血清学检查

疾病	实验方法	检测实验室
蛔虫病	ELISA	CDC
类圆线虫病	ELISA	CDC
丝虫病	ELISA	美国国立卫生研究所
旋毛虫病	皂土絮状试验，对流免疫电泳法，ELISA	州公共卫生部
囊虫病	免疫印迹法	CDC
血吸虫病	ELISA，免疫印迹法	CDC
肺吸虫病	ELISA	CDC

续表 45.2　可用于评估嗜酸性粒细胞增多症的寄生虫血清学检查

疾病	实验方法	检测实验室
片吸虫病	ELISA	波多黎各大学医学院病理和实验医学部，George Hillyer 教授
颚口线虫病	免疫印迹法	泰国曼谷的 Mahidol 大学热带医学院，Wanpen Chaicunpa 教授（e-mail：tmwcc@mahidol. ac. th）

血清学标本要由各州公共卫生部送到美国疾病预防控制中心。在送样本给 CDC 进行检测之前，临床医生要准备并整理好临床和流行病方面的数据，以说明检测的必要性。应尽力尝试用常用的方法对疑似病例进行初步诊断，这些方法包括：①全血细胞计数；②采集粪便和尿液样本进行虫卵和寄生虫检查（类圆线虫病、囊虫病、血吸虫病、肺吸虫病）；③在适当的时候行皮肤或组织活检（丝虫病、旋毛虫病、囊虫病）；④采取过滤或富集技术从血液中分离出寄生虫（丝虫病）。一些商业性实验室也能开展类似的血清学检验。

BFT 皂土絮状试验

CIE 对流免疫电泳

ELISA 酶联免疫吸附测定

NIH 美国国立卫生研究所

特定寄生虫的感染

蠕虫

蛔虫病

蛔虫感染的早期，幼虫先移行穿过肺部，之后才能在粪便中发现虫卵。幼虫可以引起与莱夫勒样肺炎（Loeffler's-like pneumonia），其特征是嗜酸性粒细胞增多和肺部浸润，病人出现咳嗽、呼吸困难、全身无力等症状。不过该肺炎在临床上不易识别。一般认为该病的致病机理是机体对来自蛔虫幼虫的高致敏性成分产生超敏反应所致。确诊的依据是在可疑患者的痰液或胃部引流液中查出特征性的第三期幼虫。

多数的肠道蛔虫感染病人没有临床症状。重度感染的幼儿可进展为肠道梗阻。儿童感染蛔虫时血液的嗜酸性粒细胞计数比成人高，成人只是轻度的增多。感染通常在3年内自限痊愈，此时成虫自动被排出体外。确诊标准是在粪便中检出蛔虫虫卵。治疗用药为甲苯咪唑和阿苯达唑。

类圆线虫病

本病主要是类圆线虫的感染期幼虫侵入人体暴露的皮肤而致。幼虫在发育过程中移行穿过肺部，并最终在小肠中发育成熟。雌虫侵入小肠黏膜并产卵，卵孵化后释放出杆状幼虫。这些幼虫可通过粪便排出体外，或在肠腔中发育成具有感染性的幼虫而使带虫者自体感染。感染持续时间长，有的病例长达40年以上。

类圆线虫感染可无症状，有时可表现有腹痛、间歇性腹泻、哮喘或片状肺炎。在臀部和大腿部可出现荨麻疹，也可表现为匍行疹。体质衰弱和免疫力低下的患者可进展为危及生命的类圆线虫重度感染综合征。通常感染早期的患者嗜酸性粒细胞增多明显，而慢性感染者嗜酸性粒细胞水平却可能正常。重度感染综合征病人嗜酸性粒细胞水平一般正常。确诊依据是在粪便中查出幼虫。通常需要对粪便样本进行多次富集。当怀疑类圆线虫感染而又没有在粪便样本中查到幼虫时，应该取十二指肠液进行检查。酶联免疫试验（美国CDC可以做本实验）结果可以用于初步诊断。治疗药物选用依维菌素（第41章）。

钩虫病

从越南归国的退伍军人中，绝大多数嗜酸性粒细胞增多患者的病因是钩虫感染。在从热带地区返回英国的高加索人中，导致嗜酸性粒细胞增多最常见的肠道蠕虫感染也是钩虫感染。对美国128名出现嗜酸性粒细胞增多（$>500/mm^3$）的印度支那难民实施的综合性常规筛查并没有得出合理的结论，但结果提示钩虫和类圆线虫所致的肠道寄生虫感染是最可能的病因（分别占55%和38%）。

在钩虫感染的早期，会出现肺部症状和嗜酸性粒细胞明显增多。在温带地区已经报道的输入性钩虫感染病例中，大多数患者只能查找到很少的钩虫，并且没有贫血，但会出现上腹部的隐痛、恶心。严重病例可出现钩虫性贫血。嗜酸性粒细胞大多$<1500/mm^3$，但是个别

可能达 2500～3000/mm^3。感染在 3 年内自限痊愈。诊断依据是在粪便中查出钩虫虫卵。治疗用药为甲苯咪唑和阿苯达唑。

鞭虫病

鞭虫感染是相对比较常见的旅行者肠道寄生虫疾病，大多数感染者症状轻或无症状。疫区当地重度感染的儿童可有腹泻、贫血或直肠脱垂等表现。患病的旅行人员大多嗜酸性粒细胞计数正常，但也有增多达 1500/mm^3。鞭虫无肺部幼虫移行阶段，感染持续的时间很少超过 2～3 年。诊断依据是在粪便中查出特征性的鞭虫虫卵。治疗用药为甲苯咪唑和阿苯咪唑（见第 41 章）。

毛圆线虫病

毛圆线虫病是由毛圆线虫属虫种引发的疾病，多见于远东和近东地区。通常感染程度轻微，一般无临床综合症状。多数病例感染轻微，嗜酸性粒细胞水平正常，极少数病例可见嗜酸性粒细胞增多。某些病例持续时间长达 8 年。确诊依据是在粪便或十二指肠内容物中发现特征性的毛圆线虫虫卵，毛圆线虫卵与钩虫卵相似但比钩虫卵大。治疗用药为噻嘧啶、甲苯咪唑和阿苯达唑。

蛲虫病

蠕形住肠线虫（即人蛲虫）感染多见于幼儿，温带地区的患病率高于热带地区。蛲虫感染可导致轻度嗜酸性粒细胞增多，这一理论并未得到广泛认可。为诊断此病可于早晨起床后洗浴前，用透明胶带直接于肛门口采样，采样后将胶带粘面朝下，粘贴在玻片上镜检。如果在镜检中发现了蛲虫卵便可以确诊。仅 1%～5%的病人可以在粪便中查出虫卵。治疗用药为噻嘧啶、甲苯咪唑和阿苯咪唑（见第 41 章）。

旋毛虫病

旋毛虫感染一般因食用生的和未煮熟的猪肉、熊肉或海象肉而致。本病全世界皆有分布，温带地区多于热带地区。美国的输入性病例少见。两起旋毛虫病暴发流行都发生在纽约州的泰国移民中。泰国人有生食猪肉习惯，而泰国的猪肉无旋毛虫感染，但他们可能不知道在美国生食猪肉会有什么危险。

旋毛虫感染的初期症状在摄入食物的短期内出现，主要为腹泻和腹痛，之后才出现嗜酸性粒细胞增多。感染 2～3 周后，幼虫可进入肌肉组织，这时出现典型的嗜酸性粒细胞增多（可达 7000/mm^3），并伴有肌肉疼痛、眼眶周围水肿、发热。肌肉组织活检可确定诊断，即把组织样本夹在两片玻片中压紧，然后在显微镜下识别幼虫。特异性血清学检查是间接诊断依据，但一般要在感染发生 4 周后才可检测出阳性。严重感染时用类固醇激素配合甲苯咪唑或阿苯咪唑治疗。

内脏幼虫移行症

感染因食入寄生于狗、猫的线虫——犬弓蛔虫、猫弓蛔虫的虫卵而发生，常见于儿童，后者因食入被这些家畜粪便污染的污物而发病。本病在世界范围内广泛分布，但美国的多数病例都不是输入性病例。内脏幼虫移行症是一种可不断进展的疾病综合征，寄生虫以幼虫形态在内脏器官中迁延游移。有异食癖病史儿童如出现肝大和肺炎的临床表现时，应考虑有内脏幼虫移行症可能性。感染通常为自限性，但也有因病致死的报道。虽然幼虫很少侵犯眼部，但当眼部出现病变时，要与儿童眼部恶性肿瘤进行鉴别诊断，以避免不必要的眼球摘除。在痰和肝肿块中找到幼虫可确诊本病，也可以采用酶联免疫血清学试验。治疗用药为甲苯咪唑或阿苯达唑。

颚口线虫病

棘颚口线虫和其他颚口线虫属虫种引发的疾病与内脏幼虫移行症和匍行疹相似。人颚口线虫病分布在泰国、日本、中国、越南、非洲东部和拉丁美洲部分地区。颚口线虫的最终宿主为狗、猫、虎、狮、豹、水貂和浣熊。人类在偶然情况下因感染这种动物线虫的中间幼虫形态而致病，主要感染途径是食用了未煮熟的受染淡水鱼、鳗鱼、青蛙或蛇类。如果鸡和猪吃了感染颚口线虫的鱼类，人也可以因食用未煮熟的鸡肉和猪肉而获得感染。

颚口线虫的中间宿主被食用后，以包囊形式存在于宿主肌肉或结缔组织内的颚口线虫幼虫便会在动物或人类的胃里进行脱囊。幼虫可移行到内脏或皮下组织。疾病的症状与幼虫的移行路径有关。急性期可有恶心、呕吐、瘙痒、荨麻疹、腹部不适。外周血嗜酸性粒细胞可达 90%。急性期后幼虫通常移行到皮下，引起短暂的皮下肿胀并伴有局部红斑、瘙痒和不适。幼虫移行至中枢神经系统可引发严重的并发症，应该与嗜酸性粒细胞性脑脊髓炎进行鉴别诊断。组织活检中发现幼虫是本病的确诊依据。血清学诊断可向泰国曼谷的 Mahaidol 大学的医学研究人员咨询。阿苯达唑是有效的组织幼虫杀灭剂，400mg 每日 2 次，连续应用 21 日，可有效杀灭皮下组织幼虫。

脑血管圆线虫病

2000 年 4 月，10 名来自芝加哥和美国其他城市的游客从西印度群岛的牙买加旅行归来后 10 天内，相继出现了脑脊膜炎症状，血清学检查表明是广州管圆线虫感染，有 8 人住院治疗。

50 年来，广州管圆线虫（即鼠肺线虫）是引发嗜酸性粒细胞增多性脑膜炎最常见的病因。该线虫主要通过货船上的鼠类传播到世界各地，其分布区域已从东南亚地区扩散到南太平洋、非洲、印度和加勒比地区，近期又出现在澳大利亚和北美地区。人类因为食用螺类或食用被受染蛞蝓、陆生或水生螺类的黏液所污染的食物（虾、螃蟹、涡虫、蔬菜）而感染。最终宿主是老鼠，成虫在鼠的肺动脉和右心内寄生。

人类因偶然食入被污染的食物而获得感染后，幼虫可移行到中枢神经系统并引起嗜酸性粒细胞性脑膜炎。眼部也可被侵袭。严重病例可持续 2～4 周，最终可导致病人死亡或病症隐匿但伴有中枢神经系统后遗症（局灶性神经缺损、智力障碍、失明）。轻度感染患者可自行恢复而没有神经系统后遗症。在中枢神经系统或脑组织中发现相应寄生虫可确诊本病。

本病没有特异性的药物治疗方案。应每隔 3～7 天抽取患者脑脊液，直到临床和实验室检查指标改善为止。操作时应小心谨慎以防引发显著的头痛。严重病例要应用皮质激素以减轻脑压。尽管广东血管圆线虫对包括噻苯达唑、甲苯咪唑在内的多种抗蠕虫药物反应敏感，但临床上禁用这些药物，因为死亡的蠕虫会产生炎性反应，导致临床症状恶化或死亡。

丝虫病

从非洲返回北美地区和英国的人员中，最常见的血液丝虫病是罗阿丝虫感染。该寄生虫主要存在于非洲西部和中部的热带雨林。潜伏期为 12 个月或更长，成虫可生存 15 年以上。典型症状是反复出现的手和前臂背部及下肢肿胀（卡拉巴肿），可持续 2～3 天；成虫可在结膜游走移行。血液中嗜酸性粒细胞可高达 5000～8000/mm^3，但经常有波动。

常现丝虫也分布在非洲热带地区，并一直是英国丝虫感染病例最多见的病原丝虫之一。关于本病的致病机理目前还有争议。与感染有关的症状包括腹痛、过敏反应、发热、头痛、虚脱等。常现丝虫感染通常出现嗜酸性粒细胞显著增多。

世界范围内最常见的丝虫感染是由班氏吴策线虫所致的班氏吴策线虫病。本病于外派人员中极少见，因长期大量接触暴露，在流行地区长住的外派人员或当地原住民可感染本病，但病例数不多。在急性感染期，症状表现主要与人体对寄生在淋巴系统的成虫产生的过敏性炎症反应相关，包括在生殖系统和四肢反复发作的肿胀和触痛，伴有发热、寒战、不适、头痛等。感染多年后可出现四肢和阴囊的慢性象皮肿。不过事实上，从未有过外派人员发生象皮肿畸形的报道。急性感染期的一个突出的特征性表现是嗜酸性粒细胞水平可达 1000～2500/mm^3左右或更高，但在慢性期其水平可在正常范围内。

马来布鲁丝虫仅见于亚洲，引发的疾病症状与班氏吴策线虫病相似。本病少见于外派人员中。急性期常见嗜酸性粒细胞增多。欧氏曼森线虫分布在中南美洲的热带地区和一些加勒比岛屿上。仅有少数几例外派人员的病例报道。感染通常无临床症状，不过常见嗜酸性粒细胞增多。

各种类型血液丝虫病的诊断依据都是通过浓集法行血液检验找到典型的微丝蚴。大多数病例丝虫血清学呈阳性反应。除常现曼森线虫外，乙胺嗪是除常现丝虫之外的其他所有血液丝虫感染的治疗用药，常现丝虫感染应该用阿苯达唑和甲苯咪唑进行治疗。（见第 43 章）。

旋盘尾丝虫和链尾丝虫是寄生于皮肤的两种丝虫。前者分布在非洲热带地区、也门的小部分地区以及中南美洲的部分地区，盘尾丝虫病与罗阿丝虫病一起是北美地区和英国最常见的丝虫病类型。在外派人员中仅有少数几例链尾丝虫感染的报道。两种丝虫病都会有瘙痒性皮肤斑丘疹的症状，大多分布在臀部、大腿和躯干部，有时还可出现单侧肢体肿胀的表现。旋盘尾丝虫还可导致皮下结节，长时间的重度感染病例（主要见于本地原住民）可导致失明。外派人员中几乎没有过因感染该病而失明的病例报道。本病会出现嗜酸性粒细胞明显增多，通常超过 5000/mm^3。而外派人员病例出现的嗜酸性粒细胞增多则只伴随有轻微的皮肤病变。本病的确诊依据是在从病变皮肤处采集的皮肤小片或活检组织中发现微丝蚴。丝虫血清学检查通常呈阳性。微丝蚴检测结果为阴性的疑似病例，服用乙胺嗪 50～100mg（Mazzotti 试验）后，几乎总是导致皮肤症状加重以及血液中嗜酸性粒细胞增多，这种现象强烈支持丝虫感染的诊断。本病治疗用药为依维菌素。该药物无法杀灭成虫，因此必须根据丝虫的寿命周期（12～14 年）大约每年服药 1 次（见第 43 章）。

热带性嗜酸粒细胞增多症是与动物丝虫或人类丝虫隐匿性感染有关的一种疾病综合征，主要在南亚和东南亚地区流行。本病尤其多见于印度人，即使是在印度之外的其他地区也是如此。其机理是：丝虫成虫产出微丝蚴，后者在肺部被宿主强烈的组织反应所破坏和杀灭。这种超敏免疫反应引发了肺部症状，肺部发生影像学改变，并导致淋巴结病变。实验室检测可见丝虫血清学反应阳性、嗜酸性粒细胞增多伴白细胞总数增多。典型症状是在夜间出现阵发性咳嗽、哮喘、无力、低热等。在与热带地区存在的其他嗜酸性粒细胞增多症进行鉴别诊断时要根据以下几个主要标准：典型的肺部症状；外周血嗜酸性粒细胞增多至 3000/mm^3或以上；丝虫血清学检查阳性；应用乙胺嗪后症状得到改善。

绦虫感染

肠道绦虫感染导致嗜酸性粒细胞增多的情况比线虫或吸虫感染少见。牛肉绦虫感染（Taenia saginata）可能是最常见的绦虫感染，患者因生食和食用未煮熟的牛肉而被感染。本病在全世界都有分布，以非洲最多。病人常无自觉症状但偶有轻度腹部不适。一般都是在活动的绦虫片段经患者肛门自动排出时才发现感染了绦虫。猪肉绦虫（*Taenia solium*）也呈世界性分布，患者因食用生的或半生的猪肉而被感染。肠道绦虫成虫通常不引发临床症状，而且完整的节片一般不被排出体外。当人类食入有生命力的猪肉绦虫卵，或在少数情况下呕吐后虫卵又回流进入胃部时，可导致肌肉组织和脑部发生囊虫病。短小绦虫（短膜壳绦虫）多分布在较为干燥的地区，人通过食入虫卵而被感染，大多数感染无症状，偶有腹痛和腹泻。阔节裂头绦虫（*Diphyllobothrium latum*）是一种鱼肉绦虫，主要分布北方气候带，食用某种生的和未煮熟的鱼可导致感染，感染通常无症状。

绦虫感染的诊断依据是在粪便样本中发现虫卵或妊节片，或发现妊节片自发排出。对囊虫病病人进行 X 光检查时，可在 X 光片上看到特征性的钙化囊虫。一般要在感染 5～10 年后才能看到这个现象。近半数牛肉绦虫感染病例嗜酸性粒细胞增多，最高多达 1000/mm^3。短小绦虫（短膜壳绦虫）、阔节裂头绦虫和猪肉绦虫感染也可出现轻度的嗜酸性粒细胞增多。囊虫侵袭期可见嗜酸性粒细胞增多，在伴有脑脊膜炎症的脑部囊虫病患者的脑脊液中可发现嗜酸性粒细胞。治疗肠道绦虫感染首选吡喹酮，囊虫病可用吡喹酮或阿苯达唑治疗（见第 42 章）。

包虫病（包虫囊肿）

包虫病常见于以饲养羊为主的畜牧业国家，这些地区的居民经常与被重度感染的牧羊犬密切接触，并容易误食入包虫卵。在北美地区本土病例很少，大多数病例都是在国外感染，比如地中海沿岸地区、中东地区、南美洲等。由于包虫囊生长缓慢，因此在感染发生后的 10 年或更长时间内，患者可能没有任何症状。通常包虫囊常见于肝和肺部。完整的包虫囊通常不引发嗜酸性粒细胞增多。只有当有囊液漏出时，才会导致嗜酸性粒细胞增多。在北美洲，大约有 1/4 的病例有嗜酸性粒细胞增多（>500/mm^3）。通常是在影像学检查时才首次发现包虫病的存在，血清学试验可确诊。治疗措施需根据包虫囊的位置和复杂性进行选择，可包括药物治疗（阿苯达唑、甲苯咪唑、吡喹酮）、外科治疗和抽吸囊液与向囊内注入无水乙醇与高渗盐水的方法（PAIR，percutaneous puncture-aspiration-injection re-aspiration）

（见第 42 章）。

血吸虫病

许多血吸虫感染患者的急性期症状并没有特异性，不易识别。部分病例可在感染 4～8 周后出现所谓的片山综合征，这与新发育成熟的成虫开始排卵有关，表现为发热、寒战、头痛、腹泻、肝脾大、荨麻疹、肺部有渗出性浸润、咳嗽、喘鸣、嗜酸性粒细胞增多可达 $\geq 6000/mm^3$。片山综合征最多见于远东地区的日本血吸虫感染病例，其次是发生于拉丁美洲和加勒比地区、非洲、亚洲西南部地区的曼森血吸虫感染病例，最少见的是非洲和中东地区的埃及血吸虫感染病例。急性血吸虫病的症状通常有自限性，严重病例应用吡喹酮和类固醇治疗。

无论是旅行者或流行地区当地居民，大多数的血吸虫感染病例并无明显临床症状，部分病例有胃肠道或泌尿系统的不适感、全身疲乏无力、体重减轻等。血尿是埃及血吸虫感染最典型的症状。在确诊病例中，嗜酸性粒细胞增多的情况不尽相同。在对 173 名返回英国的外派人员（被单一血吸虫感染，皆为白人）进行的研究表明，曼森血吸虫感染者中有 48%嗜酸性粒细胞增多，而埃及血吸虫感染者则仅有 24%。流行地区的淡水暴露史是诊断血吸虫感染的必要条件。

肠道血吸虫病的诊断依据是在粪便中查出日本血吸虫及其相关种类——曼森血吸虫和存在于东南亚地区的湄公河血吸虫的特征性虫卵。埃及血吸虫则要通过尿沉渣检查来找出其虫卵。如果在尿液或粪便富集样本中未找到虫卵，通过直肠的活组织检查也可以查出各种血吸虫虫卵。将直肠活检组织置于两个玻片之间压制后镜检，可以快速诊断血吸虫病。荧光抗体试验、快速酶联免疫吸附试验（falcon assay screening test）、特异性的曼森血吸虫和埃及血吸虫免疫印迹法等可用于对疑似病例和有感染暴露史的其他旅行者进行血清学筛查。之后可检查尿液或粪便中是否有虫卵存在。在早期感染和轻度感染患者中不易查找到虫卵，因此对血清学检查阳性、并且有暴露史的人可考虑给予 1 天的吡喹酮治疗，该方法效果显著，并有很好的耐受性（见第 44 章）。

肝吸虫和肺吸虫

在温带地区归国旅行人员中，肝吸虫感染最常由华支睾吸虫和麝猫后睾吸虫引发，患者通常有嗜酸性粒细胞增多的情况。华支睾吸虫感染在来自中国的移民中并不少见，归国的海外移居人群中也偶尔可发现这两种吸虫感染。麝猫后睾吸虫感染主要见于来自东南亚的难民，来自老挝和越南的难民尤为突出。肝片吸虫可见于欧洲和拉丁美洲，在北美却少见。许多感染肝吸虫的病人症状轻微，有些可无症状。较重的病例可出现低热、腹泻、肝区疼痛等症状。急性期患者可出现嗜酸性粒细胞明显增多的情况，但感染通常仅导致轻度的嗜酸性粒细胞增多。诊断依据是在粪便和十二指肠内容物中找到虫卵。卫氏并殖吸虫是一种肺吸虫，多见于亚洲，在西非移民和海外移居人群中很少见。临床表现与肺结核相似，患者可有发热、体重减轻、痰中带有微量血丝、咳嗽、胸部疼痛、肺部出现结节和空洞。常见嗜酸性粒细胞增多。诊断依据是在痰中找到虫卵，少数情况下，当咳痰中的虫卵又被吞咽进入消化道时，也可在粪便中找到虫卵。除肝片吸虫感染外，上述各类吸虫感染的首选治疗药物为吡喹酮；治疗肝片吸虫感染应首选硫氯酚或三氯苯达唑，但后面这两种目前在美国都还是研究性药物。

原虫感染

兰伯贾第虫和溶组织内阿米巴是较为常见的肠道原虫，但并不引起嗜酸性粒细胞增多。脆双核阿米巴是寄生在大肠的一种鞭毛型寄生虫，近年逐渐为人们所认识，可引起腹泻、肠绞痛、肠胀气等症状。感染似乎多见于儿童，有报道显示，因脆双核阿米巴感染致慢性嗜酸性粒细胞增多症的成年患者中，53%有明显的外周嗜酸性粒细胞增多。另有报告也显示，脆双核阿米巴感染患者的血液白细胞分类计数也常见嗜酸性粒细胞增多。有些证据表明，患脆双核阿米巴感染的儿童患者嗜酸性粒细胞增多与蛲虫感染有关，但并非所有病例均如此。贝氏等孢子球虫是一种罕见的小肠球虫，在偶然情况下可引起长时间的感染，并导致慢性腹泻、吸收不良、发热等症状。这种感染可引发嗜酸性粒细胞增多，个别病例偶见嗜酸性粒细胞增多明显。原虫感染的诊断依据是在粪便中查出寄生虫，如为贝氏等孢子球虫感染则还可通过在十二指肠抽吸物和活检样本中发现寄生虫。有嗜酸性粒细胞增多的疟疾病人通常同时伴有其他的寄生虫感染。

细菌和真菌感染

在细菌、病毒、立克次体和真菌感染中嗜酸性粒细胞增多并不常见。晚期猩红热或慢性顽固性结核病人个别可出现嗜酸性粒细胞增多。高达88%的原发性球孢子菌病患者（分布在美国西南部和中南美洲部分地区）可出现嗜酸性粒细胞增多。球孢子菌性脑炎患者的脑脊液中可出现嗜酸性粒细胞。烟曲霉可引起过敏性支气管肺曲霉病，患者也可能出现嗜酸性粒细胞增多。在美国，这些真菌感染的输入性病例非常少见。在 HIV 感染者中也有嗜酸性粒细胞增多的报道。

药物反应

多种药物会引发超敏反应从而导致嗜酸性粒细胞增多。病人服用含磺胺类的药物（比如甲氧苄啶—磺胺甲噁唑合剂）和抗疟疾药物治疟宁（乙胺嘧啶—磺胺多辛合剂）都引起嗜酸性粒细胞增多。在血吸虫病、丝虫病等蠕虫感染的治疗早期，由于寄生虫迅速死亡，会导致嗜酸性粒细胞增多的情况突然加剧。

心内膜心肌纤维化症

本病主要分布在非洲和南美洲的热带地区，特别是当地的原住民。目前欧洲也有确切的心内膜心肌纤维化症的病例报道，不过患者都长期在西非和中非生活。这些病例大多有丝虫感染，并伴有嗜酸性粒细胞明显增多。关于本病的发生机制有许多假说，其中之一就是与丝虫感染有关，但目前尚未找到真正的原因。

引起嗜酸性粒细胞增多的其他疾病

还有一些不常见的疾病可以引起嗜酸性粒细胞增多，不过这些疾病的发生与归国旅行者或热带地区移民在热带地区的暴露史不一定有关系。见表 45.1。

（侯彤岩 译 张明 校）

扩展阅读

Boggild A K, Keystone J S, Kain K C 2004 Tropical pulmonary eosinophilia: A case series in a setting of nonendemicity. Clin Infect Dis 39:1123–1128
Brockington I F, Olsen E G F, Goodwin J F 1967 Endomyocardial fibrosis in Europeans resident in tropical Africa. Lancet 1:583–588
Harries A D, Myers B, Bhattacharrya D 1986 Eosinophilia in Caucasians returning from the tropics. Trans Roy Soc Trop Med Hyg 80:327–328
Kim Y -J, Nutman T B 2006 Eosinophilia: Causes and pathobiology in persons with prior exposures in tropical areas with an emphasis on parasitic infections. Curr Infect Dis Rep 8:43–50
Klion A D, Nutman T B 2004 The role of eosinophils in host defense against helminth parasites. J Allergy Clin Immunol 113:30–37
Klion A D 2004 Eosinophilia. In: Keystone J S, Kozarsky P E, Freedman D O et al (eds) Travel Medicine. Mosby, New York, p 517–525
Lowe D, Jorizzo J, Hutt M S R 1981 Tumour-associated eosinophilia: A review. J Clin Pathol 34:1343–1348
Medical Letter 2007 Drugs for parasitic infections, vol 5 (Suppl). Online. Available: http://www.medicalletter.com/freedocs/parasitic.pdf
Nutman T B, Ottesen E A, Leng S et al 1987 Eosinophilia in Southeast Asian refugees: Evaluation at a referral center. J Infect Dis 155:309–313
Ottesen E A, Weller P F 1979 Eosinophilia following treatment of patients with Schistosomiasis mansoni and Bancroft's filariasis. J Infect Dis 139:343–347
Rusnak J M, Lucey D R 1993 Clinical gnathostomiasis: Case report and review of the English-language literature. Clin Infect Dis 16:33–50
Schantz P M, Glickman L T 1978 Toxocaral visceral larva migrans. N Engl J Med 298:436–439
Skiest D J, Keiser P 1997 Clinical significance of eosinophilia in HIV-infected individuals. Am J Med 102:449–453
Slom T J, Cortese M M, Gerber S I et al 2002 An outbreak of eosinophilic meningitis caused by Angiostrongylus cantonensis in travelers returning from the Caribbean. N Engl J Med 346:668–675
Spencer M J, Chapin M R, Garcia L S 1982 Dientamoeba fragilis: a gastrointestinal protozoan infection in adults. Am J Gastroenterol 77:565–569
Weller, P F 1997 Human eosinophils. J Allergy Clin Immuno 100:283–287
Wilson M E, Weller P F 1999 Eosinophilia. In: Guerrant R L, Walker D H, Weller P F (eds) Tropical infectious diseases. Principles, pathogens, and practice. Churchill Livingstone, Philadelphia, p 1400–1419
Wolfe, M S 2004 Antiparasitic drugs. In: Gorbach S L, Bartlett J G, Blacklow N R (eds) Infectious diseases, 3rd edn. Lippincott Williams and Wilkins, Philadelphia, p 344–357

附　录

表 A.1　全球卫生信息资源

疾病控制和预防中心（Centers for Disease Control and Prevention（CDC）

网址：www. cdc. gov

世界卫生组织［World Health Organization（WHO)］

网址：www. who. org

国际道路旅行安全协会［Association for Safe International Road Travel（ASIRT)］

地址：11769 Gainsborough Rd
Potomac，MD 20854

电话：301－983－5252

网址：www. asirt. org

（可为旅行者提供全世界道路安全条件信息，并提供 150 个国家的道路旅行报告）

领事事务局（Bureau of Consular Affairs）

隶属美国国务院

网址：www. travel. state. gov

（按国别分类提供的 文件要求，卫生相关问题，道路安全信息和国外旅行提示等方面的信息）

国际旅行者医疗救助协会［International Association for Medical Assistance to Travelers（IAMAT)］

地址：40 Regal Rd
Guelph，Ontario N1K 1B5

电话：519－836－0102

网址：www. iamat. org

（为非营利性机构，向旅行者提供世界各国医疗信息和各国相关可行英语交流的医生名单）

续表 A.1　全球卫生信息资源

i JET 智能风险管理系统（iJet Intelligent Risk Systems）

　地址：910F Bestgate Rd

　　　　Annapolis，MD 21401

　电话：410 - 573 - 3860

　网址：www. ijet. com

　（有全球商务活动相关的卫生和安全信息报道供订阅）

Travax

　地址：Shoreland，Inc.

　　　　PO Box 13795

　Milwaukee，WI 53213 - 0795

　网址：www. shoreland. com

　（有各种相关信息供旅行卫生专业人士订阅）

旅行医学顾问（Travel Medicine Advisor）

　地址：AHC Media LLC

　　　　3525 Piedmont Rd

　　　　Atlanta，GA 30305

　电话：404 - 262 - 7436

　网址：www. travelmedicineadvisor. com

　（月度通讯，供旅行卫生专业人士订阅）

表 A.2 可提供疟疾药物预防、诊断、治疗建议的 CDC 资源

信息类别	资源	资源可利用情况	电话、网址、电邮地址
药物预防	CDC 有声信息系统	每天 24h	877 - 394 - 8747 (877 - FYI - TRIP)
药物预防	CDC 旅行者健康信息传真服务	每天 24h	888 - 232 - 3299
药物预防	CDC 旅行者健康信息网页（可在线查询国际旅行卫生信息）	每天 24h	http：//www.cdc.gov/travel
药物预防	国际旅行卫生信息黄色书（*The Yellow Book*）	可从公共卫生出版社订购，地址：PO Box 753，Waldorf，MD 20604	877 - 252 - 1200 or 301 - 645 - 7773 or http：//www.phf.org
诊断	CDC 寄生虫病诊断司网页（DPDx）	每天 24h	http：//www.dpd.cdc.gov/dpdx
诊断	CDC 寄生虫病诊断司网页（DPDx）	电邮至 CDC 寄生虫病诊断科订购	dpdx@cdc.gov
治疗	CDC 疟疾科	周一至周五，东部时间 08：00 - 16：30	770 - 488 - 7788*
治疗	CDC 疟疾科	东部时间 16：30 - 08：00 晚上，周末，假期	770 - 488 - 7100*（此电话号码为 CDC 的应急中心电话，可要求工作人员呼叫疟疾科） http：//www.cdc.gov/malaria/diagnosis _ treatment/treatment.htm

表 A.3　可向有志于旅行和热带病医学的全科医生提供出版物和教育计划的专业组织

美国急救医学学院［American College of Emergency Medicine（ACEP）］
　网址：www. acep. org
美国公共卫生协会［American Public Health Association（APHA）］
　网址：www. apha. org
美国热带医学和卫生学会（American Society of Tropical Medicine and Hygiene）（ASTMH）
　网址：www. astmh. org
　（拥有临床旅行和热带医学执业者会员名录，可提供证书考试）
美国传染病学会［Infectious Diseases Society of America（IDSA）］
　网址：www. idsa. org
　（有传染病专科医生会员名录）
国际旅行医学会［International Society of Travel Medicine（ISTM）］
　网址：www. istm. org
　（有旅行医学从业人员会员名录；可提供证书考试）
荒野医学会［Wilderness Medical Society（WMS）］
　网址：www. wms. org

表 A.4　可提供旅行者紧急医疗援助的机构

MEDEX 保险服务公司（ MEDEX Insurance Services，Inc. ）
　地址：PO Box 19056
　Baltimore，MD 21284
　电话：1－800－732－5309，between 0800－1700 EST，Monday-Friday
　网址：www. medexassist. com
国际 SOS 救援中心私人有限公司（ International SOS Pte Ltd ）
　地址：Worldwide Headquarters
　331 North Bridge Road ＃17－00 Odean Towers
　Singapore 188720
　电话：65－6338－2311
　网址：www. internationalsos. com

表 A.5　旅行相关设施及备件供应商

奇努克医疗装备公司（Chinook Medical Gear，Inc）

地址：120 Rock Point Drive，Unit C

Durango，CO 81301

电话：800 - 766 - 1365

网址：www. chinookmed. com

（为顾客度身订造在地表最严酷环境下旅行的解决方案，提供探险、科学探索 旅行的装备）

麦哲伦旅行装备（Magellan's Travel Gear）

地址：110 W. Sola Street

Santa Barbara，CA 93101

电话：800 - 962 - 4943

网址：www. magellans. com

（提供用品、生活用品、服装、箱包）

娱乐设备公司（Recreational Equipment Inc. （REI））

地址：Sumner，WA 98352 - 0001

电话：800 - 426 - 4840

网址：www. rei. com

（服装、耗材和户外探险旅行物品）

Travel Smith Outfitters

地址：60 Leveroni Court

Novato，CA 94949

电话：800 - 950 - 1600

网址：www. travelmith. com

（旅行相关服装和其他耗材）

表 A.6 摄氏华氏温度转换表

摄氏度	华氏度	摄氏度	华氏度	摄氏度	华氏度
0	32	31	87.8	72	161.6
0.1	32.18	32	89.6	73	163.4
0.2	32.36	33	91.4	74	165.2
0.3	32.54	34	93.2	75	167
0.4	32.72	35	95	76	168.8
0.5	32.9	36	96.8	77	170.6
0.6	33.08	37	98.6	78	172.4
0.7	33.26	38	100.4	79	174.2
0.8	33.44	39	102.2	80	176
0.9	33.62	40	104	81	177.8
		41	105.8	82	179.6
1	33.8	42	107.6	83	181.4
2	35.6	43	109.4	84	183.2
3	37.4	44	111.2	85	185
4	39.2	45	113	86	186.8
5	41	46	114.8	87	188.6
6	42.8	47	116.6	88	190.4
7	44.6	48	118.4	89	192.2
8	46.4	49	120.2	90	194
9	48.2	50	122	91	195.8
10	50	51	123.8	92	197.6
11	51.8	52	125.6	93	199.4
12	53.6	53	127.4	94	201.2
13	55.4	54	129.2	95	203
14	57.2	55	131	96	204.8

续表 A.6　摄氏华氏温度转换表

摄氏度	华氏度	摄氏度	华氏度	摄氏度	华氏度
15	59	56	132.8	97	206.6
16	60.8	57	134.6	98	208.4
17	62.6	58	136.4	99	210.2
18	64.4	59	138.2	100	212
19	66.2	60	140	200	392
20	68	61	141.8	300	572
21	69.8	62	143.6	400	752
22	71.6	63	145.4	500	932
23	73.4	64	147.2	600	1112
24	75.2	65	149	700	1292
25	77	66	150.8	800	1472
26	78.8	67	152.6	900	1652
27	80.6	68	154.4	1000	1832
28	82.4	69	156.2		
29	84.2	70	158		
30	86	71	159.8		

以上信息由 www.metric-conversions.org 提供

索　引

A

B

C

D

E

F

G

H

J

K

M

N

OP

Q

R

X

Y

彩　图

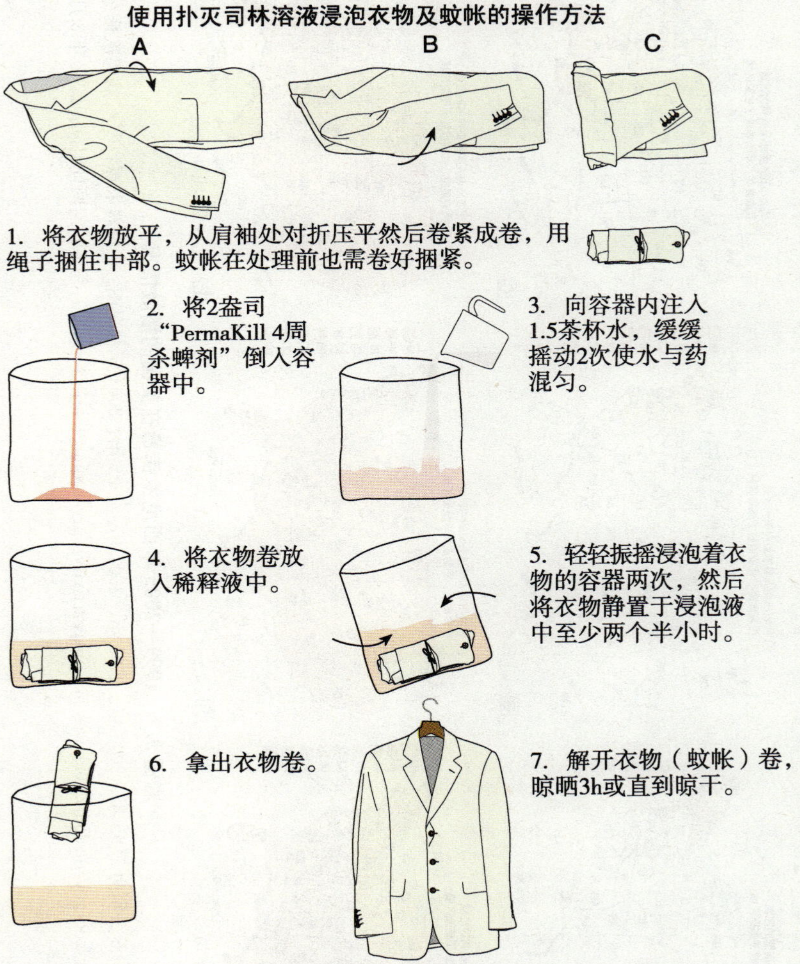

彩图 1.2　怎样用扑灭司林对衣物进行处理

(Courtesy of Rose SR 1993 International travel health guide. Travel Medicine. Northampton，MA.)

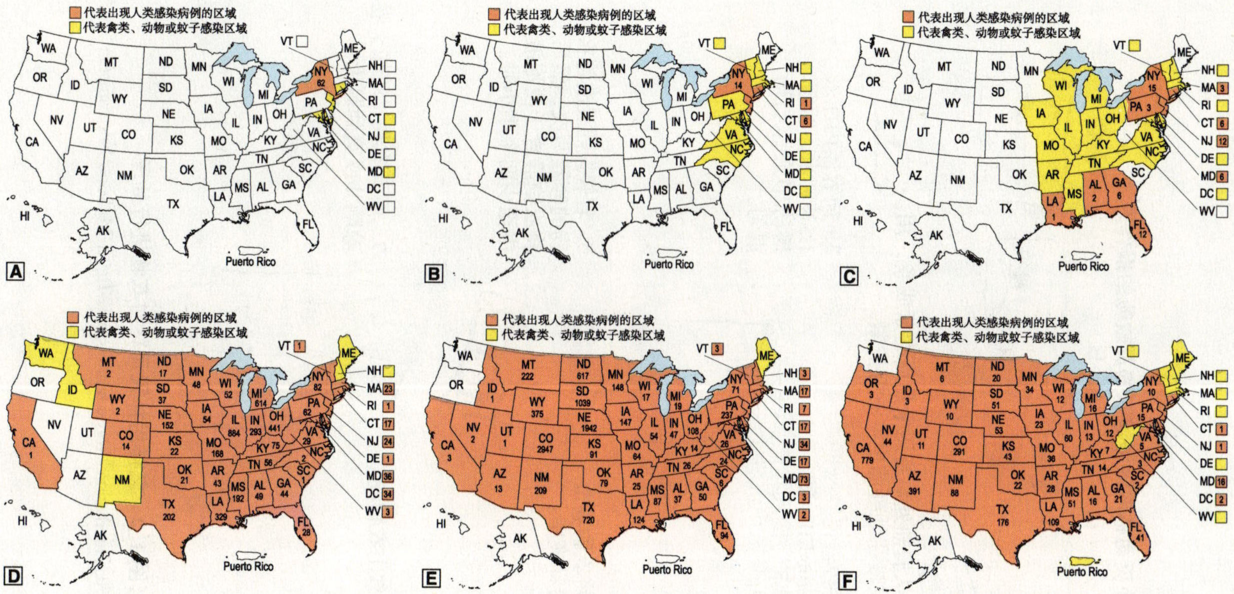

彩图 3.1　1999—2005 年西尼罗病毒在美国的播散情况

A、B、C、D、E、F 分别为 1999 年、2000 年、2001 年、2002 年、2003 年、2004 年情况图。（资料来源：CDC 病媒疾病分部，网址：http：//www/cdc/gov/ncidod/dvbid/westnile/mapsactivity/surv&control. htm＃maps.）写作访问网址时间：2008 年 3 月 24 日

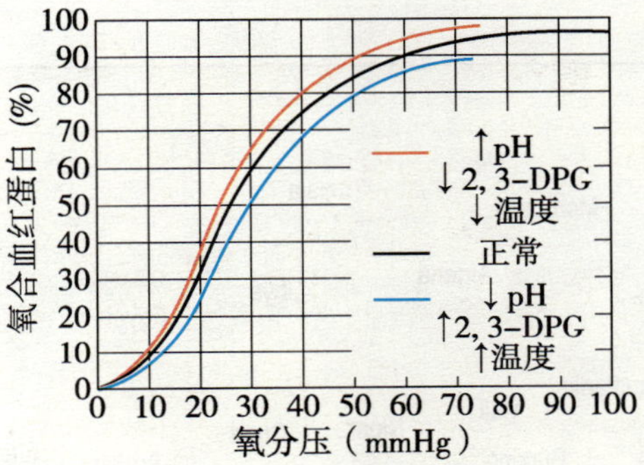

彩图 4.1　氧解离曲线

（选自：Brittenham G M 2004 Red blood cell function and disorders of iron metabolism. In：Dale DC. Federman DD（eds）Scientific American medicine. WebMD. New York. Section 5. Ch. 2.）

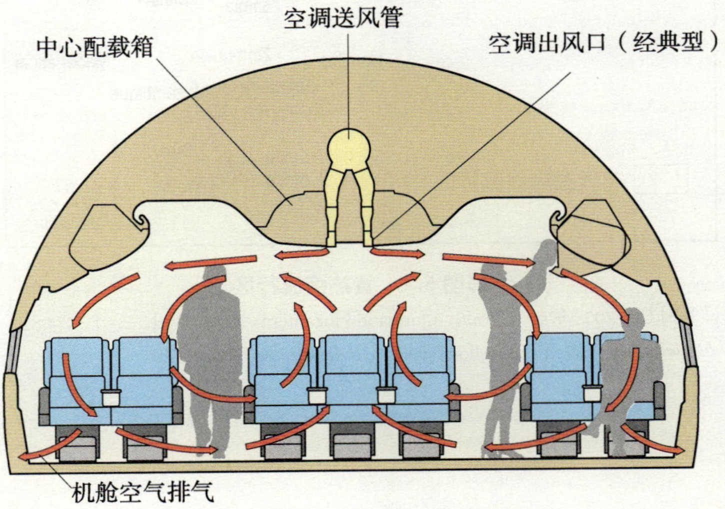

彩图 4.2　客舱内空气流动图

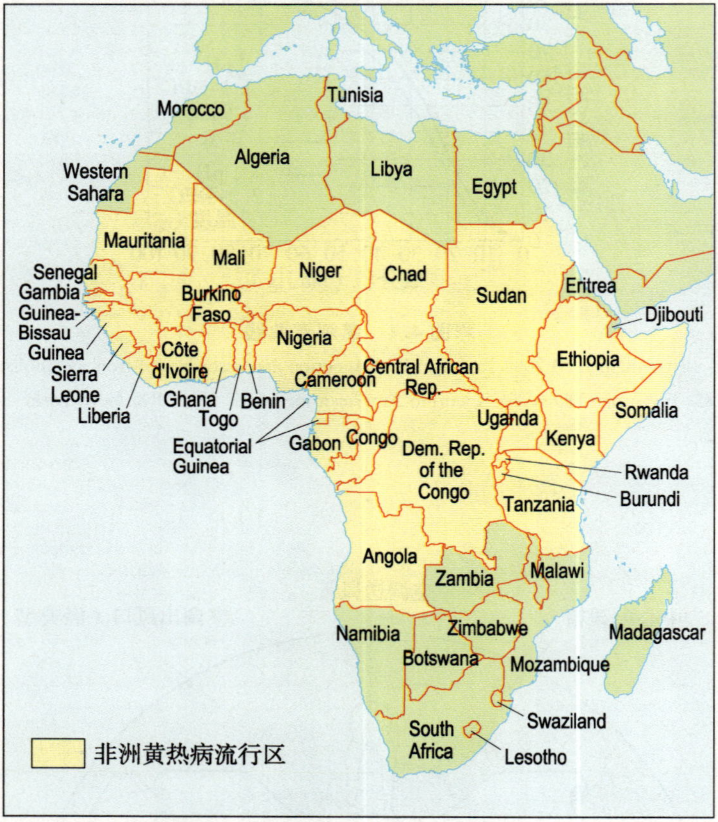

彩图 5.1　黄热病流行区

（摘自：美国 CDC2008 年版《Health information for international travel，2007－2008》，网址：http：//wwwn. cdc. gov/travel/yellowBookCh4-YellowFever. aspx＃668）

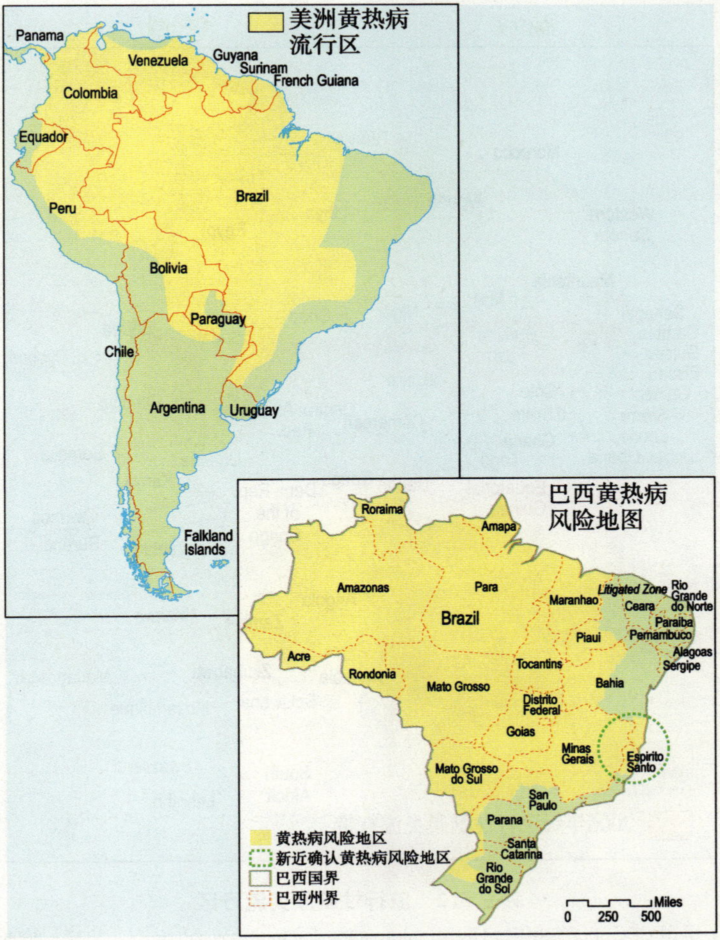

彩图 5.1　黄热病流行区（续）

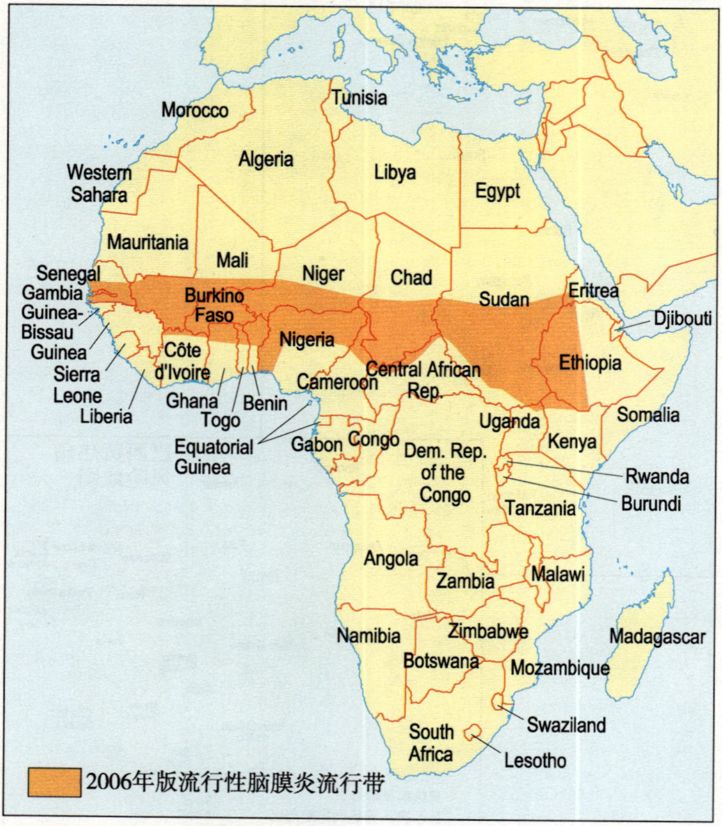

彩图 5.2　流行性脑膜炎流行区

（摘自：美国 CDC 于 2008 年《Health information for international travel，2007 - 2008》，网址：http：//wwwn. cdc. gov/travel/yellowBookCh4 - Menin. aspx＃651

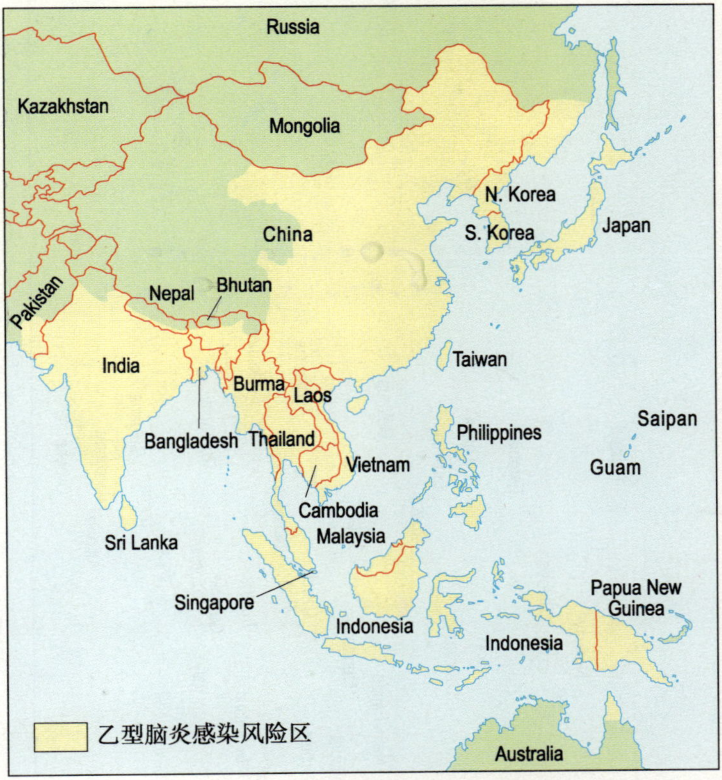

彩图 5.3　乙型脑炎的地理分布图

（摘自：美国 CDC 于 2008 年《Health information for international travel，2007－2008》，网址：http：//wwwn. cdc. gov/travel/yellowBookCh4-Japaneseencephalitis. aspx＃638）

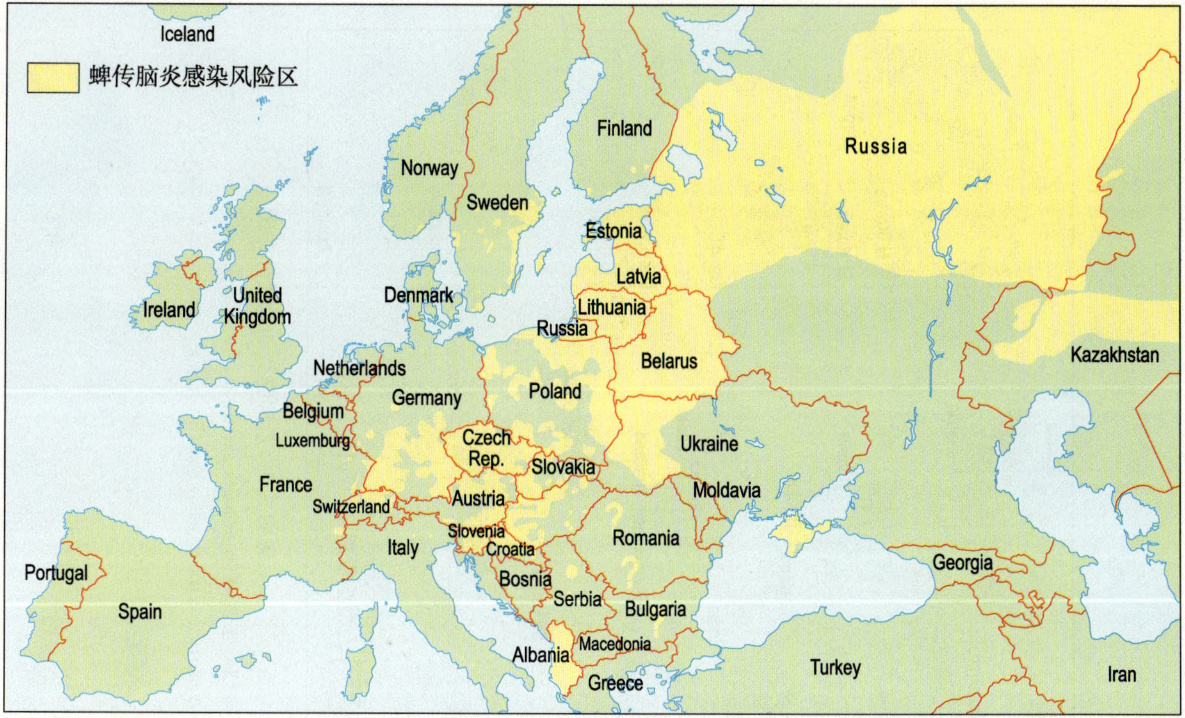

彩图 5.4　蜱传脑炎在东欧的传播

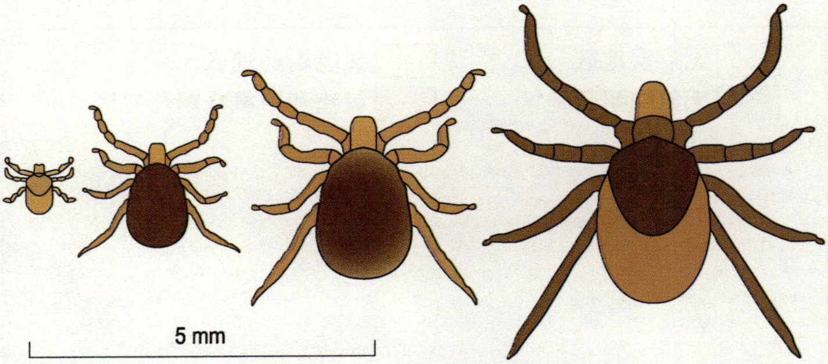

彩图 5.5 蜱传脑炎的传播媒介——蜱

（从右到左分别为：母蜱、公蜱、若虫、幼虫。已获 Wageningen 大学 Fedor Gassner 允许使用）

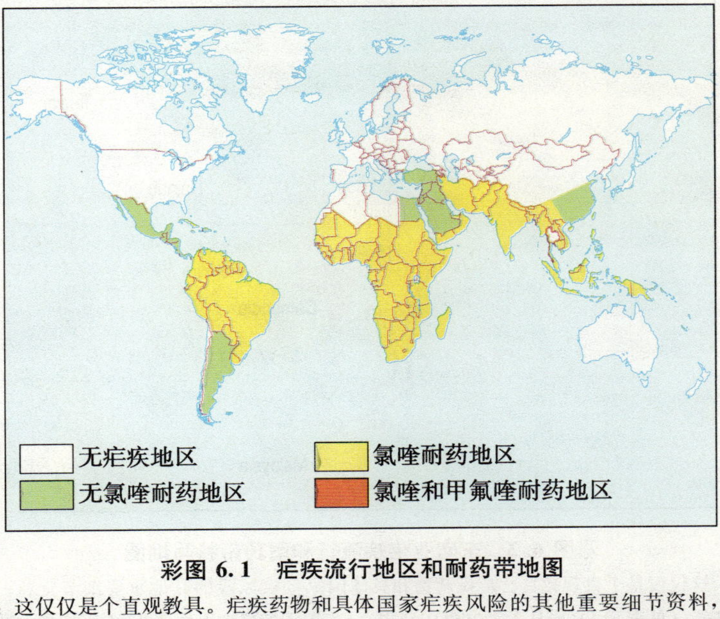

彩图 6.1 疟疾流行地区和耐药带地图

注意：这仅仅是个直观教具。疟疾药物和具体国家疟疾风险的其他重要细节资料，读者可以在线（见表 6.1）或从参考文献中获得。（来源于加拿大卫生部 2004 年加拿大国际旅行者疟疾预防和治疗建议。CCDR30S1）

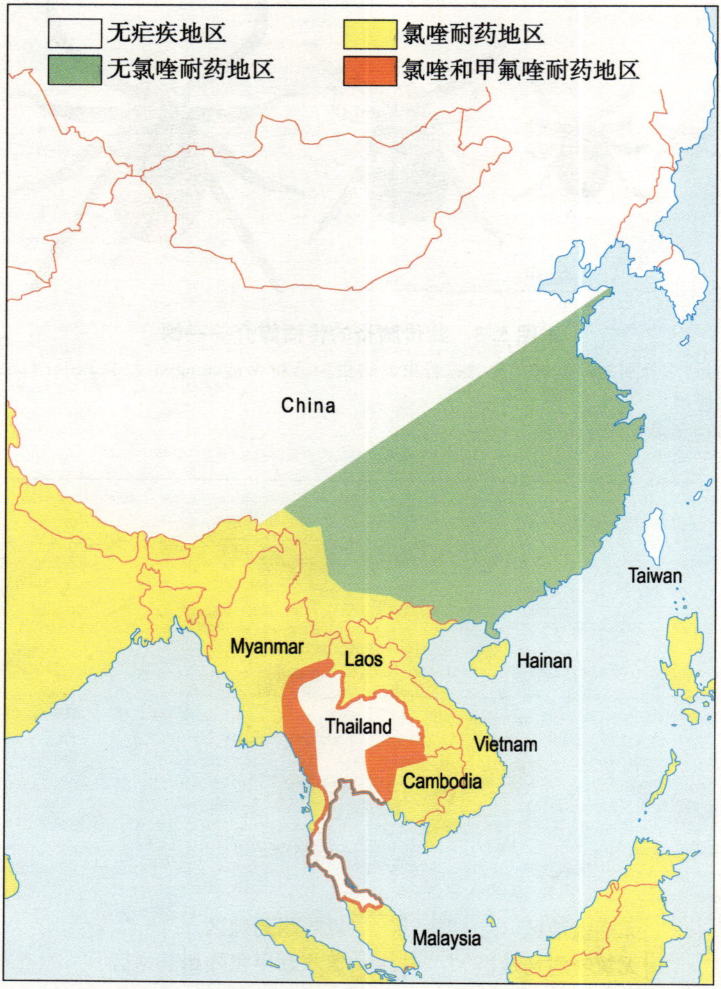

彩图 6.2　东南亚疟疾流行和耐药带特写地图

注意：这仅仅是个直观教具。疟疾药物和具体国家疟疾风险的其他重要细节资料，读者可以在线（见表 6.1）或从参考文献中获得。（来源于加拿大卫生部 2004 年加拿大国际旅行者疟疾预防和治疗建议。CCDR30S1）

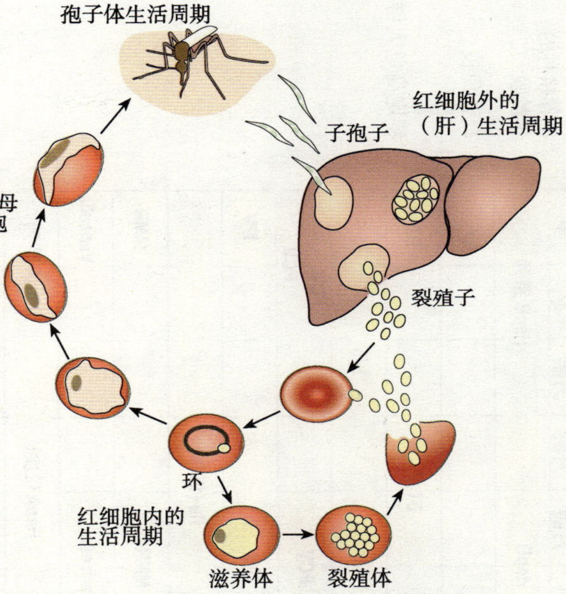

彩图 6.3　疟原虫在人体内的生活周期

（改编自 Serghides 等 2005。CD36 和疟疾：朋友还是敌人？寄生趋势 19（10）：461－469）

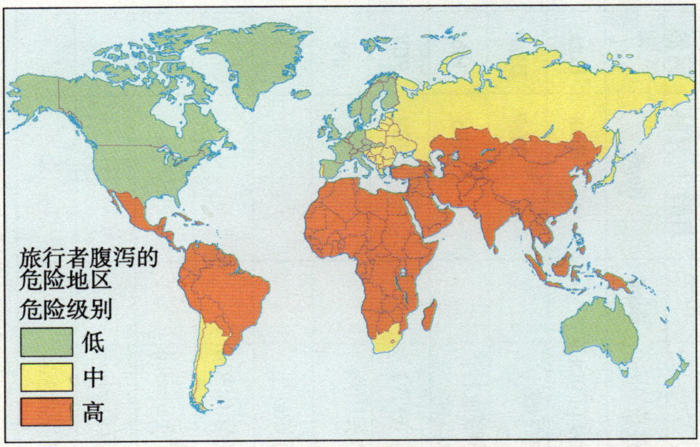

彩图 7.1　旅行者腹泻的全球危险

（再版于：CDC2008 年国际旅行者在线健康信息。可访问：http：//www.cdc/travel/org）

美国0~6岁儿童免疫接种程序（来源：美国疾病预防控制中心，2007年）

疫苗 \ 年龄	出生	1月龄	2月龄	4月龄	6月龄	12月龄	15月龄	18月龄	19~22月龄	2~3岁	4~6岁
乙型肝炎疫苗[1](HepB)	HepB	HepB		见脚注1		HepB				HepB 系列	
轮状病毒疫苗[2](Rota)			Rota	Rota	Rota						
无细胞白百破疫苗[3](DTaP)			DTaP	DTaP	DTaP		DTaP				DTaP
乙型流感嗜血杆菌疫苗[4](Hib)			Hib	Hib	Hib[4]	Hib			Hib		
肺炎疫苗[5](PCV)			PCV	PCV	PCV	PCV				PCV	PCV
灭活脊髓灰质炎疫苗(IPV)			IPV	IPV		IPV					IPV
流感疫苗[6](flu)							flu (每年)				
麻腮风疫苗[7](MMR)						MMR					MMR
水痘疫苗[8](Varicella)						Varicella					Varicella
甲型肝炎疫苗[9](HepA)							HepA (2次)			HepA 系列	
流脑疫苗[10](MPSV4)										MPSV4	

推荐接种的年龄段

补齐免疫

特定高危人群

详细的脚注内容可查阅美国疾病预防控制中心网站www.cdc.gov/vaccines

彩图 12.1 美国儿童、青少年免疫接种计划

美国7~18岁儿童免疫接种程序（来源：美国疾病预防控制中心，2007年）

疫苗 \ 年龄	7~10岁	11~12岁	13~14岁	15岁	16~18岁
无细胞白百破疫苗[1] (Tdap)	见脚注1	Tdap	Tdap		
人类乳头瘤病毒疫苗[2] (HPV)	见脚注2	HPV (3次)	HPV 系列		
流脑疫苗[3] (MPSV4/MCV4)	MPSV4	MCV4	MCV4	MCV4	
肺炎疫苗[4] (PPV)	PPV				
流感疫苗[5]	flu (每年)				
甲型肝炎疫苗[6]	HepA 系列				
乙型肝炎疫苗[7]	HepB 系列				
灭活脊髓灰质炎疫苗[8]	IPV 系列				
麻腮风疫苗[9]	MMR 系列				
水痘疫苗[10]	Varicella 系列				

图例：推荐接种的年龄段（黄色）；追赶免疫（绿色）；特定高危人群（粉色）

详细的脚注内容可查阅美国疾病预防控制中心网站www.cdc.gov/vaccines

彩图 12.1　美国儿童、青少年免疫接种计划（续）

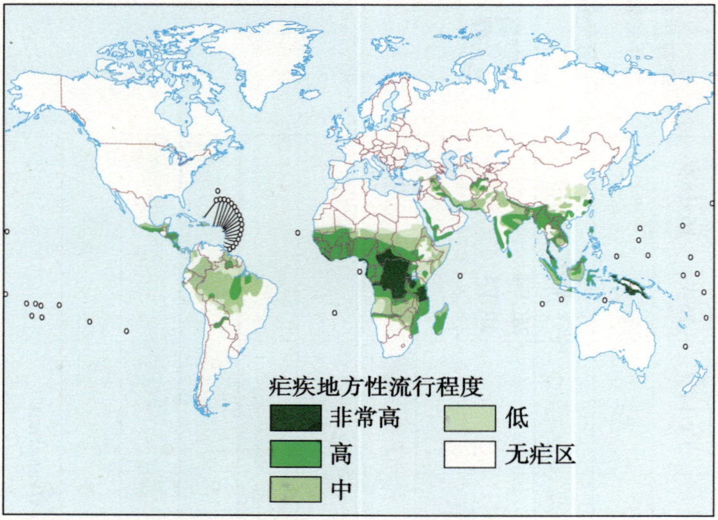

彩图 19.1　疟疾流行国家（WHO 2003）

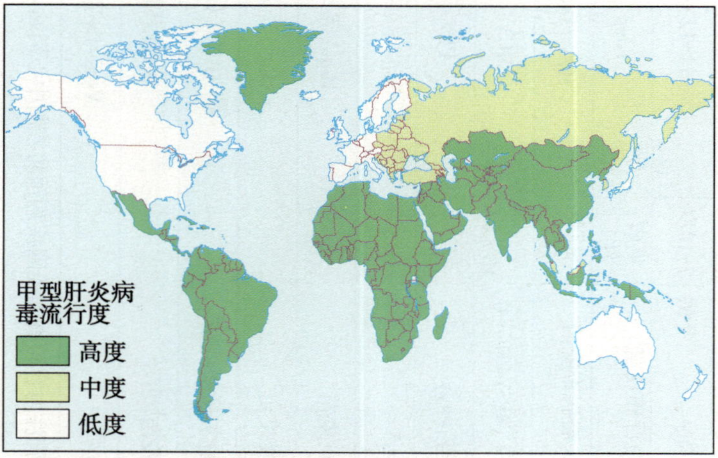

彩图 21.1　甲型肝炎流行的地理分布

（来自于 2008 CDC 给全球旅行者的健康信息及建议）

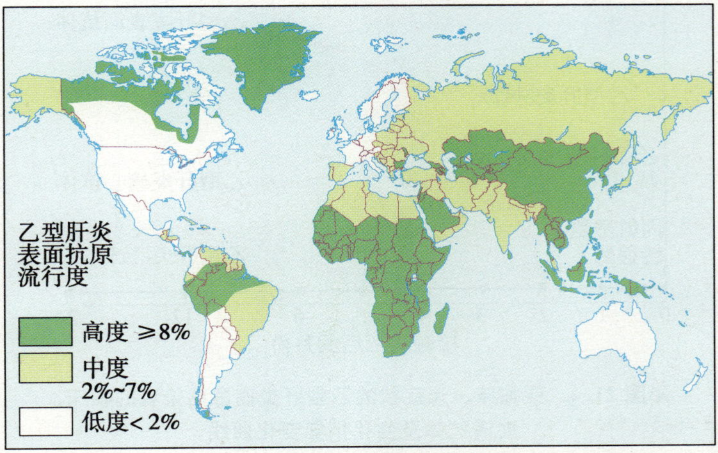

彩图 21.2　乙型肝炎流行的地理分布

（来自于 2008 CDC 给全球旅行者的健康信息及建议）

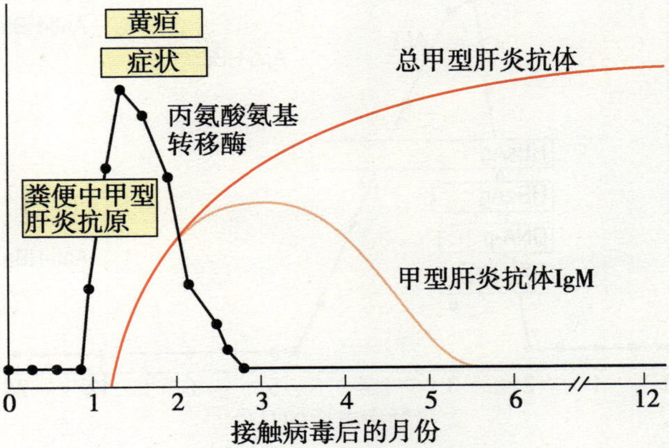

彩图 21.3　甲型肝炎的临床、血清抗体变化曲线

（来自：Hoofmagle J H 1981 病毒性肝炎概论，第 2 卷，第 1 版，Abbott 实验室，Rahway，NJ，第 4 页。出版商允许使用）

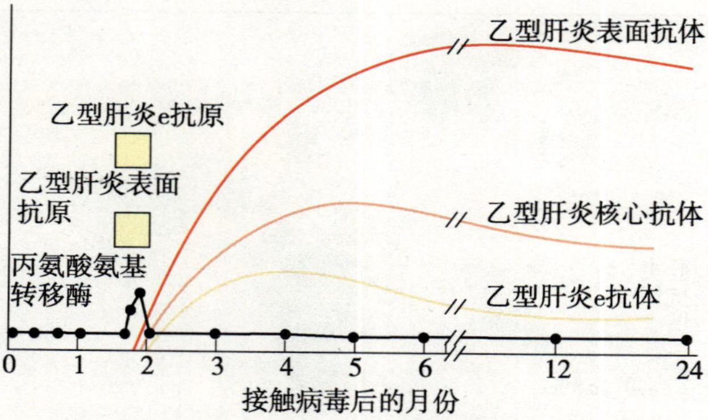

彩图 21.4　亚临床、无症状的乙型肝炎病毒感染者的临床、血清抗体及生化指标变化曲线

（来自：Hoofnagle J H 1981 病毒性肝炎概论，第 2 卷，第 1 版，Abbott 实验室，Rahway，NJ，第 7 页。出版商允许使用）

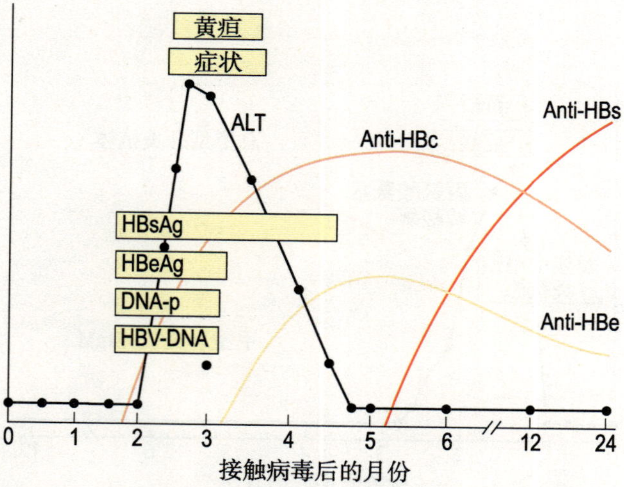

彩图 21.5　急性乙型肝炎临床及血清各种特异抗原、抗体动态变化

ALT 为丙氨酸氨基转移酶，HBsAg 为乙型肝炎表面抗原，HBeAg 为乙型肝炎病毒 e 抗原，DNA-p 为血清乙型肝炎病毒聚合酶活性，HBV-DNA 为血清乙型肝炎病毒 DNA，Anti-HBs 为乙型肝炎表面抗体，Anti-HBe 为乙型肝炎 e 抗体，Anti-HBc 为乙型肝炎核心抗体。（来自：Hoofnagle J H 1981 病毒性肝炎概论，第 2 卷，第 1 版，Abbott 实验室，Rahway，NJ，第 6 页。出版商允许使用）

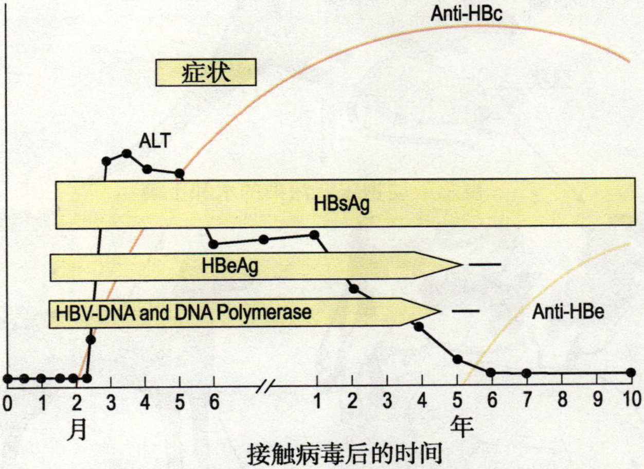

彩图 21.6　慢性乙型肝炎临床及血清各种特异抗原、抗体动态变化

（来自：Hoofnagle J H 1981 病毒性肝炎概论，第 2 卷，第 1 版，Abbott 实验室，Rahway，NJ，第 8 页。出版商允许使用）

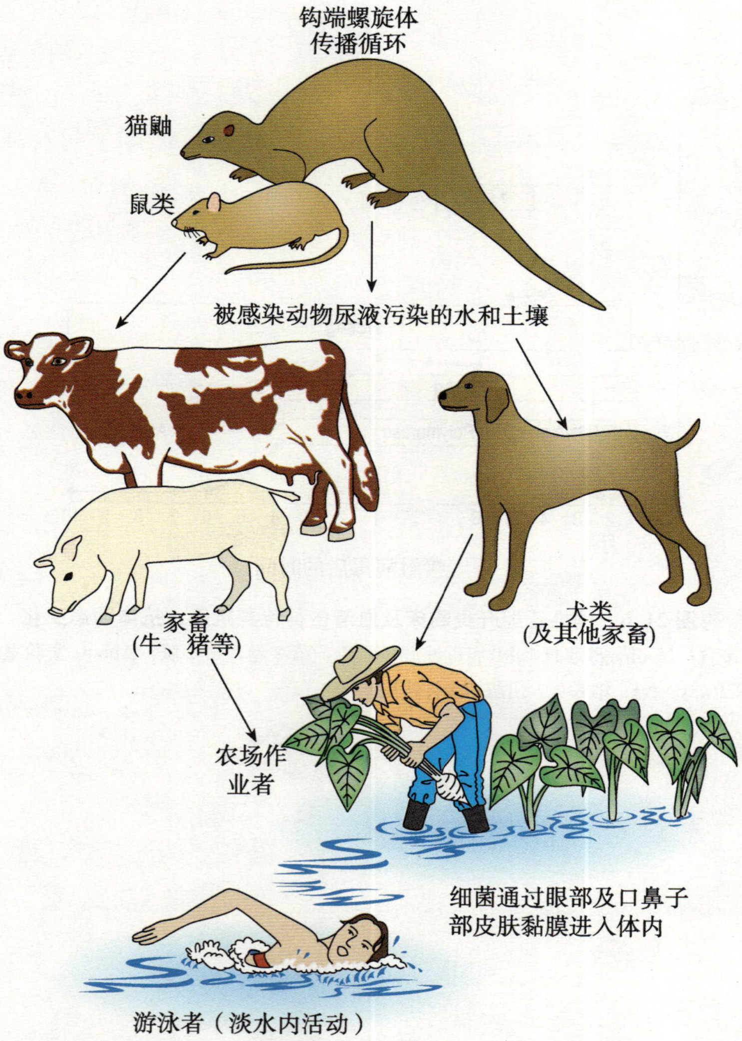
钩端螺旋体
传播循环
猫鼬
鼠类
被感染动物尿液污染的水和土壤
家畜
(牛、猪等)
犬类
(及其他家畜)
农场作
业者
细菌通过眼部及口鼻子
部皮肤黏膜进入体内
游泳者（淡水内活动）

彩图 22.1　钩端螺旋体从动物到人的传播循环

（引自夏威夷卫生局）

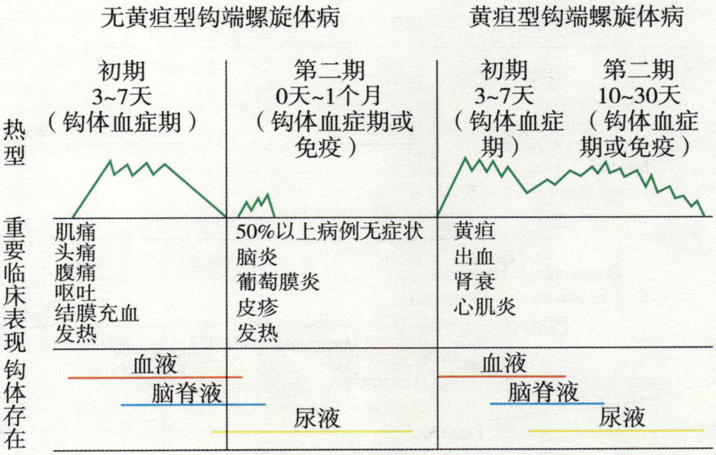

彩图 22.2　钩端螺旋体病临床病程：无黄疸型和黄疸型

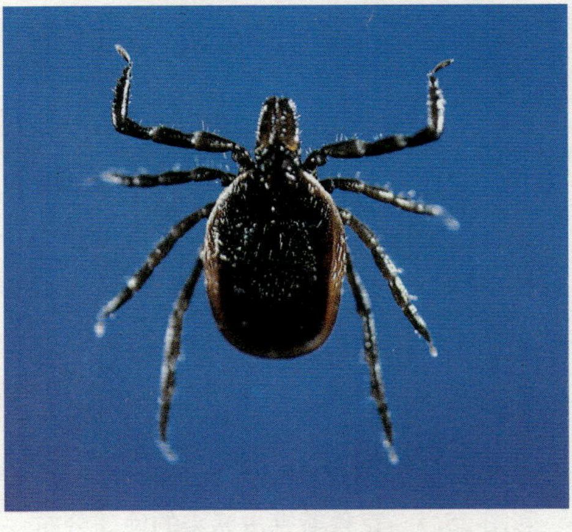

图 23.1　成年硬蜱母虫（未吸血状态）

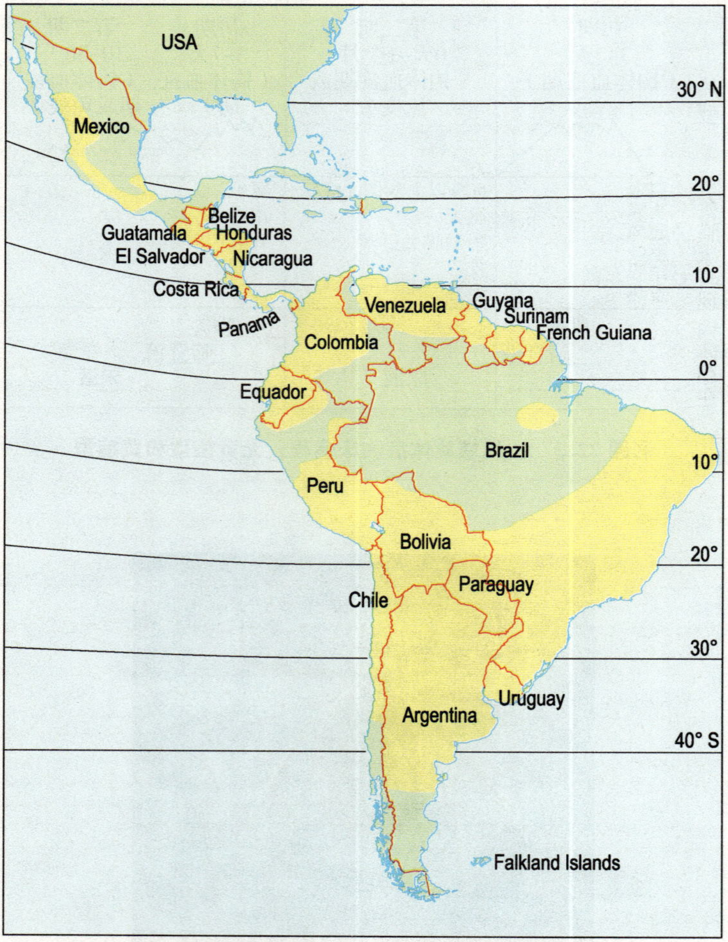

彩图 25.1　克鲁斯锥虫感染的地理分布

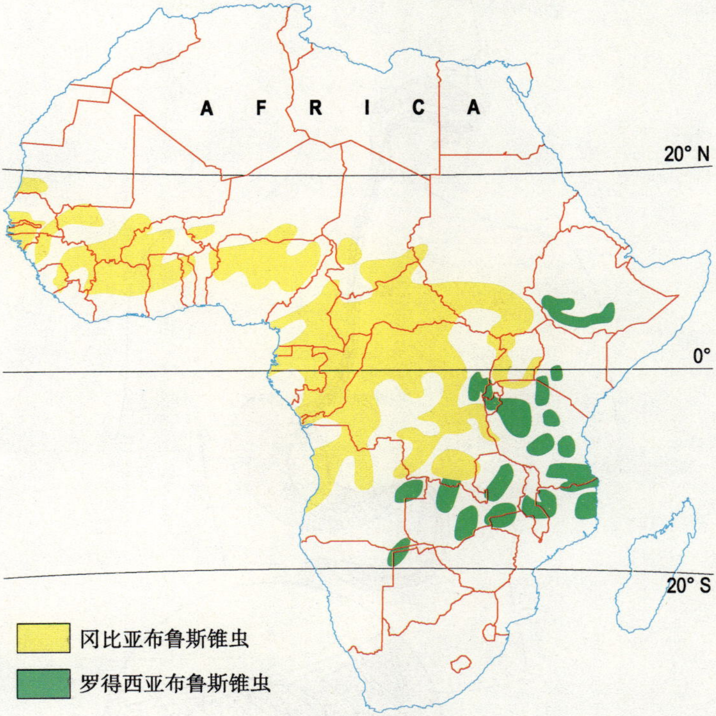

彩图 26.1　西非型锥虫病（冈比亚布鲁斯锥虫）和
东非型锥虫病（罗得西亚布鲁斯锥虫）的地域分布

注意：冈比亚布鲁斯锥虫多在沿河的森林地区传播，而罗得西亚布鲁斯锥虫在分散的林地和热带草原传播。

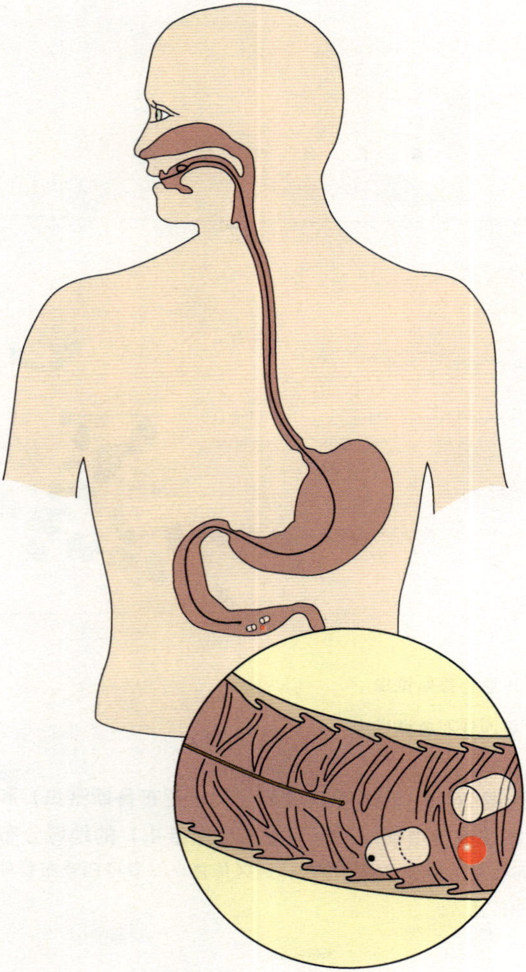

彩图 28.2　吞线试验胃肠道路径

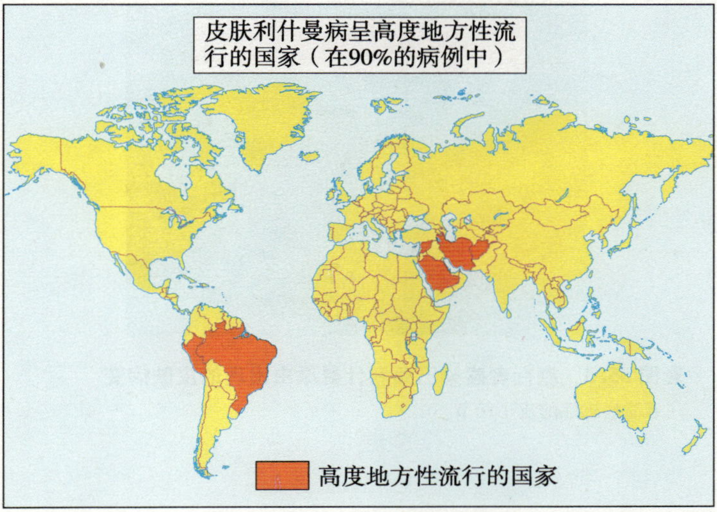

彩图 35. 1　皮肤利什曼病全球分布图（来自 WHO 的统计数据）

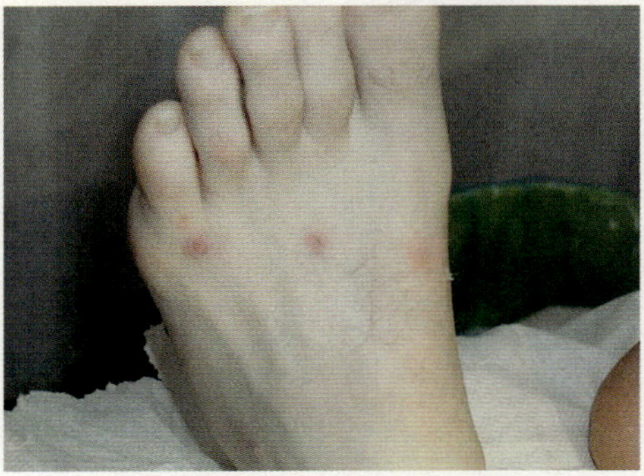

彩图 35. 2　硕大利什曼原虫感染患者的多发皮肤病变

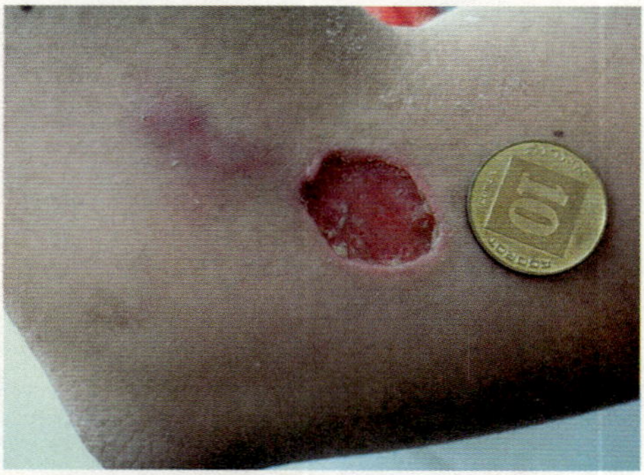

彩图 35.3　旅行者感染巴西利什曼原虫出现的皮肤病变

注意溃疡远端的皮下结节

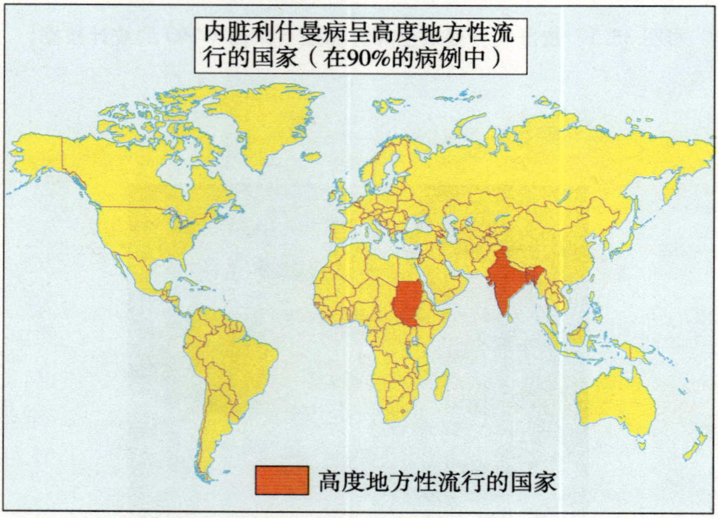

彩图 35.4　内脏利什曼病全球分布图

（来自 WHO 的统计数据）

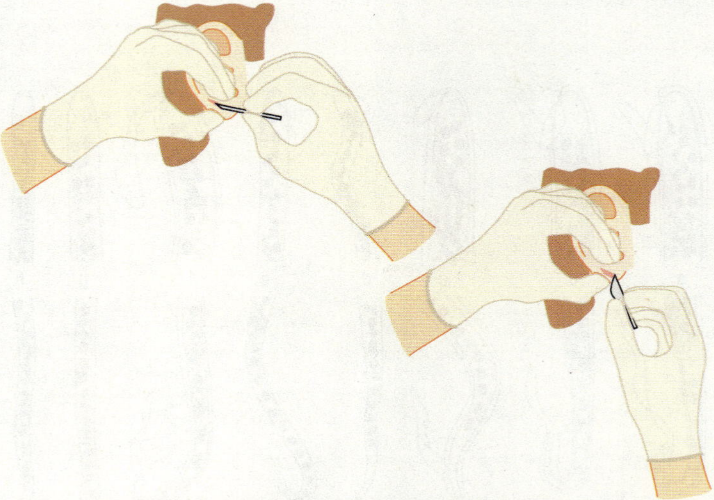

彩图 36.1　获取皮肤组织涂片材料用于诊断麻风
（操作时必须带保护手套）

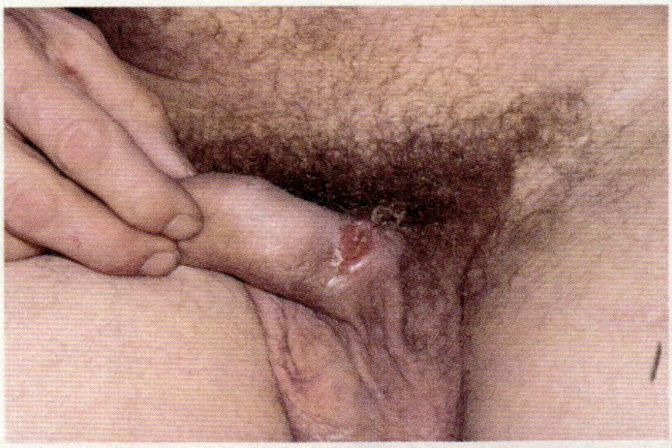

彩图 39.1　一期梅毒硬下疳

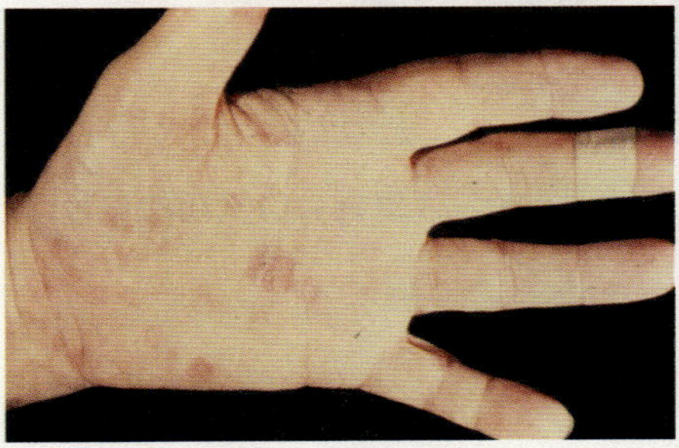

彩图 39.2　二期梅毒掌部皮疹

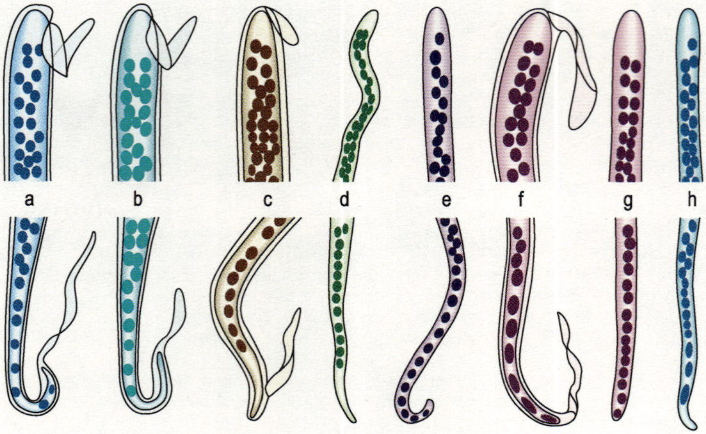

图 43.2　感染人类的丝虫微丝蚴特征鉴别特征图

（a）马来丝虫（b）帝汶丝虫（c）班氏丝虫（d）盘尾丝虫

（e）链尾丝虫（f）罗阿丝虫（g）常现丝虫（h）奥氏丝虫

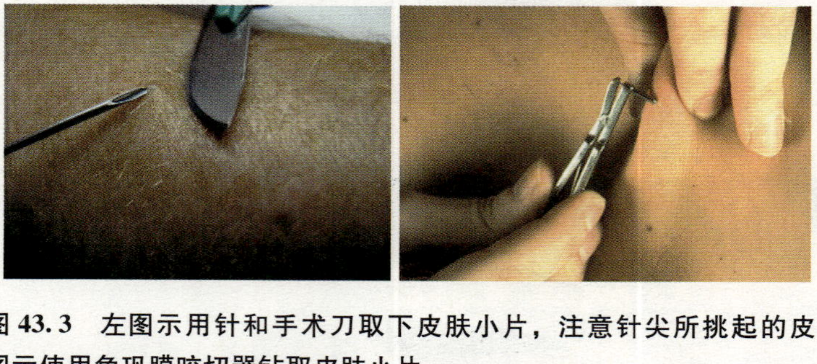

彩图 43.3　左图示用针和手术刀取下皮肤小片，注意针尖所挑起的皮片；右图示使用角巩膜咬切器钻取皮肤小片